中国中药资源大典
——中药材系列

新编中国药材学

（第七卷）

总主编　黄璐琦

主　编　彭　成　张文生

中国健康传媒集团
中国医药科技出版社

内 容 提 要

本卷收载了145种主产于我国西南地区的药材或在其他片区也出产的部分药材和民间习用的中草药。每种药材重点介绍了来源、本草考证、原植物（形态）、主产地、栽培要点、采收与加工、商品规格、药材鉴别、质量评价、化学成分、性味归经、功能主治、药理作用、用药警戒或禁忌、分子生药、附注等内容，每个品种均附有原植物和药材彩色图片以及药材显微组织、粉末图等。内容丰富，图文并茂，重点突出、特色鲜明。可供中药生产、检验、教学、科研等部门广大医药工作者参考。

图书在版编目（CIP）数据

新编中国药材学 . 第七卷 / 彭成，张文生主编 . —北京：中国医药科技出版社，2020.7
（中国中药资源大典 . 中药材系列）

ISBN 978-7-5214-1929-0

Ⅰ . ①新… Ⅱ . ①彭… ②张… Ⅲ . ①中药材—介绍—中国 Ⅳ . ① R282

中国版本图书馆 CIP 数据核字（2020）第 137027 号

责任编辑 高雨濛 吴思思
美术编辑 陈君杞
版式设计 锋尚设计

出版 **中国健康传媒集团** | 中国医药科技出版社
地址 北京市海淀区文慧园北路甲 22 号
邮编 100082
电话 发行：010-62227427 邮购：010-62236938
网址 www.cmstp.com
规格 889×1194mm $\frac{1}{16}$
印张 32$\frac{1}{2}$
字数 953 千字
版次 2020 年 7 月第 1 版
印次 2020 年 7 月第 1 次印刷
印刷 北京盛通印刷股份有限公司
经销 全国各地新华书店
书号 ISBN 978-7-5214-1929-0
定价 330.00 元

获取新书信息、投稿、为图书纠错，请扫码联系我们。

新编中国药材学

编 委 会

总主编 黄璐琦

主　编（以姓氏笔画为序）

匡海学（黑龙江中医药大学）	陈万生（上海中医药大学）
李　萍（中国药科大学）	孟祥才（黑龙江中医药大学）
李军德（中国中医科学院）	姚　霞（中国医学科学院药用植物研究所）
杨　全（广东药科大学）	屠鹏飞（北京大学药学院）
吴和珍（湖北中医药大学）	彭　成（成都中医药大学）
吴啟南（南京中医药大学）	詹亚华（湖北中医药大学）
张文生（北京师范大学）	潘超美（广州中医药大学）
张志杰（中国中医科学院）	

编　委（以姓氏笔画为序）

马云桐（成都中医药大学）	杨炳友（黑龙江中医药大学）
王　炜（湖南中医药大学）	吴和珍（湖北中医药大学）
匡海学（黑龙江中医药大学）	吴啟南（南京中医药大学）
刘圣金（南京中医药大学）	余丽莹（广西壮族自治区药用植物园）
刘塔斯（湖南中医药大学）	张　恬（中国中医科学院）
江维克（贵州中医药大学）	张　媛（北京中医药大学）
孙连娜（上海中医药大学）	张小波（中国中医科学院）
李　萍（中国药科大学）	张文生（北京师范大学）
李伟东（南京中医药大学）	张永清（山东中医药大学）
李军德（中国中医科学院）	张志杰（中国中医科学院）
李旻辉（内蒙古自治区中医药研究所）	陈万生（上海中医药大学）
李晓瑾（新疆维吾尔自治区中药民族 　　　　药研究所）	陈随清（河南中医药大学）
	郑希龙（广东药科大学）
杨　全（广东药科大学）	孟祥才（黑龙江中医药大学）
杨　华（中国药科大学）	段金廒（南京中医药大学）

新编中国药材学

（第七卷）

编委会

裴　瑾（成都中医药大学）　　　　潘超美（广州中医药大学）

黎跃成（四川省食品药品检验检测院）　　檀龙颜（贵州中医药大学）

潘　媛（成都中医药大学）　　　　魏升华（贵州中医药大学）

本卷审稿人

组　长　潘超美

成　员　潘超美（广州中医药大学）

　　　　孟祥才（黑龙江中医药大学）

　　　　张水利（浙江中医药大学）

　　　　李　薇（广州中医药大学）

　　　　张寿文（江西中医药大学）

　　　　余　坤（湖北中医药大学）

中医药学是我国各族人民在几千年生产生活实践和与疾病作斗争中逐步形成并不断丰富发展的医学科学，为中华民族的繁衍昌盛作出了卓越贡献。中药材是中医药防病治病的物质基础，是中医药事业和中药产业可持续发展的重要保障。党中央、国务院高度重视中医药事业的发展和中药材资源的保护与可持续利用。在我国中医药事业进入新的历史发展时期，挖掘利用好中药材资源，在中医药事业发展的全局中具有重大现实和长远意义。

中药材来源于药用植物、药用动物和药用矿物，其中部分来源于野生资源，多数常用药材则已实现人工培育。中药材基原考证与质量研究、资源调查与可持续利用等，已成为当前药材学研究的重要课题，受到全国广大中医药科研、教学和中药材生产者等的广泛重视。

为及时总结交流和推广我国中药材研究的成果，中国工程院院士、中国中医科学院院长黄璐琦研究员在组织开展全国第四次中药资源普查工作的基础上，结合近年来我国中药材的相关研究工作，组织全国中药材教学、科研、生产等领域的500余位专家学者历时3年编撰了《新编中国药材学》。

该书内容包括总论和各论。总论主要介绍了中药材资源的调查与区划，中药材的生产与流通、品质评价、开发与利用等内容。各论主要收载具有重要药用价值和经济价值、临床比较常用的中药材共计882种，包括植物类药材、动物类药材和矿物类药材，其中大部分已收入《中国药典》或部颁标准及地方标准。各药材品种从名称、来源、本草考证、原植物（动物、矿物）、主产地、采收与加工、商品规格、药材鉴别（性状特征、显微鉴别、理化鉴别）、质量评价、化学成分、功能主治、药理作用等方面予以全面介绍，部分品种还记载有栽培（养殖）要点、用药警戒或禁忌、分子生药等内容。既体现了全国第四次中药资源普查的成果，又广泛吸纳了全国科研工作者大量的研究成果及作者的科研心得，并收载精美、直观、珍贵的原植物（动物、矿物）照片、药材（饮片）照片、组织和粉末显微照片以及薄层色谱图等。同时，值得提出的是，全书共8卷，除动物药、矿物药两部分合为一卷和总论与东北片区主产植物药材品种合为一卷外，其余按华北、西北、华东、华中、华南、西南片区主产植物药材（个别药材在其他片区也出产）原则遴选收载药材品种（东北片区同此原则），各自独立成卷，这既有利于体现全书所收载药材的道地性、区域性和地区习用性的特色，又为今后进一步开展药材品种资源的保护与可持续开发利用提供参考，其谋篇布局安排也具有一定的创新性。总之，全书充分反映了我国中药材的现代研究成果，内容丰富，体例新颖，图文并茂，科学实用，实为一部中药材研究和生产、销售的具有较高学术价值和实用价值的工具书。相信该书的出版，对于进一步开展中药材品质研究与评价、推进中药材学科发展以及推动中药材产业的健康和可持续发展，具有积极意义。

欣闻该书即将付梓，乐之为序。

中国工程院院士
中国医学科学院药用植物研究所名誉所长

2020年盛夏

中医药是我国独特的卫生资源、潜力巨大的经济资源、具有原创优势的科技资源、优秀的文化资源、重要的生态资源，从神农尝百草开始，在几千年的发展中积累了大量的临床经验，为中华民族的繁衍生息和健康做出了巨大贡献。中医药在我国抗击新冠肺炎疫情中也显示出其独特优势，并得到广泛认同。中药资源是中医药事业传承和发展的物质基础，具有重大的利用价值和开发价值，关乎民生和社会稳定，关乎生态环境保护和新兴战略产业发展，是全球竞争中国家优势的体现，具有国家战略意义。

我国是中药资源最丰富的国家之一，全国第三次中药资源普查统计我国有12,807种药用资源。但在长期发展中也存在一些问题：一是类同品、代用品和民间用药不断出现，药材品种复杂、混乱，真伪优劣难辨，必须认真研究；二是野生资源锐减，大量常用中药材野生资源枯竭，市场上以栽培（养殖）中药材居多；三是栽培（养殖）中药材存在盲目引种驯化、滥施农药化肥和重金属超标等问题，导致栽培（养殖）中药材质量难以保证。因此，正确认识和客观评价我国中药材现状，为中药材真伪鉴别和品质评价提供新思路、新方法和新技术，有助于促进中医药事业的协调发展。

基于以上，我们在开展全国第四次中药资源普查工作的基础上，结合现代科研成果，组织全国近50所高校、科研院所、药检机构及企业的500余位专家学者编撰了《新编中国药材学》。编者们以药材基原品种鉴别、质量评价等内容为重点，从药材别名、来源、本草考证、原植物（动物、矿物）、主产地、栽培（养殖）要点、采收与加工、商品规格、药材鉴别、质量评价、化学成分、功能主治、药理作用、用药警戒或禁忌、分子生药等有关药材学知识与新技术、新方法及其现代研究成果进行系统梳理和全面介绍。

全书内容包括总论和各论。总论主要包括中药材资源调查与区划，中药材生产与流通、品质评价、开发与利用等内容。各论收载植物、动物、矿物药材共计882种，其中大多为常用中药材，少数为具有区域特色或有开发应用前景的品种。为更好地体现药材道地特色和便于组织编撰，经过集体多次讨论后形成共识：先将植物药材按其主产区大致划分为东北、华北、西北、华东、华中、华南、西南共7个片区，分别收录编撰；总论和动物药材、矿物药材分别编撰。再根据最后收录品种及内容篇幅，又将本书总论内容与东北片区收录药材合编为1卷（先总论、后药材的顺序），动物药材、矿物药材合编为1卷，其余6个片区收录药材各自成卷，全书共8卷。

本书历时三年编撰，数易其稿。在编写过程中，专家们结合自身经验，查阅大量文献资料，对编写品种、体例及内容反复推敲，书中涉及的原植物彩色照片、药材照片和组织、粉末显微照片均为作者科研一手资料，既丰富了书的内容，使其图文并茂，又增强了可读性，以突显本书的先进性、科学性和实用性。书稿编写完成后，我们又另组织审稿专家对书稿文字内容和图片进行全面系统审定，并提出修改意见以供编者修改完善，力求做到本书内容科学严谨、特色鲜明。

本书有幸被列为国家出版基金支持项目，以保证编写出版能够顺利进行。在此，对国家有关方面领导、专家及国家出版基金规划管理办公室的同志表示衷心感谢。同时，对各承担单位予以的大力支持以及编者和审稿专家严谨的科学态度和认真的工作作风，从而使本书最终付梓，表示感谢。希望本书的出版，能对从事中药材生产、经营、科研、教学、资源保护与开发等工作者具有较高的参考价值，对提升中药材质量和合理开发应用中药材资源产生积极作用。

石以砥焉，化钝为利。无论是中药资源普查工作，还是《新编中国药材学》的编纂工作，从来都不是容易的事，我们只有通过一往无前的努力，继承发扬中医药特色，提高中药材质量，为中医药事业发展做出我们的贡献。

总主编

李瑞琦

2020年7月

编 写 说 明

　　《新编中国药材学》为一部系统介绍药材学有关理论知识及新技术、新方法和有关药材品种名称、来源、采收加工、商品规格、质量鉴定及其应用等现代研究成果的学术著作。全书充分体现了以药材鉴别、质量评价等内容为重点，集"科学性、先进性、实用性和可读性"为一体，重点突出、特色鲜明、图文并茂的特色和编写思想要求。

　　1. 全书共8卷，内容包括总论和各论，以及分卷索引与全书总索引等。总论主要包括中药材资源调查与区划，中药材生产与流通、品质评价、开发与利用等内容。各论收载植物、动物、矿物药材共882种，其中大多为常用中药材，少数为具有区域特色或有开发应用前景的品种。

　　2. 为更好地体现药材道地特色和便于组织编撰，经过集体多次讨论形成共识：先将植物药材按其主产区大致划分为东北、华北、西北、华东、华中、华南、西南共7个片区，分别收录编撰；总论、动物药材、矿物药材分别编撰。最后，根据收录品种及内容篇幅，又将本书总论内容与东北片区收录药材合编为1卷（先总论、后药材的顺序），动物药材、矿物药材合编为1卷，其余6个片区收录药材各自成卷，全书共8卷。除动物药材、矿物药材卷先按类别、再按药材名称笔画数顺序编排外，其余均按药材名称笔画数顺序编排。

　　3. 每种药材的内容均按以下顺序列项介绍：

　　（1）**药名**　介绍药材的常用中文名及其汉语拼音、药材拉丁名。

　　（2）**别名**　介绍药材主产区或地方标准收载的常见别名。

　　（3）**来源**　介绍药材来源的科属（种）、拉丁学名及其药用部分。

　　（4）**本草考证**　主要介绍本品始载于何主流本草以及与原植物形态描述有关的本草记载情况，并说明其与现今何品种基本一致；对于应用历史较短，经考证确无本草记载或仅有非本草文献记载的品种，则在该项注明"历代本草无记载"，"始载于何非本草文献"。

　　（5）**原植物（动物、矿物）**　描述其主要形态特征，以及主要分布区域。对于多来源品种，先较为详细介绍主流品种的主要形态特征，再对非主流品种逐一简述其与主流品种的区别特征。同时，配有多个品种或某一品种的原植物（动物、矿物）彩色照片或多部位组图。

　　（6）**主产地**　参考全国第四次中药资源普查的有关成果资料等，介绍本品的主产地及其道地产区。

（7）**栽培（养殖）要点** 对于目前有栽培（养殖）情况的品种，仅简单介绍其生物学特性和栽培（养殖）技术及病虫害防治要点。

（8）**采收与加工** 仅介绍其采收年限、采收期（季节、月份），以及产地药材加工。

（9）**商品规格** 参考全国第四次中药资源普查的有关成果资料，先介绍药材的商品规格。如不同商品规格再分商品等级，则再简要介绍其商品等级；如无商品等级，则说明其为统货。

（10）**药材鉴别** 介绍药材的主要性状特征及其组织、粉末主要显微鉴别特征，以及薄层色谱鉴别等内容。同时，分别配有药材照片及组织、粉末显微照片，以及部分配有薄层色谱图。

（11）**质量评价** 对于常见品种，先简要介绍其传统质量评价，再简要介绍所应用现代技术方法（或按照现行版《中国药典》收载的相关通用技术要求）测定其成分的含量指标。

（12）**化学成分** 按化学成分类别及化学成分主次顺序，有选择性地简要介绍与本品药理、功效有关的有效成分，以及指标性成分。

（13）**性味归经** 依据国家药品标准或地方药品标准等权威文献作简要介绍。

（14）**功能主治** 依据国家药品标准或地方药品标准等权威文献作简要介绍。

（15）**药理作用** 简要介绍其与功能主治或临床应用相关的药理作用，或新发现的药理作用（包括给药剂量、时间和结果等）。

（16）**用药警戒或禁忌** 对含有毒性成分的药材，明确介绍其安全性。

（17）**分子生药** 对已开展相关研究的药材，仅简要介绍其遗传标记或功能基因方面的内容。

（18）**附注** 主要介绍作者对本药材的品种资源、药材质量、鉴别技术方法、商品流通及使用情况等的认识和见地。

（19）**主要参考文献** 在各药材品种内容末尾，仅选择性列出供读者查阅以进一步了解相关内容的部分权威参考文献。对于参考较多的工具书，如《中国药典》《中国药材学》《中华本草》《中国植物志》《全国中草药汇编》等以及历代主要本草文献，不再一一列出，而在卷末集中列出本卷主要参考书目。

4. 上述药材内容列项中，视具体药材情况，其中"栽培（养殖）要点""商品规格""用药警戒或禁忌""分子生药""附注"等项目内容可阙如。

5. 对于来源相同，入药部位不同的不同药材（如杜仲、杜仲叶等），或《中国药典》已单列的药材品种（如马钱子粉等），或新鲜品、干燥品分用者（如生姜、干姜等），则只在最先收录的药材品种中予以全面介绍，而在后面收录药材品种的相同内容项下仅注明参见"某药材"，不再重复介绍。

6. 各卷末附有本卷收录的主要参考书目和所收录药材中文名（含别名）索引及拉丁学名索引（各词条后对应的为页码），以及全书收录药材中文名（含别名）总索引及拉丁学名总索引（各词条后对应的为卷次和品种序号）。

本卷为《新编中国药材学》第七卷，主要收载主产于我国西南地区的药材或在其他片区也出产的部分药材，共收录145种。本卷按照全书的编写思想和总体要求，由全国12所高等院校、科研单位的71位专家学者，分四川、云南、贵州3个组，在彭成教授、张文生教授、江维克教授组织下完成编写。

四川组负责品种85个，包括八角莲、九眼独活、小叶莲、川木香、川木通、川贝母、川牛膝、川乌、川芎、川防风、川赤芍、川明参、川桐皮、川射干、川黄芩、川黄芪、川银花、川紫菀、川楝子、马钱子、马钱子粉、云芝、木香、木通、手掌参、丹参、石见穿、石蒜、龙胆草、龙葵、老虎芋、地耳草、光皮木瓜、竹叶柴胡、红毛五加皮、麦冬、花椒、苎麻、巫山淫羊藿、伸筋草、余甘子、附子、鸡矢藤、青蒿、松叶、松萝、肾蕨、岩白菜、败酱草、金龙胆草、金果榄、金荞麦、金钱草、鱼腥草、草乌、草乌叶、胡黄连、柠檬、重楼、姜黄、绞股蓝、珠子参、赶黄草、峨参、倒扣草、粉葛、通草、预知子、黄连、黄柏、雪上一支蒿、雪胆、蛇含、野扇花、喜树果、景天三七、隔山撬、蜀漆、蕨麻、醉鱼草、颠茄草、藏菖蒲、翼首草、魔芋、糯米藤根；参与编写人员34人，包括马云桐、王曙、尹鸿翔、邓赟、卢君蓉、兰志琼、刘薇、刘红梅、闫婕、李萍、杨敏、吴清华、余成浩、张浩、张定堃、陈江、陈万生、陈滢俐、陈翠平、尚明英、敖慧、高继海、郭力、龚小红、屠鹏飞、彭成、傅超美、谢晓芳、蔡少青、裴瑾、黎跃成、潘媛、潘超美、戴宇（以姓氏笔画为序）。

云南组负责品种32个，包括七叶莲、儿茶、三七、三分三、三对节、山慈菇、木槿皮、木蝴蝶、毛诃子、仙人掌、地不容、亚乎奴、灯台叶、灯盏细辛、红旱莲、芦荟、金铁锁、荜茇、草果、鸭脚木皮、臭灵丹草、臭梧桐、通光藤、萝芙木、常春藤、假蒟、紫茉莉根、筋骨草、番泻叶、滇鸡血藤、榼藤子、酸角；参与编写人员15人，包括马涛、冯成强、朱迪娜、李凤、杨竹雅、杨雁芳、辛文锋、张洁、张文生、张丽慧、张英涛、张爱琛、张雯洁、段娟娟、曹红斌（以姓氏笔画为序）。

贵州组负责品种28个，包括土木香、山蒟、马蹄金、木芙蓉叶、水三七、凤尾草、火炭母、石上柏、石吊兰、头花蓼、百蕊草、血人参、杠板归、苦树皮、苦玄参、茅膏菜、金线草、荭草、粉萆薢、黄山药、常山、野葡萄、鹿衔草、蓝布正、雷丸、矮地茶、蜘蛛果、辣蓼；参与编写人员22人，包括王波、王仕梅、王志威、王泽欢、王悦云、王祥培、华萃、刘晓龙、江维克、孙庆文、严福林、杨烨、杨昌贵、张成刚、陈春伶、周雅雪、赵丹、赵杰宏、胡鑫、侯晓杰、檀龙颜、魏升华（以姓氏笔画为序）。

本卷经审稿组潘超美教授、孟祥才教授、张水利教授、李薇教授、张寿文教授审阅，最后由彭成教授、裴瑾教授、马云桐教授负责统稿、编排等工作。

本卷得以顺利完成，感谢辅助编写的老师及研究生们，主要有丁芹、王升菊、巨凤、方镕泽、邓桃、申婵、冯芮、毕艳、向益青、刘雨诗、刘晓梅、刘倩倩、刘娟汝、许欣、杜明胜、李小翠、李梦婷、李懿柔、邱雪、沈渊文、宋肖敏婷、张梅、张存艳、张梦茹、张慧琼、陈佳、陈婷、陈金凤、陈海媚、范珊珊、胡正平、钟芙蓉、姚诚、黄玲、鲜彬、廖海浪、谯明鸣、熊秋韵等（以姓氏笔画为序），他们为本卷提供了研究材料、实验数据和图片等，再次感谢大家的辛勤劳动。

目 录

1. 七叶莲

Qiyelian

SCHEFFLERAE ELLIPTICAE CAULIS

【别名】七叶藤、七加皮、汉桃叶、狗脚蹄。

【来源】为五加科植物密脉鹅掌柴*Schefflera elliptica*（Blume）Harms［*Schefflera venulosa*（Wight et Arn.）Harms］的干燥茎、叶。

【本草考证】本品出自《广州部队常用中草药手册》，历代本草均未见记载。但在云南少数民族民间早有使用。

【原植物】为常绿阔叶灌木或小乔木，高2～10m，有时藤状或附生；小枝圆柱状，幼时被锈色星状柔毛，后脱落变无毛。掌状复叶具小叶4～7；叶柄长4～18cm，无毛；托叶与叶柄基部合生成鞘状；小叶柄具狭沟，不等长，长2～5cm，无毛；小叶片革质，椭圆形至长圆形，长11～16cm，宽4～6cm，先端急尖或短渐尖，边缘全缘，稍反卷，基部渐狭，钝或近圆形，两面无毛，侧脉5～8对在两面明显，网脉明显。圆锥花序顶生，长达30cm；花序轴幼时密被白色星状柔毛，后脱落变近无毛；苞片卵状三角形，长约8mm，无毛，边缘具睫毛，早落；花序梗长6～10mm，果时伸长达1.5cm；花梗长1～2mm，果时伸长至4～5mm；花萼无毛，边缘全缘；花瓣5，淡红色长约2mm，无毛，具3脉；雄蕊5，与花瓣近等长；子房5室，无花柱，柱头5。核果卵球形至近球状，直径3～4mm，红色，具5棱。花期因地域差异12月至翌年3月，果期5～8月。（图1-1）

生于山谷或阴湿的疏林中。主要分布于湖南、台湾、广西、贵州、云南和西藏等省区。

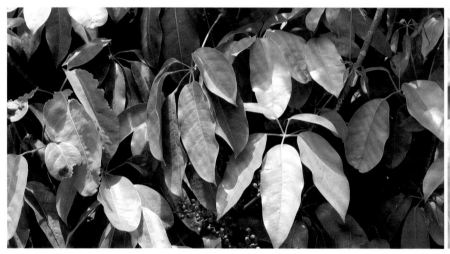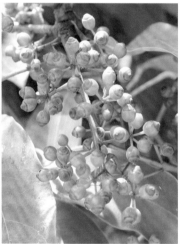

图1-1 密脉鹅掌柴（徐晔春 摄）

【主产地】主产于云南、广西等地。

【栽培要点】

1. 生物学特性 喜光、耐阴、耐旱、耐瘠薄，怕霜冻，生长适应性强，对土壤要求不严[1]。

2. 栽培技术 主要扦插繁殖，每年2～3月采挖种植成果率高[2]。

【采收与加工】秋末、冬初采带叶茎枝，趁鲜切段，干燥。

【药材鉴别】

（一）性状特征

茎圆柱形，直径0.5～5cm；表面灰白色，可见黄色点状皮孔，断面白色至淡黄白色，髓部常中空。掌状复叶互生，

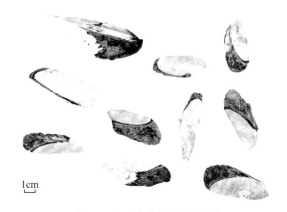

1cm

图1-2 七叶莲药材（饮片）图

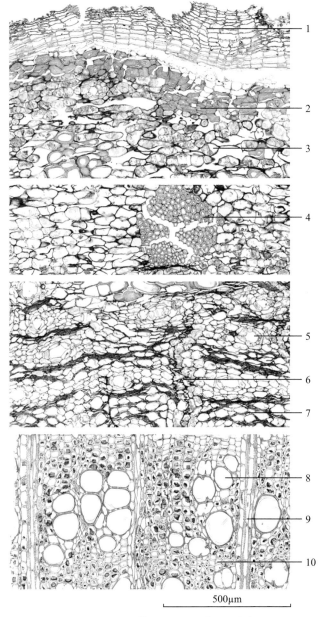

500μm

图1-3 七叶莲茎横切面图（甲苯胺蓝染色）

1. 木栓层 2. 皮层石细胞 3. 皮层薄壁细胞 4. 皮层纤维 5. 树脂道
6. 韧皮射线 7. 韧皮部 8. 木质部（导管） 9. 木射线 10. 木纤维

小叶5～9片；叶柄长10～18cm；叶片椭圆形至长椭圆形，长7～20cm，宽3～10cm，先端钝，急尖或短渐尖，基部圆形至楔形，全缘，黄绿色。气微香，味微甜。（图1-2）

（二）显微鉴别

1. 茎横切面 木栓细胞十余层。皮层较宽，靠近周皮的最外侧为3～5层石细胞群，皮层中亦分布有成团或散在的石细胞及皮层纤维束。韧皮部较窄，筛管成群，木化细胞罕见，树脂道丰富。木质部发达，占横切面主要部分，导管成群或散在，孔径较均匀，射线2至多列，纤维木化程度较低。（图1-3）

2. 茎粉末特征 粉末淡黄棕色。木栓细胞多角形，壁略增厚，可见纹孔。石细胞较多，单个或成群，长方形、类圆形、椭圆形、不规则形，壁厚，孔沟明显，可见层纹，直径24～52μm。纤维多成束，长梭形或长条形，壁增厚，孔沟及纹孔明显。导管环纹、具缘纹，少见螺纹。草酸钙簇晶直径12～30μm，棱角尖锐。草酸钙方晶较多，类方形或双锥形，直径8～24μm，偏光下呈绿黄色。叶粉末暗绿色，下表皮细胞不规则形，气孔不定式，副卫细胞4个；叶上表皮细胞类多角形或不规则形，表面有角质条纹，可见气孔。（图1-4）

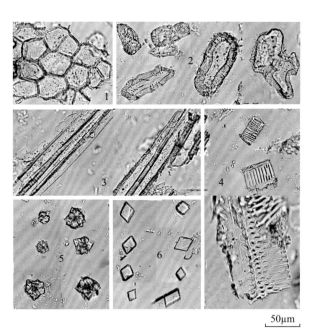

50μm

图1-4 七叶莲茎粉末图

1. 木栓细胞 2. 石细胞 3. 纤维 4. 导管
5. 草酸钙簇晶 6. 草酸钙方晶

（三）理化鉴别

薄层色谱　取本品粉末2g，加甲醇20ml，加热回流2小时，滤过，滤液蒸干，残渣加甲醇2ml使溶解，作为供试品溶液。另取七叶莲对照药材2g，同法制成对照药材溶液。照薄层色谱法试验，吸取上述两种溶液各5μl，分别点于同一硅胶G薄层板上，以乙酸丁酯–甲酸–水（4∶4∶3）的上层液为展开剂，展开，取出，晾干，喷以10%硫酸乙醇溶液，在105℃加热至斑点显色清晰。供试品色谱中，在与对照药材色谱相应的位置上，显相同颜色的斑点。

【化学成分】主要含三萜类、有机酸、甾体类、苯丙素类、挥发油、脂肪酸及生物碱等[3-6]。

1. 三萜类　齐墩果酮酸（oleanonic acid）、β-香树脂醇（β-amyrin）、白桦脂酸（betulinic acid）、齐墩果酸的多种苷类等[3]。

2. 有机酸　黏液酸（mucus acid）、反丁烯二酸（fumaric acid）、琥珀酸（succinic acid）、苹果酸（malic acid）、酒石酸（tartaric acid）及枸橼酸（citric acid）[4]。

3. 甾体类　豆甾-4,22-二烯-3-酮（stigmasta-4,22-dien-3-one）、3β-羟基豆甾-5,22-二烯-7-酮（3β-hydroxystigmasta-5,22-dien-7-one）、β-谷甾醇、胡萝卜苷[5]。

4. 苯丙素类　绿原酸（chlorogenic acid）、异绿原酸C（isochlorogenic acid C）、洋蓟素（cynarin）[6]。

5. 挥发油　β-榄香烯（β-elemene）、β-桉叶烯（β-eudesmene）、α-蛇床烯等[4]。

【性味归经】苦、甘，温。归肝、胃经。

【功能主治】理气活血，祛风通络，消肿止痛。用于胃痛，牙痛，风湿痹痛，头风疼痛，皮肤瘙痒，跌打损伤，骨折。

【药理作用】

1. 镇痛作用　七叶莲具有一定的镇痛作用，能使小鼠痛阈值显著提高[7]。

2. 镇静作用　七叶莲注射液减少小鼠活动，促进深度睡眠，减少翻身运动[7]。

3. 抗休克及抗惊厥作用　七叶莲具有显著的抗电休克作用，亦即具有一定的抗惊厥作用，其有效成分为有机酸类[8]。

4. 其他作用　对心血管系统及中枢神经系统作用较强，尚有对平滑肌的作用、抗肿瘤作用[9]。

【用药警戒或禁忌】气血虚弱者及孕妇慎用。七叶莲注射液小鼠静脉注射的LD_{50}为150g（生药）/kg。家兔静脉给药15g（生药）/kg，观察3天未见中毒症状[7]。

主要参考文献

[1] 朱臻荣，张志清，汪昆仑，等. 云南七叶莲资源调查与生物学研究[J]. 云南中医中药杂志，2015，36(4)：101-103.

[2] 韦廷瑶. 七叶莲[J]. 花木盆景（花卉园艺），1996(3)：36.

[3] Purohit MC, Pant G, Rawat MS. A betulinic acid glycoside from schefflera venulosa [J]. *Phytochemistry*, 1991, 30(7): 2419.

[4] 刘同祥，张艳平. 七叶莲的研究进展[J]. 中央民族大学学报（自然科学版），2010，19(2)：75-77.

[5] 刘睿，顾谦群，崔承彬，等. 密脉鹅掌柴的化学成分及其抗肿瘤活性[J]. 中草药，2005，36(3)：328-332.

[6] 彭玲芳，夏伟军，崔涛，等. 密脉鹅掌柴的化学成分研究(I)[J]. 云南大学学报（自然科学版），2009，31(5)：513-514.

[7] 上海中药一厂. 七叶莲的药理研究（简报）[J]. 中华医学杂志，1976，56(2)：107.

[8] 王大林，马惠玲，鲍志英，等. 七叶莲有效成分的研究[J]. 中草药通讯，1979，10(11)：18-20.

[9] 闫挨拴，党晓伟，刘晓明，等. 七叶莲化学成分及药理临床研究概况[J]. 中国乡村医药，2007，14(3)：49-58.

2. 八角莲

Bajiaolian

DYSOSMATIS RADIX ET RHIZOMA

【别名】鬼臼、山荷叶、一把伞、八角金盘、八角七。

【来源】为小檗科植物八角莲*Dysosma versipellis*（Hance）M. Cheng ex Ying及同属多种植物的根及根茎。

【本草考证】本品以鬼臼之名始载于《神农本草经》，列为下品，别名九臼，根能杀蛊，解百毒。《新修本草》载："鬼臼，叶与蓖麻重楼辈，生一茎，茎端一叶亦有两歧者，年长一茎，茎枯为一臼，假令生来二十年，则有二十臼。"《图经本草》载："花生茎间，赤色，三月开，后结实。一说鬼臼生深山阴地，叶六出或五出，如雁掌。茎端一叶如伞，盖旦时东向，及暮则西倾，盖随日出没也。花红紫如荔枝，正在叶下，常为叶所蔽。"《本草纲目拾遗》载："八角盘即鬼臼，今人所谓独角莲……呼为八角莲。"直到《植物名实图考》才出现八角莲之名。综上所述，古本草收载的鬼臼，其原植物应为小檗科植物八角莲*Dysosma versipellis*（Hance）M. Cheng ex Ying或六角莲*D. pleiantha*（Hance）Woodson[1]，与现今所用八角莲基本一致。

【原植物】多年生草本。根茎结节状，粗壮，横生，多须根。茎直立，高20~30cm，不分枝，无毛，淡绿色。茎生叶1，有时2，薄纸质，互生，盾状，近圆形，直径达30cm，4~9掌状浅裂；上面无毛，下面疏生柔毛或无毛，叶脉明显隆起，边缘有针刺状细齿；叶柄长10~15cm。花深红色，5~8朵簇生于近叶柄顶部离叶基不远处，下垂，花梗细长；萼片6，长圆状椭圆形，长0.6~1.8cm，宽6~8mm，先端急尖，外面被疏长毛，内面无毛；花瓣6，勺状倒卵形，长约2cm，宽约8mm，无毛；雄蕊6，长约1.8cm，花丝短于花药，药隔先端急尖，无毛；子房上位，1室，柱头大，盾状。浆果椭圆形或卵形，长约4cm，直径约3.5cm。种子多数。花期4~6月，果期8~9月。（图2-1）

主要为野生，生于山坡林下、灌丛中、溪旁阴湿处、竹林下或石灰山常绿林下；有少量栽培。主要分布于湖南、湖北、浙江、安徽、江西、广西、广东、四川、贵州、云南等地。

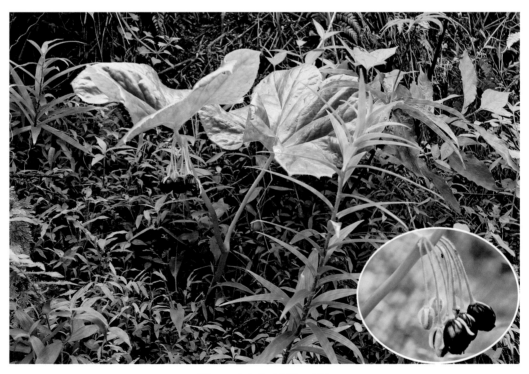

图2-1　八角莲（刘浩　摄）

【主产地】主产于湖北、四川，江西、广西、云南亦产。

【栽培要点】

1. 生物学特性　喜阴凉、潮湿，生长适宜温度为18~30℃。以富含腐殖质、肥沃的砂质壤土栽培为宜，如无良好的自然屏蔽条件，则需搭矮棚遮蔽。

2. 栽培技术　种子繁殖或分株繁殖。种子繁殖：8~10月采集成熟果实，搓去外皮，收集种子，随时播种。分株繁殖：2~3月挖取老根茎，截成小段，穴栽。

3. 病虫害　病害：无。虫害：主要为红蜘蛛[2]。

【采收与加工】春、秋季均可采收，以秋末采收为佳。采收年限以四年以上为佳。全株挖起，切下具芽头的第一二结节作种，其余洗净泥沙，晒干或者烘干备用。注意防潮。亦可鲜用。

【商品规格】统货。

【药材鉴别】

（一）性状特征

根茎横生，数个至十数个连成结节状，每个结节圆盘形，大小不一，直径0.6~4cm。表面黄棕色，上方具大型圆凹状茎痕，周围环节明显，同心圆状排列，色较浅，下方有环节及不规则皱纹或裂纹；可见圆点状根痕或细根，根直径约1mm，浅棕黄色。质极硬，不易折断，折断面略平坦，颗粒状，横切面平坦，可见维管束小点环列。气微，味苦[3]。（图2-2）

（二）显微鉴别

1. 根茎横切面　表皮细胞1列，部分残存，细胞呈切向延长，外壁稍增厚。下皮细胞1~3列。内侧为1~3~6列由石细胞组成的坏带，石细胞类圆形、类方形、椭圆形或三角形，细胞壁木化增厚。皮层宽广。维管束外韧性。木质部由导管和木薄壁细胞组成，导管多径向排列。射线宽可达10余列细胞。髓部宽广[3, 4]。薄壁细胞含淀粉粒，有的含有草酸钙簇晶。（图2-3）

2. 根横切面　表皮细胞1列，类圆形或类方形，外壁稍增厚，有时可见根毛细胞。皮层宽广，薄壁细胞排列疏松，偶有石细胞，单个散在或数个成群；内皮层明显，可见凯氏点；韧皮部狭窄；形成层成环，波状；初生木质部5~7原型。中央为木纤维，壁厚，木化。薄壁细胞含淀粉粒，有的含有草酸钙簇晶[3, 4]。（图2-4）

3. 粉末特征　粉末淡黄棕色。石细胞极多，散在或成群，呈长椭圆形、类长方形、三角形或不规则形，直径59~140~250μm，壁极厚，孔沟细密，壁孔明显。

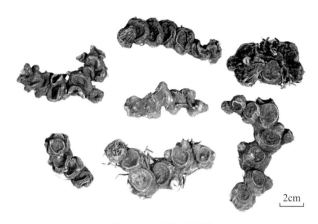

图2-2　八角莲药材图

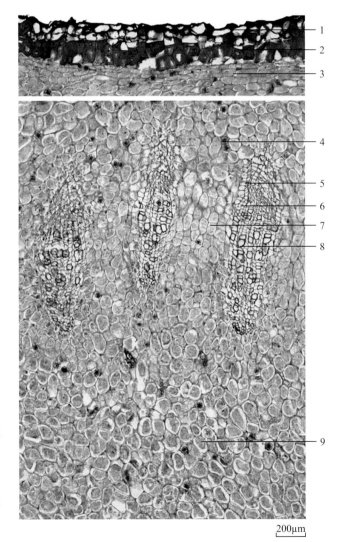

图2-3　八角莲根茎横切面图

1. 下皮层　2. 石细胞环　3. 皮层　4. 草酸钙簇晶
5. 韧皮部　6. 形成层　7. 射线　8. 木质部　9. 髓

木纤维成束或散在，长262～870～1080μm，纹孔及孔沟细密。草酸钙簇晶较多，直径46～70～85μm，晶瓣先端尖锐。网纹导管多见，并可见环纹、螺纹及梯纹导管。淀粉粒甚多，多为单粒，呈圆形或椭圆形，直径2.4～7.5～14.7μm，脐点人字状或点状[4]。（图2-5）

（三）理化鉴别

薄层色谱 取本品粉末0.5g，加甲醇5ml，超声提取20分钟，滤过，作为供试品溶液。另取鬼臼毒素对照品、山柰酚对照品和槲皮素对照品适量加入甲醇制成每1ml各含鬼臼毒素250μg、山柰酚75μg和槲皮素50μg的混合对照品溶液。吸取上述溶液各4μl，分别点于同一硅胶G薄层板上，以三氯甲烷–甲醇–水（10：1：0.1）为展开剂，展开，取出，晾干，喷以10%硫酸乙醇溶液，置105℃温度下显色。供试品色谱中，在与对照品色谱相应位置上，分别显相同颜色的斑点或荧光斑点[5]。（图2-6）

【质量评价】以黄棕色、结节状、质硬、味苦者为佳。

【化学成分】主要成分为木脂素类、黄酮类。其中，木脂素类是特征性成分和有效成分。

1. 木脂素类 鬼臼毒素（podophyllotoxin）、去氧鬼臼毒素（deoxypodophyllotoxin）、4'-去甲鬼臼毒素（4'-demethyl-

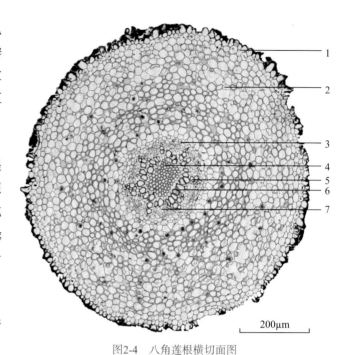

图2-4 八角莲根横切面图

1. 表皮　2. 皮层　3. 内皮层　4. 纤维　5. 原生木质部
6. 后生木质部　7. 韧皮部

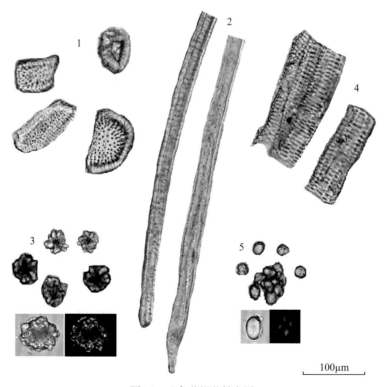

图2-5 八角莲根茎粉末图

1. 石细胞　2. 纤维　3. 草酸钙簇晶　4. 导管　5. 淀粉粒

podophyllotoxin）、*β*-盾叶鬼臼素（*β*-peltatin）、*α*-盾叶鬼臼素（*α*-peltatin）、鬼臼毒酮（podophyllotoxone）、4′-去甲异鬼臼毒酮（4′-demethyl-isopicropodophyllone）、鬼臼苦酮（picropodophyllone）、去氢鬼臼毒素以及鬼臼毒素-4-*O*-葡萄糖苷（dehydropodophyllotoxin）等。

2. 黄酮类　槲皮素、山柰酚等。

【**性味归经**】辛、苦、凉；有毒。归肺、肝经。

【**功能主治**】清热解毒，化痰散结，祛瘀止痛。用于咳嗽，咽喉肿痛，瘿瘤，痈肿，疔疮，毒蛇咬伤，跌打损伤。外用适量，捣烂敷或磨酒、醋调敷患处。

【**药理作用**】

1. 抗病毒作用　八角莲提取物对各种单纯疱疹病毒均有较好的抑制作用[6, 7]。八角莲注射液长期用于流行性乙型脑炎、流行性腮腺炎等多种病毒感染[8]。八角莲注射液对$CB_{1-6}V$（柯萨奇B组病毒1-6型）病毒均有抑制作用。

2. 抗肿瘤作用　八角莲中的鬼臼毒素有很好的抗癌活性[9]。目前以鬼臼毒素为骨架改造成为多种毒性较低、疗效较好的抗癌新药应用于临床。

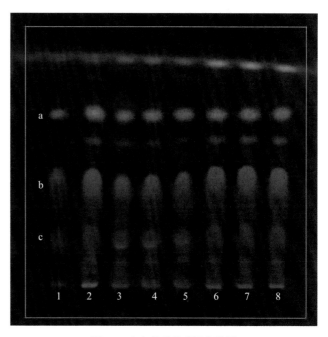

图2-6　八角莲根茎薄层色谱图

1. 混合对照品（a. 鬼臼毒素、b. 山柰酚、c. 槲皮素）

2～8. 八角莲样品

3. 抗菌、抗蛇毒作用　八角莲煎剂体外对金黄色葡萄球菌有一定的抑菌作用，外用或内服对多种毒蛇咬伤具有解毒作用。

【**用药警戒或禁忌**】八角莲的主要成分鬼臼毒素类木脂素毒性较大，应注意合理使用。孕妇禁用。体质虚弱者慎用。

主要参考文献

[1] 尚明英，徐国钧，徐珞珊，等. 鬼臼及小叶莲的本草考证[J]. 中国中药杂志，1994，19(8)：451-453.

[2] 韦蓉静，徐浩峰，田华林，等. 濒危名贵药材-八角莲栽培技术[J]. 中国林副特产，2012，4(22)：68.

[3] 陈黎，陈吉炎，安志斌，等. 八角莲的性状与显微鉴别[J]. 中药材，2004，27(8)：558-559.

[4] 徐国钧，徐珞珊，王峥涛. 常用中药材品种整理和质量研究：第四册[M]. 福州：福建科学技术出版社，2001：306-356.

[5] 陆雪萍，梅双喜，彭玲芳，等. 八角莲的TLC鉴别和HPLC指纹图谱研究[J]. 云南中医学院学报，2016，39(4)：30-34.

[6] 张敏，施大文. 八角莲类中药抗单纯疱疹病毒作用的初步研究[J]. 中药材，1995，18(6)：206-307.

[7] 姚莉韵，王丽平. 八角莲水溶性有效成分的分离与抗病毒活性的测定[J]. 上海第二军医大学学报，1999，19(3)：234-237.

[8] 施向程，宋立珍，周友法，等. 八角莲注射液治疗流行性腮腺炎34例[J]. 上海中医药杂志，1989，12(11)：15-16.

[9] 尚明英，徐珞珊，李萍，等. 鬼臼类中药及其木脂素类成分的药效学研究[J]. 中草药，2002，33(8)：722-724.

3. 儿茶

Ercha

CATECHU

【别名】孩儿茶、乌爹泥、儿茶膏、黑儿茶、西谢。

【来源】为豆科植物儿茶 *Acacia catechu*（L. f.）Willd. 的去皮枝、干的干燥煎膏。

【本草考证】本品始载于《饮膳正要》，载："孩儿茶，出广南。味甘苦，微寒，无毒。去痰热，止渴，利小便，消食下气，清神少睡。"《本草纲目》载："乌爹泥，亦名孩儿茶、乌垒泥。制法：用细茶末装入竹筒中，坚塞两头，埋污泥沟中，日久取出，捣出，捣汁熬制，即成乌爹泥。原产地在云南一带。"事实上，本品原产印度、缅甸、泰国等地，于唐宋时期传入我国，上述孩儿茶、乌爹泥之名可能源于其梵语或泰米尔语之音译，《本草纲目》所载之制法应为误传，其后之本草记述亦多误从之，但历代方书药用之品应与现今所用儿茶基本一致。

【原植物】落叶小乔木，高6～13m。树皮棕色，呈条状开裂，不脱落；小枝被短绒毛。叶为二回羽状复叶，互生，长6～12cm；叶轴基部常有一对扁平、棕色的钩状刺或无；总叶柄近基部及叶轴顶部数对羽片间有腺体；叶轴被长柔毛；羽片10～30对；小叶20～50对，线性，长2～8mm，宽1～1.5mm，叶缘被梳毛。总状花序腋生；萼成筒状，上部5裂，有疏毛；花瓣5，黄色或白色，披针形或倒披针形，为萼长的2～3倍，被疏毛；雄蕊多数，花丝分离，伸出花冠之外；雌蕊1，子房上位，长卵形，花柱细长。荚果带状，长5～12cm，宽1～1.8cm，棕色，有光泽，开裂，先端有喙尖，紫褐色。种子3～10粒。花期4～8月，果期9月至翌年1月。（图3-1）

多为栽培。主要分布于浙江、广东、广西、云南、台湾。云南西双版纳、临沧地区有野生分布。

【主产地】主产于云南西双版纳。海外主产于印尼、马来西亚、缅甸等地。

【栽培要点】

1. 生物学特性 为热带阳性树种，宜选向阳坡地栽培。宜选土层深厚、排水良好的壤土或轻黏土栽培。

2. 栽培技术 种子繁殖，宜直播；在雨季初期穴播，待苗高约8cm时，应分批间苗，去弱

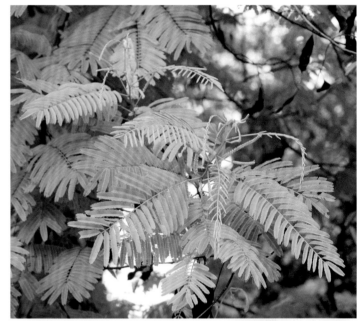

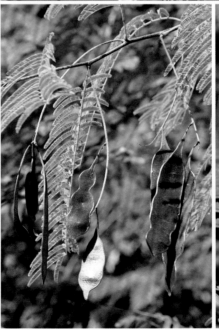

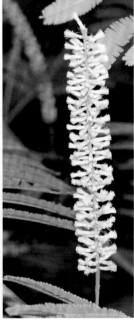

图3-1 儿茶（徐晔春 摄）

留强。

3.病虫害 病害：猝倒病。虫害：地老虎、粉蚧。

【采收与加工】一般儿茶栽培10年以上，冬季采收枝、干，除去外皮，砍成大块，加水煎煮，浓缩，干燥。

【药材鉴别】

（一）性状特征

本品呈方形或不规则块状，大小不一。表面棕褐色或黑褐色，光滑而稍有光泽。质硬，易碎，断面不整齐，具光泽，有细孔，遇潮有黏性。气微，味涩、苦，略回甜。（图3-2）

（二）显微鉴别

粉末特征 粉末棕褐色。可见针状结晶及黄棕色块状物。（图3-3）

（三）理化鉴别

1. 取火柴杆浸于本品水浸液中，使轻微着色，待干燥后，再浸入盐酸中立即取出，置火焰附近烘烤，杆上即显深红色。

2. 薄层色谱 取本品粉末0.5g，加乙醚30ml，超声处理10分钟，滤过，滤液蒸干，残渣加甲醇5ml使溶解，作为供试品溶液。另取儿茶素对照品、表儿茶素对照品，加甲醇制成每1ml各含0.2mg的混合溶液，作为对照品溶液。照薄层色谱法（通则0502）试验，吸取供试品溶液5μl、对照品溶液2μl，分别点于同一纤维素预制板上，以正丁醇-乙酸-水（3:2:1）为展开剂，展开，取出，晾干，喷以10%硫酸乙醇溶液，加热至斑点显色清晰。供试品色谱中，在与对照品色谱相应的位置上，显相同的红色斑点。

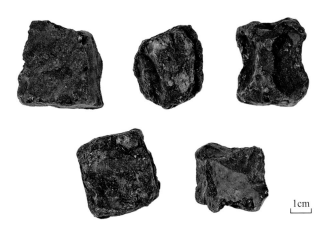

图3-2 儿茶饮片图

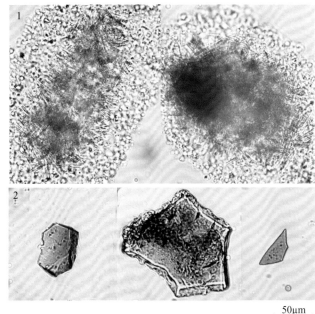

图3-3 儿茶粉末图

1. 针状结晶 2. 棕色块状物

【质量评价】以黑色略带红色、有光泽、稍黏、苦涩味浓者为佳。本品含儿茶素（$C_{15}H_{14}O_6$）和表儿茶素（$C_{15}H_{14}O_6$）的总和不得少于21.0%。

【化学成分】主要含黄酮类、鞣质、黏液质、脂肪油、树胶及蜡等成分[1]。其中，黄酮类及鞣质成分为其主要活性成分。

黄酮类 儿茶素（catechin）、表儿茶素（epicatechin）、山柰酚（kaempferol）、槲皮素（quercetin）、缅茄儿茶素（afzelechin）、表缅茄儿茶素（epiafzelechin）、3,4',7-三羟基-3',5-二甲氧基黄酮（3,4',7-trihydroxy-3',5-dimethoxyflavone）等[1]。

【性味归经】苦、涩，微寒。归肺、心经。

【功能主治】活血止痛，止血生肌，收湿敛疮，清肺化痰。用于跌扑伤痛，外伤出血，吐血衄血，疮疡不敛，湿疹，湿疮，肺热咳嗽。

【药理作用】

1. 抗血栓和抗血小板聚集作用 儿茶素有显著的抗血小板聚集、抗血栓形成的作用。对于二磷酸腺苷（ADP）、花生四烯酸（AA）和胶原诱导的家兔血小板聚集，儿茶素呈浓度依赖性抑制；儿茶素还能显著抑制大鼠血栓形成，降低血栓素A2（TXA2）含量，对6-keto-PGF1α无明显影响。

2.抗病原微生物作用 体外抑菌实验表明儿茶水煎剂对金黄色葡萄球菌、铜绿假单胞菌、白喉杆菌、变形杆菌、志贺菌、伤寒杆菌均有一定的抑制作用。对结核分枝杆菌有明显抑制作用。其所含鞣质可使细菌不能获得食物营养而有防腐作用。儿茶水浸剂，在试管内对堇色毛癣菌、同心性毛癣菌、许兰黄癣菌、奥杜盎小芽孢癣菌、铁锈色小芽孢癣菌、羊毛状小芽孢癣菌、腹股沟表皮癣菌、红色表皮癣菌、星形奴卡菌等皮肤真菌均有不同程度的抑制作用。其在体外对流感病毒有灭活作用[2]。

3.其他作用 儿茶还具有保肝利胆、降血糖、抗肿瘤、抑制肠道运动、抗腹泻、抗心律失常及抗氧化等作用[2]。

【用药警戒或禁忌】本品对肾脏有害。儿茶鞣酸小鼠静脉注射200～300mg/kg可致死亡，以含儿茶鞣酸3%～5%的饲料喂大鼠1月不引起动物死亡。儿茶素灌胃小鼠的LD_{50}大于1.37g/kg。

主要参考文献

[1] 李杏翠，王洪庆，刘超，等.儿茶化学成分研究[J].中国中药杂志，2010，35(11)：1425-1427.

[2] 井玥，赵余庆，倪春雷.儿茶的化学、药理与临床研究[J].中草药，2005，36(5)：790-792.

4. 九眼独活

Jiuyanduhuo

ARALIAE RHIZOMA ET RADIX

【别名】土当归、独活、水白芷、心叶大眼独活。

【来源】为五加科植物食用土当归*Aralia cordata* Thunb.或柔毛龙眼独活*Aralia henryi* Harms.的干燥根茎及根。

【本草考证】九眼独活，又名土当归，早在秦汉时期就以独活入药使用。如《神农本草经》中将羌活与独活分开。其中独活就包括有九眼独活。《本草经集注》《图经本草》《本草品汇精要》等所记述的"独活"项下，都包括了九眼独活。但真正将九眼独活与其他独活分开，始见于《本草纲目》，载："……极大羌活，有臼如鬼眼者，寻常皆以老宿前胡为独活者，非矣。……近时江淮山中有一种土当归，长近尺许，白肉黑皮，用充独活，不可不辨"。之后，《植物名实图考》也记载："独活、羌活，一类二种。近时多以土当归充之"等[1]。《滇南本草》独活附注："药材部门使用的'独活'为五加科植物食用土当归 *Aralia cordata* Thunb. 的干燥根茎，又称九眼独活，效用与本品相似"。从上述记载和附图观察，从明代以后，九眼独活就以土当归或独活单独作为中药广泛地在民间使用了，并且一直沿用至今。特别是在四川地区，使用极为广泛。根据调查和资料记载并鉴定，九眼独活的原植物为五加科楤木属植物食用土当归*Aralia cordata* Thunb.或柔毛龙眼独活*Aralia henryi* Harms.。

【原植物】

1.食用土当归 多年生草本。具长圆柱状根茎。地上茎粗壮，基部直径可达2cm。二回或三回羽状复叶；羽片有小叶3～5；小叶片长卵形至长圆状卵形，基部圆形至心形，歪斜，边缘有锯齿；下面脉上疏生短柔毛，边缘有锯齿，基部有放射状脉3条，下面叶脉明显。由伞形花序聚生的疏松的腋生圆锥花序；花梗常丝状，有短柔毛；花白色；萼齿5个，三角形；花瓣5，卵状三角形，开花时反曲；雄蕊、子房、花柱均为5；子房下位；花柱离生，宿存。果实球形，紫黑色，具5棱。花期7～8月，果期9～10月。（图4-1）

主要为野生，生于海拔1300～1600m的林荫下或山坡草丛中。主要分布于湖北、安徽、江苏、广西、江西、福建和台湾等地。

2.柔毛龙眼独活 与食用土当归的主要区别：小叶片两面脉上有长柔毛，顶端长渐尖，边缘有钝锯齿；圆锥花

序顶生，第一次分枝在主轴上呈指状或伞房状排列；萼齿长圆形，顶端钝圆。（图4-2）

主要为野生，生于海拔1500～2300m森林下。主要分布于陕西、四川、湖北和安徽等地。

【主产地】主产于四川省凉山州、甘孜州、阿坝州等地。

【采收与加工】春、秋两季采挖，除去茎叶、泥土、晒干。

【商品规格】统货。

【药材鉴别】

（一）性状特征

根茎粗大，圆柱形，常扭曲，长30～80cm，直径3～9cm。表面灰棕色或棕褐色，粗糙，有6～11个圆形凹窝，呈串珠状排列，凹窝直径1.5～2.5cm，深约1cm，底部或侧面残留有数条圆柱形的不定根，表面有纵皱纹，根横断面有木心。体稍轻，质硬脆，易折断，断面黄白色，有裂隙，显纤维性。气微香，味微苦、辛。（图4-3）

（二）显微鉴别

粉末特征　粉末淡黄棕色。淀粉粒多，以单粒为主，直径5～20μm，类圆形、肾形等多种形状，复粒多由2～5分粒组成，较单粒大，有时可见大量淀粉粒呈团状；分泌道含淡黄色分泌物；导管多为网纹及具缘纹孔，螺纹、环纹导管少见；厚壁细胞表面观为长多角形，排列整齐，壁呈连珠状增厚；石细胞多角形，直径37～50μm，壁厚约8μm；薄壁细胞多见；草酸钙簇晶易见，晶瓣尖锐。（图4-4）

【化学成分】主要成分为挥发油、香豆素、二萜羧酸、聚乙炔化合物等成分。

1. **挥发油**　海松酸（continent-

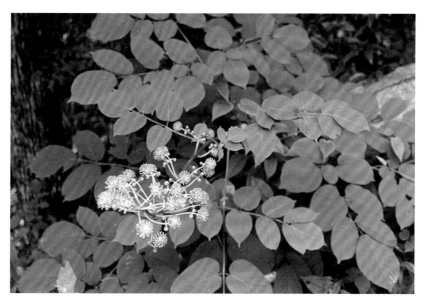

图4-1　食用土当归

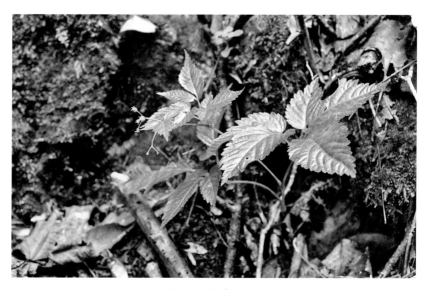

图4-2　柔毛龙眼独活

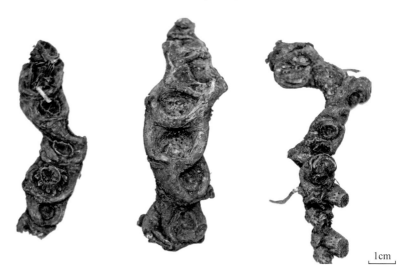

1cm

图4-3　九眼独活药材图

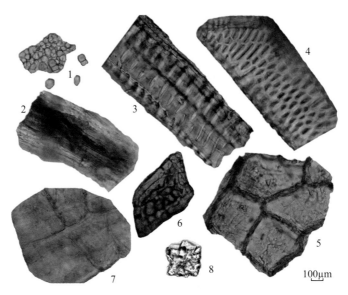

图4-4　九眼独活粉末图（何芳　摄）

1.淀粉粒　2.分泌道　3.螺纹导管　4.具缘纹孔导管　5.厚壁细胞　6.石细胞　7.薄壁细胞　8.草酸钙簇晶

alic acid）、正己醛（*n*-hexanal）、α-没药醇（α-bisabolol）、α-芹子烯（α-selinene）、α-蒎烯（α-pinene）、β-蒎烯（β-pinene）、γ-松油烯（γ-terpinene）、β-月桂烯（β-myrcene）、α-柠檬烯（α-cyclohexene）等[2]。

2. 香豆素　伞花内酯（umbelliferone）、秦皮乙素（esculetin）、东莨菪素。香豆素类成分是龙眼独活祛风除湿、止痛、通经络的有效成分[3]。

3. 二萜羧酸　栲利烯酸、海松酸、海松醇、7-酮海松酸、棕榈酸。海松酸和栲利烯酸是九眼独活通经止痛的有效成分[4]。

4. 聚乙炔化合物　falcarindiol，dehydrofalcarindiol，falcarindiol-8-acetate等。

【性味归经】辛、苦，微温。归肝、肾经。

【功能主治】祛风除湿、通痹止痛。用于风寒湿痹、腰膝疼痛、少阴伏风疼痛。

【药理作用】

1. 抗炎、镇痛作用　九眼独活水提液可减少冰醋酸致痛小鼠扭体次数，对急性腹膜炎和耳肿胀小鼠炎症反应也有明显的抑制作用[5]；九眼独活的乙醇提取物、乙醚提取物、正丁醇提取物及总有机酸对热板法和醋酸扭体法致痛小鼠均有镇痛作用，对二甲苯致小鼠耳廓肿胀和鸡蛋清致大鼠足跖肿胀都有不同程度抑制作用[6, 7]。

2. 镇静作用　九眼独活水煎剂对小鼠有镇静作用，可协同戊巴比妥钠的镇静作用，对咖啡因、尼可刹米、士的宁引起的中枢兴奋性惊厥有明显抑制作用[8, 9]。

3. 对血液系统作用　九眼独活水提物和醇提物均对^{60}Co-γ射线照射致血液系统抑制小鼠有提高红细胞、白细胞、血小板计数的作用[10, 11]。西藏九眼独活多糖可刺激家兔血红蛋白生成[12]。

【用药警戒或禁忌】九眼独活醇提物，灌胃给药小鼠的LD_{50}为（14.4±0.33）g/kg，腹腔注射给药小鼠的LD_{50}为（1.621±0.024）ml/kg；挥发油，腹腔注射给药小鼠的LD_{50}为（0.28±0.33）ml/kg。中毒后小鼠活动明显减少，呼吸深而慢，最后因呼吸抑制而死亡[13]。

【分子生药】遗传标记九眼独活遗传多态性较丰富，可利用ISSR技术对川西北野生九眼独活资源遗传多样性进行分析[14]。

主要参考文献

[1] 及元乔，赖咏梅.川产九眼独活的来源及药材性状调查[J].中药材，1990，13(1)：21-22.

[2] 蒲兰香，唐天军，袁小丘，等.不同产地九眼独活挥发油成分分析[J].安徽农业科学，2010，38(17)：8946-8948.

[3] 烧高雄，孙汉董，刘启新.龙眼独活的化学成分[J].中国中药杂志，1996，21(8)：482-483.

[4] Yahara S., Ishida M., Yamasaki K. et al. Mino Diterpenes of *Aralia cordata* Thunb.: 17-hydroxy-ent-Kaur-15-en-19-oic Acid and Grandifloric Acid[J]. Chemical and Pharmaceutical Bulletin, 1974, 22(7): 1629-1631.

[5] 宋京都，王巍，姚世霞，等.甘肃三种独活商品镇痛、抗炎作用研究[J].现代中药研究与实践，2006，20(1)：33-34.

[6] 彭腾，涂永勤，董小萍，等.栽培食用土当归抗炎镇痛有效部位的实验研究[J].海峡药学，2007，19(11)：27-29.

[7] 杨菁，彭腾，禹亚杰.食用土当归总有机酸的抗炎镇痛作用[J].中成药，2016，38(10)：2117-2121.

[8] 程秀娟，李绮云，赵连信.土当归的镇静及抗惊厥作用[J].中国药学杂志，1984，19(4)：59.

[9] 程秀娟，李绮云，赵连信.土当归的药理研究[J].沈阳药学院学报，1982(16)：49-52.

[10] 刘颖，秦继勇，李文辉，等.土当归对辐射损伤小鼠体重与血常规的影响[J].江苏中医药，2013，45(1)：71-72.

[11] 毕良文.五种云南高原天然药物对辐射损伤小鼠防护作用的研究[D].昆明：昆明医学院，2006.

[12] 田发益，钟国辉，钟政昌，等.西藏土当归多糖的纯化及对兔血红蛋白的影响[J].华西药学杂志，2008，23(5)：561-563.

[13] 吴国泰，王瑞琼，王水明，等.食用土当归的主要成分及活性研究[J].中国果菜，2018，38(3)：21-25.

[14] 王博，侯大斌，刘向鸿，等.川西北野生九眼独活资源遗传多样性ISSR分析[J].南方农业，2010(5)：42-43，48.

5. 三七

Sanqi

NOTOGINSENG RADIX ET RHIZOMA

【别名】田七、滇七、参三七、汉三七、金不换。

【来源】为五加科植物三七 *Panax notoginseng*（Burk.）F. H. Chen的干燥根和根茎。

【本草考证】本品以"参三七"之名始载于《跌损妙方》中，后首次正确绘图于《本草纲目》中，载："三七，生广西、南丹诸州番峒深山中，采根暴干，黄黑色。团结者，状略似白及；长者如老干地黄，有节。味微甘而苦，颇似人参之味。"《本草备要》也绘制有三七图，与本草纲目所绘三七完全一致。本草记载与现今所用三七基本一致。

【原植物】多年生草本，高30～60cm。根茎短，具有老茎残留痕迹；主根粗壮肉质，倒圆锥形或短圆柱形，长约2～5cm，直径约1～3cm，有分枝和数条支根，外皮黄绿色至棕黄色，具疣状凸起及横向皮孔。茎直立，近于圆柱形；光滑无毛，绿色或带多数紫色细纵条纹。掌状复叶，3～4枚轮生于茎端，叶柄细长，表面无毛；小叶3～7枚，小叶片椭圆形至长圆状倒卵形，长5～14cm，宽2～5cm，中央数片较大，基部一对较小，先端长尖，基部近圆形或两侧不相称，边缘有细锯齿，齿端偶生小刺毛，表面沿脉有细刺毛，有时两面均近于无毛；具小叶柄。总花梗从茎端叶柄中央抽出，直立，长20～30cm；伞形花序单独顶生，直径约3cm；花多数，两性，有时单性花和两性花共存；小花梗细短，基部具有鳞片状苞片；花萼绿色，先端通常5齿裂；花瓣5，长圆状卵形，先端尖，黄绿色；雄蕊5；雌蕊1，子房下位，2室。核果浆果状，近肾形，长约6～9mm；嫩时绿色，熟时红色。种子1～3颗，球形，种皮白色。花期6～8月。果期8～10月。（图5-1）

生于山坡丛林下，野生者已少见，多栽培于海拔800～1000m的山脚斜坡、土丘缓坡上或人工荫棚下。主要分布于云南、广西、广东、江西、湖北、四川等地。

【主产地】主产于云南、广西等地。

【栽培要点】

1. **生物学特性** 喜温暖稍阴湿的环境，忌严寒和酷暑，忌强光直射；对土壤要求不严，宜选阴凉通风，土质疏松、肥沃、排水良好的腐殖质壤土栽培；忌连作。

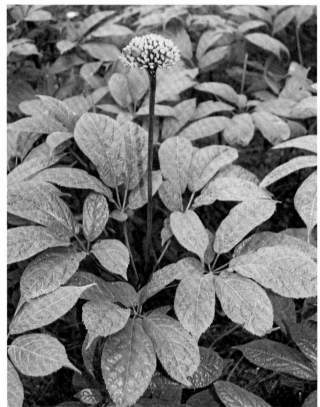

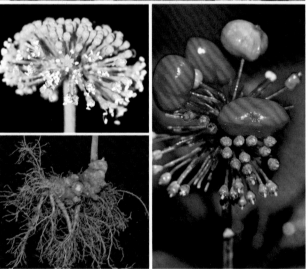

图5-1 三七（林秦文 朱鑫 摄）

2. **栽培技术** 栽培要求搭荫棚。种子有胚后熟特性，不能干燥贮藏，需随采随播。用种子繁殖，育苗移栽。

3. **病虫害** 病害：黄锈病、炭疽病、白灰病、疫病、立枯病、黑斑病等。虫害：短须螨、桃蚜、蜂蝓、地老黄牛虎、鼠害等。

【采收与加工】秋季花开前采挖，洗净，分开主根、支根及根茎，干燥。一般种植4年收获，8～9月收获的称"春七"，质量好，产量高；11月收获的称"冬七"，质量差，产量低。

【商品规格】三七分春三七、冬三七2个规格，各13个等级。

（一）春三七规格标准

一等 （20头）干货。呈圆锥形或类圆柱形。表面灰黄色或黄褐色。质坚实、体重。断面灰褐色或灰绿色。味苦微甜。每500g在20头以内。长不超过6cm。无杂质、虫蛀、霉变。

二等 （30头）干货。呈圆锥形或类圆柱形。表面灰黄色或黄褐色。质坚实、体重。断面灰褐色或灰绿色。味苦微甜。每500g在30头以内。长不超过6cm。无杂质、虫蛀、霉变。

三等 （40头）干货。呈圆锥形或类圆柱形。表面灰黄色或黄褐色。质坚实、体重。断面灰褐色或灰绿色。味苦微甜。每500g在40头以内。长不超过5cm。无杂质、虫蛀、霉变。

四等 （60头）干货。呈圆锥形或类圆柱形。表面灰黄色或黄褐色。质坚实、体重。断面灰褐色或灰绿色。味苦微甜。每500g在60头以内。长不超过4cm。无杂质、虫蛀、霉变。

五等 （80头）干货。呈圆锥形或类圆柱形。表面灰黄色或黄褐色。质坚实、体重。断面灰褐色或灰绿色。味苦微甜。每500g在80头以内。长不超过3cm。无杂质、虫蛀、霉变。

六等 （120头）干货。呈圆锥形或类圆柱形。表面灰黄色或黄褐色。质坚实、体重。断面灰褐色或灰绿色。味苦微甜。每500g在120头以内。长不超过2.5cm。无杂质、虫蛀、霉变。

七等 （160头）干货。呈圆锥形或类圆柱形。表面灰黄色或黄褐色。质坚实、体重。断面灰褐色或灰绿色。味苦微甜。每500g在160头以内。长不超过2cm。无杂质、虫蛀、霉变。

八等 （200头）干货。呈圆锥形或类圆柱形。表面灰黄色或黄褐色。质坚实、体重。断面灰褐色或灰绿色。味苦微甜。每500g在200头以内。无杂质、虫蛀、霉变。

九等 （大二外）干货。呈圆锥形或类圆柱形。表面灰黄色或黄褐色。质坚实、体重。断面灰褐色或灰绿色。味苦微甜。长不超过1.5cm。每500g在250头以内。无杂质、虫蛀、霉变。

十等 （小二外）干货。呈圆锥形或类圆柱形。表面灰黄色或黄褐色。质坚实、体重。断面灰褐色或灰绿色。味苦微甜。长不超过1.5cm。每500g在300头以内。无杂质、虫蛀、霉变。

十一等 （无数头）：干货。呈圆锥形或类圆柱形。表面灰黄色或黄褐色。质坚实、体重。断面灰褐色或灰绿色。味苦微甜。长不超过1.5cm。每500g在450头以内。无杂质、虫蛀、霉变。

十二等 （筋条）：干货。呈圆锥形或类圆柱形。间有从主根上剪下的细支根（筋条）。表面灰黄色或黄褐色。质坚实、体重。断面灰褐色或灰绿色。味苦微甜。不分春、冬七，每500g在450～600头以内。支根上端直径不低于0.8cm，下端直径不低于0.5cm。无杂质、虫蛀、霉变。

十三等 （剪口）：干货。不分春、冬七，主要是三七的芦头（羊肠头）及糊七（未烤焦的）均为剪口。无杂质、虫蛀、霉变。

（二）冬三七规格标准

各等头数与春三七相同。但冬三七的表面灰黄色。有皱纹或抽沟（拉槽）。不饱满，体稍轻。断面黄绿色。无杂质、虫蛀、霉变。

【药材鉴别】

（一）性状特征

主根类圆锥形或圆柱形，长1～6cm，直径1～4cm。表面灰褐色或灰黄色，有断续的纵皱纹和支根痕。顶端有茎痕，周围有瘤状突起。体重，质坚实，断面灰绿色、黄绿色或灰白色，木部微呈放射状排列。气微，味苦回甜。筋条呈圆柱形或圆锥形，长2～6cm，上端直径约0.8cm，下端直径约0.3cm。剪口呈不规则的皱缩块状或条状，表面有数个明显的茎痕及环纹，断面中心灰绿色或白色，边缘深绿色或灰色。（图5-2）

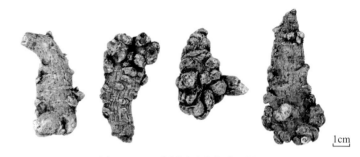

图5-2　三七药材图（张英涛　摄）

（二）显微鉴别

1. 主根横切面　绝大部分细胞具薄的初生壁，木化细胞少见。木栓层为数层细胞，栓内层不明显。皮层宽广。树脂道散布于皮层和韧皮部。形成层成环，木质部导管稀疏，1至数列沿径向间断性排列。维管射线宽广。薄壁细胞大部分含丰富淀粉粒，草酸钙簇晶罕见。（图5-3）

2. 根茎横切面　绝大部分细胞具薄的初生壁，木化细胞少见。木栓层为数层细胞，轻微木化，栓内层不明显。皮层宽广，树脂道散布于皮层和髓部。初生维管束呈环状分布，木质部与韧皮部中有裂隙。髓射线宽阔。木质部导管散在或稀疏排成径向列。髓部发达。薄壁细胞内少见淀粉粒，少数可见草酸钙簇晶。（图5-3）

3. 粉末特征　粉末灰黄色。淀粉粒甚多，单粒圆形、半圆形或圆多角形，直径4～30μm；复粒由2～10余分粒组成。树脂道碎片含黄色分泌物。梯纹导管、网纹导管及螺纹导管直径15～55μm。草酸钙簇晶少见，直径50～80μm。（图5-4）

（三）理化鉴别

薄层色谱　取本品粉末0.5g，加水约5滴，搅匀，再加以水饱和的正丁醇5ml，密塞，振摇10分钟，放置2小时，离心，取上清液，加3倍量以正丁醇饱和的水，摇匀，放置使分层（必要时离心），取正丁醇层，蒸干，残渣加甲醇1ml使溶解，作为供试品溶液。另取人参皂苷Rb₁对照品、人参皂苷Re对照品、人参皂苷Rg₁对照品及三七皂苷R₁对照品，加甲醇制成每1ml各含0.5mg的混合溶液，作为对照品溶液。照薄层色谱法试验，吸取上述两种溶液各1μl，分别点于同一硅胶G薄层板上，以三氯甲烷-乙酸乙酯-甲醇-水（15∶40∶22∶10）10℃以下放置的上层溶液为展开剂，展开，取出，晾干，喷以硫酸溶液（1→10），于105℃加热至斑点显

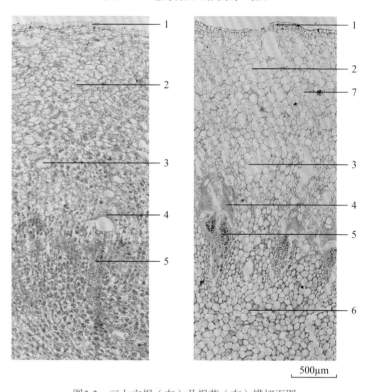

图5-3　三七主根（左）及根茎（右）横切面图

1. 木栓层　2. 皮层　3. 树脂道　4. 韧皮部　5. 木质部　6. 髓　7. 草酸钙簇晶

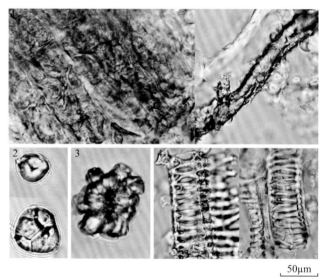

图5-4　三七粉末图

1. 树脂道碎片　2. 淀粉粒　3. 草酸簇晶　4. 导管

色清晰。供试品色谱中，在与对照品色谱相应的位置上，显相同颜色的斑点；置紫外光灯（365nm）下检视，显相同的荧光斑点。（图5-5）

【质量评价】以身干、个大、体重、质坚实、断面灰黑色、无裂痕者为佳。采用高效液相色谱法测定，本品按干燥品计算，含人参皂苷Rg₁（$C_{42}H_{72}O_{14}$）、人参皂苷Rb₁（$C_{54}H_{92}O_{23}$）及三七皂苷R₁（$C_{47}H_{80}O_{18}$）的总量不得少于5.0%。

【化学成分】主要含化学成分包括达玛烷型四环三萜皂苷类、黄酮类、甾醇类、聚炔醇类、氨基酸类、多糖类、挥发油等[1-5]。

1. 三萜皂苷类　人参皂苷（ginsenoside）Rb_1，Rb_2，Rb_3，Rc，Rd，F_1，F_2，Re，Ra_3，Rg_1，Rg_2，Rh_1，Rh_3（其中以人参皂苷Rg_1和Rb_1含量最高）、七叶胆苷（gypenoside）IX，XVII[1, 2]、三七皂苷（notoginsenoside）A，B，C，D，E，G，H，I，J，K，L，M，N，R_7，T_1，T_2，T_3，T_4，T_5[2, 3]以及三七独有的皂苷类成分三七皂苷（notoginsenoside）R_1，R_2，R_4，R_6，Fa等[1]。

2. 黄酮类　槲皮素、山奈酚等[2]。

3. 甾醇类　β-谷甾醇（β-sitoseerol）、豆甾醇（stigmasterol）、β-谷甾醇-D-葡萄糖（β-sitoseerol-D-glucose）等[4]。

4. 聚炔醇　人参炔醇（panaxynol）、人参环氧炔醇（panaxydol）等[5]。

5. 氨基酸类　田七氨酸（dencichine）即三七素等。

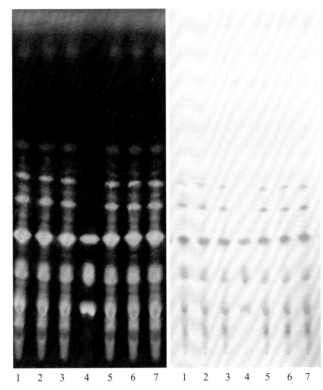

图5-5　三七薄层色谱图（左为365nm紫外光，右为日光）

1～3、5～7.三七药材样品　4.为对照品
Rf值从大到小依次为Rg₁、R₁&Re、Rb₁

【性味归经】甘、微苦，温。归肝、胃经。

【功能主治】散瘀止血，消肿定痛。用于咯血，吐血，衄血，便血，崩漏，外伤出血，胸腹刺痛，跌扑肿痛。

【药理作用】

1. 止血、活血、补血作用　三七止血的有效成分主要是三七素，能有效促进血小板数量增加，诱导花生四烯酸、血小板凝血因子Ⅲ等凝血物质释放，缩短凝血时间，并能增强组胺诱导的主动脉收缩，进而产生止血作用。小剂量三七表现为止血作用，大剂量则表现为活血作用。三七块根流浸膏能缩短家兔血液凝固时间，有止血作用。三七活血的有效成分主要是三七皂苷，具有抑制血小板聚集的作用。其人参皂苷Rg_1以及其他原人参三醇型皂苷可显著抑制过氧化物生成以及白细胞黏附，减少Ca^{2+}、5-羟色胺等促血小板聚集的物质产生，提高血小板环磷酸腺苷（cAMP）含量，促进纤维蛋白原溶解，减少血栓素A生成，降低血液黏度，扩张血管，改善机体微循环，进而达到活血和抗血栓的目的。三七具有明显的造血补血功能，可促进血红蛋白、骨髓粒细胞和红细胞等各类血细胞的分裂生长和增殖。三七皂苷及其单体（Rb_1、Rg_1）可诱导GATA-1、GATA-2、C-Jun和NF-κB等多个转录因子参与造血细胞的调控，促进细胞增殖分化和生成，对造血细胞的生长和增殖具有重要作用[6]。

2. 对心脏作用　三七总皂苷对大鼠心肌缺血-再灌注损伤和急性心肌缺血的家兔起到良好的心肌保护作用。三七总皂苷还能显著改善体表心电图的缺血表现，缩小心肌梗死范围，逆转劳累型心绞痛患者的左室舒张功能障碍[7]。三七有效成分三七皂苷、三七二醇苷以及三七三醇苷等可有效降低心肌自律性，减慢传导速度，延长心脏的有效不应期和动作电位时程，阻滞慢钙通道，显著降低慢内向电流。缺血性心律失常和再灌注性心律失常的大鼠动物模型，给予三七皂苷注射后，均可明显缩短心律失常维持时间，减少室性期前收缩，对抗心律失常[8]。

3. **降血压作用** 三七总皂苷和Rg型具有不同程度的扩张血管作用，可显著减低血压，其中以舒张压降低最为明显。三七总皂苷还是一种钙通道阻滞剂，可阻断钙离子内流，达到降血压目的[9]。

4. **镇静、镇痛作用** 三七总皂苷及Rb₁具有明显的中枢神经抑制作用，表现为镇静、安定和催眠作用。三七总皂苷能显著减少小鼠的自发活动，对抗咖啡因引起的中枢兴奋作用，表现明显的镇静作用，从而改善睡眠，其机制可能是通过减少突触体谷氨含量发挥作用。三七的镇痛有效成分为人参二醇皂苷。人参皂苷Rb₁、三七总皂苷对热刺激和化学性引起的疼痛均有明显的镇痛效果，且三七总皂苷是一种阿片肽样受体激动剂，不具有成瘾的副作用[10]。

5. **其他作用** 三七所含成分还具有调节血管作用、抗脑缺血作用、增智作用、提高免疫能力、抗炎、抗衰老以及抗纤维化等多种作用。

【用药警戒或禁忌】 孕妇慎用。三七皂苷给猴等动物静脉注射，有溶血作用，对小鼠静脉注射其LD_{50}为460mg/kg，三七人参三醇苷（PTS）静脉注射LD_{50}为（3806±143）mg/kg，当静脉注射PTS达中毒量中，小鼠出现自发活动减少，抑制渐加重，继则呼吸急促，最后由于缺氧而抽搐死亡。三七素具有神经毒作用，其对小鼠的LD_{50}为1043mg/kg。

【分子生药】 采用PCR直接测序技术测定三七的18SrRNA基因和marK基因核苷酸序列，可通过序列差异比较分析进行鉴别。采用RAPD方法分析三七栽培群体的DNA变化，可进行三七遗传多样性分析[11, 12]。

主要参考文献

[1] 鲍建才，刘刚，丛登立，等.三七的化学成分研究进展[J].中成药，2006，28(2)：246-253.

[2] 赵静，乔晶，胡俊，等.三七的化学成分研究进展[C].中华中医药学会中药化学分会第九届学术年会，2014，192-199.

[3] 高明菊，马妮，王朝梁，等.鲜三七、干三七、活性三七皂苷含量比较[J].人参研究，2003(2)：25-26.

[4] 魏均娴，王菊芳，张良玉，等.三七的化学研究[J].药学学报，1980，15(6)：359-364.

[5] 饶高雄，王兴文，金文.三七总苷中聚炔醇成分[J].中药材，1997，20(6)：298-299.

[6] 刘东平，杨军，丁丹.三七及其有效成分对血液系统的药理活性研究概况[J].中医药信息，2012，29(4)：172-174.

[7] 孙丽艳，张默涵，张红丹.三七总皂苷的药理作用研究进展[J].世界最新医学信息文摘，2016，16(82)：29-30.

[8] 郝艳玲.三七用于心血管疾病患者治疗中的临床效果[J].中国医药指南，2017，15(2)：165-166.

[9] 韩淑娴，游云.三七总皂苷心脑血管药理作用及其溶血反应[J].中国中药杂志，2016，41(5)：818-822.

[10] 钟晓凤.三七的药理作用及其临床应用研究[J].中医临床研究，2015，7(6)：116-117.

[11] 曹晖，刘玉萍，伏见裕利，等.三七及其伪品的DNA测序鉴别[J].中药材，2001，24(6)：398-402.

[12] 段承俐，萧凤回，文国松，等.文山三七栽培群体变异类型的分子鉴定[J].现代中药研究与实践，2003(S1)：13-16.

6. 三分三

Sanfensan

ANISODI RADIX

【别名】 山茄子、大搜山虎、山野烟、野旱烟。

【来源】 为茄科植物三分三 *Anisodus acutangulus* C. Y. Wu & C. Chen 的干燥根。

【本草考证】 本品出自《中药形性经验鉴别法》，历代本草均无记载。

【原植物】 多年生草本，高50～150cm。根茎短粗，主根粗大，几垂直，根皮黄褐色，断面黄色，有臭气。茎丛生，粗壮，上部分枝。叶互生，卵形或长圆状卵形，长6～18cm，宽3.5～9cm，先端尖，边缘波状，下面微被短茸毛；

叶柄长1～4cm。花单生叶腋，花梗细长，下垂；花萼钟形，果时增大，边缘具不等齿，有肋脉10，外被绒毛；花冠钟形，黄绿色，长3.5～4cm，直径3～3.5cm，先端5裂，向后反卷；雄蕊5；雌蕊1，子房上位，2室，柱头肥厚。蒴果藏于增大的萼内，近球形，顶端开裂。种子矩圆形或近多角形，长约2.4mm，棕色。花期夏末，果期晚秋。（图6-1）

生于海拔2750～3000m的山坡、田埂上或林中路旁。主要分布于云南西北部。

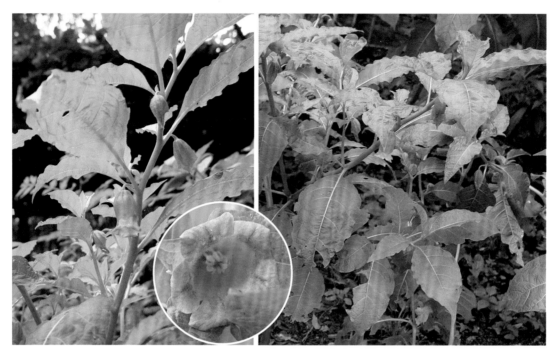

图6-1　三分三

【主产地】主产于云南西北部丽江等地。

【栽培要点】

1. 生物学特性　喜凉爽气候，耐寒，除重质黏土级低洼沼泽地外均能生长。

2. 栽培技术　种子繁殖，直播或育苗移栽法。

3. 病虫害　霜霉病。

【采收与加工】秋季采挖，除去泥沙，切成块片，干燥。

【药材鉴别】

（一）性状特征

根圆柱形，分枝或不分枝，长15～30cm，直径1.5～3cm，顶端可见残留的芽痕，常凹陷。外皮灰黄色或灰褐色，具有明显横向突起的皮孔和深纵沟或皱纹。体重，质较坚硬，较难折断。横断面灰黄色或灰棕色，可见放射状纹理及同心性环纹；断面颗粒状，有粉性。气微，味甘、微苦麻。（图6-2）

（二）显微鉴别

1. 横切面　主要由大量含淀粉的薄壁组织构成，除木栓层和导管外，罕见其他木化组织。木栓层由2～10余层木化的木栓细胞组成。次生皮层较薄，细胞

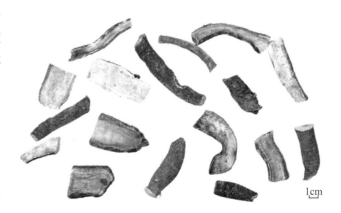

图6-2　三分三药材（饮片）图

切向伸长。形成层带明显，维管射线多列，多在韧皮部扩展为喇叭口状，裂隙常见。异常维管束散生于次生木质部的薄壁组织间，通常仅具1至数个导管，韧皮部位于其两侧。初生维管束位于中央，周围可见多个异常维管束。（图6-3）

2. **粉末特征** 粉末近黄白色。木栓细胞多角形，棕黄色。导管分子少见，多为网纹或梯网纹。可见含沙晶的薄壁细胞，纤维少见。淀粉粒大量存在，多为单粒或复粒（图6-4）

（三）理化鉴别

薄层色谱 取本品粉末1g，加二氯甲烷25ml，浓氨试液0.5ml，振摇浸渍10分钟，滤过，滤液置水浴上蒸干，残渣加二氯甲烷1ml使溶解，作为供试品溶液。另取硫酸阿托品对照品，加乙醇制成1ml含10mg的溶液，作为对照品溶液。照薄层色谱法试验，吸取上述两种溶液各3μl，分别点于同一硅胶G薄层板上，以甲苯–丙酮–乙醇–浓氨试液（8∶10∶1.2∶0.8）为展开剂，展开，取出，晾干，喷以稀碘化铋钾试液。供试品色谱中，在与对照品色谱相应的位置上，显相同橘红色的斑点。（图6-5）

【化学成分】主要含生物碱类成分如山莨菪碱（anisodamine）、樟柳碱（anisodine）、天仙子胺（hyoscyamine）[1]、双天仙子胺（bishyoscyamine）[2]等。

【性味归经】苦、辛，温；大毒。归肺、胃经。

【功能主治】解痉止痛，活血。用于胃、十二指肠

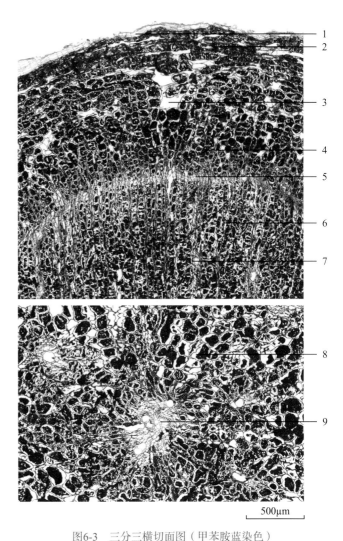

图6-3 三分三横切面图（甲苯胺蓝染色）

1. 木栓层 2. 次生皮层 3. 裂隙 4. 韧皮部 5. 形成层
6. 木质部 7. 导管 8. 淀粉粒 9. 初生木质部

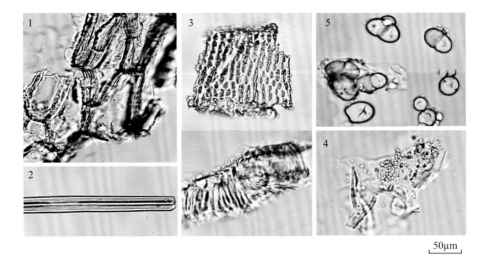

图6-4 三分三粉末图

1. 木栓细胞 2. 纤维 3. 导管 4. 草酸钙砂晶 5. 淀粉粒

溃疡，胆绞痛，肾绞痛，肠痉挛，震颤麻痹，风湿痹痛。

【药理作用】

1. 镇痛作用　三分三浸膏20mg/kg灌胃给药7天，在小鼠热板法与冰醋酸扭体模型中均表现出显著的镇痛作用[3]。

2. 抗炎作用　三分三浸膏10mg/kg、20mg/kg灌胃给药7天均可显著抑制二甲苯诱导的小鼠耳廓肿胀[3]。

3. 抗胃溃疡作用　三分三浸膏20mg/kg灌胃给药7天可显著抑制无水乙醇诱导的小鼠胃溃疡[3]。

4. 镇咳作用　三分三浸膏20mg/kg灌胃给药7天可显著抑制氨水引发的小鼠咳嗽[3]。

【用药警戒或禁忌】本品有大毒，慎用。青光眼患者忌服。服药期间忌食酸、冷食物。

【附注】《全国中草药汇编》记载本品基原植物为茄科赛莨菪属植物三分三*Anisodus acutangulus* C. Y. Wu et C. Chen和喜马拉雅东莨菪*Scopolia lurida* Dunal［*Anisodus luridus* Link et Otto］等，以根、茎叶和种子入药；《中华本草》记载本品基原为茄科植物三分三、铃铛子（喜马拉雅东莨菪）、丽江山莨菪*Anisodus luridus* Link et Otto var. *fischerianus*（Pascher）C. Y. Wu et C. Chen ex C. Chen、赛莨菪*Scopolia carnioliacoides* C. Y. Wu et C. Chen ex C. Chen et C. L. Chen、齿叶赛莨菪*Scopolia carniolicoides* var. *dentata* C. Y. Wu et C. Chen的根或叶。

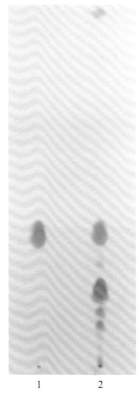

图6-5　三分三薄层色谱图
1. 硫酸阿托品对照品　2. 三分三药材样品

主要参考文献

[1] 肖培根，夏光成，何丽一. 几种主要莨菪烷类生物碱在中国茄科植物中的存在 [J]. 植物学报，1973，15(2)：187-194.

[2] Geng CA, Ma YB, Chen JJ. Bishyoscyamine, one unusual dimeric tropane alkaloid from Anisodus acutangulus [J]. *Chin Chem Lett*, 2013, 24(3): 236-238.

[3] 章海泓，吕小波，黄春球，等. 三分三浸膏片与消旋山莨菪碱片的药效对比实验研究 [J]. 中国医药指南，2012，10(29)：23-25.

7. 三对节

Sanduijie

CLERODENDRI RADIX

【别名】三台红花、三台花。

【来源】为马鞭草科植物三对节 *Clerodendrum serratum*（L.）Moon或三台花 *Clerodendrum serratum* var. *amplexifolium* Moldenke的干燥根。

【本草考证】本品为云南西双版纳傣医药习用药材，历代本草均未见记载，近代记载见于《文山中草药》《云南中草药》《贵州草药》等。

【原植物】

1. 三对节　灌木，高1～4m。小枝近四棱形，细时密被土黄色短柔毛，尤以节上更密；老枝暗褐色至灰黄色，具皮孔。叶对生或三叶轮生；叶柄长5～10mm，或近无柄；叶片厚纸质，椭圆形、倒卵状椭圆形或披针形，长13～30cm，宽3～11cm，基部楔形或下延成狭楔形至多尖抱茎，边缘有锯齿或细锯齿。聚伞花序组成直立、开展的顶生圆锥花序，长10～30cm，宽9～12cm，密被黄褐色柔毛；苞片宿存，叶状，在花序轴上2～3片轮生，近卵形、宽卵形或卵圆形；小苞片卵形或披针形；花萼钟状，被短柔毛，先端平截或有5钝齿；花冠淡紫色、蓝色或白色，近二唇形，花冠管长约7mm，5裂，裂片大小不一；雄蕊4，基部棍棒状，被毛；花柱与花丝均伸出花冠外。核果近球形，直径8～10mm。熟时黑色，分裂为1～4个小坚果；花萼宿存，略增大，浅杯状。花期6～10月，果期9～12月。（图7-1）

2. **三台花**　本变种与三对节的主要区别是：三叶轮生，叶片基部下延成耳状抱茎，通常叶和花序较大。（图7-2）

两个品种皆生于海拔210～1800m的山坡疏林、路边草地和谷地沟边灌丛中。主要分布于广西、云南、贵州、西藏等省区。

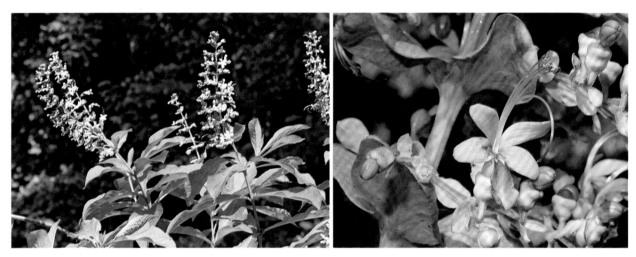

图7-1　三对节（徐晔春　摄）

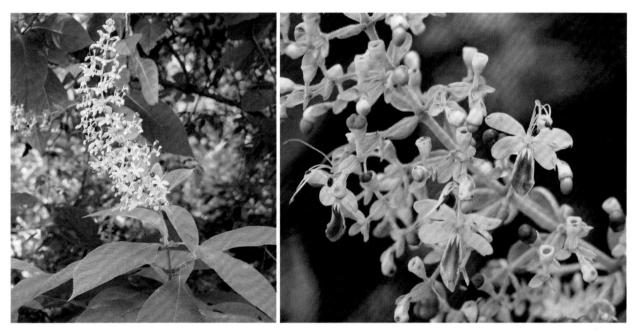

图7-2　三台花（徐晔春　摄）

【主产地】主产于云南、广西、贵州等地。

【采收与加工】秋、冬季采挖，洗净，切片，干燥。

【药材鉴别】

（一）性状特征

根圆柱形，常弯曲或分枝，可见残茎及支根，表面淡棕色，具纵皱纹，外皮常层状或片状脱落。商品药材常切割为不规则块片，皮部与木部常分离，表面棕褐色，粗糙，具细纵纹及不规则裂隙，外皮脱落处显棕红色。断面皮部棕黄色，颗粒性，木部外层为淡棕色，内层为棕黄色，年轮明显。质硬。气微，味苦、涩、微辛。（图7-3）

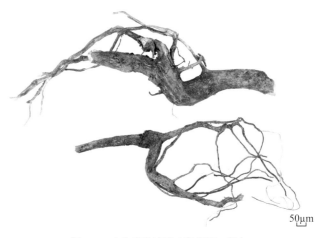

50μm

图7-3　三对节药材图（张英涛　摄）

（二）显微鉴别

1. 根横切面　木栓层细胞10余列。皮层及韧皮部散有石细胞群及纤维束。维管束外韧。形成层明显。木质导管呈卵形或类圆形，木纤维壁厚，木射线宽1～4细胞。本品薄壁细胞含淀粉粒。

2. 粉末特征　粉末淡黄色。木栓细胞黄棕色，类多角形。石细胞众多，单个或成群，类圆形、椭圆形、类方形、长方形或不规则形，壁厚16～43μm，直径66～120μm，孔沟明显，可见层纹及点状壁孔。韧皮纤维较多，梭形，顶端钝圆或平截，壁厚，胞腔狭小，孔沟明显，壁孔可见，直径35～58μm，长可达550μm。木纤维长梭形，多成束，壁不甚厚，胞腔较大，壁孔明显。具缘纹孔导管较大，多呈碎片，完整者直径80～180μm。淀粉粒众多，多为单粒，脐点点状、人字状，直径4～28μm；复粒由2～4分粒组成。（图7-4）

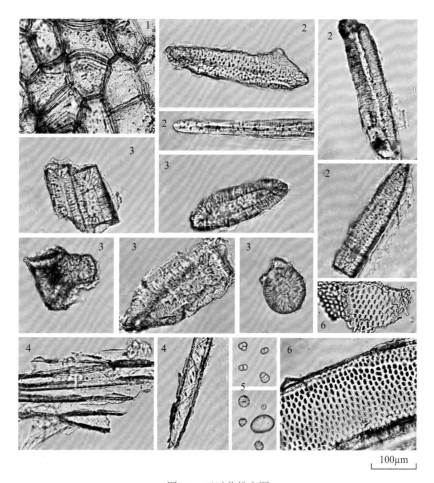

100μm

图7-4　三对节粉末图

1. 木栓细胞　2. 韧皮纤维　3. 石细胞　4. 木纤维　5. 淀粉粒　6. 导管

（三）理化鉴别

薄层色谱　取本品粉末2g，加乙醇20ml，超声处理30分钟，滤过，滤液蒸干，残渣加甲醇1ml使溶解，即为供试品溶液。另取对照药材2g，同法制成对照药材溶液。照薄层色谱法试验，吸取上述两种溶液各10μl，分别点于同一硅胶G薄层板上，以正丁醇–冰醋酸–水（7∶1∶2）为展开剂展开，取出，晾干，喷以2%三氯化铁乙醇溶液。供试品色谱中，在与对照药材色谱相应位置上，显相同颜色的斑点。

【化学成分】主要含三萜类、黄酮类、挥发油等成分。其中，三萜类成分为其特征性成分，亦为主要有效成分。

1. 三萜类　三对节酸（serratagenic acid）[3]、熊果酸（ursolic acid）[2]、icosahydropicenic acid[3]等。

2. 黄酮类　芹菜苷元-7-O-β-D-吡喃葡萄糖苷（apigenin-7-O-β-D-glucopyranoside）[4]。

3. 挥发油类　棕榈酸甲酯（methyl palmitate）、1,3-双（1,1-二甲基乙基）苯［1,3-bis（1,1-dimethylethyl）benzene］、十二烷等[5]。

【性味归经】苦、辛，凉；有小毒。归脾、肾经。

【功能主治】清热解毒，截疟，接骨，祛风除湿。用于扁桃体炎，咽喉炎，风湿骨痛，疟疾，肝炎；外用治痈疖肿毒，骨折，跌打损伤。

【药理作用】

1. 保肝作用　三对节根皮乙酸乙酯提取物对CCl_4诱导的大鼠肝损伤具有保护作用，能够显著降低血清ALT、AST、碱性磷酸酶（ALP）、胆红素及丙二醛的水平，同时提高过氧化氢酶（CAT）与谷胱甘肽过氧化物酶（GPX）的水平[6]。本品乙醇提取物和从中分离的熊果酸对CCl_4诱导的大鼠肝损伤同样具有显著保护作用[2]。

2. 抗过敏作用　从本品分离的五环三萜皂苷成分icosahydropicenic acid在可乐定诱导的大鼠肥大细胞脱颗粒模型中表现出显著的抗过敏活性，并能够显著抑制组胺诱导的离体山羊气管条的收缩，表明其具有抗哮喘活性[3]。

3. 抗氧化、抗炎作用　本品乙酸乙酯提取物在DPPH与ABTS体外抗氧化活性测试中表现出较强的自由基清除活性，并且在体外蛋白质变性与蛋白酶抑制活性分析中表现出较强的抗炎活性[7]。

主要参考文献

[1] Rangaswami S, Sarangan S. Sapogenins of Clerodendron serratum：Constitution of a new pentacyclic triterpene acid, serratagenic acid [J]. Tetrahedron, 1969, 25(17): 3701-3705.

[2] Vidya SM, Krishna V, Manjunatha BK, et al. Evaluation of hepatoprotective activity of Clerodendrum serratum L. [J]. Indian Journal of Experimental Biology, 2007, 45(6): 538-542.

[3] Bhujbal SS, Nanda RK, Ganu GP, et al. Protective effects of icosahydropicenic acid isolated from the roots of Clerodendrum serratum(L)Moon on experimental allergic asthma [J]. Journal of Complementary and Integrative Medicine, 2010, 7(1): Article 32.

[4] Bhujbal SS, Nanda RK, Deoda RS, et al. Structure elucidation of a flavonoid glycoside from the roots of Clerodendrum serratum(L.) Moon, Lamiaceae [J]. Revista Brasileira de Farmacognosia, 2010, 20(6): 1001-1002.

[5] Tiwari RK, Udayabanu M, Chanda S. Gas chromatography -mass spectrometry analysis of essential oil composition of Clerodendrum serratum L.: a traditional plant of India [J]. Asian Journal of Pharmaceutical and Clinical Research, 2017, 10(7): 226-229.

[6] Nasrudin, Wahyono, Mustofa, et al. Hepatoprotective activity of ethyl acetate fraction of Senggugu's root bark(Clerodendrum serratum L. Moon)on rats induced by carbon tetrachloride [J]. Indonesian Journal of Pharmacy, 2017, 28(1): 10-18.

[7] Acharya NS, Patel JJ. Phytochemical evaluation and in vitro antioxidant and anti-inflammatory effects of Clerodendrum serratum roots [J]. International Journal of Pharmacy and Pharmaceutical Sciences, 2016, 8(8): 158-163.

8. 土木香

Tumuxiang

INULAE RADIX

【别名】祁木香、青木香、藏木香。

【来源】为菊科植物土木香*Inula helenium* L.的干燥根。

【本草考证】本品始载于《图经本草》。《本草衍义》载："尝自岷州出塞，得生青木香，持归西洛，叶如牛蒡，但狭长，茎高三四尺，花黄，一如金钱，其根则青木香也。"在甘肃、河北等地，土木香有不同的名称，其中甘肃（古称岷州）称土木香的根为青木香，河北称青木香或祁木香（河北安国古称祁州）。综上所述，认为《本草衍义》等记载的土木香与现今所用土木香基本一致。

【原植物】多年生草本，根茎块状，有分枝。茎直立，高60~250cm。叶宽椭圆状披针形至披针形，顶端尖，长10~40cm，边缘有不规则的齿或重齿，下面被白色厚茸毛；茎生叶基部有耳，半抱茎，顶端尖。头状花序少数，直径6~8cm，排列成伞房状花序；花序梗长6~12cm；总苞片5~6层，外层宽大，草质，被茸毛，内层干膜质，背面被疏毛，较外层长；舌状花黄色，舌片顶端有3~4个不规则齿裂；管状花长9~10mm，有披针形裂片。瘦果四或五面形，有棱和细沟，无毛，长3~4mm。花期6~9月。（图8-1）

河北、浙江、四川等地有栽培。主要分布于新疆。

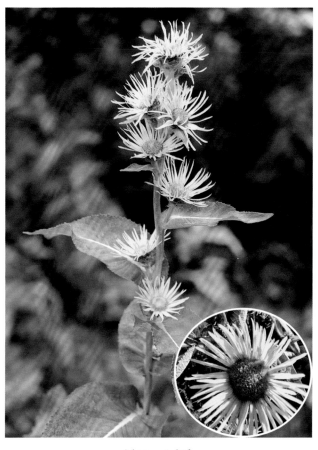

图8-1 土木香

【主产地】主产于河北、浙江、四川、新疆等地。

【栽培要点】

1. 生物学特性　对气候、土壤要求不严，但适宜肥沃的砂质壤土栽种。

2. 栽培技术　3月下旬到4月上旬进行种子繁殖和根茎繁殖。种子繁殖：将种子均匀地撒在沟内，覆土后稍微压实土壤，然后浇透水。根茎繁殖：挖出土木香越冬地下根茎，选用细根茎进行根茎繁殖。

3. 病虫害　病害：叶斑病。虫害：蚜虫、钻心虫及蛾类等。

【采收与加工】秋、冬季节采挖种植2~3年的土木香根，除去茎叶、泥沙和须根，切成10cm左右长段，晒干。

【药材鉴别】

（一）性状特征

根圆锥形，略弯曲，长5~20cm。表面黄棕色或暗棕色，有纵皱纹及须根痕。根头粗大，顶端有凹陷的茎痕及叶鞘残基，周围有圆柱形支根。质坚硬，不易折断，断面略平坦，黄白色至浅灰黄色，有凹点状油室。气微香，味苦、辛。（图8-2）

（二）显微鉴别

1. 横切面　木栓层为数列木栓细胞。韧皮部宽广。形成层环不甚明显。木质部射线宽6~25列细胞；导管少，

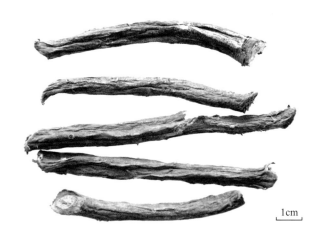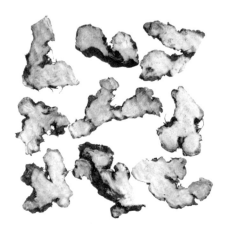

图8-2　土木香药材及饮片图

单个或数个成群，径向排列；木纤维少数，成束存在于木质部中心的导管周围。薄壁细胞含菊糖。油室分布于韧皮部与木质部，直径80～300μm。

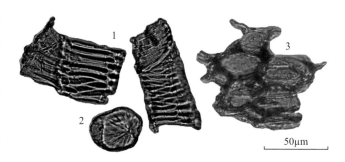

2. 粉末特征　粉末淡黄棕色。菊糖众多，呈不规则碎块状。木栓细胞多角形，排列整齐。导管多为网纹导管，直径30～100μm。纤维呈类长方形，具斜纹孔。（图8-3）

图8-3　土木香粉末图

1. 导管　2. 菊糖　3. 木栓细胞

（三）理化鉴别

薄层色谱　取本品粉末0.5g，加甲醇4ml，密塞，振摇，放置30分钟，滤过，取滤液作为供试品溶液。另取土木香对照药材0.5g，同法制成对照药材溶液。再取土木香内酯对照品与异土木香内酯对照品，加甲醇制成每1ml各含2mg的混合溶液，作为对照品溶液。吸取上述三种溶液各5μl，分别点于同一用0.25%硝酸银溶液制备的硅胶G薄层板上，以石油醚（60～90℃）–甲苯-乙酸乙酯（10∶1∶1）为展开剂，置10℃以下避光处展开2次，取出，晾干，喷以5%茴香醛硫酸溶液，加热至斑点显色清晰。供试品色谱中，在与对照药材色谱和对照品色谱相应的位置上，显相同颜色的斑点。

【质量评价】以根粗壮、质坚实、香气浓者为佳。采用气相色谱法测定，本品按干燥品计算，含土木香内酯（$C_{15}H_{20}O_2$）和异土木香内酯（$C_{15}H_{20}O_2$）的总量不得少于2.2%。

【化学成分】主要成分为倍半萜内酯类、三萜类、黄酮类等。其中，倍半萜内酯类是其特性成分和有效成分。

1. 倍半萜内酯类　土木香内酯、异土木香内酯、11αH,13-二氢异土木香内酯、11αH,13-二氢土木香内酯、4（15）-环氧异土木香内酯、5α,6α-环氧土木香内酯、别土木香内酯、异别土木香内酯等。

2. 三萜类　木栓酮、木栓醇、古柯二醇、羽扇豆醇乙酸酯、羽扇豆酮、羽扇豆醇、羽扇豆醇棕榈酸酯、δ-香树素等。

3. 黄酮类　5,7,4'-三羟基-3',5'-二甲氧基黄酮、3,5,3'-三羟基-6,7,4'-三甲氧基黄酮、3,5,6,7,3'-五羟基-4'-甲氧基黄酮等[1]。

【性味归经】辛、苦，温。归肝、脾经。

【功能主治】健脾和胃，行气止痛，安胎。用于胸胁、脘腹胀痛，呕吐泻痢，胸胁挫伤，岔气作痛，胎动不安。

【药理作用】

1. 驱虫作用　土木香水提物具有抗蛔虫幼虫作用，还可抑制中华枝睾吸虫的生长，使其内脏发生退化、萎缩、坏疽、膨胀。

2. **抗菌作用**　土木香提取物具有较强的抗真菌活性，其中土木香内酯和异土木香内酯有抗角膜真菌*Fusarium solani*（Mart.）Sacc. 的作用。

3. **抗肿瘤作用**　异土木香内酯具有较强的抗肝癌活性，对人乳腺癌细胞增殖也具有较强的抑制作用。

4. **其他作用**　土木香中的土木香内酯、异土木香内酯等成分具有一定的保肝作用；土木香对心肌梗死可能有一定的治疗效果[2]。

【**分子生药**】ITS2序列可用于鉴定土木香、木香、川木香、青木香、红木香等木香类药材[3]。*trn*L、*rbc*L等序列也有报道，用于相关植物的分子鉴定[4, 5]。

【**附注**】土木香类药材使用较复杂，唐宋时期土木香曾作为木香药材入药。土木香长期作为藏族习用药材，1985年版《中国药典》才将其收录，此后各版《中国药典》均收录土木香[6]。

主要参考文献

[1] 白丽明，王剑，付美玲，等. 土木香化学成分研究[J]. 中草药，2018，49(11)：2512-2518.

[2] 张乐，方羽，陆国红. 土木香化学成分及药理研究概况[J]. 中成药，2015，37(6)：1313-1316.

[3] 马晓冲，姚辉，邬兰，等. 木香、川木香、土木香、青木香和红木香药材的ITS2条形码分子鉴定[J]. 中国中药杂志，2014，39(12)：2169-2175.

[4] Bayer R. J. , Starr J. R. Tribal phylogeny of the Asteraceae based on two non-coding chloroplast sequences, the *trn*L intron and *trn*L/*trn*F intergenic spacer[J]. Annals of the Missouri Botanical Garden, 1998, 85(2): 242-256.

[5] Gutiérrez-Larruscain D. , Santos-Vicente M. , Anderberg A. A. , et al. Phylogeny of the Inula group (Asteraceae: Inuleae): Evidence from nuclear and plastid genomes and a recircumscription of Pentanema[J]. Taxon, 2018, 67(1): 149-164.

[6] 马波，赵宝林. 木香品种的分化和变迁[J]. 中华医史杂志，2016，46(1)：15-19.

9. 山蒟

Shanju

PIPERIS HANCEI CAULIS ET FOLIUM

【**别名**】海风藤、石南藤、爬岩香、风气药、小肠风。

【**来源**】为胡椒科植物山蒟*Piper hancei* Maxim.的新鲜或干燥茎叶。

【**本草考证**】本品历代本草无记载。最早收载于《常用中草药手册》（广州部队后勤部卫生部编写），列于"祛风寒湿类"药材中。该书配有现代的植物描述并附有拉丁名标注的植物墨线图，与现今所用山蒟基本一致。

【**原植物**】攀援藤本，除花序轴和苞片柄外，余均无毛；茎、枝具细纵纹，节上生根。叶卵状披针形或椭圆形，少有披针形，长6～12cm，宽2.5～4.5cm，顶端短尖或渐尖，基部渐狭或楔形，有时钝，通常相等或有时略不等；叶脉5～7条，最上1对互生，离基1～3cm从中脉发出，弯拱上升几达叶片顶部，如为7脉时，则最外1对细弱，网状脉通常明显。花单性，雌雄异株，聚集成与叶对生的穗状花序。雄花序长6～10cm；总花梗与叶柄等长或略长，花序轴被毛；苞片近圆形，近无柄或具短柄，盾状，向轴面和柄上被柔毛。雌花序长约3cm，于果期延长；苞片与雄花序相同，但柄略长；子房近球形，离生。浆果球形，黄色，直径2.5～3mm。花期3～8月。（图9-1）

生于山地溪涧边、密林或疏林中，攀援于树上或石上。主要分布于浙江、福建、江西南部、湖南南部、广东、广西、贵州南部及云南东南部。

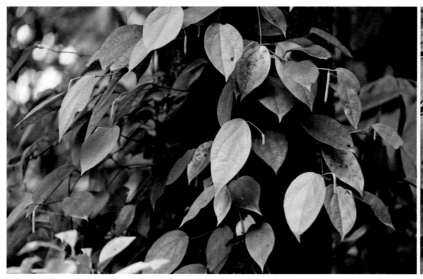
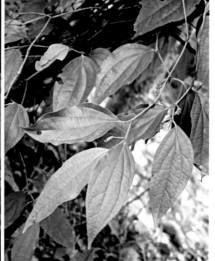

图9-1　山蒟（蔡毅　摄）

左：花期　右：果期

【主产地】主产于福建、浙江、江西、湖南、广东、广西等地。

【采收与加工】秋季采收，洗净、切段，晒干。鲜用四季可采。

【药材鉴别】

（一）性状特征

茎圆柱形，表面灰褐色，有纵纹，节膨大，有不定根；质脆，易折断，断面皮部灰褐色，较薄，木部灰白色，有许多小孔。叶多皱缩，完整叶片展平后狭椭圆形或卵状披针形，先端渐尖，基部近楔形；上表面墨绿色，下表面灰绿色；质脆。气清香，味辛辣[1]。（图9-2）

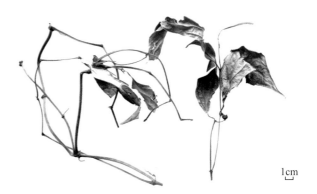

图9-2　山蒟药材图

（二）显微鉴别

1.茎横切面　类圆形。表皮细胞1列，外被角质层。皮层狭窄，外侧可见厚角组织或纤维。外韧型维管束15~22个排列成环；中柱鞘细胞与石细胞排列成新月形；木质部导管粗大。髓部宽广，内部可见维管束和黏液道。外侧髓鞘纤维连接成波浪状；内侧髓维管束6~12个环列，周围可见纤维束；中央有1个大型黏液道。薄壁组织多有油细胞存在，有时可见草酸钙砂晶[1]。（图9-3）

2.叶横切面　表皮细胞扁平，有腺毛，下表皮可见气孔。上、下表皮细胞内侧各有1列特大下皮细胞。叶肉栅栏组织细胞1列，类矩形，紧密排列；海绵组织3~5列类圆形细胞。主脉维管束外韧型，上、下均密排纤维，韧皮部分泌腔多见。上、下表皮内侧可见3~5

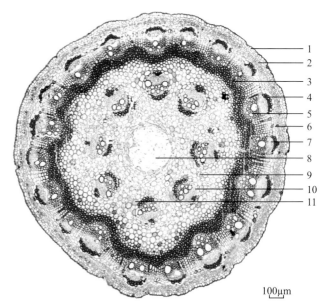

图9-3　山蒟茎横切面图（蔡毅　摄）

1.表皮　2.厚角组织　3.髓鞘纤维　4.中柱鞘纤维　5.木质部
6.皮层　7.韧皮部　8.分泌腔　9.髓部　10.髓维管束　11.分泌细胞

列厚角细胞。

3.粉末特征 粉末墨绿色。油细胞多，类圆形，直径35～70μm。草酸钙砂晶众多，存在薄壁细胞中。纤维多，散在或成束，壁较厚，孔沟明显，直径10～33μm。淀粉粒细小，单粒或复粒。下表皮气孔不定式，副卫细胞4个，表皮细胞多角形，垂周壁较平直，表面被角质层纹。石细胞类方形、类长圆形，壁较厚，孔沟明显，直径15～70μm。分泌腔碎片不易识别[1]。（图9-4）

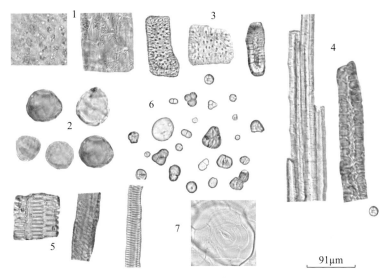

图9-4 山蒟粉末图（蔡毅 摄）

1.草酸钙砂晶 2.油细胞 3.石细胞 4.纤维 5.导管 6.淀粉粒 7.表皮细胞碎片

（三）理化鉴别

薄层色谱 取本品粉末1g，加甲醇20ml，超声处理30分钟，过滤，蒸干滤液，残渣加甲醇2ml使溶解，作为供试品溶液。另取山蒟对照药材1g，同法制成对照药材溶液。照薄层色谱法试验，吸取上述两种溶液各10μl，分别点于同一硅胶G薄层板上，以环己烷-三氯甲烷-丙酮（16：6：3）为展开剂，展开，取出，晾干，喷以10%磷钼酸试液，在105℃加热至斑点显色清晰[1]。供试品色谱中，在与对照药材色谱相应的位置上，显相同颜色的斑点。

【化学成分】主要成分为木脂素类、生物碱类、挥发油类等。其中，木脂素类是其特征性成分和有效成分。

1.木脂素类 有山蒟素（hancinone）以及山蒟素B，C，D，海风藤酮（kadsurenone）、辛夷素B（denudatin B）、山蒟醇（hancinol）、布尔乞灵（burchellin）等，其中海风藤酮是最主要的有效成分。

2.生物碱类 有风藤酰胺（futoamide）、荜拨明宁碱（piperlonguminine）、胡椒碱（piperine）、胡椒内酰胺A，D、马兜铃内酰胺A Ⅲa（aristololactams A Ⅲa）、马兜铃内酰胺A Ⅱ（aristololactams A Ⅱ）、香草酸、藜芦酸、胡萝卜苷等[2]。

【性味归经】辛，温。归肝、肺经。

【功能主治】祛风除湿、活血消肿、行气止痛、化痰止咳。用于风寒湿痹，胃痛，痛经，月经不调，扭挫伤，跌打损伤，风寒咳喘，疝气痛。

【药理作用】

1.抗血小板聚集作用 山蒟二氯甲烷和醇提物对血小板活化因子（PAF）和ADP诱导的血小板聚集均具有显著的抑制活性；山蒟醇提取物在体外和体内均可抑制由血小板活化因子（PAF）和花生四烯酸（AA）所致的血小板聚集，且呈剂量依赖性，其对血小板活化因子作用有一定的选择性[3-5]。

2.镇痛抗炎作用 山蒟醇提物能明显抑制PAF引起的炎症反应，且抗炎作用随剂量的增加而增加。其对小鼠腹腔毛细血管以及大鼠和豚鼠皮肤血管通透性的增加均有明显的拮抗作用，可显著抑制大鼠足跖肿胀，且该作用不依赖于肾上腺垂体系统的存在[4]。山蒟醇提物对小鼠乙酸致痛以及热板致痛均有明显的镇痛作用[5]。

3.脑保护作用 山蒟醇提物作为一种PAF受体拮抗剂，可改善缺血后缺血区脑皮质局部脑血流量（rCBF），减轻脑水肿，降低血浆黏度，减轻缺血后神经元线粒体的肿胀，减少核的坏死溶解，具有一定的脑保护作用[6]。

4.对平滑肌的作用 山蒟醇提物能有效地抑制PAF引起的大鼠回肠平滑肌收缩，能使其张力下降，蠕动减慢。其解痉作用还具有受体拮抗的特异性[7]。

5.杀虫抑菌作用 山蒟提取物对家蝇、致倦库蚊、白纹伊蚊、椰心叶甲等昆虫具有杀虫活性；对猪大肠埃希菌、猪金黄色葡萄球菌等微生物也呈现较好地体外抑杀效果[8-10]。

【用药警戒或禁忌】孕妇及阴虚火旺者禁服。

【附注】

1. 目前市场上，山蒟是《中国药典》收载品种海风藤的常见伪品。两者的区别在于前者叶基渐狭或楔形，有时钝，叶光滑无毛，叶鞘长约为叶柄之半；而后者叶基心形，稀钝圆，叶多少被毛，叶鞘仅限于基部具有。此外，同属药用植物石南藤作为两者的易混药材，叶基形态居于两物种之间，短狭或钝圆，有时下部叶呈微心形，但根据叶多少被毛可与山蒟相区别，根据叶鞘长8～10mm可与海风藤相区别。经研究，山蒟与海风藤的药理作用最为相似，加之毒性小、分布广，可作为海风藤的主要备选来源。

2. 山蒟在福建、浙江、湖南、广西、广东、云南等地也作为中药材石南藤入药。

3. 胡椒属植物的物种鉴定十分困难，山蒟与海风藤、石南藤等近缘种鉴别特征较为接近，所以在筛选各类有关山蒟的实验研究结果时也应慎重。

主要参考文献

[1] 朱意麟，颜萍花，唐玉荣，等.小肠风的形态组织学鉴别及限量检查[J].华西药学杂志，2015，30(5)：584-586.

[2] 周亮.黄三七、山蒟化学成分及生物活性的研究[D].北京：中国协和医科大学，2004.

[3] 李长龄，马建，王银叶，等.山蒟醇提物抗血小板活化因子作用的初步研究[J].北京医科大学学报，1987，19(5)：337-339.

[4] 孙绍美，於兰，刘俭，等.海风藤及其代用品药理作用的比较研究[J].中草药，1998，29(10)：677-679.

[5] 赵淑芬，张建华，韩桂秋.山蒟醇提取物的抗血小板聚集作用[J].首都医科大学学报，1996，17(1)：28-31.

[6] 秦新月，王伟，董为伟.山蒟醇提取物治疗实验性脑梗塞[J].卒中与神经疾病，1997，4(2)：57-59.

[7] 李长龄，沈忆征，左悦清，等.山蒟醇提物对血小板活化因子引起的大鼠回肠平滑肌收缩的作用[J].中草药，1992，23(1)：32-34，55.

[8] 董存柱，王禹，徐汉虹，等.山蒟对椰心叶甲的生物活性研究[J].热带作物学报，2011，32(12)：2316-2319.

[9] 董存柱，徐汉虹.山蒟（*Piper hancei* Maxim）杀虫活性初步研究[J].农药，2012，51(2)：141-143，147.

[10] 王定发，周璐丽，周雄，等.5种植物提取物对猪致病菌的体外抗菌研究[J].中国兽医杂志，2016，52(06)：60-62.

10. 山慈菇

Shancigu

CREMASTRAE ET PLEIONES PSEUDOBULBUS

【别名】山慈姑、金灯花、山茨菇、毛慈姑、冰球子、算盘七。

【来源】为兰科植物杜鹃兰 *Cremastra appendiculata*（D. Don）Makino、独蒜兰 *Pleione bulbocodioides*（Franch.）Rolfe 或云南独蒜兰 *Pleione yunnanensis* Rolfe的干燥假鳞茎。前者习称"毛慈菇"，后二者习称"冰球子"。

【本草考证】山慈菇之名始见于《本草拾遗》，载："山慈菇……生山中湿地，一名金灯花，叶似车前，根如慈姑。"此描述之山慈菇应与现今之基原杜鹃兰基本相符。《经史证类大观本草》载："零陵间又有团慈菇，根似小蒜，所主于此略同。"其基原与山慈菇显然不同。《本草蒙筌》载："初春萌蘗，叶如韭叶长青；二月开花，状若灯笼色白。瓣有黑点，子结三棱。立夏才交，其苗即稿。依时掘地可得，迟久腐烂难寻。与老鸦蒜略同，在包裹上分别。蒜却无毛光秃，茨菇包裹有毛。"《本草纲目》的记载与此相似："山慈菇处处有之。冬月生叶，如水仙花之叶而狭。二月中抽一茎，如箭杆，高尺许。茎端开花白色，亦有红色、黄色者，上有黑点，其花乃众花簇成一朵，如丝纽成可爱。三月结子，有三棱。四月初苗枯，即掘取其根，状如慈菇及小蒜，迟则苗腐难寻矣。根苗与老鸦蒜极相类，但老鸦根无毛，慈菇有毛壳包裹为异尔。用之，去毛壳。"上述记载应与百合科植物老鸦瓣*Tulipa edulis*（Miq.）Baker相符。故有作者认为本草所载山慈菇虽有多种来源，但不包括目前应用的独蒜兰与云南独蒜兰，此二者应为山慈菇的地方代用品。因此，该药历史基原存在一定争议。但《中国药典》自1990年版以来均将山慈菇的基原定为兰科植物杜鹃兰、独蒜兰或云南独蒜兰的干燥假鳞茎，此为法定标准，故本书依此收录。

【原植物】

1. 杜鹃兰　陆生植物。假鳞茎聚生，近球形，粗1～3cm。顶生1叶，很少具2叶；叶片椭圆形，长达45cm，宽4～8cm，先端急尖，基部收窄为柄。花葶侧生于假鳞茎顶端，直立，粗壮，通常高出叶外，疏生2枚筒状鞘；总状花序疏生多数花；花偏向一侧，紫红色；花苞片狭披针形，等长于或短于花梗（连子房）；花被片呈筒状，先端略开展；萼片和花瓣近相等，倒披针形，长3.5cm左右，中上部宽约4mm，先端急尖；唇瓣近匙形，与萼片近等长，基部浅囊状，两侧边缘略向上反折，前端扩大并为3裂，侧裂片狭小，中裂片长圆形，基部具1个紧贴或多少分离的附属物；合蕊柱纤细，略短于萼片。花期6～8月。（图10-1）

生于林下湿地或沟边湿地上，海拔500～2900m。主要分布于山西南部、陕西南部、甘肃南部、江苏、安徽、浙江、江西、台湾、河南、湖北、湖南、广东北部、四川、贵州、云南西南部至东南部和西藏。

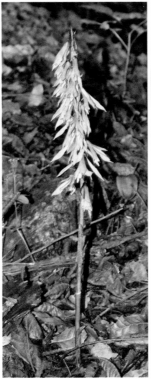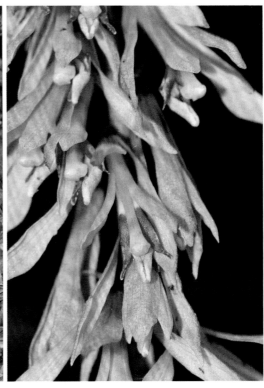

图10-1　杜鹃兰（徐晔春　摄）

2. 独蒜兰　陆生植物，高15～25cm。假鳞茎狭卵形或长颈瓶状，长1～2cm，顶生1枚叶，叶落后1杯状齿环。叶和花同时出现，椭圆状披针形，长10～25cm，宽2～5cm，先端稍钝或渐尖，基部收狭成柄抱花葶。花葶顶生1朵花。花苞片长圆形，近急尖，等于或长于子房；花淡紫色或粉红色；萼片直立，狭披针形，长达4cm，宽5～7mm，先端急尖；唇瓣基部楔形，先端凹缺或几乎不凹缺，边缘具不整齐的锯齿，内面有3～5条波状或近直立的褶片。花期4～5月，果期7月。（图10-2）

生于海拔900～3600m的常绿阔

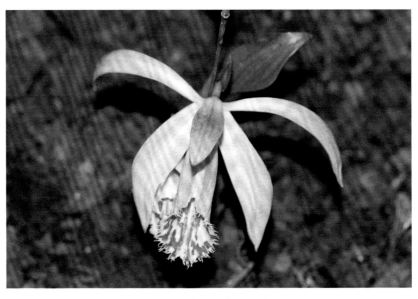

图10-2　独蒜兰（朱鑫鑫　摄）

叶林下、灌木林缘腐殖质丰富的土壤上或苔藓覆盖的岩石上。主要分布于陕西南部、甘肃南部、安徽、湖北、湖南、广东北部、广西北部、四川、贵州、云南西北部和西藏东南部。

3. 云南独蒜兰　地生或附生草本。假鳞茎卵形、狭卵形或圆锥形，上端有明显的长颈，全长1.5～3cm，直径1～2cm，绿色，顶端具1枚叶。叶在花期极幼嫩或未长出，长成后披针形至狭椭圆形，纸质，长6.5～25cm，宽1～3.5cm，先端渐尖，基部渐狭成柄。花葶从无叶的老假鳞茎基部发出，顶端具1花，罕2花；花苞片倒卵形或倒卵状长圆形，

明显短于花梗和子房；花淡紫色、粉红色或有时近白色，唇瓣上具有紫色或深红色斑；中萼片长圆状倒披针形，先端钝；侧萼片长圆状披针形或椭圆状披针形，稍斜歪，先端钝；花瓣倒披针形；唇瓣近宽倒卵形，明显或不明显3裂；侧裂片直立，多少围抱蕊柱；中裂片先端微缺；唇盘上通常具3～5条褶片自基部延伸至中裂片基部；蕊柱两侧具翅；翅有不规则齿缺。蒴果纺锤状圆柱形，长2.5～3cm，宽约1.2cm。花期4～5月，果期9～10月。（图10-3）

生于海拔1100～3500m的林下和林缘多石地上或苔藓覆盖的岩石上，也见于草坡稍荫蔽的砾石地上。主要分布于四川西南部、贵州西部至北部、云南西北部至东南部和西藏东南部。

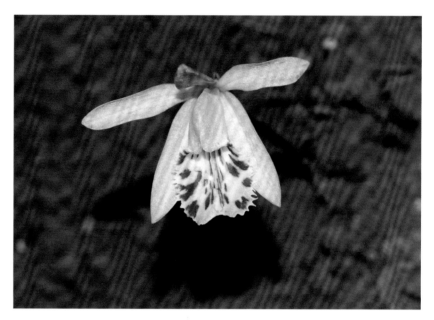

图10-3　云南独蒜兰（朱鑫鑫　摄）

【主产地】毛慈菇主产于长江流域以南地区及山西、陕西、甘肃等地。冰球子主产于华东、中南、西南及陕西、甘肃等地。

【采收与加工】夏、秋两季采挖，除去地上部分及泥沙，分开大小置沸水锅中蒸煮至透心，干燥。

【药材鉴别】

（一）性状特征

1. 毛慈菇　呈不规则扁球形或圆锥形，顶端渐突起，基部有须根痕。长1.8～3cm，膨大部直径1～2cm。表面黄棕色或棕褐色，有纵皱纹或纵沟，中部有2～3条微突起的环节，节上有鳞片叶干枯腐烂后留下的丝状纤维。质坚硬，难折断，断面灰白色或黄白色，略呈角质。气微，味淡，带黏性。（图10-4）

2. 冰球子　呈圆锥形，瓶颈状或不规则团块，直径1～2cm，高1.5～2.5cm。顶端渐尖，尖端断头处呈盘状，基部膨大且圆平，中央凹入，有1～2条环节，多偏向一侧。撞去外皮者表面黄白色，带表皮者浅棕色，光滑，有不规则皱纹。断面浅黄色，角质半透明。（图10-5）

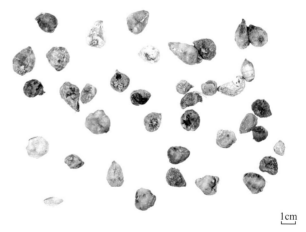

1cm

图10-4　山慈菇药材图（毛慈菇）

（二）显微鉴别

1. 横切面

（1）毛慈菇　最外层为一层扁平的表皮细胞，其内有2~3列细胞，壁稍厚，浅黄色，再向内为大的类圆形薄壁细胞，含黏液质，并含有淀粉粒。近表皮处的薄壁细胞中含有草酸钙针晶束，长70~150μm。维管束散在，外韧型。

（2）冰球子　表皮细胞切向延长，淀粉粒存在于较小的薄壁细胞中，维管束鞘纤维半月形，偶有两半月形。

2. 粉末特征[1]

（1）毛慈菇　粉末淡黄白色。淀粉粒已糊化，充满整个薄壁细胞，加稀碘液呈蓝紫色。草酸钙针晶多呈束散在，一般存在于黏液细胞中，针晶长40~90μm。后生表皮表面观呈多角形，壁较厚，黄棕色。导管主要为螺纹、网纹，直径16~27μm。（图10-6）

（2）冰球子　粉末特征与毛慈菇不同处：后生表皮细胞壁念球状增厚，导管多为螺纹。

【化学成分】 菲类和联苄类化合物为三种来源山慈菇的共性成分，也是其发挥药效的主要成分。

1. 毛慈菇化学成分

（1）菲类　卷瓣兰菲素（cirrhopetalanthrin）[2, 3]、2-羟基-4,7-二甲氧基菲（2-hydroxy-4,7-dimethoxyphenanthrene）、2,7,2′-三羟基-4,4′,7′-三甲氧基-1,1′-联菲（2,7,2′-trihydroxy-4,4′,7′-trimethoxy-1,1′-biphenanthrene）、2,2′-二羟基-4,7,4′,7′-四甲氧基-1,1′-联菲（2,2′-dihydroxy-4,7,4′,7′-tetramethoxy-1,1′-biphenanthrene）等[2]。

（2）联苄类　山药素Ⅲ（batatasin Ⅲ）、3′,5′,3″-三羟基联苄（3′,5′,3″-trihydroxybibenzyl）、3′,3′-二羟基-2-对羟苄基-5-甲氧基联苄［3′,3′-dihydroxy-2-(p-hydroxybenzyl)-5-methoxybibenzyl］等[3]。

（3）简单芳香类　对羟基苯乙醇（p-hydroxyphenylethyl alcohol）、对羟基苯甲醛（p-hydroxybenzaldehyde）、酪醇-8-O-β-D-吡喃葡萄糖（tyrosol-8-O-β-D-glucopyranoside）等[2]。

（4）其他类　异黄酮、生物碱、载体、糖类等[2]。

2. 冰球子（独蒜兰）化学成分

（1）菲类　短瓣兰素A（monbarbatain A）、白及醇（bletilol）A，B，C，shancilin，shanciol，shanciol C，D，E，F，H，shancidin等。

（2）联苄类　山药素Ⅲ（batatasin Ⅲ）、3-O-甲基山药素Ⅲ（3-O-methylbatatasin Ⅲ）、3,5-二甲氧基-3-羟基联苄（3,5-dimethoxy-3-hydroxy-bibenzyl）、石斛酚（dendrophenol）、2,5,2,5-四羟基-3-甲氧基联苄（2,5,2,5-tetrahydroxy-3-methoxybibenzyl）、shanciol A，B等。

（3）其他类　酯苷类、酚苷类、蒽醌类、黄酮类化合物等[4]。

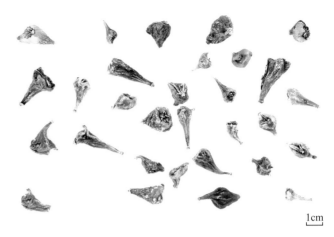

图10-5　山慈菇药材图（冰球子）

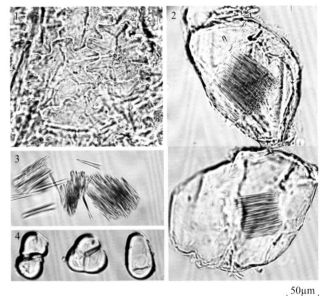

图10-6　山慈菇粉末图（毛慈菇）

1. 表皮细胞　2. 黏液细胞　3. 草酸钙针晶束　4. 淀粉粒

3. 冰球子（云南独蒜兰）化学成分

（1）二氢菲类　独蒜兰素B（pleionesin B）、白及素A（blestriarene A）、4,7-二羟基-2-甲氧基-9,10-二氢菲（4,7-dihydroxy-2-methoxy-9,10-dihydrophenanthrene）等[5]。

（2）联苄类　山慈菇素（shancigusin）A，B，C，D[6]、山药素Ⅲ（batatasin Ⅲ）、3,3′-二羟基-2-（p-羟苄基）-5-甲氧基联苄［3,3′-dihydroxy-2-（p-acriayl）-5-methoxybenzyl］等[5]。

（3）三萜类　石仙桃亭（pholidotin）、triphyllol[5]。

（4）苯丙素类　反式-对羟基桂皮酸（trans-hydroxycinnamic acid），反式-阿魏酸（trans-ferulic acid），反式-阿魏酸二十六酯（trans-ferulic acid hexadecyl ester）[5]。

【性味归经】甘、微辛，凉。归肝、脾经。

【功能主治】清热解毒，化痰散结。用于痈肿疔毒，瘰疬痰核，蛇虫咬伤，癥瘕痞块。

【药理作用】

1. 抗炎作用　山慈菇所含秋水仙碱对急性痛风性关节炎有治疗作用，可在几个小时内使关节的红肿热痛消失[7]。

2. 抗菌作用　毛慈菇25mg/ml对短帚菌、总状共头菌、互隔交链孢霉、腊叶芽枝霉、柔毛葡柄霉、葡萄孢霉等16株霉菌均有抗菌活性[2]。另外，以山慈菇为主药的复方制剂外用紫金锭对致病大肠埃希菌、金黄色葡萄球菌、铜绿假单胞菌、白色念珠菌等致病菌均有不同程度的抑制和杀灭作用[2]。

3. 抗肿瘤作用　山慈菇可以通过直接的细胞毒作用、抑制肿瘤细胞增殖、诱导肿瘤细胞凋亡、抑制肿瘤细胞侵袭转移、抑制肿瘤新生血管生成、提高机体免疫力等多项机制，发挥良好的抗肿瘤作用[8]。从杜鹃兰假鳞茎乙醇提取物中分离出的卷瓣兰菲素（cirrhopetalanthrin）对人结肠癌、肝癌、胃癌、肺癌、乳腺癌和卵巢癌瘤细胞都表现出非选择性中等强度的细胞毒活性[2]。

4. 毒蕈碱M3受体阻断作用　毛慈菇70%乙醇提取物中分离出的杜鹃兰碱（cremastrine）可以选择性的阻断毒蕈碱M3受体，同时未表现出类似阿托品作为M3受体拮抗剂带来的中枢神经系统的副作用，有望开发成用于治疗呼吸系统紊乱（如慢性肺阻塞）和其他如过敏性肠胃综合征等方面的新药[9]。

5. 降压作用及其他　从杜鹃兰全草中提取出的杜鹃兰素Ⅰ、Ⅱ具有较强的降压活性[10]。此外，山慈菇还具有抗氧化、降糖等作用[2]。

【用药警戒或禁忌】山慈菇（5g/kg、10g/kg、20g/kg），灌胃给药于小鼠，通过活体小鼠骨髓嗜多染红细胞核试验表明，山慈菇各剂量诱发的骨髓微核率均明显高于正常对照组，表明山慈菇具有一定的遗传毒性[11]。

【附注】多版《中国药典》收载的"山慈菇"均为兰科植物杜鹃兰、独蒜兰或云南独蒜兰的干燥假鳞茎；而目前作为主流商品药材流通的"山慈菇"则为百合科植物老鸦瓣。一方面，老鸦瓣其假鳞茎外被有内生绒长毛的多层鳞茎皮，故名"毛菇"或"毛慈菇"；另一方面，作为商品药材，老鸦瓣的假鳞茎是经过产地加工、去掉外表鳞茎皮后而得到表面较为光滑的生药，故今人多冠以其"光慈菇"一名，与"毛慈菇"系同物异名。正是老鸦瓣假鳞茎具有上述特征，后人又不甚清楚或研究不够深入，或以商品药材的特征为据，而把兰科杜鹃兰的假球茎取名为"毛慈菇"，并以其作为山慈菇的正品。将百合科老鸦瓣的假鳞茎命名为"毛（光）慈菇"，造成了名实互异和用药混乱。实际上，就目前全面使用山慈菇的品种，杜鹃兰等不及老鸦瓣的使用范围广，而且老鸦瓣在江苏、安徽等大量生产，资源极为丰富[12]。

主要参考文献

[1] 何顺志，陈俊华. 五种山慈菇药材的显微鉴别[J]. 中药材，1986(1)：32-33，45.

[2] 李琦，陈宇纵，辛海量. 山慈菇的化学成分及药理作用研究进展[J]. 药学实践杂志，2014，32(4)：250-253，260.

[3] 张金超，申勇，朱国元，等. 杜鹃兰Cremastra appendiculata化学成分研究[J]. 河北大学学报（自然科学版），2007，27(3)：262-264，303.

[4] 刘星星，刘宏栋，潘玲玲，等.独蒜兰化学成分及生物活性研究进展 [J].江西中医药大学学报，2019，31(2)：106-111.

[5] 王晓娟，崔保松，王超，等.云南独蒜兰的化学成分研究 [J].中国中药杂志，2014，39(5)：851-856.

[6] Dong HL, Wang CL, Guo SX, et al. New Bibenzyl Derivatives from the Tubers of Pleione yunnanensis [J]. Chem Pharm Bull, 2009, 57(5): 513-515.

[7] 范海洲.山慈菇药理研究 [J].湖北中医杂志，2015，37(2)：74-75.

[8] 季漪，吴勉华.山慈菇化学成分及其抗肿瘤作用机制研究进展 [J].中华中医药学刊，2018，36(3)：596-598.

[9] Yoshitaka I, Hikaru N, Tamotsu F, et al. Cremastrine, apyrrolizidinealkaloid from Cremastra appendiculata [J]. J Nat Prod, 2005, 68(4): 572-573.

[10] Fujisawa Pharmaceutical Co, Ltd. Antihypertensive cremastosine Ⅰ and Ⅱ isolation [P]. JP: 57035518, 1982.

[11] 刘冰，庞慧民，武广恒，等.几味抗癌中药致突变性研究 [J].白求恩医科大学学报，1999，25(1)：8-10.

[12] 张兴.山慈菇的本草考证 [J].时珍国药研究，1997，8(3)：195-196.

11. 川木香

Chuanmuxiang

VLADIMIRIAE RADIX

【别名】木香、铁杆木香、槽子木香、布嘎木拉。

【来源】为菊科植物川木香*Vladimiria souliei*（Franch.）Ling或灰毛川木香*Vladimiria souliei*（Franch.）Ling var. *cinerea* Ling的干燥根。

【本草考证】本品始载于《晶珠本草》，载："川木香清培根热。同园植藏木香除种类区别外，叶茎亦比藏木香小，根单一，白色，很坚硬，状如蝇子草根，味很辛辣。"《比喻螺眼》中记载：布嘎莫拉状如蝇子草根。"《蜀本草》载："孟昶苑中亦尝种之，云苗高三四尺，叶长八九寸，皱软而有毛，开黄花，恐亦是土木香种也。"中医应用川木香为木香的代用品，直到《中国药典》1963年版开始收载川木香*Vladimiria souliei*（Franch.）Ling，作为川木香单独使用。到《中国药典》1977年版增收灰毛川木香*Vladimiria souliei*（Franch.）Ling var. *cinerea* Ling的干燥根为川木香。本草记载与现今所用川木香基本一致。

【原植物】

1. 川木香　多年生无茎或几无茎莲座状草本。根粗壮。叶基生，莲座状，质地厚，羽状半裂，有长宽扁叶柄，两面被稀疏的糙伏毛及黄色小腺点，下面沿脉常有较多的蛛丝毛，中脉在叶下面高起；侧裂片4～6对，斜三角形或宽披针形，顶裂片与侧裂同形，或叶不裂，边缘锯齿或刺尖或不规则的犬齿状浅裂；头状花序集生于茎基顶端的莲座状叶丛中；总苞宽钟状；总苞片6层，外层卵形或卵状椭圆形；中层偏斜椭圆形或披针形；内层长披针形。全部苞片质地坚硬，先端尾状渐尖成针刺状，边缘有稀疏的缘毛。小花红色，5裂。瘦果圆柱状，稍扁，顶端有果缘。冠毛黄褐色，多层，等长，外层向下皱曲反折包围并紧贴瘦果，内层直立，不向下皱曲反折；全部冠毛刚毛短羽毛状或糙毛状，基部粗扁，向顶端渐细。花果期7～10月。（图11-1）

2. 灰毛川木香　为川木香变种，主要区别在于叶下面灰白色，被薄蛛丝状毛或棉毛。

川木香主要为野生，生于海拔3700～3800m的高山草地及灌丛中。主要分布于四川、西藏等地。灰毛川木香主要分布于四川、西藏及云南等地。

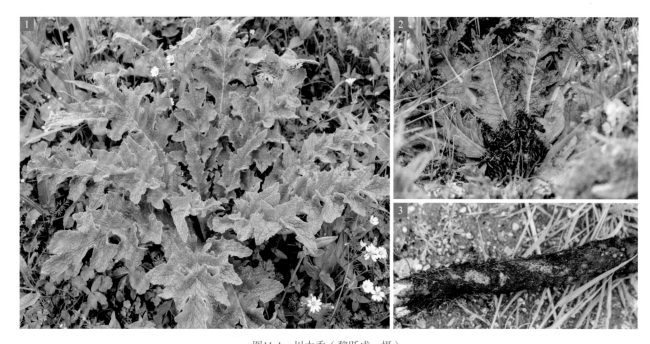

图11-1 川木香（黎跃成 摄）

1.全株 2.头状花序多个集生于茎基顶端莲坐状叶丛 3.根

【主产地】川木香主产于四川康定新都桥、大金，西藏昌都、盐井、芒康、江达等地。灰毛川木香主产于四川雅江、理县、木里等，西藏昌都及云南西北部等地。

【栽培要点】

1. 生物学特性 生命力较强，多分布于海拔3000m以上的高山草地，可耐受−14℃左右的低温，但夏季温度超过30℃时会对其生长产生影响，因此应选阴坡或半阴坡栽培，否则生长不良。栽培土壤以土层深厚，土质疏松，排水良好的砂质壤土或腐殖质土为宜。

2. 栽培技术 以种子繁殖为主。分根繁殖长出的根体型较差，侧根多而短小，产品质量差，当种子缺乏时可以采用。

3. 病虫害 病害：根腐病、灰斑病。虫害：银纹夜蛾、蚜虫、蚂蚁、地老虎和蛴螬等。

【采收与加工】秋季采挖，除去须根、泥沙及根头上的胶状物，切段，干燥。

【商品规格】川木香分铁杆川木香（长圆柱形者）和槽子木香（带沟槽者）两种。

【药材鉴别】

（一）性状特征

根圆柱形或有纵槽的半圆柱形，稍弯曲，长10～30cm，直径1～3cm。表面黄褐色或棕褐色，具纵皱纹，外皮脱落处可见丝瓜络状细筋脉；根头偶有黑色发黏的胶状物，习称"油头"。体较轻，质硬脆，易折断，断面黄白色或黄色，有深黄色稀疏油点及裂隙，木部宽广，有放射状纹理；有的中心呈枯朽状。气微香，味苦，嚼之粘牙。（图11-2）

（二）显微特征

1. 根横切面 木栓层为数列棕色细胞。韧皮部射线较宽；筛管群与纤维束以及木质部的导管群与纤维

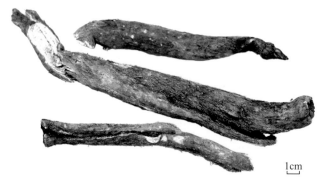

1cm

图11-2 川木香药材图（刘倩情 宋肖敏婷 摄）

束均呈交互径向排列，呈整齐的放射状。形成层环波状弯曲，纤维束黄色，木化，并伴有石细胞。髓完好或已破裂。油室散在于射线或薄壁组织中。薄壁细胞可见菊糖。（图11-3）

2. 粉末特征　粉末黄棕色。纤维多黄色，长梭形或长条形，木化，孔沟明显，纹孔裂缝状、人字形、十字形；网纹及具缘纹孔导管；石细胞少，长方形；薄壁细胞内含菊糖；偶有木栓细胞和油室碎片[2]。（图11-4）

（三）理化鉴别

薄层色谱　取本品粉末2g，加乙醚20ml，超声处理20分钟，滤过，滤液挥干，残渣加甲醇1ml使溶解，作为供试品溶液。另取川木香对照药材2g，同法制成对照药材溶液。照薄层色谱法试验，吸取上述两种溶液各5μl，分别点于同一硅胶G薄层板上，以甲苯–乙酸乙酯（19：1）为展开剂，展开，取出，晾干，喷以5%香草醛硫酸溶液，加热至斑点显色清晰。供试品色谱中，在与对照药材色谱相应的位置上，显相同颜色的斑点。

【质量评价】以根条粗大、香气浓、含油多、少裂沟者为佳[1]。采用高效液相色谱法测定，本品按干燥品计算，含木香烃内酯（$C_{15}H_{20}O_2$）和去氢木香内酯（$C_{15}H_{18}O_2$）的总量，不得少于3.2%。

【化学成分】主要成分为倍半萜类、木脂素类和挥发油类化合物[3]。其中，木香烃内酯（costunolide）和去氢木香内酯（dehydrocostus lactone）是其特征性成分和有效成分。

1. 倍半萜内酯类　木香烃内酯（costunolide）、去氢木香内酯（dehydrocostus lactone）、二氢去氢木香内酯（drodehydrocostus lactone）、川木香内酯（mokko lactone）等。木香烃内酯和去氢木香内酯在抗炎、保肝利胆、解痉中显示较好的活性。

2. 木脂素类　vladinol A～F、松脂素（pinoresinol）、丁香脂素（syringaresinol）和罗汉松脂素（matairesinol）等。

3. 挥发油类　倍半萜烯类、醇类、芳香族类化合物，如长叶烯（longifolene）、雪松烯（cedrene）、木香醇（costol）、桉叶油醇（eudesmol）等。

【性味归经】辛、苦，温。归脾、胃、大肠、胆经。

【功能主治】行气止痛。用于胸胁、脘腹胀痛，肠鸣腹泻，里急后重。

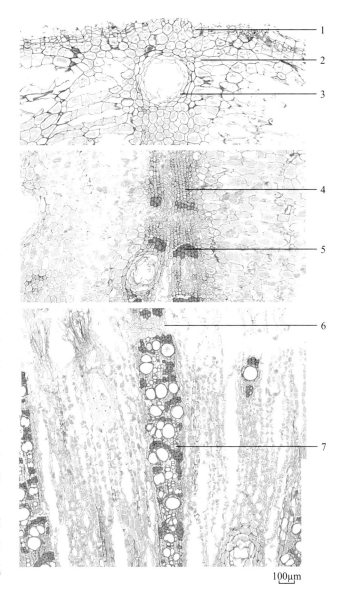

100μm

图11-3　川木香根横切面图

1. 木栓层　2. 栓内层　3. 油室　4. 韧皮部　5. 韧皮纤维
6. 形成层　7. 木质部

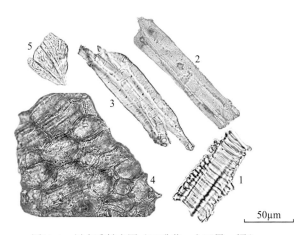

50μm

图11-4　川木香粉末图（王升菊　金正男　摄）

1. 导管　2. 纤维　3. 石细胞　4. 木栓细胞　5. 菊糖

【药理作用】

1. 促进胃肠运动作用　川木香及其煨制品水煎剂灌胃可明显促进正常小鼠的小肠运动，并能拮抗硫酸阿托品对小鼠小肠运动功能的抑制作用；可促进正常小鼠的胃排空，对肾上腺素所致小鼠胃排空的抑制有明显拮抗作用[4]。

2. 抗胃溃疡作用　川木香提取物去氢木香内酯、乙酸乙酯提取物、乙醇提取物均对利血平致小鼠胃溃疡和醋酸型大鼠慢性胃溃疡有治疗作用[5]。

3. 抗炎、镇痛作用　生川木香和煨川木香水煎剂均对二甲苯所致小鼠耳廓肿胀和乙酸所致小鼠腹腔毛细血通透性增加有抑制作用；均可增加热板法致痛小鼠的痛阈值和减少冰醋酸致扭体小鼠扭体次数[6]。

【分子生药】

遗传标记　在多种DNA条形码标记片段中，叶绿体与核基因的组合matK+ITS片段可作为川木香属植物的条形码片段，能够有效鉴定多数该属物种[7]。在川木香属的近缘属中，染色体基数存在着非整倍性变化与染色体结构变异，这可能是该属物种分化的主要原因[8]。

主要参考文献

[1] 谷勇.云木香、川木香及土木香鉴别[J].实用中医药杂志，2009，25(1)：44-45.

[2] 黄位猛.木香与川木香的鉴别[J].广东职业技术教育与研究，2013(5)：194-195.

[3] 毛景欣，王国伟，易墁，等.川木香化学成分及药理作用研究进展[J].中草药，2017，48(22)：4797-4803.

[4] 瞿燕，付超美，胡慧玲，等.川木香及其煨制品对小鼠胃排空及肠推进的影响[J].华西药学杂志，2010，25(3)：269-271.

[5] 赖先荣，孟保华，江志尧，等.川木香对实验性胃溃疡形成的抑制作用研究[J].现代生物医学进展，2008，8(1)：29，34-36.

[6] 瞿燕，胡慧玲，傅超美，等.川木香煨制前后抗炎与镇痛作用的实验研究[J].时珍国医国药，2010，21(6)：1442-1443.

[7] 尚宝龙.川木香属（菊科）的DNA条形码研究[D].兰州：兰州大学，2015.

[8] 王曦.青藏高原及邻近地区特有属川木香属（菊科）的核型研究[D].兰州：兰州大学，2013.

12. 川木通

Chuanmutong

CLEMATIDIS ARMANDII CAULIS

【别名】花木通、油木通、白木通、青风藤。

【来源】为毛茛科植物小木通*Clematis armandii* Franch.或绣球藤*Clematis montana* Buch.-Ham.的干燥藤茎。

【本草考证】本品始载于《证类本草》通草项下所绘的"解州通草"。至《本草纲目》首次将通草和通脱木分两项列出，通草专指木通。《本草纲目》载："今之木通，有紫白二色，紫者皮厚味辛，白者皮薄味淡。本经言味辛，别录言味甘，是二者皆能通利也"，从描述来看，白色的类似今天的川木通。而长期以来，主流文献记载的木通，还是木通科的木通*Akebia quinata*、三叶木通*Akebia trifoliate*、白木通*Akebia trifoliate* var. *australis*等植物。明代方书已有川木通之名，《物理小识》载："川木通色白，止通小便，伪者葡萄藤也"，也是指*Clematis*属植物。《植物名实图考》记载了五种木通：山木通、小木通、大木通、滇淮木通和一种绣球藤，除滇淮木通外，皆为毛茛科木通（包括今之所用川木通在内），该书记载："绣球藤生云南。巨蔓逾丈，一枝三叶。叶似榆而深齿。叶际抽葶，开花如丝，长寸许，纠结成毬，色黄绿"，按其文字对照附图，与现今毛茛科植物绣球藤*Clematis montana*吻合；又记载有小木通，载："小木通产湖口县山中。茎叶深绿，长蔓袅娜。每枝三叶，叶似马兜铃而细"，观所附小木通图，为藤本，叶对生，三出复叶，小叶片卵状披针形，先端渐尖。这些特征与毛茛科植物小木通*Clematis armandii*形态一致。清代四川地方本草《天宝本草》记载有植物四朵梅："四朵梅来即木通，四朵花心方为贵。不拘冷温气病疼，能利小便功百倍"，说明当时四川地区已有使用川木通的历史，且较普遍。据《天宝本草新编》将"四朵梅"的基原考订为*Clematis armandii*或*Clematis montana*。近代《中国药物标本图影》提到"川木通"；《四川中药志》1960年版第1册"木通"别名项下称"川木通"；《中国药典》一部自1963年版收录川木通，沿用此名至今。

【原植物】

1. 小木通 木质藤本，长达6m。茎圆柱形，有纵条纹，小枝有棱，幼时被白色短柔毛，后脱落。三出复叶，对生；小叶片革质，卵状披针形、长椭圆状卵形至卵形，长4～12（～16）cm，宽2～5（～8）cm，顶端渐尖，基部圆形、心形或宽楔形，全缘，两面无毛；叶柄长5～7.5cm。聚伞花序或圆锥状聚伞花序，腋生或顶生，常比叶片长或近等长；腋生花序基部有多数宿存芽鳞，鳞片三角状卵形、卵形至长圆形，长0.8～3.5cm；花序下部苞片近长圆形，常3浅裂，上部苞片渐小，披针形至钻形；萼片4（5），白色，偶带淡红色，长圆形或长椭圆形，大小变异极大，长1～2.5（～4）cm，宽0.3～1.2（～2）cm，外面边缘密生短绒毛至稀疏；花瓣无；雄蕊多数，无毛，花药长圆形。瘦果扁卵形至椭圆形，长4～7mm，疏生柔毛，宿存花柱羽毛状，长达5cm。花期3～4月，果期4～7月。（图12-1）

野生，生于山坡、山谷、路边灌丛中、林边或水沟旁；主要分布于四川、云南、贵州、甘肃、湖北等地。

2. 绣球藤 茎枝老时外皮剥落，小叶片边缘缺刻状锯齿，顶端3裂或不明显，两面疏生短毛柔毛，花1～6朵与叶簇生，萼片4，长圆状倒卵形至倒卵形；瘦果无毛。花期4～6月，果期7～9月。（图12-2）

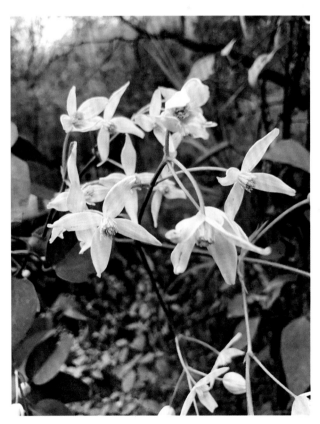

图12-1 小木通（黎跃成 摄）

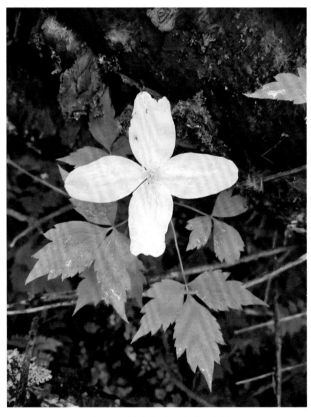

图12-2 绣球藤（兰志琼 摄）

野生，生于山坡、山谷灌丛中、林边或沟旁；主要分布于四川、云南、贵州、湖北、陕西等地。

【主产地】小木通主产于四川、湖北、贵州、云南；绣球藤主产于四川、湖北、贵州、云南、陕西、广西。道地产区古记载为四川。

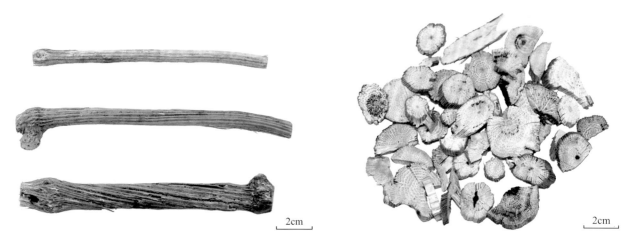

图12-3 川木通药材及饮片图

左：川木通药材　右：川木通饮片

【采收与加工】春、秋两季均可采收。割取较老的茎藤，剔除枝叶，截取茎干、除去外表粗皮晒干，或趁鲜切片晒干。

【商品规格】统货。

【药材鉴别】

（一）性状特征

藤茎长圆柱形，略扭曲，长50～100cm，直径2～3.5cm。表面黄棕色或黄褐色，有纵向凹沟及棱线；节处多膨大，有叶痕及侧枝痕。残存皮部易撕裂。质坚硬，不易折断。切片厚2～4mm，边缘不整齐，残存皮部黄棕色，木部浅黄棕色或浅黄色，有黄白色放射状纹理及裂隙，其间布满导管孔，髓部较小，类白色或黄棕色，偶有空腔。气微，味淡。（图12-3）

（二）显微鉴别

1. 横切面

（1）小木通　木栓层及皮层多已脱落。弧形纤维素包围于中柱以外，韧皮部有纤维素1～2层，纤维均木化，部分筛管群颓废压扁。束间形成层不明显，束内形成层明显。木质部被初生髓生射线分隔成众多木质部束，一大一小相间排列，木质部束由导管、管胞、木纤维及木薄壁细胞组成，细胞壁全部木化，大型导管常围绕茎中心呈同心圆状排列。初生髓射线25～26条，宽6～8列细胞、壁薄，常有小纹孔，木化。次生射线少见。髓部薄壁细胞类圆形，壁具小纹孔，微木化。（图12-4）

（2）绣球藤　与小木通茎的横切面相似，其不同点为初生髓射线将木质部分隔成为20多个木质部束，

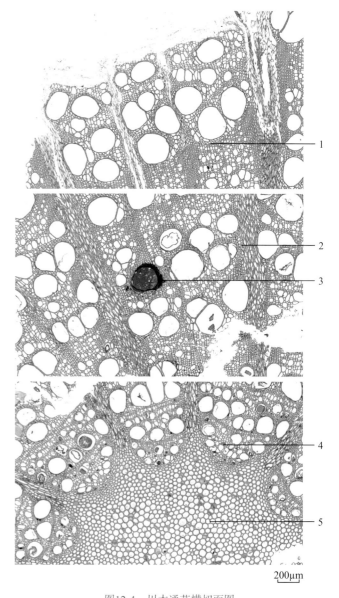

图12-4 川木通茎横切面图

1.次生木质部　2.木射线　3.侵填体　4.初生木质部　5.髓

一大一小相间排列，而大的一束又被次生射线分隔为二；韧皮部的弧形纤维束为二层，包围于韧皮部外侧。

2. 粉末特征

（1）小木通　粉末黄棕色。韧皮纤维长梭形，两端较尖，长287～863μm，壁厚、木化、胞腔狭小。石细胞类长方形，一端稍尖或一端圆另一端长尖，壁厚而木化、孔沟及纹孔明显，多存在于韧皮纤维附近，长约53～119μm，宽28～39μm；导管主为网纹导管，直径大小不等，36～152μm。木纤维壁厚、木化，长267～493μm，直径24～29μm，壁孔有单纹孔、十字形纹孔及密集网状纹孔；木薄壁细胞长方形，有的一端因与纤维相接而稍尖，长89～196μm，直径25～35μm，壁厚而木化，具单纹孔；射线细胞呈梭形，壁稍木化，具单纹孔。（图12-5）

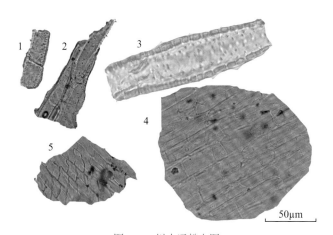

图12-5　川木通粉末图

1. 石细胞　2. 韧皮纤维　3. 导管　4. 木薄壁细胞　5. 射线细胞

（2）绣球藤　与小木通相似，不同点为韧皮纤维较小木通短，长270～452μm，无具缘纹孔导管，木薄壁细胞稍短。

（三）理化鉴别

薄层色谱　取本品粉末0.5g，加乙醇25ml，加热回流1小时，滤过，滤液蒸干，残渣加甲醇5ml使溶解，作为供试品溶液。另取川木通对照药材0.5g，同法制成对照药材溶液。照薄层色谱法试验，吸取上述两种溶液各15μl，分别点于同一硅胶G薄层板上，使成条状，以石油醚（60～90℃）-甲酸乙酯-甲酸（6：2：0.1）为展开剂，展开，取出，晾干，喷以10%硫酸乙醇溶液，在105℃加热至斑点显色清晰，分别置日光和紫外光灯（365nm）下检视。供试品色谱中，在与对照药材色谱相应的位置上，显相同颜色的斑点或荧光斑点。

【质量评价】本品以条匀、断面色黄白、无黑心者为佳。采用醇溶性浸出物测定法的热浸法测定，用75%乙醇作溶剂，本品浸出物不得少于4.0%。

【化学成分】主要含三萜皂苷类、黄酮类及木脂素成分[2]。

1. 三萜皂苷类　绣球藤皂苷A，B，C（clementanoside A，B，C）。

2. 黄酮类　黄酮苷，如5,4′-二羟基-3′-甲氧基-黄酮-7-O-（1′,6′-O-β-L-吡喃鼠李）-β-吡喃葡萄糖苷（clematine）。

3. 木脂素类　armandiside，liriodendrin等。

4. 其他类　胡萝卜苷（eleutherosidea）、七叶内酯二甲醚（scoparone）、勾儿茶素（berchemolide）、β-香树脂醇（β-amyrin）、β-谷甾醇（β-sitosterol）等成分。

【性味归经】苦，寒。归心、小肠、膀胱经。

【功能主治】利尿通淋，清心除烦，通经下乳。用于淋证，水肿，心烦尿赤，口舌生疮，经闭乳少，湿热痹痛。

【药理作用】

1. 利尿作用　川木通水煎剂对清醒状态下大鼠有利尿作用；川木通水提醇沉液可增加麻醉状态下家兔的尿量和促进尿液中钠、钾、氯离子排泄[3]。

2. 镇痛作用　川木通水煎液能延长机械痛和压力痛大鼠后爪缩爪反应潜伏期。

【用药警戒或禁忌】川木通水煎液按10g/kg灌胃大鼠连续4周，对肾脏无明显毒性[4]。

【分子生药】

遗传标记　采用DNA条形码ITS2可以准确区分川木通及其混伪品和近缘种[4]，而trnL-trnF片段的特异引物扩增可以快速鉴定木通、川木通及关木通[5]。

主要参考文献

[1] 武尉杰，万萌萌，曹雨虹，等.川木通的质量标准研究[J].中华中医药学刊，2015，33(2)：313-315.

[2] 唐远，万德光，裴瑾，等.川木通的研究进展[J].时珍国医国药，2007，18(10)：2346-2347.

[3] 张卫华.三种木通利尿作用及其毒性的比较研究[J].中国药学杂志，1989，24(10)：594-596，638.

[4] 刘美子，李美妮，姚辉，等.川木通与其混伪品和近缘种的ITS2条形码分子鉴定[J].环球中医药杂志，2011，4(6)：446-450.

[5] 崔占虎，袁媛，胡峻.木通与川木通及关木通的快速PCR鉴别.中国现代中药，2016，18(12)：1565，1577.

13. 川贝母

Chuanbeimu

FRITILLARIAE CIRRHOSAE BULBUS

【别名】蝱、茴、贝母、勤母。

【来源】为百合科植物川贝母*Fritillaria cirrhosa* D. Don、暗紫贝母*Fritillaria unibracteata* Hsiao et K. C. Hsia、甘肃贝母*Fritillaria przewalskii* Maxim.、梭砂贝母 *Fritillaria delavayi* Franch.、太白贝母*Fritillaria taipaiensis* P. Y. Li 或瓦布贝母*Fritillaria unibracteata* Hsiao et K. C. Hsia var. *wabuensis*（S. Y. Tang et S. C. Yue）Z. D. Liu, S. Wang et S. C. Chen的干燥鳞茎。

【本草考证】贝母始载于《神农本草经》，列为中品。据考证，明代以前贝母不分川浙，且基原较为混乱，贝母的原植物包含百合科贝母属（*Liliaceae fritillaria*）的多种植物。贝母分为浙贝母与川贝母是从《本草汇言》才逐渐清晰，《本草纲目拾遗》始将川贝母与浙贝母明确分开，其引《百草镜》载："忆庚子春有友自川中归，贻予贝母，大如钱，皮细白而带黄斑，味甘，云此种出龙安，乃川贝中第一不可多得。"按其描述，当是炉贝中具虎皮斑纹之虎皮贝，其原植物主要是*Fritillaria delavayi*。《增订伪药条辨》记载了四川灌县（都江堰）、平藩县等地所产川贝母的性状特征，如其载："四川灌县（都江堰）产者，底平头尖，肉白光洁而坚，味微苦兼甘，为最佳。平藩县产者，粒团质略松，头微尖，肉色白而无神，味亦微苦兼甘，亦佳"。灌县（都江堰）描述可能是松贝，平藩描述似青贝。《药物出产辨》载："川贝母，以产四川打箭炉（康定）、松潘县等为正地道。"本草记载川贝母为百合科*Fritillaria*属植物，与现今所用川贝母基本一致，且以四川产者为道地药材。

【原植物】

1. 川贝母 多年生草本，植物形态变化较大。鳞茎卵圆形。叶通常对生，少数在中部兼有互生或轮生，先端不卷曲或稍卷曲。花单生

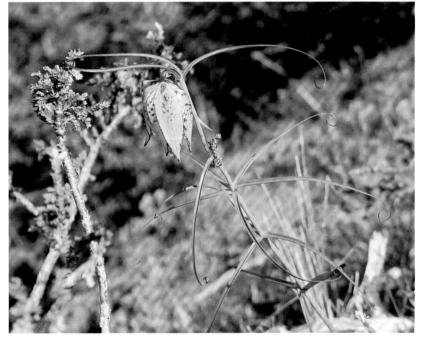

图13-1 川贝母（王曙 摄）

茎顶，紫红色。有浅绿色的小方格斑纹，方格斑纹的多少，也有很大变化，有的花的色泽可以从紫色逐渐过渡到淡黄绿色，具紫色斑纹；叶状苞3先端稍卷曲，宽2～4mm；花被片6，长3～4cm，外轮3片宽1～1.4cm，内轮3片宽可达1.8cm。蜜腺窝在背面明显凸出；柱头裂片长3～5mm。蒴果长、宽各约1.6mm，棱上具宽1～1.5cm的窄翅。花期5～7月，果期8～10月。（图13-1）

生于海拔3200～5000m的林中、灌丛下、草地、河滩、山谷等湿地或岩缝中。主要分布于云南、四川和西藏等省区[1]。

2. 暗紫贝母　多年生草本，高15～25cm。鳞茎球形或圆锥形。茎直立，无毛，绿色或深紫色。叶除最下部为对生外，均为互生或近于对生，无柄；叶片线形或线状披针形。长3.6～6.5cm，宽3～7mm，先端急尖。花单生于茎顶；深紫色。略有黄褐色小方格，有叶状苞片1，花被片6，长2.5～2.7cm，外轮3片近长圆形，宽6～9mm，内轮3片倒卵状长圆形，宽10～13mm，蜜腺窝不很明显；雄蕊6，花药近基着，花丝有时密被小乳突；柱头3裂，裂片外展，长0.5～1（～1.5）mm。蒴果长圆形，宽1～1.5cm，具6棱，棱上有宽约1mm的窄翅。花期6月，果期8月。（图13-2）

生于海拔3200～4500m的草地上。主要分布于四川、青海。四川若尔盖、小金、南川等县有少量栽培[1]。

3. 甘肃贝母　多年生草本，高20～30（～45）cm。鳞茎圆锥形。茎最下部的2片叶通常对生，向上渐为互生；叶线形，长3.5～7.5cm，宽3～4mm，先端通常不卷曲，单花顶生，稀为2花，浅黄色，有黑紫色斑点；叶状苞片1，先端稍卷曲或不卷曲，花被片6，长2～3cm，内三片宽6～7mm，蜜腺窝不很明显；雄蕊6，花丝除顶端外密被乳头状突起；柱头裂片通常很短，长不到1mm，极少达2mm。蒴果长约1.3cm，宽1～1.2cm，棱上具宽约1mm的窄翅。花期6～7月，果期8月。（图13-3）

生于海拔2800～4400m的灌水丛中或草地上。主要分布于甘肃、四川和青海等省[1]。

4. 梭砂贝母　多年生草本，高20～30（～40）cm。鳞茎长卵圆形。叶互生，较紧密地生于植株中都或上部1/3处，叶片窄卵形至卵状椭圆形，长2～7cm、宽1～3cm，先端不卷曲。单花顶生，浅黄色，具红褐色斑点；外轮花被片长3.2～4.5cm，宽1.2～1.5cm，内轮花被片比外轮的稍长而宽；雄蕊6；柱头裂片长约1mm。蒴果棱长的翅宽约1mm，宿存花被常多少包住蒴果。花期6～7月，果期8～9月。（图13-4）

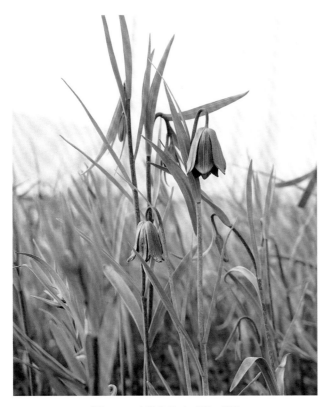

图13-2　暗紫贝母（王曙　摄）

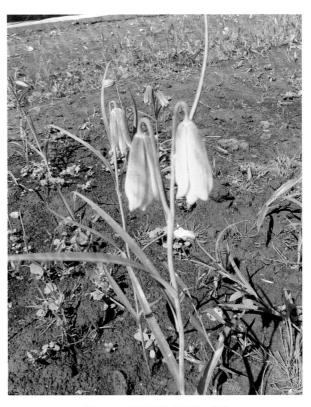

图13-3　甘肃贝母（王曙　摄）

生于海拔3800～5500m的流沙滩上的岩石缝隙中。主要分布于四川、云南、青海和西藏等省区。

5.**太白贝母** 多年生草本，高30～50cm。花黄绿色，无方格斑，花被片先端边缘有紫色斑带，叶关苞片不卷曲。鳞茎扁卵圆形或圆锥形，直径0.6～1.2cm，高4～8mm。表面白色，较光滑。外层两枚鳞叶近等大，顶端开裂，底部平整，味苦。（图13-5）

野生品生于海拔2000～3150m的山坡草丛中或水边[2]，栽培品可生长1500～3000m的海拔范围。主要分布于陕西、甘肃、湖北、四川等省区[1]。

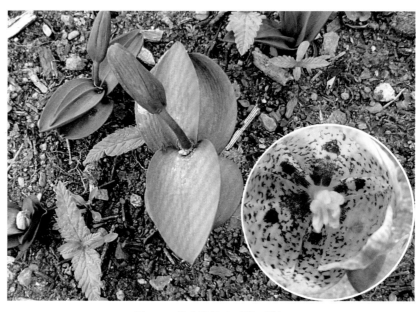

图13-4 梭砂贝母（王曙 摄）

6.**瓦布贝母** 鳞茎扁球状，外面的鳞片常2枚。营养生长季只长1片基生叶。生殖生长季株高50～80（～115）cm，粗可达1.3cm。叶最下面常2枚对生，上面的轮生兼互生；多数叶两侧边不等长略似镰形，有的披针状条形，长7～13cm，宽9～20mm。花1～2（～6）朵，花初开黄绿色、黄色。内面有或无黑紫色斑点，外面出现紫色或橙色浸染。叶状苞1～4。花被片倒卵形至矩圆状倒卵形，长3.5～5.5cm，内轮的主脉近基部内弯成夹角90°的弯折或弧状。外轮的主脉近基部内弯成夹角的140°的弧形。蜜腺长5～8mm。雄蕊花丝长于花药，花柱裂片长3mm。蒴果长3～5cm，棱上翅宽2mm。花被在子房明显长大时凋落。花期5～6月；果期7～8月[1]。（图13-6）

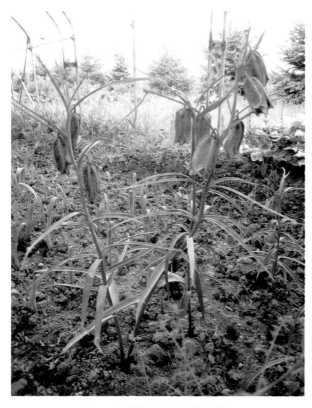

图13-5 太白贝母（王曙 摄）

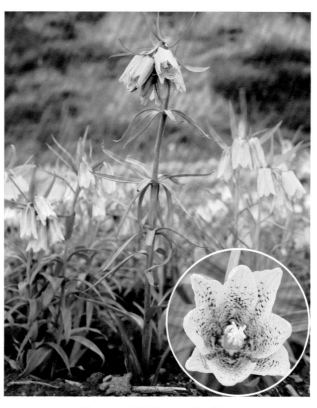

图13-6 瓦布贝母（王曙 摄）

生长于海拔2500～4000m的灌木林和草丛中。主要分布于四川。

【主产地】

1. 川贝母 主产于四川西北部（康定、道孚、理塘、九龙、冕宁、汉源、宝兴）高山和高原、西藏南部至东部（昌都、林芝、拉萨、山南、日喀则）、青海东南部（久治、班玛、玉树）和云南（香格里拉）。

2. 暗紫贝母 主产于四川西北部（松潘、若尔盖、马尔康、洪源、阿坝）和青海东南部（兴海、河南、果洛）。四川松潘县、青海互助县有栽培。

3. 甘肃贝母 主产于甘肃南部洮河流域、青海东部和南部（湟中、民和、囊谦、治多）和四川西北部（甘孜、石渠、德格、宝兴、天全）。

4. 梭砂贝母 主产于四川西北部（康定至石渠）、西藏（拉萨至亚东）、云南（德钦）和青海南部（杂多、囊谦）。

5. 太白贝母 主产于陕西（秦岭及其以南地区）、甘肃（东南部）和重庆（巫溪），其中重庆巫溪有栽培。

6. 瓦布贝母 主产于四川西北部（茂县、松潘、黑水、平武、北川）。

【栽培要点】

1. 生物学特性 喜凉爽温和气候，以土层深厚、腐殖质丰富的砂质壤土栽培为宜。忌积水、高温。

2. 栽培技术 采用种子和鳞茎繁殖，种子繁殖需通过后熟打破种子休眠，秋播或春播。鳞茎繁殖为采收后即可播种。

3. 病虫害 病害：锈病、白腐病、日灼病等。虫害：金针虫、蛴螬、地老虎等。

【采收与加工】野生川贝母多夏季采挖；栽培品一般种植3～5年，秋季采挖，除去须根、粗皮及泥沙，晒干或低温干燥。

【商品规格】根据性状分为松贝、青贝、炉贝，每种又分选货和统货。在各规格下，以直径及开花粒、碎瓣、芯籽、油粒的比例，分别将松贝选货划分为一等、二等、三等、四等、五等，青贝选货划分为一等、二等，炉贝选货划分为一等、二等。

1. 松贝 一等：直径0.3～0.45cm，油粒+碎瓣≤5%；二等：直径0.45～0.65cm，油粒+开花粒+碎瓣≤5%；三等：直径0.65～0.9cm，油粒+开花粒+碎瓣≤10%；四等：直径0.45～0.65cm，开花粒≤20%，油粒+碎瓣≤10%；五等：直径大小不分，开花粒≤20%，油粒+碎瓣≤10%。统货：大小不分，开花粒≤20%，油粒+碎瓣≤10%。

2. 青贝 一等：直径≤1.0cm，油粒+碎瓣≤20%，芯籽重量占比≤2%；二等：直径>1.0cm，油粒+碎瓣≤20%，芯籽重量占比≤2%。统货：大小不分，油粒+碎瓣≤20%，芯籽重量占比≤5%。

3. 炉贝 一等：表面类白色，油粒+碎瓣≤20%；二等：表面浅棕黄色，有的具棕色斑点，油粒+碎瓣≤20%。统货：表面类白色或浅棕黄色，有的具棕色斑点，油粒+碎瓣≤20%。

【药材鉴别】

（一）性状特征

1. 松贝 鳞茎类圆锥形或近球形。高0.3～1.6cm，直径0.3～1.2cm，外层鳞叶2瓣，大小悬殊，大瓣紧抱小瓣，未抱部分呈新月形，习称"怀中抱月"；顶部闭合，偶见轻微开裂者，内有类圆柱形、顶端稍尖的心芽和小鳞叶1～2枚；先端钝圆或稍尖，底部较平或略微凹陷，中心有1灰褐色鳞茎盘，偶有残存须根。质硬而脆，断面白色或类白色，粉性细腻。气微，味微苦。（图13-7）

2. 青贝 鳞茎类扁球形、类球形或类圆锥形。高0.5～2.5cm，直径0.4～3.0cm，外层鳞叶2瓣，大小相近，相对抱合，习称"观音合掌"；顶端开裂。内有心芽和小鳞叶2～3枚及细圆柱形的残茎，中心有一灰褐色鳞茎盘，偶有残存须根。质硬而脆，断面粉白色或类白色，富粉性。味淡，微苦。（图13-8）

3. 炉贝 鳞茎长圆锥形，高0.7～2.5cm，直径0.5～2.5cm。表面类白色或浅棕黄色，有的具棕色斑点。外层鳞叶2瓣，大小相近，顶部开裂而略尖，基部稍尖或较钝。（图13-9）

4. 栽培品 鳞茎类球形或短圆柱形。表面类白色或黄棕色或具黄棕色斑，稍粗糙或皱缩。外层鳞叶2瓣，大小悬殊（松贝）或相近（青贝），顶部多开裂而较平。（图13-10）

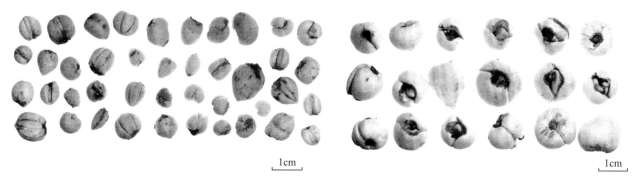

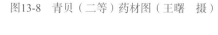

图13-7 松贝（统货）药材图（王曙 摄）　　　图13-8 青贝（二等）药材图（王曙 摄）

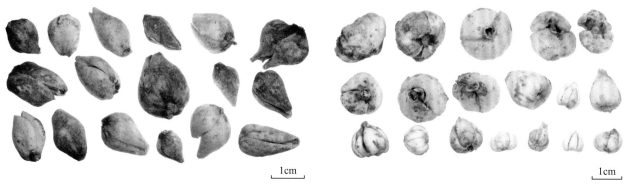

图13-9 炉贝药材图（王曙 摄）　　　　　图13-10 栽培品（统货）药材图（王曙 摄）

（二）显微鉴别

粉末特征　粉末类白色或浅黄色。（图13-11）

1. 松贝、青贝及栽培品　淀粉粒甚多，广卵形、长圆形或不规则圆形，有的边缘不平整或略作分枝状，直径5～64um，脐点短缝状、点状、人字状或马蹄状，层纹隐约可见。表皮细胞类长方形，垂周壁微波状弯曲，偶见不定式气孔，圆形或扁圆形。螺纹导管直径5～26μm。

2. 炉贝　淀粉粒广卵形、贝壳形、肾形或椭圆形，直径约至60μm，脐点人字状、星状或点状，层纹明显。螺纹导管和网纹导管直径可达64μm。

（三）理化鉴别

薄层色谱　取川贝母粉末2～4g，加浓氨试液3～6ml，摇匀，密塞，浸泡1小时，加二氯甲烷–无水乙醇（4∶1）20～40ml，超声处理1小时，滤过，滤液蒸干，残渣加甲醇1.0ml使溶解，作为供试品溶液。另取

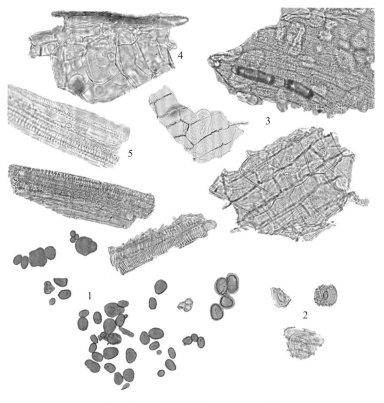

图13-11 川贝母粉末图（王曙 摄）

1. 淀粉粒　2. 气孔　3. 表皮细胞　4. 表皮垂周壁　5. 导管

川贝母对照药材（瓦布贝母栽培品）2g，同法制成对照药材溶液。取贝母素乙对照品、西贝母碱对照品、贝母素甲对照品、贝母辛对照品适量，用甲醇溶解，制成混合对照品溶液（各对照品溶液浓度均为1mg/ml）。照薄层色谱法试验，吸取供试品5～20μl、对照药材溶液3～5μl、对照品溶液2μl，分别点于同一硅胶G薄层板上，以乙酸乙酯-石油醚-甲醇-氨水（10：10：2：1）为展开剂，展开，取出，晾干，以碘粉多次包埋显色。供试品色谱中，在与对照药材色谱和对照品色谱相应的位置上，显相同颜色的斑点。（图13-12）

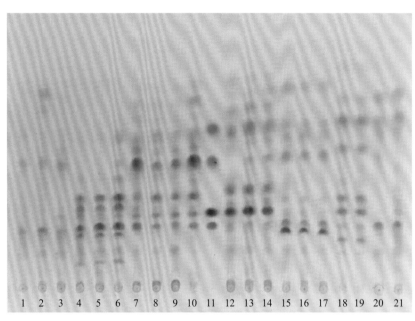

图13-12　川贝母薄层色谱图（王曙　摄）

1～3.炉贝　4.太白贝母（松贝栽培品）　5.太白贝母（松贝，太白县野生）
6.太白贝母（松贝栽培品）　7～9.瓦布贝母（青贝栽培品）　10.瓦布贝母（对照药材）
11.混合对照品（从上到下：贝母素乙、西贝母碱、贝母素甲、贝母辛）
12～14.川贝母（青贝栽培品）　15.川贝母（松贝栽培品）　16.川贝母（青贝，拉萨野生）
17.川贝母（青贝，康定野生）　18.暗紫贝母（松贝栽培品，松潘）
19.暗紫贝母（松贝栽培品，互助）　20.甘肃贝母（松贝，互助野生）
21.甘肃贝母（松贝，炉霍野生）

【质量评价】以完整、质坚实、粉性足者为佳。采用酸性染料比色法测定，本品按干燥品计算，含总生物碱以西贝母碱（$C_{27}H_{43}NO_3$）计，不得少于0.050%。

【化学成分】主要包括生物碱类和非生物碱类。其中，生物碱是川贝母的特征性成分和主要活性成分。

1.生物碱类　主要分为异甾体碱类和茄碱类，异甾体碱主要有西贝母碱（imperialine）、贝母素甲（peimine）、贝母素乙（peiminine）、梭砂贝母碱（hupehenine又称湖贝甲素、新贝母碱）、川贝酮（chuanbeinon）等；茄碱主要有贝母辛（peimisine）等。

2.非生物碱类　皂苷、多糖、萜类、脂肪酸、嘌呤、酮类化合物等。

【性味归经】苦、甘，微寒。归肺、心经。

【功能主治】清热润肺，化痰止咳，散结消痈。用于肺热燥咳，干咳少痰，阴虚劳嗽，痰中带血，瘰疬，乳痈，肺痈。

【药理作用】

1.对呼吸系统的作用　①镇咳祛痰作用：川贝母的生物碱部分对小鼠氨水引咳有显著的镇咳作用。可降低痰液黏稠度，同时对平滑肌有松弛作用[2]。②平喘作用：川贝母具有明显的平喘功效，松弛支气管平滑肌，减轻气管、支气管痉挛，改善通气状况[3、4]。对防治小鼠复发哮喘有较好的疗效[5]；川贝母通过抑制Th2细胞因子、免疫球蛋白E和组胺的产生，减少嗜酸性粒细胞的积累、提高干扰素-γ的产生，从而起到平喘的作用；还可以缓解反复接触过敏原所引起的过敏性哮喘症状，发挥平喘的作用[6]。

2.降压作用　猫静脉注射川贝母碱可引起血压下降，并伴有短暂的呼吸抑制。犬静脉注射西贝母碱可引起外周血管扩张，血压下降，此时心电图无变化，对心肌收缩力有影响[7]。川贝母提取物通过抑制血管紧张素转化酶的活性，并且在血管组织中直接释放NO/cGMP，在大鼠体内产生降压作用[8]。

3.镇静、镇痛作用　川贝母生物碱能够减少小鼠自发活动，并能对抗咖啡因所致的活动次数增加，与氯丙嗪对抗咖啡因的作用相协同[4]。

4. 抗溃疡、抗菌作用　西贝母碱和川贝酮能抑制小鼠耳肿胀的发展[9]。贝母总生物碱对大鼠结扎幽门性溃疡、吲哚美辛型溃疡及应激性溃疡都有一定的抑制作用。其川贝母醇提物对金黄色葡萄球菌和大肠埃希菌有明显抑制作用[10]。

5. 其他作用　川贝母提取物能抑制子宫内膜癌转化生长因子TGF-β的信号传导通路，从而抑制癌细胞的增殖。同时，川贝母提取物能够靶向*NFκB*基因，抑制卵巢癌、子宫内膜癌细胞的增殖[6]。此外川贝母还具有神经保护、抗氧化等作用[11]。

【用药警戒或禁忌】对引种栽培瓦布贝母、浓蜜贝母与野生松贝口服毒性的研究显示，3种贝母小鼠口服给药其最大耐受量（MTD）均>60g/kg（生药量），相当于临床人用量的480倍，结果显示小鼠全部存活，且无任何异常。提示其口服毒性极低[5]。

【分子生药】

1. 遗传标记　基于DNA分子标记鉴定：利用聚合酶链式反应-限制性内切酶长度多肽法可鉴别川贝母。利用PCR技术对川贝母5S rRNA序列扩增可以有效区分川贝母及其混伪品[6]。川贝母的遗传多态性较为丰富，采用ISSR标记技术可进行川贝母资源的遗传多样性分析[12]。通过遗传指纹图谱鉴定基因组对贝母遗传关系进行详细的分析，利用随机扩增多态性DNA（RAPD）技术可对贝母属植物种级水平进行分类鉴定[13]。

2. 功能基因　利用RT-PCR可获得暗紫贝母3-羟基-3-甲基戊二酰辅酶A还原酶（3 -hydroxy -3-methyl glutaryl coenzyme A reductase，简称HMGR）基因部分的特异性片段[11]。采用RT-PCR结合cDNA末端快速扩增（rapid amplification of cDNA ends，简称RACE）技术克隆获得1133bp的GF14蛋白基因序列，分析表明，川贝母的氨基酸序列中有与其他GF14蛋白相似的酶活性位点[12]。通过单分子实时DNA测序（SMRT DNA sequencing）技术，已获得了瓦布贝母的叶绿体基因组全序列，为贝母属进化及分子鉴定的研究奠定基础[13]。

【附注】近年来川贝母栽培品产量逐渐扩大，其活性成分及其含量较为稳定，总体质量是好的。据实地调查和试验研究，栽培川贝母大致可以分为松贝栽培品和青贝栽培品。松贝栽培品植物基原以暗紫贝母为主；青贝栽培品植物基原以瓦布贝母为主；而川贝母（特指基原植物种名）和太白贝母，根据与采收年限有关的性状分别归入栽培品规格。这种划分可以更好地反映产品实际，也利于栽培品的市场推广。

主要参考文献

[1] 张国燕、陈志、尚军. 药材川贝母种源探讨[J]. 亚太传统医药，2016，12(21)：34-37.

[2] 李萍，季辉，徐国钧，等. 贝母类中药的镇咳祛痰作用研究[J]. 中国药科大学学报，1993.24(6)：360 -362.

[3] 黄雅彬，刘红梅，方成鑫，等. 不同品种川贝母生物碱镇咳、抗炎作用比较[J]. 中药新药与临床药理，2018，29(1)：19-22.

[4] 赵高琼、任波、董小萍，等. 川贝母研究现状[J]. 中药与临床，2012，3(6)：59-64.

[5] 颜晓燕，孟现民，肖洪涛，等. 3种川贝母对哮喘豚鼠呼吸动力学影响的研究[J]. 中国中药杂志，2009.34(20)：2655 -2659.

[6] 张志勇，杨洁，齐泽民. 川贝母的研究进展[J]. 江苏农业科学，2017，45(24)：9-13.

[7] 颜晓燕，彭成. 川贝母药理作用研究进展[J]. 中国药房，2011，22(31)：2963-2965.

[8] Kang D G, H Oh, D K Cho, et al. Effects of bulb of. *Fritillaria ussuriensis* Maxim. on angiotensin converting enzyme and vascular release of NO/cGMP in rats[J] Ethnopharmacol, 2002, 81(1): 49-55.

[9] Wang D D, Zhu J Y, Wang S, et al. Antitussive, expectorant and anti-inflammatory alkaloids from bulbus Fritillariae cirrhosae[J]. Fitoterapia, 2011, 82(8): 1290-1294.

[10] 朱瑄. 贝母的药理研究及临床应用[J]. 中国现代药物应用，2010，4(17)：98.

[11] 王云飞，顾政一，何承辉. 贝母属植物化学成分与药理活性研究进展[J]. 西北药学杂志，2015，30(4)：436-440.

[12] 黎开强，吴卫，郑有良，等. 川产贝母种质资源遗传多样性的ISSR分析[J]. 中国中药杂志，2009，34(17)：2149-2154.

[13] 陈士林. 川贝母群落生态及分子生物学研究[D]. 成都：成都中医药大学，2001.

14. 川牛膝

Chuanniuxi

CYATHULAE RADIX

【**别名**】拐牛膝、天全牛膝、甜牛膝、大牛膝、米心牛膝。

【**来源**】为苋科植物川牛膝*Cyathula officinalis* Kuan的干燥根。

【**本草考证**】本品始载于《仙授理伤续断秘方》。《本经逢原》载："怀产者长而无旁须，水道渗涩者宜之。川产者细而微黑，精气不固者宜之"，又载："牛膝，其性虽下行走筋，然滑利之品，精气不固者，终非所宜。……惟川产者气味形质，与续断仿佛，庶无精滑之虞。"《本草求真》亦载："牛膝……出于川者，气味形质虽与续断相似……怀牛膝较之川牛膝微觉有别。牛膝出西川及怀庆府，长大肥润者良。"《本草纲目》载："牛膝处处有之，谓之土牛膝，不堪服食，唯北土及川中人家栽莳者为良。秋间收子，至春种之，其苗方茎暴节，叶皆对生，颇似苋叶，而长且尖，秋月开花作穗，结子状如小鼠负虫，有涩毛，皆贴茎倒生"。本草记载与现今所用川牛膝基本一致。

【**原植物**】多年生草本，高50～100cm。主根圆柱形，鲜时表面近白色，干后灰褐色或棕黄色。茎直立，下部近圆柱形，中部近四棱形，节处略膨大，多分枝，疏被长糙毛。单叶对生；叶片椭圆形至窄椭圆形，长3～12cm，宽1.5～5.5cm，先端渐尖或尾尖，基部楔形或宽楔形，全缘，上面有贴生长糙毛，下面毛较密；叶柄长5～15mm，密生长糙毛。花丛为3～6次二歧聚伞花序，密集成花球团，花球团直径1～1.5cm，淡绿色，多数在花序轴上交互对生，在枝端成穗状排列，密集或相距2～3cm；两性花在花球团中央，不育花在两侧，苞片长4～5mm，顶端刺芒状或钩状；不育花的花被片常4，退变成具钩的坚硬芒刺，两性花的花被片5，披针形，长3～5mm，先端刺尖头，内侧3片较窄；雄蕊5，花丝基部密生节状束毛，退化雄蕊5，长方形，长约0.3～0.4mm，顶端齿状浅裂；子房上位，圆筒形或倒卵形，长1.3～1.8mm。胞果椭圆形或倒卵形，淡黄色；种子椭圆形，透镜状，长1.52～2mm，带红色，光亮。花期6～7月，果期8～9月。（图14-1）

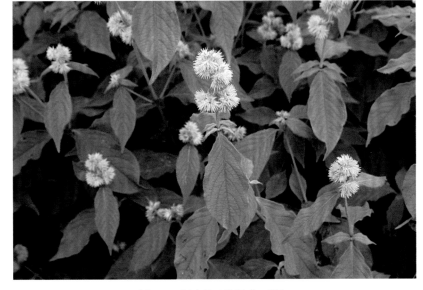

图14-1 川牛膝（黎跃成 摄）

主要为栽培，亦野生于海拔1200～2400m的高寒山区。主要分布于四川、云南、贵州、湖北等地。

【**主产地**】主产于四川、湖南、湖北、重庆等地。道地产区古记载为四川天全、洪雅一带。

【**栽培要点**】

1. **生物学特性** 耐旱能力差，喜凉爽、湿潮气候。宜向阳，以土层深厚、湿润而排水良好、富含腐殖质的壤土为好。忌连作。

2. **栽培技术** 主要采用种子繁殖。应采收3～4年生植株的种子作种。春播3～4月；秋播9月。主产区采取高山春播，低山秋播。

3. **病虫害** 病害：白锈病。虫害：根结线虫、大猿叶虫。

【采收与加工】3～4年生川牛膝，秋、冬两季采挖，除去芦头、须根及泥沙，烘或晒至半干，堆放回润，再烘干或晒干。

【商品规格】川牛膝分为"选货"和"统货"两个规格。根据上中部直径，将川牛膝"选货"规格分为三个等级。其余为统货。

一等：上中部直径大于1.5cm。二等：上中部直径介于1.0cm到1.5cm。三等：上中部直径介于0.5cm至1.0cm。统货：中上部直径大于0.5cm，粗细不等。

【药材鉴别】

（一）性状特征

根头部膨大，其顶端常具疙瘩头或茎的残基。根呈圆柱形，微扭曲，偶有分枝，长30～60cm，直径0.5～3cm。表面黄棕色或灰褐色，有纵皱纹及侧根痕，并有多数横向突起的皮孔。质坚韧，不易折断，断面浅黄色或黄棕色，胶质状或纤维状，有很多淡黄色筋脉小点（维管束），排列成数轮同心环。气微，味甜，后微苦。（图14-2）

（二）显微鉴别

1. 根横切面　木栓细胞数列。栓内层窄。中柱大，三生维管束外韧型，断续排列成4～11轮，内侧维管束的束内形成层可见；木质部导管多单个，常径向排列，木化；木纤维较发达，有的切向延伸或断续连接成环。中央次生构造维管系统常分成2～9股，有的根中心可见导管稀疏分布。薄壁细胞含草酸钙砂晶、方晶。（图14-3）

2. 粉末特征　粉末棕色。草酸钙砂晶、方晶散在，或充塞于薄壁细胞中。具缘纹孔导管直径10～80μm，纹孔圆形或横向延长呈长圆形，互列，排列紧密，有的导管分子末端呈梭形。纤维长条形，弯曲，末端渐尖，直径8～25μm，壁厚3～5μm。纹孔呈单斜纹孔或人字形，也可见具缘纹孔，纹孔口交叉成十字形，孔沟明显，疏密不一。（图14-4）

（三）理化鉴别

薄层色谱　取本品粉末2g，加甲醇50ml，加热回流1小时，滤过，滤液浓缩至约1ml，加于中性氧化铝柱（100～200目，2g，内径为1cm）上，用甲醇-乙酸乙酯（1∶1）40ml洗脱，收集洗脱液，蒸干，残渣加甲醇1ml使溶解，作为供试品溶液。另取川牛膝对照药材2g，同法制成对照药材溶液。再取杯苋甾酮对照品，加甲醇制成每1ml含0.5mg的溶液，作为对照品溶液。照薄层色谱法试验，吸取供试品溶液5～10μl、对照药材溶液和对照品溶液各5μl，分别点于同一硅胶G薄层板上，以三氯甲烷-甲醇（10∶1）为展开剂，展开，取出，晾干，喷以10%硫酸乙醇溶液，在105℃加热至斑点显色清晰，置紫外光灯（365nm）

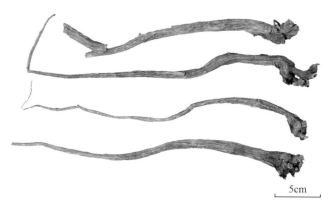

5cm

图14-2　川牛膝药材图

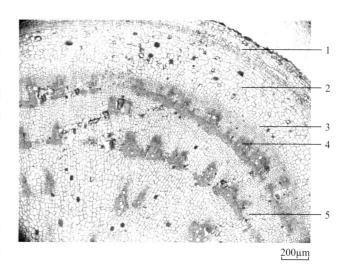

200μm

图14-3　川牛膝根横切面图

1. 木栓层　2. 皮层　3. 方晶　4. 异形维管束　5. 薄壁组织

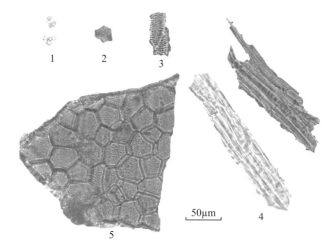

50μm

图14-4　川牛膝粉末图

1. 方晶　2. 砂晶　3. 导管　4. 纤维　5. 木栓细胞

下检视。供试品色谱中，在与对照药材色谱和对照品色谱相应的位置上，显相同颜色的荧光斑点。

【质量评价】本品以质柔、根茎粗壮、分支少、断面浅黄、味甜者为佳。采用高效液相色谱法测定，本品按干燥品计算，含杯苋甾酮（$C_{29}H_{44}O_8$）不得少于0.030%。

【化学成分】主要活性成分有糖类、五环三萜皂苷类、甾酮类等化合物。

1. 糖类　川牛膝多糖（achyranthes bidentata polysaeccharzdes, ABP）具有提高机体免疫、抗肿瘤、抗衰老、减轻环磷酰胺Cy致外周白细胞减少等功能，是川牛膝药效物质基础之一。

2. 甾酮类　杯苋甾酮（cyasterone）、头花杯苋甾酮（capitasterone）、脱皮甾酮（ecdysterone）等。

3. 其他类　皂苷类化合物、生物碱类，如甜菜碱（betaine）等。

【性味归经】甘、微苦，平。归肝、肾经。

【功能主治】逐瘀通经，通利关节，利尿通淋。用于经闭癥瘕，胞衣不下，跌扑损伤，风湿痹痛，足痿痉挛，尿血血淋。

【药理作用】

1. 改善微循环作用　川牛膝水煎液能降低血瘀证大鼠的血浆黏度。川牛膝水煎液能增加正常小鼠毛细血管开放数目，降低肾上腺素引起的微循环障碍小鼠的细动脉变化率，改善血液流态[1]。

2. 降血压作用　川牛膝水煎液可降低自发性高血压大鼠血压，改善其左心室肥厚[2]。川牛膝醇提物能促进自发性高血压大鼠血浆前列环素（PGI_2）的合成[3]。

3. 增强免疫作用　川牛膝多糖可提高小鼠C_3b受体花环率，降低IC花环率[5]；可促进B淋巴细胞增殖，增强NK细胞活性和腹腔巨噬细胞吞噬能力[6]。

4. 抗生育作用　川牛膝苯提取物可降低小鼠孕鼠只数[4]。

5. 其他药理作用　川牛膝多糖可降低H_{22}肝癌荷瘤小鼠的瘤体重量[7]。

【分子生药】

1. 遗传标记　采用条形码*ITS*技术能鉴别出川牛膝与混淆品怀牛膝、麻牛膝，而无法准确地鉴别亲缘关系本身较近的川牛膝（白牛膝）和红牛膝。由RAPD延伸的SCAR标记技术能够在商品水平上鉴定川牛膝及其混淆品[8]。通过ISSR分析，四川主产地川牛膝物种间遗传多样性较大，居群间遗传多样性较小，遗传变异主要由异花授粉造成。通过SSR、*ITS*与叶绿体*matK*标记的综合分析，发现川牛膝的遗传分化在居群间部比居群内更为丰富[9]。

2. 功能基因　川牛膝的*CoObgC*基因已经获得克隆、亚细胞定位及表达分析[10]。川牛膝小深度全基因组从头测序工作完成，川牛膝次级代谢产物合成的一些关键基因序列获得了解析[11]。

主要参考文献

[1] 陈红，石圣洪. 中药川、怀牛膝对小鼠微循环及大鼠血液流变学的影响[J]. 中国微循环，1998，2(3)：182-184.

[2] 徐婷，王微. 川牛膝水煎剂对自发性高血压大鼠血压和左心室肥厚的影响[J]. 长春中医药大学学报，2008，24(4)：367，471.

[3] 张仲起，张国侠，曲智勇. 川牛膝醇提物对SHR大鼠血浆PGI_2浓度影响[J]. 中国社区医师，2008，10(13)：6.

[4] 李乾五，葛玲，李生正. 川牛膝提取物抗生育作用的实验研究[J]. 西安医科大学学报，1990，11(1)：27-29.

[5] 李祖伦，石圣洪，陈红. 川牛膝多糖促红细胞免疫功能研究[J]. 中药药理与临床，1999，15(4)：26-27.

[6] 王剑，蒲蔷，何开泽，等. 川牛膝多糖的体外免疫活性研究[J]. 应用与环境生物学报，2008，14(4)：481-483.

[7] 宋军，杨金蓉，李祖伦. 川牛膝多糖对小鼠肝癌细胞抑制作用研究[J]. 四川生理科学杂志，2002，24(3)：118-119.

[8] 官宇. 川牛膝（*Cyathula officinalis* Kuan.）种质资源遗传多样性的初步研究[D]. 雅安：四川农业大学，2009.

[9] 刘维. 基于分子谱系地理学进行川牛膝的品种与质量分析[D]. 成都：成都中医药大学，2016.

[10] 邓孟胜，陈稷，闫桑，等. 川牛膝*CoObgC*基因克隆、亚细胞定位及表达分析[J]. 中国中药杂志，2016，41(14)：2612-2618.

[11] 闫桑. 川牛膝全基因组高通量测序及初步数据分析[D]. 雅安：四川农业大学，2014.

15. 川乌

Chuanwu

ACONITI RADIX

【别名】乌头、乌喙、毒公等。

【来源】为毛茛科植物乌头 *Aconitum carmichaelii* Debx.的干燥母根。

【本草考证】本品入药始载于《神农本草经》，宋以前多称为"乌头"。《本草经集注》载："春时茎初生有脑形似乌鸟之头，故谓之乌头，有两歧共蒂，状如牛角，名乌喙，喙即乌之口也"。《图经本草》载乌头、乌喙、附子、侧子"四品都是一种所产"，其"苗高三四尺，茎作四棱，叶如艾，其花紫碧色作穗，其实细小如桑椹状，黑色"，此所述乌头的基原植物包含乌头属多个物种。随着"四川"之名自唐宋成形，"川乌头"的称谓出现并增多，南宋《宾退录》引《彰明县附子记》载川乌头："春月生苗，其茎类野艾而泽，其叶类地麻而厚，其花紫瓣黄蕤，长苞而圆"。《本草纲目》更有"其初种之小者为乌头""出彰明者特谓之川乌头"的记载。《本草崇原》又载："乌头乃初种而未旁生附子者……各处皆有，以川中出者入药，故医家谓之川乌"。《要药分剂》也载："乌头以出川彰者为上，故加川子，以别草乌头也"。虽然符合上述川乌头特征的基原植物依然较多，但川乌头已从多地野生品特指蜀地绵州、龙州、彰明地区的栽培品，其种出于"龙安、龙州、齐归、木门、青堆、小坪（今安县、青川、平武、江油等地山区）诸处"，这些区域栽培品种均为现今的乌头物种。本草记载与现今所用川乌基本一致。

【原植物】多年生，野生茎高可达200cm，中部之上疏被反曲的短柔毛。茎下部叶在开花时枯萎。茎中部叶有长柄；叶片薄革质或纸质，长6～11cm，宽9～15cm，基部浅心形三裂达或近基部，中央全裂片宽菱形，有时倒卵状菱形或菱形，急尖，有时短渐尖近羽状分裂，二回裂片约2对，斜三角形，生1～3枚牙齿，间或全缘，侧全裂片不等二深裂，表面疏被短伏毛，背面通常只沿脉疏被短柔毛；叶柄长1～2.5cm，疏被短柔毛。顶生总状花序长6～10（～25）cm；轴及花梗多少密被反曲而紧贴的短柔毛；下部苞片三裂，其他的狭卵形至披针形；花梗长1.5～3（～5.5）cm；小苞片生花梗中部或下部，长3～5（10）mm，宽0.5～0.8（～2）mm；萼片蓝紫色，外面被短柔毛，上萼片高盔形，高2～2.6cm，自基部至喙长1.7～2.2cm，下缘稍凹，喙不明显，侧萼片长1.5～2cm；花瓣无毛，瓣片长约1.1cm，唇长约6mm，微凹，距长（1～）2～2.5mm，通常拳卷；雄蕊无毛或疏被短毛，花丝有2小齿或全缘；心皮3～5，子房疏或密被短柔毛，稀无毛。蓇葖果长1.5～1.8cm；种子长3～3.2mm，三棱形，只在二面密生横膜翅。野生植株一般9～10月开花。（图15-1）

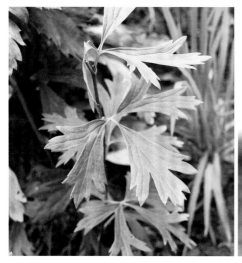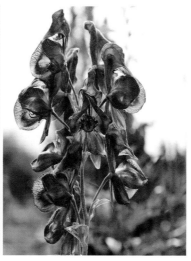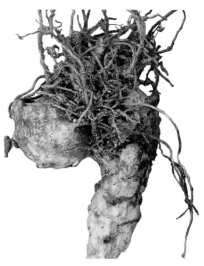

图15-1　乌头

左：植株　中：顶生总状花序　右：根

主要为栽培，亦有野生，生于山地草坡、灌丛、林下或林缘环境中。主要分布于云南东部、四川、湖北、贵州、湖南、广西北部、广东北部、江西、浙江、江苏、安徽、陕西南部、河南南部、山东东部、辽宁南部等广大地区。

【主产地】主产于四川、陕西、云南。传统道地产区为四川江油。

【栽培要点】

1. 生物学特性　喜温暖潮湿气候，耐寒，怕高温积水，在平坝和丘陵地区均可栽培，宜选择土层深厚、疏松肥沃、排水良好、水稻或玉米轮作4～5年以上的砂壤土或紫色土栽培，忌连作。

2. 栽培技术　繁殖应使用乌头块根。栽培时应先整地后播种，注意摘尖和掰芽。

3. 病虫害　病害：白绢病、霜霉病、叶斑病、萎蔫病、白粉病。虫害：黑绒鳃金龟。

【采收与加工】6月下旬至9月中旬采挖，除去子根、须根及泥沙，晒干。

【商品规格】根据市场流通情况，将川乌分为"选货"和"统货"两个规格。

一等货：每千克120个以内，饱满、质坚实，无空心、破碎。二等货：每千克121～200个，含空心和破碎的总量≤10%。统货：呈不规则的圆锥形，顶端常有残茎，不分大小。

【药材鉴别】

（一）性状特征

根不规则的圆锥形，稍弯曲，顶端常有残茎，中部多向一侧膨大，长2～7.5cm，直径1.2～2.5cm。表面褐色或灰棕色，皱缩，有小瘤状侧根及子根脱离后的痕迹。质坚实，断面类白色或浅灰黄色，经常空心状，形成层环纹呈多形，粉性。气微，味辛辣而麻舌。（图15-2）

（二）显微鉴别

1. 根横切面　后生皮层细胞棕色，1～2列，形状不规则。皮层细胞多层，切向延长，其内有单个散在的石细胞；内皮层外侧有多个空腔，环形排列。内皮层不甚明显，可见凯氏点。韧皮部宽广，筛管群明显可见，并有1至数个维管束。形成层环呈多角形。木质部位于形成层内侧，以角隅处较发达，导管多列，呈径向或呈"V"字形排列。中央为髓部。内皮层以内的薄壁细胞中富含淀粉粒。（图15-3）

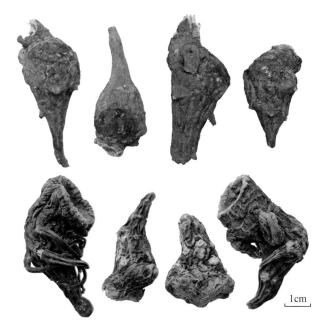

图15-2　川乌药材图

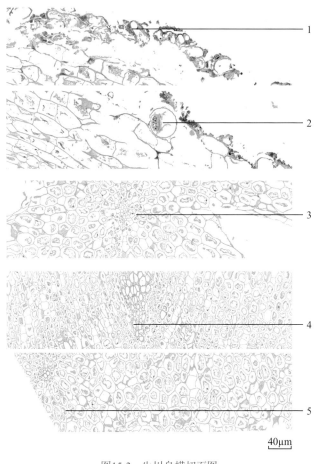

图15-3　生川乌横切面图

1.后生皮层　2.石细胞　3.筛管　4.导管　5.髓部

2. **粉末特征** 粉末灰黄色。淀粉粒单粒球形、长圆形或肾形，直径3～22μm，复粒由2～15分粒组成。石细胞近无色或淡黄绿色，类长方形、类方形、多角形或一边斜尖，长113～280μm，直径49～117μm，壁厚4～13μm，壁厚者层纹明显。后生皮层细胞棕色，有的壁呈瘤状增厚突入细胞腔。导管淡黄色，多为具缘纹孔，直径29～70μm，末端平截或短尖，穿孔位于端壁或侧壁，有的导管分子粗短拐曲或纵横连接。偶有残茎纤维。（图15-4）

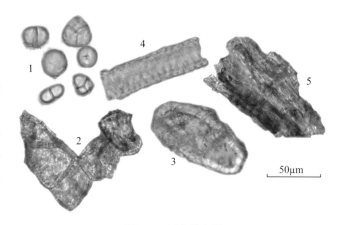

图15-4 川乌粉末图

1. 淀粉粒 2. 石细胞 3. 后生皮层细胞 4. 导管 5. 纤维

（三）理化鉴别

薄层色谱 取本品粉末2g，加氨试液2ml润湿，加乙醚20ml，超声处理30分钟，滤过，滤液挥干，残渣加二氯甲烷1ml使溶解，作为供试品溶液。另取乌头碱对照品、次乌头碱对照品及新乌头碱对照品，加异丙醇–三氯甲烷（1：1）混合溶液制成每1ml各含1mg的混合溶液，作为对照品溶液。照薄层色谱法试验，吸取上述两种溶液各5μl，分别点于同一硅胶G薄层板上，以正己烷-乙酸乙酯-甲醇（6.4：3.6：1）为展开剂，置氨蒸气饱和20分钟的展开缸内，展开，取出，晾干，喷以稀碘化铋钾试液。供试品色谱中，在与对照品色谱相应位置上，显相同颜色斑点。

【质量评价】 以身干、饱满、质坚实、断面色白有粉性者为佳。采用高效液相色谱法测定，本品按干燥品计算，含乌头碱（$C_{34}H_{47}NO_{11}$）、次乌头碱（$C_{33}H_{45}NO_{10}$）和新乌头碱（$C_{33}H_{45}NO_{11}$）的总量应为0.050%～0.17%[1]。

【化学成分】 主要成分为生物碱类、多糖类、黄酮类等。其中，二萜类生物碱是其有效成分和毒性成分。

1. **生物碱类** 乌头碱（aconitine）、次乌头碱（hypaconitine）、新乌头碱（mesaconine）、苯甲酰乌头原碱（benzoylaconitine）、苯甲酰新乌头原碱（benzoylmesaconine）、苯甲酰次乌头原碱（benzoylhypacoitine）、去氧乌头碱（deoxyaconitine）等。其中乌头碱、次乌头碱、新乌头碱类双酯型生物碱是川乌中主要毒性成分，苯甲酰乌头原碱、苯甲酰新乌头原碱、苯甲酰次乌头原碱类单酯型生物碱是其主要有效成分；乌头碱、次乌头碱、新乌头碱、去氧乌药碱是川乌镇痛抗炎的有效成分[1-2]。

2. **多糖类** 附子苷（fuzinoside）、多糖 aconitan A～D等。

3. **黄酮类** 6'-O-乙酰基喹啉（6'-O-acetylliquiritin）、松胞素B₂（Cytochalasin B₂）等[3]。

【性味归经】 辛、苦，热；有大毒。归心、肝、肾、脾经。

【功能主治】 祛风除湿，温经止痛。用于风寒湿痹，关节疼痛，心腹冷痛，寒疝作痛及麻醉止痛。

【药理作用】

1. **抗炎** 川乌药液可抑制二甲苯所致小鼠耳廓肿胀、对抗蛋清所致大鼠足肿胀和巴豆油所致大鼠炎性肉芽肿的增生，减少炎性渗出[4]。

2. **镇痛** 川乌药液可降低乙酸致小鼠扭体次数及延长扭体潜伏期，延长热板刺激小鼠舔足潜伏期，提高热板小鼠痛阈值[4]。

3. **抗肿瘤** 生川乌水煎液可抑制肉瘤S180细胞模型小鼠实体瘤的生长；体外给药对人结肠癌细胞株LoVo、人胃癌细胞株MGC-803有良好的生长抑制作用[5]。

4. **免疫抑制** 蜜煮川乌对H₂₂荷瘤小鼠脾脏T细胞增殖和对腹腔巨噬细胞的吞噬功能有明显促进作用，而对B细胞增殖有明显抑制作用[6]。

【用药警戒或禁忌】 生川乌头煎剂小鼠灌胃的LD_{50}为4.55g/kg[7]。能造成明显的心脏毒性和神经毒性，并导致血管内皮细胞损伤、凋亡[8]。

【分子生药】

1. 遗传标记　采用DNA条形码ITS可以准确鉴别川乌与其他易混淆品种，而*psb*A-*trn*H序列能够有效鉴定川乌与近缘物种北乌头[9]。ISSR、RAPD、SNP、RAMP等标记技术均有对川乌进行遗传多样性分析，发现川乌在分子水平上具有较大遗传变异[10, 11]，多数学者认为其居群内的遗传多样性要高于居群间，而地理地势对我国广泛分布的川乌种质资源遗传演化起到重要作用。

2. 功能基因　现已发布有川乌的全植株转录组以及叶绿体基因组数据，次级代谢（生物碱、萜类、苯丙烷类）骨架相关的关键基因已较多获得注释，为该品种的分子生药系统研究提供了候选基因。

主要参考文献

[1] 李双，黎锐，曾勇，等.川乌的化学成分和药理作用研究进展[J].中国中药杂志，2019，44(12)：2433-2443.

[2] 安婧娴，刘芳，刘芳，等.近年来乌头属植物二萜生物碱化学成分及其镇痛活性研究进展[J].中南药学，2016，14(5)：521-525.

[3] 杨茗，万丽，陈斌，等.川乌三氯甲烷部位的化学成分研究[J].现代药物与临床，2014，29(3)：223-226.

[4] 张宏，彭成.川乌煎煮时间、剂量与药效的相关性研究[J].中药药理与临床，2006，22(5)：30-32.

[5] 曾瑾，罗霞，江南，等.生川乌水煎液抗肿瘤作用的实验研究[J].四川大学学报（自然科学版），2007，44(6)：1344-1348.

[6] 刘曦，李飞，张莉.蜜煮川乌对H_{22}荷瘤小鼠免疫功能影响的实验研究[J].北京中医药大学学报，2004，27(2)：68-70.

[7] 李攀，韩佳，张世鹏，等.4种川乌类药材急性毒性的差异性研究[J].药学研究，2018，37(10)：562-564.

[8] 孙凤姣，张译丹，吴锦，等.生川乌醇提物致心、脑毒性的表现及其对血管内皮的影响[J].中草药，2017，48(6)：1178-1182.

[9] Jun He, Ka-Lok Wong, Pangchui Shaw, et al. Identification of the Medicinal Plants in Aconitum L. by DNA Barcoding Technique [J]. Planta Medica, 2010, 76(14): 1622-1628.

[10] 罗群，马丹炜，王跃华.川乌遗传多样性的ISSR鉴定[J].中草药，2006，37(10)：1555-1557.

[11] Jihai Gao, Feixia Hou, Yuntong Ma, et al. Molecular Phylogeny and Population Structure of *Aconitum carmichaelii*(Fuzi)in Western China [J]. International Journal of Agriculture and Biology, 2018, 20(4): 826-832.

16. 川芎

Chuanxiong

CHUANXIONG RHIZOMA

【别名】山鞠穷、芎䓖、香果、胡䓖、京芎。

【来源】为伞形科植物川芎*Ligusticum chuanxiong* Hort.的干燥根茎。

【本草考证】本品始载于《神农本草经》，列为上品。魏晋时期的《吴普本草》对川芎有产地和形态的描述："（芎䓖）生胡无桃山阴，或斜谷西岭，或太山（今泰山），叶香细青黑，文赤如藁本，冬夏丛生，五月华赤，七月实黑，茎端两叶，三月采，根有节，似马衔状"。《本草经集注》又载："今出历阳，节大茎细，状如马衔，谓之马衔芎，蜀中亦有而细"。《蜀本草》采用比喻描述其形态，载："苗似芹、胡荽、蛇床辈，丛生，花白"。《本草纲目》详细记载了四川栽种川芎，指出适宜的环境及栽培方法，载："蜀地少寒，人多栽莳，清明后宿根生苗，分其枝横埋之，则节节生根，八月根下始结芎"，此与现代川芎地上茎节繁殖（营养繁殖）完全相同。按以上文献对川芎形态及生长环境的记述，其与现今所用伞形科植物川芎基本一致。

【原植物】多年生草本，高40～70cm，全株有香气。根茎发达，形成不规则的结节状拳形团块。茎直立，圆柱形，中空，表面有纵直沟纹，茎下部的节膨大成盘状（俗称苓子）。叶互生；叶片轮廓卵状三角形，长12～15cm，宽10～15cm，三至四回三出式羽状全裂，羽片4～5对，卵状披针形，长6～7cm，宽5～6cm，末回裂片线状披针形至长卵形，长2～5mm，宽1～2mm，顶端有小尖头，仅脉上有稀疏的短柔毛；茎下部叶具柄，柄长3～10cm，基部扩大成鞘，茎上部叶几无柄。复伞形花序顶生或侧生，总苞片3～6，线形，长0.5～2.5cm；伞辐7～20，不等长，长2～4cm；小伞形花序有花10～24；小总苞片2～7，线形，长3～5mm，略带紫色，被柔毛；

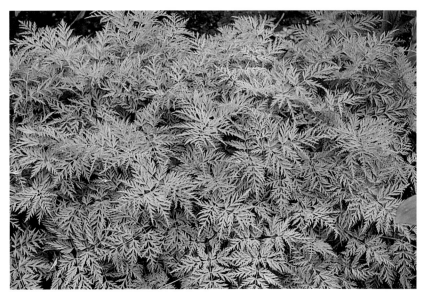

图16-1　川芎（黎跃成　摄）

萼齿不明显；花瓣5，白色，倒卵形至椭圆形，顶端有短尖状突起，内曲；雄蕊5，花药淡绿色；花柱2，长2～3mm，柱头头状。双悬果卵圆形或广卵形，分果背棱棱槽内有油管3（～5），侧棱棱槽内有油管3（～6），合生面有油管6（～8）。花期7～8月，果期8～9月。（图16-1）

主要为栽培，栽培于海拔450～1000m的平坝或丘陵。主要分布于四川、贵州、云南一带。

【主产地】主产于四川。湖北、湖南、江西、甘肃、陕西、云南、贵州等地有引种。川芎的道地产区古代记载有关中（今陕西省中部）、历阳（安徽和县）、秦州（甘肃天水）等地；自宋代后，一直为四川灌县（今四川都江堰）。

【栽培要点】

1. 生物学特性　喜温暖气候、雨量充沛、日照充足的环境，稍能耐旱，怕荫蔽和水涝。适宜在土层深厚、疏松肥沃、排水良好、中性或微酸性的沙质壤土中栽培，不宜在过沙的冷砂土或过于黏重的黄泥、白鳝泥、下湿田等处种植，忌连作。

2. 栽培技术　采用苓子（地上茎的茎节）进行无性繁殖，先育苓、后栽培，且宜高山育种、平坝栽培。

3. 病虫害　病害：根腐病、白粉病、叶枯病。虫害：川芎茎节蛾、菌核病、地老虎、种蝇、蛴螬。

【采收与加工】栽后第二年夏季，当茎上的节盘显著突出，并略带紫色时采挖，除去泥沙，晒后烘干，再去须根。

【商品规格】川芎分为"选货"和"统货"两种规格。根据每千克所含的个数，将"选货"分为三个等级。

选货：一等：每千克40个以内，单个重量不低于20g。二等：每千克70个以内，单个重量不低于12g。三等：每千克70个以上。

【药材鉴别】

（一）性状特征

根茎为结节状拳形团块，直径1.5～7cm。表面黄褐色至黄棕色，粗糙，皱缩。有多数平行隆起的轮节，上端有类圆形凹窝状茎痕，下侧及轮节上有多数细小瘤状根痕。质坚实，不易折断，断面黄白色或灰黄色，有波状环纹（形成层），全体散有黄棕色油点（油室）。香气浓郁而特殊，味苦、辛、微回甜，有麻舌感。（图16-2）

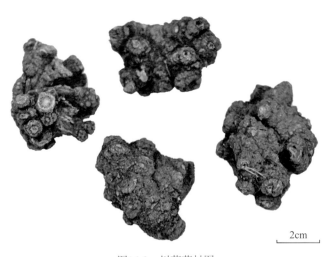

2cm

图16-2　川芎药材图

（二）显微鉴别

1. 根茎横切面　木栓层多列细胞。皮层狭窄，散有根迹维管束，其形成层明显。韧皮部宽广，形成层环波状或不规则多角形。木质部导管多角形或类圆形，大多单列或排成"V"形，偶有木纤维束。髓部较大。薄壁组织中散有多数油室，类圆形、椭圆形或形状不规则，靠近形成层的油室小，向外渐大；薄壁细胞中富含淀粉粒，有的薄壁细胞中含草酸钙晶体，呈类圆形团块或类簇晶状。（图16-3）

2. 粉末特征　粉末淡黄棕色或灰棕色。淀粉粒较多，单粒椭圆形、长圆形、类圆形、卵圆形或肾形，直径5～16μm，长约21μm，脐点点状、长缝状或人字状；偶见复粒，由2～4分粒组成。草酸钙晶体存在于薄壁细胞中，呈类圆形团块或类簇晶状，直径10～25μm。木栓细胞深黄棕色，表面观呈多角形，微波状弯曲。油室多已破碎，偶可见油室碎片，分泌细胞壁薄，含有较多的油滴。导管主为螺纹导管，亦有网纹导管及梯纹导管，直径14～50μm。（图16-4）

（三）理化鉴别

薄层色谱　取本品粉末1g，加乙醚20ml，加热回流1小时，滤过，滤液挥干，残渣加乙酸乙酯2ml使溶解，作为供试品溶液。另取川芎对照药材1g，同法制成对照药材溶液。再取欧当归内酯A对照品，加乙酸乙酯制成每1ml含0.1mg的溶液（置棕色量瓶中），作为对照品溶液。照薄层色谱法试验，吸取上述三种溶液各10μl，分别点于同一硅胶GF$_{254}$薄层板上，　以正己烷–乙酸乙酯（3∶1）为展开剂，展开，取出，晾干，置紫外光灯（254nm）下检视。供试品色谱中，在与对照药材色谱和对照品色谱相应的位置上，显相同颜色的斑点。

【质量评价】本品以个大饱满、质坚实、断面色黄白、油性大香气浓者为佳。采用高效液相色谱法测定，本品按干燥品计算，含阿魏酸（$C_{10}H_{10}O_4$）不得少于0.10%。

【化学成分】主要成分为生物碱类、挥发油类、内酯类、有机酸类等。生物碱类和挥发油类是川芎的主要化学成分。其中，藁本内酯（ligustilide）、川芎嗪（tetramethyl-pyrazine）和阿魏酸（ferulic acid）是其特征性成分和有效成分。

1. 生物碱类　川芎嗪（四甲基吡嗪，tetramethyl-pyrazine）、黑麦草灵（perlolyrine）、亮氨酰苯丙酸内酰胺（leucylphenylalanine anhydride）、腺嘧啶（adenine）、胆碱（choline）等。

2. 挥发油类　十五酸乙酯（ethyl pentadecanoate）、十六酸乙酯（ethyl palmitate）、十七酸乙酯（ethyl heptadeca-

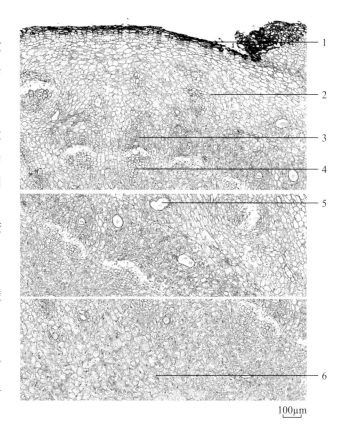

100μm

图16-3　川芎根茎横切面图

1. 木栓层　2. 皮层　3. 韧皮部　4. 木质部　5. 油室　6. 髓

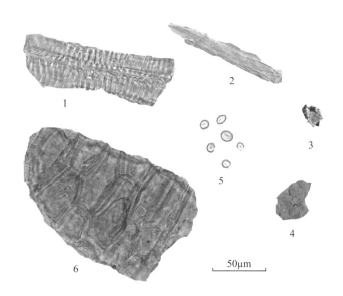

50μm

图16-4　川芎粉末图

1. 导管　2. 木纤维　3. 草酸钙结晶　4. 油室碎片
5. 淀粉粒　6. 木栓细胞

noate）、异十七酸乙酯（ethyl isoheptadecanoate）、十八酸乙酯（ethyl octadecanoate）、异十八酸乙酯（ethyl isooctadecanoate）、苯乙酸甲酯（methyl phenylacetate）、瑟丹酸内酯（sedanonic acid lactone）、十五烷酸甲酯（methyl pentadecanoate）等。

3. 内酯类化合物　丁基酞内酯（butylphtha-lide）、丁烯基酞内酯（butylidene phthalide）、川芎酞内酯（senkyunolide）、藁本内酯（ligustilide）、新蛇床内酯（neocnidilide）等。

4. 有机酸类　阿魏酸（ferulic acid）、瑟丹酸（sedanonic acid）、叶酸（folic acid）、香草酸（vanillic acid）等。

5. 其他类　香草醛（vanillin）、β-谷甾醇（β-sitosterol）、匙叶桉油烯醇（spathulenol）等。

【性味归经】辛，温。归肝、胆、心包经。

【功能主治】活血行气，祛风止痛。用于胸痹心痛、胸胁刺痛、跌扑肿痛，月经不调，经闭痛经，癥瘕腹痛，头痛，风湿痹痛。

【药理作用】

1. 抗心肌缺血作用　川芎水煎剂能降低大鼠离体心脏逆行灌流模型的心率（HR）、冠脉流量（CF）、左心室收缩压（LVSP）和左室内压最大上升速率（LVdp/dt$_{max}$）[1]。川芎提取物对心肌缺血再灌注损伤大鼠可明显减少心肌缺血面积，降低血清肌酸激酶（CK）活性、丙二醛（MDA）含量，增加一氧化氮（NO）、一氧化氮合酶（NOS）活性和超氧化物歧化酶（SOD）含量[2]。

2. 抗血栓形成和改善血液流变性　川芎超临界CO_2流体萃取液灌胃可抑制大鼠动-静脉旁路血栓的形成[3]。川芎水溶液能降低血瘀证大鼠全血黏度、全血还原黏度、全血相对黏度、红细胞变形指数和红细胞聚集指数[4]。

3. 抗脑缺血作用　川芎萃取液能缓解阻断大脑中动脉所致急性脑缺血大鼠行为障碍，减少脑损伤面积[5]。川芎挥发油能增加脑缺血再灌注大鼠血清SOD、GSH-Px、NOS活性，降低MDA含量[6]。

4. 镇痛、镇静作用　川芎挥发油能显著提高小鼠热板法痛阈值和减少冰醋酸致小鼠扭体反应次数；提高热辐射致痛家兔的痛阈值和硝酸甘油致头痛模型大鼠血中ET含量[7]。川芎挥发油可协同增加阈下剂量戊巴比妥钠诱导的小鼠睡眠数，延长戊巴比妥钠致小鼠睡眠的时间，减少小鼠自主活动次数。

5. 解热作用　川芎挥发油乳剂能降低内毒素致发热家兔的肛温，降低其下丘脑组织中5-HT、DA含量[8]；也能降低啤酒酵母发热大鼠的体温和下丘脑组织中cAMP含量[9]。

【分子生药】

1. 遗传标记　川芎与其近缘物种的ITS2序列间存在明显差异，ITS2可有效地鉴别中药川芎及其近缘物种川芎具有较低的遗传多样性[10]，AFLP更有效于ISSR。

2. 功能基因　川芎α-淀粉酶/枯草杆菌蛋白酶双功能抑制剂（LASI）基因、川芎咖啡酸-O-甲基转移酶（COMT）基因[11, 12]。

主要参考文献

[1] 阮琴，何新霞，胡燕月，等.川芎水煎剂和挥发油对大鼠血流动力学的影响[J].中国药学杂志，2004，39(12)：906-909.

[2] 陈德森，郭俐宏.川芎提取物对大鼠心肌缺血再灌注损伤的影响[J].现代中西医结合杂志，2010，19(27)：3427-3429.

[3] 张旭静，曹奕丰，冯春红，等.川芎、当归萃取对大鼠血栓形成的影响[J].中国临床药学杂志，2002，11(1)：45-46.

[4] 姚旭，于文会.赤芍和川芎及其配伍对血淤模型大鼠血液流变学影响[J].动物医学进展，2013，34(6)：120-122.

[5] 范柳，孙继虎，王春安，等.川芎、当归萃取液对实验性急性脑梗死大鼠行为学和脑组织损伤的影响[J].中国临床药学杂志，2002，11(2)：81-83.

[6] 盛艳梅，孟宪丽，李春雨，等.川芎挥发油对大鼠大脑皮层神经细胞体外存活及脑缺血再灌注损伤的影响[J].时珍国医国药，2012，23(3)：536-538.

[7] 阮琴.川芎水煎剂对小鼠神经功能的影响[J].浙江中医杂志，2008，43(12)：723-725.

[8] 杨金蓉，李祖伦，胡荣，等.川芎挥发油解热作用及其对家兔下丘脑5-HT、DA含量的影响[J].中药药理与临床，2003，

19(2)：17-19.

[9] 杨金蓉，沈慎，宋军，等.川芎挥发油对啤酒酵母发热模型大鼠下丘脑cAMP含量的影响[J]. 中国中医急症，2008，17(7)：961-962，973.

[10] 罗艳，杨亲二.川乌与草乌的ITS序列分析[J]. 中国药学杂志，2008，43(11)：820-823.

[11] Jun He, Ka-Lok Wong, Pangchui Shaw, et al. Identification of the Medicinal Plants in Aconitum L. by DNA Barcoding Technique [J]. Planta Medica, 2010, 76(14): 1622-1628.

[12] Jihai Gao, Feixia Hou, Yuntong Ma, et al. Molecular Phylogeny and Population Structure of Aconitum carmichaelii(Fuzi)in Western China [J]. International Journal of Agriculture and Biology, 2018, 20(4): 826-832.

17. 川防风

Chuanfangfeng

PEUCEDANI SEU SESELIS RADIX

【别名】云防风、竹叶防风、三叶防风。

【来源】为伞形科植物竹节前胡*Peucedanum dielsianum* Fedde et Wolff.、松叶西风芹*Seseli yunnanense* Franch.或竹叶西风芹*Seseli mairei* Wolff.的干燥根及根茎。前者习称"竹节防风"，后两者习称"西防风"或"云防风"。

【本草考证】防风为常用中药，始载于《神农本草经》，列为上品。《本草经集注》载："惟以实而脂润，头节如蚯蚓者为佳。"竹叶防风始载于《滇南本草》，结合本草附图，考证其基原应为竹叶西风芹*Seseli mairei*。川防风历代本草未见记载，始载于《四川中药志》，来源于竹节前胡的根。《四川省中药材标准》1987年版和2010年版记载来源于竹节前胡、松叶西风芹和竹叶西风芹的根及根茎。

【原植物】

1. 竹节前胡　多年生草本，高60～90cm。根粗壮，直径1～2.5cm，有多数枯叶鞘纤维，下端圆柱形，长6～10cm，表面灰褐色，有明显环节。基生叶柄长6～22cm，坚实，基部有较短的卵状叶鞘；叶片轮廓为广三角状卵形，三回羽状分裂或全裂，末回裂片卵状披针形，基部渐狭，有时为长椭圆形至线形，边缘具不规则的浅齿或深裂状，长1～3cm，宽0.5～1.5cm，略带革质，叶轴有槽，被稀流短毛；茎生叶与基生叶形状相同，但较小。复伞形花序顶生或侧生，伞形花序直径4～8cm，总苞片0～2，线形；伞辐10～20；小总苞片2～4，线形；花瓣长圆形、白色；花柱基圆锥形。分生果长椭圆形，背棱及中棱线形突起，侧棱宽翅状，翅较厚；棱槽内有油管1～2，合生面有油管4～6，胚乳腹面微凹。花期7～8月，果期9～10月。（图17-1）

主要为野生，生于海拔600～1500m的山坡湿润岩石上。主要分布

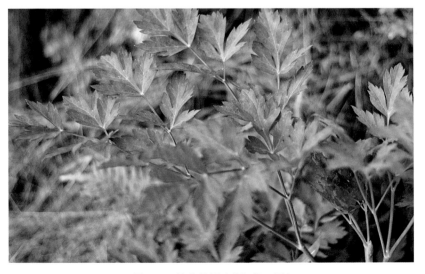

图17-1　竹节前胡（黄江华　摄）

于湖北、四川、云南等地。

2. **松叶西风芹** 根圆柱形，末端渐细，通常不分叉，表皮棕色或棕红色。根茎短，上端被覆枯鞘纤维。茎单一或数茎丛生，髓部充实，光滑无毛。基生叶多数，叶柄长2.5～9cm，基部有叶鞘，边缘膜质；叶二至四回三出全裂，裂片分裂处呈关节状。茎生叶一至二回三出全裂。复伞形花序多分枝，常呈二歧式分枝；分枝处有托叶，叶片线性渐尖，不分裂，基部有膜质边缘的叶鞘；伞形花序直径2～4cm；总苞片0～1，线形；伞幅6～10，不等长。花瓣圆形、长圆形，小舌片内曲，长超过花瓣的一半，浅黄色，有3条显著的红黄色脉纹；分果卵形，果棱不显著，光滑无毛；每棱槽内油管1～2，合生面油管2～4；花期8～9月，果期9～10月。（图17-2）

主要为野生，生于海拔600～3100m的山坡、林下、灌木和草丛中。主要分布于云南西北部、四川西部。

3. **竹叶西风芹** 与松叶西风芹的主要区别在于基生叶2至多数，叶柄通常很长，2～18cm，叶片稍革质，略带粉绿色，一至二回三出式全裂，仅平行脉3～10，表面叶脉稍突起，背面叶脉显著突起；上部叶为线性，基部有边缘膜质的叶鞘。复伞形花序直径2～4.5cm，总苞片线形；伞幅5～7，不等长；小伞形花序有花12～18；小总苞片6～10；花瓣黄色或淡黄色，形状多样，有3条棕红色脉纹，以中间一条最为显著。分果卵状长圆形，略带紫色；花柱基圆锥形，较厚；每棱槽油管1～2，合生面油管4。花期8～9月，果期9～10月。（图17-2）

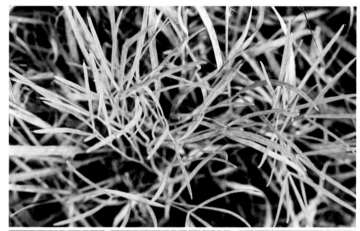
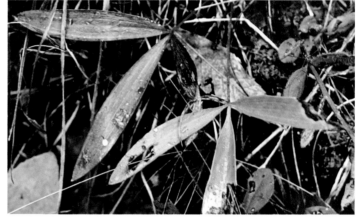

图17-2　松叶西风芹（上）和竹叶西风芹（下）（黎跃成　摄）

主要为野生，生于海拔1200～3200m的向阳山坡、稀疏林下、草丛中和旷地土坡。主要分布于云南全省各地，四川、贵州、广西也有。

【**主产地**】竹节防风主产于四川、重庆等地；西防风主产于云南、贵州、四川等地。

【**采收与加工**】春、秋两季采挖，除去须根及泥沙，干燥。

【**商品规格**】统货。

【**药材鉴别**】

（一）性状特征

1. **竹节防风** 呈长圆柱形，稍弯曲，少分枝，长10～30cm，直径0.5～1.5mm。表面灰棕色，粗糙，有纵皱纹及竹节样环节。根茎部分常残留茎痕和环节状叶柄残痕，根部有多数瘤状突起和须根痕。体轻、质脆，易折断。断面不平坦而显纤维性，皮部棕色，木质部淡黄色。气特异，味辛、微苦。（图17-3）

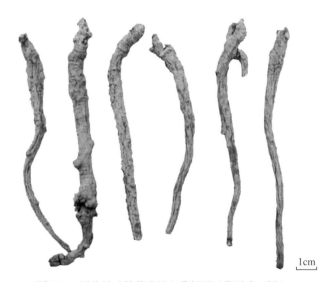

1cm

图17-3　川防风（竹节防风）药材图（黎跃成　摄）

2. **西防风** 略呈圆锥形或类圆柱形，微弯曲，少分枝，长10～15cm，直径4～10mm。表面灰黄色或灰棕色，有细纵纹及稀疏的扁平皮孔和点状突起的细根痕。根头四周有环纹和灰黄色毛状残存叶茎。质坚实，易折断，断面不平坦。皮层黄白色，占根的大部分，散生棕色油点，接近形成层处尤多，木心淡黄色。气香，味微甜。

（二）显微鉴别

1. **根横切面** 木栓层为4～28列细胞，壁微木化。栓内层有较多不规则或长圆形油管，管内可见红棕色或金黄色油状物，周围分泌细胞4～8个。韧皮部亦有油管，射线向外多弯曲，外侧常分离成裂隙。形成层明显。木质部导管甚多，呈放射状排列。根头部中央有髓，薄壁组织中可见石细胞，偶见叶迹维管束。（图17-4）

2. **粉末特征** 粉末淡棕色。油管直径20～60μm，充满红棕色或金黄色分泌物。网纹导管直径15～85μm。石细胞少见，黄绿色，长圆形或类方形，壁较厚。（图17-5）

（三）理化鉴别

薄层色谱 取本品粉末5g，加石油醚（30～60℃）50ml，回流提取1小时，滤过，滤液蒸干，残渣加石油醚（30～60℃）1ml使溶解，作为供试品溶液。另取欧前胡素适量，加甲醇制成每1ml含0.2mg的对照品溶液。照薄层色谱法试验，吸取上述两种溶液各10μl，分别点于同一硅胶G薄层板上，以环己烷：乙酸乙酯（5：1）为展开剂，展开，取出，晾干，置紫外光灯（302nm）下检视。供试品色谱中，在与对照品色谱相应的位置上，显相同颜色的斑点。

【质量评价】以条粗壮、气浓郁者为佳。

【化学成分】主要成分为香豆素类、甾体类等。其中哥伦比亚内酯、5-甲氧基补骨脂素、补骨脂素和乙酰伞形花内酯是川防风抗肿瘤的有效成分[1]。

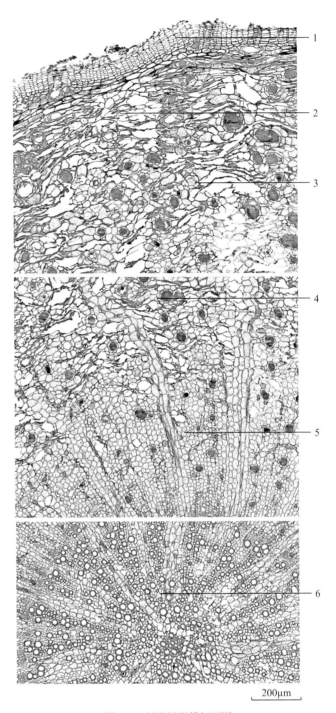

200μm

图17-4 川防风根横切面图

1. 木栓层 2. 栓内层 3. 裂隙 4. 油管 5. 韧皮部 6. 木质部

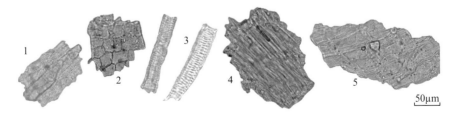

50μm

图17-5 川防风粉末图

1. 油管 2. 木栓细胞 3. 导管 4. 叶基纤维 5. 韧皮薄壁细胞

1. 香豆素类　有异爱得耳庭（isoedultin）、前胡亭（peucedin）、哥伦比亚内酯（columbiandin）、5-甲氧基补骨脂素（5-methoxypsoralen）、补骨脂素（psoralen）、乙酰伞形花内酯（acetylumbelliferone）等[2]。

2. 甾体类　有β-谷甾醇（β-sitosterol）等。

3. 脂肪酸类　有棕榈酸（palmitic acid）等。

【性味归经】辛、甘，温。归膀胱、肺、脾经。

【功能主治】祛风解表，胜湿止痛，止痉。用于感冒头痛，风湿痹痛，风疹瘙痒，破伤风。

【药理作用】

解热、抗炎、镇痛作用　防风醇提液、水煎液对伤寒、副伤寒发热所致的甲乙三联菌苗雄性大鼠的体温具有显著降温作用；防风醇提液对冰醋酸所致的扭体反应小鼠的扭体次数有降低作用，并可延长鼠尾温浴法致痛小鼠的甩尾反应时间[3, 4]。川防风水煎液对热板法小鼠的痛阈值具有明显升高作用，对巴豆油混合致耳廓肿胀小鼠的肿胀度有明显的抑制作用[4]。

【用药警戒或禁忌】川防风醇提液腹腔注射小鼠的LD_{50}为（16.55 ± 4.96）g/kg[3]，川防风水煎液一次腹腔注射给药小鼠的LD_{50}为（30046 ± 76.57）mg/kg[4]。

主要参考文献

[1] 肖培根. 新编中药志(第一卷)[M]. 北京：化学工业出版社，2001：471.

[2] 阎玉凝，丁书风，郭彦文，等. 防风地区习惯用药的研究Ⅰ——川防风、竹节防风的生药与化学成分[J]. 西北药学杂志，1988，3(1)：31-34.

[3] 王建华，崔景荣，朱燕，等. 防风及其地区习用品解热镇痛作用的比较研究[J]. 中国医药学报，1989，4(1)：20-22，79.

[4] 李淑蓉，唐光菊. 荆芥与防风的药理作用研究[J]. 中药材，1989，12(6)：37-39.

18. 川赤芍

Chuanchishao

PAEONIAE VEITCHH RADIX ET RHIZOMA

【别名】山芍药、草芍药、赤芍药、红芍药。

【来源】为毛茛科植物川赤芍 *Paeonia veitchii* Lynch、毛赤芍 *Paeonia veitchii* Lynch var. *woodwardii*（Stapf. ex Cox.）Stern.、单花赤芍 *Paeonia veitchii* var. *uniflora* K. Y. Pan、美丽芍药 *Paeonia mairei* Levl.、草芍药 *Paeonia obovata* Maxim. 及毛叶草芍药 *Paeonia obovate* Maxin. var. *willmottiae*（Stapf.）Stern.的干燥根。

【本草考证】芍药始载于《本草经集注》，载："白而长大，余处亦有而多赤者，赤者利小便"。《开宝本草》载："此处有赤白两种，其花亦有赤白两色。"开始将芍药分为赤、白两种。明《本草纲目》载："根之赤白，随花之色也。其品凡三十余种……。"《本草崇原》载："开赤花者为赤芍，开白花者为白芍。"从历代文献记载，可以看出古时划分白芍和赤芍，主要是依据花的颜色作标准，认为白花者为白芍主要为栽培，赤花者为赤芍主要为野生。相区别，《四川省中药材标准》2010年版将收载的赤芍更名为川赤芍。古代药用的"赤芍"实际上包括了芍药属多种植物。四川是野生芍药资源最丰富的地区之一，赤芍历来为四川的道地药材。在四川省作赤芍使用的，除《中国药典》一部收载的芍药、川赤芍两种外，《四川省中药材标准》1987年版亦收载毛赤芍、单花赤芍、美丽芍药、草芍药和毛叶草芍药等原植物作为赤芍用。为了与《中国药典》的"赤芍"相区别，《四川省中药材标准》2010年版将收载的赤芍更名为川赤芍。

【原植物】

1. 川赤芍 多年生草本。根圆柱形，直径1.5～2cm。茎高30～80cm，无毛。二回三出复叶，叶片轮廓款卵形，长7.5～20cm；小叶成羽状分裂，裂片窄披针形至披针形，宽4～16mm，顶端渐尖，全缘，表面深绿色，沿叶脉疏生短柔毛，背面淡绿色，无毛；叶柄长3～9cm。花2～4朵，生茎顶端及叶腋，有时仅顶端一朵开放；苞片2～3，披针形，大小不等；萼片4，宽卵形；花瓣6～9，倒卵形，紫红色或粉红色；花丝长5～10mm；花盘肉质，仅包裹心皮基部；心皮2～5，密生黄色绒毛。菁葖果长1～2cm，密生黄色绒毛。花期5～6月，果期7月。（图18-1）

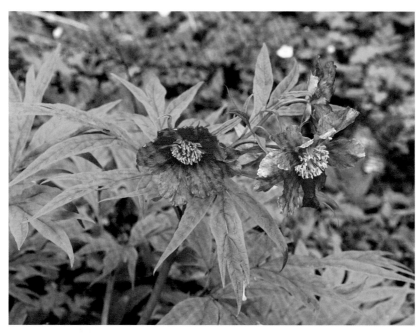

图18-1 川赤芍（黎跃成 摄）

2. 毛赤芍 与川赤芍的区别是叶片背面叶脉、叶缘、叶柄及萼片内面具短硬毛。

3. 单花赤芍 与川赤芍的主要区别是单花顶生，叶上面仅沿叶脉疏生短柔毛，下面无毛。茎上部叶腋没有发育不好的花芽。（图18-2）

4. 美丽芍药 根茎粗大，有数个碗状茎痕，形状多不规则，呈瘤状突起。小叶不分裂，长15～22cm，顶生小叶长圆状卵形至长圆状倒卵形，长11～16cm，宽4～6.5cm，顶端尾状渐尖，两面无毛。单花顶生，菁葖果长3～3.5cm，顶端具外弯的喙。花期4～5月，果期6～8月。（图18-3）

5. 草芍药 茎高30～70cm，基部生数枚鞘状鳞片。小叶不分裂，顶生小叶倒卵形或宽椭圆形，长9.5～14cm，宽4～10cm，顶端基部短尖，无毛或沿脉疏生柔毛；单花顶生，直径7～10cm，萼片3～5，花瓣6，心皮无毛，菁葖果长2～3cm，成熟时果皮反卷，

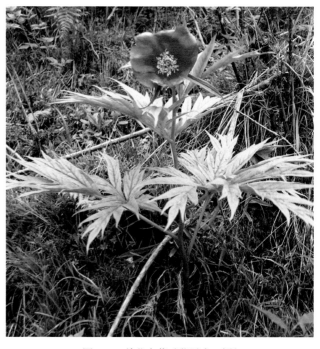

图18-2 单花赤芍（黎跃成 摄）

呈红色。花期5～6月中旬，果期8～9月。（图18-4）

6. **毛叶草芍药** 与草芍药的区别：小叶不分裂，叶背面密生长柔毛或绒毛。花瓣白色，心皮无毛，蓇葖果长圆柱形，长3～4cm，成熟时果皮反卷，呈红色。

野生芍药生于海拔1000～1500m的山坡、谷地、灌木丛、林下、林缘及草原的天然植物群落中。川赤芍生于海拔1400m以上的高山、峡谷，主要分布于四川西部高原的边缘地带。毛赤芍生于海拔2500～3700m的山坡草地或灌丛中。单花赤芍生于海拔2300～3800m的山地林下及山坡草地。美丽芍药生于海拔1500～2700m的山坡林阴湿处。草芍药生于海拔800～2600m的山坡草地及林缘、山沟中。毛叶草芍药生于海拔1500～2000m的山坡林下。

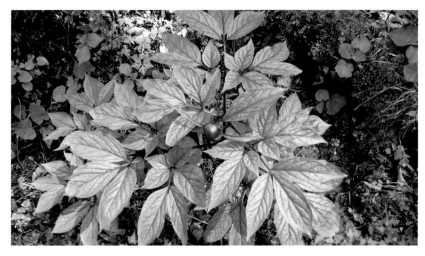

图18-3 美丽赤芍（黎跃成 摄）

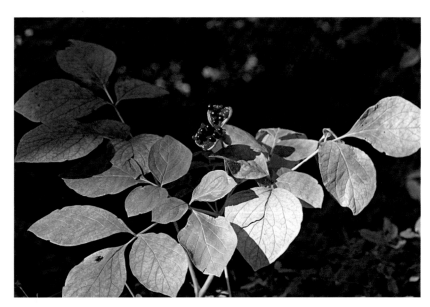

图18-4 草赤芍（黎跃成 摄）

【**主产地**】川赤芍主产于四川木里、色达、阿坝、若尔盖等地。毛赤芍主产于四川阿坝州、绵阳、雅安、乐山等地。单花赤芍主产于甘孜、阿坝州及雅安等地。美丽芍药主产于四川雅安天全、宝兴、芦山及凉山越西等。草芍药主产于四川凉山越西、普格、泸州叙永、会东及重庆南川等。毛叶草芍药主产于四川阿坝州若尔盖、理县、甘孜泸定，重庆巫溪等[1]。

【**采收与加工**】春、秋两季采挖，分开根及根茎，除去须根及泥沙，晒干。毛赤芍和单花赤芍在产区一般将根加工成"条芍"；草赤芍、毛叶草芍药、美丽芍药与上两种切下的根茎，均生产成"狗头赤芍"。

【**商品规格**】川赤芍根据去皮与否分为原皮川赤芍、刮皮川赤芍两种不同的规格。

1. **原皮川赤芍** 分为2等，其他为统货。一等：呈圆柱形，稍弯曲，外表纵沟或皱纹，皮较粗糙，有须根痕和横长皮孔样突起。表面暗棕色或紫褐色。质硬而脆。断面粉白色或粉红色，中间有放射状纹理，有粉性。气微香，味微苦、酸涩。无空心。粉性足，两端粗细均匀，中部直径≥2cm，长度≥16cm。二等：粉性差，中部直径0.8～1.2cm，长度<16cm。

2. **刮皮川赤芍** 分为2等，其他为统货。一等：条匀，去掉栓皮呈淡粉色或淡褐色，有残存的紫褐色栓皮，或因刮伤露出斑块状白色韧皮部，残存的栓皮呈条纹状。质地坚实，断面较平坦，粉红白色。粉性足，两端粗细均匀，中部直径≥1.2cm，长度≥16cm。二等：粉性差，中部直径0.8～1.2cm，长度<16cm。

【药材鉴别】

（一）性状特征

1. 条芍　根圆柱形，稍弯曲，长2～25cm，直径0.5～5cm。表明呈灰棕色、紫褐色或淡紫堇色，具粗而略扭曲的纵皱纹及横向突起的皮孔。质硬而脆，易折断，断面黄白色至淡紫棕色，具粉性，内心有淡黄色至黄色菊花心。气微香，味微甜而后微苦、酸涩。（图18-5）

2. 狗头赤芍　根不规则形，根茎粗大，有数个至十余个碗状茎痕，下部有2～5条扭曲不直的根。断面略具粉性。

（二）显微鉴别

1. 根横切面　木栓层由5～12列木栓细胞组成，深棕色，长方形或类方形，扁平，排列整齐紧密；皮层薄壁细胞椭圆形或圆形，排列疏松；维管束外韧型，射线宽窄不一。形成层环明显；韧皮部和射线中散有少量草酸钙簇晶；木质部宽广，约占横切面的1/2，导管单个或数个成束纵列，作放射状排列；髓窄小，有散生导管，中央薄壁细胞含棕红色分泌物。

2. 粉末特征　粉末淡紫色、黄棕色或淡灰褐色。草酸钙簇晶易见，直径15～60μm，边缘晶瓣较大而钝，单个散在或存在薄壁细胞中，有的排列成行。淀粉粒众多，单粒类圆形、长椭圆形或半圆球形，直径3～25μm，有的脐点明显，呈裂缝状、分枝状；复粒少见，由2～3分粒组成。网纹导管、梯纹导管、具缘纹孔导管、螺纹导管，直径20～65μm。管胞为具缘纹孔，排成1～2行，末端斜尖。纤维较少，长梭形，直径20～45μm，多已碎断，壁厚，微木化。（图18-6）

（三）理化鉴别

薄层色谱　取本品粉末0.5g，加乙醇10ml，振摇5分钟，滤过，滤液蒸干，残渣加乙醇2ml使溶解，作为供试品溶液。另取芍药苷对照品，加乙醇制成每1ml含2mg的溶液，作为对照品溶液。照薄层色谱法，吸取上述两种溶液各10μl，分别点于同一硅胶G薄层板上，以三氯甲烷-乙酸乙酯-甲醇-甲酸（40：5：10：0.2）为展开剂，展开，取出，晾干，喷以5%香草醛硫酸溶液，加热至斑点显色清晰。供试品色谱中，在与对照品色谱相应的位置上显相同的蓝紫色斑点。（图18-7）

【质量评价】　以条粗长、断面粉白色、粉性大者为佳。采用高效液相色谱法测定，本品按干燥品计算，含芍药苷（$C_{23}H_{28}O_{11}$）不得少于1.8%。

【化学成分】　主要成分为萜类及其苷、鞣质、黄酮及其苷类、

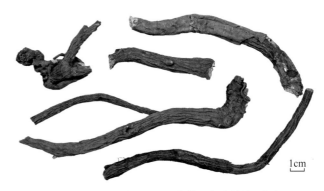

图18-5　川赤芍药材图（刘倩倩　宋肖敏婷　摄）

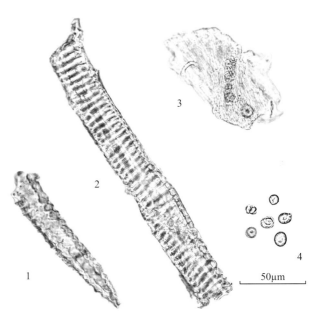

图18-6　川赤芍粉末图（王升菊　金正男　摄）

1. 纤维　2. 导管　3. 草酸钙簇晶　4. 淀粉粒

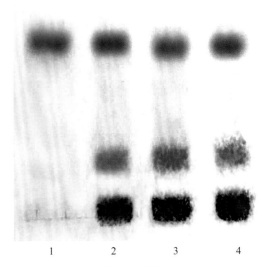

图18-7　川赤芍薄层色谱图（张存艳　摄）

1. 芍药苷对照品　2～4. 三批供试品

挥发油类等。其中，赤芍总苷是其特征性成分及有效成分。

1. 萜类及其苷　芍药苷（paeoniflorin）、羟基芍药苷（oxypaeoniflorin）、芍药内酯苷（albiflorin）、苯甲酰羟基芍药苷（benzoyloxypaeoniflorin）、苯甲酰芍药苷（benzoylpaeoniflorin）等。其中赤芍总苷为其主要成分和活性成分，是其清热凉血的主要物质基础。

2. 鞣质　3,4′-O-dimethylellagic acid，没食子酸（gallic acid）、gallotannin，1,2,3,6-pentagalloylglucose，1,2,3,4,6-O-pentagalloylglucose，3,3′-O-dimethyl ellagic acid，3,4,4′-O-trimethyl-5-hydroxy-5-methyl ellagic acid，3,3′,4-O-trimethyl ellagic acid，methyl gallate，ethyl gallate，propyl gallate，butyl gallate，1-O-galloylglucose等，鞣质是其止血的主要成分。

3. 黄酮及其苷类　儿茶素（catechin）、D-catechin，山奈酚（kaempferol）、二氢槲皮素（dihydroquercetin）、dihyd-rokaempferol，naringenin，kaempferol-3-O-β-D-glucoside，kaempferol-3,7-di-O-β-D-glucoside等，黄酮及其苷类是其清热凉血的主要成分。

4. 挥发油　苯甲酸（benzoic acid）、牡丹酚（paeonolide）、n-棕榈酸（n-hexadecanoic acid）、（Z,Z）-9,12-十八碳烯酸［（Z,Z）-9,12-octadecenoic acid］等，挥发油是其活血化瘀的主要成分[2]。

【性味归经】苦，微寒。归肝经。

【功能主治】清热凉血，散瘀止痛，清肝火。用于温毒发斑，吐血衄血，经闭痛经，癥瘕腹痛，跌扑损伤，痈肿疮疡，目赤肿痛，肝郁胁痛。

【药理作用】

1. 抗氧化作用　川赤芍中芍药苷具有清除1,1-二苯基-2-三硝基苯肼（DPPH）自由基、抑制脂质过氧化和清除超氧阴离子能力的作用[3]。

2. 镇痛、抗炎作用　芍药苷可使热水（50℃）尾部水浴致疼痛模型小鼠的尾部回缩反应时间明显延长，痛阈值显著提高[4]。芍药苷对乙酸致小鼠疼痛有明显的抑制作用，对爱兰苔胶引起的大鼠后足肿胀有显著抑制作用[5]。

3. 镇静作用　芍药苷可引起正常大鼠睡眠状态，对环己烯巴比妥钠引起小鼠的睡眠时间有明显的延长作用[5, 6]。

4. 抗菌作用　川赤芍挥发性组分对大肠埃希菌、金黄色葡萄球菌、沙门菌、巨大芽孢杆菌、短杆菌具有较好的抑制作用，半挥发性组分对金黄色葡萄球菌、沙门菌有较好的抑制作用[7]。

【分子生药】赤芍遗传多态性较为丰富，可以利用ITS序列对赤芍和白芍不同居群材料进行鉴定分析，野生芍药群体内遗传多样性较栽培芍药丰富；野生芍药和栽培芍药群体间存在显著的遗传分化[8]。

主要参考文献

[1] 李涛，雷洋，江镭，等.川赤芍的生药学研究[J].华西药学杂志，2015，30(3)：317-319.

[2] 陆小华，马骁，王建，等.赤芍的化学成分和药理作用研究进展[J].中草药，2015，46(4)：595-602.

[3] 徐峰，王涛，余玲，等.芍药晒干过程中有效化学成分及其抗氧化能力变化[J].植物科学学报，2017，35(5)：783-789.

[4] 刘聪.芍药苷的提取及其镇痛作用研究[J].吉林农业，2011(2)：65.

[5] 梁学谦.芍药甙的分离提取及其药理作用[J].新医药学杂志，1974(12)：42-44.

[6] 曾庆田.芍药的药理研究进展[J].四川生理科学动态，1983(2)：18-21.

[7] 吕金顺，王新风，薄莹莹.川赤芍根的挥发性和半挥发性成分及其抗菌活性[J].林业科学，2009，45(1)：161-166.

[8] 王秋玲.赤芍与白芍质量差异及其形成机制研究[D].北京：北京中医药大学，2012.

19. 川明参

Chuanmingshen

CHUANMINGSHINIS RADIX

【别名】明参、明沙参、土明参、沙参。

【来源】为伞形科植物川明参*Chuanminshen violaceum* Sheh et Shan的干燥根。

【本草考证】本品历代本草没有记载，因而极易与其他品种相混。《中药志》（1959）、《四川中药志》等曾将川明参和明党参作为同一种植物收载。川明参为四川特产中药材之一，栽培的川明参产区习称"沙参"，因与"北沙参""南沙参"相混，四川自20世纪50年代初以来一直称"川明参"，《四川省中药材标准》1987年版第一次收载川明参作正名。

【原植物】多年生草本。根圆柱形，顶部稍细，有横向突起环纹，黄白色至黄棕色，断面白色，富淀粉质，味甜。茎直立，多分枝，有纵细条纹，上部粉绿色，基部紫红色。基生叶多数，莲座状，具长柄，基部有宽叶鞘抱茎；叶片轮廓三角状卵形，三出或二至三回羽状全裂，末回裂片卵形或长卵形，先端渐尖，基部楔形或圆形。圆锥状复伞形花序顶生；伞辐4～8；小总苞片无或有1～3片，线形，膜质；花瓣长椭圆形，小舌片细长内曲，中脉显著；花冠5枚，长卵形；雄蕊5，花丝细长，约为花冠的2倍。双悬果长椭圆形或长卵形，暗褐色，背腹扁压，背棱和中棱线形突起；胚乳腹面平直。花期4～5月，果期5～6月。（图19-1）

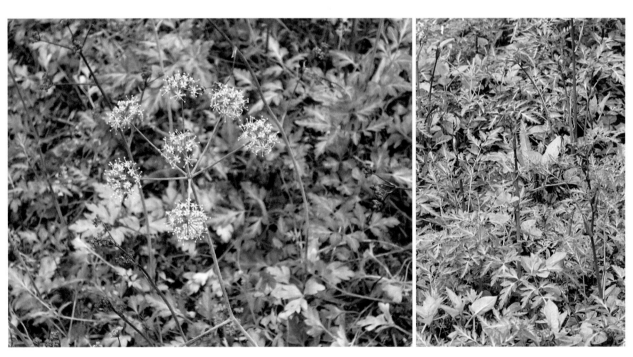

图19-1 川明参（左：川明参 张梅 摄 右：川明参花苔 黎跃成 摄）

主要为栽培，亦野生于海拔400～800m的山坡草丛或沟边、林缘路旁。主要分布于四川、湖北等地。

【主产地】主产于四川巴州、青白江、金堂、简阳、苍溪、威远、北川、平武、阆中，湖北宜昌、当阳等地。

【栽培要点】

1. **生物学特性** 喜温暖湿润气候、较能耐寒，不耐高温。宜在土层深厚、疏松肥沃、排水良好的砂质壤土或壤土栽种，切忌在黏重、汗湿和含砾石多的土壤栽培。

2. 栽培技术　用种子繁殖，育苗移栽。撒播或条播，8月将拌砂的种子撒入畦面，薄盖细土和稻秆。次年8月移栽，开沟，直放种根1株，覆盖土杂肥和火灰，再覆土超过根头3cm，并盖草或稻秆。

3. 病虫害　病害：根腐病、菌核病。虫害：蚜虫、食心虫、凤碟幼虫。

【采收与加工】移栽后翌年4月上旬挖根，抖去泥沙，刮去粗皮，沸水煮透，浸泡冷却，晾干。

【商品规格】统货。

【药材鉴别】

（一）性状特征

根长圆柱形或长纺锤形，略扭曲，长7～30cm，直径0.5～2cm。表面黄白色或淡黄棕色，光滑，可见不规则纵沟及微细皱纹。质坚硬，易折断，断面淡黄白色，半透明，有角质样光泽；皮部较薄，可见淡黄棕色小油点；木部圆形，有放射状纹理，类白色，略显粉性；较粗者一侧常不规则开裂。气微，味淡，嚼之发黏。（图19-2）

（二）显微鉴别

1. 根横切面　木栓层为多列木栓细胞。栓内层4～8列细胞，切向延长，有少数分泌道（图19-4）。韧皮部宽广，约占半径的1/2，筛管群呈放射状排列，近形成层处较明显，分泌道较多，由5～8个分泌细胞围绕而成，内含淡黄棕色物，射线弯曲；形成层环明显；木质部导管呈放射状排列。薄壁细胞含淀粉粒。（图19-3）

2. 粉末特征　粉末黄白色至淡黄色。分泌道碎片较多，内含油状物；常见梯纹、网纹导管，偶见螺纹导管。木栓细胞表面观呈多角形，无色或淡黄色。淀粉粒多数，形状多样，以复粒为主。（图19-5）

（三）理化鉴别

薄层色谱　称取川明参药材10g，加入6倍量60%乙醇回流，每次提取0.5小时，共3次，合并提取液，均匀混合后抽滤，减压浓缩至浸膏状，备用。取川明参浸膏，加入乙醚10ml，超声处理20分钟，使之充分溶解，滤过，滤液挥干，加乙酸乙酯2ml溶解残渣，制得供试品溶液。称取欧前胡素对照品1mg，加1ml甲醇制成对照品溶液。吸取上述两种溶液各10μl，分别点于同一硅胶G薄层板上，以石油醚（60～90℃）-乙酸乙酯（4：1）为展开剂，展开，取出，热风晾干。置

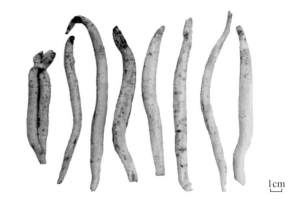

1cm

图19-2　川明参药材图

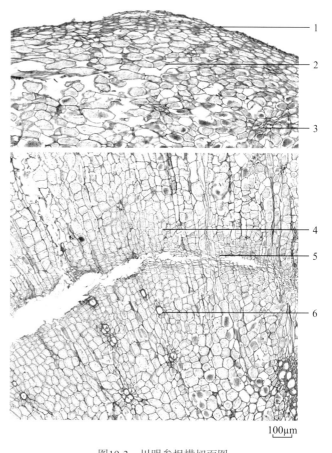

100μm

图19-3　川明参根横切面图

1. 木栓层　2. 皮层　3. 分泌道　4. 韧皮部　5. 形成层　6. 木质部

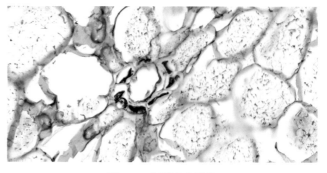

图19-4　川明参分泌道

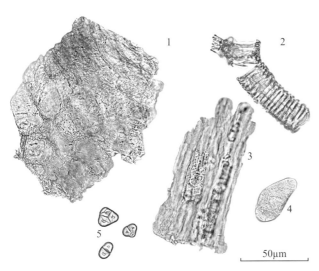

图19-5　川明参粉末图（王升菊　金正男　摄）

1. 木栓细胞　2. 导管　3. 分泌道　4. 糊化淀粉粒　5. 淀粉粒

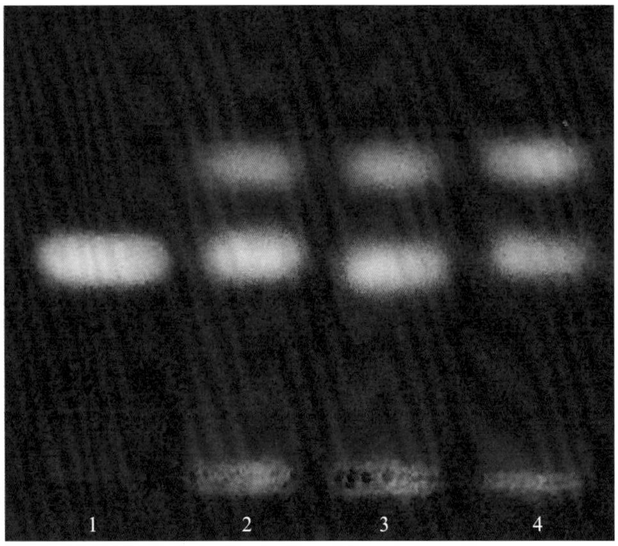

图19-6　川明参薄层色谱图（张存艳　摄）

1. 欧前胡素对照品　2～4. 为三批供试品

紫外光灯（365nm）下检视。供试品色谱中，在与对照品色谱相应的位置上，显相同颜色的斑点。（图19-6）

【质量评价】以条粗、质坚实、外皮黄白色、细致光滑、有光泽、断面半透明者为佳。

【化学成分】主要成分为多糖和香豆素类，另外也含有少量的黄酮、甾体和三萜酸等成分。其中，香豆素为其特征性成分和有效成分。

1. 香豆素类　欧前胡素（imperatorin）、香豆素伞形花内酯（umberlliferone）、石防风素（deltoin）、印度枸橘素（marmesin）、异紫花前胡苷（ammijin）和非香豆素化合物新丁香色原酮（noreugenin）、阿魏酸（ferlicacid）、胡萝卜苷（daucosterol）。欧前胡素是其滋阴补肺、健脾的物质基础[1]。

2. 多糖类　槲皮素-3-*O*-葡萄糖醛酸苷（quercetin-3-*O*-glucuronide）、豆甾醇（stigmasterol）、豆甾醇-葡萄糖苷（stigmaster-glucoside）等。多糖类是其止咳平喘的主要成分[1]。

3. 挥发油　falcarinol（*Z*）-（−）-1,9-heptadecadiene-4, octanal, *n*-hexadecanoic acid, 1*H*-indene, 1-etheny-2,3-dihydro等。挥发油是其健脾化气的主要成分。

【性味归经】甘，平。归肺、肝经。

【功能主治】养阴润肺，健脾和胃。用于热病伤阴，肺燥咳嗽，脾虚食少，病后体弱。

【药理作用】

1. 增强免疫作用　川明参多糖对环磷酰胺致免疫低下小鼠的免疫器官指数具有显著提高作用，显著增加血清干扰素-γ（IFN-γ）和白细胞介素-2（IL-2）含量，提高脂多糖（LPS）处理的脾脏淋巴细胞的增殖活性[2]。川明参醇提物和石油醚提取物对刀豆球蛋白A（ConA）诱导的小鼠T淋巴细胞增殖反应有不同程度促进作用[3]。川明参水煎液灌胃环磷酰胺致免疫抑制小鼠，可明显升高其外周血白细胞数量，增加脾脏指数和胸腺指数[5]。川明参多糖能明显增强正常小鼠炭粒廓清能力，增加小鼠刺激后溶血素分泌[4]。

2. 镇咳、祛痰作用　川明参多糖能明显减少浓氨水致咳小鼠的咳嗽次数和延长咳嗽潜伏期，能增加小鼠气管酚红的排泌量[4]。川明参水煎液可促进正常大鼠的痰液分泌，明显减少枸橼酸致咳豚鼠咳嗽次数[5]。

3. 抗疲劳和抗氧化作用　川明参水提液灌胃小鼠，可明显延长小鼠负重游泳时间，并明显降低血清LDH活性和肝糖原含量；灌胃*D*-半乳糖致衰老小鼠可明显增加血清和肝脏组织SOD活性而减少MDA含量[6]。

【用药警戒或禁忌】川明参水提物以22g/kg、5.5g/kg、1.8g/kg灌胃大鼠连续60天，结果22g/kg使大鼠血清AST明显升高，停药15天后恢复正常[7]；相同剂量灌胃大鼠4周，结果22g/kg、5.5g/kg使大鼠游离甲状腺素（FT4）和雌性大鼠血清睾酮水平明显降低，提示川明参长期食用可能会影响体内能量代谢及生殖内分泌功能[7]。

【分子生药】

遗传标记　川明参遗传多态性较为丰富，可利用RAPD、ISSR和ITS序列分析方法对川明参多态性进行分析[8, 9]。川明参种间在全基因组水平出现明显的遗传分化。ITS序列能将明党参和川明参进行区分[8]。利用ISSR对川明参进行多态性分析表明川明参的遗传多样性低于明党参，但是有标记可将两者区分[10]。

主要参考文献

[1] 邵镒钎，李丹，蒋攀，等.基于主成分及聚类分析的川明参的综合评价[J]. 2018，49(14)：3389-3396.

[2] 赵兴洪，殷中琼，贾仁勇，等.川明参多糖及其硫酸化物对免疫低下小鼠的影响[J].中国免疫学杂志，2015，31(1)：52-55，60.

[3] 苏筱琳，张梅，雨田，等.川明参对小鼠T淋巴细胞增殖反应的影响[J].中药药理与临床，2008，24(3)：78-79.

[4] 张梅，苏筱琳，雨田，等.川明参药理作用初步研究[J].中药药理与临床，2007，23(2)：49-50.

[5] 陈丹丹，彭成.川明参的药理作用及开发前景[J].中药与临床，2011，2(2)：35-37.

[6] 陈丹丹，彭成.川产道地药材川明参抗疲劳和抗氧化作用研究[J].现代中药研究与实践，2011，25(1)：28-30.

[7] 陈朝霞，张梅，陈璐，等.川明参对大鼠的长期毒性实验研究[J].时珍国医国药，2013，24(9)：2104-2107.

[8] 陶晓瑜，桂先群，傅承新，等.明党参和川明参种间遗传分化和系统关系的分子标记和ITS序列分析[J].浙江大学学报(农业与生命科学版)，2008，34(5)：473-481.

[9] 杨玉霞，胡平，夏燕莉，等.川明参种质资源遗传多样性的SRAP分析[J].中草药，2016，47(11)：1943-1949.

[10] 邱英雄，傅承新，吴斐捷.明党参与川明参群体遗传结构及分子鉴定的ISSR分析[J].中国中药杂志，2003，28(7)：598-603.

20. 川桐皮

Chuantongpi

KALOPANACIS CORTEX

【别名】海桐皮、刺桐皮、茨楸、钉皮、刺楸皮。

【来源】为五加科植物刺楸*Kalopanax septemlobus*（Thumb）Koidz.或毛叶刺楸*Kalopanax septemlobus* var. *margnificus*（Zabel）Hand-Mazz.的干燥树皮。

【本草考证】本品始载于《救荒本草》，名"刺楸"，载："刺楸树，生密县山谷中。其树高大，皮色苍白，上有黄白斑纹，枝梗间多有大刺，叶似楸叶而薄。"《本草纲目拾遗》载："鸟不宿，梗赤长，长三四尺，本有刺，开黄花成穗。"《四川中药志》称"丁桐皮""钉皮"。树皮在部分地区习作海桐皮用。本品在四川有较长的产销历史，使用较为广泛。本草记载与现今所用刺楸基本一致。

【原植物】

1. 刺楸　落叶乔木，枝有粗刺。叶在长枝上互生，在短枝上簇生，掌状5～7裂，裂片三角状卵形至长圆状倒卵披针形，先端渐尖或骤凸，边缘有细锯齿，下面幼时有短柔毛。伞形花序聚生为圆锥花序；花白色或淡黄绿色；萼齿5；花瓣5；雄蕊5；花丝比花瓣长1倍以上；子房下位，2室，花柱2，合生成柱状，先端分离。果球形，熟时黑色。花期7～8月，果期10～11月。（图20-1）

主要为野生，亦有栽培。生于海拔自数十米起至千余米的阳性森林、灌木林中和林缘，水湿丰富、腐殖质较多的密林，向阳山坡，甚至岩质山地。分布广，北至东北起，南至广东、广西、云南等地。主要为野生，亦有栽培。

生于海拔自数十米起至千余米的阳性森林、灌木林中和林缘，水湿丰富、腐殖质较多的密林，向阳山坡，甚至岩质山地。

2. **毛叶刺楸** 枝上的刺较少或无刺。叶片较大，较宽，长18～30cm，宽20～40cm，裂片卵形，下面密生短柔毛，脉上更密。

主要为野生，亦有栽培。生于海拔自数十米起至千余米的阳性森林、灌木林中和林缘，水湿丰富、腐殖质较多的密林，向阳山坡，甚至岩质山地。主要分布于浙江、湖北、四川、云南等地。

【**主产地**】主产于四川宝兴、峨边、云南镇雄、湖北西部、浙江天台山、湖南、广西、安徽等地。

【**栽培要点**】

1. **生物学特性** 在阳光充足、土质肥沃地段生长良好，不耐干旱也不耐低湿水涝。

2. **栽培技术** 用种子繁殖或根插繁殖。种子繁殖：春季将种子用30℃温水浸4小时，捞出与湿沙层种催芽，10天左右，有30%的种子破胸裂口，即可播种，培育2年，高1m左右时移栽。

3. **病虫害** 病害：斑枯病，白粉病。虫害：蚜虫。

【**采收与加工**】初夏剥取有钉刺的树皮，晒干。

【**商品规格**】统货。

【**药材鉴别**】

（一）性状特征

呈片状或微卷曲的不规则块片，厚6～10mm。外表面黑褐色或灰褐色，粗糙，多呈不规则鳞片状裂纹，并有地衣斑及菱形皮孔，其上密生大型瘤状的钉刺，钉刺扁圆锥形，纵向着生，顶端锐尖或已全部除掉，仅留有钉刺痕迹。钉刺基部直径0.5～1.5cm，较大的钉刺上可见环纹。内表面淡黄棕色至黄棕色，有斜网状细条纹。质脆，断面纤维性，略呈层片状。气微，味微辛，略有麻舌感。（图20-2）

（二）显微鉴别

1. **刺楸树皮横切面** 木栓组织由数至十数列细胞组成，细胞类长方形，壁略增厚，木化；钉刺部位基部为径向延长的木化细胞，边缘及尖部为纤维。皮层较窄，有石细胞散在，石细胞类圆形，类方形或类多角形，直径16～81μm，簇晶直径11～168μm。韧皮部纤维组成4～8条切向延长的长方形束，每束由数个至数十个纤维组成；筛管颓废；韧皮薄壁细胞亦含众多

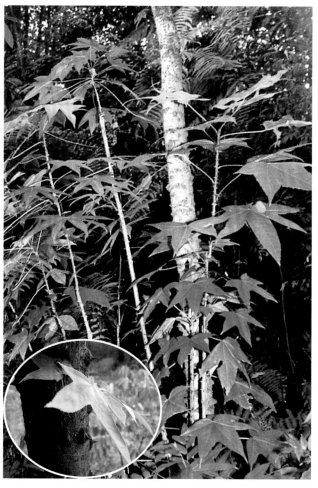

图20-1 刺楸（黎跃成 摄）

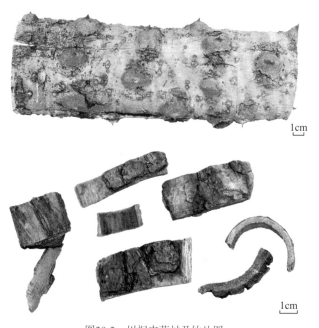

图20-2 川桐皮药材及饮片图

（黎跃成 刘倩倩 宋肖敏婷 摄）

的草酸钙结晶，射线宽1～3细胞。较老的树皮外侧为落皮层，皮层由数层至十数层木栓细胞环带组成；皮层与较薄树皮类同；韧皮部较宽，纤维束环带可达十数列。

2. 刺楸粉末特征　粉末棕褐色。分泌道多破碎，分泌细胞含有细小油滴。韧皮纤维较多，成束或单个散在，甚长，平直或稍弯曲，末端钝圆，壁厚，微木化，胞腔狭窄，孔沟明显。草酸钙方晶大小不一；草酸钙簇晶极多，有的棱角宽大或带方形，也有簇晶与方晶合生。石细胞类长圆形、类长方形或纺锤形，单个散在或数个成群。木栓细胞稀少，表面观呈多角形、类圆形。（图20-3）

（三）理化鉴别

薄层色谱　取本品粉末1g，加入甲醇20ml，超声处理30分钟，滤过。滤液蒸干，残渣加水15ml溶解。用水饱和正丁醇振摇提取2次，每次15ml。合并正丁醇提取液，蒸干。残渣加甲醇20ml溶解。再加入75%盐酸2ml，加热回流水解2小时。水解物加水适量，用三氯甲烷振摇提取2次，每次20ml。合并三氯甲烷液，蒸干。残渣加甲醇1ml使溶解，作为供试品溶液。另取常春藤皂苷元对照品，加甲醇制成每1ml含1mg的溶液，作为对照品溶液。照薄层色谱法试验，吸取上述两种溶液各3～5μl，分别点于同一硅胶G薄层板上，以正己烷-乙酸乙酯-冰醋酸（7：3：0.3）为展开剂，展开，取出，晾干，置紫外光灯（365nm）下检视。供试品色谱中，在与对照品色谱相应的位置上，显相同颜色的荧光斑点。（图20-4）

【质量评价】以质干燥、皮厚实、钉刺多者为佳。采用高效液相色谱法测定，本品按干燥品计算，含常春藤皂苷元（$C_{30}H_{48}O_4$）不得少于0.60%。

【化学成分】主要成分为皂苷、多炔、苯丙烷类、黄酮和简单酚苷等，其中皂苷是其特征性成分和有效成分。

1. 皂苷类　常春藤皂苷元（hederagenin）、刺楸皂苷Ⅰ（kalopanaxsaponin Ⅰ）、刺楸皂苷A（kalopanaxsaponin A）、刺楸皂苷B（kalopanaxsaponin B）、3-O-α-L-arabinopyranosyl hederagenin、紫丁香苷（syringin）等。皂苷类成分是川桐皮祛风湿、止痛的有效成分。刺楸皂苷A抗炎活性好[1-3]。

2. 苯丙烷类　kalopanaxins A，C，D、芥子苷（glucosinolate）、松柏苷（concanthin）、绿原酸（chlorogenic acid）、丁香酯素-4，4′-二-O-葡萄糖苷（syringaresinol-4,4′-di-O-glucoside）、liriodendrin等[4]。

【性味归经】辛、微苦，平；有小毒。归肾经。

【功能主治】祛风湿，通络止痛，燥湿止痒。用于风湿痹痛，腰膝酸痛；外治湿疹。

【药理作用】

1. 降血糖、血脂作用　川桐皮中单糖链皂苷成分kalopan-

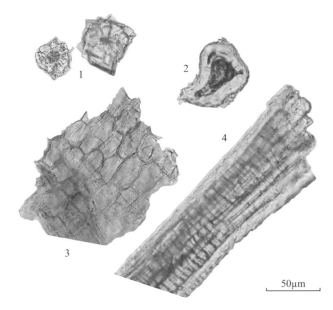

图20-3　川桐皮（刺楸）粉末图（王升菊　金正男　摄）

1. 草酸钙簇晶　2. 石细胞　3. 木栓细胞　4. 纤维

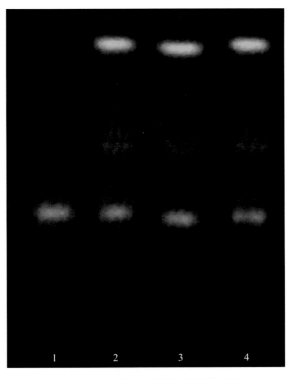

图20-4　川桐皮薄层色谱图（张存艳　摄）

1. 常春藤皂苷元对照品　2～4. 三批供试品

axsaponin A和hederagenin可明显降低链脲佐菌素诱导的大鼠糖尿病模型的血糖和胆固醇水平，kalopanaxsaponin A活性强于hederagenin[5]。

2. 抗肿瘤作用 川桐皮皂苷对黄曲霉毒素B_1（AFB_1）有较强的抑制活性，皂苷能有效阻断AFB_1的代谢活性，或清除能够引起诱变的亲电中间体，但对N-甲基-N'-硝基-N-亚硝基胍（MNNG）产生的诱变作用无效[6]。川桐皮皂苷对小鼠结肠腺癌Colon 26、小鼠肺癌Lewis和人膀胱癌J82和T24都有明显的细胞毒活性，其中kalopanaxsaponin A能延长患Colon 26和3LL Lewis肺癌小鼠的寿命[7]。

3. 抗类风湿作用 川桐皮中皂苷对完全弗氏佐剂致类风湿关节炎大鼠血清总胆固醇、甘油三酯和总蛋白的含量具有明显降低作用，并能降低外周血白细胞数[8]。刺楸单糖链皂苷可明显降低该模型大鼠血清MDA含量，降低肝脏非微粒体系统的黄嘌呤氧化酶和醛脱氢酶的活性，提高肝脏SOD、CAT、GSH活性[9]。

4. 抗炎作用 川桐皮甲醇提取物中乙酸乙酯层能明显抑制小鼠的血管通透性，其中kalopanaxsaponin A和pictoside A是主要的活性成分[10]，kalopanaxsaponin A能明显降低前列腺素E2（PGE2）和肿瘤坏死因子（TNF-α）的释放水平，抑制一氧化氮合酶（iNOS）和环氧合酶（COX-2）活性[11]。川桐皮正丁醇层的碱水解产物对卡拉胶大鼠有抗炎活性[12]。

【用药警戒或禁忌】川桐皮甲醇提取物灌胃小鼠的LD_{50}为4033mg/kg[8]。

主要参考文献

[1] 孙振学. 刺楸的化学成分及总皂苷的含量测定研究[D]. 长春：吉林大学，2008.

[2] 朱玮，贾夏，张鞍灵，等. 刺楸属植物化学成分及生物活性研究进展[J]. 西北林学院学报，2004，19(3)：119-124.

[3] 程东岩，王隶书，王海生，等. 刺楸不同产地和不同药用部位中总皂苷的含量测定[J]. 时珍国医国药，2010，21(10)：2494-2495.

[4] 谭邬丽，李敏，吴蜀瑶. HPLC法测定川桐皮中常春藤皂苷元的含量[J]. 现代中药研究与实践，2011，25(5)：68-70.

[5] Park HJ, Kim DH, Choi JW, et al. A potent anti-diabetic agent from Kalopanax pictus[J]. Archives of Pharmacal Research, 1998, 21(1): 24-29.

[6] Lee KT, Sohn IC, Park HJ, et al. Essential Moiety for Antimutagenic and Cytotoxic Activity of Hederagenin Monodesmosides and Bisdesmosides Isolated from the Stem Bark of Kalopanax pictus[J]. Planta Medica, 2000, 66(4): 329-332.

[7] Park HJ, Kwon SH, Lee KH, et al. Kalopanaxsaponin A is a Basic Saponin Structure for the Anti-Tumor Activity of Hederagenin Monodesmosides[J]. Planta Medica, 2001, 67(2): 118-121.

[8] Choi J, Huh K, Kim SH, et al. Toxicology of Kalopanax pictus, extract and hematological effect of the isolated anti-rheumatoidal kalopanaxsaponin a on the freunds complete adjuvant reagent-treated rat[J]. Archives of Pharmacal Research, 2001, 24(2): 119-125.

[9] Choi J, Huh K, Kim SH, et al. Kalopanaxsaponin A from Kalopanax pictus, a potent antioxidant in the rheumatoidal rat treated with Freund's complete adjuvant reagent[J]. Journal of Ethnopharmacology, 2002, 79(1): 113-118.

[10] Lee EB, Li DW, Hyun JE, et al. Anti-inflammatory activity of methanol extract of Kalopanax pictus bark and its fractions[J]. J Ethnopharmacol, 2001, 77(2-3): 197-201.

[11] Kim YK, Kim RG, Park SJ, et al. In vitro antiinflammatory activity of kalopanaxsaponin A isolated from Kalopanax pictus in murine macrophage RAW 264. 7 cells[J]. Biological & pharmaceutical bulletin, 2002, 25(4): 472-476.

[12] Li DW, Hyun JE, Jeong CS, et al. Antiinflammatory Activity of α-Hederin Methyl Ester from the Alkaline Hydrolysate of the Butanol Fraction of Kalopanax pictus Bark Extract[J]. Biological & Pharmaceutical Bulletin, 2003, 26(4): 429-433.

21. 川射干

Chuanshegan

IRIDIS TECTORI RHIZOMA

【别名】土知母、蓝蝴蝶、屋顶鸢尾。

【来源】为鸢尾科植物鸢尾*Iris tectorum* Maxim.的干燥根茎。

【本草考证】本品易与射干相混。《证类本草》载："射干、鸢尾，按二物相似，人多不分。射干即人间所种为花卉名凤翼者，叶如乌翅，秋生红花，赤点。鸢尾亦人间所种，苗低下于射干，状如鸢尾，夏生紫碧花者是也。"《蜀本草》论鸢尾时载："此草叶名鸢尾，根名鸢头，亦谓之鸢根。叶似射干，布地生。黑根似高良姜而节大，数个相连。"《证类本草》载："花红黄者是射干。"《本草纲目》载："紫花者是射干，红花者非。射干、鸢尾本是一类，但花色不同，但如牡丹、芍药、菊花之类其色各异，皆是同属也。大抵入药功不相远。"指出射干、鸢尾入药有相类似的功效。长期以来，川射干在四川作射干药用，但植物来源和正品射干不同。《植物名实图考》记载的花色紫碧者，即为鸢尾，为四川省习用的川射干。

【原植物】多年生草本，基部围有老叶残留的膜质叶鞘及纤维。根茎粗壮，二歧分枝，直径约1cm，斜伸；须根较细而短。叶基生，黄绿色，稍弯曲，中部略宽，宽剑形，先端渐尖或短渐尖，基部鞘状。花茎高20～40cm，顶部常有1～2个短侧枝，中、下部有1～2枚茎生叶；苞片2～3枚，绿色，草质，边缘膜质，披针形或长卵圆形，长5～7.5cm，宽2～2.5cm，内包含有1～2花；花蓝紫色；花被管上端膨大成喇叭形，外花被裂片3枚，圆形或宽卵形，先端微凹，爪部狭楔形，中脉上有不规则的鸡冠状附属物，成不整齐的缝状裂，内花被裂片3枚，椭圆形，盛花时向外平展，爪部突然变细；雄蕊3；花柱分枝扁平，先端裂片近四方形，子房纺锤状圆柱形。蒴果长椭圆形或倒卵形；种子黑褐色，梨形。花期4～5月，果期6～8月。（图21-1）

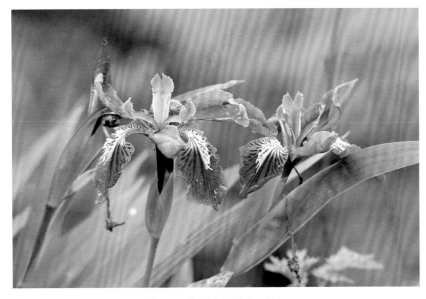

图21-1 鸢尾（黎跃成 摄）

主要为栽培，亦野生于海拔800～1800m的向阳山坡、草地、林缘、灌丛及溪边潮湿地。主要分布于云南、四川、江苏、浙江、广东、广西等地。

【主产地】主产于四川绵阳、甘孜、阿坝等地。道地产区古记载为蜀川（今崇州）、简州（今简阳）等地。

【栽培要点】

1. 生物学特征 耐干旱，耐寒，怕涝，夏季怕烈日直射，宜遮荫。宜选择肥沃壤土、排水良好的田地。

2. 栽培技术 根茎繁殖为主，也可采用种子繁殖。

3. 病虫害 病害：锈病。虫害：蛴螬。

【采收与加工】全年均可采挖，除去须根及泥沙，干燥。

【商品规格】川射干分为"统货"和"选货"。

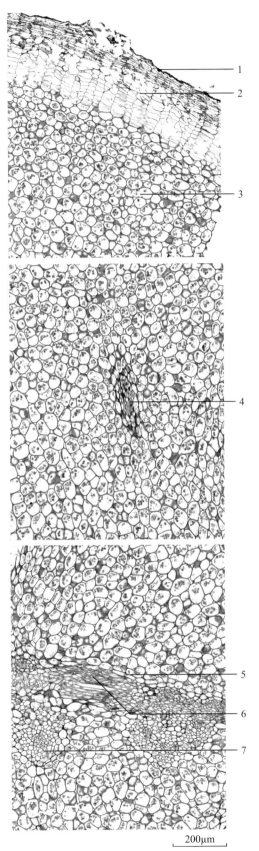

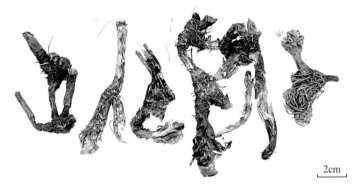

图21-2　川射干药材图

统货：无须根，杂质不得过1%。选货：有残存的须根，杂质不得过3%。

【药材鉴别】

（一）性状特征

根茎不规则条状或圆锥形，略扁，有分枝，长3～10cm，直径1～2.5cm。表面灰黄褐色或棕色，有环纹和纵沟。常有残存的须根及凹陷或圆点状突起的须根痕。质松脆，易折断，断面黄白色或黄棕色。气微，味甘、苦。（图21-2）

（二）显微鉴别

1. 根茎横切面　表皮有时残存，由一列排列整齐的表皮细胞组成，平周壁增厚，木栓层有10～15列细胞组成。皮层有少数叶迹维管束散在；内皮层明显。中柱维管束周木型或外韧型，部分成环，部分散生薄壁组织中有草酸钙柱晶及方晶，还有淀粉粒；无油滴。（图21-3）

2. 粉末特征　粉末浅黄色。草酸钙柱晶较多，多已破碎，完整者长15～82μm（可达300μm），直径16～52μm。薄壁细胞类圆形或椭圆形，壁稍厚或略呈连珠状，具单纹孔。木栓细胞表面观多角形，壁薄，微波状弯曲，有的具棕色物。（图21-4）

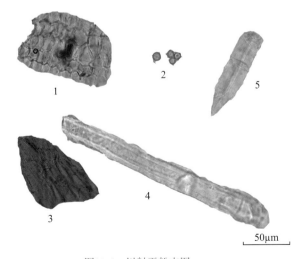

图21-4　川射干粉末图

1. 木栓细胞　2. 淀粉粒　3. 薄壁细胞　4. 纤维　5. 草酸钙柱晶

图21-3　川射干根茎横切面图

1. 表皮　2. 木栓层　3. 皮层　4. 叶迹维管束
5. 内皮层　6. 中柱鞘　7. 散生维管束

（三）理化鉴别

薄层色谱 取本品粉末1g，加甲醇10ml，超声处理30分钟，滤过，滤液浓缩至约1ml，作为供试品溶液。另取川射干对照药材1g，同法制成对照药材溶液。再取射干苷对照品，加甲醇制成每1ml含0.5mg的溶液，作为对照品溶液。照薄层色谱法试验，吸取上述三种溶液各1μl，分别点于同一聚酰胺薄膜上，以三氯甲烷–丁酮–甲醇（3∶1∶1）为展开剂，展开，取出，晾干，喷以三氯化铝试液，置紫外光灯（365nm）下检视。供试品色谱中，在与对照药材色谱和对照品色谱相应的位置上，显相同颜色的荧光斑点。

【质量评价】本品以完整、色灰黄、断面黄白色、味浓者为佳。采用高效液相色谱法测定，本品按干燥品计算，含射干苷（$C_{22}H_{24}O_{11}$）不得少于3.6%。

【化学成分】主要成分为黄酮类化合物[1-4]。

1. 异黄酮类化合物 鸢尾甲黄素A（iristectorigenin A）、鸢尾苷元（tectorigenin）、二氢山柰甲黄素（dihydrokaempferide）、野鸢尾苷元（irigenin）、野鸢尾苷（iridin）、鸢尾苷（tectoridin）、鸢尾新苷B（ristectorin B）等。

2. 其他类化合物 十四酸（myristic acid）、十四酸甲酯（irisquinone）、射干醌（belamcandaquinone）、鸢尾烯（tetradecanoic acid）、二十一烷（heneicosane）、3-羟基-苯甲醛肟（3-hydroxyl-benfromoxine）、正丁基-β-D-吡喃果糖苷（n-butyl-β-D-fructopyranoside）、草夹竹桃苷（androsin）、胡萝卜苷（daucosterol）、β-谷甾醇（β-sitosterol）和点地梅双糖苷（tectoruside）等。

【性味归经】苦，寒。归肺经。

【功能主治】清热解毒，祛痰，利咽。用于热毒痰火郁结，咽喉肿痛，痰涎壅盛，咳嗽气喘。

【药理作用】

1. 抗炎作用 川射干醇提液对组胺所致小鼠皮肤毛细血管通透性增高和腹腔毛细血管通透性增高均有明显抑制作用[5]。

2. 解热作用 川射干醇提液能显著降低啤酒西酵母致发热大鼠的肛温[5]。

【分子生药】

遗传标记 基于*ITS2*序列的分子标记技术能够很好地将射干、川射干与其混伪品白及、山菅、黄花射干，以及近缘物种德国鸢尾、北陵鸢尾明显区分开[6]。利用RAPD、ISSR分子标记技术和*rbcL*基因序列可以对射干、川射干和其混伪品进行分子鉴别，而目标起始密码子（*ScoT*）标记也能稳定、快速、准确鉴定射干、川射干，且*SCoT*标记在研究鸢尾属植物种内居群的遗传多样性时比ISSR标记更具优势[7]。

主要参考文献

[1] 赏后勤，秦民坚，吴靳荣.川射干的化学成分[J].中国天然药物，2007，5(4)：312-314.

[2] 邱庆浩，张志国，王建华，等.川射干中异黄酮类化学成分研究[J].中药材，2009，32(9)：1392-1394.

[3] 张志国，吕泰省，邱庆浩.川射干中非异黄酮类化学成分研究[J].中药材，2013，36(8)：1281-1283.

[4] 袁崇均，陈帅，罗森，等.川射干化学成分的研究[J].天然产物研究与开发，2008，20：444-446，449.

[5] 吴泽芳，熊朝敏.射干与白射干、川射干（鸢尾）的药理作用比较研究[J].中药药理与临床，1990，6(6)：28-30.

[6] 陈小露，余亚东，梅全喜，等.射干与川射干及其混伪品ITS2序列鉴定研究[J].世界科学技术-中医药现代化，2014，16(11)：2355-2360.

[7] Jun H, Ka-Lok W, Pangchui S, et al. Identification of the Medicinal Plants in *Aconitum* L. by DNA Barcoding Technique [J]. Planta Medica, 2010, 76(14): 1622-1628.

22. 川黄芩

Chuanhuangqin

SCUTELLARIAE AMOENAE RADIX

【别名】黄芩、西南黄芩、大黄芩、滇黄芩。

【来源】为唇形科植物滇黄芩 *Scutellaria amoena* C. H. Wright、连翘叶黄芩 *Scutellaria hypericjfolia* Lévl.或展毛韧黄芩 *Scutellaria tenax* W. W. Smith var. *patentipilosa*（Hand. Mazz.）C. Y. Wu的干燥根。药材上分别称为"西南黄芩""川黄芩"和"韧黄芩"。

【本草考证】黄芩始载于《神农本草经》，列为中品。《本草纲目》载："或云西芩多中空而色黔，北芩多内实而深黄。"其西芩应指今四川、云南所产黄芩。《滇南本草》载："多年生草本，高20～35cm。茎直立，四棱形。叶交互对生，矩圆状椭圆形，几无叶柄，长9～22cm；夏季开蓝紫色花，生于茎梢叶腋间，集成总状花序。花偏向一方，唇形，花萼筒状呈二唇形；雄蕊4，两两成对；雌蕊子房上位，花柱细丝状，柱头不显。坚果极小，黑色，有小凸点。"据考证与今使用滇黄芩 *Scutellaria amoena* 基本一致。川黄芩始载于《四川省中药材标准》1987年版，来源为滇黄芩、连翘叶黄芩和展毛韧黄芩的干燥根。

【原植物】

1. 滇黄芩　多年生直立草本，根茎近垂直或斜行，上部常分枝，肥厚，径达11mm或以上。茎高12～26（～35）cm，大多不分枝，沿棱上被倒向或近开展的微柔毛至疏柔毛。叶具短柄，矩圆状卵形或矩圆形，长1.4～3.3cm，宽0.7～1.4cm，两面疏被微柔毛至几无毛，边缘离基以上有不明显的圆齿至全缘。花对生，排列成长5～14cm顶生的总状花序；苞片披针状矩圆形，长5～10mm，花萼常带紫色，盾片高约1mm，果时增大；花冠紫色或蓝紫色长2.4～3cm，花冠筒近基部前方微囊大，明显膝曲状，下唇中裂片近圆形；雄蕊4，二强，花盘肥厚，前方隆起。小坚果卵球形，黑色，具瘤，腹面近基部具一果脐。花期5～9月，果期7～10月。（图22-1）

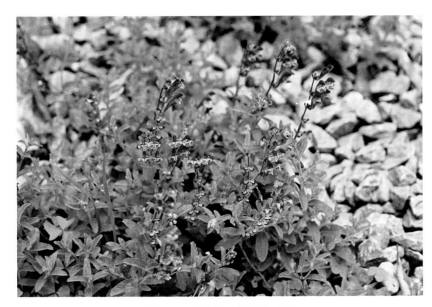

图22-1　滇黄芩（惠肇祥　摄）

主要为野生，生于海拔1300～3000m左右的云南松林下草地中。主要分布于云南中南部、中部至西北部，四川南部及贵州西北部。

2. 连翘叶黄芩　与滇黄芩主要区别在于茎沿棱角上疏被白色平展疏柔毛，常带紫色。叶草质，卵圆形至长圆形，长2～3.4cm，宽0.7～1.4cm，常带紫色，有多数浅凹腺点。花序总状，与序轴均疏被白色平展疏柔毛。花萼绿紫色或紫色；花冠白色、绿白色至紫色、紫蓝色，冠檐二唇形，上唇盔状，下唇中裂片三角状卵圆形。小坚果基部隆起的乳突。花期6～8月，果期8～9月。（图22-2）

主要为野生，生于海拔（900～）2600～3200（～4000）m的山地草坡上，有时见于高山栎林林缘；主要分布于四川西部。

3. **展毛韧黄芩**　与滇黄芩主要区别在于根茎匍匐，具密集的纤维状须根。茎、叶柄、叶下面沿脉上及花序均密被白色平展疏柔毛。叶膜质至草质，三角形或三角状卵圆形，长1.5～3cm，宽1.1～2.4cm，先端急尖，边缘有缺刻状牙齿或浅牙齿，叶片两面具白色小刺毛。花冠蓝色，冠筒之字形，短而粗壮。小坚果卵圆形，深栗色。花期8月，果期8～9月。

主要为野生，生于海拔1600m左右的灌丛或草坡。主要分布于四川西南部、云南东北部。

【主产地】滇黄芩主产于云南、四川等地；连翘叶黄芩和展毛韧黄芩主产于四川西部。

【采收与加工】春、秋两季采挖，除去须根及泥沙，晒后撞去粗皮，及时晒干。

【商品规格】统货。

【药材鉴别】

（一）性状特征

1. **滇黄芩**　根倒圆锥形、扭曲或微扭曲，分枝或不分枝，长7～20cm，直径1～2.5cm。表面棕黄色或暗黄色，有时可见粗糙的栓皮附着，有扭曲的纵皱纹或不规则的网纹，并可见残留细根痕。质硬而脆，易折断，断面不平坦，黄棕色或黄绿色；老根中间呈棕褐色，枯朽状或成空洞。气微，味苦。（图22-3）

2. **连翘叶黄芩**　根条较平直，质坚实，断面为黄色。

3. **展毛韧黄芩变种**　根条粗大，长5～30cm，直径1～7cm。很少有残存的栓皮，外表浅黄色；断面木部发达，质坚实，不易折断。

（二）显微鉴别

1. **滇黄芩和连翘叶黄芩根横切面**　木栓层外缘常残缺，木栓细胞扁平，呈长方形，棕黄色，木化。皮层宽广，内有石细胞散在，石细胞类圆形，类方形或长方形，壁木化。薄壁细胞中充满淀粉粒。维管束外韧型，被宽窄不一的射线分隔开。韧皮部与皮层界限不明显，木质部由导管、木纤维和木薄壁细胞组成，导管直径为20～55μm；老根在木质部中央有栓化细胞环。韧皮部和木质部薄壁细胞中均含淀粉粒。（图22-4）

2. **展毛韧黄芩根横切面**　维管束明显成束分布，木纤维发达，导管直径为15～85μm。

3. **粉末特征**　粉末棕黄色。韧皮纤维单个散在或数个成束，梭形，直径10～35μm，壁厚，孔沟细。石细胞类圆形或类长方形，壁较厚。木栓细胞棕黄色，多角形。网纹导管多见，直径25～60μm。木纤维多碎断，有稀疏斜纹孔。淀粉粒甚多。（图22-5）

（三）理化鉴别

薄层色谱　取本品粉末2g，加乙酸乙酯–甲醇（3∶1）的混合溶液30ml，加热回流30分钟，放冷，滤过。滤液

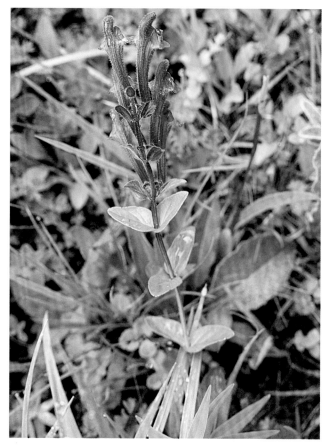

图22-2　连翘叶黄芩（黎跃成　摄）

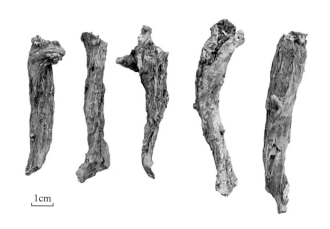

1cm

图22-3　川黄芩（滇黄芩）药材图（黎跃成　摄）

蒸干，残渣加甲醇2ml使溶解，取上清液作为供试品溶液。另取黄芩苷对照品，加甲醇制成每1ml含1mg的对照品溶液。照薄层色谱法试验，吸取上述两种溶液各2μl，分别点于同一聚酰胺薄膜上，以乙酸为展开剂，展开，取出，晾干。置紫外光灯（365nm）下检视。供试品色谱中，在与对照品色谱相应的位置上，显相同颜色的斑点。（图22-6）

【质量评价】以条长、质坚实、色黄者为佳。采用高效液相色谱法测定，滇黄芩按干燥品计算，含黄芩苷不得少于8.0%。

【化学成分】主要含有黄酮类化合物。如黄芩素（baicalein）、黄芩苷（baicalin）、汉黄芩素（wogonin）、滇黄芩素（hispidulin）、和汉黄芩苷（wogonoside）、粘毛黄芩素-Ⅰ（viscidulin-Ⅰ）、千层纸张素-A（5,7-dihydroxy-6-methoxyflavone）等[1]。黄芩苷为川黄芩清热解毒的主要有效成分。

【性味归经】苦，寒。归肺、胆、脾、大肠、小肠经。

【功能主治】清热燥湿，泻火解毒，止血，安胎。用于湿温、暑湿胸闷呕恶、湿热痞满、泻痢、黄疸，肺热咳嗽，高热烦渴，血热吐衄，痈肿疮毒，胎动不安。

【药理作用】

1. 降血脂作用 川黄芩总浸膏灌胃给药，可明显降低高脂模型大鼠血清TC、TG、LDL-C含量，明显降低肝脏TG、TC，升高粪便中总胆汁酸（TBA）水平[2]。

2. 抗心律失常作用 川黄芩总黄酮能提高氯化钡或氯

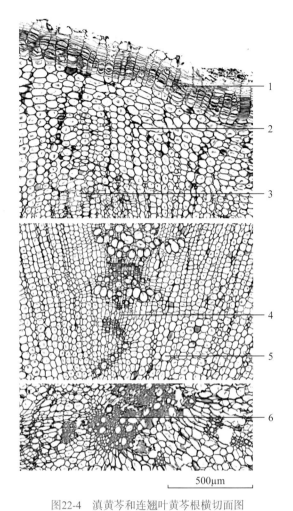

图22-4 滇黄芩和连翘叶黄芩根横切面图

1. 木栓层 2. 皮层 3. 韧皮部 4. 木质部 5. 木射线 6. 木纤维

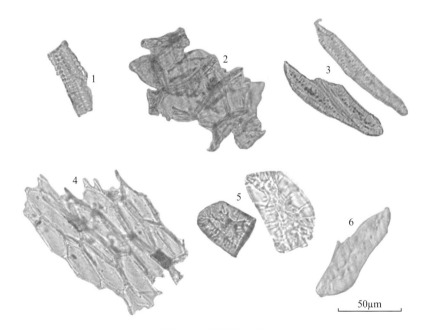

图22-5 川黄芩粉末图

1. 导管 2. 木栓细胞 3. 木纤维 4. 木薄壁细胞 5. 石细胞 6. 韧皮纤维

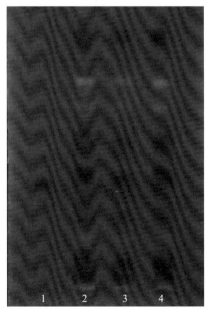

图22-6 川黄芩薄层色谱图（刘红梅 摄）

1. 黄芩苷对照品 2～4. 三批供试品

化钙诱发豚鼠或大鼠致室性期前收缩（VP）、心室纤颤（VF的阈剂量），推迟氯化钡诱发大鼠室性心动过速的出现时间和氯化钙诱发大鼠心室纤颤的出现时间[3]。

主要参考文献

[1] 董建萍，陈定一.川黄芩黄酮成分的研究[J].中草药，1992，23(12)：619-621.

[2] 刘海鸥.滇黄芩化学成分及药理活性研究[D].昆明：云南中医学院，2016.

[3] 何晓山，周宁娜，林青，等.滇黄芩总黄酮抗心律失常作用的实验研究[J].中国中药杂志，2010，35(04)：508-510.

23. 川黄芪

Chuanhuangqi

ASTRAGALI ERNSTIIS RADIX

【别名】黄芪、绵芪、绵黄芪。

【来源】为豆科植物梭果黄芪 *Astragalus ernestii* Comb.、多花黄芪 *Astragalus floridus* Benth.、金翼黄芪*Astragalus chrysopterus* Bge.的干燥根。

【本草考证】四川产黄芪的记载，最早见于《名医别录》："生蜀群山谷，曰水（今四川松潘县东境）、汉中（今陕西南郑）"。《本草经集注》载："第一出陇西（旧甘肃巩昌府台），洮阳（今甘肃临潭县西南）……次用黑水（今四川松潘县西境的黑水），宕昌（今松潘县西北边境）者"。由此可见，在南北朝以前，四川（松潘县）就已经是黄芪的主要产地之一。其后，《新修本草》载："今出原州（今甘肃固原县）及华原（今陕西耀县）者为良，蜀汉不复采用"。《重广补注神农本草并图经》载："黄芪本出绵上（今山西沁源县西北）为良。"《植物名实图参》载："山西、蒙古者佳。"综上所述，在唐朝以后，四川的黄芪才逐渐被山西、内蒙古所取代。从本草的描述中可看出，在南北朝以前，四川（松潘县）就已经是川黄芪的主要产地之一。本草记载与现今所用川黄芪基本一致。

【原植物】

1.梭果黄芪　多年生草本，根粗壮，表皮暗褐色。茎直立，高30～100cm，具条棱，无毛。羽状复叶有9～17片小叶；托叶近膜质，离生，卵形或长圆状卵形，先端尖，两面无毛，仅边缘散生柔毛，基部常有暗色、膨大的腺体；小叶长圆形，稀为倒卵形，长10～24mm，宽4～8mm，先端钝圆，有细尖头，基部宽楔形或近圆形，两面无毛，具短柄。密总状花序有多数花；苞片膜质，长圆形或倒卵形，先端钝或尖，基部渐狭，边缘具黑色毛；花梗长2～3mm，被黑色伏贴毛；花萼钟状，长9～10mm，外面无毛，萼齿披针形内面被黑色伏贴毛；花冠黄色，翼瓣、龙骨瓣和旗瓣一般长；子房被柔毛，具柄。荚果梭形，膨胀，长20～22mm，宽约5mm，密被黑色柔毛。花期7月，果期8～9月。（图23-1）

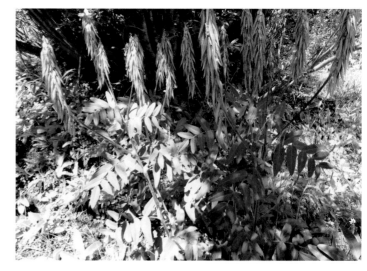

图23-1　梭果黄芪（黎跃成　摄）

主要为野生，生于海拔3900～4500m的山坡草地或灌丛中。主要分布于四川西部、云南西北部及西藏东部。

2. 多花黄芪 茎上有黑色或白色长柔毛。羽状复叶有13～14片小叶，长4～12cm；托叶披针形或狭三角形，下面散生白色和黑色柔毛；小叶线状披针形或长圆形，长8～22mm，宽2.5～5mm，上面绿色，近无毛，下面被灰白色、多少伏贴的白色柔毛。荚果纺锤形，长12～15mm，两端尖，表面被棕色或黑色半开展或倒伏柔毛。（图23-2）

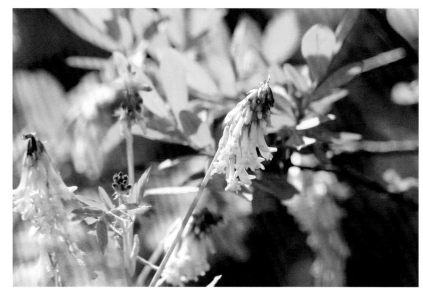

图23-2 多花黄芪（黎跃成 摄）

主要为野生，生于海拔2600～4300m的高山草坡或灌丛下。主要分布于甘肃、青海、四川及西藏。

3. 金翼黄芪 羽状复叶有12～19片小叶，长4～8.5cm；托叶狭披针形，长4～6mm，下面疏被柔毛；小叶宽卵形或长圆形，长7～20mm，宽3～8mm，顶端钝圆或微凹，具小凸尖，基部楔形，上面无毛，下面粉绿色，疏被白色伏贴柔毛。种子2～4颗。（图23-3）

主要为野生，生于海拔3900～4500m的山坡草地或灌丛中。主要分布于四川西部、云南西北部及西藏东部。

【主产地】 主产于四川省甘孜州、阿坝州。

【采收与加工】 春、秋两季采挖。秋末茎叶近枯萎时至第二年发苗前均可采收，去掉茎叶、泥沙，剔去芦头、须尾，晒干。

【商品规格】 统货。

【药材鉴别】

（一）性状特征

1. 梭果黄芪 根圆柱形，少分枝，长30～50cm，直径1～2cm。表面淡棕色或灰棕色，有横向突起的皮孔，外皮和木心易剥离，不易折断，横切面皮部乳白色，木部淡棕黄色。质韧，味淡，有豆腥气。（图23-4）

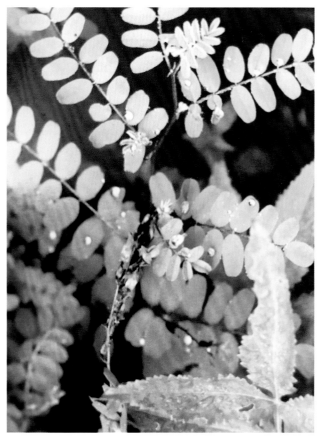

图23-3 金翼黄芪（黎跃成 摄）

2. 多花黄芪 根长圆柱形，长30～70cm，直径0.5～2cm。表面灰棕色，表皮下层红棕色，常扭曲分枝。质较硬，断面具放射状纹理。皮部味苦。味淡，微涩。（图23-5）

3. 金翼黄芪 根圆柱形，长20～30cm，直径0.5～1cm，上部有细密环纹。表面灰黄棕色至浅棕褐色，有纵皱纹，质硬略韧，粉性，断面纤维性强；气微，味甜，嚼之有豆腥味。（图23-6）

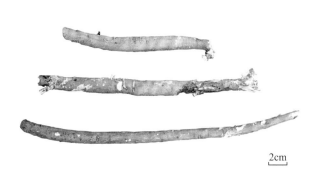

2cm

图23-4 川黄芪药材图（梭果黄芪）

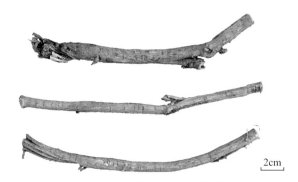

2cm

图23-5 川黄芪药材图（多花黄芪）

（二）显微鉴别

1. 梭果黄芪根横切面　木栓层由8～10层木栓细胞组成，栓内层由3～5层厚角细胞组成。韧皮纤维束除密集区排列成环状外，其余不规则分布。形成层环凹凸相间，在束间区域不明显。近形成层处导管大型，约3～6列，近中部木纤维束与大导管束近等宽。薄壁组织中含淀粉粒，类圆形，直径4～10μm[2]。（图23-7）

2. 梭果黄芪粉末特征　粉末淡黄白色或淡黄色。石细胞类多角形，壁较厚。纤维成束，末端钝叉状或钝尖。具缘纹孔导管无色或黄色，偶见网纹导管。木栓细胞表面观类方形。淀粉粒较多，类圆形。（图23-8）

（三）理化鉴别

薄层色谱　取本品粉末3g，加乙醇30ml，加热回流20分钟，滤过。滤液蒸干，残渣加0.3%氢氧化钠溶液15ml使溶解，滤过。滤液用稀盐酸调节pH值至5～6，用乙酸乙酯15ml振摇提取。分取乙酸乙酯液，用铺有适量无水硫酸钠的滤纸滤过，滤液蒸干。残渣加乙酸乙酯1ml使溶解，作为供试品溶液。另取川黄芪对照药材3g，同法制成对照药材溶液。照薄层色谱法试验，吸取上述两种溶液各5μl，分别点于同一硅胶G薄层板上，以甲苯-甲酸乙酯-甲酸（5∶4∶1）作为展开剂，展开。取出，晾干。喷以10%硫酸乙醇溶液，在105℃加热至斑点显色清晰，置紫外光灯（365nm）检视下。供试品色谱中，在与对照药材色谱相应的位置上，显相同的斑点或荧光斑点。

【质量评价】以条粗长、断面色黄白、有粉性者为佳。照水溶性浸出物测定法项下冷浸法测定，本品含水溶性浸出物不得少于10.0%。

【化学成分】主要成分为多糖类、皂苷类、黄酮类等。其中，皂苷类和黄酮类为其主要有效成分。

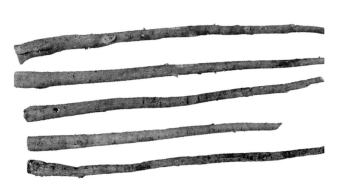

图23-6 川黄芪药材图（金翼黄芪）

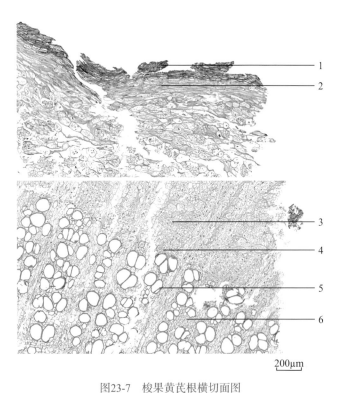

1

2

3

4

5

6

200μm

图23-7 梭果黄芪根横切面图

1. 木栓层 2. 栓内层 3. 韧皮纤维 4. 形成层 5. 导管 6. 木纤维

1. 黄芪多糖　主要有APS Ⅰ，APS Ⅱ，APS Ⅲ、AG-1，AG-2、AH-1、AH-2等[3]。

2. 皂苷类　主要有黄芪甲苷（astragaloside）、asernestioside A，asernestioside B，asernestioside C，astramertbrannin Ⅱ，astrasieversianin Ⅵ，astrasieversianin Ⅴ，isoastragaloside Ⅳ等[4]。

3. 黄酮类　主要有毛蕊异黄酮（calycosin）、毛蕊异黄酮葡萄糖苷（calycosin-7-glucoside）、芒柄花素（formononetin）、芒柄花苷（ononin）、calycosin-7-*O*-*β*-*D*-glucopyranoside等[5, 6]。

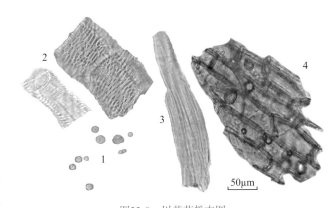

图23-8　川黄芪粉末图
1. 淀粉粒　2. 导管　3. 纤维　4. 木栓细胞

【性味归经】甘，微温。归肺、脾经。

【功能主治】补气升阳，益卫固表，生津养血，利尿消肿，托毒生肌。用于气虚乏力，食少便溏，中气下陷，久泻脱肛，便血崩漏，表虚自汗，内热消渴，血虚萎黄，气虚水肿，痈疽难溃，久溃不敛。

【药理作用】

1. 降血糖作用　川黄芪多糖对链脲佐菌素所致2型糖尿病小鼠的体重以及脏器指数的减轻有明显的抑制作用，同时能显著降低其空腹血糖以及葡萄糖耐量[7]。

2. 免疫调节作用　川黄芪乙酸乙酯部位对负重力竭游泳运动所致疲劳小鼠的游泳时间具有明显延长作用；乙酸乙酯部位、正丁醇部位和水部位对小鼠腹腔巨噬细胞吞噬鸡红细胞吞噬功能均具有提升作用，能明显提高吞噬指数和廓清指数，增加胸腺器官质量[8]。

主要参考文献

[1] 赵燏黄，步毓芝，王孝涛，等. 药用黄芪本草学及生药学的研究[M]. 北京：科学出版社，1959：1.

[2] 李鸣，冯毓秀，高光跃，等. 商品黄芪的地区用药及其易混品的形态与显微鉴别[J]. 药学学报，1996，31(2)：145-150.

[3] 单俊杰，王顺春，刘涤，等. 黄芪多糖的化学和药理研究进展[J]. 上海中医药大学学报，2000，14(3)：61-64.

[4] 刘洋，杜婧，沈颜红. 10种药用黄芪属植物化学成分及药理作用的研究进展[J]. 中国实验方剂学杂志，2017，23(18)：222-234.

[5] 梁丽娟，赵奎君，屠鹏飞，等. HPLC法同时测定黄芪中4种黄酮类成分的含量[J]. 中国药房，2010，21(15)：1385-1387.

[6] 聂娟，谢丽华，马港圆，等. 中药黄芪的化学成分及药理作用研究进展[J]. 湖南中医杂志，2018，34(7)：228-231.

[7] 运立媛，张民，朱振元. 不同产地黄芪多糖降血糖活性的比较研究[J]. 食品研究与开发，2018，39(19)：20-25.

[8] 郭帅，夏厚林，吴强，等. 梭果黄芪不同极性部位抗疲劳和免疫调节研究[J]. 辽宁中医药大学学报，2013，15(08)：33-35.

24. 川银花

Chuanyinhua

LONICERAE SIMILIS FLOS

【别名】南江银花、肚子银花、沐川银花。

【来源】为忍冬科植物细毡毛忍冬*Lonicera similis* Hemsl.和淡红忍冬*Lonicera acuminata* Wall.的干燥花蕾或带初开的花。前者习称"南江银花"，后者习称"肚子银花"或"沐川银花"。

【本草考证】忍冬，始载于《名医别录》。《本草经集注》载："似藤生，凌冬不凋，故名忍冬。"《新修本草》载："此草藤生，绕覆草木上，苗茎赤紫色，宿者有薄白皮膜之，其嫩茎有毛，叶似胡豆，亦上下有毛。花白蕊紫。"《本草纲目》载："忍冬在处有之，附树延蔓，茎微紫色，对节生叶。叶似薜荔而青，濇有毛。三四月开花，长寸许，一蒂两花二瓣，一大一小，如半边状，长蕊。花初开者，蕊瓣俱白色；经二三日，则变黄。新旧相参，黄白相映，故呼金银花，气甚芳香，四月采花阴干；藤叶不拘时采。阴干。"以上所述及附图，可以推测为忍冬属植物。四川地区有多种忍冬属植物，常在当地药用，称为川银花。川银花始载于《四川省中药材标准》1987年版，来源为细毡毛忍冬、灰毡毛忍冬和淡红忍冬的干燥花蕾或带初开的花。

【原植物】

1. 细毡毛忍冬　为多年生半常绿木质藤本，幼枝、叶柄和总花梗均被淡黄褐色、开展的长糙毛和短柔毛，并疏生腺毛，或全然无毛；老枝棕色。叶纸质，卵形、卵状矩圆形至卵状披针形或披针形，长4～12cm，顶端急尖至渐尖，基部微心形，下面被由细短柔毛组成的灰白色或灰黄色细毡毛，脉上有长糙毛或无毛。双花单生于叶腋或少数集生枝端成总状花序，总花梗可长达4cm；苞片三角状披针形至条状披针形，小苞片极小，卵形至圆形；萼筒椭圆形至长圆形，无毛，萼齿近三角形；花冠唇形，筒细，先白色后变淡黄色，雄蕊与花柱稍超出花冠，无毛。果实蓝黑色，卵圆形，种子褐色，稍扁，卵圆形或矩圆形。花期5～7月，果熟期9～10月。（图24-1）

主要为栽培，亦有野生，生于海拔550～1600m（川、滇可达2200m）的山谷溪旁或向阳山坡灌丛或林中。主要分布于陕西南部，甘肃南部，浙江西北部和西南部，福建，湖北西部，湖南西部，广西，四川北部、东部至西南部，贵州西部至北部和云南东部至北部。

2. 淡红忍冬　枝通常被卷曲的棕黄色糙毛或糙伏毛或全然无毛。叶柄被卷曲的褐色草帽，叶薄革质，卵状矩圆形至条状披针形，长3.5～9cm，两面被糙毛或仅中脉有糙伏毛。花冠黄白色而有红晕，长1.3～2.5cm，漏斗状，外面无毛或有开展或半开展的短糙毛；花柱下部被柔毛，苞片钻形，比萼筒短或略长。（图24-2）

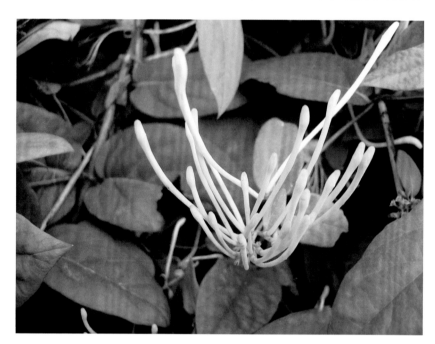

图24-1　细毡毛忍冬（黎跃成　摄）

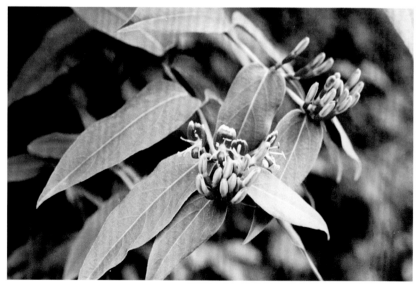

图24-2　淡红忍冬（黎跃成　摄）

主要为野生，生于海拔（500～）1000～3200m的山坡和山谷的林中、林间空旷地或灌丛中。主要分布于陕西南部、甘肃东南部、安徽南部、浙江、江西西部和东北部、福建、台湾、湖北西部、湖南西北部、广东北部、广西东北部至北部、四川、贵州、云南东北部至西北部和西部及西藏东南部至南部。

【主产地】细毡毛忍冬主产于四川南江县，淡红忍冬主产于四川宜宾、沐川等地。

【栽培要点】

1. 生物学特性　喜温和湿润气候，喜阳光重组，耐寒、耐旱、耐涝，适宜生长的温度为20～30℃，对土壤要求不严，耐盐碱。但以土层深厚疏松的腐殖土栽培为宜。

2. 栽培技术　用种子和扦插繁殖，以扦插繁殖为主。种子繁殖于4月播种。扦插繁殖一般在雨季进行，选健壮无病虫害的1～2年生枝条作插条，随剪随用。

3. 病虫害　病害：白粉病，叶斑病。虫害：豹蠹蛾，银花叶蜂，金银花尺蠖。

【采收与加工】夏初晴天早上花开放前采收，蒸、炒杀青后干燥。采收川银花必须在一天内加工完成，不得过夜，否则川银花极易腐烂而影响质量。目前南江主产区常采用蒸汽杀青-晒干，蒸汽杀青-烘干，炒制杀青-晒干这三种加工方法。

【商品规格】统货。

【药材鉴别】

（一）性状特征

1. 细毡毛忍冬　花蕾呈细长棒状，略弯曲，长3～6cm，上部稍膨大，直径1.8～2mm，下部直径1.2～1.5mm。表面黄绿色、绿棕色或黄棕色，被开展的长、短糙毛或腺毛，有的无毛。萼齿五裂，三角形，无毛或仅边缘具毛，开放者花冠裂片二唇形。质稍硬，手捏之有弹性，气清香，味淡，微苦。（图24-3）

2. 淡红忍冬　花蕾呈短棒状，长1～2cm，上部膨大，直径1.5～3.5mm，下部直径0.6～1.5mm。表面黄绿色、棕黄色、淡紫色至紫棕色，疏被毛或无毛，萼筒、萼齿均无毛或萼筒上部及萼齿疏被毛。质稍硬。（图24-3）

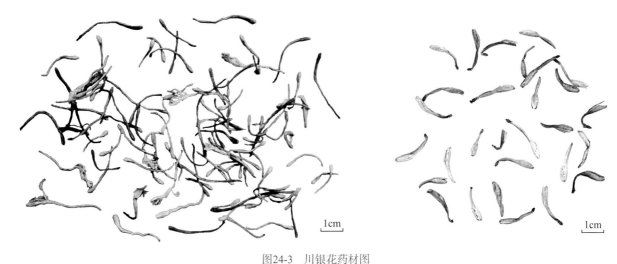

图24-3　川银花药材图

左：细毡毛忍冬　右：淡红忍冬

（二）显微鉴别

粉末特征　细毡毛忍冬：粉末黄绿色至黄棕色。腺毛头部类方形、长圆形、倒圆锥形或类圆形，顶端平坦，侧面观有6～17个细胞，排成2～3层，直径62～75μm，柄部2～3个细胞，上部细胞短，基部细胞甚长。非腺毛为单细胞，有两种，一种壁较厚，平直或稍弯曲，长70～380μm，直径12～20μm，足部较宽，末端平截，表面有细微疣状突起，有时可见2个短小非腺毛足部并生；另种非腺毛壁薄，直径17～25μm。花粉粒极多，黄色，类圆形或三角状圆形，

直径67～82μm，外壁有细刺状及颗粒状雕纹，萌发孔3个。薄壁细胞中含细小草酸钙簇晶。（图24-4）

淡红忍冬：无腺毛。厚壁非腺毛长93～998μm，直径9～38μm。

（三）理化鉴别

薄层色谱　取本品粉末0.2g，加甲醇5ml，放置12小时，滤过，滤液作为供试品溶液。另取绿原酸对照品，加甲醇制成每1ml含1mg的溶液，作为对照品溶液。照薄层色谱法试验，吸取上述供试品溶液10～20μl、对照品溶液10μl，分别点于同一以羧甲基纤维素钠为黏合剂的硅胶H薄层板上，以乙酸丁酯–甲酸–水（7∶2.5∶2.5）的上层溶液为展开剂，展开，取出，晾干，置紫外光灯（365nm）下检视。供试品色谱中，在与对照品色谱相应的位置上，显相同颜色的荧光斑点。

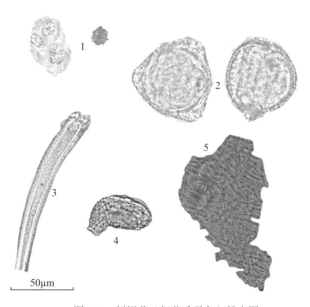

图24-4　川银花（细毡毛忍冬）粉末图
1. 草酸钙簇晶　2. 花粉粒　3. 非腺毛　4. 腺毛　5. 花粉囊内壁细胞

【质量评价】以花蕾多、色绿白、质柔软、气清香者为佳。采用高效液相色谱法测定，本品按干燥品计算，含绿原酸（$C_{16}H_{18}O_9$）的总量不得少于2.0%。

【化学成分】主要成分为酚酸类、皂苷类、黄酮类、挥发油及环烯醚萜等。其中，酚酸类、三萜皂苷、黄酮是川银花清热解毒的有效成分；挥发油是川银花清热解毒、凉散风热的有效成分。

1. 酚酸类　有绿原酸（chlorogenic acid）、异绿原酸（isochlorogenic acid）、绿原酸甲酯（chlorogenic acid metyl ester）、咖啡酸（caffeic acid）、奎宁酸（quinic acid）、乌苏酸（ursolic acid）、反式-阿魏酸（trans-ferulic acid）、肉豆蔻酸（myristic acid）、methyl chlorogenate，灰毡毛忍冬素F（macranthoin F）、灰毡毛忍冬素G（macranthoin G）等[1-5]。

2. 三萜及皂苷类　齐墩果酸（oleanolic acid）、乌苏酸（ursolic acid）、淡红忍冬苷A（acuminataside A）、冬青苷B（ilexoside B）、acuminataside A～D，asteryunnanoside F，ilexoside Ⅷ，glycoside E，flaccidin B，matesapion Ⅱ，23-羟基-3*β*-［（*O-β-D*-吡喃葡萄糖基-（1→2）-*O-β-D*-吡喃葡萄糖基）］羽扇豆烷-20（29）-烯-28-*O-β-D*-吡喃葡萄糖酯苷（23-hydroxy-3*β*-［（*O-β-D*-glucopyranosyl-（1→2）-*O-β-D*-glucopyranosyl）oxy］lup-20（29）-en-28-oic acid；28-*O-β-D*-glucopyranosyl ester）、3*β*-［（*O-β-D*-吡喃葡萄糖基-（1→6）-*O-β-D*-吡喃葡萄糖基（1→2）-*O-β-D*-吡喃葡萄糖基）］羽扇豆烷-20（29）-烯-28-*O-β-D*-吡喃葡萄糖酯苷（3*β*-［（*O-β-D*-glucopyranosyl-（1→6）-*O-β-D*-glucopyranosyl）oxy-（1→2）-*O-β-D*-glucopyranosyl）oxy］lup-20（29）-en-28-oic acid；28-*O-β-D*-glucopyranosyl ester）等[2, 4-7]。

3. 黄酮类　槲皮素（quercetin）、芦丁（rutin）、秦皮乙素（cichorigenin）、槲皮素-3-*O*-吡喃葡萄糖苷（quercetin-3-*O-D*-glucopyranoside）、5-羟基-7,3′,4′-三甲氧基黄酮（5-hydroxy-7,3′,4′-trimethoxyflavone）、5-羟基-7,4′-二甲氧基黄酮（5-hydroxy-7,4′-dimethoxyflavone）、穗花杉双黄酮（amentoflavone）等[2, 5, 8]。

4. 挥发油　棕榈酸（palmitic acid）、香叶醇（geraniol）、芳樟醇（linalool）、松油醇（terpineol）、叶绿醇（phytol）、肉豆蔻酸（myristic acid）、十三烷（tridecane）、珠光脂酸（heptadecanoic acid）等[2, 5, 9]。

【性味归经】甘，寒。归肺、心、胃经。

【功能主治】清热解毒，发散风热。用于痈肿疔疮，喉痹，丹毒，热毒血痢，风热感冒，温热发病。

【药理作用】

1. 抗菌作用　细毡毛忍冬乙醇提取液在体外对沙门菌、巴氏杆菌和大肠埃希菌均具有抑菌或杀菌作用[10]。

2. 抗病毒作用　细毡毛忍冬水提物、乙醇提取物对腺病毒Ad-lacZ感染新生儿肾细胞NB324K细胞有保护作用[11]。

3. 解热、抗炎作用　细毡毛忍冬水提液对百白破疫苗所致发热家兔有降低体温作用；对二甲苯致小鼠耳肿胀和卡拉胶致大鼠足跖肿胀均有抑制作用[12]。

【用药警戒或禁忌】细毡毛忍冬溶液灌胃小鼠的LD_{50}及95%可信区间为68.17（64.15～72.44）g/kg，急性毒性表现为：给药后小鼠自发活动明显减少，部分动物呈现困倦、俯卧状态，随后出现抽搐、惊厥、死亡或逐渐恢复正常，多在24小时内死亡或恢复如常，解剖观察主要脏器无明显病变。细毡毛忍冬LD_{50}为68.17（64.15～72.44）g/kg[12]。

主要参考文献

[1] 翁裕馨，陈湘宏，刘占厚，等.细毡毛忍冬叶绿原酸类化学成分研究[J].安徽农业科学，2011，39(27)：16566-16568.

[2] 董璐.宽果紫金龙和淡红忍冬的化学成分研究[D].昆明：云南中医学院，2013.

[3] 李春红，田吉，何兵，等.川银花中绿原酸的薄层鉴别和含量测定[J].华北煤炭医学院学报，2009，11(4)：492-493.

[4] 张潇.川产道地药材赶黄草和细毡毛忍冬化学成分及质量标准研究[D].成都：成都中医药大学，2017.

[5] 张小娜.灰毡毛忍冬与忍冬化学成分及药理作用的比较研究[D].重庆：西南大学，2014.

[6] 杨宏梅，吕盼.细毡毛忍冬化学成分的研究[J].中成药，2018，40(6)：1335-1337.

[7] 刘玉峰，李鲁盼，马海燕，等.金银花化学成分及药理作用的研究进展[J].辽宁大学学报(自然科学版)，2018，45(3)：255-262.

[8] 郑光雅.川银花主流品种（细毡毛忍冬）特征性成分的分离及含量测定研究[D].成都：成都中医药大学，2012.

[9] 王天志，李永梅.细毡毛忍冬花蕾挥发油成分研究[J].中药材，1999，22(11)：574-576.

[10] 余荷秀，潘丽，卢再群.对中药提取物体外抗菌活性的研究[J].生物技术世界，2015(8)：156.

[11] 李永梅，李莉，柏川，等.金银花的抗腺病毒作用研究[J].华西药学杂志，2001，16(5)：327-329.

[12] 刘华，张丽宏，王红平.川产金银花主流品种细毡毛忍冬解热抗炎作用与急性毒性作用初探[J].海峡药学，2008，20(9)：28-31.

25. 川紫菀

Chuanziyuan

LIGULARIAE RADIX ET RHIZOMA

【别名】山紫菀、葫芦七、大救驾。

【来源】为菊科植物川鄂橐吾*Ligularia wilsoniana*（HemsL.）Greenm.、狭苞橐吾*Ligularia intermedia* Nakai.和鹿蹄橐吾*Ligularia hodgsonii* Hook.的根及根茎。以上三种未除去须根者习称"毛紫菀"；前两种除去须根的根茎，习称"光紫菀"。

【本草考证】紫菀始载于《神农本草经》，列为中品。《图经本草》载："紫菀，三月内布地生苗叶，其叶二四相连，五月六月内开黄紫白花，结黑子，本有白毛，根甚柔细，二月三月内取根，阴干用。有一种白者名白菀。"《证类本草》并有"咸州紫菀""解州紫菀"附图，"咸州紫菀"为紫菀属植物，而"解州紫菀"即开黄花者属于橐吾属植物。四川地区有多种紫菀属植物，常在当地做药用。现今所用川紫菀始见于《四川省中药材标准》1987年版，来源为川鄂橐吾、宽戟橐吾、鹿蹄橐吾和狭苞橐吾的根及根茎。

【原植物】

1. 川鄂橐吾　多年生草本。根肉质，多数。茎直立，粗壮，高60～100cm，被有节短柔毛，基部直径达1cm。丛生叶与茎下部叶具柄，柄粗壮，长19～51cm。被有节短柔毛，基部具鞘，叶片肾形，长6.5～13.5cm，宽11～24cm。

先端圆形，边缘具密而尖的齿，基部心形，弯缺宽，长为叶片的1/3，上面被有节短柔毛，下部光滑，叶脉掌状，网脉在下面明显；茎中部叶与下部者同形，较小；茎上部叶减缩。总状花序长15～34cm；苞片丝状，下部者长达2.5cm，向上渐短；花序梗长10～15mm；头状花序多数，辐射状；小苞片丝状钻形，极小或不显；总苞钟状陀螺形，总苞片7～8，2层，长圆形或披针形，先端急尖或三角形，背部光滑，内层边缘膜质。舌状花5～6，舌片长圆形，先端钝圆；管状花多数，冠毛白色与花冠等长。瘦果光滑。花期7～9月。（图25-1）

主要为野生，生于海拔1600～2050m的草坡及林下。主要分布于四川东部、湖北西部。

2. 狭苞橐吾　根茎椭圆形或葫芦形，须根较细，微有香气。基生叶心形至卵状心形，顶端有尖头，总状花序有头状花59～70。（图25-2）

主要为野生，生于海拔120～3400m的水边、山坡、林缘、林下及高山草原。主要分布于云南西北和东北部、四川、贵州、湖北、湖南、河南、甘肃、陕西、华北及东北区。

3. 鹿蹄橐吾　根茎较小，须根较粗，直径2～3mm，稀短，无香气。基生叶肾形，边缘仅有浅锯齿或浅粗齿。复伞房花序有头状花5～15个，头状花大。（图25-3）

主要为野生，生于海拔850～2800m的河边、山坡草地及林中。主要分布于云南东部、四川北部至东北部、湖北西部、贵州西北部、广西西部、甘肃西南部、陕西南部。

【主产地】川鄂橐吾及狭苞橐吾主产于重庆市的万州、武隆、南川、丰都、石柱、秀山以及四川的达州；鹿蹄橐吾主产于四川的洪雅、峨眉山、峨边、犍为、绵阳、雅安、邛崃、大邑及崇州等地。

【采收与加工】夏、秋季采挖，除去茎叶，洗净，晾干。秋季采挖，除去泥土，干燥。

【商品规格】统货。

【药材鉴别】

（一）性状特征

1. 毛紫菀　根茎不规则块状或葫芦形，大小不等；顶端有较硬的茎基和纤维状叶柄残基。较大的根茎部分被切

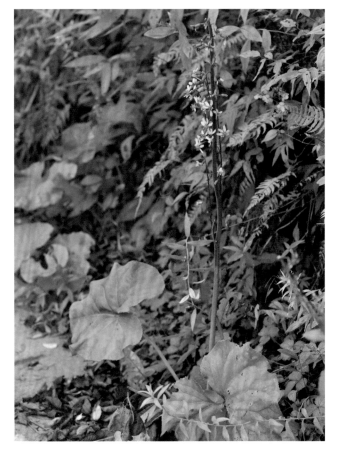

图25-1　川鄂橐吾

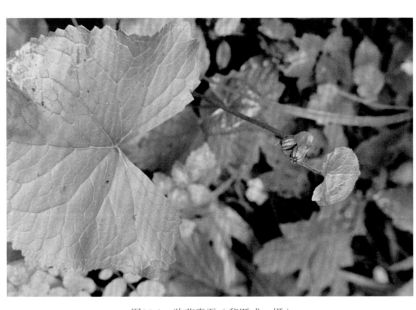

图25-2　狭苞橐吾（黎跃成　摄）

去而露出切面。根茎上簇生多数弯曲的须根，须根长短不一，长可达25cm，直径1～3mm，表面灰褐色或黑褐色，有纵皱纹。质硬，须根较脆，易折断、断面色较浅，中央有一小木心。气香，味微苦、辛。(图25-4)

2. 光紫菀 根茎葫芦状、不规则疙瘩状，长椭圆形。表面棕黄色或棕褐色；顶端有未除净的茎基及叶柄残基。纤维状；全体有许多凹凸不平的点状根痕，质坚实。气微，味淡。(图25-4)

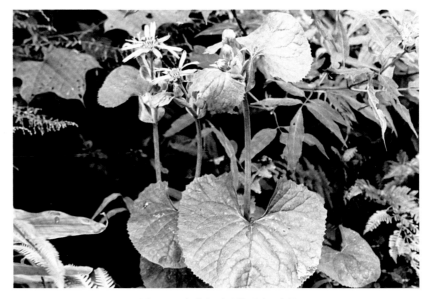

图25-3 鹿蹄橐吾（黎跃成 摄）

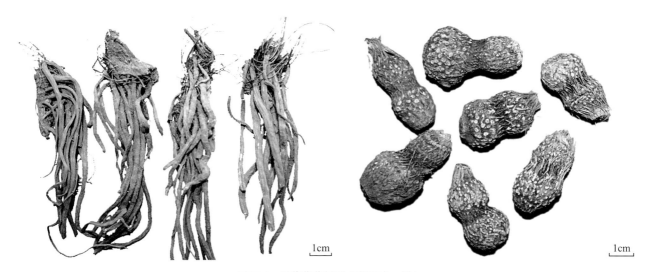

图25-4 川紫菀药材图（黎跃成 摄）

左：鹿蹄橐吾 右：狭苞橐吾

（二）显微鉴别

1. 根横切面

（1）川鄂橐吾 表皮细胞多为径向延长的类长方形，壁稍厚。下皮细胞多径向延长或类方形，壁薄。皮层为25～35列薄壁细胞；油管位于内皮层外侧8～10列细胞处，类圆形或椭圆形，直径80～175μm，周围分泌细胞7～11个，细胞长条形或不规则形，大小不一，有时2个油管并生；内皮层细胞扁椭圆形，凯氏点明显。中柱初生木质部为四、五、六原型，每束具导管22～32个；韧皮部束发达，与初生木质部互生，位于次生木质部外侧；形成层不甚明显；无明显的髓部，中央充满了导管。

（2）狭苞橐吾 皮层为15～30列薄壁细胞；石细胞散在；油管位于内皮层外测3～4列细胞处，直径35～140μm，周围分泌细胞5～8个；髓部为类多角形的厚壁细胞组成。

（3）鹿蹄橐吾 表皮细胞多脱落。皮层为20～30列薄壁细胞；油管内侧的1～2个分泌细胞兼为内皮层细胞；幼根的髓部明显，为类多角形薄壁或厚壁细胞组成。

2. 粉末特征 粉末淡棕色。下皮细胞类方形，壁薄。厚壁细胞类多角形，壁较厚。油管直径35～175μm，内含

红棕色分泌物。可见草酸钙簇晶和菊糖。（图25-5）

（三）理化鉴别

薄层色谱　取本品粉末2g，加甲醇25ml，超声处理30分钟，滤过，滤液挥干，残渣加乙酸乙酯1ml使溶解，作为供试品溶液。另取紫菀酮对照品，加乙酸乙酯制成每1ml含2mg的溶液，作为对照品溶液。照薄层色谱法试验，吸取上述两种溶液各20μl，分别点于同一硅胶G薄层板上，以石油醚（60~90℃）-乙酸乙酯（9：1）为展开剂，展开，取出，晾干，喷以10%硫酸乙醇溶液，在105℃加热至斑点显色清晰，置紫外光灯（365nm）下检视。供试品色谱中，在与对照品色谱相应的位置上，显相同颜色的荧光斑点。

【质量评价】以根长、质柔韧为佳。照水溶性浸出物测定法的热浸法测定，浸出物不得少于40.0%。

【化学成分】主要含单萜、倍半萜、二萜、三萜、苯并呋喃类、吡咯里西啶生物碱（pyrrolizidine alkaloids，PAs）、有机酸、多聚炔类及挥发油。

【性味归经】辛、苦，温。归肺经。

【功能主治】润肺下气，化痰止咳。用于外感咳嗽，咳痰不利，肺虚久咳，痰中带血。

【药理作用】

祛痰镇咳作用　川紫菀水提物对酚红法小鼠具有明显的祛痰作用，对浓氨水致咳小鼠能延长其咳嗽潜伏期和减少咳嗽次数[1]。

【用药警戒或禁忌】川紫菀水提取物5g/kg、10g/kg灌胃大鼠，单次或多次（3次）给药均可引起肝毒性，显著升高大鼠血清AST、ALT水平，降低GSH含量，肝组织中均可检出结合吡咯，其含量与给药剂量及次数呈正相关[2]。川紫菀含有的吡咯里西啶生物碱类成分是其致肝毒性的主要毒性物质基础。

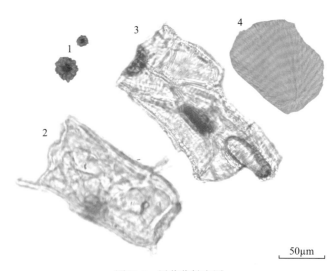

图25-5　川紫菀粉末图

1. 草酸钙簇晶　2. 下表皮细胞　3. 厚壁细胞　4. 菊糖

主要参考文献

[1] 赵显国，王峥涛，马继元，等.川紫菀与紫菀祛痰镇咳药理作用比较[J].中草药，1999，30(1)：35-37.

[2] 程敏，汤俊，高秋芳，等.川紫菀水提取物中主要生物碱成分clivorine分析及其对大鼠肝毒性初步研究[J].中草药，2011，42(12)：2507-2511.

26. 川楝子

Chuanlianzi

TOOSENDAN FRUCTUS

【别名】金铃子、川楝实、楝实。

【来源】为楝科植物川楝 *Melia toosendan* Sieb. et Zucc.的干燥成熟果实。

【本草考证】本品原名楝实，首载于《神农本草经》，列为下品。《图经本草》载："楝实，即金铃子也，生荆山山谷，今处处有之，以蜀川者为佳。木高丈余，叶密如槐而长，三四月开花，红紫色，芳香满庭间。实如弹丸，生青熟黄。"《本草纲目》载："楝长甚速，三五年即可作椽。其子正如圆枣，以川中者为良。"《植物名实图考》载："楝，处处有之。四月开花，红紫可爱，故花信有楝花风。"再观《图经本草》所附简州（今四川简阳）楝子图，小叶全缘；《本草纲目》（金陵版）所附楝图，小叶亦全缘，本草记载与现今所用川楝子一致。

【原植物】乔木，高可达10m以上；幼枝密被褐色星状鳞片，暗红色，具皮孔，叶痕明显。二回奇数羽状复叶，互生。圆锥状聚伞花序，腋生，长约为叶的1/2，密被灰褐色短毛及星状鳞片，总花梗长达10cm；花淡紫色，直径6～8mm；萼片5～6枚，灰绿色，长椭圆形至披针形，被柔毛，外面较密；花瓣5～6枚，匙形，长9～13mm，外面疏被柔毛；雄蕊2倍于花瓣数，花丝连合成管状，花药长椭圆形，无毛，长约1.5mm，略伸出于管外；花盘近杯状；子房瓶状或近卵球形，无毛，6～8室，花柱无毛，柱头包藏于雄蕊管内。核果椭圆状球形或近圆形，长约3cm，宽约2.5cm，果皮薄，熟后淡黄色或栗棕色；种子扁平长椭圆形，黑色，长约1cm。花期3～4月，果期10～11月（图26-1）。

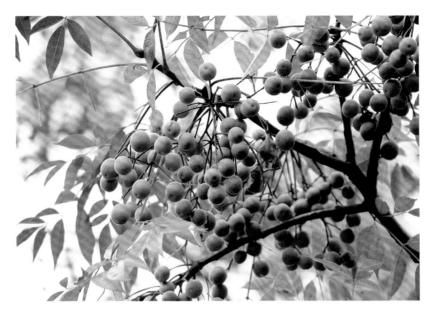

图26-1　川楝（黎跃成）

主要为栽培，亦野生于海拔1000m以下的杂木林和疏林内或平坝、丘陵地带湿润处。主要分布于河南、四川、湖北、湖南、陕西、甘肃、云南等地。

【主产地】主产于四川、甘肃、云南、贵州、湖北等地，湖南、河南等地亦产。道地产区古记载为有四川简州（今四川简阳）及梓州（今四川三台县）。

【栽培要点】

1. 生物学特性　喜温暖、湿润气候，喜阳光充足，不耐荫蔽，在海拔1000m以下均可生长。宜选阳光充足、土层深厚、疏松肥沃的砂质壤土栽培。

2. 栽培技术　用种子繁殖，育苗移栽法。

3. 病虫害　常见虫害是地老虎。

【采收与加工】冬季果实成熟时采收，除去杂质，干燥。

【商品规格】川楝子分为"选货"和"统货"两个规格。

川楝子"选货"根据直径大小，分为"一等"和"二等"两个等级。

一等：直径2.5～3.2cm，个头均匀，杂质不得过1%。二等：直径2.0～2.5cm，个头均匀，杂质不得过3%。

统货：直径2.0～3.2cm，大小不均一，杂质不得过3%。

【药材鉴别】

（一）性状特征

核果类球形或椭圆形，长1.5～3cm，直径1.7～2.3cm，表面棕黄色或棕色，有光泽，皱缩或略有凹陷，具红棕色小点，顶端有点状柱基残痕，基部凹陷处有果柄痕。外层果皮薄，革质，与果肉间常有空隙，果肉黄白色或浅棕黄色，质松。果核坚硬木质，球形或卵形，有6～8条隆起棱线。内分6～8室，每室含1粒种子，种子紫黑色，扁椭

圆形，表面具细小突起，富油质。气特异，味酸苦。（图26-2）

（二）显微鉴别

1. **果皮横切面**　外果皮细胞类方形，外被厚角质层。中果皮主为薄壁细胞，有的含草酸钙簇晶，直径约16μm；分泌细胞圆形或椭圆形，长85～197μm，宽40～127μm；维管束细小，纵横散布在内侧。内果皮主要为纤维，其中石细胞散在，靠近中果皮的纤维多纵向排列，内侧的纤维多横向排列；此外，可见含晶细胞，壁呈不均匀增厚，常数个相连，胞腔内含草酸钙棱晶。（图26-3）

2. **种子横切面**　种皮外表皮细胞类方形，有明显径向纹理，外壁表面有细密的突起；其下为薄壁细胞层，由一列类方形或略呈椭圆形的细胞组成，具纵向纹理；内表皮细胞一列，主要是石细胞，偶见薄壁细胞，类圆形或椭圆形。胚乳细胞多角形，含多量脂肪油滴及糊粉粒。（图26-4）

3. **粉末特征**　粉末棕黄色。纤维众多，多成束，碎断，直径7～12μm，木化，壁厚，有时可见横向纹理。含晶细胞壁常不均匀地增厚，木化，其中常含草酸钙棱晶。石细胞类圆形、长形或分枝状，壁厚或稍增厚，长43～118μm，宽16～43μm。种皮外表皮细胞表面观多角形，外壁具小突起。（图26-5）

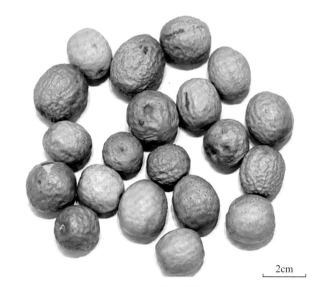

图26-2　川楝子药材图

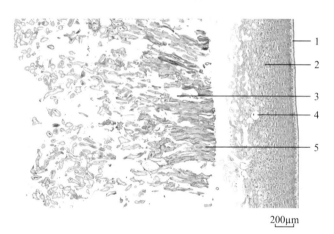

图26-3　川楝子果皮横切面图

1.外果皮　2.中果皮　3.内果皮　4.分泌细胞　5.纤维

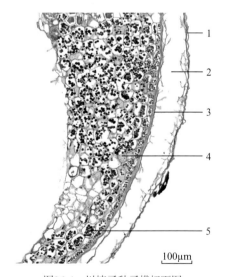

图26-4　川楝子种子横切面图

1.外表皮　2.薄壁细胞层　3.内表皮
4.胚乳　5.脂肪油滴

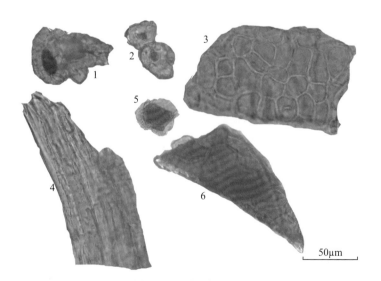

图26-5　川楝子粉末图

1.果皮石细胞　2.内种皮含晶细胞　3.外果皮细胞　4.纤维
5.种皮色素细胞　6.种皮表皮细胞

（三）理化鉴别

薄层色谱 取本品粉末2g，加水80ml，超声处理1小时，放冷，离心，取上清液，用二氯甲烷振摇提取3次，每次25ml，合并二氯甲烷液，蒸干，残渣加甲醇2ml使溶解，作为供试品溶液。另取川楝子对照药材2g，同法制成对照药材溶液。再取川楝素对照品，加甲醇制成每1ml含1mg的溶液，作为对照品溶液。照薄层色谱法试验，吸取上述三种溶液各10μl，分别点于同一硅胶G薄层板上，以二氯甲烷–甲醇（16∶1）为展开剂，展开，取出，晾干，喷以对二甲氨基苯甲醛试液，在105℃加热至斑点显色清晰。供试品色谱中，在与对照药材色谱和对照品色谱相应的位置上，显相同颜色的斑点。

【质量评价】以个大、饱满、外皮金黄色、果肉黄白色者为佳。采用高效液相色谱法测定，本品按干燥品计算，含川楝素（$C_{30}H_{38}O_{11}$）应为0.060%～0.20%。

【化学成分】主要成分为三萜类、挥发油类、黄酮类、酚酸类等化合物[1-3]。其中，川楝素（toosendanin）是其特征性成分和有效成分。

1. 挥发油类 己酸（hexanoic acid）、亚麻酸乙酯（linolenic acid ethylester）、棕榈酸（palmitic acid）、亚麻酸（linolenic acid）、油酸（oleic acid）、异龙脑（isoborneol）、龙脑［L（-）-borneol］等。

2. 楝烷型三萜类化合物 川楝素（toosendanin）、异川楝素（iso-toosendanin）、Δ5,6-异川楝素（Δ5,6-iso-toosendanin），其中川楝素具有驱蛔杀虫、抗菌消炎、抗病毒等活性，是川楝子的主要有效成分。

3. 黄酮类化合物 豆苷元（daidzein）、山柰酚（kaempferol）、槲皮素（quercetin）、槲皮苷（quercitrin）、异槲皮苷（isoquercitrin）等，黄酮类具有显著的抗氧化活性。

4. 甾体类化合物 豆甾醇（stigmasterol）和β-谷甾醇（β-sitosterol）等。

5. 酚酸类化合物 香草酸（vanillic acid）、原儿茶酸（protocatechuic acid）、异香草酸（isovanillic acid）、对羟基苯甲酸（p-hydroxybenzoic acid）等。

【性味归经】苦，寒；有小毒。归肝、小肠、膀胱经。

【功能主治】疏肝泄热，行气止痛，杀虫。用于肝郁化热，胸胁，脘腹胀痛，疝气疼痛，虫积腹痛。

【药理作用】

1. 驱虫作用 将猪蛔虫暴露于含有川楝素环境中，以自主活动、刺激活动、停止活动为观测指标，结果显示猪蛔虫成虫活性明显下降[4]。

2. 抗肿瘤作用 川楝素提取物可呈时间依赖性抑制白血病细胞株K562细胞增殖和诱导K562细胞凋亡[5]。

3. 镇痛、抗炎作用 生川楝子、焦川楝子、盐川楝子均可增加热板法小鼠痛阈值和减少冰醋酸所致扭体小鼠的扭体反应次数；且都能降低巴豆油所致小鼠耳肿胀程度[6]。

【用药警戒或禁忌】川楝子水提醇沉物灌胃小鼠的LD_{50}为200g/kg。川楝子乙酸乙酯提取物灌胃小鼠的LD_{50}为82.85g/kg，川楝子石油醚提取物、酒精提取物及水提物灌胃小鼠的最大耐受量分别为133.2g/kg、122.0g/kg、52.0g/kg[7]。川楝子具有明显肝毒性，166g/kg灌胃小鼠可导致明显肝毒性，使血清ALT和AST显著升高[8]。川楝子90g/kg灌胃大鼠，可致大鼠活动减少，ALT、AST水平显著升高，在2小时达到高峰[9]。川楝子油可导致生精细胞数量相对减少，非生精细胞相对增加，降低生育率[10]。

主要参考文献

[1] 孙毅坤，雷海民，魏宁漪，等.川楝子挥发油化学成分的GC-MS分析[J].中国中药杂志，2004，29(5)：475-476.

[2] 李丰，朱训，陈敏，等.川楝子化学成分研究[J].中药材，2010，33(6)：910-912.

[3] 陈敏，胡芳，赵致，等.川楝子化学成分研究(Ⅲ)[J].中药材，2011，34(12)：1879-1881.

[4] 李志敏，左新，王兆炜，等.川楝素驱猪蛔虫体外杀虫试验研究[J].中国兽药杂志，2008，42(3)：28-31.

[5] 刘小玲，王进，张伶，等.川楝素提取物诱导K562细胞凋亡的实验研究[J].中草药，2010，41(3)：426-431.

[6] 纪青华，陆兔林.川楝子不同炮制品镇痛抗炎作用研究[J].中成药，1999，21(4)：181-183.

[7] 程蕾，雷勇，梁媛媛，等.川楝子不同提取部位药效及毒性的比较研究[J].中药材，2007，30(10)：1276-1279.

[8] 齐双岩，熊彦红，金若敏.川楝子致小鼠肝毒性时效、量效关系研究[J].时珍国医国药，2008，19(11)：2694-2696.

[9] 齐双岩，金若敏，刘红杰.川楝子致大鼠肝毒性机制研究[J].中国中药杂志，2008，33(16)：2045-2047.

[10] 贾瑞鹏，周性明，陈甸英，等.川楝子油附睾注射对雄性大鼠的抗生育作用[J].中华实验外科杂志，1996，13(5)：306-307.

27. 小叶莲

Xiaoyelian

SINOPODOPHYLLI FRUCTUS

【别名】奥莫色、奥毛赛。

【来源】为小檗科植物桃儿七 *Sinopodophyllum hexandrum*（Royle）Ying 的干燥成熟果实。

【本草考证】本品始载于《月王药珍》，《四部药典》《买布协龙》《协据蓝琉璃书》《四部医理解释》等藏医药文献中亦有记述。《温岛合》载："治胎病的小叶莲生长在河沟、林缘。根坚硬，有百条之多，叶如独活叶，叶片大，柄长；花小，红色，美丽；果实状如牛睾丸，成熟后状如血囊，种子红紫色，状如马蔺子。根味苦、辛，叶味苦、涩，种子味甘"[1]。本草记载的小叶莲植物形态与桃儿七 *Sinopodophyllum hexandrum*（Royle）Ying基本一致。

【原植物】多年生草本，高20～50cm。根茎粗短，横生，节状。茎直立，中空，直径约8cm，上部2～3叶；茎生叶具长柄，心脏形，直径约25cm，3或5深裂几达基部，裂片再3（2）裂达近中部，小裂片先端渐尖，腋下面有白色长软毛，具长叶柄。花大，单生，先叶开放，白色至蔷薇红色；萼片6，早落；花瓣6，倒卵状长圆形，边缘波状，外轮的长3～4.5cm，宽2.5～3cm，内轮3个较小；雄蕊6，花丝向内弯，花药狭矩圆形；花柱短，子房有胚珠多数。浆果卵圆形，长4～7cm，直径2.5～4cm，熟时红色；种子卵状三角形，多数，红褐色。花期5～6月，果期7～9月。（图27-1）

主要为野生，生于海拔2200～4300m的林下、林缘湿地、灌木丛中或草丛中。主要分布于云南、四川、西藏、甘肃、青海、宁夏和陕西。

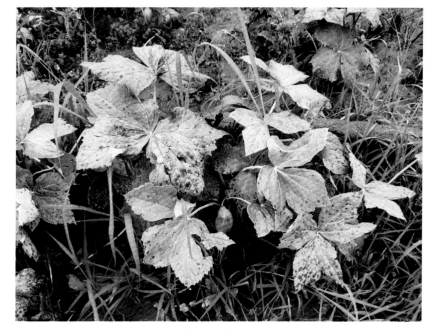

图27-1 桃儿七

【主产地】主产于甘肃、四川、青海、陕西、云南、西藏等省区。

【栽培要点】

1. 生物学特性 喜阴冷，在疏松肥沃、腐殖质含量高的中性及微酸性土壤中生长良好，生育期中需要凉爽通风的环境条件。

2.**栽培技术**　种子繁殖为主，在春秋两季均可进行分根移植。

3.**病虫害**　病害：无。虫害：主要为蚜虫[2]。

【**采收与加工**】桃儿七的果实小叶莲在7～9月陆续成熟，由于果实成熟期较长，应随熟随收，一般在果实变为红黄色时即可采收。

【**商品规格**】统货。

【**药材鉴别**】

（一）性状特征

果实椭圆形或近圆形，多压扁，长3.0～5.5cm，直径2～4cm；表面紫红色或紫褐色，皱缩，有的可见露出的种子。顶端稍尖，果梗黄棕色，多脱落。果皮与果肉粘连成片，易碎，种子多数。种子近卵形，长约4～6mm，直径4mm；表面暗紫色，具细皱纹，一端有小突起；质坚硬，种仁白色，有油性；味苦。（图27-2）

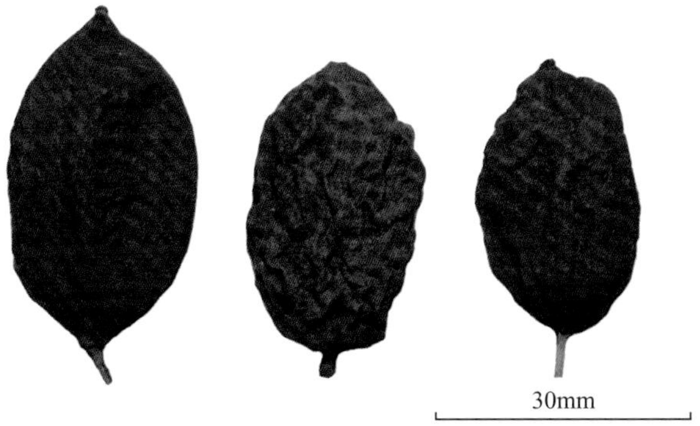

（二）显微鉴别

粉末特征　粉末暗红色。种皮表皮细胞橘红色至

图27-2　小叶莲药材图

深红色，横断面观长方形或类方形，长80～155μm，宽15～115μm，壁厚；常与种皮薄壁细胞相连，薄壁细胞长轴与表皮细胞垂直。果皮表皮细胞淡黄色，表面观多角形，直径10～40μm。果皮下皮细胞淡黄棕色，表面观类多角形，直径20～70μm，内含棕色颗粒状物。导管主为螺纹导管，少数为网纹导管，导管分子较细小，直径5～28μm。胚乳细胞近无色，表面观多角形，细胞内可见糊粉粒及脂肪油滴[3]。（图27-3）

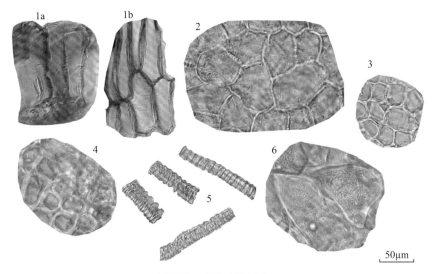

图27-3　小叶莲粉末图

1.种皮表皮细胞（a.横断面观，下方为种皮薄壁细胞；b.表面观）　2.果皮下皮细胞（表面观）
3.中果皮细胞　4.果皮表皮细胞（表面观）　5.导管　6.胚乳细胞

（三）理化鉴别

薄层色谱　取本品干燥细粉5g，加甲醇10ml超声处理20分钟，滤过，滤液蒸干，残渣加甲醇2ml，作为供试品溶液。照薄层色谱法试验，吸取上述溶液4μl，点于硅胶G薄层板上，以环己烷–水饱和正丁醇–甲酸（6.5：2.5：0.8）为展开剂，展开，取出，晾干，置紫外光灯（365nm）下检视。供试品色谱中，可见明显的黄色和亮蓝色荧光斑点。

（图27-4）

【质量评价】以色红、肉厚、饱满者为佳。采用高效液相色谱法测定，本品按干燥品计算，含8-异戊烯基山柰酚（$C_{20}H_{18}O_6$）不得少于0.03%。

【化学成分】主要成分为木脂素类、黄酮类，其他类包括甾醇类、萜类、酚类等。其中，木脂素类和异戊烯基黄酮类是特征性成分和有效成分。

1. 木脂素类及其苷类　鬼臼毒素、4′-去甲鬼臼毒素、4′-去甲去氧鬼臼毒素、鬼臼毒酮、鬼臼毒素-3-O-β-葡萄糖苷等。

2. 黄酮类及其苷类　8-异戊烯基山柰酚、8-异戊烯基槲皮素-3-甲醚、8,2′-二异戊烯基槲皮素-3-甲醚、柠檬酚、山柰酚、槲皮素、芦丁等。

3. 其他类　β-谷甾醇、齐墩果酸等[4, 5]。

【性味归经】甘，平；有小毒。

【功能主治】调经活血。用于血瘀经闭，难产，死胎、胎盘不下。

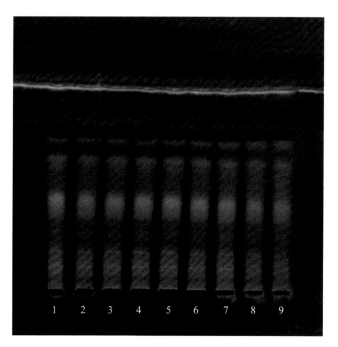

图27-4　小叶莲薄层色谱图

1～9. 小叶莲样品

【药理作用】

1. 抗癌作用　小叶莲提取物对小鼠移植性乳腺癌和移植性肝癌有明显的抑制作用[6, 7]。小叶莲总黄酮与抗肿瘤药物合用治疗多药耐药性的白血病，提高白血病细胞对抗癌药的敏感性[8]。

2. 其他作用　小叶莲水煎剂灌洗治疗细菌性阴道炎和滴虫性阴道炎疗效优于常规藏药治疗[9]。

【用药警戒或禁忌】小叶莲的成分鬼臼毒素类毒性较大，能刺激小肠，引起大量水泻并伴有腹痛乃至出现血便，甚至导致严重衰竭性虚脱。小鼠灌胃鬼臼脂素的半数致死量为45.8mg/kg、灌胃去氧鬼臼毒素的半数致死量为129.5mg/kg[6]。

主要参考文献

[1] 帝玛尔·丹增彭措. 晶珠本草[M]. 上海：上海科学技术出版社，1986：139.

[2] 张发成. 药用植物桃儿七的生物学特性及栽培技术[J]. 林业实用技术，2009(9)：45-46.

[3] 徐国钧，徐珞珊，王峥涛. 常用中药品种整理和质量研究：第四册[M]. 福州：福建科学技术出版社，2001：319-322.

[4] 尚明英，李军，蔡少青，等. 藏药小叶莲的化学成分研究[J]. 中草药，2000，31(8)：569-571.

[5] WANG QH, GUO S, YANG XY, et al. Flavonoids isolated from Sinopodophylli Fructus and their bioactivities against human breast cancer cells[J]. Chinese Journal of Natural Medicines, 2017, 15(3): 225-233.

[6] 尚明英，蔡少青，徐珞珊，等. 鬼臼类中药及其木脂素类成分的药效学研究[J]. 中草药，2002，33(8)：722-724.

[7] 郭帅，王璐，苏丹，等. 小叶莲提取物抗乳腺肿瘤活性研究[J]. 中国药房，2014，25(7)：577-580.

[8] 孙彦君，陈辉，郝志友，等. 具有逆转白血病多药耐药活性的小叶莲总黄酮的制备方法及应用[P]. 中国，2013：CN 103340920 A.

[9] 措吉，马爪西. 小叶莲灌洗治疗阴道炎的临床疗效[J]. 世界临床药物，2014，35(11)：689-691.

28. 马钱子

Maqianzi

STRYCHNI SEMEN

【别名】番木鳖、苦实把豆儿、火失刻把都、苦实、马前、大方八。

【来源】为马钱科植物马钱*Strychnos nux-vomica* L.的干燥成熟种子。

【本草考证】本品始载于《本草纲目》，以番木鳖为正名列入草部第十八卷："番木鳖生回回国，今西土邛州诸处皆有之。蔓生，夏开黄花，七八月结实如栝楼，生青熟赤，赤如木鳖。其核圆，小于木鳖而色白"。2015年版《中国药典》规定马钱子来源为马钱科植物马钱*Strychnos nux-vomica* L.，为高大乔木，无论是植物形态还是产地都与《本草纲目》的描述不相符。《本草原始》仍未明确描述马钱子植物形态，仅沿用了《本草纲目》的记载；据《神农本草经疏》记载："本品与木鳖非仅大小之别，乃不同科植物"与药典所述马钱大体吻合。观察历朝历代本草著作记载的马钱子的植物形态发现，与现今所用马钱子植物特征不一致。

【原植物】乔木，高5~25m。叶对生，叶片纸质，近圆形、宽椭圆形至卵形，长5~18cm，宽4~13cm，顶端短渐尖或急尖，基部圆形或广楔形，无毛，有光泽；圆锥状聚伞花序，长3~6cm；花5数，呈白色；花萼5裂，呈绿色；被短柔毛；花冠筒状，长13mm，裂片卵状披针形；雄蕊5，花药黄色，椭圆形，着生于花冠管喉部；雌蕊长9.5~12mm，子房卵形，光滑无毛，花柱圆柱形，柱头头状。浆果球形，直径2~4cm，光滑无毛，成熟时橙色，内有种子1~4颗；种子扁圆盘状，宽2~4cm，表面灰黄色，密被银色绒毛。（图28-1）

喜热带湿润性气候，以石灰质壤土或微酸性黏壤土生长较好，原产印度、越南、泰国、缅甸、斯里兰卡等热带、亚热带国家；我国台湾、福建、广东、海南、广西和云南南部等地有栽培。

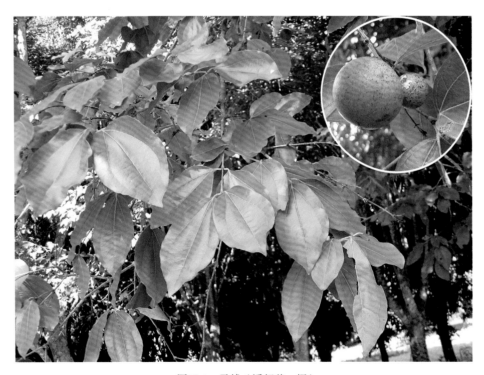

图28-1 马钱（潘超美 摄）

【主产地】主产于福建、台湾、广东、海南、广西、云南等地，以广东、广西南部和海南一带为道地产区。

【采收与加工】冬季采收成熟果实，取出种子，晒干。

【药材鉴别】

（一）性状特征

干燥成熟的种子呈钮扣状扁圆形，直径1.5～3cm，厚0.3～0.6cm，表面灰棕色或灰绿色，密被银灰色绢状茸毛，自中间向四周呈辐射状排列，有丝样光泽。常一面稍凹下，另一面稍凸起，边缘微隆起，有一突起的珠孔，底面中心有突起的圆点状种脐，珠孔与种脐间隐约可见一条隆起线。质坚硬，平行剖面可见淡黄色角质胚乳，子叶2枚，呈心形。气微，味极苦。（图28-2）

（二）理化鉴别

特征/指纹图谱

色谱条件　色谱柱：Phenomenex Kromasil KR100-5 C18 Column（250 × 4.6mm I.D.，5μm）；流动相：乙腈（A）-水（含0.2%的三乙胺和0.2%的冰醋酸，B），按下表中的规定进行梯度洗脱；检测波长：254nm；柱温：25℃；流速：1.0ml/min；进样量：10μl。

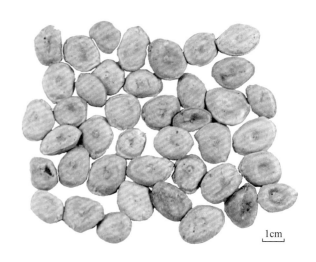

图28-2　马钱子药材图

时间（分钟）	流动相A（%）	流动相B（%）	时间（分钟）	流动相A（%）	流动相B（%）
0	2	98	24	11	89
15	6	94	51	11	89
20	6	94	60	36	64

供试品溶液的制备　取马钱子粉末1.0g，精密称定，置于50ml的具塞三角瓶中，精密加入甲醇-水-浓盐酸（50∶50∶1）25ml，摇匀，称定重量，超声提取30分钟，补足减失重量，摇匀，经0.22μm微孔滤膜滤过，取续滤液作为供试品溶液。

参照物溶液的制备　取马钱子对照药材1.0g，按供试品溶液制备方法制备，作为对照药材参照物溶液。取绿原酸对照品、新绿原酸对照品、隐绿原酸对照品、马钱子苷对照品、8-表马钱子苷酸对照品、士的宁对照品、马钱子碱对照品、伪番木鳖碱对照品、马钱子碱氮氧化物对照品、甲基伪马钱子碱对照品、伪马钱子碱对照品、番木鳖次碱对照品适量，精密称定，加甲醇制成每1ml各含0.2mg的混合溶液，作为对照品参照物溶液。

测定法　分别精密吸取参照物溶液和供试品溶液10μl，注入液相色谱仪，测定，记录色谱图，即得。

供试品特征图谱中应有16个特征峰，并应与对照药材参照物色谱峰中的16个特征峰相对应，其中12个峰应分别与相应的对照品参照物溶液的保留时间一致。与士的宁参照物峰相应的为9号峰，计算各特征峰与9号峰的相对保留时间，其相对保留时间应在规定值的±5%之内。注意色谱柱不同，各色谱峰的相对保留时间会有所不同。

按中药色谱指纹图谱相似度评价系统，供试品指纹图谱与对照指纹图谱经相似度计算，相似度不得低于0.90%。（图28-3）

【质量评价】马钱子以个大饱满、质坚肉厚、色灰黄有光泽者为佳。采用高效液相色谱法测定，本品按干燥品计算，含士的宁（$C_{21}H_{22}N_2O_2$）应为1.20%～2.20%，马钱子碱（$C_{23}H_{26}N_2O_4$）不得少于0.80%。

【化学成分】主要成分为生物碱类、环烯醚萜类、皂苷类、有机酸类等。其中，生物碱类是其主要特征性成分和活性成分。

1. 生物碱类　马钱子中含有大量的生物碱，约为1.5%～5%。如番木鳖碱（士的宁，strychnine）、马钱子碱（brucine）、异番木鳖碱（isostrychnine）、异马钱子碱（isobrucine）、伪番木鳖碱（pseudostrychnine）、伪马钱子碱（pseudobrucine）、

异士的宁（isostrychnine）、番木鳖次碱（vomicine）、马钱子次碱（vomicinl）、番木鳖碱氮氧化物（strychnine N-oxide）、马钱子碱氮氧化物（brucine N-oxide）、依卡精（icajine）等。

2. 环烯醚萜类　马钱子中所含环烯醚萜类化合物主要包括番木鳖苷A（loganin）、番木鳖苷B（loganoside）、马钱子苷（cuchiloside）等。

3. 皂苷类　马钱子中既含有三萜皂苷，如熊果酸（ursolic acid）；也含有甾体皂苷，如5,6-羊齿烯醇（β-simiarenol）、β-谷甾醇（β-sitosterol）、胡萝卜苷（daucosterol）、豆甾醇糖苷（stigmasta-5,22-dien-3-O-glu）等。

4. 有机酸类　马钱子中含有绿原酸（chlorogenic acid）、原儿茶酸（protocatechuic acid）、没食子酸（gallic acid）、香草酸（vanillic acid）、肉桂酸（cinnamic acid）、阿魏酸（ferulic acid）、咖啡酸（caffeic acid）、水杨酸（p-hydroxybenzoic acid）、对羟基苯乙酸（p-hydroxyphenylacetic acid）等。

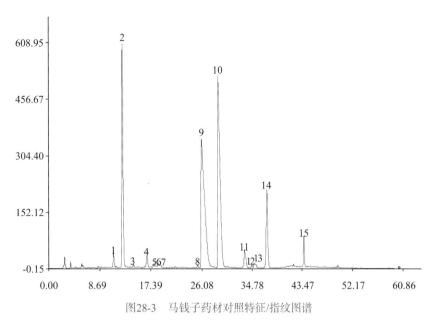

图28-3　马钱子药材对照特征/指纹图谱

（Phenomenex Kromasil KR100-5 C18 色谱柱）

1. 新绿原酸　2. 绿原酸　3. 隐绿原酸　4. 马钱子苷　5~8. 表马钱子苷酸
9. 士的宁　10. 马钱子碱　11. 伪番木鳖碱　12. 马钱子碱氮氧化物
13. 甲基伪马钱子碱　14. 伪马钱子碱　15. 番木鳖次碱

【性味归经】苦，温；有大毒。归肝、脾经。

【功能主治】通络止痛，散结消肿。用于跌打损伤，骨折肿痛，风湿顽痹，麻木瘫痪，痈疽疮毒，咽喉肿痛。

【药理作用】

1. 对中枢神经系统作用　马钱子所含番木鳖碱在治疗剂量下会使神经冲动在脊髓中传导易化，缩短反射时间，并增大其反射强度。其所含士的宁碱对整个中枢神经系统都有兴奋作用，包括兴奋脊髓的反射中枢功能，延髓的呼吸中枢及血管运动中枢功能等[1]。

2. 对心血管系统作用　马钱子中所含生物碱马钱子碱及其氮氧化物对心肌细胞具有保护作用，并有利于改善血液微循环，增加血流[2, 3]。

3. 镇痛、抗炎作用　马钱子所含的部分生物碱镇痛抗炎作用显著。马钱子碱中剂量组（20mg/kg）与阳性对照吗啡组（10mg/kg）镇痛作用相当，且其镇痛作用强度（在一定剂量范围内）与给药剂量成正相关。马钱子发酵品对外涂巴豆油致小鼠耳肿胀具抗炎作用，马钱子醋制品对二甲苯致小鼠耳廓炎症具抗炎作用[4, 5]。

4. 抗肿瘤作用　马钱子水煎液对S180瘤株所致的实体瘤具有明显的抑瘤作用，抑瘤率为37.8%，并且能够显著延长H22腹水型肿瘤小鼠的生存时间[6]。

5. 抗血栓作用　一定浓度马钱子碱氮氧化物对二磷酸腺苷诱导的血小板聚集的抑制作用与阿司匹林相似，并对胶原诱导的血小板聚集的抑制作用强于阿司匹林[7]。

【用药警戒或禁忌】马钱子安全范围小，容易出现毒性反应。中毒者早期症状为头晕、头痛、吞咽困难、轻度抽搐等，随后出现呼吸困难、角弓反张、全身抽搐以至强直性痉挛，最终引起呼吸麻痹致死。

马钱子生物碱成分士的宁及马钱子碱既是其有效成分也是毒性成分。二者可高度兴奋脊髓后角细胞、延髓中的呼吸中枢及血管运动中枢，引起脊髓反射性兴奋的显著亢进和特殊的强直性痉挛，表现出强直性惊厥，甚至呼吸抑制而窒息。

【附注】

1. 马钱子毒性大，内服必须炮制，如制马钱子：取洁净河砂置炒制容器内，用武火加热至滑利状态时，加入净马钱子，炒至表面呈棕黄色并鼓起时取出，筛去砂子，去毛即可；油马钱子：取净马钱子，煮沸后取出，再用清水浸泡，捞出，刮去皮毛，稍晾，切成薄片，另取麻油少许，置锅内烧热，加入马钱子片，炒至微黄色，取出，放凉。

2. 若不慎服用过量导致中毒，应立即使用中枢抑制药以制止惊厥。如：静脉注射戊巴比妥钠0.1～0.3g或10%水合氯醛30ml灌肠；惊厥控制后用1∶2000高锰酸钾溶液洗胃。

主要参考文献

[1] 韩进庭. 马钱子的药理作用和临床应用[J]. 现代医药卫生，2007，23(17)：2622-2623.

[2] Cai M, Ogawa R. Effects of free radical scavengers, methylprednisolone, and ulinastatin on acute xanthine and xanthine oxidase-induced lung injury in rats[J]. Circulatory Shock, 1994, 43(2): 71-78.

[3] 陆跃鸣，陈龙，蔡宝昌，等.异马钱子碱对心肌细胞作用的单钙通道及透射电镜分析[J].安徽中医学院学报，1999，18(6)：47-49.

[4] 朱建伟，武继彪，李成韶，等.复方马钱子碱的镇痛作用及其药效动力学初步观察[J].中国中医药信息杂志，2005，12(9)：36-37.

[5] 易炳学，周道根，龚千锋，等. 马钱子醋制品对小鼠抗炎作用的实验研究[J]. 时珍国医国药，2009，20(12)：3054-3055.

[6] 宋爱英，张国烈，刘松江，等. 马钱子抗肿瘤作用的实验研究[J]. 中国中医药科技，2004，11(6)：363-363.

[7] 周建英，卞慧敏，马骋，等. 马钱子碱和马钱子碱氮氧化物抗血小板聚集及抗血栓形成作用的研究[J]. 江苏中医，1998，19(4)：41-43.

29. 马钱子粉

Maqianzi Fen

STRYCHNI SEMEN PULVERATUM

【来源】 本品为马钱子的炮制加工品。

【原植物】【主产地】 参见"马钱子"。

【制法】 取制马钱子，粉碎成细粉，照马钱子（含量测定）项下的方法测定士的宁含量后，加适量淀粉，使含量符合规定，混匀，即得。

【药材鉴别】 本品为黄褐色粉末。气微香，味极苦。

【质量评价】 采用高效液相色谱法测定，本品按干燥品计算，士的宁（$C_{21}H_{22}N_2O_2$）应为0.78%～0.82%，马钱子碱（$C_{23}H_{26}N_2O_4$）不得少于0.50%。

【化学成分】 主要成分为生物碱类、环烯醚萜类、皂苷类、有机酸类等。其中，生物碱类是其主要特征性成分和活性成分。

1. **生物碱类** 马钱子中含有大量生物碱，约为1.5%～5%。如番木鳖碱（士的宁，strychnine）、马钱子碱（brucine）、异番木鳖碱（isostrychnine）、异马钱子碱（isobrucine）、伪番木鳖碱（pseudostrychnine）、伪马钱子碱（pseudobrucine）、番木鳖次碱（vomicine）、马钱子次碱（vomicinl）、番木鳖碱氮氧化物（strychnine N-oxide）、马钱子碱氮氧化物（brucine N-oxide）等[1, 2]。

2. **环烯醚萜类** 马钱子中所含环烯醚萜类化合物主要包括番木鳖苷A（loganin）、番木鳖苷B（loganoside）、马钱子苷（cuchiloside）等。

3. 皂苷类　马钱子中既含有三萜皂苷，如熊果酸（ursolic acid），也含有甾体皂苷，如5,6-羊齿烯醇（β-simiarenol）、β-谷甾醇（β-sitosterol）、胡萝卜苷（daucosterol）、豆甾醇糖苷（stigmasta-5,22-dien-3-*O*-glu）等。

4. 有机酸类　马钱子中含有绿原酸（chlorogenic acid）、原儿茶酸（protocatechuic acid）、没食子酸（gallic acid）、香草酸（vanillic acid）、肉桂酸（cinnamic acid）、阿魏酸（ferulic acid）、咖啡酸（caffeic acid）、水杨酸（*p*-hydroxy-benzoic acid）、对羟基苯乙酸（*p*-hydroxyphenylacetic acid）等。

【性味归经】苦，温；有大毒。归肝、脾经。

【功能主治】通络止痛，散结消肿，用于跌打损伤，骨折肿痛，风湿顽痹，麻木瘫痪，痈疽疮毒，咽喉肿痛。

【药理作用】

1. 对中枢神经系统作用　所含的部分生物碱如番木鳖碱和马钱子碱能兴奋整个中枢神经系统[3]。

2. 镇痛、抗炎作用　所含的部分生物碱如马钱子碱镇痛抗炎作用显著。通过对马钱子碱的镇痛作用及药效动力学研究，发现马钱子碱具有显著的镇痛作用[4]。

3. 抗血栓作用　经研究发现，所含生物碱具有一定的抗血栓作用。马钱子碱和马钱子碱氮氧化物有抗血小板聚集和抗血栓形成的作用[5]。

4. 抗肿瘤作用　通过研究马钱子碱对移植性肝癌Heps荷瘤小鼠的肿瘤抑制作用和生存时间的影响，发现马钱子碱对肿瘤具有明显的抑制作用[6]。

5. 对心血管系统作用　所含生物碱有激动或抑制心肌细胞离子通道的作用。

主要参考文献

[1] 蔡宝昌，吴皓，杨秀伟，等.马钱子中16个生物碱类化合物¹³CNMR谱的数据分析[J].药学学报，1994，29(1)：44-48.

[2] 刘艳萍.马钱子的化学成分研究[D].济南：山东大学，2010.

[3] 解宝仙，唐文照，王晓静.马钱子的化学成分和药理作用研究进展[J].药学研究，2014，33(10)：603-606.

[4] 朱建伟，武继彪，李成韶，等.马钱子碱镇痛作用及其药效动力学研究[J].中国中医药科技，2005，12(3)：166-167.

[5] 周建英，卞慧敏，马骋，等.马钱子碱和马钱子碱氮氧化物抗血小板聚集及抗血栓形成作用的研究[J].江苏中医，1998，19(4)：41-43.

[6] 邓旭坤，蔡宝昌，殷武，等.Brucine对Heps荷瘤小鼠的抗肿瘤作用和毒性的研究[J].中国药理学通报，2006，22(1)：35-39.

30. 马蹄金

Matijin

DICHONDRAE HERBA

【别名】荷苞草、黄疸（胆）草、金锁匙、小金钱草、落地金钱、月亮草等。

【来源】为旋花科植物马蹄金*Dichondra repens* Forst.的干燥全草。

【本草考证】马蹄金的应用最早记载于《百草镜》，称"肉馄饨草"，载："二月、十月发苗，生乱石缝中，茎细，叶如芡实大，中缺，形似挂包馄饨，故名"。《本草纲目拾遗》称"荷包草"，载："生古寺园砌石间，似地连钱而叶有皱纹，形如腰包，青翠可爱"。《贵州民间方药集》记载为"小马蹄草"，《福建民间草药》记载为"螺丕草"，《四川中药志》记载称"小金钱草"等。本草记载与现今所用马蹄金植物特征一致。

【原植物】多年生小草本，长约30cm。茎多数，纤细，丛生，匍匐地面，节着地可生出不定根，通常被丁字形着生的毛。单叶互生，具柄，长2～5cm，被疏柔毛；叶片圆形或肾形，直径0.6～1.6cm，很少达2.5cm，先端圆形，有时微凹，基部深心形，形似马蹄，故名马蹄金。全缘，上面绿色，光滑，下面浅绿色，无毛或有疏柔毛，基出脉7～9条。夏初开花，花小，单生于叶腋，花梗短于叶柄；花萼5裂，裂片卵形，长不及1mm，绿色，呈覆瓦状排列，宿存；花冠短钟状，黄色；子房上位，2室，为2个分离的心皮组成，花柱2叉。蒴果膜质，近球形，径约2mm。种子2粒，黄色至褐色，无毛。（图30-1）

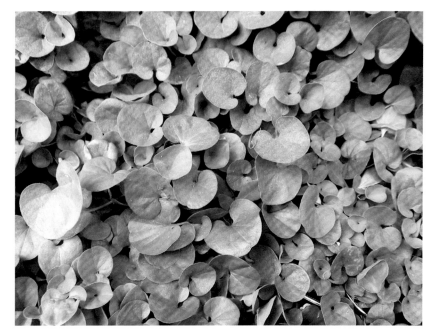

图30-1 马蹄金

生于海拔1300～1980m的阴湿山地、路边、田边及草坪上。主要分布于四川、贵州、云南、广东、广西、福建、浙江、江苏、湖南、湖北、江西、台湾等地。马蹄金药材目前发现人工引种栽培及相关报道。

【主产地】主产于贵州、四川、云南、广西等地。

【采收与加工】全年均可采收，除去泥沙及杂质，晒干。

【药材鉴别】

（一）性状特征

干燥全草多缠结成团。茎纤细，黄绿色至灰棕色，光滑或略有柔毛，节处多有须根。叶多皱缩，绿色，展开后呈肾形或类圆形，直径0.5～0.7cm，全缘，叶背具白色柔毛，叶柄长1～1.5cm。蒴果球形，生于叶腋，有宿萼，被毛，果柄远较叶柄为短；种子2，棕褐色，近球形，被毛茸。气微，味辛。（图30-2）

（二）显微鉴别

粉末特征 粉末黄色或灰绿色。木纤维成束，棕黄色，量少，有时可见纹孔。叶上表面细胞碎片多见，叶上表皮细胞垂周壁波状弯曲，气孔少见，平轴式，副卫细胞3～6个。表皮腺毛和非腺毛多见，单细胞，二叉状，壁厚，有时壁上可见线状纹理。茎表皮细胞呈长角形或条形，可见少数气孔。螺纹导管多见。花期药材可见花粉囊[1]。（图30-3）

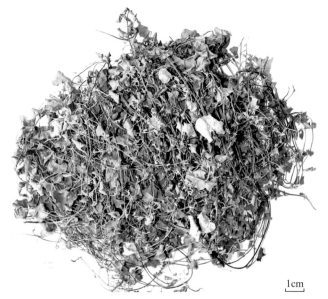

1cm

图30-2 马蹄金药材图

【质量评价】以色泽鲜艳、色青绿者为佳。

【化学成分】马蹄金中主要含有黄酮类、挥发油类、糖类等化合物及微量元素。黄酮类成分为黄酮、异黄酮及黄酮醇等，具有一定的抗炎、抗菌等功效。伞形花内酯具有抗菌、降压、抗癌、镇静及解痉作用。

1. **挥发油类** 2-戊基呋喃（2-pentylfuran）、柠檬烯（limonene）、反式-β-罗勒烯（*trans-β*-ocimene）、异松油

烯（terpinoline）、伽罗木醇（linalool）、反式-松油醇（trans-pinocarveol）等。

2. **酯类** （2R,3R）-2,3-二羟基-2-甲基-γ-丁内酯、3,5-二羟基-γ-戊内酯、（2S,3R）-1,2,3,4-四羟基-2-甲基丁烷、（3R）-2-羟甲基-1,2,3,4-四羟基丁烷和甘油三乙酸酯等。

3. **其他** 还含有β-谷甾醇、香草醛、正三十八烷、麦芽酚、乌苏酸、东莨菪素、委陵菜酸（tormenticacid）、尿嘧啶（uracil）、茵芋苷（skimmin）、甘油（glycerin）和（N-苯甲酰基-L-苯丙氨酰基）-O-乙酰基-L-苯丙氨醇[N·（N-benzoyl-L-pheny-lalanyl-）-O-actyl-L-phenyla-lal］等成分[1, 2]。

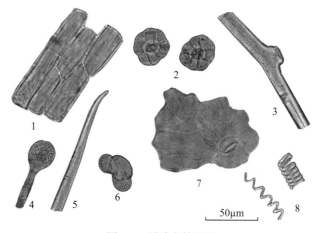

图30-3 马蹄金粉末图

1. 薄壁细胞 2. 腺鳞 3. 表皮毛 4. 腺毛 5. 非腺毛 6. 花粉囊 7. 表皮细胞及气孔 8. 导管

【**性味归经**】味苦、辛，性寒、凉。归肝、胆、肺、膀胱经。

【**功能主治**】祛风利湿，清热解毒。用于治疗黄疸，痢疾，砂石淋痛，水肿，疔疮肿毒等疾病。生用治疗跌打损伤，捣烂敷于患处。

【**药理作用**】

1. **抗菌作用** 马蹄金提取物对金黄色葡萄球菌、乙型溶血性链球菌、大肠埃希菌、伤寒杆菌、变形杆菌、产气杆菌，有一定的抗菌作用，对金黄色葡萄球菌、乙型溶血性链球菌等革兰阳性致病球菌的抗菌作用较强，对大肠埃希菌、伤寒杆菌、变形杆菌、产气杆菌等革兰阴性杆菌作用较弱，主要表现为抑制作用[4, 5]。

2. **镇痛作用** 不同剂量马蹄金提取物可提高小鼠的痛阈值，具有较好镇痛作用。

3. **抗炎作用** 马蹄金提取物对乙酸、二甲苯所致小鼠炎症模型有一定的对抗作用。

4. **保肝作用** 马蹄金提取物对四氯化碳（CCl_4）、D-半乳糖胺（D-Glan）、硫代乙酰胺（TAA）、异硫氰酸-1-萘酯（ANIT）、乙肝病毒等致肝毒剂造成的动物急性肝损伤均有一定的保护作用。

5. **其他作用** 现代研究表明，马蹄金提取物还具有较强的利胆作用、解热作用、促进细胞免疫和体液免疫的作用以及保护细胞免受过氧化损伤，维持细胞正常生理功能、抗衰老等药理作用[3-5]。

主要参考文献

[1] 刘光明，彭友林，宋泽运. 马蹄金的形态组织鉴定[J]. 常德师范学院学报（自然科学版），2001，13(1)：76-77，73.

[2] 古丽丽，乔丽蓬. 苗药马蹄金的药效学研究进展[J]. 中国民族民间医药，2012，21(10)：56-57.

[3] 曲莉莎，曾万玲，谢达莎，等. 马蹄金提取物镇痛、抗炎及抑菌作用的实验研究[J]. 中国中药杂志，2003，28(4)：374-377.

[4] 曲莉莎，曾万玲，梁光义. 民族药马蹄金提取物对小鼠肝损伤的保护作用[J]. 中国医院药学杂志，2003，23(4)：197-199.

[5] 曲莉莎，曾万玲，梁光义. 民族药马蹄金提取物对D-Glan、TAA、ANIT所致小鼠化学性肝损伤的药理作用研究[J]. 中国医药学报，2003，18(2)：84-86，128.

31. 云芝

Yunzhi

CORIOLUS

【别名】杂色云芝、黄云芝、灰芝、瓦菌、青芝。

【来源】为多孔菌科真菌彩绒革盖菌*Coriolus versicolor*（L. ex Fr.）Quel.的干燥子实体。

【本草考证】本品首载于《神农本草经》，记载为"青芝"。《千金翼方》《大观经史证类备急本草》《证类本草》以及《本草纲目》中均记载"青芝，又名龙芝"。相关学者对现代真菌云芝进行形态学、生境与地理分布等方面进行考证，同时结合云芝现代药理活性研究成果，证明古代"青芝"为现代真菌云芝[1]。

【原植物】一年生子实体。革质至半纤维质，侧生无柄，常覆瓦状叠生，常呈莲座状。有时平伏而反卷，群生于树干上，常成大片群落，半圆形至贝壳状，多数相互联结。菌盖薄，半圆或至扇形，（1～6）cm×（1～10）cm，厚1～3mm，盖面幼时白色，渐变为深色，有密生的白色、灰白色、灰色、灰黑色、褐色、蓝色、紫色、黑棕色等颜色的绒毛，构成美丽多色的狭同心环带，有天鹅绒感；盖缘薄，全缘或波状，灰白色，边缘下层无子实层。菌肉纤维质，干后纤维质至近革质，白色，厚约0.5～1.5mm；菌管单层，长0.5～3mm，管口白色、灰色、淡黄色或淡棕色，每1mm有3～5个，老熟时开裂，近圆形，管口面初期白色，渐变为黄褐色、赤褐色至淡灰黑色；管口圆形至多角形，菌管单层，白色。孢子无色，光滑，近圆柱形、圆筒形至腊肠形，或略弯曲，直径（5～8）mm×（1.5～2.5）mm[2, 3]。（图31-1）

　　主要为野生，生于阔叶杂木林及针阔混交林内，多生于柞树、榆树、桦树、栎树、李树、苹果树、柳树、木荷等树的枯立木、倒木、原木及伐桩上。全国各省区均有分布。

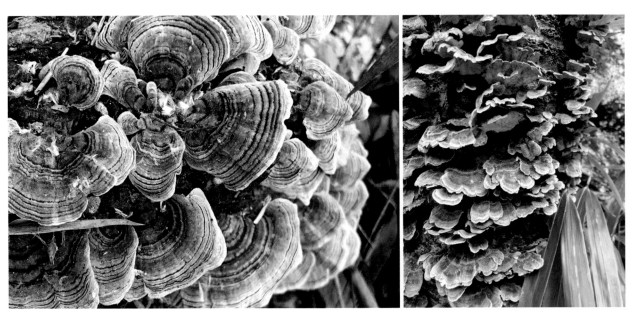

图31-1　彩绒革盖菌（肖特　潘超美　摄）

【主产地】全国各地均产，主产于东北三省。以吉林省辉南县、桦甸市和黑龙江省尚志市为道地产区。

【栽培要点】栽培技术采用段木栽培，也可以采用木屑袋栽，现多采用袋料栽培、室内瓶袋架层栽培、野外畦床覆土栽培。

【采收与加工】全年均可采收，除去杂质，晒干。

【商品规格】统货。

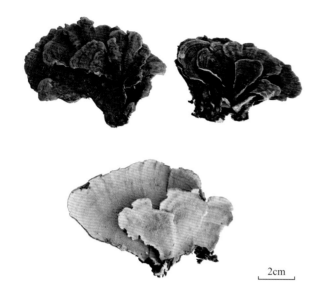

图31-2 云芝药材图（陈佳 摄）

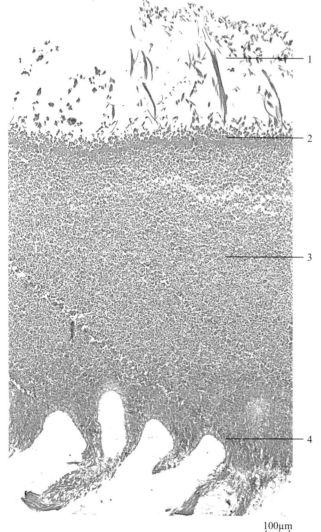

图31-3 云芝纵切面图（廖海浪 摄）

1. 绒毛层 2. 皮壳 3. 菌肉层 4. 菌管层

【药材鉴别】

（一）性状特征

菌盖单个呈扇形、半圆形或贝壳形，常数个叠生成覆瓦状或莲座状；直径1～10cm，厚1～4mm。表面密生灰色、褐色、蓝色、紫黑色等颜色的绒毛（菌丝），构成多色的狭窄同心性环带，边缘薄；腹面灰褐色、黄棕色或淡黄色，无菌管处呈白色，菌管密集，管口近圆形至多角形，部分管口开裂成齿。革质，不易折断，断面菌肉类白色，厚约1mm；菌管单层，长0.5～2mm，多为浅棕色，管口近圆形至多角形，每1mm有3～5个。气微，味淡。（图31-2）

（二）显微鉴别

1. 纵切面 皮壳外侧为绒毛层，为长短不等的菌丝，菌丝不分枝；皮壳菌丝紧密排列，菌丝胞腔内含众多的色素颗粒。菌肉层厚，无色，菌丝排列紧密。最下方为菌管层，菌管排列整齐。（图31-3）

2. 粉末特征 粉末淡黄色。孢子卵圆形，长5～7μm，直径2～3μm，壁两层，外壁平滑无色，内壁浅褐色。菌丝分4种：绒毛菌丝无色，单个或数个相连，不分枝，直径3～5μm，菌丝壁有多数颗粒性物质；骨架菌丝较粗，直径5～7μm，不分枝，壁较平直，无色；生殖菌丝壁极薄，透明，直径3～4μm，不分枝，壁平直；缠绕菌丝较细，直径1.5～4μm，常弯曲。（图31-4）

【质量评价】 本品个大、表面具绒毛，革质者为佳。采用滴定法测定，本品按干燥品计算，含云芝多糖以

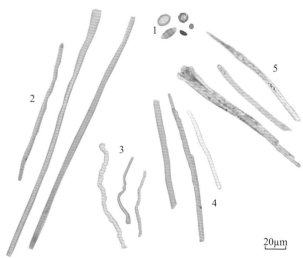

图31-4 云芝粉末图（李懿柔 摄）

1. 孢子 2. 生殖菌丝 3. 缠绕菌丝 4. 骨架菌丝 5. 绒毛菌丝

无水葡萄糖（$C_6H_{12}O_6$）计，不得少于3.2%。

【化学成分】 主要成分为蛋白质类、多糖类和糖肽类以及甾体类、有机酸、蛋白酶、氨基酸类等。其中，蛋白质类和多糖类是主要成分；云芝多糖（polysaeeharide）或云芝糖肽（polysaccharidiopeptide）及糖蛋白（proteoglycan）是其主要特征性成分和有效成分，具有明显免疫调节、抗肿瘤、抗氧化等作用。

1. 蛋白质类 漆酶（laccase）、多酚氧化酶（tyrosinase）、木质素过氧化物酶（lignin peroxidase）、聚半乳糖醛酸酶（pectinase）、超氧化物歧化酶（SOD）等。

2. 多糖及糖肽类 云芝多糖（polysaeeharide）、云芝糖肽（polysaccharidiopeptide）、糖蛋白（proteoglycan）等。

3. 其他类 化合物聚半乳糖醛酸酶（pectinase）、超氧化物歧化酶（SOD）、胞外黏性物质（ECMM）、胃蛋白酶抑制剂（pepstatin）、18种人体所需的氨基酸等。

【性味归经】 甘，平。归心、脾、肝、肾经。

【功能主治】 健脾利湿，清热解毒。用于湿热黄疸，胁痛，纳差，倦怠乏力。

【药理作用】

1. 保肝作用 云芝多糖可降低脂多糖致免疫性肝损伤小鼠肝脏指数，增加胸腺指数，降低血清ALT水平和肝匀浆中MDA含量，减轻肝细胞气球样变性、点状或片状坏死或炎性细胞浸润[4]。

2. 抗氧化作用 云芝多糖能增加小鼠胸腺指数，促进小鼠免疫球蛋白增加，提高SOD活性，降低心肌脂褐素含量，降低脑组织脂质过氧化物含量，升高羟脯氨酸含量[5]。

【分子生药】

1. 遗传标记 根据云芝的全基因组序列，筛选发现1224个SSR位点[6]，为云芝的种群遗传学及进化研究奠定了理论基础。

2. 功能基因 现已从云芝中克隆出免疫调节蛋白基因（Fip-cve）、细胞色素P450（Cytochrome P450，CYP450）酶基因、烟酰胺腺嘌呤二核苷酸-细胞色素P450还原酶（NADPH-cytochrome P450 reductase，CPR）、漆酶基因（Lcc1），以及全长的植酸酶基因B4、B5等[7-10]，为进一步开发真菌资源提供基础的研究数据。

主要参考文献

[1] 赵新湖. 云芝的本草考证及其药理活性成分的研究[D]. 长春：吉林农业大学，2015.

[2] 曾育麟，李星炜. 中国民族药志（第4卷）[M]. 成都：四川民族出版社，2007：133-137.

[3] 高学敏，张德芹，钟赣生，等. 中国药典中药材及饮片彩色图鉴全彩版（第1卷）[M]. 太原：山西科学技术出版社，2015：161.

[4] 胡承江，郭青平，李红华，等. 云芝多糖对小鼠免疫性肝损伤的保护作用[J]. 现代医药卫生杂志，2010，26(1)：1-2.

[5] 南凤仙，邵伟. 云芝多糖对小鼠抗衰老作用的研究[J]. 宁夏大学学报，2005，26(3)：264-267.

[6] 曹云，张延召，程抒劼，等. 云芝全基因组SSR位点分布及比较分析[J]. 菌物学报，2017，36(11)：1524-1542.

[7] 宋笛. Race方法克隆云芝免疫调节蛋白基因[J]. 农业与技术，2016，36(17)：21-23.

[8] 孙雪娃. 云芝NADPH-细胞色素P450还原酶在大肠埃希菌中表达及酶学特性分析[J]. 生物工程学报，2018，34(7)：1156-1168.

[9] 郭梅，蒲军，杜连祥，等. 杂色云芝漆酶基因(Lcc1)的克隆及在甲醇毕赤酵母中的表达[J]. 菌物学报，2005，24(2)：221-226.

[10] 杨帆，林俊芳，苗灵凤，等. 利用TAIL-PCR和RT-PCR技术克隆云芝植酸酶基因[J]. 应用与环境生物学报，2006，12(5)：618-622.

32. 木芙蓉叶

Mufurongye

HIBISCI MUTABILIS FOLIUM

【别名】芙蓉叶、木莲叶、地芙蓉叶。

【来源】为锦葵科植物木芙蓉*Hibiscus mutabilis* L.的干燥叶。

【本草考证】以"地芙蓉"始载于《图经本草》。《本草纲目》载："木芙蓉处处有之，插条即生，小木也。其干丛生如荆，高者丈许。其叶大如桐，有五尖及七尖者……花类牡丹、芍药，有红者、白者、黄者"，"其花并叶平而不寒不热，味微辛而性滑涎黏，其治痈疽之功，殊有神效"。结合《植物名实图考》对该植物形态、功效描述及附图考证，本草所载与现今木芙蓉基本一致。

【原植物】落叶灌木或小乔木，高2～5m；小枝、叶柄、花梗和花萼均密被星状毛与直毛相混的细绵毛。叶宽卵形至圆卵形或心形，直径10～15cm，常5～7裂，裂片三角形，具钝圆锯齿，被星状毛；叶柄长5～20cm；托叶常早落。花大，单生于叶腋间，花梗长约5～8cm，近端具节；小苞片8，线形，基部合生；萼裂片5，卵形；花初开时白色或淡红色，后变深红色，花瓣近圆形，直径4～5cm。蒴果扁球形，被淡黄色刚毛和绵毛；种子肾形，背面被长柔毛。花期8～10月。（图32-1）

野生于山坡、路旁或沟边砂质壤土、湿润处，为我国久经栽培的园林观赏植物，花叶供药用。原产于我国湖南，广泛栽培于辽宁、河北、山东、陕西、安徽、江苏、浙江、江西、福建、台湾、广东、广西、湖南、湖北、四川、贵州和云南等省区。

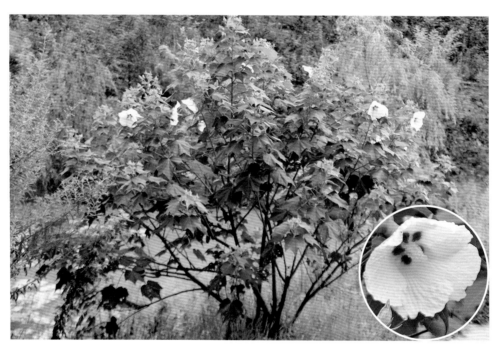

图32-1　木芙蓉

【主产地】黄河流域至华南均有栽培，尤以四川成都为盛。

【栽培要点】

1. 生物学特性　木芙蓉喜光，稍耐阴；喜温暖湿润气候，忌寒、耐旱、耐湿；对土壤要求不高，瘠薄土地亦可生长，但以排水良好的砂壤土上生长最好。低山、丘陵和平原均可种植。其适应性广、生长较快，萌蘖性强。对

SO₂抗性特强，对Cl_2、HCl也有一定抗性[2-4]。

2. 栽培技术　繁殖以扦插、分株、播种均可。分株在春季萌发时进行；扦插的插穗在开花结束后剪取，随采随插；播种最宜春播，培养土要细，覆土要薄，播后保持苗床湿润（不宜淹水）[2-4]。

3. 病虫害　病害：白粉病、叶斑病等。害虫：角斑毒蛾、蚜虫、红蜘蛛、盾蚧等[2-4]。

【采收与加工】夏、秋两季采收，摘下叶片，晒干。

【药材鉴别】

（一）性状特征

干燥叶多卷缩、破碎、全体被毛。完整叶片展平后呈卵圆状心形，宽10～20cm，掌状3～7浅裂，裂片三角形，边缘有钝齿。上表面暗黄绿色，下表面灰绿色，叶脉7～11条，于两面突起，叶柄长5～20cm。气微，味微辛。（图32-2）

（二）显微鉴别

粉末特征　粉末暗黄绿色或灰绿色。非腺毛较多，单生或星状簇生，单细胞，长圆锥形，有的略弯曲，直径10～15μm。腺毛有两种，一种腺头为3～4个细胞组成，直径约30μm，柄单细胞；另一种腺毛头部单细胞，柄由15～24个细胞组成，长360～570μm，近基部的细胞多扁圆状。红棕色色素团粒，类圆形，较多，散在于薄壁细胞中。黏液细胞类圆形，无色或浅棕色，直径60～80μm，表面具辐射状细密的纹理。草酸钙簇晶，直径15～20μm，单个散在或多个存在于薄壁细胞中，有时可见方晶。气孔不定式，多破碎。（图32-3）

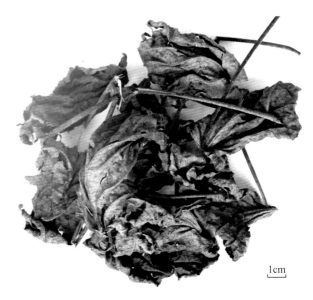

图32-2　木芙蓉药材图

（三）理化鉴别

薄层色谱　取本品粉末0.5g，加甲醇30ml，加热回流30分钟，滤过，滤液蒸干，残渣加水15ml使溶解，用三氯甲烷20ml振摇提取，弃去三氯甲烷液，水液用水饱和的正丁醇25ml振摇提取，取正丁醇液，蒸干，残渣加无水乙醇2ml使溶解，作为供试品溶液。另取木芙蓉叶对照药材0.5g，同法制成对照药材溶液。再取芦丁对照品，加无水乙醇

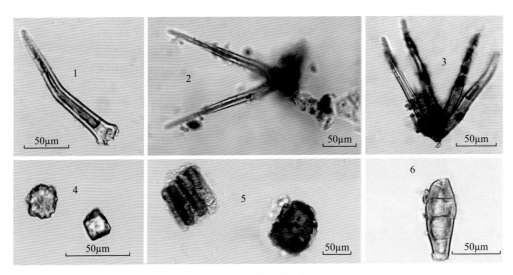

图32-3　木芙蓉粉末图

1. 单生非腺毛　2～3. 星状簇生非腺毛　4. 草酸钙簇晶和草酸钙方晶　5. 黏液细胞　6. 腺毛

制成每1ml含0.5mg的溶液，作为对照品溶液。照薄层色谱法试验，吸取供试品溶液和对照药材溶液各2μl、对照品溶液1μl，分别点于同一用4%醋酸钠溶液制备的硅胶G薄层板上，以乙酸乙酯–甲酸–水–丙酮（15∶2∶3∶7）为展开剂，展开，取出，晾干，喷以10%硫酸乙醇溶液，在105℃加热至斑点显色后，置紫外光灯（365nm）下检视。供试品色谱中，在与对照药材色谱和对照品色谱相应的位置上显相同的荧光斑点。

【质量评价】以叶片完整、色灰绿、叶柄少者为佳[1]。采用高效液相色谱法测定，本品按干燥品计算，含无水芦丁（$C_{27}H_{30}O_{16}$）不得少于0.07%。

【化学成分】木芙蓉的化学成分主要包括黄酮、有机酸、挥发性成分以及豆甾、蒽醌、香豆素、三萜、木脂素和无机元素等其他成分。目前发现其主要活性成分为黄酮苷，包括异斛皮苷（isoqereitrin）、金丝桃苷（hyperoside）、绣线菊苷（piracoside）及花色苷等，目前只初步探明木芙蓉的黄酮类成分与其抗炎、抗菌、抗氧化和抗肿瘤等药理作用密切相关；有机酸类有二十四烷酸（tetraco sanoic acid）、水杨酸（salicylic acid）、阿魏酸（ferulic acid）等；挥发性成分有单萜、倍半萜、醛、酮、烯、酚、醇、脂肪酸和脂类等[5-8]。

【性味归经】辛，平。归肺、肝经。

【功能主治】凉血，解毒，消肿，止痛。治痈疽焮肿，缠身蛇丹，烫伤，目赤肿痛，跌打损伤。

【药理作用】

1. 抗非特异性炎症作用　木芙蓉叶对非特异性炎症引起的红、肿、热、痛具有较好疗效。木芙蓉叶70%乙醇提取物能显著降低关节炎模型大鼠血清中肿瘤坏死因子等炎症因子水平，提高大鼠生存状态，且呈明显的剂量依赖性关系[5-8]。

2. 抗菌作用　木芙蓉叶提取物（水、70%乙醇、乙酸乙酯、丙酮和石油醚）对大肠埃希菌、普通变形杆菌、铜绿假单胞菌、金黄色葡萄球菌及粪肠球菌均有不同程度抑制作用，尤其对革兰阴性菌（大肠埃希菌）的抑制作用较强[5-8]。

3. 抗病毒作用　木芙蓉叶乙醇洗脱物对呼吸道合胞病毒、甲型流感病毒和副流感病毒均有不同程度体外抑制作用[5-8]。

4. 其他作用　研究表明，木芙蓉叶水提物能提高2型糖尿病大鼠的抗氧化能力，降低血糖；木芙蓉叶提取液具一定的抗肿瘤活性，对特异性免疫和非特异性免疫均有重要作用；从木芙蓉叶甲醇粗提物中分离得到的阿魏酸具显著的体外抗鹿鬃丝成虫、微丝蚴及牛副丝虫活性等[5-8]。

【用药警戒或禁忌】虚寒患者及孕妇禁服[2]。

【附注】木芙蓉花、叶、根均可作为药材，且木芙蓉的叶、花、根两者或三者并用有增强疗效的作用。

主要参考文献

[1] 广东省食品药品监督管理局.广东省中药材标准[M].广州：广东科技出版社，2011：64.

[2] 孙居文.园林树木学[M].上海：上海交通大学出版社，2003：188.

[3] 郑霞林，徐辉丽.木芙蓉的栽培管理和应用[J].四川农业科技，2007(8)：38.

[4] 聂谷华，向其柏.木芙蓉的特性及园林应用研究[J].园艺与种苗，2012(6)：81-83.

[5] 夏晓旦，黄婷，薛嫚，等.木芙蓉化学成分与药理作用的研究进展[J].中成药，2017，39(11)：2356-2360.

[6] 姚莉韵，陆阳，陈泽乃.木芙蓉叶化学成分研究[J].中草药，2003，34(3)：201-203.

[7] 李军茂，何明珍，欧阳辉，等.超高效液相色谱与飞行时间质谱联用快速鉴别木芙蓉叶的化学成分[J].中国药学杂志，2016，51(14)：1162-1168.

[8] 邬科，卢立琼.木芙蓉叶的药理研究进展[J].海峡药学，2010，22(3)：37-38.

33. 木香

Muxiang

AUCKLANDIAE RADIX

【别名】广木香、蜜香、南木香、云木香、五香。

【来源】为菊科植物木香 *Aucklandia lappa* Decne.的干燥根。

【本草考证】本品始载于《神农本草经》，列为上品。《本草经集注》载："此即青木香。今皆用合香，不入药用。"陶弘景将此种木香称为青木香，为木香之别名，之后木香与青木香的本草记载开始出现混乱，至今《神农本草经》木香的基原考证仍存在较大争议。《新修本草》载："此有二种，当以昆仑来者为佳，出西胡来者不善。叶似羊蹄而长大，花如菊花，其实黄黑，所在亦有之"。《四声本草》载："昆仑船上来，形如枯骨者良。"《图经本草》："今惟广州舶上有来者也，他无所出。"《本草纲目》在木香一药的释名中除提及青木香之别名外，又指出："木香……昔人谓之青木香。后人因呼马兜铃根为青木香，乃呼南木香、广木香以别之。"可见明代以前所称的青木香为质优的木香，而之后多指现在所称的青木香。综上，自古木香来源复杂，不止一种。国产和进口的皆有，但以广州进口，形如枯骨的质量最佳，故称为广木香。此种木香原产印度，在唐代日本圣武天皇遗物中有60种药物被保存在正仓院至今，其中木香经鉴定为菊科植物木香 *Saussurea lappa* 的根。而木香 *Saussurea lappa* 与《中国药典》收载木香 *Aucklandia lappa* Decne.为同物异名。之后因我国云南大量引种，故又有云木香之名，与《中国药典》2015年版所载一致。

【原植物】多年生高大草本，高1.5～2m。主根粗大，直径可达5cm。茎不分枝，上部有短柔毛。基生叶大型，三角形，具长柄；茎生叶卵形或卵状、三角状卵形，长30～50cm，宽10～30cm，基部楔状下延成具翅的柄或无柄，边缘有不规则的齿，齿端有短刺尖，上面有糙短毛，下面无毛或仅叶脉上有疏短毛。头状花序顶生及腋生，或2～5束生，直径3～4cm，梗短或无梗；总苞半球形，长2～2.5cm；总苞片7层，近革质，卵状披针形或狭披针形，无毛或有疏微毛；托片刚毛状；花筒状，花冠暗紫色，长约1.6cm；花药尾部流苏状。瘦果矩圆状，具肋；冠毛淡褐色2层，羽毛状，外层较短。花期5～8月，果期9～10月。（图33-1）

主要为栽培，生于海拔2500～4000m的高山地区，在凉爽的平原和丘陵地区也可生长。主要分布于我国陕西、甘肃、湖北、湖南、广东、广西、四川、云南、西藏等地。

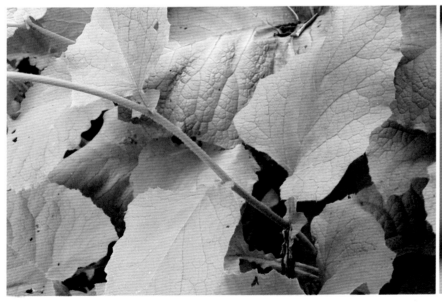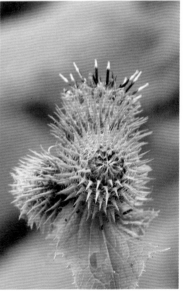

图33-1 木香

【**主产地**】主产于云南、四川、重庆、贵州等地。

【**栽培要点**】

1. **生物学特性** 喜冷凉、湿润气候，耐寒、耐旱、喜肥。怕高温和强光，幼苗期怕直射光。以土层深厚、疏松肥沃、富含腐殖质排水良好，pH6.5～7.0的砂质壤土栽培为宜。

2. **栽培技术** 种子繁殖或分根繁殖。苗期怕强光，须适当遮荫。

3. **病虫害** 病害：根腐病、褐病、白绢病。虫害：银纹夜蛾、黑蚜等。

【**采收与加工**】秋、冬两季采挖，除去泥沙和须根，切段，大的再纵剖成瓣，干燥后撞去粗皮。

【**商品规格**】据市场流通情况和药材全长的上中部直径（约为全长1/4处），将木香分为"选货"和"统货"。均为干货。

选货：直径≥3.0cm，长度≥7.0cm。统货：间有不规则条状或块状木香，直径≥0.5cm，长度5～10cm。

【**药材鉴别**】

（一）性状特征

根圆柱形或半圆柱形，长5～10cm，直径0.5～5cm。表面黄棕色至灰褐色，有明显的皱纹、纵沟及侧根痕。质坚，不易折断，断面灰褐色至暗褐色，周边灰黄色或浅棕黄色，形成层环棕色，有放射状纹理及散在的褐色点状油室。气香特异，味微苦。（图33-2）

（二）显微鉴别

1. **根横切面** 木栓层为2～6列木栓细胞，有时可见残存的落皮层。韧皮部宽广，筛管群明显；韧皮纤维成束，稀疏散在或排成1～3环列。形成层成环。木质部导管单列径向排列；木纤维存在于近形成层处及中心导管旁；初生木质部四原型。韧皮部、木质部中均有类圆形或椭圆形油室散在。本品薄壁细胞中含菊糖。

2. **粉末特征** 粉末黄绿色。菊糖多见，表面现放射状纹理。木纤维多成束，长棱形，直径16～24μm，纹孔口横裂缝状、十字状或人字状。网纹导管多见，也有具缘纹孔导管，直径30～90μm。油室碎片有时可见，内含黄色或棕色分泌物。（图33-3）

（三）理化鉴别

薄层色谱 取本品粉末0.5g，加甲醇10ml，超声处理30分钟，滤过，取滤液作为供试品溶液。另取去氢木香内酯对照品、木香烃内酯对照品，加甲醇分别制成每1ml含0.5mg的溶液作为对照品溶液。照薄层色谱法试验，吸取上述三种溶液各5μl，分别点于同一硅胶G薄层板上，以环己烷-甲酸乙酯-甲酸（15：5：1）的上层溶液为展开剂，展开，取出，晾干，喷以1%香草醛硫酸溶液，加热至斑点显色清晰。供试品色谱中，在与对照品色谱相应的位置上，显相同颜色的斑点。

【**质量评价**】以质坚实、香气浓、油性大者为佳。采

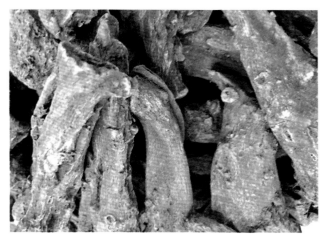

图33-2 木香药材图

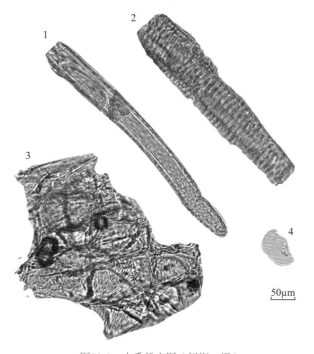

图33-3 木香粉末图（鲜彬 摄）

1.纤维 2.导管 3.木栓细胞 4.菊糖

用高效液相色谱法测定，本品按干燥品计算，含木香烃内酯（$C_{15}H_{20}O_2$）和去氢木香内酯（$C_{15}H_{18}O_2$）不得少于1.80%。

【化学成分】 主要成分为单萜和倍半萜内酯组成的挥发油类化合物以及生物碱类。 其中， 木香烃内酯（costunolide）和去氢木香内酯（dehydrocostus lactone）是其特征性成分和有效成分[1]。

1. 倍半萜类 木香烃内酯（costunolide）、去氢木香内酯（dehydrocostus lactone）、二氢去氢木香内酯（drodehydrocostus lactone）等。木香烃内酯和去氢木香内酯在抗炎、保肝利胆、解痉中显示较好的活性。

2. 萜类 莰烯（camphene）、水芹烯（phellandrene）、丁香烯（methyl alcohol）、对伞花烃（p-cymene）、芳樟醇（linalool）等。

【性味归经】 辛、苦，温。归脾、胃、大肠、三焦、胆经。

【功能主治】 行气止痛，健脾消食。用于胸胁、脘腹胀痛，泻痢后重，食积不消不思饮食。煨木香实肠止泻，用于泄泻腹痛。

【药理作用】

1. 止痛作用 木香醇提物能减少冰醋酸引起的小鼠扭体反应次数，并延长小鼠热痛刺激甩尾反应潜伏期[2]。

2. 抗胃溃疡作用 云木香丙酮提取物灌胃能显著对抗乙醇和冷水束缚法所致大鼠胃溃疡[3]。木香内酯能明显降低水拘禁应激性胃溃疡大鼠胃黏膜的溃疡指数，并能抑制胃酸分泌，升高胃液pH值，减少胃液分泌和降低胃蛋白酶活性[4]。

3. 调节胃肠运动 木香煎剂灌胃大鼠可增加其胃排空和小肠推进比；阿托品可部分阻断木香的促胃肠动力作用，酚妥拉明及普萘洛尔则对其无明显影响[5]。木香萃取物灌胃给药可抑制番泻叶致小鼠腹泻[6]。100%木香水煎液灌胃给药，可明显抑制小鼠肠蠕动（炭末法），但提高大鼠离体肠平滑肌振幅[7]。

4. 利胆作用 木香煎剂胃管注入可使麻醉犬胆囊明显收缩，但对CCK无明显影响；灌胃给药也可增加大鼠胆汁流量[8]。

5. 抑制病原微生物作用 对体外培养的志贺菌氯霉素耐药株（S. flexneRiD15 R-plasmid Cm^R）和大肠埃希菌氯霉素敏感株（E.coli1485 Rif^R），木香可抑制R质粒接合传递的作用[9]。木香乙醚提取物可随作用时间的增长而达到使串珠镰孢菌菌丝形态、细胞壁、细胞质、核膜等发生明显改变的作用[10]。

主要参考文献

[1] 王淑萍， 曲妍霏， 宋驰， 等. 木香中主要活性成分的药代动力学研究[J]. 现代中西医结合杂志，2019，28(12)：1255-1259，1345.

[2] 张明发，沈雅琴，朱自平，等.木香的温中止痛药理研究[J].中国药业，1998，7(5)：34-35.

[3] 李秀芳，林青，代蓉，等.云木香丙酮提取物对大鼠实验性胃溃疡模型的影响[J].云南中医中药杂志，2007，28(6)：34-35.

[4] 张桂英，裴丽娜，张永玲.木香内酯对大鼠水拘禁应激性胃溃疡模型的影响[J].山东医药，2008，48(16)：31-32.

[5] 朱金照，冷恩仁，陈东风.木香对大鼠胃肠运动的影响及其机制探讨[J].中国中西医结合脾胃杂志，2000，8(4)：236-238.

[6] 李茹柳，黄习文，李卫民，等.厚朴丸方中单味药木香药效学和急性毒性研究[J].中药药理与临床，2009，25(2)：82-84.

[7] 吴承艳，李振彬，石建喜.木香、丁香和威灵仙镇痛及胃肠动力作用的实验研究[J].江苏中医药，2005，26(12)：61-63.

[8] 邵芸，黄芳，王强，等.木香醇提取物的抗炎利胆作用[J].江苏药学与临床研究，2005，13(4)：5-6.

[9] 李玉虎，龚甜，侯庆萍，等.木香、黄精提取液抑制R质粒接合传递的体外实验研究[J].中国病原微生物学杂志，2010，5(1)：26-28，73.

[10] 刘翠青，陈联群，张荣梅，等.木香乙醚部分提取物抗角膜真菌的电镜观察[J].中华实用中西医杂志，2005，18(19)：1162-1163.

34. 木通

Mutong

AKEBIAE CAULIS

【**别名**】八月炸藤、活血藤、羊开口、野木瓜、海风藤。

【**来源**】为木通科植物木通*Akebia quinata*（Thunb.）Decne.、三叶木通*Akebia trifoliata*（Thunb.）Koidz.或白木通*Akebia trifoliata*（Thunb.）Koidz. var. *australis*（Diels）Rehd.的干燥藤茎。

【**本草考证**】木通，原名通草，始载于《神农本草经》，列为中品。《药性论》首先称之为木通。《新修本草》载："此物（通草）大者径三中，每节有二三枝，枝头有五叶，其子长三四寸，核黑穰白，食之甘美。"按其所言，即为木通科之木通。《图经本草》又载一种"三叶相对"的通草，并附有"兴元府通草"图，为三出复叶，可能即三叶木通。唐代民间又将通脱木称"通草"，于是出现了同名异物现象。为改变这一混淆状况，后世本草如《汤液本草》和《本草品汇精要》等都以木通为名，其所述均为木通科植物。

【**原植物**】

1. **木通** 落叶木质藤本。茎圆柱形，缠绕，茎皮灰褐色，有圆形、小而凸起的皮孔；芽鳞片覆瓦状排列，淡红褐色。掌状复叶互生或在短枝上的簇生，小叶5，倒卵形或长倒卵形，全缘，长2～5cm，宽1.5～2.5cm，先端圆或凹入，具小凸尖，基部圆形或阔楔形。伞房花序式的总状花序腋生，长6～12cm，疏花，基部有雌花1～2朵，以上4～10朵为雄花；总花梗长2～5cm；着生于缩短的侧枝上，基部为芽鳞片所包托；花略芳香。雄花：花梗纤细，长7～10mm；雄蕊6（7），离生。雌花：花梗细长，长2～4（～5）cm；心皮3～6（～9）枚，离生，圆柱形，柱头盾状，顶生；退化雄蕊6～9枚。果孪生或单生，长圆形或椭圆形，长5～8cm，直径3～4cm，成熟时紫色，腹缝开裂；种子多数，卵状长圆形，略扁平，不规则的多行排列，着生于白色、多汁的果肉中，种皮褐色或黑色，有光泽。花期4～5月，果期6～8月。（图34-1）

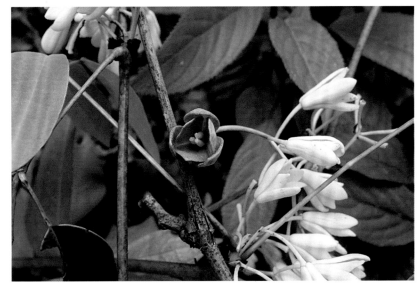

图34-1 木通

主要为野生，生于海拔300～1500m的山地灌木丛、林缘和沟谷中。主要分布于长江流域各省区。

2. **三叶木通** 与前种相近。主要区别点：叶为三出复叶；小叶卵圆形、宽卵圆形或长卵形，长宽变化很大，先端钝圆、微凹或具短尖，基部圆形或楔形，有时微呈心形，边缘浅裂或呈波状，侧脉5～6对。（图34-2）

主要为野生，生于海拔250～2000m的山地沟谷边疏林或丘陵灌丛中。主要分布于河北、山西、山东、河南、陕西南部、甘肃东南部至长江流域各省区。

3. **白木通** 本变种形态与三叶木通相近，但小叶全缘，质地较厚。（图34-3）

主要为野生，生于海拔300～2100m的山坡灌丛或沟谷疏林中。主要分布于长江流域各省区，向北分布至河南、山西和陕西。

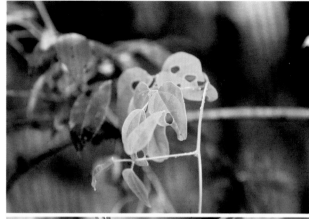

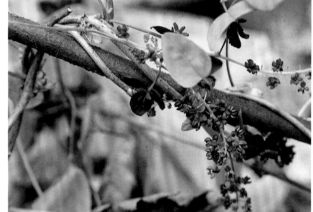

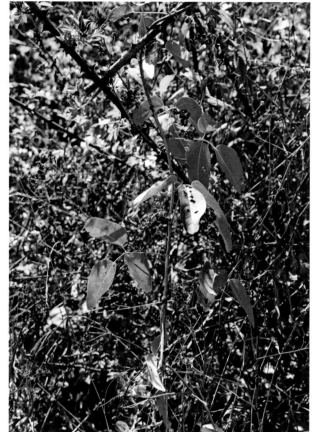

图34-2　三叶木通　　　　　　　　　　　　　　　　　图34-3　白木通

【主产地】主产于四川、湖南、湖北、广西等省区。

【采收与加工】秋季采收，截取茎部，除去细枝，阴干。

【商品规格】统货。

【药材鉴别】

（一）性状特征

藤茎圆柱形而稍扭曲，长30～70cm，直径0.5～2cm。表面灰棕色至灰褐色，外皮粗糙而有许多不规则的裂纹或纵沟纹，具突起的皮孔。节部膨大或不明显，具侧枝断痕。体轻，质坚实，不易折断，断面不整齐，皮部较厚，黄棕色，可见淡黄色颗粒状小点，木部黄白色，射线呈放射状排列，髓小或有时中空，黄白色或黄棕色。气微，味微苦而涩。

（二）显微鉴别

1.藤茎横切面

（1）木通　木栓细胞数列，常含有褐色内含物；栓内层细胞含草酸钙小棱晶，含晶细胞壁不规则加厚，弱木化。皮层细胞6～10列，有的亦含数个小棱晶。中柱鞘由含晶纤维束与含晶石细胞群交替排列成连续的浅波浪形环带。维管束16～26个。韧皮部细胞薄壁性。束内形成层明显。木质部导管散孔型。射线明显，其外侧有1～3列含晶石细胞与中柱鞘含晶石细胞相连接；形成层内侧射线细胞壁加厚、木化，具明显单纹孔。髓周细胞圆形，壁厚、木化，有圆形单纹孔，常含1至数个棱晶，中央有少量薄壁细胞，壁不木化。

（2）三叶木通　与木通极相似，主要区别为木栓细胞无褐色内含物；中柱鞘含晶纤维束与含晶石细胞群交替排列成连续的环带，但含晶石细胞群仅存在于与射线相对处；维管束（19～）27～31个。（图34-4、图34-5、图34-6）

（3）白木通　与木通相似，主要区别为中柱鞘与三叶木通相似，含晶石细胞群仅存在于射线外侧；射线中径向

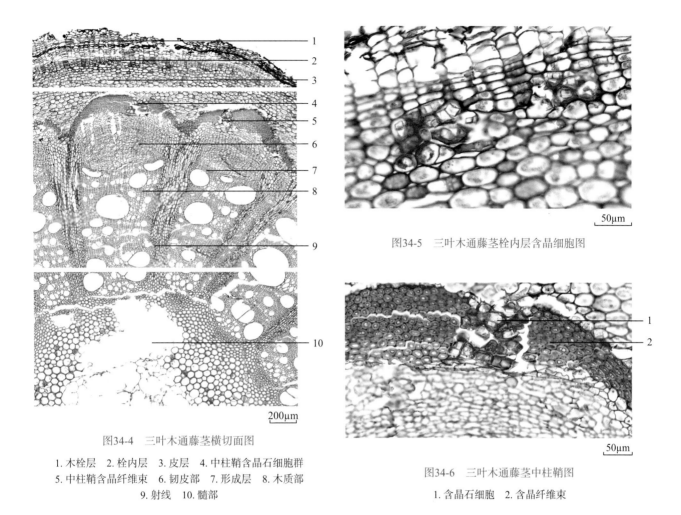

图34-4 三叶木通藤茎横切面图

1. 木栓层　2. 栓内层　3. 皮层　4. 中柱鞘含晶石细胞群
5. 中柱鞘含晶纤维束　6. 韧皮部　7. 形成层　8. 木质部
9. 射线　10. 髓部

图34-5　三叶木通藤茎栓内层含晶细胞图

图34-6　三叶木通藤茎中柱鞘图

1. 含晶石细胞　2. 含晶纤维束

排列的含晶石细胞多不与中柱鞘含晶石细胞群相连；维管束约13个。

2. 粉末特征　粉末浅棕色或棕色。含晶石细胞方形或长方形，胞腔内含1至数个棱晶。中柱鞘纤维细长梭形，直径10～40μm，胞腔内含密集的小棱晶，周围常可见含晶石细胞。木纤维长梭形，直径8～28μm，壁增厚，具裂隙状单纹孔或小的具缘纹孔。具缘纹孔导管直径20～110（～220）μm，纹孔椭圆形、卵圆形或六边形。

（三）理化鉴别

薄层色谱　取本品粉末1g，加70%甲醇50ml，超声处理30分钟，滤过，滤液蒸干，残渣加水10ml使溶解，用乙酸乙酯振摇提取3次，每次10ml，合并乙酸乙酯液，蒸干，残渣加甲醇1ml使溶解，作为供试品溶液。另取木通苯乙醇苷B对照品，加甲醇制成每1ml含1mg的溶液，作为对照品溶液。照薄层色谱法试验，吸取上述两种溶液各5μl，分别点于同一硅胶G薄层板上，以三氯甲烷-甲醇-水（30：10：1）为展开剂，展开，取出，晾干，喷以2%香草醛硫酸溶液，在105℃加热至斑点显色清晰。供试品色谱中，在与对照品色谱相应的位置上，显相同颜色的斑点。

【质量评价】以条匀、内色黄者为佳。采用高效液相色谱法测定，本品按干燥品计算，含木通苯乙醇苷B（$C_{23}H_{26}O_{11}$）不得少于0.15%。

【化学成分】主要成分为三萜皂苷类。其中，苯乙醇苷是其特征性成分和有效成分[1]。

三萜皂苷类化合物　白桦脂醇（betulin）、齐墩果酸（oleanolic acid）、常春藤皂苷元（hederagenin）、木通皂苷（akeboside）等。

【性味归经】苦，寒。归心、小肠、膀胱经。

【功能主治】利尿通淋，清心除烦，通经下乳。用于淋证，水肿，心烦尿赤，口舌生疮，经闭乳少，湿热痹痛。

【药理作用】

1. 抗菌作用　木通水煎剂对毛癣菌有抑制作用[2]。

2. 抗炎作用　三叶木通水提物能降低二甲苯致小鼠耳肿胀度和冰醋酸致小鼠毛细血管通透性[3]。

3. 利尿作用　三叶木通对正常大鼠有利尿作用[3]。

【分子生药】

1. 遗传标记　采用ITS2和psbA-trnH组合可鉴别三叶木通和白木通[4]。三叶木通整个ITS序列区共有7个变异位点，其中ITS1、5.8S和ITS2的变异位点分别为4、0和3个，这些变异位点可作为三叶木通不同种源鉴别的信息位点，并显示出三叶木通的亲缘关系与其地理分布有一定关系[5]。

2. 功能基因　现已从三叶木通中分离获得的基因多与花发育相关，如MADS-box相关基因：AktFL1、AktFL2、AktAP3_1、AktAP3_2、AktAP3_3、AktPI、AktAG1、AktAG2、AktSEP3、花粉前纤维蛋白基因Atf-Pro、促分裂原活化蛋白激酶基因mapk3等[6-8]。

采用转录组学技术对三叶木通果实转录组进行分析，发现11749个Unigene参与到270条已知代谢通路中，其中包括26条乙烯合成关键酶的Unigene，为探究三叶木通果实成熟过程中基因表达情况以及三叶木通果实成熟基因的后续研究提供重要基础[9]。

主要参考文献

[1] 郭林新，马养民，乔珂，等.三叶木通化学成分及其抗氧化活性[J].中成药，2017，39(02)：338-342.

[2] 王岳.102种药用植物抗菌效能的初步试验[J].植物学报，1953，2(2)：312-325.

[3] 白梅荣，张冰，刘小青，等.三叶五叶木通提取物药效及对药酶影响的比较研究[J].中华中医药学刊，2008，26(4)：732-735.

[4] 杜凌，李园园，郑重，等.基于DNA条形码ITS2与psbA-trnH片段的三叶木通与白木通鉴别[J].贵州农业科学，2018，46(8)：16-19.

[5] 周文才，左继林，占志勇，等.不同种源的三叶木通ITS序列分析及亲缘关系[J].西部林业科学，2016，45(5)：54-57.

[6] 牛娅楠.三叶木通MADS-box家族AktFL1及AktAG1的功能研究[D].西安：陕西师范大学，2018

[7] 吴小祝，文锋，廖亮，等.三叶木通促分裂原活化蛋白激酶基因mapk3的克隆及表达分析[J].激光生物学报，2017，26(3)：266-273.

[8] 山红艳.三叶木通花发育相关基因的结构、功能和进化研究[D].北京：中国科学院研究生院（植物研究所），2002.

[9] 杨航，刘红昌，石小兵，等.三叶木通果实转录组测序初步分析[J].山地农业生物学报，2016，35(2)：46-51.

35. 木槿皮

Mujinpi

HIBISCI CORTEX

【别名】川槿皮、槿皮。

【来源】为锦葵科植物木槿*Hibiscus syriacus* L.的茎皮或根皮。

【本草考证】木槿之名最早见于《尔雅》，从五代时期的《日华子本草》开始有入药的记载，曾经"花枝各用"。《本草纲目》始见药用其"皮"的记载："今疡医用皮治疮癣，多取川中来者，厚而红色。"之后，在《本草汇言》《本草纲目拾遗》中均有收载。木槿皮在《救急方》中称槿皮；在《养生经验合集》中名川槿皮。本草记载与现今所用木槿皮基本一致[1]。

【原植物】落叶灌木，高3～4m，小枝密被黄色星状绒毛。叶菱形至三角状卵形，长3～10cm，宽2～4cm，具深浅不同的3裂或不裂，边缘具不整齐齿缺，下面沿叶脉微被毛或近无毛；叶柄长5～25mm，上面被星状柔毛。花单生于枝端叶腋间，花梗长4～14mm，被星状短绒毛；小苞片6～8，线形，长6～15mm，宽1～2mm，密被星状疏绒毛；花萼钟形，长14～20mm，密被星状短绒毛，裂片5，三角形；花钟形，淡紫色，直径5～6cm，花瓣倒卵形，长3.5～4.5cm，外面疏被纤毛和星状长柔毛；雄蕊柱长约3cm；花柱枝无毛。蒴果卵圆形，直径约12mm，密被黄色星状绒毛；种子肾形，背部被黄白色长柔毛。花期7～10月[2]。（图35-1）

台湾、福建、广东、广西、云南、贵州、四川、湖南、湖北、安徽、江西、浙江、江苏、山东、河北、河南、陕西等省区均有栽培，系我国中部各省原产。

【主产地】主产于四川，我国中部各省均产。

【栽培要点】

1. 生物学特征　对气候的适应性较强，高山及平地均可栽种。以向阳、肥沃、排水良好的砂质土较好。

2. 栽培技术　用扦插繁殖，育苗移栽。

3. 病虫害　生长期间病虫害较少。病害：主要有炭疽病、叶枯病、白粉病等。虫害：主要有红蜘蛛、蚜虫、蓑蛾、夜蛾、天牛等。

【采收与加工】春、夏季砍伐茎枝，剥皮晒干；秋季挖根，剥皮晒干。

【药材鉴别】

（一）性状特征

本品多呈槽状或单筒状，长短不一，厚约1mm。外表面青灰白色或灰褐色，有弯曲的纵皱纹点状小突起（皮孔）；内表面淡黄白色，光滑，有细纵纹。质韧，断面强纤维性。气微，味淡。（图35-2）

（二）显微鉴别

粉末特征　粉末灰白色。纤维成束，末端渐尖，直径5～26μm，壁厚薄不一，可见细小纹孔。草酸钙簇晶众多，直径16～57μm，棱角钝尖或宽。木栓细胞淡黄棕色或无色，表面观呈类多角形，壁稍厚，微弯曲。（图35-3）

（三）理化鉴别

取本品粉末1g，加甲醇10ml，加热，回流1小时，滤过，取滤液1ml，蒸干，残渣加醋酐1ml使溶解，滤过，沿管壁加硫酸3～4滴，两液交界处显红色环，上层液显墨绿色；另取滤液少量滴于滤纸上，待干，喷洒1%三氯化铝乙醇溶液，干燥后，置紫外光灯（365nm）下观察，显亮黄绿色荧光。

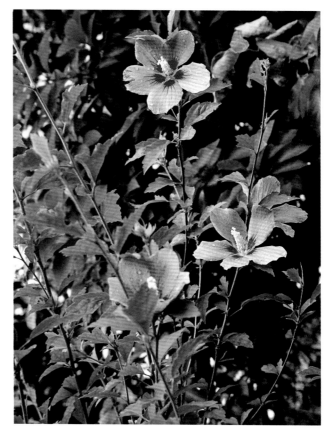

图35-1　木槿

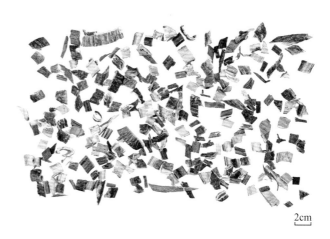

2cm

图35-2　木槿皮药材（饮片）图

【化学成分】

1. 茎皮的化学成分　主要含脂肪酸、脂肪醇、三萜类及其他类成分。

（1）脂肪酸类　辛二酸（suberic acid）、壬二酸（nonanedioic acid）、肉豆蔻酸（myristic acid）、棕榈酸（palmitic aicd）、月桂酸（lauric acid）。

（2）脂肪醇类　1-二十八醇（1-octacosanol）、1,22-二十二碳二醇（1,22-docosanediol）。

（3）三萜类　白桦脂醇（betulin）、古柯三醇（erythrotriol）等。

（4）其他类　β-谷甾醇（β-sitosterol）、铁屎米-6-酮（canthin-6-one）等。

2. 根皮的化学成分　除含有与茎皮相似的脂肪酸、脂肪醇、三萜类成分外，还含有萘类、木脂素类、异黄酮类、环肽类等成分。

（1）萘类　木槿素（syriacusin）A，B，C。

（2）木脂素类　木槿苷（hibiscuside）、丁香树脂酚（syringaresinol）。

（3）异黄酮类　6″-O-乙酰染料木苷（6″-O-acetyl-genistin）、3′-羟基大豆苷（3′-hydroxydaidzein）。

（4）环肽类　木槿肽（hibispeptin）A，B。

【性味归经】甘、苦，微寒。归大肠、肝、脾经。

【功能主治】清热，利湿，解毒，止痒。用于肠风泻血，痢疾，脱肛，白带，疥癣，痔疮等症。

【药理作用】

1. 抗炎作用　铁屎米-6-酮在体外对金黄色葡萄球菌等有抑制作用。

2. 抗肿瘤作用　从木槿皮中分离出的单体化合物古柯三醇可抑制肿瘤细胞生长。从木槿根皮中分得的2个五环三萜成分3β,23,28-三羟基-12-齐墩果烯-23-咖啡酸酯和3,23,28-三羟基-12-齐墩果烯-3-咖啡酸酯对几种人肿瘤细胞群有细胞毒作用[3]。

3. 抗氧化作用　从木槿根皮中分得的数个化合物对大鼠肝脏微粒体有抗脂质过氧化活性[3, 4]。

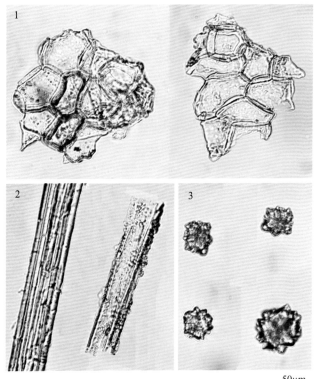

图35-3　木槿皮粉末图

1. 木栓细胞　2. 纤维　3. 草酸钙簇晶

主要参考文献

[1] 曾颂，韩秀奇，李书渊. 木槿皮、土荆皮、水翁皮的本草考证及现代研究[J]. 广东药学院学报，2011，27(2)：207-210.

[2] 四川省卫生厅. 四川省中药材标准（1987年版）[M]. 成都：四川人民出版社，1987.

[3] Yun BS, Ryoo IJ, Lee IK, et al. Two bioactive pentacyclic triterpene esters from the root bark of Hibiscus syriacus [J]. J Nat Prod, 1999, 62(5): 764-766.

[4] Lee SJ, Yun YS, Lee IK, et al. An antioxidant lignan and other constituents from the root bark of Hibiscus syriacus [J]. Planta Med, 1999, 65(7): 658-660.

36. 木蝴蝶

Muhudie

OROXYLI SEMEN

【别名】千层纸、千张纸、破布子、满天飞、白玉纸。

【来源】为紫葳科植物木蝴蝶*Oroxylum indicum*（L.）Vent.的干燥成熟种子。

【本草考证】本品始载于《滇南本草》，载："千张纸，此木实似扁豆而大，中实如积纸，薄似蝉翼，片片满中，故有兜铃之称"。《本草纲目拾遗》始用"木蝴蝶"之名，载："木蝴蝶，木实也，出云南广南府，形似扁豆，其中片片如蝉翼"。《岭南采药录》载："广西南宁平马出产，结荚长尺余，荚内白膜层叠，每块白膜之中有种子两粒，如内肾相对而扁"。历代本草所载与现今所用木蝴蝶基本一致。

【原植物】小乔木，高7～12m。树皮厚，小枝皮孔极多而突起。叶对生，大型二至四回奇数羽状复叶，着生于茎干近顶端；小叶多数，小叶柄长5～10mm，小叶片三角状卵形，长6～14cm，宽4～9cm，先端短渐尖，基部圆形或宽楔形而偏斜，全缘，上面绿色，下面淡绿色，两面无毛，干后发蓝色。总状聚伞花序顶生，长40～150cm；花萼钟状，紫色，先端平截；花冠橙红色，肉质，长3～9cm，钟形，直径5～8.5cm，先端5浅裂，裂片大小不等；雄蕊5，插生于花冠筒中部，伸出于花冠外；花丝基部被绵毛，其中1花丝较短；花盘大，肉质；花柱长5～7cm，柱头2裂。蒴果木质，扁平，阔线形，下垂，长40～120cm，宽5～8.5cm，先端短尖，基部楔形，边缘稍内弯，中间有一条微突出的背缝。种子多数，除基部外，全被白色半透明的薄翅包围。花期7～10月，果期10～12月。（图36-1）

生于海拔500～900m热带及亚热带低丘河谷密林，以及公路边丛林中，常单株生长。主要分布于福建、台湾、广东、广西、四川、贵州及云南。

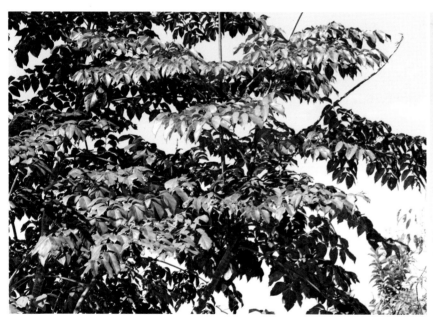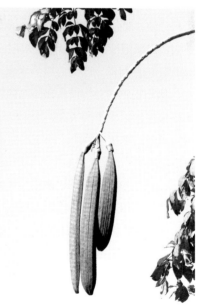

图36-1 木蝴蝶（朱鑫鑫 摄）

【主产地】主产于云南、广西、贵州。此外，福建、广东、四川凉山彝族自治州亦产少量。

【栽培要点】

1. 生物学特性 喜温暖湿润气候，耐干旱，不耐寒，耐贫瘠，喜生于温暖向阳的山坡、河岸，对土壤要求不严，以肥沃的砂质壤土生长良好，在贫瘠土壤亦能生长，但较缓慢。

2. 栽培技术　可播种繁殖或扦插育苗，常于春末秋初用当年生的枝条进行嫩枝扦插，或于早春用上年生的枝条进行老枝扦插。对冬季的温度的要求很严，在有霜冻出现的地区不能安全越冬。

【采收与加工】秋、冬两季采收成熟果实，暴晒至果实开裂，取出种子，晒干。

【药材鉴别】

（一）性状特征

种子为蝶形薄片，除基部外三面延长成宽大的翅，长5～8cm，宽3.5～4.5cm。表面浅黄白色，翅半透明，有绢丝样光泽，上有放射状纹理，边缘多破裂。体轻，剥去种皮，可见一层薄膜状的胚乳紧裹于子叶之外。子叶2，蝶形，黄绿色或黄色，长径1～1.5cm。无臭，味微苦。（图36-2）

（二）显微鉴别

1. 种子横切面　种皮细胞10余列。胚乳细胞4～10余列。子叶上表皮细胞近方形，下表皮细胞稍小；栅状组织细胞含油滴及叶绿体；海绵组织细胞排列紧密，含油滴及淀粉粒，有维管束分布。

2. 粉末特征　粉末黄色或黄绿色。种翅细胞长纤维状，壁波状增厚，直径20～40μm；胚乳细胞多角形，壁呈念珠状增厚。（图36-3）

（三）理化鉴别

薄层色谱　取本品粉末2g，加乙醇30ml，加热回流15分钟，滤过，滤液加硼酸0.5g使溶解，滤过，滤液作为供试品溶液。另取黄芩苷对照品，加乙醇制成每1ml含1mg的溶液，作为对照品溶液。照薄层色谱法试验，吸取上述两种溶液各10μl，分别点于同一硅胶G薄层板上，以正丁醇–乙酸–水（6：1.5：2.5）为展开剂，展开，取出，晾干。供试品色谱中，在与对照品色谱相应的位置上，显相同颜色的斑点。

【质量评价】以张大、色白、有光泽、翼柔软如绸者为佳。采用高效液相色谱法测定，本品按干燥品计算，含木蝴蝶苷B（$C_{27}H_{30}O_{15}$）不得少于2.0%。

【化学成分】主要含黄酮类化合物，亦为其主要有效成分。此外尚含苯乙醇苷类、环己醇类、芪类、生物碱类、三萜类、甾体类、挥发油、脂肪酸等成分[1-5]。

1. 黄酮类　木蝴蝶苷（oroxin）A，B、黄芩苷（baicalin）、黄芩苷元（baicalein）、白杨素（chrysin）、白杨素-7-O-β-D-葡萄糖醛酸苷（chrysin-7-O-β-D-glucuronide）等[2, 3]。

2. 苯乙醇苷类　红景天苷（salidroside）、毛蕊花苷（verbascoside）等[4]。

3. 环己醇类　连翘环己醇（rengyol）、异连翘环己醇（isorengyol）、连翘环己醇酮（rengyolone）、5,6-二氢连翘环己醇酮（5,6-dihydrorengyolone）、4-羰基连翘环己醇（4-carbonylrengyol）等[3, 4]。

4. 芪类　欧洲赤松素（pinosylvin）、二氢欧洲赤松素（dihydropinosylvin）、（E）-欧洲赤松素-3-O-β-D-吡喃葡

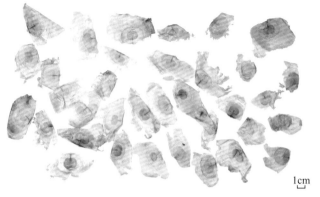

图36-2　木蝴蝶药材图

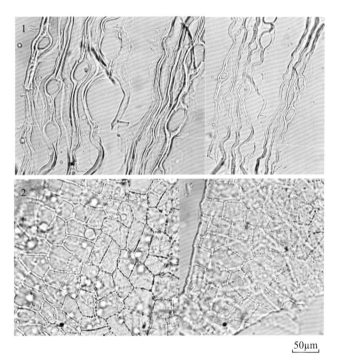

图36-3　木蝴蝶粉末图

1. 种翅细胞　2. 胚乳细胞

萄糖苷 ［（*E*）-pinosylvin-3-*O*-*β*-*D*-glucopyranoside］等[3]。

5. 挥发油类　苯乙酮、二苯酮、丁化羟基甲苯、4-甲氧基苯乙酮等[5]。

【性味归经】苦、甘，凉。归肺、肝、胃经。

【功能主治】清肺利咽，疏肝和胃。用于肺热咳嗽，喉痹，音哑，肝胃气痛。

【药理作用】

1. 镇痰祛咳　本品能减少氨水引起的小鼠咳嗽次数并延长潜伏期，增加小鼠气管酚红的排泌作用，表明木蝴蝶具有镇咳、祛痰功效[6]。黄芩苷为木蝴蝶药材抗菌消炎、清肺利咽作用的主要有效成分[7]。

2. 抗菌作用　本品乙醇提取物对白色念珠菌具有明显抑制作用，其MIC值为0.09mg/ml[8]。本品乙醇提取物、丙酮提取物和水提取物对金黄色葡萄球菌和鸡大肠埃希菌均有抑制作用，其中95%乙醇提取物活性最强[9]。

3. 抗炎作用　木蝴蝶水提取物0.4g/kg灌胃可显著减轻二甲苯诱导的小鼠耳廓肿胀[9]。

4. 抗氧化作用　本品黄酮粗提物对O_2^-·、·OH及DPPH·等自由基具有较强的清除能力，并对过氧化氢诱导的心肌和内皮细胞损伤具有保护作用[10]。

主要参考文献

[1] 殷文光，李曼玲，康琛. 木蝴蝶的研究进展[J]. 中国中药杂志，2007，32(19)：1965-1970.

[2] KrügerA, Ganzera M. Oroxylum indicum seeds – Analysis of flavonoids by HPLC–MS [J]. J Pharm Biomed Anal, 2012, 70: 553-556.

[3] 魏晓楠，林彬彬，谢国勇，等. 木蝴蝶种子化学成分研究[J]. 中国中药杂志，2013，38(2)：204-207.

[4] Teshima K, Kaneko T, Ohtani K, et al. Phenylethanoids and cyclohexylethanoids from Oroxylum indicum [J]. Natural Medicines, 1996, 50(4): 307.

[5] 赵丽娟，张捷莉，李学成. 木蝴蝶挥发性化学成分的气相色谱-质谱分析[J]. 食品科技，2006，31(8)：252-254.

[6] 王锐，袁晓春，何嵋，薛梅. 木蝴蝶的化学成分和药理作用[J]. 广东农业科学，2011，38(22)：121-123.

[7] 潘勇，韦健全，郑子敏，等. 木蝴蝶对小鼠的镇咳祛痰作用研究[J]. 右江民族医学院学报，2008，30(4)：550-551.

[8] 唐金凤，李莉，左国营. 51种常见中草药抗菌活性筛选[J]. 时珍国医国药，2016，27(4)：788-791.

[9] 胡庭俊，刘姗姗，赵灵颖，等. 木蝴蝶提取物制备及其抗菌抗炎活性的研究[J]. 中国畜牧兽医，2010，37(3)：225-228.

[10] 李云贵，李天平，赵绿英，等. 木蝴蝶黄酮粗提物体外抗氧化活性研究[J]. 广州化工，2018，46(10)：78-80.

37. 手掌参

Shouzhangshen

GYMNADENIAE RHIZOMA

【别名】藏三七、佛手参、掌参、手儿参、阴阳参。

【来源】为兰科植物手参*Gymnadenia conopsea*（L.）R. Br.的干燥块茎。

【本草考证】本品始载于《认药白晶鉴》。《无误蒙药鉴》称："有两种，手掌参生于干旱地带或草甸。茎叶绿色，叶尖而软，无裂，花蓝黄色，螺旋状生，塔层状似荞麦棱的雄蕊内有沙粒似的种子"。植物生境、形态及附图特征与兰科手掌属植物手参*Gymnadenia conopsea*（L.）R. Br.相符。

【原植物】草本，高20～60cm。块茎为椭圆形，长1～3.5cm，肉质，下部为掌状分裂，裂片细长。叶片条状舌形或狭舌状披针形，基部成鞘抱茎。总状花序，具多数密生的花，圆柱形；花紫红色或粉红色，稀为淡白色；花瓣直立，斜宽卵状三角形，边缘具波状齿，先端钝，具3脉；唇瓣宽倒卵形，前部3裂，中裂片稍大；距细而长，狭圆筒形，下垂，稍向前弯，常长或等长于子房；子房纺锤形；花粉团卵球形，具细长柄和黏盘，黏盘披针形。花期6～8月。（图37-1）

多为野生，生于海拔265～4700m的山坡林下、草地及砾石滩草丛中。主要分布于四川西部至北部、云南西北部、西藏东南部（察隅）、黑龙江、吉林、辽宁、内蒙古、河北、山西、陕西、甘肃东南部。

【主产地】主产于东北、华北、西北及内蒙古、四川、西藏、云南等地。

【采收与加工】春、秋季采挖，用沸水烫后晒干。

【商品规格】统货。

【药材鉴别】

（一）性状特征

块茎手掌状，长1～45cm，直径1～3cm。表面浅黄色至褐色，有细皱纹，顶端有茎的残基或残痕，其周围有点状须根痕。下部有2～6指状分枝，长0.3～25cm，直径2～8mm。质坚硬，不易折断。断面具黄白色，角质样。气特异，味淡，嚼之发黏。（图37-2）

（二）显微鉴别

粉末特征　粉末黄白色。黏液细胞较多，椭圆形，直径20～65μm，有的内含针晶；导管螺纹或环纹，直径13～55μm，少为孔纹，强烈木化；针晶易见，散在或成束在薄壁细胞中。（图37-3）

【质量评价】本品以身干，质地坚实，呈手掌状，嚼之发黏者为佳。

【化学成分】主要化学成分为挥发油类，如甲基香草醛（methylvanilin）和向日葵素（piperonal）等，其他类成分

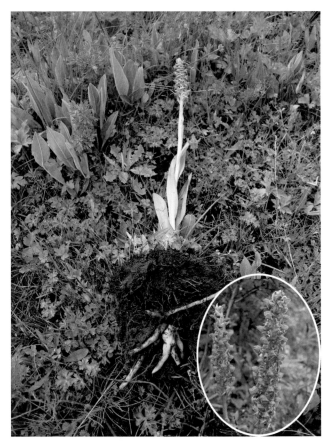

图37-1　手参

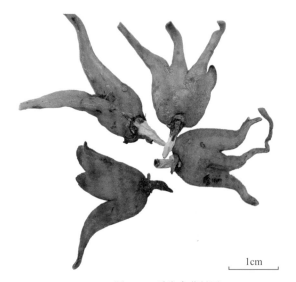

图37-2　手掌参药材图

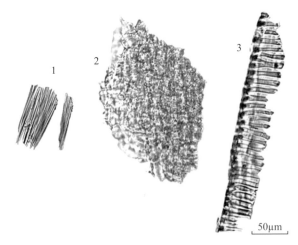

图37-3　手掌参粉末图（艾青青　摄）

1.针晶　2.黏液细胞　3.导管

如十八烷（octadecane）、丁香酚（syringol）、薯蓣皂苷（dioscin）等。

【性味归经】甘，平。归肺、脾、胃经。

【功能主治】止咳平喘，益肾健脾，理气和血，止痛。用于肺虚咳喘，虚劳消瘦，肾虚腰腿酸软，阳痿，滑精，尿频，胁痛，久泻，跌打损伤。

【药理作用】

1. 抗矽肺纤维化作用　手掌参醇提物可显著降低染矽尘大鼠肺系数、脂质过氧化水平，抑制Ⅰ、Ⅲ型胶原合成[1, 2]。

2. 镇痛作用　采用小鼠热板镇痛试验、乙酸所致小鼠扭体试验发现，手掌参醇提物具有良好的镇痛作用[3]

3. 抗氧化作用　手掌参不同溶剂提取物均有清除自由基活性，其中95%乙醇提取物清除自由基活性最强[4]。此外，从手掌参中分离得到的葡萄糖氧苯基-2-异丁基苹果酸酯（glucosylox-ybenzyl-2-isobutylmalates）、gymnosidesⅧ、Ⅸ和Ⅹ，也有清除超氧离子和DPPH活性。

4. 抗疲劳作用　手掌参合剂灌胃，可明显延长负重游泳小鼠的游泳时间[5]。

【分子生药】

功能基因　已从手掌参中成功克隆到γ-硫素基因（gcthionin）、富含半胱氨酸蛋白基因gcgasa、内质网膜转运通道蛋白基因GcSec61β，同时利用原核表达系统对该蛋白进行了表达和纯化[6, 7]。

主要参考文献

[1] 吴玉秀，李鹏，张静泽.手掌参醇提取物抗矽尘纤维化作用的研究[J].武警医学，2010，21(8)：676-680.

[2] 陈义辉.手掌参醇提物对染矽尘大鼠肺组织NF-κB、a-SMA表达的影响[D].石家庄：河北医科大学，2009：2-5.

[3] 何侃亮，李博，纪明春.手掌参醇提物的药效学研究[J].陕西中医，2017，38(9)：1308-1310.

[4] 李红兵，刘晔玮，李立，等.手掌参不同溶剂提取物清除自由基活性评价[J].中国卫生检验杂志，2010，20(12)：3253-3255.

[5] 赵亮，刘国清.手掌参合剂抗疲劳作用的实验研究[J].中医临床研究，2011，3(22)：17.

[6] 李雪峰，周建平，刘艳，等.手掌参γ-硫素的原核表达及纯化[J].生物技术通讯，2009，20(2)：187-190.

[7] 刘渊.手掌参中赤霉酸诱导的富含半胱氨酸蛋白的表达、纯化及鉴定[D].成都：电子科技大学，2009.

38. 毛诃子

Maohezi

TERMINALIAE BELLIRICAE FRUCTUS

【别名】毗黎勒、毗梨勒、巴如拉、乌苏图-阿茹拉、图布德-巴茹拉。

【来源】为使君子科植物毗黎勒 *Terminalia bellirica*（Gaertn.）Roxb.的干燥成熟果实。

【本草考证】本品始载于《新修本草》："毗梨勒出西域及岭南交、爱等州，戎人谓之三果，树似胡桃，子形亦似胡桃，核似诃梨勒而圆短无棱"。《证类本草》载："谨按《唐志》云，生南海诸国，树不与诃梨子相似，即圆而毗也。"本草所载与现今所用毛诃子基本一致。

【原植物】落叶大乔木，高18～35m。树皮暗灰色，木材淡灰黄色；幼枝、幼叶及叶柄具锈褐色毛。叶螺旋状聚生枝顶，叶片阔卵形或倒卵形，长达19cm，革质，先端钝或急尖，基部不对称，幼被疏毛，后光滑，侧脉5～8对；叶柄长为叶的1/3。穗状花序腋生，长7～15cm；雄花、两性花混生；苞片线形，早落；花小，污灰色或黄绿色；花萼杯状，5中裂，裂片三角形，急尖，被褐色长毛；花瓣缺；雄蕊10，花丝着生与花萼裂片下部，长于裂片2倍。

子房上位，1室。假核果卵形，长2～3cm，表面棕褐色，密被棕色绒毛，具五棱。种子1粒。花期3～4月，果期5～7月。（图38-1）

生于海拔540～1350m的山坡阳处及疏林中，为沟谷及低丘季节性雨林的上层树种之一。主要分布于西藏、云南、广东、广西等地。

【主产地】主产于云南南部。

【采收与加工】果实成熟时采摘，除去杂质，晒干。

【商品规格】本品商品药材分毛诃子（个子）与毛诃子肉（去核）两个规格。

【药材鉴别】

（一）性状特征

果实卵形或椭圆形，长2～3.8cm，直径1.5～3cm。表面棕褐色，被红棕色绒毛，较细密，具5棱脊，棱脊间平滑或有不规则皱纹，基部有果柄残痕。质坚硬。果肉厚2～5mm，暗棕色或浅绿黄色。果核淡棕黄色。种子1枚，种皮棕黄色，种仁黄白色，有油性。气微，味涩、苦，嚼之有豆腥气味。（图38-2）

（二）显微鉴别

1.果实横切面　外果皮细胞1列，细胞类方形或长方形，切向排列，内含棕黄色物，外被非腺毛，非腺毛为2～3细胞，内含棕黄色物；中果皮为数十列薄壁细胞，内含草酸钙簇晶及棕色物，近外侧有数列具维管的索状组织，切向间断排列，石细胞单个散在或成群，有周韧型维管束分布[1]。

2.粉末特征　粉末黄褐色。非腺毛易见，为2个细胞，基部细胞内常含棕黄色物。草酸钙簇晶众多，直径13～65μm。石细胞类圆形、卵圆形或长方形，孔沟明显，具层纹。内果皮纤维壁厚，木化，孔沟明显。外果皮表皮细胞具非腺毛脱落的疤痕。网纹细胞类圆形、长方形，直径约55μm，有密集的类长方形网状纹孔。可见油细胞和螺纹导管。（图38-3）

（三）理化鉴别

薄层色谱　取本品（去核）粉末0.5g，加无水乙醇30ml，加热回流30分钟，滤过，滤液蒸干，残渣用甲醇5ml溶解，加在中性氧化铝柱（100～200目，5g，内

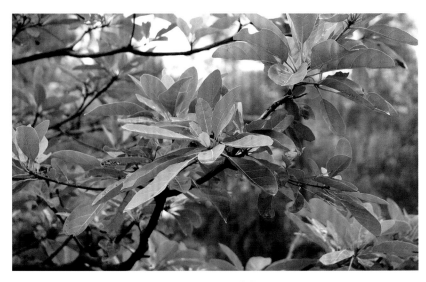

图38-1　毗黎勒（徐晔春　摄）

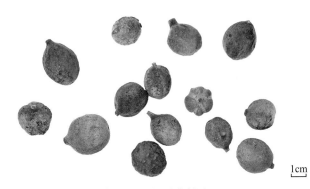

图38-2　毛诃子药材图

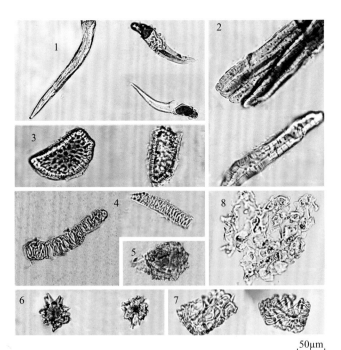

图38-3　毛诃子粉末图

1.非腺毛　2.内果皮纤维　3.石细胞　4.螺纹导管　5.油细胞
6.草酸钙簇晶　7.网纹细胞　8.外果皮表皮细胞

径为2cm）上，用稀乙醇50ml洗脱，收集洗脱液，蒸干，残渣用水5ml溶解后加在C18固相萃取小柱上，以30%甲醇10ml洗脱，弃去30%甲醇液，再用甲醇10ml洗脱，收集洗脱液，蒸干，残渣用甲醇1ml使溶解，作为供试品溶液。另取毛诃子对照药材，同法制成对照药材溶液。照薄层色谱法试验，吸取上述两种溶液各4μl，分别点于同一硅胶G薄层板上，以甲苯–冰醋酸–水（12∶10∶0.4）为展开剂，展开，取出，晾干，喷以10%硫酸乙醇溶液，在105℃加热至斑点显色清晰，置紫外光灯（365nm）下检视。供试品色谱中，在与对照药材色谱相应的位置上，显相同颜色的斑点。（图38-4）

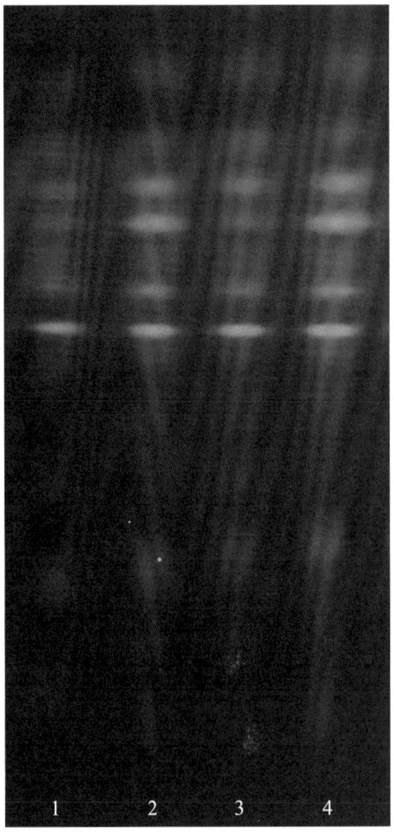

【质量评价】以个大、果肉厚、涩味浓者为佳。

【化学成分】主要含鞣质和多酚类成分，亦为其主要有效成分。此外，还含有三萜类、木脂素类、强心苷类、脂肪酸类、维生素等成分[1-3]。

1. 鞣质类　没食子酸（gallic acid）、鞣花酸（gallic acid）、鞣皮云实精（corilagin）、诃子鞣酸（chebulagic acid）、没食子酰葡萄糖等。

2. 三萜类　阿江榄仁苷元（arjungenin）、毛榄仁树酸甲酯（tomentosic acid methyl ester）、毗黎勒苷元（bellericagenin）A，B、毗黎勒苷（bellericaside）A，B、毗黎勒酸（belleric acid）等[2]。

3. 木脂素类　诃子木脂素（termilignan）、毗黎勒木脂素（thannilignan）、榆绿木脂素B（anolignan B）[3]。

【性味归经】甘、涩，平。

【功能主治】清热解毒，收敛养血，调和诸药。用于各种热证，泻痢，黄水病，肝胆病，病后虚弱。

图38-4　毛诃子薄层色谱图

1、3.毛诃子对照药材　2、4.毛诃子药材样品

1、2.点样2μl　3、4.点样4μl

【药理作用】

1. 抗氧化作用　本品甲醇提取物可以清除氧自由基，抑制H_2O_2引起的溶血，可抑制低密度脂蛋白的氧化[4]。丙酮提取物可以抑制CCl_4引起的大鼠氧化应激和肝损伤[5]。

2. 抗动脉粥样硬化作用　本品可以抑制胆固醇引发的动脉粥样硬化。本品提取物具有1,1-二苯基-2-苦基肼（DPPH）自由基清除活性，可抑制15-脂氧合酶活性，可以降低炎性因子TNF-α、IL-1β、凝集素样氧化低密度脂蛋白受体-1（LOX-1）的水平，抑制低密度脂蛋白氧化和巨噬细胞炎症反应，阻止动脉粥样硬化斑块病变[6]。

3. 抗菌作用　本品水提物和甲醇提取物均具有抗金黄色葡萄球菌、多耐药性不动杆菌和假单胞菌活性[7]。

4. 抗炎作用　本品丙酮提取物可以降低脂多糖诱导RAW264.7细胞炎性反应中环氧酶（COX）、5-脂肪氧合酶（5-LOX）活性，降低TNF-α、IL-6的水平。本品乙酸乙酯提取物还可以降低脂多糖处理的RAW264.7细胞中诱导型一氧化氮合酶的水平，下调NF-κB，抑制炎性反应[8]。

主要参考文献

[1] 王舒. 药用植物毛诃子研究进展 [J]. 安徽农业科学，2015，43(5)：65-66.

[2] Nandy AK, Chakraborty A, Podder G. Antimicrobial activity of Terminalia bellerica triterpenoids [J]. Fitoterapia, 1997, 68(2): 178-180.

[3] Valsaraj R, Pushpangadan P, Smitt UW, et al. New Anti-HIV-1, Antimalarial, and Antifungal Compounds from Terminalia bellerica [J]. J Nat Prod, 1997, 60(7): 739-742.

[4] Nampoothiri SV, Prathapan A, Cherian OL, et al. In vitro antioxidant and inhibitory potential of Terminalia bellerica and Emblica officinalis fruits against LDL oxidation and key enzymes linked to type 2 diabetes [J]. Food and Chemical Toxicology, 2011, 49(1): 125-131.

[5] Kuriakose J, Lal Raisa H, AV, et al. Terminalia bellirica (Gaertn.) Roxb. fruit mitigates CCl_4 induced oxidative stress and

hepatotoxicity in rats [J]. Biomed Pharmacother, 2017(93): 327-333.

[6] Tanaka M, Kishimoto Y, Saita E, et al. Terminalia bellirica Extract Inhibits Low-Density Lipoprotein Oxidation and Macrophage Inflammatory Response in Vitro [J]. Antioxidants(Basel), 2016, 5(2): 20.

[7] Dharmaratne MPJ, Manoraj A, Thevanesam V, et al. Terminalia bellirica fruit extracts: in-vitro antibacterial activity against selected multidrug-resistant bacteria, radical scavenging activity and cytotoxicity study on BHK-21 cells [J]. BMC Complement Altern Med, 2018, 18(1): 325.

[8] Jayesh K, Helen LR, Vysakh A, et al. Ethyl acetate fraction of Terminalia bellirica (Gaertn.) Roxb. fruits inhibits proinflammatory mediators via down regulating nuclear factor-κB in LPS stimulated Raw 264. 7 cells [J]. Biomed Pharmacother, 2017, 95: 1654-1660.

39. 丹参

Danshen

SALVIAE MILTIORRHIZAE RADIX ET RHIZOMA

【别名】紫丹参、红根、大红袍、野苏子根、四方梗。

【来源】为唇形科植物丹参 *Salvia miltiorrhiza* Bge.的干燥根和根茎。

【本草考证】《神农本草经》将丹参列为上品，《本草经集注》载："今近道处处有之，茎方有毛，紫花，时人呼为逐马"。《吴普本草》载："茎叶小房如茝有毛，根赤色，四月开紫花"，《图经本草》载："二月生苗，高一尺许，茎方有棱，青色，叶相对，如薄荷而有毛。三月至九月开花成穗，红紫色，似苏花。根赤色，大者如指，长尺余，一苗数根"。《本草纲目》载："处处山中有之，一枝五叶，叶如野苏而尖，青色皱毛，小花成穗如蛾形，中有细子。其根皮丹而肉紫"。诸家本草所言的主要形态特征与今用唇形科植物丹参一致。

【原植物】多年生草本。根肥厚，外红内白。茎高40~80cm，被长柔毛。叶常为奇数羽状复叶，侧生小叶1~2（~3）对，卵圆形或椭圆状卵形，长1.5~8cm，两面被疏柔毛。轮伞花序6至多花，组成顶生或腋生假总状花序，密被腺毛及长柔毛；苞片披针形，具睫毛；花萼钟形，长约1.1cm，花后稍增大，外被腺毛及长柔毛，11脉，二唇形，上唇三角形，顶端具3个聚合小尖头，下唇2裂；花冠紫蓝色，长2~2.7cm，筒内有斜向毛环，檐部二唇形，下唇中裂片扁心形；花丝长3.5~4mm，药隔长17~20mm，上臂长14~17mm，下臂短而增粗，药室不育，顶端联合。小坚果黑色，椭圆形。花期4~8月，花后见果。（图39-1）

主要为栽培，生于海拔120~1300m的山坡、林下草丛或溪谷旁。主要分布于河北、山西、陕西、山东、河南、江苏、浙江、安徽、江

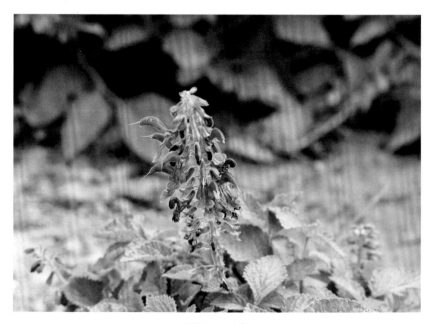

图39-1　丹参

西及湖南。

【主产地】主产于四川、安徽、江苏、山西、河北等地；湖北、辽宁、陕西、甘肃、山东、浙江、河南、江西亦产。道地产区主要有湖北、河南、山东、山西以及四川。

【栽培要点】

1. 生物学特性　喜温和湿润气候，耐寒、适应性强。以地势向阳、土层深厚、中等肥力、排水良好的砂质壤土栽培为宜。

2. 繁殖方法　种子、分根或扦插繁殖。

3. 病虫害　病害：叶斑病、菌核病、根腐病等。虫害：根结线虫病、银纹夜蛾、蛴螬等。

【采收与加工】丹参栽种后，在大田生长1年或1年以上，根部化学成分达到质量标准（丹参酮II_A含量不低于0.30%，丹参素含量不低于1.2%）时，于11月初至11月底，丹参地上部分开始枯萎，土壤干湿度合适，选晴天采挖，除去泥沙，干燥。

【商品规格】根据市场流通及产地的不同，将丹参药材分为"川丹参""山东丹参"和"其他产区丹参"三个规格，对药材是否进行等级划分，将丹参分为"选货"和"统货"两个规格。

根据主根中部直径、长度，将"川丹参"选货规格分为"特级""一级""二级"和"三级"四个等级，将"山东丹参"选货规格分为"一级"和"二级"两个等级。其余为"统货"。

1. 川丹参　选货：特级：长≥15cm，主根中部直径≥1.2cm。

一级：长≥13cm，主根中部直径≥1.0cm。

二级：长≥12cm，主根中部直径≥0.8cm。

三级：长≥8cm，主根中部直径≥0.5cm。

2. 山东丹参　选货：一级：长≥15cm，主根中部直径≥0.8cm。

二级：长≥12cm，主根中部直径≥0.6cm。

3. 其他产区丹参　选货：长≥12cm，主根中部直径≥0.8cm。

【药材鉴别】

（一）性状特征

根茎短粗，顶部常有茎基残余，根数条，长圆柱形，略弯曲，有的分枝并具须状细根，长10～20cm，直径0.3～1cm。表面棕红色或暗棕红色，粗糙，具纵皱纹。老根外皮疏松，多显紫棕色，常呈鳞片状剥落。质硬而脆，断面疏松，有裂隙或略平整而致密，皮部棕红色，木部灰黄色或紫褐色，导管束黄白色，呈放射状排列。气微，味微苦涩。

栽培品较粗壮，直径0.5～1.5cm。表面红棕色，具纵皱纹，外皮紧贴不易剥落。质坚实，断面较平整，略呈角质样。（图39-2）

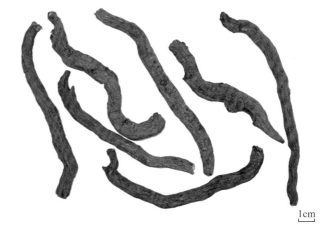

图39-2　丹参药材图

（二）显微鉴别

1. 横切面　木栓层3～7列，木栓细胞长方形，切向延长，壁非木化或微木化；外侧有时可见落皮层。皮层窄，纤维单个散在或2～6个成群，直径7～32μm，壁厚4～13μm，孔沟放射状，层纹细密。韧皮部较窄，由筛管群和薄壁细胞组成，形成层明显成环。木质部宽广，4～12束呈放射状排列，有些相邻的束在内侧合并，导管类圆形或多角形，有的略径向延长，直径15～65μm，单个散在或2～12个成群，径向排列或切向排列；木纤维发达，多成群分布于大导管周围；有的木质部束内1～2群木化薄壁细胞；中心

可见四原型初生木质部；木射线宽广，射线细胞多木化增厚。（图39-3）

2. **粉末特征** 粉末红棕色。石细胞类圆形、类三角形、类长方形或不规则形，也有延长呈纤维状，边缘不平整，直径14~70μm，常可达257μm，孔沟明显，有的胞腔内含黄棕色物。木纤维多为纤维管胞，长梭形，末端斜尖或钝圆，直径12~27μm，具缘纹孔点状，纹孔斜裂缝状或十字形，孔沟稀疏。网纹导管和具缘纹孔导管直径11~60μm。（图39-4）

（三）理化鉴别

薄层色谱 取本品粉末1g，加乙醇5ml，超声处理15分钟，离心，取上清液作为供试品溶液。另取丹参对照药材1g，同法制成对照药材溶液。再取丹参酮ⅡA对照品、丹酚酸B对照品，加乙醇制成每1ml分别含0.5mg和1.5mg的混合溶液，作为对照品溶液。照薄层色谱法试验，吸取上述三种溶液各5μl，分别点于同一硅胶G薄层板上，使成条状，以三氯甲烷–甲苯–乙酸乙酯–甲醇–甲酸（6：4：8：1：4）为展开剂，展开，展至约4cm，取出，晾干，再以石油醚（60~90℃）–乙酸乙酯（4：1）为展开剂，展开，展至约8cm，取出，晾干，分别在日光及紫外光灯（365nm）下检视。供试品色谱中，在与对照药材色谱和对照品色谱相应的位置上，显相同颜色的斑点或荧光斑点。

【质量评价】 本品以条粗、紫红者为佳。采用高效液相色谱法测定，本品按干燥品计算，含丹参酮ⅡA（$C_{19}H_{18}O_3$）、隐丹参酮（$C_{19}H_{20}O_3$）和丹参酮Ⅰ（$C_{18}H_{13}O_3$）的总量，不得少于0.25%；含丹酚酸B（$C_{36}H_{30}O_{16}$）不得少于3.0%。

【化学成分】 主要成分为脂溶性二萜类和水溶性酚酸类化合物，其中丹参酮Ⅰ（tanshinone Ⅰ）、丹参酮ⅡA（tanshinone ⅡA）、隐丹参酮（cryptotanshinone）是其特征性成分[1]。

1. **脂溶性二萜类** 丹参酮Ⅰ、丹参酮ⅡA、隐丹参酮等。

2. **水溶性酚酸类化合物** 丹酚酸B（salvianolic acid B）、紫草酸（violet acid）、迷迭香酸（rosmarinic acid）等。其中酚酸类成分具有多种药理活性，如心脑血管活性、抗肿瘤活性、抗氧化活性等。

【性味归经】 苦，微寒。归心、肝经。

【功能主治】 活血祛瘀，通经止痛，清心除烦，凉血消痈。用于胸痹心痛，脘腹胁痛，癥瘕积聚，热痹疼痛，

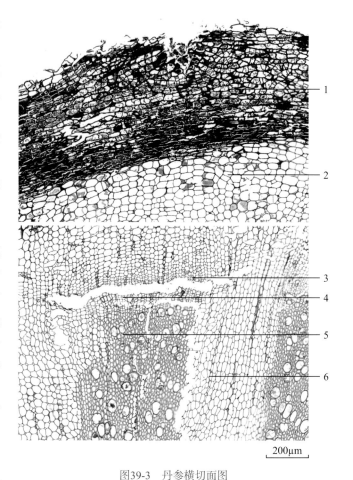

图39-3 丹参横切面图

1.木栓层 2.皮层 3.韧皮部 4.形成层 5.木质部 6.木射线

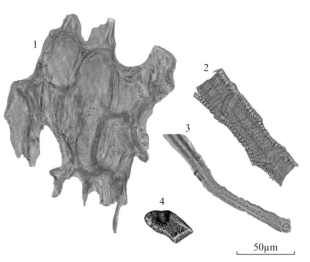

图39-4 丹参粉末图（鲜彬 摄）

1.木栓细胞 2.导管 3.木纤维 4.石细胞

心烦不眠，月经不调，痛经经闭，疮痈肿痛。

【药理作用】

1. 抗血栓和凝血作用　丹参超细粉、丹参水煎液灌胃，能够显著减少肾上腺素皮下注射引起的大鼠血栓形成，并有抗凝作用，延长凝血酶原时间、凝血酶时间、活化部分凝血酶时间和降低血浆纤维蛋白原含量[2]。

2. 改善微循环和血流变作用　丹参水提物于大鼠肠系膜动静脉缺血再灌注前60分钟单次灌胃给药，可以显著抑制大鼠外周血白细胞黏附、抑制静脉血管壁超氧化物的产生和抑制白蛋白漏出[3]。白酒炙丹参、丹参醇提物单次给药能显著改善肾上腺素诱导的家兔微循环障碍，增加微循环动、静脉血管直径和血管内红细胞流速[4]。丹酚酸B单次静脉给药，给药能够显著降低家兔全血黏度、血浆黏度、红细胞压积、红细胞聚集和红细胞刚性指数，具有改善血流变作用[5]。

3. 降血压作用　丹参酮 II$_A$灌胃给药能显著降低单侧肾动脉狭窄性高血压大鼠的左心室/体重指数，降低血清NE含量和肥厚心肌中肾上腺素、Ang II含量[6]，显著缩短肥厚心肌细胞动作电位时间、降低膜电容和L型钙通道电流峰值幅度，使胞内钙离子浓度明显降低[7]。

4. 抗心肌缺血作用　丹参水提物预防性灌胃，可显著降低左冠状动脉前降支结扎致心肌缺血再灌注大鼠的心肌梗死面积，降低左室舒张末期内压，增加动脉血压、左室收缩内压、左室内压最大上升/下降速率，升高血清SOD、GSH-Px活性和降低MDA、LDH、CK和GOT水平[8]。

5. 降血脂作用　丹参中有效成分丹参酮 II$_A$连续灌胃给药，能显著降低高脂饲料喂养合ApoE基因敲除高脂血症小鼠的血清TG、TC、LDL-C水平和升高HDL-C水平，减少肝脏脂质沉积，增加LDL-R、LCAT基因和蛋白水平[9]。

【分子生药】

1. 遗传标记　ITS1、ITS2序列可以将丹参、云南丹参的正品及混伪品、其他近缘种有效鉴别开。学者利用RAPD（随机扩增多态性DNA）、AFLP（扩增片段长度多态性DNA）、SRAP（相关序列扩增多态性）、EST-SSR（基于表序列标签所建立的简单重复序列标记）等分子标记对丹参药材质量控制进行相关研究，不同分子标记各有优缺点[10]。

2. 功能基因　现已克隆研究的丹参功能基因包括类贝壳杉烯合酶（KSL）、MIR828基因、13个磷转运蛋白（phosphate transporter，Pht1）基因、SmGRP1基因、丹参SmSnRK2S基因、SmAREB1基因、SmTCTP基因、SmPAL1基因、SmLACs、SmCPS1、SmKSL1、CYP76AK5、SmIPI等等。

丹参是分子生药学中研究比较集中的品种，积累了大量组学参考数据，包括：干旱胁迫、茉莉酸甲酯处理和转MYC基因等植株的RNA-Seq转录组数据，miRNAs数据，白花丹参基因组（Illumina HiSeq 2000），丹参基因组（454gS FLX Titanium）以及丹参基因组重测序数据等。

主要参考文献

[1] 田介峰，阎红，王瑞静，等.丹参多酚酸提取物化学成分的分离与鉴定[J].中草药，2018，49(21)：5024-5028.

[2] 李琦，宋嫣，祝晓雯，等.丹参超细粉及丹参水煎液活血化瘀作用的比较研究[J].上海中医药杂志，2011，45(4)：60-62.

[3] 韩晶岩.复方丹参滴丸及其主要成分丹参、三七对缺血再灌注引起的大鼠肠系膜微循环障碍的多环节改善作用[J].世界科学技术：中医药现代化，2008，10(3)：99-105.

[4] 黄政德，蒋孟良.酒炙丹参对小鼠耳廓微循环的影响[J].湖南中医学院学报，2000，20(3)：17-18.

[5] 孙莉莎，吴航宇，徐江平.丹酚酸B对家兔血液流变性的影响[J].微循环学杂志，2003，13(1)：19-20.

[6] 王照华，梁黔生，郑智.丹参酮对肥厚心肌中血管活性肽的干预[J].上海中医药杂志，2006，40(3)：56-58.

[7] 王照华，梁黔生，郑智.丹参酮对肥厚心肌L-型钙电流的影响[J].高血压杂志，2006，14(6)：450-454.

[8] 周茹，何耀，和丽芬，等.丹参水提物对大鼠心肌缺血-再灌注损伤氧化应激的影响[J].中药药理与临床，2014，30(2)：76-78.

[9] 王俊岩，朱美林，冷雪，等.丹参酮 II$_A$对ApoE基因敲除小鼠肝脏脂质沉积的影响及机制[J].遵义医学院学报，2014，37(1)：94-98.

[10] 梁从莲，蒲高斌，刘谦，等.DNA分子标记在丹参药材质量控制中的应用[J].中国现代中药，2016，18(7)：923-928.

40. 凤尾草

Fengweicao

HERBA PTERIDIS CRETICAE

【别名】大叶井口边草、鸡爪凤尾草、咪大专（苗药名）、八字龙等。

【来源】为凤尾蕨科植物凤尾蕨*Pteris cretica* L. var. *nervosa*（Thunb.）Ching et S. H. Wu的新鲜或干燥全草。

【本草考证】《履巉岩本草》载有小金星凤尾草，所附药图、描述与本种相符。《植物名实图考》记载："凤尾草生山石及阴湿处，有绿茎、紫茎者。一名井阑草，或谓之石长生"，所附之图与本种相似。《本草纲目》石草类所绘的石长生图也与本种相似。据《岭南采药录》记载，民间药用的"凤尾草"为凤尾蕨科分布于各地的多种相似植物。本种为其中之一，现今《贵州中草药名录》《贵州省中药材、民族药材质量标准》《苗族药物集》《中华本草（苗药卷）》等收载的凤尾草即为本种[1-3]。

【原植物】植株高30～70cm。根茎短而直立，先端被黑褐色鳞片。叶簇生，二型或近二型，一回羽状；营养叶叶柄长12～35cm，孢子叶叶柄长25～40cm；营养叶的羽片（2～）3～5对（有时为掌状），通常对生，基部一对有短柄并为二叉（罕有三叉），向上的无柄，狭披针形或披针形（第二对也往往二叉），长10～18（～24）cm，宽1～1.5（～2）cm，先端渐尖，基部阔楔形，叶缘有软骨质的边并有锯齿；孢子叶的羽片3～5（～8）对，对生或向上渐为互生，基部一对有短柄并为二叉，偶有三叉或单一，向上的无柄，线形（或第二对也往往二叉），长12～25cm，宽0.5～1.2cm，先端渐尖并有锐锯齿，基部阔楔形，顶生三叉羽片的基部不下延或下延。主脉下面强度隆起，侧脉两面均明显，稀疏，斜展，单一或从基部分叉。孢子囊群线形，生于羽片边缘至近先端而止，囊群盖为反卷的膜质叶缘形成，孢子四面型，孢子期5～10月。（图40-1）

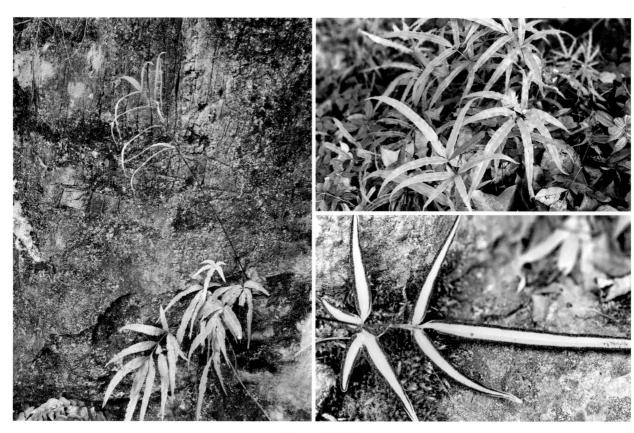

图40-1 凤尾蕨

生于海拔400～3200m的石灰岩地区的岩隙间、山坡林缘、疏林下、路边、溪边。主要分布于我国长江以南大部分省区。

【**主产地**】主产于四川、云南、贵州、湖南、湖北、西藏等地。

【**栽培要点**】

1. **生物学特性**　喜温暖、荫蔽、湿润的环境，对环境的适应能力强，抗寒性较强。阳光直射，土壤干燥均可致其叶片褪绿变淡黄。对土壤的要求不严格，以砂壤土种植为宜。在干燥酷热条件下，生长明显减慢，初夏和秋季为其生长高峰期[4, 5]。

2. **栽培技术**　适宜生长在中性或偏酸性土壤上，以富含腐殖质、渗透性好的疏松混合土较好。繁殖一般采用分株繁殖，大规模的商品化生产可采用组织培养。分株栽培终年均可进行，以春、秋季较好[4, 5]。

3. **病虫害**　一般不发生病虫害[4, 5]。

【**采收与加工**】全年均可采收，鲜用；或洗净，切断，晒干。

【**药材鉴别**】

（一）性状特征

商品多扎成小捆。全草长25～70cm。根茎短，棕褐色，下面丛生须根，上面有簇生叶，叶柄细，有棱，棕黄色或黄绿色，长4～30cm，易折断，叶片草质，一回羽状，灰绿色或黄绿色；孢子叶片为一回羽状分裂，下部羽片常具2～3枚小羽片，羽片及和小羽片下面边缘连续着生，覆有膜质的囊群盖；营养叶的羽片和小羽片较宽，边缘有锯齿。气微，味淡或稍涩。（图40-2）

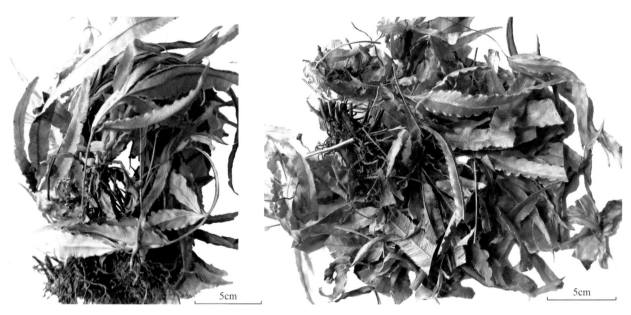

图40-2　凤尾草药材图

（二）显微鉴别

粉末特征　粉末淡绿色。纤维壁较薄，边缘有波浪弯曲的薄壁细胞，直径30～40μm，气孔不定式，副卫细胞为大波浪形。具缘纹孔及梯纹导管甚多，直径20～30μm[1]。孢子囊呈长圆形，基部稍狭，囊盖边缘呈轮状，棕黄色，内含孢子数十颗。孢子呈钝三角形，直径约45μm，外壁表面为瘤状纹饰。囊柄长短不一，为4～6个细胞，一般为2列。（图40-3）

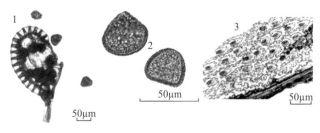

图40-3　凤尾草粉末图

1. 孢子囊及孢子　2. 孢子　3. 叶表皮细胞及不定式气孔

（三）理化鉴别

薄层色谱　取本品1g，加石油醚（60～90℃）15ml，冷浸30分钟，滤过，滤液挥干，残渣加乙醇；20ml，水浴回流提取30分钟，滤过，滤液蒸干，残渣加乙醇约0.5ml使溶解，作为供试品溶液。另取凤尾草对照药材1g，同法制成对照药材溶液。吸取上述两种溶液各5μl，分别点于同一硅胶G薄层板上，以苯–甲醇–乙酸（35∶5∶5）的上层溶液为展开剂，展开，取出，晾干，喷以三氯化铝试液，在紫外光灯（365nm）下检视。供试品色谱中，在与对照药材色谱相应的位置上，显相同颜色的荧光斑点。

【质量评价】以色绿、叶多者为佳[1]。

【化学成分】主要有蕨素类倍半萜、对映贝壳杉烷型二萜以及黄酮类、多糖等化合物。如根茎含大叶凤尾蕨苷（creticoside）A，B，C，D；全草含2β,6β,16α-三羟基-左旋-贝壳杉烷［2β,6β,16α-triydroxy-（−）-kaurane］、蕨素（pterosin）A，B，C，F，S、异蕨苷（isopteroside）C、欧蕨伊鲁苷（ptaquilsside）及一些贝壳杉烯和贝壳杉烷的衍生物等[6-9]。

【功能主治】清热利湿，凉血止血，消肿解毒。用于黄疸型肝炎，肠炎，菌痢，淋浊，带下，吐血，衄血，便血，尿血，扁桃体炎，腮腺炎，痈肿疮毒，湿疹。

【药理作用】

1. 抗肿瘤作用　全草或根醇浸出液，对小鼠肉瘤S180瘤株有抑制作用；分离得到的二萜类化合物具有良好的抑瘤及抗瘤等活性[6-9]。

2. 抗炎、抗菌作用　煎剂（1∶80）～（1∶320）对钩端螺旋体有抑制作用，对金黄色葡萄球菌、志贺菌、大肠埃希菌、人型结核分枝杆菌亦有抑制作用。所含多糖化合物具良好的抗菌、抗微生物、抗炎等作用[6-9]。

3. 其他作用　凤尾草同属植物的药理研究表明，凤尾蕨属黄酮类成分能被人体迅速吸收，具有抗疲劳、保护血管、扩张毛细血管、防动脉硬化、抗脂肪氧化、抗衰老等作用；二萜类化合物具有抑制凝血酶诱导血小板聚集的作用；蕨素类化合物具有保肝、抗氧化、抗癌、促进人类肠吸收功能、止痉挛、治疗糖尿病及肥胖等作用[6-9]。

【用药警戒或禁忌】虚寒泻痢及孕妇禁服。

【附注】凤尾草主要为民间用药，来源于凤尾蕨科凤尾蕨属多种植物，《贵州省中药材民族药材质量标准》（2003版）记载"凤尾草"为凤尾蕨科植物井栏边草*Pteris multifida* Poir.、凤尾草*Pteris cretica* L.、剑叶凤尾蕨*Pteris cretca* L.、溪边凤尾蕨*Pteris excelsa* Gaud.及蜈蚣草 *Pteris vittata* L.的新鲜或干燥全草。《中国药典》1977年版曾仅收录凤尾草为"井栏边草*Pteris. multifida*."，《卫生部药品标准 中药材第一册》1992年版、《中药大辞典》2006年版，《全国中草药汇编上册》1996年版等收载的都仅为井栏边草，文献中相关凤尾草的研究也多以井栏边草为主。本章中凤尾蕨为《中华本草》（苗药卷）所载之凤尾草，为贵州省少数民族用药，其拉丁名记为*Pteris cretica* L.，经查*Pteris cretica* L.为欧洲凤尾蕨，中国不产，我国广布的应为其变种凤尾蕨*Pteris cretica* L. var. *nervosa*（Thunb.）Ching et S. H. Wu，因此凡《贵州省中药材、民族药材质量标准》《苗族药物集》及相关文献等所指*Pteris cretica* L.都应以此为名，而《贵州中草药名录》《贵州中药资源》中所用的异名*Pteris nervosa* Thunb.也即本种[1-9]。

主要参考文献

[1] 贵州省中医研究所. 贵州中草药名录[M]. 贵阳：贵州科学技术出版社，1988：31.

[2] 王培善，王筱英. 贵州蕨类植物志[M]. 贵阳：贵州科学技术出版社，2001.

[3] 何顺志. 贵州中草药资源研究[M]. 贵阳：贵州科学技术出版社，2007.

[4] 石晓云，于淑玲. 凤尾蕨的开发利用[J]. 特种经济动植物，2008(6)：46

[5] 杨佩文. 溪边凤尾蕨的栽培利用[J]. 云南农业科技，2001(1)：48

[6] 龚先玲，陈志红，梁念慈. 凤尾蕨属植物化学成分及药理活性研究进展[J]. 中国中药杂志，2007，32(14)：1382 -1387.

[7] 王文蜀，王志骞，周亚伟. 凤尾草化学成分研究[J]. 中药材，2008，31(8)：1165-1167.

[8] 朱艳玲，杨雁，宋流东，等.大叶井口边草中的化学成分研究[J].中国药业，2015，24(16)：33-35.

[9] 秦波，朱大元.凤尾蕨科植物中倍半萜类成分的研究进展（Ⅰ）[J].化学研究，2004，15(2)：72-76.

41. 火炭母

Huotanmu

HERBA POLYGONI CHINENSIS

【别名】翅地利、火炭星、火炭藤、白饭草、白饭藤。

【来源】为蓼科植物火炭母*Polygonum chinense* L.的新鲜或干燥全草。

【本草考证】本品始载于《图经本草》，其描述载："生南恩州原野中。味酸，平，无毒。去皮肤风热，流注骨节，痈肿疼痛。茎赤而柔似细蓼，叶端尖，近梗方。夏有白花。秋实如菽，青黑色，味甘可食。不拘时采炒，敷肿痛处，经宿一易"。本草记载与现今所用火炭母描述一致。

【原植物】多年生草本，基部近木质。根茎粗壮。茎直立，高70～100cm，通常无毛，具纵棱，多分枝，斜上。叶卵形或长卵形，长4～10cm，宽2～4cm，顶端短渐尖，基部截形或宽心形，边缘全缘，两面无毛，下部叶具叶柄，叶柄长1～2cm，上部叶近无柄或抱茎；托叶鞘膜质，无毛，长1.5～2.5cm，具脉纹，顶端偏斜，无缘毛。花序头状，顶生或腋生，花序梗被腺毛；苞片宽卵形，每苞内具1～3花；花被5深裂，白色或淡红色，裂片卵形，果时增大，呈肉质，蓝黑色；雄蕊8，比花被短；花柱3，中下部合生。瘦果宽卵形，具3棱，长3-4毫米，黑色，无光泽，包于宿存的花被。花期7～9月，果期8～10月。（图41-1）

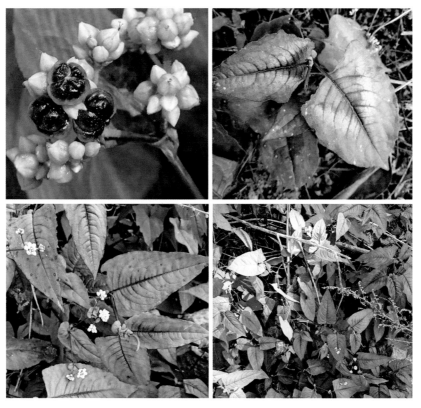

图41-1　火炭母

生于海拔30～2400m山谷湿地、山坡草地。主要分布于广东、陕西南部、甘肃南部、华东、华中、华南和西南。

【主产地】主产于广东、陕西南部、甘肃南部、华东、华中、华南和西南等地。

【采收与加工】夏、秋两季采挖，除去泥沙，鲜用或晒干。

【药材鉴别】

（一）性状特征

茎扁圆柱形，有分枝，长30～100cm，直径3～6mm，表面棕褐色或淡绿色，略具纵沟；节稍膨大，节间5～10cm，下部节处有须根；茎质坚实而脆，易折断，断面灰黄色。叶互生，多皱缩或破碎，完整叶片展平后呈长卵形或卵形，长4～10cm，宽2～6cm；顶端渐尖，基部截形或宽心形，全缘，2面近无毛，上表面深绿色，下表面色较浅；托叶膜质鞘状，抱茎，黄棕色。根呈须状，褐色。气微，味酸、微涩。（图41-2）

（二）显微鉴别

1. 茎横切面　茎类圆形或扁圆形；表皮细胞1列，切向延长，外被角质层，有的含红棕色物；皮层外侧为数列厚角组织；皮层狭窄，仅由2～4列类圆形薄壁细胞组成；维管束外韧型，中柱鞘纤维细胞2～4列，波浪状排列成带状，细胞壁木化；韧皮部狭窄，幼茎韧皮部梭形单个排列，老茎逐渐连接成环状；形成层不明显；木质部导管多成单个或2个排列，射线宽广，木部细胞壁均木化；髓部宽广；薄壁细胞中含草酸钙簇晶，中柱鞘纤维外侧薄壁细胞有时含棕色物，以及较小的草酸钙簇晶或砂晶构成晶鞘纤维，大量淀粉粒成团或单粒散存在。（图41-3）

2. 叶横切面　上表皮细胞呈类方形，切向排列，向外面微凸；主脉上表皮向上稍凸出，呈半圆形，凸出部分一般由2～3列较小的类圆形薄壁细胞紧密排列而成；主脉下部向下凹出，呈类方形，大于上表皮凸出部分，内侧有2～3列类圆形厚壁细胞紧密排列而成；主脉中部维管束为外韧型维管束，最外侧为韧皮部，由较小的类圆形细胞紧密排列而成，内侧有导管；薄壁细胞呈类圆形，散生草酸钙簇晶；栅栏组织一般由1列长椭圆形细胞组成，排列较为紧密，散生草酸钙簇晶；栅栏组织紧贴上表皮下方，栅栏组织与下表皮之间存在排列较为松散的海绵组织，其为叶片为异面叶。（图41-4）

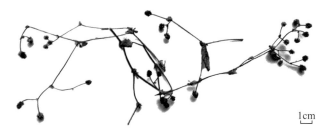

图41-2　火炭母药材图

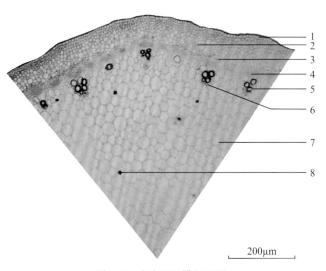

图41-3　火炭母茎横切面图

1. 表皮　2. 皮层　3. 韧皮纤维　4. 韧皮部　5. 木质部
6. 木纤维　7. 髓部　8. 草酸钙簇晶

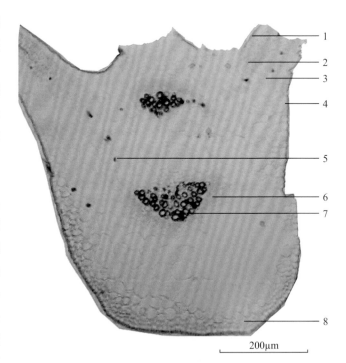

图41-4　火炭母叶横切面图

1. 上表皮　2. 栅栏组织　3. 海绵组织　4. 下表皮　5. 草酸钙簇晶
6. 韧皮部　7. 木质部　8. 厚壁组织

3. **粉末特征** 粉末褐色。导管众多，包含有网纹导管、孔纹导管、环纹导管，直径7～67μm；草酸钙簇晶众多，簇晶棱角度较尖，直径13～90μm；纤维壁增厚；纤维外侧薄壁细胞可见晶瓣细小的簇晶或砂晶成行排列（晶鞘纤维）；花粉粒散孔状具多角形雕纹，直径为27～36μm；淀粉粒众多，形状各异，呈椭圆形、多角形，长条形等。（图41-5）

（三）理化鉴别

薄层色谱 取火炭母药材粉末2g，加50%甲醇30ml，加盐酸1ml，加热回流1小时，趁热滤过，滤液放冷，用乙酸乙酯振摇提取2次，每次20ml，合并乙酸乙酯提取液，浓缩至1ml，作为供试品溶液。另取火炭母对照药材2g，同法制成对照药材溶液。照薄层色谱

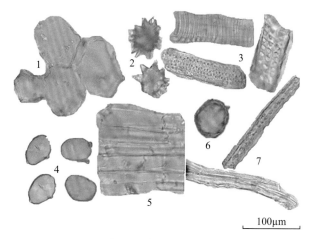

图41-5　火炭母粉末图

1. 薄壁细胞　2. 草酸钙簇晶　3. 导管　4. 淀粉粒　5. 表皮细胞
6. 花粉粒　7. 纤维

法试验，吸取上述两种溶液各10μl，分别点于同一硅胶G薄层板上，以甲苯（水饱和）–甲酸乙酯–甲酸（5∶4∶1）为展开剂，展开，取出，晾干，喷以5%三氯化铝乙醇溶液，晾干，置紫外光灯（365nm）下检视。供试品色谱中，在与对照药材色谱相应的位置上，至少显一个相同颜色的荧光斑点。

【质量评价】以茎、叶齐全带头状花序者为佳。采用高效液相色谱法测定，本品按干燥品计算，含槲皮苷（$C_{21}H_{20}O_{11}$）不得少于0.03%[1]。

【化学成分】火炭母中的主要成分为黄酮类、酚酸类、鞣质类、挥发油、甾体类及其他成分等。其中，黄酮类是其特征性成分和有效成分。

1. **黄酮类** 异鼠李素、芹菜素、广寄生苷、木犀草素、槲皮素、槲皮苷、异槲皮苷、柚皮素、山奈酚-7-*O*-葡萄糖苷、山奈酚-3-*O*-葡萄糖醛酸苷、金丝桃苷等[1-3]。

2. **酚酸类** 没食子酸、没食子酸甲酯、丁香酸、咖啡酸、原儿茶酸。鞣质类包括有3,3′-二甲基鞣花酸、3-甲氧基-4-鼠李糖鞣花酸等[1-3]。

3. **挥发油** 主要为烃类和脂肪酸类物质，包括正十六烷酸、邻苯二甲酸、6,10,14-三甲基-2-十五烷酮、邻苯二甲酸二异丙基酯等[4, 5]。

4. **甾体类及其他成分** 胡萝卜苷、正三十二烷醇、对羟基苯甲酸甲酯等[2, 6]。

【性味归经】微酸、涩，微寒。归肝经、脾经。

【功能主治】清热解毒，利湿消滞，凉血止痒，明目退翳。用于痢疾，肠炎，消化不良，肝炎，感冒，扁桃体炎，咽喉炎，白喉，百日咳，角膜薄翳，霉菌性阴道炎，白带，乳腺炎，疖肿，小儿脓疱疮，湿疹，毒蛇咬伤等症。

【药理作用】

1. **抗氧化及清除自由基活性** 火炭母对羟自由基清除能力及抗氧化能力均强。当以体积比1∶1甲醇与水混合液为提取溶剂，火炭母提取液具有较高的抗氧化活性，40g原材料提取液对羟自由基的清除效果与6.29g维生素C作用相当，而对超氧阴离子的清除效果与9.82g维生素C作用相当[7]。

2. **抗病原微生物作用** 火炭母的抑菌活性物质存在于叶和茎中，且叶提取液抑菌活性更高；火炭母提取物对金黄色葡萄球菌、志贺菌、枯草杆菌、藤黄球菌、白色念珠菌具有较好的抑菌效果[8]。

3. **抗炎作用** 火炭母对变质性炎症和渗出性炎症均呈现显著的抑制作用[9]。

4. **镇痛作用** 火炭母能明显减少乙酸所致小鼠的扭体反应次数，并促使热刺激所致小鼠疼痛的痛阈值明显提高，提示其对外周性疼痛和中枢性疼痛均具有镇痛作用[10]。

5. **抗肝癌作用** 火炭母稀释度为1∶100时，对肝癌细胞呈现明显抑制作用[11]。

主要参考文献

[1] 任恒春.火炭母和血三七化学成分及火炭母质量标准研究[D].北京：中国协和医科大学，2009.

[2] 谢贤强，吴萍，林立东，等.火炭母化学成分的研究[J].热带亚热带植物学报，2007，15(5)：450-454.

[3] 王永刚，谢仕伟，苏薇薇，等.火炭母化学成分研究[J].中药材，2005，28(11)：1000-1001.

[4] 任恒春，万定荣，谷婧，等.火炭母化学成分的研究[J].天然产物研究与开发，2012，24(10)：1387-1389，1411.

[5] 杨先会，梁振益，邓世明，等.火炭母挥发性成分分析[J].时珍国医国药，2009，20(2)：285-286.

[6] 林敬明，汪艳，许寅超，等.火炭母超临界CO_2萃取物GC-MS分析[J].中药材，2001，24(6)：417.

[7] 叶青美.火炭母的化学成分及质量标准初步研究[D].广州：暨南大学，2011.

[8] 黄国霞，刘柳，汪青，等.火炭母有效成分的提取及抗氧化活性研究[J].湖北农业科学，2011，50(12)：2490-2492.

[9] 欧阳蒲月，朱翠霞，陈功锡，等.火炭母提取物抑菌活性的初步研究[J].化学与生物工程，2012，29(4)：37-40，44.

[10] 范文昌，梅全喜，欧秀华，等.12种广东地产清热解毒药材的抗炎作用研究[J].中国药业，2011，20(8)：28-30.

[11] 范文昌，梅全喜，高玉桥.12种广东地产清热解毒药的镇痛作用实验研究[J].今日药学，2010，20(2)：12-15.

[12] 韦金育，李延，韦涛，等.50种广西常用中草药、壮药抗肿瘤作用的筛选研究[J].广西中医学院学报，2003，6(4)：3-7.

42. 水三七

Shuisanqi

RHIZOMA SCHIZOCAPSA PLANTAGINEAE

【别名】水田七、屈头鸡、回头鸭、马老头。

【来源】为蒟蒻薯科植物裂果薯*Schizocapsa plantaginea* Hance的块茎。

【本草考证】本品历代本草无记载。1959年第四期《贵州卫生》杂志首次记载水三七，并附图[1]。其后有关文献如《南宁市药物志》《广西中药志》《常用中草药手册》《全国中草药汇编》《中华本草》等均有记载。

【原植物】多年生草本，高15～25cm。根茎粗短，常弯曲。叶狭椭圆形或狭椭圆状披针形，长10～25cm，宽4～8cm，基部下延，在叶柄两侧成狭翅；叶柄长5～16cm，基部有鞘。花葶长6～13cm；总苞片4，卵形或三角状卵形，长1～3cm，宽0.5～1.8cm，内轮2枚较小；伞形花序，8～15朵花；花被裂片6，外轮3片卵形，内轮3片近圆形；雄蕊6，花丝顶端兜状，两侧向下突出呈耳状；子房下位。蒴果近倒卵形，长6～8mm。花、果期4～11月。（图42-1）

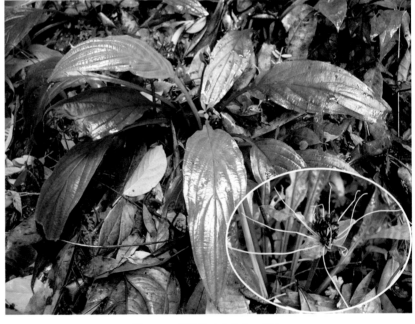

图42-1 裂果薯（孙庆文 摄）

主要为野生，生于海拔200～600m的溪边、沟旁及田埂草地。主要分布于贵州、云南、广西、广东北部、湖南南部、江西南部等地。

【主产地】主产于贵州、云南、广西、广东北部、湖南、江西等地。

【采收与加工】春、秋季采挖，除去须根，洗净，鲜用或切片晒干。

【药材鉴别】

（一）性状特征

块茎球形或长圆形，有时略带连珠状，长2～4cm，直径约1.5cm。先端下陷，叶着生处常倒曲，有残存的膜质叶基，表面浅灰棕色，有粗皱纹，须根痕多数。质稍硬，折断面较平，颗粒性，横切面暗褐黄色，微有蜡样光泽，散布有点状纤维管束，内皮层环明显。（图42-2）

（二）显微鉴别

1. 横切面 后生皮层为1～3列类圆形细胞，微木栓化，皮层组织宽，分布有稍大型的含草酸钙针晶的薄壁细胞；根迹维管束可见；内皮层为1列细胞，中央基本组织散在多个维管束；维管束多为外韧型；薄壁细胞中含有众多的淀粉粒[2]。

2. 粉末特征 粉末灰绿色。淀粉粒类球形，半圆形，类三角形，直径5～25μm，脐点点状、人字状，复粒由2～3分粒组成；草酸钙针晶散在或成束，长50～85μm；螺纹导管可见，直径8～30μm[2]。（图42-3）

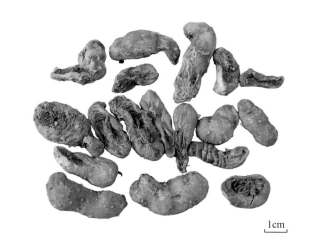

图42-2 水三七药材图

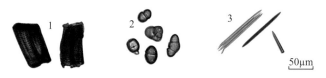

图42-3 水三七粉末图

1. 导管 2. 淀粉粒 3. 针晶

【质量评价】以个大、表面浅灰棕色至黄棕色、味苦者为佳。采用紫外可见分光光度法测定，本品按干燥品计算，含总皂苷以人参皂苷Re（$C_{48}H_{82}O_{18}$）计，不得少于2.0%；含醇浸出物以热浸法测定，用50%乙醇作溶剂，不得少于8.5%。

【化学成分】主要含有甾体皂苷多种甾体苦味物质以及黄酮等成分[3]。其中，皂苷类和甾体苦味物质是其有效成分。

1. 皂苷类 主要为裂果薯皂苷A，B（lieguonin A，B）、人参皂苷Re等成分。

2. 甾体苦味成分 主要有箭根薯酮内酯A，B，C，D，E，F（taccalonolide A,B,C,D,E,F）[4]。

【性味归经】苦，寒；有小毒。

【功能主治】清热解毒，散瘀消肿，理气止痛，截疟。用于咽喉肿痛、急性胃肠炎，泌尿道感染，牙痛，慢性胃炎，胃、十二指肠溃疡，风湿性关节炎，月经不调，疟疾，跌打损伤；外用治疗疮痈肿毒，外伤出血。

【药理作用】水三七醇提物能抑制人肝癌细胞的生长和瘤组织血管的生成，总皂苷能够抑制人肝癌细胞株SMMC-7721的增殖、迁移，并诱导其凋亡，且对正常肝细胞无明显的毒性作用[5-7]。

主要参考文献

[1] 陈济中，蔡侯力. 草药"水三七"临床疗效的初步观察[J]. 贵州卫生，1959(4)：19-20.

[2] 王慧明，韦家福，丘明明，等. 水田七的性状与显微鉴定[J]. 中药材，2004，27(10)：724-725.

[3] 唐世蓉，庞自洁，吴余芳，等. 南京中山植物园研究论文集[M]. 南京：江苏科学技术出版社，1980：122.

[4] 何顺志，徐文芬. 贵州中草药资源研究[M]. 贵阳：贵州科技出版社，2007：753.

[5] 欧明春，孙悦文，刘布鸣，等. 裂果薯醇提取物对人肝癌裸鼠移植瘤生长与血管生成的影响[J]. 中国实验方剂学杂志，2015，21(4)：106-110.

[6] 邱汉琛，孙悦文，罗舜仁，等. 裂果薯总皂苷对人肝癌细胞增殖、迁移、凋亡的影响及对正常肝细胞的毒性作用[J]. 山东医药，2017，57(15)：1-4.

[7] 孙悦文. 广西特色中草药靶向抗肿瘤筛选及裂果薯皂苷的分离与抗肿瘤作用研究[D]. 南宁：广西医科大学，2013.

43. 石上柏

Shishangbai

SELAGINELLAE DOEDERLEINII HERBA

【别名】梭罗草（贵州）、地梭罗、大叶菜、山扁柏、水柏枝（广西）。

【来源】为卷柏科植物深绿卷柏*Selaginella doederleinii* Hieron.的干燥全草。

【本草考证】本品为我国常用民族民间草药，《贵州民间药物》称其为地梭罗，《全国中草药汇编》称其为地侧柏，《广西药用植物名录》称其为山扁柏、水柏枝、山棍草[1]。本草记载与现今所用石上柏基本一致。

【原植物】植株长15～40cm，主茎半直立，往往下部即行分枝；茎连叶宽达9mm，多回分枝。叶二型，4行排列；侧叶平展，长圆形，长3～5mm，宽1.2～2mm，基部圆，先端钝或短尖，边缘有小齿或下缘全缘；中叶卵形，远比侧叶小，长约为中叶之半，龙骨状，先端短芒状，基部斜心形，边缘有小齿；腋叶卵形至狭卵形，基部圆，先端渐尖，边缘具小齿；纸质。孢子囊穗四棱形，往往2个并生小枝顶端，长6～20mm。孢子叶一形，宽卵形，龙骨状，先端渐尖，边缘具齿；大孢子每囊4枚，白色；小孢子橙黄色[2]。（图43-1）

生于海拔200～1000m的林下湿地，溪边或石上。主要分布于贵州、云南、四川、湖南、广西、广东、海南、台湾、福建、浙江、江西、安徽[3]。

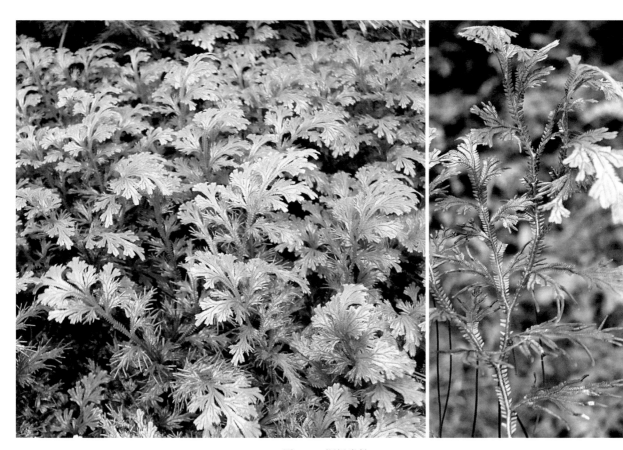

图43-1 深绿卷柏

【主产地】主产于贵州、云南、四川等地。

【采收与加工】秋后采收全草，除去杂质，晒干。

【药材鉴别】

（一）性状特征

本品常成束，长15～40cm，表明灰绿色或黄绿色；质稍柔软。茎细小有棱，直径1～4mm，多回分枝，在分枝处常生有黄色的细长不定根。叶鳞片状4列，长约5mm，宽约2mm，密生于主茎和小枝上，呈覆瓦状排列。孢子囊穗顶生，4菱形，孢子叶圆形或卵状三角形，急尖，龙骨状。气微，味甘淡（图43-2）。

（二）显微鉴别

1. 主茎横切面　表皮细胞1列，壁厚；皮层由厚壁细胞和薄壁细胞构成，厚壁细胞3～7列，位于皮层外侧；叶迹维管束2～4个，周韧型，分散在皮层外侧；内皮层细胞1列，中央维管束周韧型，木质部细胞数列，被韧皮部包围（图43-3）。

2. 粉末特征　粉末黄绿色。大孢子囊壁细胞类长方形，壁角质样增厚，小孢子类圆形至类三角形，直径15～32μm，表面有不规则突起；厚壁细胞众多，类长方形；叶表皮细胞壁波状弯曲，上表皮细胞类长方形，长宽比约为5：1，下表皮细胞类方形，气孔不定式，圆形至椭圆形，副卫细胞4～9个；单细胞非腺毛较多，不易破碎；导管梯形，直径7～35μm（图43-4）。

【质量评价】本品以叶多、色灰绿者为佳。采用高效液相色谱法测定，本品按干燥品计算，含穗花杉双黄酮不得少于0.086%。

【化学成分】石上柏主要含黄酮类（大多数是双黄酮）、生物碱类、木脂素类等，双黄酮是主要活性成分。

1. 黄酮类　穗花杉双黄酮、粗贝壳杉黄酮4′-甲醚、5,5″,7,7″,4′,4‴-六羟基（2′,8″）双黄酮、7,4′,7″,4‴-四甲氧基穗花杉双黄酮、5,5″,7,7″,4′,4‴-六羟基（2′,6′）双黄酮、银杏双黄酮、槲皮素-3-O-α-D-阿拉伯糖苷、川陈皮素等[3]。

2. 生物碱类　大麦芽碱、大麦芽碱-O-α-L-吡喃鼠李糖苷、N-甲基酪胺-α-L-吡喃鼠李糖苷、Hordenine-O-（6″-O-trans-cinnamoyl）-4′-O-β-D-glucopyranosyl-α-L-rhamnopyranoside等[4]。

3. 木脂素类　（－）-里立脂素A、（－）-里立脂素B、（＋）-尧花醇、（－）-去甲络石苷、（＋）-罗汉松脂素等[5]。

【性味归经】甘、微苦、涩，凉。归肺、肝经[6]。

【功能主治】清热解毒，祛风除湿，抗肿瘤。用于咽喉肿痛，目赤肿痛，肺热咳嗽，乳痈，湿热黄疸，

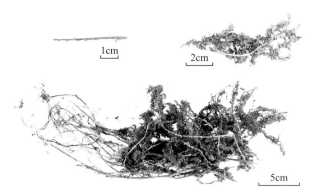

图43-2　石上柏药材图

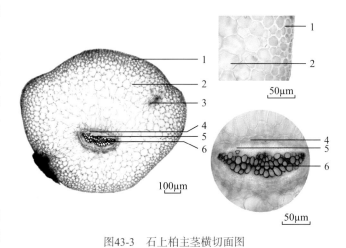

图43-3　石上柏主茎横切面图

1. 表皮　2. 皮层　3. 叶迹维管束　4. 内皮层　5. 韧皮部　6. 木质部

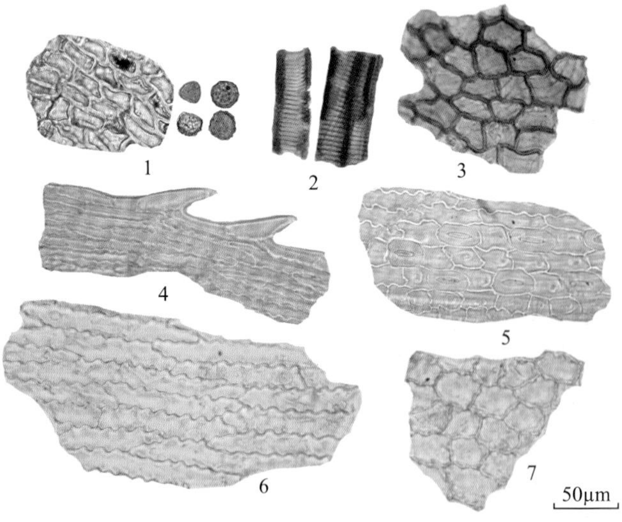

图43-4　石上柏粉末图

1. 大孢子囊壳碎片和小孢子　2. 梯纹导管　3. 厚壁细胞
4. 非腺毛　5. 气孔　6. 叶上表皮细胞　7. 叶下表皮细胞

风湿痹痛，外伤出血[6]。

【药理作用】

1. 抗肿瘤作用 石上柏是很好的抗肿瘤中药，临床常用于治疗鼻咽癌、肺癌、白血病及其他恶性肿瘤的治疗，具有很好的开发价值。石上柏水提液有阻断EB病毒在细胞内抗原的表达作用，使EB病毒抗体阳性者转阴，从而治疗鼻咽癌；且可能对晚期鼻咽癌有一定的放射增敏作用，却不会增加正常组织的急性放射反应[7, 8]。石上柏提取物对人乳腺癌细胞MCF-7、人肺癌细胞A549和大鼠嗜铬瘤细胞PC12均有细胞毒活性[9]。

2. 其他作用 石上柏有一定的抗氧化[9]、抗炎、抗病毒、镇咳等作用。

主要参考文献

[1] 广西壮族自治区中医药研究所.广西药用植物名录 [M].南宁：广西人民出版社，1986：3.

[2] 王培善，王筱英.贵州蕨类植物志 [M].贵阳：贵州科技出版社，2001：629.

[3] 赵倩，王彩霞，李艳玲，等.石上柏化学成分及生物活性的研究 [J].中草药，2013，44(23)：3270-3275.

[4] Lin RC, Elisabeth SF, Franois T, et al. New Alkaloid Glycosides from *Selaginella doederleinii* [J]. J. Nat. Prod, 1987, 50(3): 422-426.

[5] Lee SW, Chen ZT, Chen MT, Chen, CM. Biflavones of *Selaginella doederlenii* Hieron [J]. Chin. Pharm. J. , 1992, 44: 537-541.

[6] 广东省药品监督管理局.广东省中药材标准 [S].广州：广东科技出版社，2011：105.

[7] 成积儒，郑裕明，汤敏中，等.中草药石上柏阻断促癌物激活Epstein-Barr病毒抗原表达研究 [J].华夏医学，2001，14(3)：263-264.

[8] 郑剑霄，周同冲，徐凯，等.石上柏联合放疗治疗鼻咽癌临床观察 [J].南方医科大学学报，2006，26(2)：247-248.

[9] 方玉春，朱伟明，管永光，等.鱼藤、枫桦和石上柏的细胞毒及抗氧化活性初步研究 [J].中国海洋大学学报，2008，38(3)：401-403.

44. 石见穿

Shijianchuan

GOODYERAE PROCERAE HERBA

【别名】紫参、五凤花、小丹参、石打穿、石大川。

【来源】为唇形科植物华鼠尾草*Salvia chinensis* Benth.的新鲜或干燥全草。

【本草考证】本品始载于《本草纲目》，但对其来源、形态等均无记载。《植物名实图考》载："叶似丹参而小，花亦如丹参，色淡红，一层五萼，攒茎并翘。"《紫参歌序》载："紫参五萼连萼，状飞鸟羽举，俗名五凤花，按形即此。"根据以上描述并参考其附图，《植物名实图考》所载小丹参及《紫参歌序》所载紫参均与本品相似。

【原植物】一年生草本。茎高20～60cm，被柔毛。叶全为单叶或下部的为三出复叶，叶柄疏被长柔毛，叶片卵形或卵状椭圆形，长1.3～7cm，两面脉上略被短柔毛。轮伞花序6花，组成长5～24cm的假总状或圆锥状花序；苞片小，披针形；花萼钟状，长4.5～6mm，紫色，外面脉上被长柔毛，内面喉部被长柔毛，上唇顶端有3个聚合的短尖头，两边侧脉有狭翅，下唇具2齿；花冠蓝紫色或紫色，长约1cm，筒内有毛环，下唇中裂片倒心形；花丝短，药隔长，关节处有毛，上臂伸长，下臂小，彼此分离。小坚果椭圆状卵圆形。花期8～10月。（图44-1）

主要为野生，生于海拔120～500m的山坡或平地的林荫处或草丛中。主要分布于山东、江苏、安徽、浙江、湖北、江西、湖南、福建、台湾、广东、广西、四川等地。

【**主产地**】主产于江苏、山东、安徽、浙江、湖北、江西、湖南、福建、台湾、广东北部、广西东北部、四川等地。

【**采收与加工**】7～8月采割全草，鲜用或晒干。

【**商品规格**】统货。

【**药材鉴别**】

（一）性状特征

本品表面灰绿色至暗紫色，被白色柔毛。茎方形，长20～70cm，直径0.1～0.4cm；单一或分枝，质脆，易折断，断面黄白色。叶对生，有柄，单叶或三出复叶；叶片多卷曲，破碎；完整者展平后呈卵形或披针形，先端钝或急尖，基部心脏形或楔形，边缘有钝圆齿或全缘，长1.3～8cm，宽0.8～4.5cm。两面被白色柔毛。轮伞花序多轮，每轮有花约6朵，组成假总状花序；花冠二唇形，蓝紫色，常已脱落，仅留宿萼。萼筒长4.5～6mm，有明显脉纹。小坚果椭圆形，褐色。气微，味微苦、涩。（图44-2）

（二）显微鉴别

叶粉末特征　叶的表面观上表皮细胞多角形，垂周壁略呈连珠状增厚。下表皮细胞垂周壁波状弯曲。上下表皮均有角质线纹。气孔直轴式或不定式。腺鳞头部4细胞，直径30～40μm，柄单细胞；腺毛头部单细胞，直径约19μm，柄单细胞。非腺毛1～10细胞，壁有疣状突起。草酸钙方晶直径5～14μm。（图44-3）

（三）理化鉴别

薄层色谱　取本品粉末1g，加甲醇20ml，超声处理30分钟，滤过，滤液蒸干，残渣加甲醇1ml使溶解，作为供试品溶液。另取齐墩果酸对照品，加乙醇制成每1ml含1mg的溶液，作为对照品溶液。照薄层色谱法试验，吸取上述两种溶液各5μl，分别点于同一硅胶G薄层板上，以甲苯–乙酸乙酯–冰醋酸（14：4：0.5）为展开剂，展开，取出，晾干，喷以10%硫酸乙醇溶液，在105℃烘至斑点显色清晰。供试品色谱中，在与对照品色谱相应的位置上，显相

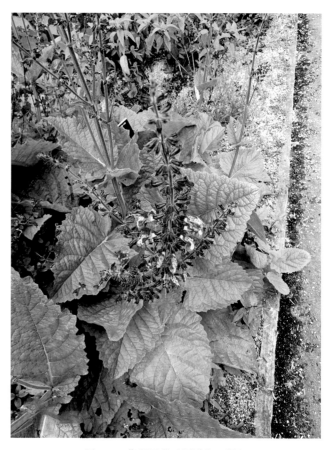

图44-1　华鼠尾草（周洪义　摄）

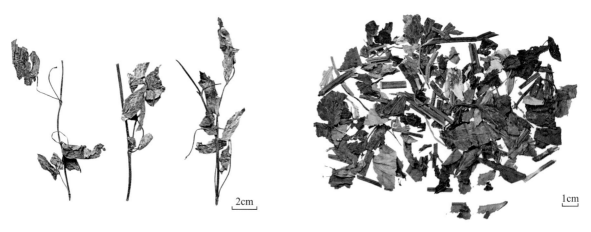

2cm

1cm

图44-2　石见穿药材（左）及饮片图（右）

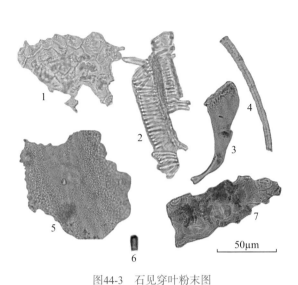

图44-3　石见穿叶粉末图

1. 上表皮细胞　2. 导管　3. 腺鳞　4. 非腺毛　5. 下表皮细胞
6. 草酸钙方晶　7. 气孔

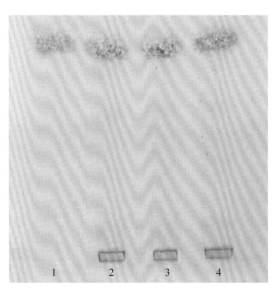

图44-4　石见穿薄层色谱图（巨凤　摄）

1. 齐墩果酸对照品　2～4. 三批样品

同颜色的斑点。（图44-4）

【质量评价】本品以叶多、色绿、带花者为佳。

【化学成分】主要化学成分为有机酸类及其他类。

1. 有机酸类　异丹参酚酸C（isosalvianolic acid C）、丹参酚酸B，D（salvianolic acid B,D）、紫草酚酸（lithospermic acid）、迷迭香酸（rosmarinic acid）、咖啡酸（caffeic acid）、齐墩果酸（oleanolic acid）等。

2. 其他类　甾醇、三萜类成分、氨基酸，根含水苏糖（stachyose）。

【性味归经】辛、苦，微寒。归肝、脾经。

【功能主治】活血化瘀，清热利湿，散结消肿。用于闭经，痛经，月经不调，跌打损伤，湿热黄疸，淋症，带下，泻痢，疮痈肿痛。

【药理作用】

1. 保肝作用　石见穿总酚酸皮下注射可降低四氯化碳致急性肝损伤小鼠血清AST、ALT活性，增加肝组织中T-AOC、GSH活性和降低MDA含量[1]。

2. 抗肿瘤作用　石见穿醇提取物对肝癌H22荷瘤小鼠瘤体生长有一定抑制作用，可降低VEGF和MVD的表达[2]。

主要参考文献

[1] 陈朋，崔誉蓉，李德芳. 石见穿总酚酸对小鼠四氯化碳急性肝损伤的保护作用[J]. 安徽农业科学，2010，38(9)：4607-4609.

[2] 柳芳，刘建勋，任钧国. 石见穿提取物通过阻断血管生成抑制肿瘤生长的研究[J]. 中国中药杂志，2012，37(9)：1285-1288.

45. 石吊兰

Shidiaolan

LYSIONOTI HERBA

【别名】岩豇豆、石豇豆、黑乌骨、石泽兰。

【来源】为苦苣苔科植物吊石苣苔*Lysionotus pauciflorus* Maxim.的干燥地上部分。

【本草考证】本品始载于《植物名实图考》载："……横根赭色，高四五寸，就根发小茎生叶，四五叶排生，攒簇光润，厚劲有锯齿，大而疏。面深绿、被淡，中唯纹一缕，叶下生长须数条，就石上生根。"《唐本草》中记载："茎方节紫色，叶似兰草而不香"。本草记载与现今所用石吊兰基本一致。

【原植物】小型亚灌木。茎长7～30cm，分枝或不分枝。叶3枚轮生，有时对生或几枚轮生，具短柄或近无柄。叶片革质，形状变化大，线形、线状倒披针形、狭长圆形或倒卵状长圆形，少有为狭倒卵形或长椭圆形，长1.5～5.8cm，宽0.4～2cm，顶端急尖或钝，基部钝、宽楔形或近圆形，边缘在中部以上或上部有少数牙齿或小齿，有时近全缘，两面无毛。花序有1～5花。花序梗纤细，长0.4～2.6cm。花冠白色带淡紫色条纹或淡紫色，长3.5～4.8cm，无毛。筒细漏斗状，长2.5～3.5cm，口部直径1.2～1.5cm。上唇2浅裂，下唇3裂。蒴果线形，长5.5～9cm，宽2～3mm，无毛。花期7～10月。（图45-1）

主要为野生，生于海拔300～2000m丘陵或山地林中或阴处石崖上或树上。主要分布于贵州、四川、云南、广西、广东、福建、台湾、浙江、江苏、安徽、江西、湖南、湖北、陕西等地。

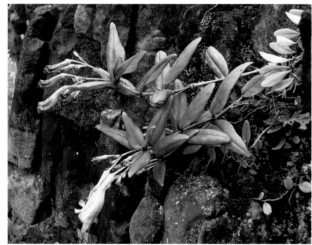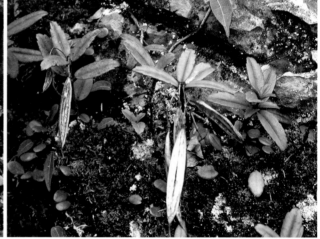

图45-1 吊石苣苔

左：带花 右：带果实

【主产地】主产贵州、四川、广西、广东、浙江等省。

【采收与加工】夏、秋两季叶茂盛时采割，除去杂质，晒干。

【药材鉴别】

（一）性状特征

茎圆柱形，长25～60cm，直径0.2～0.5cm；表面淡棕色或灰褐色，有纵皱纹，节膨大，常有不定根；质脆，易折断，断面黄绿色或黄棕色，中心有空隙。叶轮生或对生，有短柄；叶多脱落，脱落后叶柄痕明显；叶片披针形至狭卵形，长1.5～6cm，宽0.5～1.5cm，边缘反卷，边缘上部有齿，两面灰绿色至灰棕色。气微，味苦。（图45-2）

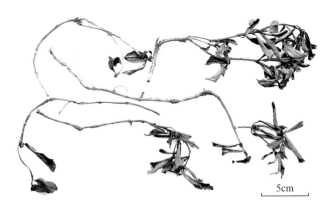

图45-2 石吊兰药材图

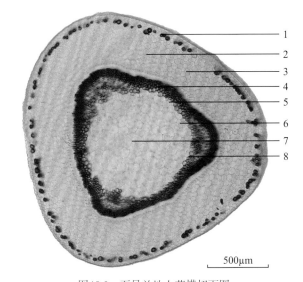

图45-3 石吊兰地上茎横切面图

1. 木栓层 2. 皮层 3. 石细胞 4. 形成层 5. 韧皮部
6. 木质部 7. 髓部 8. 内皮层

（二）显微鉴别

1. 茎横切面 表皮有时残存。木栓层由多列木栓细胞组成。皮层宽广，外侧散有石细胞，壁厚有明显的层纹，胞腔小；内皮层明显。韧皮部狭窄。形成层环不明显。木质部由纤维、导管连接成环。髓部较大。（图45-3、图45-4）

2. 粉末特征 粉末黄绿色。木栓细胞呈长方形，较大，壁厚。淀粉粒成类圆形或不规则形，多为单粒。导管网纹型，外径54～78μm，内径45～70μm。石细胞含量较多，且直径大小相差较大，外径长轴范围15～47μm，内径长轴范围12～42μm，外径短轴范围41～88μm，内径短轴范围23～46μm。纤维单个存在。（图45-5）

（三）理化鉴别

薄层色谱 取石吊兰药材粉末0.5g，加甲醇20ml，超声处理30分钟，滤过，滤液蒸干，残渣加甲醇1ml使溶解，作为供试品溶液。另取石吊兰素对照品，加甲醇制成每1ml含0.2mg溶液，作为对照溶液。照薄层色谱法试验，吸取上述两种溶液各10μl，分别点于同一硅胶G薄层板上，以三氯甲烷-甲醇-甲酸（20：1：0.5）为展开剂，展开，取出，晾干，喷以2%三氯化铁乙醇溶液，在105℃加热至斑点显色清晰。供试品色谱中，在与对照品色谱相应的位置上，显相同颜色的斑点。

【质量评价】 以干燥、茎粗、叶多色绿、味苦涩者为佳。采用高效液相色谱法测定，本品按干燥品计算，

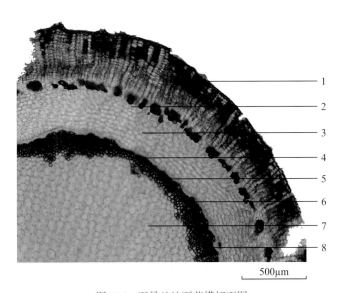

图45-4 石吊兰地下茎横切面图

1. 木栓层 2. 石细胞 3. 皮层 4. 木质部 5. 形成层
6. 韧皮部 7. 髓部 8. 内皮层

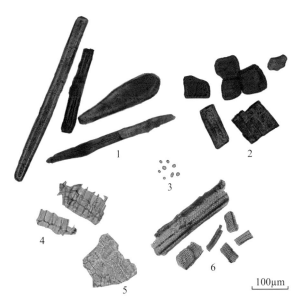

图45-5 石吊兰粉末图

1.纤维 2.石细胞 3.淀粉粒 4.木栓细胞 5.叶表皮细胞 6.导管

含石吊兰素（$C_{18}H_{16}O_7$）不得少于0.10%。

【化学成分】 主要成分有黄酮类、挥发油、植物甾醇类、三萜皂苷类、苯丙素苷类及其他类。其中，黄酮类化合物岩豆素是其特征性成分和有效成分。

1. 黄酮类　包括黄酮、黄酮醇及其苷类，黄酮类化学成分主要包括：5,7-二羟基-6,8,4′-三甲氧基黄酮，5,7-二羟基-6,8,4′-三甲氧基黄酮醇，8-羟基-6,4′-二甲氧基-5-O-β-D-葡萄糖黄酮苷，8-羟基-6,4′-二甲氧基-5-O-［β-D-葡萄糖-（1→6）］-β-D-葡萄糖黄酮苷，5-羟基-6,8,4′-三甲氧基-7-O-β-D-葡萄糖黄酮苷，5-羟基-6,8,4′-三甲氧基-7-O-［α-L-鼠李糖-（1→6）］-β-D-葡萄糖黄酮苷，7-羟基-6,8,4′-三甲氧基-5-O-β-D-葡萄糖黄酮苷，7-羟基-6,8,4′-三甲氧基-5-O-［β-D-葡萄糖-（1→6）］-β-D-葡萄糖黄酮苷，5,4′-二羟基-7-甲氧基-6-C-β-D-葡萄糖黄酮苷和5,4′-二羟基-6,7-二甲氧基-8-C-β-D-葡萄糖黄酮苷[1, 2]。

2. 挥发油类　包括单萜类和倍半萜类，如：芳樟醇、金合欢烯等；芳香族化合物，如：阿魏酸、苯乙醛等；脂肪族化合物，如己醛、三辛醇及一些脂肪酯类等[3-5]。

3. 植物甾醇和三萜皂苷类　乌索酸，β-谷甾醇和三萜类熊果酸等[4, 5]。

此外，还含有苯丙素苷类（如毛蕊花苷）、氨基酸、蛋白质、多糖、生物碱等其他物质[1-5]。

【性味归经】 苦，温。归肺经。

【功能主治】 化痰止咳，软坚散结。用于咳嗽痰多，瘰疬痰核等症。

【药理作用】

1. 抗结核分枝杆菌、抗炎、保肝作用　岩豆素有显著的抗结核分枝杆菌作用，从石吊兰植物中提取的苯丙素苷类成分毛蕊花糖苷对CCl_4诱导的肝毒性有保护作用，苯丙素苷类物质是抗炎、保肝的主要物质基础[5, 6]。

2. 止咳祛痰、平喘镇静作用　石吊兰水煎剂有镇咳作用，能增加小鼠气管分泌，有祛痰作用；对豚鼠因组胺吸入所导致的哮喘，有一定的保护作用，用药后动物表现较安静，活动减少，此药对中枢神经系统有一定的镇静作用[7]。

3. 降血压、降血脂及抗动脉粥样硬化作用　给麻醉狗、猫肌内注射或静脉注射，岩豆素均可使血压明显降低，同时岩豇豆脂肪酸可调节实验性高脂血症小鼠血脂代谢及抑制胆固醇吸收[7, 8]。

4. 清除自由基作用　岩豆素能有效地清除自由基，岩豆素酚羟基是清除自由基的主要活性基团[9]。

5. 抗肿瘤作用和提高机体免疫功能等作用　石吊兰醇提取液具有抑制S180实体瘤生长及提高荷瘤小鼠免疫功能的作用，其作用机制可能与提高血清中白细胞介素-2水平有关[10]。

主要参考文献

[1] Liu Y, Wagneg H, Baue R. Nevadensin glycosides from *Lysionotus pauciflorus*[J]. Phytochemistry, 1996, 42(2): 1203-1205.

[2] 李计龙，刘建华，高玉琼，等.石吊兰挥发油成分研究[J].中国药房，2011，22(27)：2560-2562.

[3] 文庆发，钟玉蛟，苏雪会，等.石吊兰全草中的一个新菖蒲烷类倍半萜[J].中国天然药物，2013，11(2)：185-187.

[4] 杨付梅，杨小生，罗波，等.苗药岩豇豆化学成分的研究[J].天然产物研究与开发，2003，15(6)：508-510.

[5] 王仕宝，晏继红，郭晓华，等.苗药石吊兰的研究进展[J].西北药学杂志，2014，29(5)：550-552.

[6] 孙安盛，石京山，吴芹，等.石吊兰素对麻醉猫血流动力学的影响[J].遵义医学院学报，1996，19(1)：5-7.

[7] 彭罡，覃冬云.岩豇豆脂肪酸对高脂血症小鼠动脉粥样硬化的治疗作用[J].中国现代医药杂志，2009，11(10)：13-16.

[8] 陈林.四种苦苣苔科植物的生物活性研究[D].郑州：河南大学，2010.

[9] 陈季武，朱振勤，胡天喜，等.天然黄酮类化合物清除羟自由基的构效关系[J].中国药理学报，2002，23(7)：667-672.

[10] 胡晓，黄贤华，谭晓彬.石吊兰醇提取液抗S180实体瘤作用和对荷瘤小鼠免疫功能的影响[J].中国组织工程研究与临床康复，2007，11(16)：3097-3099.

46. 石蒜

Shisuan

LYCORIDIS RADIATAE BULBUS

【别名】老鸦蒜、蒜头草、蟑螂花、新米夜饭花。

【来源】为石蒜科植物石蒜*Lycoris radiate*（L'Herit.）Herb.的干燥鳞茎。

【本草考证】本品始载于《图经本草》，载："水麻，生鼎州、黔州，其根名石蒜，九月采。又，金灯花，其根亦名石蒜，或云即此类也。"并附有黔州石蒜，鼎州金灯图。《本草纲目》载："石蒜，处处下湿地有之，古谓之乌蒜，俗谓之老鸦蒜、一支箭是也。春初生叶，如蒜秧及山慈姑叶，背有剑脊，四散布地。七月苗枯，乃于平地抽出一茎如箭杆，长尺许。茎端开花四五朵，六出，红色，如山丹花状而瓣长，黄蕊长须。其根状如蒜，皮色紫赤，肉白色。"亦附有石蒜图。《本草纲目拾遗》引用《百草镜》对石蒜的描述，与《本草纲目》相同。从以上古本草对石蒜原植物的形态描述及附图分析，黔州石蒜即为当今之药用石蒜*Lycoris radiate*（L'Hernit.）Herb.。而从附图分析，《图经本草》所描述的鼎州水麻似锦葵科植物。

【原植物】多年生草本，鳞茎近球形，直径1～3cm。秋季出叶，叶狭带状，长约15cm，宽约0.5cm，顶端钝，深绿色，中间有粉绿色带。花茎高约30cm；总苞片2枚，披针形，长约35cm，宽约0.5cm；伞形花序有花4～7朵，花鲜红色；花被裂片狭倒披针形，长约3cm，宽约0.5cm，边缘皱缩和反卷，花被筒绿色，长约0.5cm；雄蕊显著伸出于花被外，比花被长1倍左右。花期8～9月，果期10月。（图46-1）

主要野生于山地阴湿处或溪沟边、林缘；亦常见于庭院栽培。主要分布于山东、河南、安徽、江苏、浙江、江西、福建、湖北、湖南、广东、广西、陕西、四川、贵州、云南。

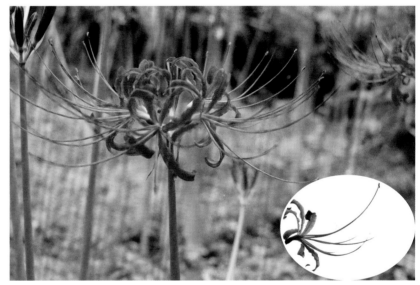

图46-1　石蒜（邓莉娟　摄）

【主产地】主产于长江以南各省区。

【栽培要点】

1. 生物学特性　喜半阴，也耐暴晒，喜湿润，也耐干旱。北方稍加覆盖可以在田间越冬。有夏季休眠习性。各类土壤均能生长，但以腐殖丰富的砂质壤土最好。

2. 栽培技术　以鳞茎自然分球繁殖为主。

3. 病虫害　石蒜适应性强，很少有病虫危害。

【采收与加工】秋季将鳞茎挖出，选大者洗净，晒干入药，小者做种。野生者四季均可采挖鲜用或洗净晒干。

【商品规格】统货。

【药材鉴别】

（一）性状特征

干燥鳞茎椭圆形或近球形，长4～5cm，直径2.5～4cm，顶端残留叶基长可达3cm，基部着生多数白色须根。鳞茎表面有2～3层暗棕色的膜质鳞片包被；内有10～20层白色富黏性的肉质鳞片，生于短缩的鳞茎盘上；中央有黄白色的芽。气特异而微带刺激性，味极苦。（图46-2）

（二）显微鉴别

1. 鳞片横切面　表皮为1列细小的薄壁细胞。叶肉组织由薄壁细胞组成，细胞内充满淀粉粒，呈类圆形或多角形，直径20～40μm，脐点裂缝状或星状；并有黏液细胞，内含草酸钙针晶束，针晶长100～150μm。维管束为有限外韧型，散列于叶肉的内侧。

2. 粉末特征　粉末浅棕色。淀粉粒呈类圆形或多角形，直径20～40μm，脐点裂缝状或星状。黏液细胞内含草酸钙针晶，针晶长100～150μm。纤维成束。（图46-3）

（三）理化鉴别

薄层色谱　取本品粉末2g，置50ml锥形瓶中，加25%（V/V）氨溶液6ml和二氯甲烷30ml，超声（100W）处理1小时，滤过，取滤液转移至100ml圆底烧瓶中，用旋转蒸发器减压蒸干，残渣溶于1ml甲醇，滤过，作为供试品溶液。另取加兰他敏对照品、盐酸石蒜碱对照品，分别加甲醇制成每1ml含1mg的溶液，作为对照品溶液。照薄层色谱法试验，分别吸取加兰他敏对照品溶液2μl、盐酸石蒜碱对照品溶液2μl和供试品溶液7μl，分别点于同一硅胶G薄层版上，以25%（V/V）氨溶液-甲醇-正己烷-二氯甲烷（0.2∶1∶2∶7，V/V）的混合溶液的下层溶液为展开剂，展开，取出，晾干，在碘蒸气中熏约20分钟至斑点显色清晰。供试品色谱中，在与对照品色谱相应的位置上，显相同颜色的斑点。

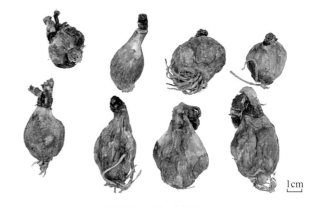

图46-2　石蒜药材图

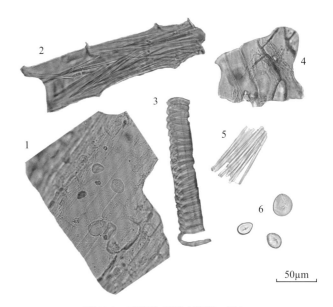

图46-3　石蒜粉末图（鲜彬　摄）

1. 薄壁细胞　2. 黏液细胞　3. 导管纤维　4. 木栓细胞
5. 草酸钙针晶　6. 淀粉粒

【质量评价】本品以个大、均匀、肉质鳞片肥厚、少须根者为佳。采用高效液相色谱法测定，本品按干燥品计算，含加兰他敏（$C_{17}H_{21}NO_3$）不少于0.015%。

【化学成分】主要成分为糖类、生物碱类、糖苷类等。

1. 糖类　果糖（β-D-fructopyranose）、葡萄糖（glucose）、蔗糖（sucrose）。

2. 生物碱类　伪石蒜碱（pseudolycorine）、石蒜碱（lycorine）、高石蒜碱（homolycorine）、加兰他敏（galanthamine）等。

3. 糖苷类　O-β-D-呋喃果糖基-（2→1）-O-β-D-呋喃果糖基-α-D-呋喃葡萄糖苷［O-β-D-fructofuranosyl-（2→1）-O-β-D-fructofuranosyl-α-D-glucopyranoside］、石蒜-R-葡萄甘露聚糖（lycoris-R-glucomannan）等。石蒜碱具有解热、镇痛、调节血压及血糖、抗炎等作用，加兰他敏具有调节胆碱能神经系统的作用，是石蒜的主要特征及活性成分。

【性味归经】辛，甘，温；有毒。归肺、胃、肝经。

【功能主治】消肿，杀虫。外用治淋巴结结核，疔疮疖肿，风湿关节痛，蛇咬伤，水肿，灭蛆、灭鼠。

【药理作用】

1. 抗炎作用　石蒜碱可明显抑制卡拉胶诱导的大鼠足跖肿胀，且与剂量呈正相关[1]。

2. 抗肿瘤作用　石蒜碱对多种肿瘤细胞株如人早幼粒白血病细胞（HL-60）、脑胶质瘤细胞（U373）有抑制生长作用[2, 3]。

3. 改善学习记忆功能　石蒜生物碱二氢石蒜碱和加兰他敏可减少东莨菪碱所致小鼠跳台测试的错误次数，并改善亚硝酸钠所致的记忆巩固障碍[4]。

4. 保护心脏作用　二氢石蒜碱对H_2O_2诱导PC12细胞氧化损伤有保护作用，机制与减少活性氧簇（ROS）的产生和稳定线粒体膜电位有关[5]。

【分子生药】

1. 遗传标记　RAPD、AFLP、SSR、ISSR、EAT、SRAP、SNP均在石蒜属植物中得以广泛应用。石蒜属种间trnL-trnF序列、ITS序列、叶绿体基因trnH-psbA序列均存在一定变异[6-8]，为石蒜属物种鉴别和种间亲缘关系分析提供了佐证，也为石蒜属植物的育种提供依据。

2. 功能基因　现已克隆研究的石蒜属植物基因有双加氧酶基因LlCCD4、花青素合成酶基因LlANS、黄烷酮3–羟化酶基因LrF3H、儿茶酚氧位甲基转移酶基因LrCOMT、凝集素基因、核糖体蛋白L21基因、红花石蒜mago nashi（Lrmago）基因、psaH基因等[9, 10]。

石蒜属公开发布的组学数据包括长筒石蒜花瓣cDNA文库、中国石蒜转录组数据。

主要参考文献

[1] Citoglu G, Tanker M, Gumusel B. Antiinflammatory effects of lycorine and hemanthidine[J]. Phytother Res, 1998, 12(3): 205-206.

[2] LIU J, HU JL, SHI BW, et al. Up-regulation of p21and TNF-αis mediated in lycorine-induced death odeath of HL-60cells[J]. Cancer Cell Int, 2010, (10): 25-34.

[3] LIU RF, CAO ZF, TU J, et al. Lycorinecell-dominant vasculogenic mimicry[J]. Pigment Cell Melanoma Res, 2012, 25(5): 630-638.

[4] 邓春江，赵国举，任世兰，等.二氢石蒜碱与加兰他敏对小鼠学习记忆损害的影响[J].郧阳医学院学报，1996，15(2)：61-63.

[5] 张秋芳，汪选斌，戴艳琼，等.二氢石蒜碱对过氧化氢损伤的PC12细胞的保护作用[J].中国新药杂志，2012，21(11)：1288-1290.

[6] 袁菊红，孙视，彭峰，等.石蒜属叶绿体trnL-F序列的变异与系统聚类分析[J].中国中药杂志，2008，33(13)：1523-1527.

[7] 吴玲，卢毅军，史树德，等.中国石蒜属种间亲缘关系ITS序列分析[J].亚热带植物科学，2007，36(1)：31-35.

[8] 全妙华，欧立军，余朝文，等.中国石蒜属种间关系的trnH-psbA序列分析[J].园艺学报，2011，38(8)：1589-1594.

[9] 王晰，丁文杰，李娅，等.长筒石蒜花青素合成酶基因LlANS的克隆与表达分析[J].河南农业大学学报，2018，52(4)：611-617.

[10] 黄春红，高燕会，朱玉球，等.石蒜黄烷酮3-羟化酶基因LrF3H的克隆及表达分析[J].园艺学报，2013，40(5)：960-970.

47. 龙胆草

Longdancao

GENTIANAE CEPHALANTHAE HERBA

【别名】胆草。

【来源】为龙胆科植物头花龙胆*Gentiana cephalantha* Franch. 的干燥全草。

【本草考证】本品始载于《神农本草经》，列为上品。《本草经集注》载："状似牛膝，味甚苦，故以胆为名。"《图经本草》载："宿根黄白色，下抽根十余条，类牛膝。直上生苗，高尺余。四月生叶似柳叶而细，茎如小竹枝，七月开花，如牵牛花，作铃铎形，青碧色。"《植物名实图考》载："从根簇茎，叶似柳微宽，又似橘叶而小，叶中发苞开花，花如钟形，一一上耸，茄紫色，颇似沙参花，五尖瓣而不反卷，白心数点，叶既蒙密，花亦繁聚，逐层开舒，经月未歇。"结合附图应为滇龙胆。龙胆属的多种植物常作药用，但多用根。四川地区龙胆属植物分布广泛。地区习用龙胆草始载于《四川省中药材标准》1987年版，为头花龙胆*Gentiana cephalantha*的干燥全草。

【原植物】多年生草本，高15～50cm。根黄白色，绳索状，长20cm以上。茎直立，粗壮，常带紫褐色，粗糙。叶对生，宽披针形或卵状披针形，顶端尾尖，边缘微外卷；茎部渐狭联合抱茎，中脉明显。营养枝的叶

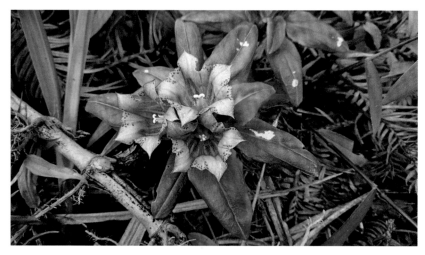

图47-1 头花龙胆（张华安 摄）

莲座状。花簇生茎端，头状，其基部被茎上部的数片叶包围；花萼漏斗状，5裂，3大2小；花冠漏斗状，蓝色或蓝紫色，上具蓝紫色斑点，先端尾尖，全缘，褶不对称三角形，雄蕊5；子房椭圆形，具柄，花柱短，柱头2裂。蒴果。种子黄褐色，近圆形，表面蜂窝状。花、果期8～11月。（图47-1）

主要为野生，生于海拔1800～4450m的山坡草地、山坡路边、灌丛中、林缘下、林下。主要分布于云南、四川、贵州、广西等省区。

【主产地】主产于四川、云南、贵州等地。

【采收与加工】秋末、冬初采收，除去泥沙，干燥。

【商品规格】统货。

【药材鉴别】

（一）性状特征

本品长15～30cm。根茎较粗，微弯曲，长0.5～7cm，直径0.5～1cm，表面灰褐色，粗糙，有疣状突起的茎痕和须根茎。下面具多条须根，长5～20cm，直径1～3mm，外表灰棕色或黄棕色，断面有淡黄色的木心。茎近丛生，直径1～3mm，紫色或黄绿色带紫晕，质脆，断面中空。叶对生，皱缩，稍厚，边缘微向背面反卷，上面绿色或黄绿色，下面色稍淡。完整的叶为宽披针形或倒披针形，长2～17cm，宽0.5～2.5cm。花簇生枝端，绿黄色或淡蓝紫色。气微清香，茎叶味微苦，根味极苦。（图47-2、图47-3）

（二）显微鉴别

粉末特征 粉末淡黄棕色。外皮层细胞表面观类纺锤形，每一细胞由横壁分隔成数个扁方形的小细胞。内皮层

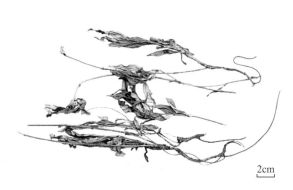

图47-2 龙胆草药材图（黎跃成 摄）

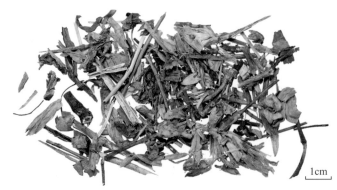

图47-3 龙胆草饮片图

细胞表面观类长方形，甚大，平周壁显纤细的横向纹理，每一细胞由纵隔壁分隔成数个栅状小细胞，纵隔壁大多连珠状增厚。薄壁细胞含细小草酸钙针晶。网纹导管及梯纹导管直径约20～45μm。（图47-4）

（三）理化鉴别

薄层色谱 取本品粉末约1g，加甲醇20ml，超声处理30分钟，放冷，滤过。滤液浓缩至约2ml，作为供试品溶液。另取龙胆苦苷对照品，加甲醇制成每1ml含2mg的溶液，作为对照品溶液。照薄层色谱法试验，吸取上述两种溶液各5μl，分别点于同一以羧甲基纤维素钠为黏合剂的硅胶GF$_{254}$薄层板上，以乙酸乙酯–甲醇–水（20∶2∶1）为展开剂，展开，取出，晾干，置紫外光灯（254nm）下检视。供试品色谱中，在与对照品色谱相应的位置上，显相同颜色的斑点[3]。

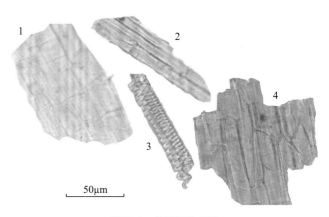

图47-4 龙胆草粉末图
1. 内皮层细胞 2. 草酸钙针 3. 导管 4. 外皮层细胞

【质量评价】本品以根茎叶完整、色绿、带花者为佳。采用高效液相色谱法测定，本品按干燥品计算，含龙胆苦苷（C$_{16}$H$_{20}$O$_9$）不得少于0.50%。

【化学成分】主要为苷类、生物碱类和其他类成分。

1. 苷类 龙胆苦苷（gentiopicrin）、獐牙菜苦苷（swertiamarin）、当药苷（sweroside）、三叶苷（trifloroside）、苦龙苷（amarogentin）、四乙酰龙胆苦苷（gentiopicroside tetraacetate）、苦樟苷（amaroswerin）等[1]。

2. 生物碱类 龙胆黄碱（gentioflavine）、龙胆碱（gentianine）、龙胆次碱（gentianidine）等。

3. 其他类 还含有黄酮及其苷类、苯丙素类、酚酸及甾醇等[2]。

【性味归经】苦，寒。归肝、胆经。

【功能主治】清热燥湿，泻肝胆火。用于湿热黄疸，阴肿阴痒，带下，湿疹瘙痒，目赤，耳聋，胁痛，口苦，惊风抽搐。

【药理作用】

抑菌作用 头花龙胆药材采用超声、浸提及回流法提取粗提物，采用滤纸片扩散法，以抑菌圈大小为评价指标进行试验。头花龙胆3种粗提物对大肠埃希菌、铜绿假单胞菌及金黄色葡萄球菌均有抑菌活性，最低抑菌浓度（MIC）均为0.100g/ml[3]。

主要参考文献

[1] 韩多，赵志莲，刘卫红，等.白族药用植物头花龙胆品质评价的初步探讨[J].中药材，2016，39(11)：2549-2553.

[2] 翁贵英，孙爱群，王绪英，等.超声提取头花龙胆总黄酮的工艺优化[J].贵州农业科学，2014，42(9)：193-195.

[3] 廖雯，孙爱群，刘新颖，等.3种龙胆草粗提物的抑菌活性及稳定性[J].江苏农业科学，2019，47(8)：198-201.

48. 龙葵

Longkui

SOLANI NIGRI HERBA

【别名】苦菜、苦葵、老鸦眼睛草、天茄子、天茄苗儿。

【来源】为茄科植物龙葵*Solanum nigrum* L.的全草。

【本草考证】本品始载于《药性论》。《新修本草》记载："即关河间谓之苦菜者。叶圆，花白，子若牛李子，生青熟黑。"《本草纲目》载："四月生苗，嫩时可食，柔滑，渐高二三尺，茎大如著，似灯笼草而无毛。叶似茄叶而小。五月以后，开小白花，五出黄蕊，结子正圆，大如五味子，上有小蒂，数颗同缀，其味酸。中有细子，亦如茄子之子。但生青熟黑者为龙葵。"本草记载与现今所用龙葵一致。

【原植物】一年生直立草本，高0.25～1m，茎无棱或棱不明显，绿色或紫色，近无毛或被微柔毛。叶卵形，长2.5～10cm，宽1.5～5.5cm，先端短尖，基部楔形至阔楔形而下延至叶柄，全缘或每边具不规则的波状粗齿，光滑或两面均被稀疏短柔毛，叶脉每边5～6条，叶柄长约1～2cm。蝎尾状花序腋外生，由3～6（～10）花组成，总花梗长约1～2.5cm，花梗长约5mm，近无毛或具短柔毛；萼小，浅杯状，直径约1.5～2mm，齿卵圆形，先端圆，基部两齿间连接处成角度；花冠白色，筒部隐于萼内，长不及1mm，冠檐长约2.5mm，5深裂，裂片卵圆形，长约2mm；花丝短，花药黄色，长约1.2mm，约为花丝长度的4倍，顶孔向内；子房卵形，直径约0.5mm，花柱长约1.5mm，中部以下被白色绒毛，柱头小，头状。浆果球形，直径约8mm，熟时黑色。种子多数，近卵形，直径约1.5～2mm，两侧压扁。（图48-1）

主要为野生，喜生于田边、荒地及村庄附近。全国各地均有分布。

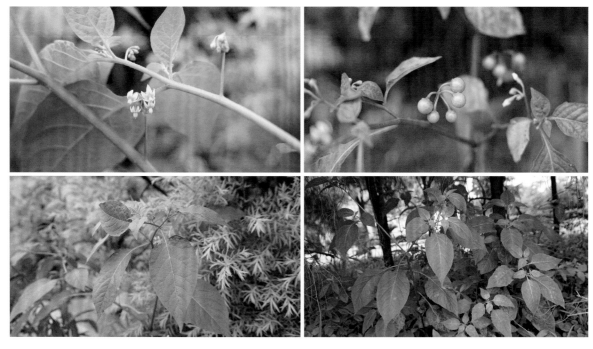

图48-1 龙葵（陈佳 摄）

【主产地】全国均有产。

【采收与加工】夏、秋季采收，鲜用或晒干。

【商品规格】统货。

【药材鉴别】

（一）性状特征

1. 鲜龙葵 茎圆柱形，无棱或棱不明显，绿色或紫色，长0.2～1m，直径1～10mm，多分枝，近无毛或被微柔毛。叶卵形，长2.5～12cm，宽1.5～9cm，先端短尖或渐尖，基部楔形或宽楔形而下延至叶柄，有不规则的波状粗齿或全缘，两面光滑或有疏短柔毛。叶柄长1～8cm。花序短蝎尾状，腋外生，有花4～10朵；总花梗长1～2.5cm，花梗长约5mm；花冠白色，5深裂，长约5mm；雄蕊5个；花丝短，花药黄色，约为花丝长度的4倍；子房卵形。浆果球形，直径约8cm，熟时黑色。种子多数，近卵形，两侧压扁。气微，味淡[1]。

2. 干龙葵 茎圆柱形，多分枝，长30～70cm，直径2～10mm，表面黄绿色，具纵皱纹。质硬而脆，断面黄白色，中空。叶皱缩或破碎，完整者呈卵形或椭圆形，长2～12cm，宽2～6cm，先端锐尖或钝，全缘或有不规则波状锯齿，暗绿色，两面光滑或疏被短柔毛；叶柄长0.3～2.2cm。花、果少见，聚伞花序蝎尾状，腋外生，花4～6朵，花萼棕褐色，花冠棕黄色。浆果球形，黑色或绿色，皱缩。种子多数，棕色。气微，味淡[1]。（图48-2）

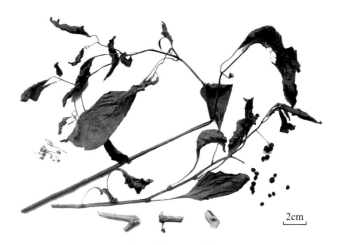

图48-2 龙葵药材图（陈佳 摄）

（二）显微鉴别

1. 叶表面观 上、下表皮细胞垂周壁波状弯曲，有气孔、非腺毛及少数腺毛。非腺毛1～5细胞，以3～4细胞多见，有的有1～2细胞缢缩，长33～324μm，直径21～75μm，壁稍厚，具疣状突起；腺毛头1～3细胞，类圆形，直径24～33μm，柄单细胞；气孔不等式或不定式，副卫细胞3～5个。（图48-3）

2. 茎横切面 表皮1层细胞，具有线状毛和腺毛。皮层由2～3层厚角组织细胞和大型薄壁细胞组成，

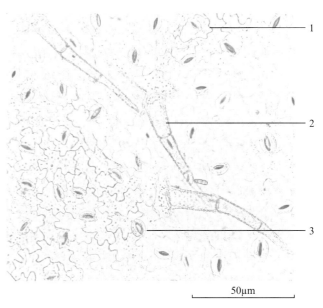

图48-3 龙葵叶表面图（钟芙蓉 摄）

1. 表皮细胞 2. 非腺毛 3. 气孔

近表皮部分皮层厚角组织细胞含叶绿体。中柱鞘纤维椭圆形，断续分散在皮层和韧皮部之间。双韧型初生维管束8～10个，内外韧皮部中有时可见砂晶细胞。形成层成环形排列，次生木质部发达，髓部宽广。（图48-4）

3. 粉末特征 粉末棕黄色、棕绿色或黄绿色。多见螺纹导管和孔纹导管，直径7.8～113μm。纤维成束或散在，直径8～105μm。果皮细胞类方形、类多角形或不规则形，表面具角质纹理。非腺毛大多破碎，以2～3细胞多见，有的有1～2细胞缢缩，基部细胞直径多至75μm，壁稍厚，具疣状突起。偶见腺毛，腺毛头1～3细胞，类圆形，直径24～33μm，柄单细胞。偶见草酸钙晶体，直径10～102μm。偶见淀粉粒，球形或椭圆形，多为单粒，直径4～55μm。（图48-5）

（三）理化鉴别

薄层色谱 取本品粉末2g，加水200ml，煮沸1小时，放冷，滤过。滤液蒸干，残渣加70%乙醇20ml使溶解，5～10℃放置2小时，滤过。滤液蒸干，残渣加水20ml使溶解。用三氯甲烷振摇提取3次，每次15ml，合并三氯甲烷液，

蒸干，残渣加甲醇1ml使溶解，作为供试品溶液。另取龙葵对照药材2g，同法制成对照药材溶液。照薄层色谱法试验，吸取上述两种溶液各2μl，分别点于同一硅胶G薄层板上，以乙醚–二氯甲烷–正己烷（17∶2∶1）为展开剂，展开，取出，晾干，喷以10%硫酸乙醇溶液，105℃加热至斑点显色清晰，置紫外光灯（365nm）下检视。供试品色谱中，在与对照药材色谱相应的位置上，显相同颜色的荧光斑点[2]。

【质量评价】以茎叶色绿、带果者为佳。

【化学成分】主要为生物碱类、皂苷类及非皂苷类三大类化学成分[4]。

1. 生物碱类 茄碱（so-lanine）、茄解碱（solsonine）、澳洲茄碱（solao-nine）、澳洲茄边碱（solamargine）、13-澳洲茄边碱（13-solamargine）、生物碱苷（glycoalka-loid）等。

2. 皂苷类 主要为呋甾皂苷类化合物。

3. 非皂苷类 6-甲氧基-7-羟基香豆素（6-methoxy-7-hydroxycoumarin）、3-甲氧基-4-羟基苯甲酸（3-methoxy-4-hydroxybenzoic acid）、丁香脂素-4-O-β-D-葡萄糖苷（syringin-4-O-β-D-glucoside）、3,4-二羟基苯甲酸（3,4-dihydroxybenzoic acid）、腺苷（adenosine）等。

【性味归经】苦、微甘，寒；有小毒。归肺、胃、膀胱经。

【功能主治】清热解毒，活血化瘀，利水消肿，止咳祛痰。用于疮疖肿痛，淋证，跌打扭伤，咳嗽痰多，水肿，小便不利。

【药理作用】

1. 抗肿瘤作用 龙葵碱可使S180和H22荷瘤小鼠肿瘤细胞RNA水平降低，DNA水平增高，从而降低RNA/DNA比值[5]。龙葵多糖可使S180荷瘤小鼠红细胞膜SOD、CAT活性增加量，阻止LPO合成，抑制HMP的生成[6]。

2. 保护肾脏作用 龙葵提取物灌胃，可降低小牛血清蛋白致肾炎大鼠尿蛋白排出量，降低血清BUN、SCr水平，减少肾小管蛋白管型大小和数量[7]。

【用药警戒或禁忌】龙葵中的龙葵碱对睾丸支持细胞有毒性，IC_{50}约为22.29μmol/L[8]。

【分子生药】

功能基因 成功对龙葵泛素途径基因SorUBC和SorRma1进行了克隆和表达分析，同时构建了转基因

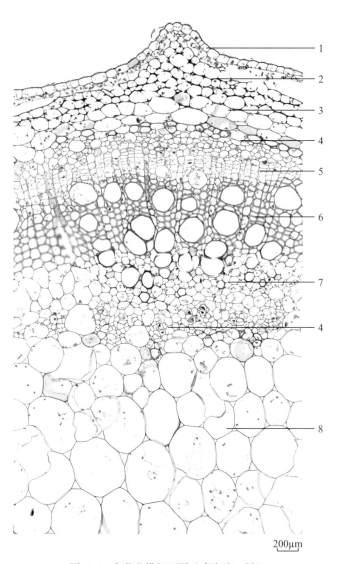

200μm

图48-4 龙葵茎横切面图（廖海浪 摄）

1. 表皮 2. 皮层 3. 中柱鞘纤维 4. 韧皮部 5. 形成层
6. 次生木质 7. 初生木质部 8. 髓

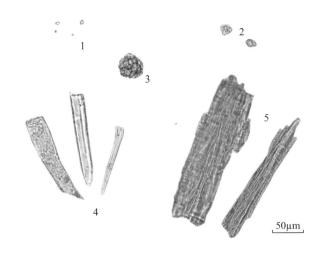

50μm

图48-5 龙葵粉末图（陈洋 摄）

1. 淀粉粒 2. 草酸钙晶体 3. 果皮细胞 4. 非腺毛 5. 导管

表达载体[9]。成功在龙葵中克隆得到泛素E2结合酶UBC基因编码区序列，并进行了表达分析[10]。

【附注】龙葵果：为龙葵*Solanum nigrum* L.的成熟或近成熟果实；也作药用，研究表明龙葵的抗肿瘤的药理活性与所含的澳洲茄碱、澳洲茄边碱等成分有关，对其不同部位的澳洲茄碱、澳洲茄边碱含量分析表明，果实中这2种成分的含量最高[11]。

主要参考文献

[1] 刘红风，徐丽霞，李慧博，等.鲜药龙葵的应用和鉴别[J].光明中医，2015(4)：877-879.

[2] 四川省食品药品监督管理局.四川省中药材标准[S].成都：四川科学技术出版社，2010：194-197.

[3] 胡淑曼，王聪，刘红兵，等.龙葵药材质量标准的研究[J].时珍国医国药，2016，27(10)：2375-2378.

[4] 李红念，梅全喜，张志群，等.龙葵的化学成分与药理作用研究进展[J].今日药学，2011，21(11)：713-715.

[5] 季宇彬，王宏亮，高世勇.龙葵碱对荷瘤小鼠肿瘤细胞DNA和RNA的影响[J].中草药，2005，36(8)：1200-1202.

[6] 许龙波，高世勇，季宇彬.龙葵多糖对S180荷瘤小鼠红细胞免疫功能的影响[J].中草药，2009，40(S)：211-212.

[7] 吴军，陈晨，王宇环.龙葵提取物对小牛血清白蛋白所致大鼠实验性肾炎的影响[J].时珍国医国药，2009，20(5)：1236-1237.

[8] 王秋平，郎朗，高世勇，等.龙葵碱对雄性小鼠睾丸支持细胞毒性的初步研究[J].中草药，2009，40(S)：208-210.

[9] 蔡佳文.泛素途径基因SorUBC和SorRma1在龙葵 (*Solanum nigrum* L.) 抗非生物胁迫中的作用研究[D].哈尔滨：哈尔滨师范大学，2017.

[10] 蔡佳文，金晓霞，于丽杰，等.龙葵E2泛素结合酶基因SorUBC克隆及表达特性分析[J].东北农业大学学报，2016，47(11)：26-36.

[11] 董鹏鹏，梅全喜，张帆.龙葵果HPLC指纹图谱研究[J].中药材，2016，39(6)：1333-1336.

49. 仙人掌

Xianrenzhang

OPUNTIAE HERBA

【别名】凤尾竻、龙舌、老鸦舌、神仙掌、豆噶脑牛。

【来源】为仙人掌科植物仙人掌 *Opuntia dillenii*（Ker Gawl.）Haw.的全株。

【本草考证】本品始载于《本草纲目拾遗》，并引《群芳谱》载："仙人掌出自闽粤。非草非木，亦非果蔬，无枝无叶，又并无花，土中突发一片，与手掌无异。其肤色青绿，光润可观。掌上生米色细点，每年只生一叶于顶，今岁长在左，来岁则长在右，层磊而上"。《植物名实图考》引《岭南杂记》载："仙人掌，无叶，枝青而扁厚有刺，每层有数枝，权枒而生。……人呼为老鸦舌，郡中有高八九尺及丈许者"。本草记载与现今所用仙人掌基本一致。

【原植物】多年生肉质植物，常丛生，灌木状，高0.5～3m。茎下部稍木质，近圆柱形，上部肉质，有分枝，具节；茎节扁平，绿色；每节卵形至矩圆形，长7～40cm，幼时鲜绿色，老时变蓝绿色，有时被白粉，其上散生小瘤体，每一小瘤体上密生黄褐色卷曲的柔毛，并簇生刺针；针刺黄色，杂以黄褐色斑纹。叶退化成钻状，早落。花单生或数朵聚生于茎节顶部边缘，鲜黄色，直径2～9cm；花被片多数，外部的带绿色，向内渐变为花瓣状，广倒卵形；雄蕊多数，排列成数轮，花药2室；子房下位，1室，雌蕊1，花柱白色，圆柱形，通常中空，柱头6～8裂；浆果，肉质，卵圆形，长5～7cm，紫红色，被细硬毛；种子多数。花期5～6月。（图49-1）

野生或栽培，生于沿海沙滩的空旷处，向阳干燥的山坡、石上、路旁或村庄。主要分布于云南、四川、贵州、

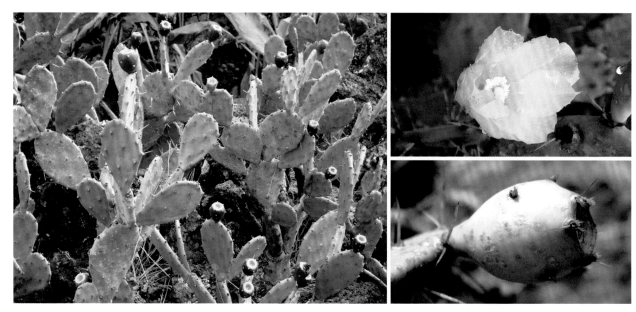

图49-1 仙人掌（徐晔春 摄）

广东、广西、福建等地。

【主产地】主产于云南、海南、广东、福建等省。

【栽培要点】

1. 生物学特性 喜干燥，不耐寒，温暖干燥环境，宜温暖、向阳、干燥、避风处栽培，土壤以较干燥的夹沙土为好。

2. 栽培技术 以扦插繁殖为主。

【采收与加工】四季可采。鲜用或切片晒干。

【药材鉴别】

（一）性状特征

近基部老茎略近圆柱形，其余均呈掌状，扁平，每节成倒卵形至椭圆形，每节长6～25cm或更长，直径4～15cm，厚2～6mm，表面灰绿色至黄棕色，具多数因削除小瘤体上的利刺和刺毛而残留的痕迹。质松脆，易折断，断面略呈粉性，灰绿色、黄绿色至黄棕色。气微，味酸[1]。（图49-2）

（二）显微鉴别

1. 茎横切面 表皮细胞1列，细胞类方形或长方形，排列紧密，外壁增厚。表皮下方为1列下皮细胞，几乎每个下皮细胞的胞腔内都含有1个草酸钙簇晶，连接成环，形成1个草酸钙簇晶层，簇晶直径为20～30μm。下皮层内侧为3～4列厚角细胞，细胞壁和角隅处明显增厚。皮层薄壁细胞径向延长，胞腔内含大量叶绿体。维管束外韧型，大小悬殊，通常每间隔3～5个小维管束就有1个大型维管束。髓部宽阔。分泌腔特多，内含大量黏液，分布于皮层和髓部，直径150～300μm；在每个大型维管束外侧伴生有1个大型溶生性分泌腔，直径500～700μm，内含大量草酸钙簇晶。草酸钙簇晶在皮层和髓部薄壁细胞也有零星分布。淀粉粒多分布于

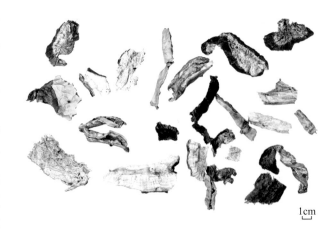

1cm

图49-2 仙人掌药材（饮片）图

大型维管束两侧的薄壁细胞，单粒类圆形或瓜子形，脐点明显，短线状或十字状。

2. 茎表皮表面观 表皮细胞多角形或类长方形，垂周壁平直。气孔甚多，环式，直径约40μm[1]。

3. 粉末特征 粉末灰白色。草酸钙簇晶众多，棱角较尖，直径90～185μm。石细胞散在，类方形、类长方形或类椭圆形，壁稍厚，有的呈连珠状增厚，纹孔明显。茎表皮细胞不规则形，垂周壁平直，气孔环式。黏液细胞大型，有的细胞内含有草酸钙簇晶。导管为梯纹、具缘纹孔及螺纹，直径25～190μm。纤维成束或单个散在，壁稍厚，纹孔明显。（图49-3）

（三）理化鉴别

薄层色谱 取本品粉末1g，加甲醇5ml，放置过夜，滤过，滤液作为供试品溶液。另取仙人掌对照药材1g，同法制成对照药材溶液。照薄层色谱法试验，吸取上述两种溶液各5μl，分别点于同一硅胶G薄层板上，以甲苯–甲酸乙酯–甲醇–甲酸（14：4：1：1）为展开剂，展开，取出，晾干，喷以10%三氯化铝乙醇溶液，晾干，置紫外光灯（365nm）下检视。供试品色谱中，在与对照药材色谱相应的位置上，显相同颜色的荧光斑点。（图49-4）

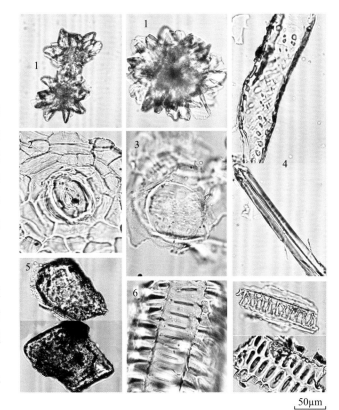

50μm

图49-3 仙人掌粉末图

1. 草酸钙簇晶 2. 表皮细胞 3. 黏液细胞 4. 纤维 5. 石细胞 6. 导管

【化学成分】主要含有有机酸、甾醇类、生物碱类、多糖类、黄酮类、萜类、矿物质元素、维生素等[2, 3]。

1. 有机酸类 亚油酸、月桂酸、肉豆蔻酸、棕榈酸、硬脂酸、油酸、抗坏血酸、苹果酸、琥珀酸、番石榴酸、枸橼酸等。

2. 甾醇类 24-次甲基胆甾醇、β-谷甾醇、芸薹甾醇、豆甾醇等。

3. 生物碱类 甜菜苷元、异甜菜苷元、甜菜宁、异甜菜宁、对羟苯乙基三甲胺、胆碱、3,4-二甲氧基-β-苯乙胺、酪胺、N-甲基酪胺、3-甲氧基酪胺、β-苯乙胺等[3]。

【性味归经】苦，寒。归心、肺、胃经。

【功能主治】行气活血，清热解毒，凉血止血，清肺止咳。用于胃痛，痞块，痢疾，喉痛，肺热咳嗽，肺痨咯血，吐血，痔血，疮疡疔疖，乳痈，痒腮，癣疾，蛇虫咬伤，烫伤，冻伤。

【药理作用】

1. 抗炎作用 仙人掌水煎液可以抑制二甲基苯导致的小鼠耳廓肿胀和琼脂致大鼠足部肿胀，降低小鼠腹腔毛细血管通透性和大鼠皮肤毛细血管通透性。

2. 降血糖作用 仙人掌中多糖可改善糖尿病症状；调节糖代谢酶活性，降低血甘油三酯、胆固醇含量，促进胰岛素分泌。仙人掌可降低2型糖尿病人的餐后血糖水平[4]。

3. 抗肿瘤作用 体外实验中，仙人掌多糖可以抑制肺鳞癌细胞（SK-

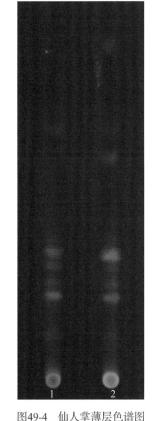

图49-4 仙人掌薄层色谱图

1. 仙人掌药材样品 2. 仙人掌对照药材

MES-1）的增殖。仙人掌中的槲皮素对艾氏和NK/Ly腹水癌细胞、LI210和P-388白血病细胞、胃癌细胞、结肠癌细胞、乳腺癌细胞、卵巢癌细胞等增殖均有不同程度的抑制作用[5]。

4. 抗氧化作用　仙人掌中的类黄酮物质均有较强的清除自由基作用，保护DNA免受氧化性损伤；槲皮素可以抑制低密度脂蛋白（LDL）氧化，对H_2O_2诱导的白细胞和HepG2细胞DNA损伤有显著保护作用[5]。

5. 其他作用　仙人掌多糖具有免疫调节作用，可以增强小鼠巨噬细胞吞噬功能，提高血清中免疫球蛋白M或免疫球蛋白G含量，提高T、B淋巴细胞的增殖能力。仙人掌多糖对大脑中动脉栓塞致缺血-再灌注损伤大鼠的中枢神经系统损伤具有保护作用，可以减少大鼠脑梗死灶体积，抑制皮质及海马神经细胞缺失、神经胶质细胞增生等[6]。

主要参考文献

[1] 广西壮族自治区卫生厅.广西中药材标准：第二册[M].南宁：广西科学技术出版社，1990：68.

[2] 周立刚，杨成宗，吴建勇.仙人掌药物植物的研究进展[J].中草药，2004，35(1)：103-105.

[3] 陶美华，曾富华，章卫民，等.仙人掌多糖的分离、纯化及性质研究[J].中草药，2006，37(11)：1641-1645.

[4] 林晓明，桂立辉.仙人掌缓解糖尿病小鼠症状和降血糖作用的研究[J].中药药理与临床，1998(11)：33-34.

[5] 李亚军，赖亚辉.仙人掌的生物学功能及药理作用研究[J].北华大学学报（自然科学版），2007，8(3)：228-231.

[6] 唐焜，谢小慧，陈志达，等.仙人掌多糖对大鼠局灶性脑缺血的神经保护作用[J].医药导报，2012，31(9)：1109-1112.

50. 头花蓼

Touhualiao

HERBA POLYGONI CAPITATI

【别名】石辣蓼、小红藤、太阳草、满地红。

【来源】为蓼科植物头花蓼 *Polygonum capitatum* Buch.-Ham. ex D. Don的新鲜或干燥全草。

【本草考证】本品历代本草无记载。始载于《广西中药志》："祛风湿，散瘀止痛。治风湿，跌打"。《广西中草药》载："解毒消炎。治痢疾，皮肤溃疡，无名肿毒"。《云南中草药》载："清热利尿，通淋。"文献记载与现今所用头花蓼基本一致。

【原植物】多年生草本。茎匍匐，丛生，基部木质化，节部生根，节间比叶片短，多分枝，疏生腺毛或近无毛，一年生枝近直立，具纵棱，疏生腺毛。叶卵形或椭圆形，长1.5~3cm，宽1~2.5cm，顶端尖，基部楔形，全缘，边缘具腺毛，两面疏生腺毛，上面有时具黑褐色新月形斑点；叶柄长2~3mm，基部有时具叶耳；托叶鞘筒状，膜质，长5~8mm，松散，具腺毛，顶端截形，有缘毛。花序头状，直径6~10mm，单生或成对，顶生；花序梗具腺毛；苞片长卵形，膜质；花梗极短；花被5深裂，淡红色，花被片椭圆形，长2~3mm；雄蕊8，比花被短；花柱3，中下部合生，与花被近等长；柱头头状。瘦果长卵形，具3棱，长1.5~2mm，黑褐色，密生小点，微有光泽，包于宿存花被内。（图50-1）

生于海拔600~3500m的山坡、山谷湿地。主要分布于江西、湖南、湖北、四川、贵州、广东、广西、云南及西藏等地。

【主产地】主产于江西、湖北、湖南、广西、四川、贵州及云南、西藏等地。

【种植要点】

1. 生物学特性　喜阴湿生境。

2. 栽培技术　种子繁殖为主，常采用育苗移栽方法。

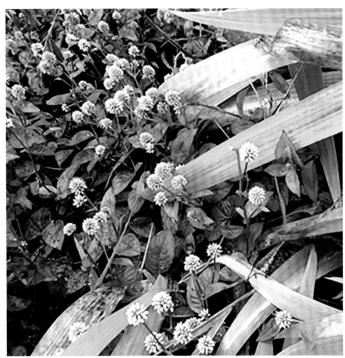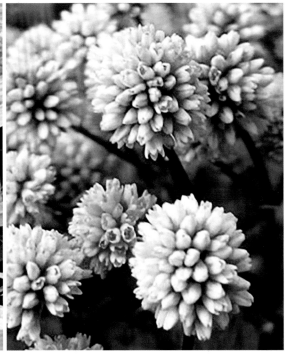

图50-1　头花蓼

3. **病虫害**　尚未发现对头花蓼有严重危害性的病害。虫害：黄曲条跳甲、双斑萤叶甲、斜纹夜蛾、小地老虎。

【采收与加工】　每年可采收两次。第1次在8月中旬～9月中旬割取地上部分茎叶，留长10cm左右茎枝。第2次在11月霜冻前，齐地面全部割取，不留茎枝。进行晒干、阴干、烘干。

【药材鉴别】

（一）性状特征

茎圆柱形，红褐色，节处略膨大并着生柔毛，断面中空。叶互生，多皱缩，完整叶片展开后呈椭圆形，长1.5～5cm，宽1～2cm，先端钝尖，基部楔形；全缘，具红色缘毛，上表面绿色，常有人字形红晕，下表面绿色带紫红色，两面均被褐色疏柔毛；叶柄短或近无柄，基部有草质耳状片；托叶鞘筒状，膜质。花序头状，顶生或腋生，花被5裂，雄蕊8。瘦果卵形，3棱，黑色。气微，味微苦、涩。（图50-2）

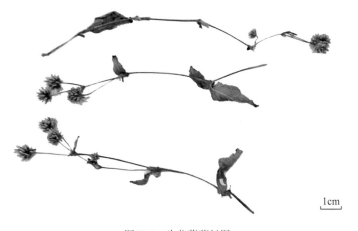

1cm

图50-2　头花蓼药材图

（二）显微鉴别

1. **茎横切面**　表皮细胞由1～2列细胞组成，最外侧有腺毛；皮层较窄，由多列紧密排列的薄壁细胞组成，靠外一侧的薄壁细胞小且排列紧密，含较多的草酸钙簇晶；韧皮纤维由2～3列细胞环列组成；韧皮部紧贴韧皮纤维，较窄，由2～3列较小的薄壁细胞紧密排列组成；木质部导管散在，薄壁细胞木质化呈环状紧密排列，一般为7～14列；髓部发达且宽广。（图50-3）

2. **叶横切面**　上表皮细胞类长方形，切向排列；主脉上表皮向上稍凸出，半圆形，凸出部分的薄壁细胞小而密生；下表皮处常生长腺毛，向下凹出，半圆形，大于上表皮凸出部分，内侧有壁增厚的厚壁组织；主脉中部维管束呈环排列，为外韧型维管束，薄壁细胞类圆形，散生草酸钙簇晶；叶肉组织中栅栏细胞与海绵细胞分化不明显，栅栏组织一般由2～3列长椭圆形细胞组成，排列较为紧密，散生草酸钙簇晶；栅栏组织紧贴上表皮下方，栅栏组织与下表皮之间存在排列较为松散的海绵组织，其叶片为异面叶。（图50-4）

3. 粉末特征　粉末红棕色。薄壁细胞常多个长单细胞紧密联合，无色透明；淀粉粒多为单粒，复粒少见；花粉粒呈圆球形，表面疣状突起呈网纹状；导管主要为螺纹导管及具缘纹孔导管；纤维一般分为两种，一种较常规，另一种有锯齿状突起；有或大或小表面有孔状凹陷棕色块；草酸钙簇晶尖端呈钝角。（图50-5）

（三）理化鉴别

薄层色谱　取本品2g，加水30ml，加热煮沸30分钟，趁热滤过，滤液蒸干，残渣加丙酮20ml，回流1小时，滤过，滤液挥干，残渣加甲醇1ml使溶解，作为供试品溶液。另取头花蓼对照药材2g，同法制成对照药材溶液。照薄层色谱法试验，吸取上述两种溶液各5μl，分别点于同一硅胶G薄层板上，以石油醚（60～90℃）–乙酸乙酯–甲酸（30∶40∶1）为展开剂，展开，取出，晾干，喷以三氯化铁试液。供试品色谱中，在与对照药材色谱相应的位置上，显相同颜色的斑点。

【质量评价】以色灰绿、叶多、花序完整者为佳。采用高效液相法测定，本品按干燥品计算，含槲皮素（$C_{15}H_{10}O_7$）不得少于0.10%。

【化学成分】主要成分为黄酮类、酚酸及其衍生物类、木脂素类、三萜类、挥发性成分等。其中，黄酮类是其特征性成分和有效成分。

1. 黄酮类　主要有槲皮素、槲皮苷、陆地棉苷、槲皮素-3-*O*-（2″-没食子酰基)-鼠李糖苷、5,7-二羟基色原酮、杨梅苷、山柰酚、芦丁、3′,4′-亚甲二氧基-3,5,6,7,8,5′-六甲氧基黄酮、7-*O*-（6′-没食子酰基)-*β*-D-吡喃葡萄糖基-5-羟基色原酮等[1-5]。

2. 酚酸及其衍生物类　主要有没食子酸、原儿茶酸、没食子酸乙酯、原儿茶酸乙酯[1、3-5]。

3. 有机酸、醇、酯、醛等　主要有阿魏酸二十四烷酯、二十三烷醇、二十二烷酸、棕榈酸-2,3-二羟基丙酯、二十烷基-1,3-二醇、（24R)-cycloart-25-ene-3β,24-diol。木脂素类有schizandriside，nudiposide等[6]。

4. 三萜类　主要有齐墩果酸、熊果酸、乌苏酸[3-6]。

5. 挥发性成分　主要有1-辛烯-3-醇、2-己烯醛、松油烯醇、莰烯[7]。

【性味归经】苦、辛，凉。归肾、膀胱经。

【功能主治】清热利湿，解毒止痛，活血散瘀，利尿通淋。用于痢疾，肾盂肾炎，膀胱炎，尿路结石，盆腔炎，前列腺炎，风湿痛，跌扑损伤，疮疡湿疹。

【药理作用】

1. 抗菌作用　头花蓼通过干扰和抑制幽门螺杆菌蛋白表达水平和mRNA水平，对幽门螺杆菌具有明显的抑制作

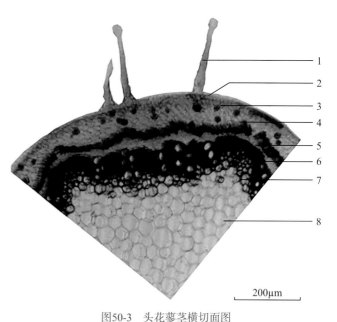

图50-3　头花蓼茎横切面图

1. 腺毛　2. 表皮　3. 皮层　4. 草酸钙簇晶　5. 韧皮纤维
6. 韧皮部　7. 木质部　8. 髓部

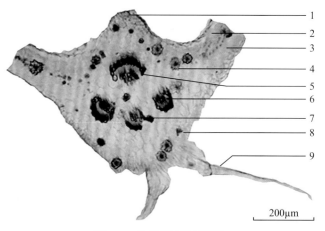

图50-4　头花蓼叶横切面图

1. 上表皮　2. 栅栏组织　3. 海绵组织　4. 草酸钙簇晶
5. 韧皮纤维　6. 韧皮部　7. 木质部　8. 下表皮　9. 腺毛

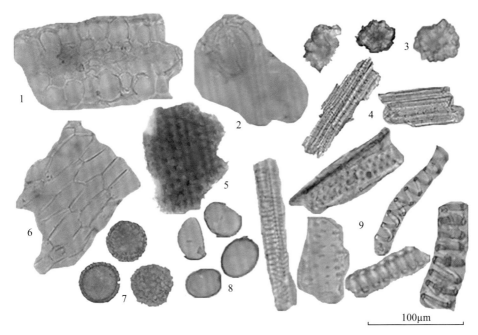

图50-5　头花蓼粉末图（地上部分）

1. 薄壁细胞　2. 气孔　3. 草酸钙簇晶　4. 纤维　5. 棕色块　6. 表皮细胞　7. 花粉粒　8. 淀粉粒　9. 导管

用[8]。对淋球菌、淋病奈瑟球菌（淋球菌）、多重耐药金黄色葡萄球菌具有不同程度抑制作用[9]。

2. **抗炎作用**　　水提物对肾盂肾炎具有一定的治疗作用[10]，对小鼠腹腔毛细血管通透性、小鼠足肿胀、小鼠耳肿胀和棉球肉芽肿等炎症具有明显抑制作用[11]。

3. **抗氧化作用**　　头花蓼中黄酮类、酚酸类成分对三种活性氧自由基均具有良好的清除作用，其甲醇提取物具有很强的清除 DPPH 自由基、ABTS 自由基及还原 Fe^{3+} 的能力，总抗氧化能力远超过BHT的作用[12]。

4. **解热镇痛作用**　　水提物能明显降低静脉注射伤寒、副伤寒杆菌所致发热家兔的体温，但对正常家兔体温无影响，其醇提物和水提物对乙酸引起的扭体反应有明显的镇痛作用。

5. **其他作用**　　头花蓼石油醚提取物、乙酸乙酯提取物、甲醇提取物对α-葡萄糖苷酶具有一定抑制作用[13]。

主要参考文献

[1] 赵焕新，白红，李巍，等.头花蓼化学成分研究[J].天然产物研究与开发，2011，23(2)：262-266.

[2] 张丽娟，廖尚高，詹哲浩，等.头花蓼酚酸类化学成分研究[J].时珍国医国药，2010，21(8)：1946-1947.

[3] 荆文光，赵叶，张开霞，等.头花蓼水提物化学成分研究[J].时珍国医国药，2015，26(1)：47-50.

[4] 王洪平，曹方，杨秀伟.头花蓼地上部分的化学成分研究[J].中草药，2013，44(1)：24-30.

[5] 张丽娟，王永林，王珍，等.头花蓼活性组分化学成分研究[J].中药材，2012，35(9)：1425-1428.

[6] 赵焕新，白虹，李巍，等.头花蓼木质素类化学成分研究[J].中药材，2010，33(9)：1409-1411.

[7] 王祥培，万德光，吴红梅.川产野生与栽培头花蓼挥发油的CG-MS分析[J].贵阳中医学院学报，2007，29(5)：61-62.

[8] 任艳君，莫非，张姝，等.头花蓼对幽门螺杆菌生长及代谢相关基因的影响[J].贵阳医学院学报，2016，41(2)：175-178.

[9] 刘瑜新，宋晓勇，康文艺，等.头花蓼对多重耐药金黄色葡萄球菌抗菌作用研究[J].中成药，2014，36(9)：1817-1821.

[10] 马靖怡.苗药头花蓼活性鞣质成分FR429的代谢特征研究[D].北京：北京协和医学院，2013.

[11] 钱海兵，王祥培，孙宜春，等.贵州野生与栽培头花蓼的主要药效质量评价研究[J].时珍国医国药，2009，20(7)：1597-1598.

[12] 闫杏莲，李昌勤，刘瑜新，等.头花蓼抗氧化活性研究[J].中国药房，2010，21(39)：3659-3660.

[13] 陈百泉，李昌勤，常星，等.头花蓼对α-葡萄糖苷酶的抑制活性研究[J].中国实验方剂学杂志，2010，16(8)：151-153.

51. 老虎芋

Laohuyu

ALOCASIAE CUCULLATAE RHIZOMA

【别名】假海芋、卜芥、狼毒。

【来源】为天南星科植物尖尾芋 *Alocasia cucullata*（Lour.）Schott.的根茎。

【本草考证】本品历代本草没有记载。始见于《广西实用中草药新选》（1969年）。

【原植物】直立草本。地上茎圆柱形，粗3～6cm，黑褐色，具环形叶痕。叶柄绿色，长25～30（～80）cm，由中部至基部强烈扩大成宽鞘；叶片膜质至亚革质，深绿色，宽卵状心形，先端骤狭具凸尖，长10～16（～40）cm，宽7～18（～28）cm，基部圆形，叶脉两面凸起。花序柄圆柱形，稍粗壮，常单生，长20～30cm。佛焰苞近肉质，管部长圆状卵形，淡绿至深绿色，长4～8cm，粗2.5～5cm；檐部狭舟状，边缘内卷，先端具狭长的凸尖，长5～10cm，宽3～5cm，外面上部淡黄色，下部淡绿色。肉穗花序比佛焰苞短，长约10cm，雄花序位于上部，雄花的雄蕊合生成六角形的单体，中性花在中部；雌花序位于下部，雌花的雌蕊子房1室；附属器淡绿色、黄绿色，狭圆锥形，长约3.5cm。浆果近球形，直径6～8mm，通常有种子1。花期5～6月，果期7～8月。（图51-1）

生于海拔2000m以下溪谷湿地或田边，有些地方栽培于庭院或药圃。主要分布于浙江、福建、广西、广东、四川、贵州、云南等地。

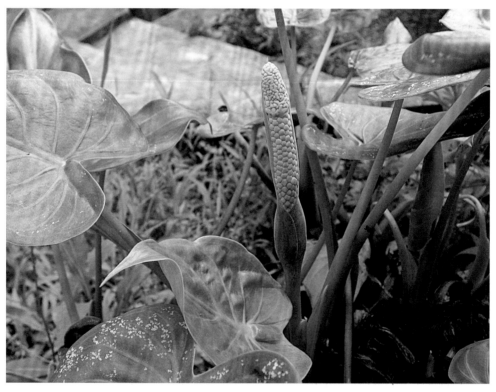

图51-1　尖尾芋

【主产地】主产于浙江、福建、广东、海南、广西、四川、贵州和云南等地。

【栽培要点】

1. 生物学特性　生于山涧阴湿处或村旁、沟河边。性喜温暖、潮湿和半阴的环境，耐寒性差，不耐霜冻，越冬温度不低于-5℃，否则受冻死亡。生长适温为20～25℃，空气湿度不能低于60%。

2. 栽培技术　分离母株萌生、扦插、播种、选用当年或多年生的根茎进行组织培养。

【采收与加工】挖取根茎，洗净切片，晒干备用；鲜品随用随采。

【商品规格】统货。

【药材鉴别】

（一）性状特征

根茎多切成不规则厚片，常皱缩或卷曲。外皮淡棕黄色，有须根痕和明显的叶痕，并可见膜质的叶鞘残留物或残存鳞叶。切面白色或淡黄白色。气微，味淡，嚼之麻舌刺喉，具黏液。（图51-2）

（二）显微鉴别

1. 根茎横切面　表皮细胞多列，外壁厚，微木栓化。皮层宽广，薄壁细胞较大，其中分布多数淀粉粒和较多草酸钙针晶束，存在于薄壁细胞中，偶见草酸钙簇晶，棱角稍尖或平截；维管束散在，周木型；导管单个，环状排列，有的导管可见纵切面，为螺纹导管。（图51-3）

2. 粉末特征　粉末淡白色。淀粉粒众多，以单粒为主，复粒也较多。单粒圆球形或椭圆形，直径7～14μm，脐点少见，点状或细缝状，大粒层纹隐约可见；复粒由2～4粒组成，分粒的大小相近。纤维单个或成束，壁厚，直径25～63μm，长250～950μm。草酸钙针晶众多，成束存在于黏液细胞中散在，长51～68μm。偶见草酸钙簇晶，直径35～56μm，棱角较平截或稍尖。导管为螺纹导管或网纹导管，可见碎片，直径19～21μm。棕色块较少，黄棕色或棕褐色，呈长圆形，直径20～35μm，长60～126μm。（图51-4）

【化学成分】主要成分为植物凝集素类、氨基酸类以及其他类成分[1]。

1. 植物凝集素类　N-乙酰基-D-乳糖胺（N-acetyl-D-lactosamine）等。

2. 氨基酸类　尖尾芋全株含总氨基酸0.99%，内有赖氨酸（lysine）、精氨酸（arginine）、天冬氨酸（aspartic acid）、苏氨酸（theronine）、丝氨酸（serine）、谷氨酸（glutamic acid）、亮氨酸（leucine）、异亮氨酸（isoleucine）、苯丙氨酸（phenylalanine）、脯氨酸（proline）、甘氨酸（glycine）、丙氨酸（alanine）、缬氨酸（valine）。还含延胡索酸（fumaric acid）、苹果酸（malic acid）、焦黏酸（pyro-mucic acid）、β-谷甾醇（β-sitosterol）。

3. 其他类成分　亚油酸（linoleic acid）、棕榈酸

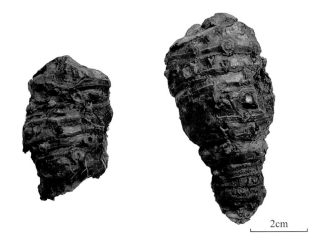

图51-2　老虎芋药材图（刘薇　摄）

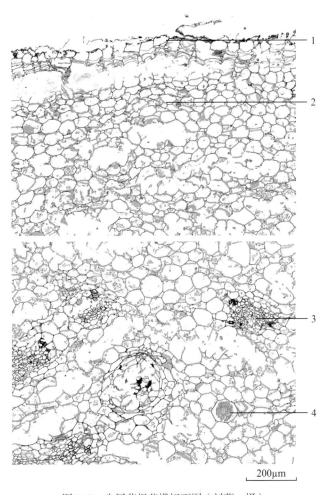

图51-3　尖尾芋根茎横切面图（刘薇　摄）

1. 表皮细胞　2. 皮层　3. 维管束　4. 草酸钙针晶

（palmitic acid）、间十五烷基酚（3-*N*-pentadecylphenol）、亚麻酸（linolenic acid）、延胡索酸（fumaric acid）等。

【性味归经】辛、微苦，寒；大毒。

【功能主治】清热解毒，散结止痛。用于钩端螺旋体病，疮疡痈毒初起，瘰疬，蜂窝织炎，慢性骨髓炎，毒蛇咬伤，毒蜂蜇伤。

【药理作用】解毒　老虎芋水提醇沉液可降低眼镜蛇毒和眼镜王蛇毒中毒小鼠的死亡率[2]。

主要参考文献

[1] 范梦琳，莫志贤.尖尾芋的化学成分及抗肿瘤作用研究进展[J].中国临床药理学杂志，2019，35(6)：597-600.

[2] 王维平，李刚.卜芥抗蛇毒作用的初步药理研究[J].中药通报，1986，11(2)：54-56.

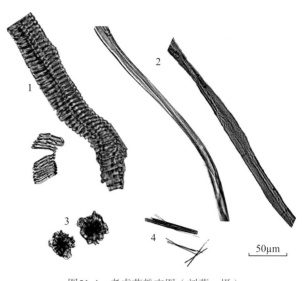

图51-4　老虎芋粉末图（刘薇　摄）

1. 导管　2. 纤维　3. 草酸钙簇晶　4. 草酸钙针晶

52. 地不容

Diburong

STEPHANIAE EPIGAEAE RADIX

【别名】地芙蓉、乌龟梢、地乌龟、金线吊乌龟、金不换。

【来源】为防己科植物地不容 *Stephania epigaea* H. S. Lo的块根。

【本草考证】本品始载于《图经本草》，载："生戎州。味苦，大寒，无毒。蔓生，叶青，如杏叶而大，厚硬，凌冬不凋；无花实；根黄白色，外皮微粗褐，累累相连，如药实而圆大。采无时。能解蛊毒，辟瘴气，治咽喉闭塞。乡人亦呼为解毒子"。《植物名实图考》载："今以滇南地不容别为一图，而存解毒子原图以备考。世之用地不容者，当依《滇本草》为确"。《滇南本草》载："地不荣，软枝细藤，叶似小荷钱，根大而肥。味苦、辛，性温，有小毒"。上述记载所述植物形态、产地及功效与现今所用地不容基本一致。

【原植物】多年生草质落叶藤本，长达数米；全株无毛。块根硕大，扁球形，直径可达30cm，外皮厚而粗糙，呈暗灰褐色，断面黄白色，粉质，通常露于地面。茎下部稍木质化，嫩枝稍肉质，常紫红色，干时显直线纹。叶互生，具长柄，盾状着生；叶片近圆形、扁圆形或三角形，常5～8cm，通常宽大于长，先端多钝圆，基部圆或近平截，近缘常带红色，全缘或微波状，掌状叶脉7～9条，两面无毛，下面粉白色。夏季开暗红色小花，为腋生单伞形聚伞花序，总花梗与叶柄近等长，花雌雄异株；雄花序的小伞序有花20余朵；雌花序的小伞序有花10余朵。核果圆形，熟时红色。花期5～6月，果期6～8月。（图52-1）

生于山坡草丛、沟边、岩边、石缝等阴湿地方及灌木丛中，间有栽培。主要分布于四川南部、云南和贵州等地。

【主产地】主产于云南普洱、个旧，四川宜宾。

【采收与加工】四季均可采，以秋季为最佳，洗净切片，晒干用。或煮2小时，去皮晒干，盐分备用。

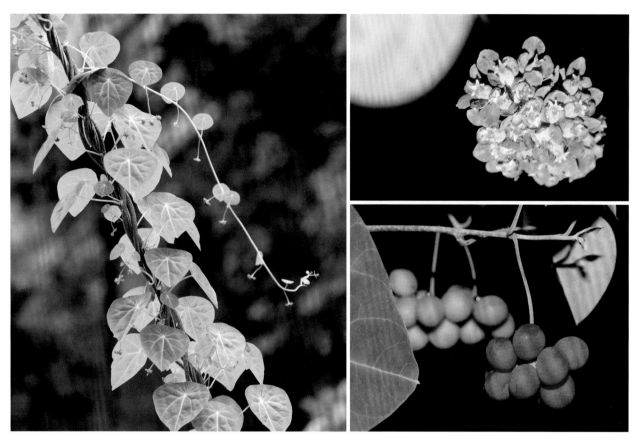

图52-1　地不容（朱鑫鑫　摄）

【药材鉴别】

（一）性状特征

块根类球形或扁球形，直径4～20cm，表面棕褐色，有不规则皱纹，凹凸不平。商品多为横切或纵切片，一般直径2～7cm，厚0.3～1cm。质坚脆，易折断，断面灰黄色，隐约可见筋脉纹（三生维管束）环状排列，呈同心圆状。气微，味苦。（图52-2）

（二）显微鉴别

1. 块根横切面　木栓层为数列木栓细胞。皮层外侧有单个或成群的石细胞散在，石细胞椭圆形、类圆形或类方形，短径17～25μm，长径35～140μm，壁厚4～14μm。中柱占根的大部分，有多数外韧型三生维管束环状排列呈数轮；导管直径21～52μm。本品薄壁

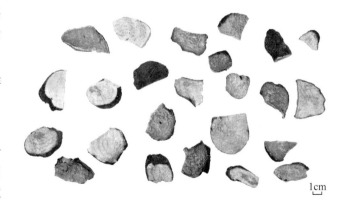

1cm

图52-2　地不容药材（饮片）图

细胞含多数草酸钙棒状结晶或方晶，方晶长7～18μm，宽7～12μm；并含淀粉粒，单粒圆形或椭圆形，直径5～33μm，脐点裂缝状或点状，复粒由2分粒组成。

2. 粉末特征　粉末浅黄色。淀粉粒甚多，圆形、椭圆形、半椭圆形、不规则形，直径5～30μm，脐点点状或裂缝状，或不明显。复粒2～4单粒组成。石细胞金黄色，长方形、椭圆形、类圆形、不规则形，直径30～100μm，壁呈齿状增厚。纹孔、梯纹、网纹，具缘纹孔导管，直径15～80μm。（图52-3）

（三）理化鉴别

取本品切片的新断面或粉末，置紫外光灯（254nm）下观察，显淡亮蓝紫色荧光。

【化学成分】主要含生物碱，亦为其特征性成分与有效成分，包括轮环藤宁碱、头花千金藤碱、左旋箭毒碱、异紫堇定碱、荷包牡丹碱、木兰花碱、青藤碱、橄榄形暗罗醇碱、小檗胺、异谷树碱、黄心树宁碱、轮环藤酚碱、地不容碱、16-氧地不容碱等。

【性味归经】苦，寒；有毒。归肺、胃、肝经。

【功能主治】清热解毒，利湿，截疟，止痛。

【药理作用】本品所含轮环藤宁碱和左旋箭毒碱的碘甲烷化合物具有肌肉松弛作用；头花千金藤碱可防治辐射和化学疗法治疗肿瘤引起的白细胞减少症；轮环藤宁碱对于动物实验性矽肺具有良好的防治效果[1]。

【用药警戒或禁忌】需炮制后用，孕妇及体弱者忌服。

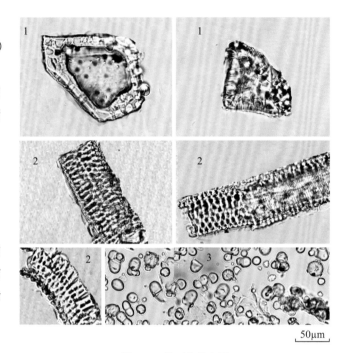

图52-3　地不容粉末图
1. 石细胞　2. 导管　3. 淀粉粒

主要参考文献

[1] 黄加鑫，陈嬿. 千金藤属（Stephania）生物碱的研究——I. 地不容（S. epigeae）中生物碱的分离与鉴定[J]. 药学学报，1979，（10）：612-616.

53. 地耳草

Di'ercao

HYPERICI JAPONICI HERBA

【别名】田基黄、七层塔、雀舌草。

【来源】为藤黄科植物地耳草*Hypericum japonicum* Thunb. ex Murray的干燥全草。

【本草考证】本品始载于《生草药性备要》。《植物名实图考》称地耳草，并有附图，载："地耳草一名斑鸠窝，一名雀蛇草，生江西田野中，高三四寸，丛生，叶如小虫儿卧单，叶初生甚红，叶背抱茎上耸，老则变绿，梢端春开小黄花。"根据本草记载及附图，与现今所用地耳草基本一致。

【原植物】一年生或多年生草本，高2～45cm。茎纤细，具四棱，基部近节处生细根。叶对生，无柄，卵形或卵状三角形至长圆形或椭圆形，长0.2～1.8cm，宽0.1～1cm，全缘。聚伞花序顶生；花小，黄色；萼片、花瓣各5，几等长；花柱3，分离。蒴果短圆柱形至圆球形，长2.5～6mm，宽1.3～2.8mm。花期5～6月，果期9～10月。（图53-1）

主要为野生，生于海拔2800m以下田边、沟边、草地以及撂荒地上。主要分布于辽宁、山东至长江以南各省区。

【主产地】主产于江苏、浙江、江西、福建、湖南、广西、广东、四川、贵州和云南等地。

【采收与加工】春、夏季采收全草，鲜用或晒干。

【商品规格】统货。

【药材鉴别】

（一）性状特征

全草长10～40cm。根须状，黄褐色。茎单一或基部分枝，具4棱，表面黄绿色或黄棕色；质脆，易折断，断面中空。叶对生，无柄；完整叶片卵形或卵圆形，长0.4～1.6cm，全缘，具腺点，基出脉3～5条。聚伞花序顶生，花小，橙黄色或黄色，萼片、花瓣均为5片。无臭，味微苦。（图53-2）

（二）显微鉴别

1. 茎横切面　表皮细胞1列，紧贴表皮有2～3列下皮细胞，多充满棕色内含物；偶见小的分泌腔。皮层窄，由3～4列排列疏松的薄壁细胞组成；内皮层明显。维管束成环状排列；韧皮部窄，细胞多皱缩；木质部宽，由导管及木纤维组成，导管直径20～75μm；射线宽1列细胞。中央髓部大多中空。（图53-3）

2. 叶片横切面观　上、下表皮细胞垂周壁均波状弯曲，均有不等式气孔，下表皮气孔常2个连接。栅栏组织仅1列细胞。叶肉组织中有分泌腔，类圆形，直径30～65μm[1]。

3. 粉末特征　粉末灰绿色。叶上下表皮垂周壁波状至浅波状弯曲，气孔不等式。嫩茎表皮细胞多角形，垂周壁平直，气孔不定式。花粉粒球形，直径14～42μm，外壁光滑。

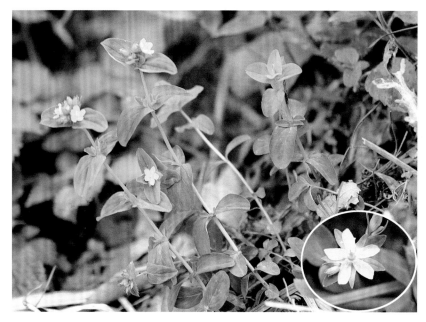

图53-1　地耳草

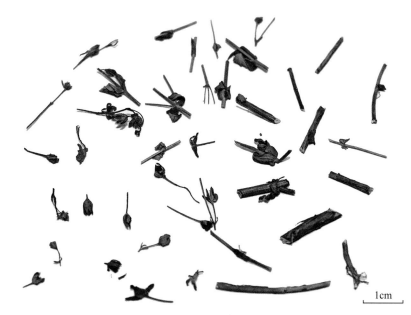

图53-2　地耳草药材图

分泌细胞常破碎，完整者呈类圆形或椭圆形，直径26～115μm，壁稍厚，纹孔可见，胞腔内含橙红色或棕红色的树脂状分泌物。部分油室破碎，完整者直径20～112μm，周围有10～12个分泌细胞，胞腔内多含灰色分泌物或油滴。种皮细胞呈细小线形梯状，垂周壁波状弯曲，木化。木栓细胞淡黄色，表面观类多角形或类方形，壁厚。导管主要为螺纹导管，直径3～23μm。（图53-4）

（三）理化鉴别

薄层色谱　取本品粉末2.5g，加50%甲醇60ml，加热回流1小时，趁热滤过，滤液浓缩至约20ml，加水10ml，加稀硫酸0.5ml，加热回流1小时，用乙酸乙酯振摇提取2次，每次30ml，合并乙酸乙酯液，蒸干，残渣加甲醇1ml使溶解，作为供试品溶液。另取槲皮素对照品、山柰素对照品，加甲醇制成每1ml各含0.5mg的溶液，作为对照品溶液。照薄层色谱法试验，吸取上述供试品溶液5μl、对照品溶液各2μl分别点于同一硅胶G薄层板上，以甲苯-甲酸乙酯-甲酸（10：8：1）为展开剂，展开，取出，晾干，喷以3%三氯化铝乙醇溶液，在105℃加热数分钟，置紫外光灯（365nm）

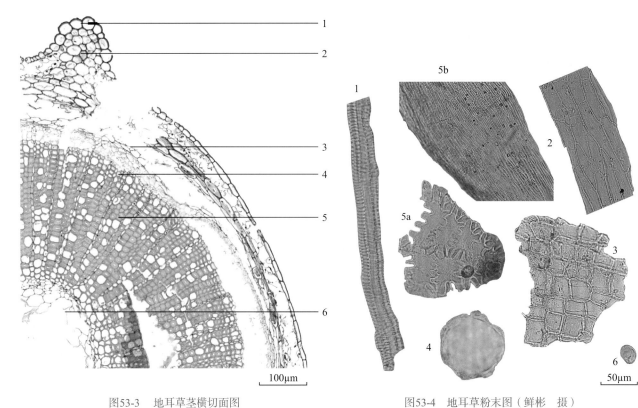

图53-3　地耳草茎横切面图

1. 表皮　2. 皮层　3. 内皮层　4. 韧皮部　5. 木质部　6. 髓部

图53-4　地耳草粉末图（鲜彬　摄）

1. 导管　2. 叶表皮细胞　3. 木栓细胞　4. 油室
5. 种皮表皮细胞（5a.上表面观，5b.下表面观）　6. 花粉粒

下检视。供试品色谱中，在与对照品色谱相应的位置上，显相同颜色的荧光斑点。

【质量评价】本品以色黄绿，带花叶，无杂质者为佳。采用高效液相色谱法测定，本品以干燥品计算，含槲皮苷不得少于0.2%[2]。

【化学成分】主要化学成分为黄酮、黄烷醇及其苷类和间苯三酚衍生物[3]。

1. 黄酮、黄烷醇类　主要有槲皮素（quercetin）、槲皮苷（quercetrin）、白前苷B（vincetoxicoside B）、槲皮素-7-鼠李糖苷（quercetin-7-rhamnoside）、3,5,7,3′,4′-五羟基黄酮-7-鼠李糖苷（3,5,7,3′,4′-pentahydroxyflavone-7-rhamnoside）等。

2. 间苯三酚类衍生物　地耳草素A，B，C，D（japonicinsA,B,C,D）和sarolactone。

【性味归经】甘、微苦，凉。归肺、肝、胃经。

【功能主治】清热利湿，解毒消肿，散瘀止痛。用于肝炎，早期肝硬化，阑尾炎，眼结膜炎，扁桃体炎；外用治疮疖肿毒，带状疱疹，毒蛇咬伤，跌打损伤。

【药理作用】

1. 保肝作用　地耳草注射液给CCl_4致小鼠肝损伤模型腹腔注射，可剂量相关性降低小鼠血清ALT水平和肝组织TG、MDA水平，逆转肝超微结构损伤及细胞色素P450和磷脂含量的降低[4]。

2. 抗病毒作用　地耳草提取物灌胃，可明显抑制乙肝感染小鼠血清HBeAg、HBsAg水平[5]；明显降低流感病毒H_3N_2感染小鼠的死亡率[6]。

3. 抗菌作用　地耳草水提物对大肠埃希菌、产碱杆菌、枯草杆菌、产气肠杆菌、肺炎克雷伯菌、弗氏志贺菌、沙门菌、伤寒杆菌、金黄色葡萄球菌、表皮葡萄球菌、化脓性链球菌、辣椒疮痂病菌等均有抗菌作用[7]。

4. 增强免疫作用　地耳草提取物可明显提高正常大鼠外周血中性粒细胞吞噬率和T淋巴细胞百分率，提高支气管肺泡灌洗液中T淋巴细胞百分率[8]。

主要参考文献

[1] 刘建新，李存金，周云峰，等.地耳草质量控制标准的研究[J].广东化工，2018，21(45)：46-47.

[2] 夏玉吉，鲍家科，郑丽会，等.地耳草质量标准研究[J].中国实验方剂学杂志，2013，19(11)：105-108.

[3] 辛义周，张希成，唐文照.地耳草的化学成分及药理作用研究进展[J].山东医药工业，2003，22(2)：28-29.

[4] 黎七雄，王玉山，彭仁秀，等.田基黄注射液对四氯化碳引起小鼠肝损伤的保护作用[J].华西药学杂志，1992，7(3)：145-149.

[5] 潘小姣，杨柯，曾金强，等.田基黄不同提取物含药血清体外抗乙肝和抗肝癌作用的实验研究[J].时珍国医国药，2009，20(5)：1076-1078.

[6] 刘妮，胡溪柳，孟以蓉，等.田基黄体内抗甲3型流感病毒作用研究[J].中药材，2008，31(7)：1022-1024.

[7] Samaga P V, Rai V R. Evaluation of pharmacological properties and phenolic profile of Hypericum japonicum Thunb. from Western Ghats of India[J]. J. Pharm. Res. , 2013,30(7): 626-632.

[8] 周小玲，柯美珍，宋志军.田基黄对大鼠呼吸道及全身免疫功能的影响[J].广西医科大学学报，2001，18(2)：211-212.

54. 亚乎奴

Yahunu

CISSAMPELOTIS HERBA

【别名】亚乎鲁、金丝荷叶、鼠耳草、亚红龙。

【来源】为防己科植物锡生藤 *Cissampelos pareira* L. var. *hirsuta*（Buch. ex DC.）Forman的干燥全株。

【本草考证】本品始载于《云南思茅中草药选》，历代本草未见收载。

【原植物】木质藤本，全株密被柔毛。叶纸质，心状圆形，长宽均约2～5cm，顶端常微缺，具凸尖，基部心形；掌状脉5～7条。花小，淡黄色，雌雄异株。雄花序为腋生、伞房状聚伞花序，萼片4，长1.2～1.5mm，花瓣4，合生成碟状，雄蕊4，聚药，长约0.7mm；雌花序为狭长的聚伞圆锥花序，叶状苞片近圆形，萼片2，阔倒卵形，长约1.5mm；花瓣很小，长约0.7mm，雌蕊1，花柱3裂。核果被柔毛，果核阔倒卵圆形，长3～5mm，成熟时红色。种子扁平，马蹄状。果期4～5月。（图54-1）

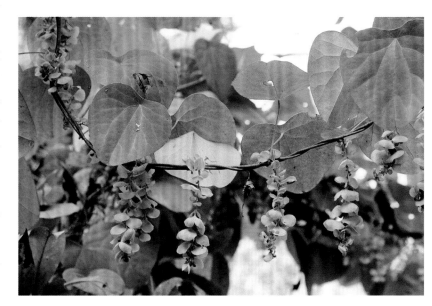

图54-1 锡生藤（陈又生 摄）

常生于林中。主要分布于广西西北部、贵州西南部和云南南部。

【主产地】主产于云南西双版纳州及红河州，为傣族习用药材。

【采收与加工】春、夏两季采挖，除去泥沙，晒干。

【药材鉴别】

（一）性状特征

根扁圆柱形，多弯曲，长短不一，直径约1cm。表面棕褐色或暗褐色，有皱纹及支根痕。断面枯木状。匍匐茎圆柱形，节略膨大，常有根痕或细根；表面棕褐色，节间有扭旋的纵沟纹，易折断，折断时有粉尘飞扬，断面具放射状纹理。缠绕茎纤细，有分枝，表面被黄棕色绒毛。叶互生，有柄，微盾状着生；叶片多皱缩，展平后呈心状扁圆形，先端微凹，具小突尖，上表面疏被白色柔毛，下表面密被褐黄色绒毛。气微，味苦、微甜。（图54-2）

（二）显微鉴别

1. 根横切面　木栓层由10余层扭曲的木栓细胞构成，木化明显。次生皮层发达，石细胞众多，壁强烈木化，呈大的团块状分布于薄壁组织中。次生韧皮部狭窄，细胞径向扭曲排列，木化纤维少见。木质部占大部，木纤维众多；导管孔径大，1至数个相连，分布于木纤维之间；维管射线通常为单列，胞内含有淀粉。（图54-3）

2. 粉末特征　粉末灰棕色。淀粉粒甚多，单粒圆形、半圆形或多角形，直径2～21μm，脐点点状或裂缝状；复粒由2～4分粒组成。石细胞多，淡黄色，类方形、椭圆形或多角形，直径30～65μm；另有类梭形，长80～180μm。具缘纹孔导管直径24～140μm。纤维细长，可至1000μm，直径约24μm，壁厚，木化。可见草酸钙结晶。非腺毛1～5细胞，长220～1260μm。（图54-4）

（三）理化鉴别

取本品粉末5g，加乙醇40ml，浸泡2小时，滤过，取滤液20ml，蒸干，残渣用稀乙酸溶解后，加水适量，加氨试液使成碱性，用三氯甲烷适量振摇提取，分取三氯甲烷液，再加稀乙酸适量振摇提取，分取乙酸液2ml，加碘化汞钾试液2滴，生成红棕色沉淀；另取乙酸液2ml，加碘化铋钾试液2滴，生成红棕色沉淀。

【化学成分】 主要含异喹啉类及阿朴啡类生物碱，亦为其特征性成分与有效成分[1-4]。

根主要含海牙亭碱（hayatine）、荷花玉兰碱（magnoflorine）、木兰箭毒碱（magnocurarine）、锡生藤胺（cissamine）、箭毒碱（curine）、轮环藤宁碱（cycleanine）、海牙替定碱（hayatidine）、海牙替宁碱（hayadinine）[1]等。

茎含锡生藤碱（cissampareine）[2]、　锡生藤黄酮

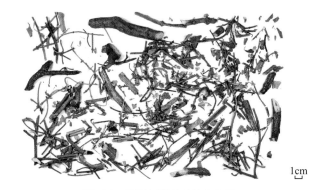

图54-2　亚乎奴药材（饮片）图

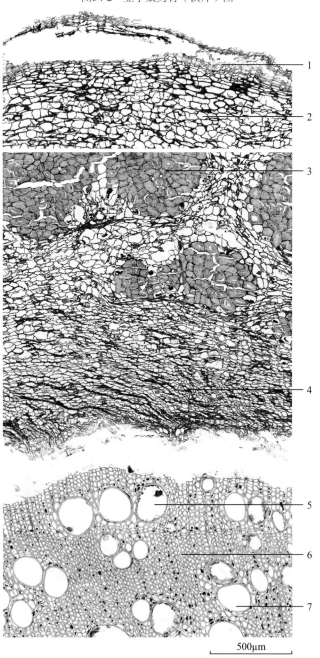

图54-3　亚乎奴根横切面图（甲苯胺蓝染色）

1. 木栓层　2. 皮层　3. 石细胞　4. 韧皮部　5. 导管
6. 木质部　7. 木射线

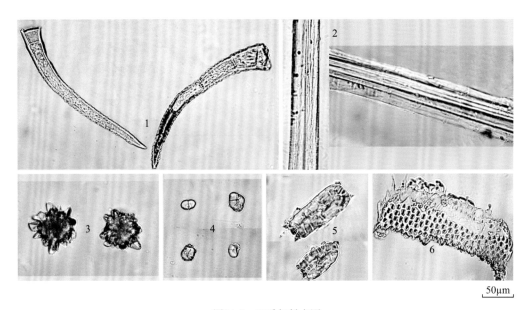

50μm

图54-4 亚乎奴粉末图

1.非腺毛 2.纤维 3.草酸钙簇晶 4.淀粉粒 5.石细胞 6.导管

（cissampeloflavone）[3]等。

叶含绿心树碱（bebeerine）、轮环藤宁碱（cycleanine）、海牙亭碱（hayatine）、海牙替定碱（hayatidine）、海牙替宁碱（hayadinine）[4]等。

【性味归经】甘、苦，温。归肝、脾经。

【功能主治】消肿止痛，止血，生肌。用于外伤肿痛，创伤出血。

【药理作用】

1. 肌松作用 锡生藤所含海牙亭碱经碘甲烷后可作为横纹肌松弛剂（傣肌松），作用在神经交接处，为非去极性阻滞剂，可使所有横纹肌松弛，该作用可被新斯的明所对抗[5]。

2. 解热作用 锡生藤乙醇提取物500mg/kg腹腔注射可明显降低啤酒酵母诱导的发热Wistar大鼠的体温[6]。

3. 镇痛作用 腹腔注射250mg/kg、500mg/kg的锡生藤乙醇提取物在小鼠热板实验与醋酸扭体实验中均表现出显著的镇痛作用[6]。

4. 抗炎作用 经口给以250mg/kg、500mg/kg的锡生藤乙醇提取物均可显著抑制卡拉胶诱导的Evans大鼠足肿胀[6]。

5. 其他作用 锡生藤还具有抗菌、抗登革热、抗肿瘤、抗生育、抗风湿、利尿、免疫调节等多种药理作用[7]。

【用药警戒或禁忌】重症肌无力患者禁服。

【分子生药】简单重复序列间扩增多态性（ISSR）分子标记可被应用于锡生藤及其混淆品的分子鉴别[8]。

主要参考文献

[1] Bala M, Kumar S, Pratap K, et al. Bioactive isoquinoline alkaloids from Cissampelos pareira [J]. Nat Prod Res, 2017: 1-6.

[2] Nagarajan K, Chauhan N, Mittal A, et al. Phytochemical extraction, optimization and physico-chemical characterization of two bioactive isolates from the leaves and stem of Cissampelos pareira [J]. Pharma Chemica, 2011, 3(1): 327-337.

[3] Ramirez I, Carabot A, Melendez P, et al. Cissampeloflavone, a chalcone-flavone dimer from Cissampelos pareira [J]. Phytochemistry, 2003, 64(2): 645-647.

[4] Chowdhury AR. Chemical investigations on Cissampelos pareira [J]. Sci Cult, 1972, 38(8): 358-359.

[5] 佚名. 傣肌松注射液 [J]. 中国医药工业杂志，1976(4)：39-40.

[6] Reza HM, Shohel M, Aziz SB, et al. Phytochemical and Pharmacological Investigation of Ethanol Extract of Cissampelos pareira [J]. Indian J Pharm Sci, 2014, 76(5): 455-458.

[7] Bala M, Kumar S, Pratap K, et al. Bioactive isoquinoline alkaloids from Cissampelos pareira [J]. Nat Prod Res, 2017, 10: 1-6.

[8] Vijayan D, Cheethaparambil A, Pillai GS, et al. Molecular authentication of Cissampelos pareira L. var. hirsuta(Buch. -Ham. ex DC.)Forman, the genuine source plant of ayurvedic raw drug 'Patha', and its other source plants by ISSR markers [J]. Biotech, 2014, 4(5): 559-562.

55. 百蕊草

Bairuicao

THWSII HERBA

【别名】百乳草、地石榴、细须草、一棵松、青龙草等。

【来源】为檀香科植物百蕊草*Thesium chinense* Turcz. 的干燥全株。

【本草考证】本品以"百乳草"之名始载于《图经本草》，载："根黄白色，形如瓦松，茎叶俱青，有如松叶，无花，三月生苗，四月长及五六寸许……亦谓之百蕊草"，并附有"秦州百乳草"图片，根据该图文记载，与现今所用檀香科植物百蕊草基本一致。

【原植物】多年生柔弱草本，高15～40cm，全株多少被白粉，无毛。茎细长具纵沟，簇生。叶线形，长1.5～3.5cm，宽0.5～1.5mm，顶端急尖或渐尖。花单生，腋生；花梗短或极短，长3～3.5mm；苞片1枚，线状披针形；小苞片2枚，线形，长2～6mm，边缘粗糙；花被绿白色，长2.5～3mm，花被管呈管状，顶端5裂，内弯；雄蕊不外伸；子房无柄，花柱很短。坚果椭圆状或近球形，直径2～2.5mm，淡绿色，表面有明显隆起的网脉；顶端宿存近球形花被，长约2mm。花期4～5月，果期6～7月。（图55-1）

生于荫蔽湿润或潮湿的田野、草甸、小溪边，也见于沙漠地带边缘及石砾坡地上。广布种。

【主产地】主产于河北、河南、山西、安徽、浙江、广西、贵州等地。

【栽培要点】基本为野生，人工种植比较困难，目前山西长治、河南南阳、陕西延安等地有小规模种植。

1. 生物学特性　百蕊草为半寄生性植物，寄主植

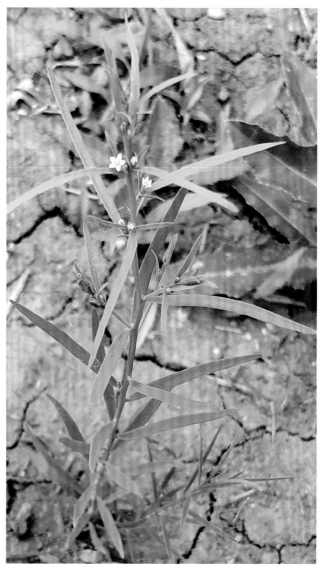

图55-1　百蕊草

物广泛；喜阳、耐旱。

2. 栽培技术　多用种子繁殖，直播或育苗移栽均可。直播：春播于4月中、下旬，秋播于10月中、下旬或11月上旬进行。育苗：在于3月上、中旬，苗床上条播，要保持苗床潮湿；苗高约6cm（播种后10天左右）即可定植。

3. 病虫害　叶枯病。

【采收与加工】春、夏季拔取全草，去净泥土、杂质，晒干。

【药材鉴别】

（一）性状特征

多分枝，长20～40cm。根圆锥形，直径0.1～0.4cm；表面棕黄色，有纵皱纹，具细支根。茎丛生，纤细，长12～30cm，暗黄绿色，具纵棱；质脆，易折断，断面中空。叶互生，线状披针形，长1～3cm，宽0.05～1.5cm，灰绿色。小花单生于叶腋，近无梗。坚果近球形，直径约0.2cm，表面灰黄色，有网状雕纹及2枚宿存的叶状小苞片。气微，味淡。（图55-2）

（二）显微鉴别

茎横切面　类圆形，有5～10棱；表皮细胞长方形，外壁稍厚；皮层外侧为2～3列厚角细胞，棱处更多，薄壁细胞椭圆形或类圆形，向内细胞渐大；中柱鞘纤维束帽状，位于韧皮部外侧；维管束外韧型；形成层通常不明显；木质部导管类圆形或椭圆形，直径13～33μm，单个散在或2～3个成群；木射线为1列细胞，壁稍厚，木化；髓部常因薄壁细胞破裂而成空洞。（图55-3）

【质量评价】以果多、色灰绿、无泥沙者为佳。采用高效液相色谱法测定，本品按干燥品计算，含山奈酚（$C_{15}H_{10}O_6$）不得少于0.08%[1]。

【化学成分】主要化学成分为黄酮及黄酮苷类化合物成分，也是其特征性成分和有效成分。另含生物碱、多糖、有机酸、甾醇、酚类等成分。

1. 黄酮及黄酮苷类　山奈酚-3-葡萄糖-鼠李糖苷（kaempferol-3-glucose-rhamnoside）、黄芪苷（astragakin）、山奈酚（kaempferol）、山奈酚-3,7-二-O-β-D-吡喃葡萄糖苷（kaempferol-3,7-di-O-β-D-glucopyranoside）、山奈酚-3-O-L-吡喃鼠李糖基（1→2）-β-D-吡喃葡萄糖苷［kaempferol-3-O-L-rhamnopyranosyl（1→2）-β-D-glucopyranoside］、山奈酚-3-O-L-吡喃鼠李糖基（1→2）-［6-O-乙酰基］-β-D-吡喃葡萄糖苷（kaempferol-3-O-α-L-

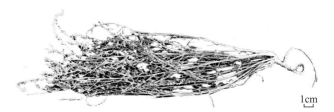

图55-2　百蕊草药材图（周修腾　摄）

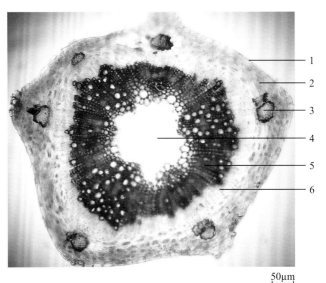

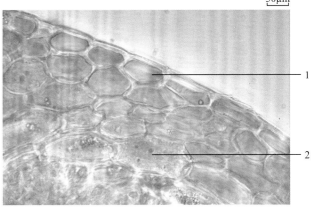

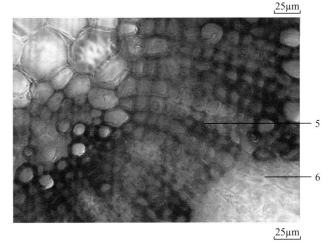

图55-3　百蕊草茎横切面图

1. 表皮　2. 皮层　3. 中柱鞘纤维束　4. 髓　5. 木质部　6. 韧皮部

rhamnopyranosyl（1→2）-［6-O-acetyl］-β-D-glucopyranoside）、芸香苷（rutinoside）等[1-3]。

2. 生物碱类　N-甲基金雀花碱（N-methylcytisine）、白金雀儿碱（lupanine）、槐果碱（sophocarpine）等[4]。

【功能主治】清热解毒，消肿。用于风热感冒，扁桃体炎，咽喉炎，支气管炎，肺炎，肺脓肿，乳腺炎，疖肿。

【药理作用】

1. 抗菌作用　百蕊草的提取物对金黄色葡萄球菌、志贺菌、伤寒杆菌、铜绿假单胞菌、变形杆菌、嗜水气单胞菌、蜡状芽孢杆菌、藤黄八叠球菌、枯草芽孢杆菌等均有抑制生长作用[2, 3]。

2. 镇咳作用　百蕊草对浓氨水所致的小鼠咳嗽有显著的止咳作用，可延长小鼠的咳嗽时间间隔及引发咳嗽的潜伏期[5]。

3. 抗炎和镇痛作用　百蕊草水提物能够抑制炎症因子COX-2的表达。其单方制剂百蕊片可以明显抑制二甲苯所致耳廓肿胀，显著抑制大鼠棉球肉芽肿，可以减少小鼠的扭体次数，延长小鼠的甩尾潜伏期，显著提高小鼠热痛阈[5-7]。

4. 抗肿瘤作用　百蕊草的醇提物通过抑制细胞因子P-450 1A1 活性，诱导苯醌还原与胱甘肽的S转变，对乳腺癌有一定的细胞毒作用[8]。

【附注】百蕊草的变种长梗百蕊草Thesium chinense Turcz. var. longipedunculatum Chu和露柱百蕊草Thesium himalense Royle.也常作为百蕊草药材使用。

主要参考文献

[1] 宣伟东，范正平，胡水根，等.百蕊草亲水性化学成分研究[J].药学实践杂志，2018，36(3)：270-272.

[2] 安徽省医学科学研究所植化室百蕊草组.百蕊草有效成分的化学研究[J].中草药通讯，1976(8)：6-12.

[3] 安徽省医学科学研究所植化室百蕊草组.百蕊草有效成分的化学研究（第一报、续）[J].中草药通讯，1976(9)：9-14.

[4] 王峥，李绍顺.百蕊草生物碱成分的分离与鉴定[J].中国药物化学杂志，2006，16(5)：306-308.

[5] 杨军.百蕊片药理作用的实验研究[J].中国中药杂志，1999，24(6)：367-369.

[6] Nam, k. Effect of water extract from thesium chinense tunczaninov and Prunella vulgaris 1. on aromatase and cyclooxygenase activities [J]. Korean Jurnal of Pharmacognosy, 2004, 35(2): 147-151.

[7] 丁秀年.百蕊片对小鼠的镇痛作用[J].淮海医药，2001，19(1)：17-18.

[8] Nam, K. Effect of ethanol extract from thesium chinense tunczaninov on chemopreventive enzymes of breast cancer [J]. Korean Jurnal of Pharmacognosy, 2003, 34(2): 161-165.

56. 光皮木瓜

Guangpimugua

CHAENOMELIS SINENSIS FRUCTUS

【别名】土木瓜、榠楂、木李。

【来源】为蔷薇科植物木瓜Chaenomeles sinensis（Thouin）Koehne.的干燥成熟果实。

【本草考证】本品始载于《本草经集注》，载："榠楂大而黄，可进酒"。《图经本草》载："榠楂木、叶、花、实酷似木瓜。欲辨之，看蒂间别有重蒂如乳者为木瓜，无此者为榠楂"。《本草纲目》载："榠楂乃木瓜大而黄色，无重蒂者也"。

【原植物】灌木或小乔木，高5～10m。树皮易片状脱落。枝为圆柱形，紫红色。叶片椭圆形，先端急尖，边缘有刺芒状锯齿；叶柄有腺齿；托叶膜质，边缘具腺齿。花单生于叶腋，花梗粗短，萼筒钟状，萼片三角披针形，内面密被绒毛，反折；花瓣淡粉红色；雄蕊多数；花柱3～5，基部合生，被柔毛。果实长椭圆形，长10～15cm，暗黄色，木质，味芳香果梗短。花期4月，果期9～10月。（图56-1）

主要为栽培。主要分布于四川、山东、陕西、湖北、江西、安徽、江苏、浙江、广东、广西等地。

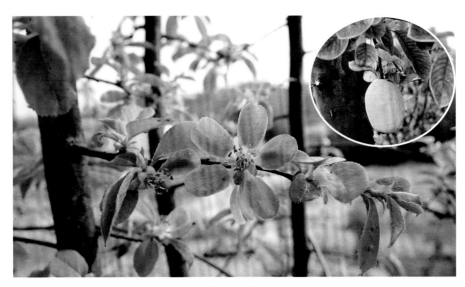

图56-1　木瓜

【主产地】主产于四川省的川东、川北地区，包括巴州、仪陇、南部、广元等地。山东、陕西、湖北、江西、安徽、江苏、浙江、广东和广西等省区亦产。

【栽培要点】

1. 生物学特性　常生长于海拔100～1500m砂壤土地区。喜光，耐旱、耐寒、耐高温，以比较肥沃、湿润而排水良好的砂壤土或夹砂土栽培较好。

2. 栽培技术　常以种子繁殖为主，也可嫁接、根蘖分株、扦插繁殖。10月中旬到11月初采收种子，沙藏。春播出苗，育苗杀菌，追施腐熟家肥。定植后，合理灌溉，整形修剪，花果管理。

3. 病虫害　病害：叶斑病、轮纹病、褐腐病、炭疽病等。虫害：食心虫、桃蚜和桃蛀螟等。

【采收与加工】夏、秋两季果实呈绿黄色时采收，置沸水中烫后，纵剖成二或四瓣，晒干。

【商品规格】统货。

【药材鉴别】

（一）性状特征

多呈瓣状或条状，长5～10cm，厚2～2.5cm。外表面紫红色，平滑不皱，切面较平坦，果肉粗糙，呈颗粒性，质硬。种子多数，红棕色，密集，呈扁三角形。气微，味涩、微酸，嚼之有沙粒感。（图56-2）

（二）显微鉴别

粉末特征　粉末黄棕色至棕红色。石细胞多，成群或散在，圆形、长圆形或类多角形，直径20～82μm，无色、淡黄色或橙黄色，层纹明显，孔沟细，胞腔内含棕

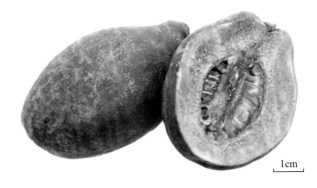

图56-2　光皮木瓜药材图

色或橙红色物；外果皮细胞为多角形或类多角形，直径10～35μm，胞腔内含棕色或红棕色物；中果皮薄壁细胞为类圆形，淡黄色或浅棕色，皱缩，偶含细小草酸钙方晶；导管为网纹、螺纹导管，直径5～27μm。（图56-3）

【质量评价】本品以个大，色紫红，质重者为佳。采用高效液相色谱法测定，本品按干燥品计算，含总黄酮以无水芦丁（$C_{27}H_{30}O_{16}$）计，不得少于5.0%。

【化学成分】主要成分为挥发油、有机酸类、黄酮、多酚、甾体等化合物。

1. 挥发油及有机酸类化合物　4-甲基-5-（1,3-二戊烯基）-二氢呋喃-2-酮（4-methyl-5-penta-1,3-dienyltetra-hydrofuran-2-one）、4-（3-羟基-3-甲基-1-丁炔）-苯甲酸甲酯［benzoic acid，4-（3-hydroxy-3-methyl-1-butynyl）-methylester］、γ-癸内酯［γ-decandactone］、正己

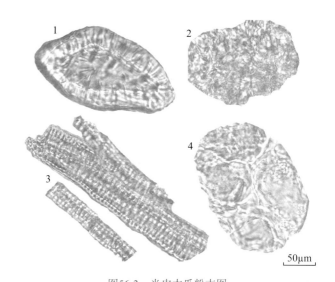

图56-3　光皮木瓜粉末图

1. 石细胞　2. 外果皮细胞　3. 中果皮细胞　4. 导管

醇（1-hexanol）、2-己烯醛（2-hexenal）、2-丁酮、（Z）-3-己烯醛、（E）-3-己烯-1-醇、a-杜松醇、顺-11-十六烯酸［11（Z）-hexadecenoic acid］、辛酸己酯（octanoic acid，ethylester）、棕榈酸（n-hexadecanoic acid）等。

2. 黄酮和多酚类　忍冬苷（lonicerin）、（−）儿茶素［（−）epicatechin］、金丝桃苷（hyperin）、广寄生苷（avicularin）等。

3. 甾体类　β-谷甾醇（β-sitosterol）、24-ethyl-7α-hydroperoxy-cholest-5-en-3β-ol等。

4. 联苯类　chaenomin，berbekorin A，欧花楸素（aucuparin）、2′-羟基欧花楸素（2′-hydroxyaucuparin）、2′-甲氧基欧花楸素（2′-methoxyaucuparin）、2′,4′-二甲氧基欧花楸素（2′,4′-dimethoxyaucuparin）、ε-cotonefuran等[1, 2]。

【性味归经】酸，温。归肝、脾经。

【功能主治】舒筋活络，和胃化湿。用于湿痹拘挛，腰膝关节酸重疼痛，暑湿吐泻，转筋挛痛，脚气水肿。

【药理作用】

1. 抗菌作用　光皮木瓜汁及木瓜煎剂对葡萄球菌、志贺菌、致病性大肠埃希菌、变形杆菌、肠炎杆菌、铜绿假单胞菌、甲型溶血性链球菌等均有明显的抑菌作用[3]。

2. 免疫抑制作用　光皮木瓜水煎剂可降低小鼠脾指数，对体外培养腹腔巨噬细胞可明显降低其吞噬率和吞噬指数[4, 5]。

3. 保肝作用　光皮木瓜混悬液对四氯化碳致大鼠肝损伤有明显的保护作用，可明显减少肝细胞坏死、肝细胞肿胀、气球样变[6]。

4. 其他作用　光皮木瓜黄酮和多糖对高脂饲料诱导的高脂血症小鼠的脂质过氧化酶促反应有一定的抑制作用，可不同程度降低肝脏系数及脂肪系数[7]。

主要参考文献

[1] 史亚歌，刘拉平. 光皮木瓜挥发油成分的GC-MS分析[J]. 西北农业学报，2005，14(3)：168-171.

[2] 尹震花，赵晨，张娟娟，等. 光皮木瓜的化学成分及药理活性研究进展[J]. 中国实验方剂学杂志，2017，23(9)：229-237.

[3] 田奇伟，唐召海，郭成立，等. 木瓜的抗菌作用[J]. 微生物学通报，1982，6(1)：271-272.

[4] 郑虎占. 中药现代化研究与应用[M]. 北京：学苑出版社，1996：929-935.

[5] 王淑兰，李淑莲，董崇田，等. 枸杞子等八种中药提取液对体外培养细胞和小鼠腹腔巨噬细胞影响的实验研究[J]. 白求恩医科大学学报，1990，16(4)：325-328.

[6] 郑智敏，王寿源. 中药木瓜对大白鼠肝损伤的实验观察[J]. 福建中医药，1985，16(6)：35-36.

[7] 纪学芳，徐怀德，刘运潮，等. 光皮木瓜黄酮和多糖降血脂与抗氧化作用研究[J]. 中国食品学报，2013，13(9)：1-7.

57. 竹叶柴胡

Zhuyechaihu

BUPLEURI HERBA

【别名】紫柴胡、竹叶防风、马尾柴胡、线柴胡。

【来源】为伞形科植物竹叶柴胡*Bupleurum marginatum* Wall. ex DC.、马尾柴胡*Bupleurum microcephalum* Diels. 或马尔康柴胡*Bupleurum malconense* Shan et Y. Li.的干燥全草。

【本草考证】柴胡始载于《神农本草经》，原名茈胡，列为上品。《本草纲目》载："北地所产者，亦如前胡而软，今人谓之北柴胡是也，入药亦良。南土所产者，不似前胡，正如蒿根，强硬不堪使用。其苗有如韭叶者，竹叶者，以竹叶者为胜。其如邪蒿者最下也。"可渐至明代就已形成以北柴胡、南柴胡、竹叶柴胡同作柴胡药用。《千金翼方》中记载柴胡苗也可药用，"主治卒聋，捣汁频滴之。"《滇南本草》引记载柴胡"发汗用嫩蕊，治虚热、调经用根"，附图据考证与竹叶柴胡或其变种窄竹叶柴胡完全一致，且地上部分与根功效不同。古今所用竹叶柴胡品种基本一致。

【原植物】

1. 竹叶柴胡　多年生高大草本。根木质化，直根发达，外皮深红棕色，有稀疏的小横突起。根顶端常有一段红棕色的地下茎，木质化。茎绿色，基部常木质化，紫棕色，上部茎有淡绿色粗条纹，实心。叶鲜绿色，背面绿白色，近革质，边缘软骨质，较宽，白色；茎下部与中部叶同形，长披针形或线性，长10～16cm，宽6～14mm，顶端急尖或渐尖，具硬尖头，基部微收缩抱茎，主脉9～13条，向叶背显著凸起；茎上部叶同形，渐小。复伞形花序多，顶生花序常短于侧生花序，伞幅3～4（～7），不等长，长1～3cm；总苞片2～5，很小，不等大，披针形或鳞片状；小总苞片5，披针形，常短于花梗；花瓣浅黄色，顶端反折处较平而不凸起，小舌片较大，方形；花柱基厚盘状，宽于子房。双悬果长圆形，棕褐色，棱狭翼状，每棱槽中油管3，合生面油管4。花期6～9月，果期9～11月。（图57-1）

主要为栽培，生于海拔750～2300m的山坡草地或林下。主要分布于我国西南、中部和南部各省区。

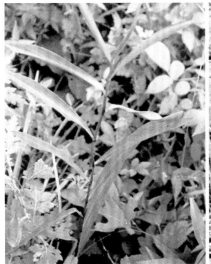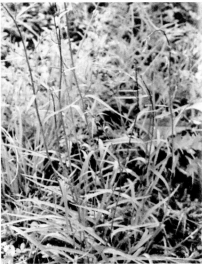

图57-1　竹叶柴胡（黎跃成　摄）

左：竹叶柴胡　右：马尔康柴胡

2. 马尾柴胡　马尾柴胡与竹叶柴胡的主要区别：二年生草本。植株高大，茎单生，侧枝多而细。基生叶丛生，叶线性，极长，质软而薄，叶背微带白粉绿色。花序多，伞幅纤细；略弯曲垂下；小伞形花序小。果柄很短，果实微有白粉，棱不明显。

主要为野生，生于海拔1400～3200m的山坡草地或灌丛中。主要分布于四川西部、东部及甘肃等地。

3. 马尔康柴胡　与马尾柴胡亲缘关系相近，区别在于根茎常多分枝，丛生状，下部茎为紫色，叶较马尾柴胡短一半以上，质地较坚硬，叶背绿色，不呈粉绿色，花序梗及伞幅均较马尾柴胡短而硬挺，伞幅也较少。（图57-1）

主要为野生，生于海拔2040～2950m的山坡草地及灌丛边缘，或河边及耕地旁。主要分布于四川省西北部、甘肃南部以及青海等地。

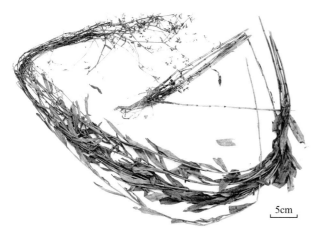

图57-2　竹叶柴胡药材图（黎跃成　摄）

图57-3　竹叶柴胡饮片图

【主产地】竹叶柴胡主产于四川的绵阳、广元、遂宁、阿坝、达州和重庆的涪陵等地。马尾柴胡、马尔康柴胡主产于阿坝州、绵阳市西北部。

【栽培要点】

1. 生物学特性　喜潮湿温暖的环境。

2. 栽培技术　于冬季结冻前或春季播种。

3. 病虫害　病害：根腐病、斑枯病、根瘤线虫病、锈病。虫害：蚜虫、小地老虎、蛴螬、赤条椿象。

【采收与加工】春、秋两季花初开时采挖，除去泥沙，干燥。

【商品规格】统货。

【药材鉴别】

（一）性状特征

1. 竹叶柴胡　长50～120cm。根圆柱形或长圆锥形，微有分枝，直伸或稍弯曲，外表棕褐色或黄棕色，具细纵皱纹及稀疏小横突起。茎单生或丛生，分枝，圆柱形，微具纵棱，基部常残存叶柄纤维，断面实心，白色。叶易破碎，脱落，完整叶展平后呈披针形、线状披针形或线形，长10～16cm，宽0.6～1.5cm，顶端具硬尖头，基部半抱茎，叶缘软骨质，具9～13脉；有的基生叶基部下延呈长柄状。花序复伞形，伞幅5～9；小总苞披针形或线状披针形；花黄色。体轻，质稍脆。气清香，味微苦。（图57-2、图57-3）

2. 马尾柴胡　与竹叶柴胡的主要区别：叶狭线形，长16～30cm，宽2.5～5mm，基部渐狭或柄状，5脉；复伞形花序，伞幅4～6。

3. 马尔康柴胡　与竹叶柴胡的主要区别：根粗壮，茎丛生多分枝。叶狭线形，长10～15cm，宽2.5～5mm，3～7脉；复伞花序多而小，伞幅3～5。

（二）显微鉴别

1. 根横切面　竹叶柴胡：木栓层为7～8列木栓细胞，韧皮部外侧有油室7～9个，径向68～120μm，切向75～220μm，周围分泌细胞8～10个，韧皮部宽厚。无油室，木质部小，导管群呈2个扇形，木纤维和木薄壁细胞连成环状。（图57-4）

2. 茎横切面　竹叶柴胡：表皮细胞1列，外被角质层，纵棱下有发达的

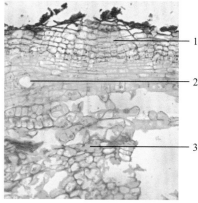

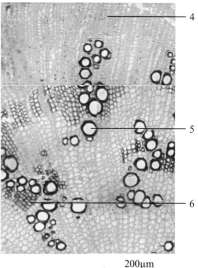

图57-4　竹叶柴胡根横切面图

1. 木栓层　2. 油管　3. 皮层　4. 韧皮部
5. 导管　6. 木纤维

厚角组织。皮层及韧皮部较狭窄。木质部导管单个散在或数个相聚分布在木纤维群中，木纤维断续排列成环。髓部宽广，均为薄壁细胞。韧皮部的外侧有油管。（图57-5）

3. 粉末特征　竹叶柴胡：粉末黄绿色。纤维成束或散在，长260～1320μm，直径7～21μm，有单纹孔或十字交叉纹孔。木薄壁细胞呈方形、长方形或类圆形，纹孔明显。表皮细胞壁微波状弯曲。气孔不等式。花粉粒长卵圆形，长约20μm，宽约16μm。网纹导管、螺纹导管多见，直径11～26μm。（图57-6）

（三）理化鉴别

薄层色谱　取本品粉末2g，加5%氨水甲醇20ml，超声处理30分钟，滤过，滤液浓缩至5ml，作为供试品溶液。另取竹叶柴胡对照药材2g，同法制成对照药材溶液。照薄层色谱法试验，吸取上述两种溶液各20μl，分别点于同一硅胶G薄层板上，以二氯甲烷-乙醇（10:1）为展开剂，展开，取出，晾干，置紫外光灯（302nm）下检视。供试品色谱中，在与对照药材色谱相应的位置上，显相同颜色的荧光斑点。

【质量评价】以身干、叶多、色绿、无花果者为佳。

【化学成分】主要成分为皂苷类、黄酮类、挥发油类、植物甾醇和多糖类等，其中皂苷类和挥发油是其有效成分。

1. 皂苷类　主要含有柴胡皂苷a（saikosaponin a）、柴胡皂苷b_2（saikosaponin b_2）、柴胡皂苷b_4（saikosaponin b_4）、柴胡皂苷c（saikosaponin c）、柴胡皂苷d（saikosaponin d）[1]、柴胡皂苷f（saikosaponin f）、柴胡皂苷e（saikosaponin e）[2]。

2. 黄酮类　主要有芦丁（rutin）、槲皮素（quercetin）、山柰素（kaempferide）、异鼠李素（isorhamnetin）等。

3. 挥发油　主要有油酸乙酯（ethyl oleate）、亚油酸甲酯（methyl linoleate）、n-十六烷酸（n-hexadecanoic acid）、十六酸乙酯（ethyl palmitate）、油酸（oleic acid）等[3]，挥发油是竹叶柴胡中解热的有效成分[4]。

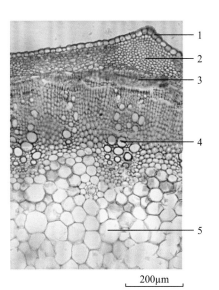

图57-5　竹叶柴胡茎横切面图

1. 角质层　2. 厚角组织　3. 韧皮部
4. 木质部　5. 髓部

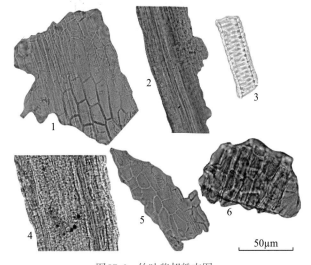

图57-6　竹叶柴胡粉末图

1. 木薄壁细胞　2. 木纤维　3. 导管　4. 油管　5. 气孔　6. 木栓细胞

4. 植物甾醇　有β-谷甾醇（β-sitoster）、7-豆甾烯-3β-醇（7-stigmasten-3β-ol）、α-菠菜甾醇（α-spinasterol）[5]。

【性味归经】苦，微寒。归肝、胆经。

【功能主治】疏风退热，疏肝，升阳。用于感冒发热，寒热往来，疟疾，胸胁胀痛，月经不调，子宫脱垂，脱肛。

【药理作用】

1. 解热作用　通过调节下丘脑体温调节中枢，抑制二硝基苯酚引起大鼠体温升高[6]。

2. 保肝作用　减少肝细胞坏死、炎性细胞浸润，以及调节肝脏组织内氧化应激状态的失衡，提高丙氨酸氨基转移酶（ALT）和天冬氨酸氨基转移酶（AST）的含量，减少转化生长因子-β（TGF-β）和NF-κB等炎症因子的释放，对四氯化碳致小鼠肝损伤具有保护作用[7]。

3. 镇痛作用　明显增强热板法致和扭体法致小鼠中枢以及外周疼痛的耐受性，具有明显镇痛作用[6, 8]。

4. 抗炎作用　对二甲苯致小鼠耳肿胀程度和蛋清致大鼠足肿胀程度均具有明显的降低作用[8]。

主要参考文献

[1] 梁之桃，秦民坚，王峥涛.竹叶柴胡化学成分的研究[J].中国药科大学学报，2003，34(4)：305-308.

[2] 卢伟，杨光义，杜士明，等.竹叶柴胡化学成分和药理作用研究进展[J].医药导报，2016，35(2)：164-168.

[3] 王砚.竹叶柴胡和北柴胡品质比较研究[D].成都：成都中医药大学，2014.

[4] 林海霞.竹叶柴胡的质量研究[D].成都：成都中医药大学，2012.

[5] 汪琼，徐增莱，王年鹤，等.竹叶柴胡地上部分的化学成分[J].植物资源与环境学报，2007，16(4)：71-73.

[6] 杜士明，杜婷，王刚，等.竹叶柴胡与北柴胡解热镇痛作用的比较[J].中国医院药学杂志，2013，33(7)：526-529.

[7] 杜士明.鄂西北地区柴胡与北柴胡品质的比较研究[D].武汉：湖北中医药大学，2013.

[8] 杨辉，杨亮，蒋玲.柴胡、竹叶柴胡对小鼠的抗炎镇痛作用研究[J].中国药房，2012，23(47)：4442-4444.

58. 血人参

Xuerenshen

INDIGOFERAE RADIX

【别名】雪人参、铁刷子、山红花、茸毛槐蓝。

【来源】为豆科植物茸毛木蓝*Indigofera stachyodes* Lindl. 的干燥根。

【本草考证】本品历代本草无记载，为贵州、云南、广西等地的民族习用药材，始载于《贵州植物药调查》，后被《全国中草药汇编》《贵州省中药材、民族药材质量标准》2003年版收载。

【原植物】灌木。茎灰褐色，幼枝具棱，密生灰褐色或黄褐色长柔毛。羽状复叶长12～15cm；叶柄短，叶轴上面有槽，密生软毛；托叶线形，长5～6mm，被长软毛；小叶15～20对，互生或近对生，长圆状披针形，顶生小叶倒卵状长圆形，长1.2～2cm，宽4～9mm，先端圆钝或急尖，基部楔形或圆形，上面绿色，两面密生棕黄色或灰褐色长软毛，中脉上面微凹，侧脉两面不明显。总状花序长达12cm，总花梗长于叶柄，被长软毛；苞片线形，长达7mm，被毛；花梗长约1.5mm，被毛；花萼长约3.5mm，被棕色长软毛，萼筒长1.5mm，萼齿披针形，不等长，最下萼齿长约2mm；花冠深红色或紫红色，旗瓣椭圆形，长1～1.1cm，宽约5mm，外面有长软毛，翼瓣长约9.5mm，无毛，龙骨瓣长约1cm，上部及边缘具毛，余部无毛；花药卵形，两端无毛；子房仅缝线上有疏短柔毛。宿存荚果圆柱形，长3～4cm，密生长柔毛，内果皮有紫红色斑点，有种子10余粒；果梗粗短，长约1mm，下弯或平展。（图58-1）

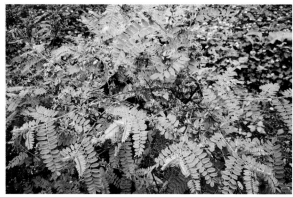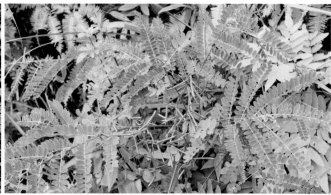

图58-1 茸毛木蓝

左：花期 右：果期

生于海拔300～1800m的山坡草地、灌木丛。主要分布于贵州、云南、广西、湖北等地。

【主产地】主产于贵州省六枝特区、盘州市、修文县、龙里县、贵定县等地。

【栽培要点】

1. 生物学特性　喜温暖气候，较耐旱，以阳光充足、土层深厚、疏松、肥沃中性或微酸性的砂质壤土栽培为宜。忌连作。

2. 栽培技术　种子繁殖为主。采集血人参成熟荚果，放通风干燥处晾干，碾碎果皮，除去破碎果皮等杂质，晾干，装入种子袋保存供春季播种育苗或直播用。

3. 病虫害　病害：根腐病和根结线虫病等。虫害：蚜虫、野螟等。

【采收与加工】

栽培第二年10月下旬至第三年4月前采挖。采挖时深挖，尽量挖出其主根和侧根，除去芦头，洗净泥土，晾晒至5成干，切片后再晒干或烘干即可。

【商品规格】统货。

【药材鉴别】

（一）性状特征

根长圆锥形，长10～80cm，直径0.5～3cm，根头部膨大，下端渐细，略弯曲，侧根稀疏。表面棕黄色、灰褐色或灰黄色，可见不规则细纵皱纹及横长皮孔。质坚硬，不易折断。折断面不平坦，皮部与木部易剥离，木部黄白色或暗红棕色。饮片皮部与木部通常分离，木部通常可见同心性环纹。气微、味淡，略有豆腥味。（图58-2）

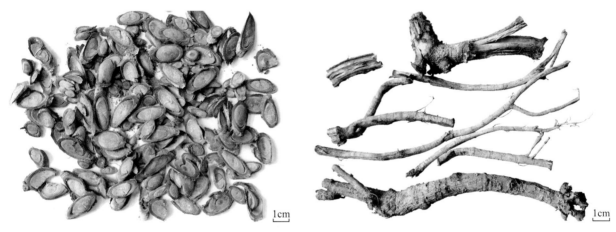

图58-2　血人参药材图

（二）显微鉴别

1. 根横切面　木栓层10余列细胞，细胞扁平，排列整齐，有时向外翻卷脱落。皮层狭窄，由5～8列切向延长的薄壁细胞组成，最外1列细胞常含草酸钙方晶，形成方晶环带。韧皮部宽广，外侧常有7～10个纤维组成的中柱鞘，薄壁细胞内含红棕色块状物，呈2～4轮状与筛管群径向相间排列。形成层明显。木质部由导管、木薄壁细胞、木纤维组成，导管群2～4轮排列，中央初生木质部明显，射线由1～3列细胞组成，一直延伸至韧皮部，薄壁细胞内含有淀粉粒及方晶。（图58-3）

2. 粉末特征　粉末淡黄棕色。淀粉粒单粒类球形、半圆形，直径2.5～17.5μm，复粒由2～5分粒组成，脐点点状、短缝状或人字形；方晶形状多不规则；纤维亮黄色，单个或成束散在，有时与方晶形成晶鞘纤维；红棕色块状物易见，形状大小不一；导管多为网纹导管，纹孔排列整齐。木纤维纺锤形，两端微尖，壁稍厚；木栓细胞淡棕色，细胞表面观呈长方形或纺锤形，壁微增厚；石细胞偶见，淡黄色，类圆形，胞壁薄，胞腔较大，孔沟明显，直径

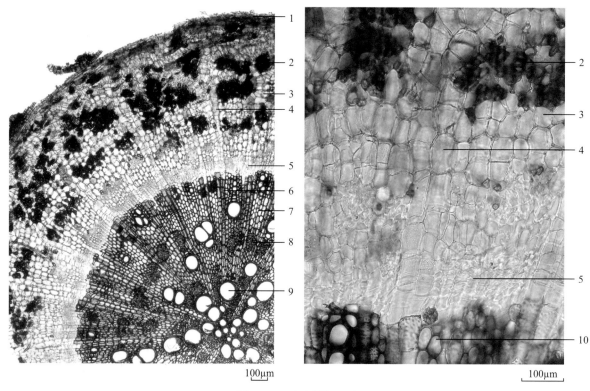

100μm   100μm

图58-3　血人参横切面图

1. 木栓层　2. 韧皮纤维束　3. 韧皮薄壁细胞　4. 韧皮射线　5. 形成层　6. 维管射线　7. 木质部　8. 木纤维束　9. 导管　10. 木薄壁细胞

35.5～57.5μm。（图58-4）

（三）理化鉴别

薄层色谱　取本品干燥细粉2g，加甲醇25ml，超声1小时，滤过，滤液浓缩至1ml，作为供试品溶液。另取槲皮素对照品20mg，加甲醇定容至10ml，作为对照品溶液。照薄层色谱法试验，分别吸取上述两种溶液各5μl点于同一硅胶G薄层板上，以甲苯–乙酸乙酯–甲酸（6：3：1）为展开剂，展开，取出，晾干，喷以5%三氯化铝乙醇溶液，在105℃加热至斑点显色清晰。供试品色谱中，在与对照品相应的位置上，显相同颜色的斑点[3]。（图58-5）

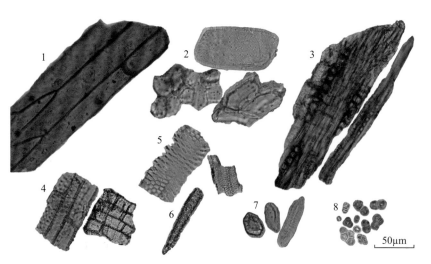

50μm

图58-4　血人参粉末图

1. 纤维束　2. 石细胞群　3. 晶纤维　4～6. 导管　7. 石细胞　8. 淀粉粒

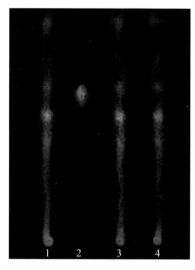

图58-5　血人参薄层色谱图

1、3、4. 血人参样品　2. 槲皮素对照品

【化学成分】血人参中的主要成分为有黄酮类、挥发油类、甾醇类、酚酸类、木质素苷类化合物。

1. 黄酮类　主要有羽扇烯酮、表儿茶素、豆甾烷-3-酮、7,3′,5′-三羟基二氢黄酮、豆甾-4-烯-3-酮等。

2. 酚酸类　如龙胆酸、原儿茶酸等。

3. 甾醇类　如豆甾烷-3-酮、β-谷甾醇、谷甾醇-3-O-葡萄糖苷等。

4. 挥发油类　如棕榈酸和（Z,Z）-9，12-十八碳二烯酸。

5. 木质素苷类化合物　如血人参苷、schizandriside和lyoniside等。

【性味归经】甘、微苦，温。归肝、肾、大肠经。

【功能主治】活血、利湿、化痰、解表。用于伤风发热、头痛、妇女腹疼痛、血崩、痈疽、淋浊。

【药理作用】

1. 降血糖、降血脂作用　血人参正丁醇提取部位对糖尿病及其并发症具有治疗作用。血人参中的棕榈酸和（Z,Z）-9，12-十八碳二烯酸具有降血脂、抗血小板聚集及血栓形成、抗动脉粥样硬化的作用。

2. 保肝作用　血人参对小鼠由CCl_4诱导的肝损伤具有很好的保护作用。

3. 抗癌作用　从血人参中木脂素单糖苷schizandriside，lyoniside和黄烷醇类（－）-epicatechin均有良好清除自由基的作用，并可通过抑制抗癌药外流而增加对癌细胞的杀伤作用。

4. 抑菌、抗病毒作用　血人参对环磷酰胺具有减毒作用，可增加小鼠体内白细胞数量，同时还能减轻环磷酰胺对肝脏的毒性。

主要参考文献

[1] 周汉华，姚厂发，刘莉，等. 血人参的生药鉴别[J]. 中药材，2012，35(4)：557-559.

[2] 朱新宇，骆瀚超，何茂秋，等. 苗药血人参的质量标准研究[J]. 中国药房，2016，27(27)：3829-3831.

[3] 马艳妮，刘莉，魏俊莲，等. 血人参的薄层色谱鉴别及水分、灰分、浸出物测定[J]. 中国民族民间医药，2011，20(23)：70-71.

[4] 雷钟，朱新宇，杨宇莎，等. 血人参乙酸乙酯部位保肝活性化学成分分离鉴定[J]. 中国实验方剂学杂志，2018，24(7)：56-63.

[5] 傅建. 苗药血人参及艾纳香化学成分的研究[D]. 贵州：贵阳中医学院，2013.

[6] 傅建，梁光义，张建新，等. 茸毛木蓝化学成分研究[J]. 现代药物与临床，2013，28(3)：265-268.

[7] 裴璐，梁妍，唐贵华，等. 茸毛木蓝根的化学成分研究[J]. 中成药，2013，35(2)：320-323.

[8] Sadhu S, Khatun A, Phattanawasin P, et al. Lignan glycosides and flavonoids from Saraca asoca with antioxidant activity[J]. J Nat Med, 2007, 61(4): 480-482.

[9] 刘超，陈若芸. 儿茶素及其类似物的化学和生物活性研究进展[J]. 中国中药杂志，2004，29(10)：1017-1020.

[10] 杨雅欣，廖尚高，王正，等. 血人参水溶性化学成分的UHPLC-DAD-Q-TOF-MS/MS分析[J]. 中国实验方剂学杂志，2014，20(23)：63-67.

[11] Li YY, Li CQ, Xu QT, et al. Antioxidant, α-glucosidase inhibitory activities in vitro and alloxan-induced diabetic rats protective effect of Indigofera stachyodes Lindl. root [J]. J Med Plant Res, 2011, 5(14): 3321-3328.

[12] Fukuda N, Etoh T, Wada K, et al. Differential effects of geometrical isomers of octadecadi-enoic acids on ketogenesis and lipid secretion in the livers from rats fed a cholesterol-enri-ched diet [J]. Ann Nutr Metab, 1995, 39: 185.

[13] 李园园. 茸毛木蓝和南湖菱降血糖及保肝作用研究[D]. 开封：河南大学，2012.

[14] 王雷鸣，梁冰，李淑芳，等. 复方血人参对环磷酰胺减毒作用的初步研究[C]. 2011：134.

59. 灯台叶

Dengtaiye

ALSTONIAE SCHOLARIS FOLIUM

【别名】鸭脚树、九度叶、大树理肺散、肥猪叶。

【来源】为夹竹桃科植物糖胶树 *Alstonia scholaris*（L.）R. Br.的干燥叶[1]。

【本草考证】本品为两广及云南等地少数民族用药，出自《陆川本草》，历代本草均无记载。

【原植物】乔木，高达40m，有白色乳汁。除花序外，全株无毛。茎皮灰色；枝条轮生，具皮孔。叶3～10枚轮生；叶片革质，窄倒卵形至窄匙形，长7～28cm，宽2～11cm，基部楔形，顶端通常圆形，有时钝或微凹，侧脉25～50对，密生而平行；叶柄长1～2.5cm。聚伞花序密集顶生，被短柔毛；萼短，5裂；花冠白色，高脚碟状，花冠筒长6～10mm，喉部膨大，花冠裂片5，阔卵形或阔倒卵形；雄蕊5，着生于花冠筒喉部；子房上位，心皮2，离生，花柱丝状，柱头棍棒状，顶端2裂；花盘环状，围绕子房基部。蓇葖果双生，条形，长达5～7cm，直径2～5mm，下垂。种子长圆形，两端具缘毛。花期6～11月，果期10～12月。（图59-1）

生于海拔650m以下的低丘陵山地疏林中、路旁或水沟边。野生分布于广西南部、西部和云南南部，广东、湖南和台湾有栽培。

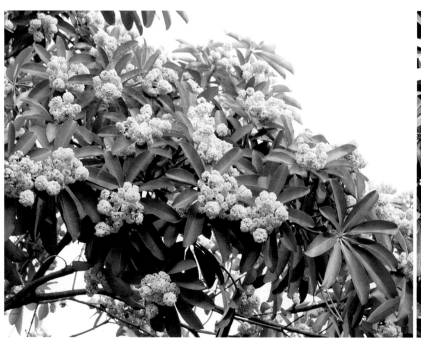
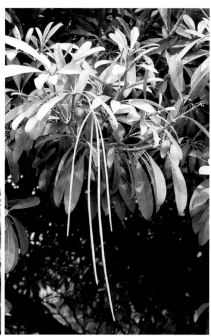

图59-1 糖胶树（徐晔春 摄）

【主产地】主产于云南、广西等地。

【采收与加工】全年均可采收，晒干[1]。

【药材鉴别】

（一）性状特征

本品为长圆形或倒卵状长圆形的灰绿色干燥叶片，先端圆或钝，基部楔形，全缘，侧脉近平行，于边缘处连接；叶柄短，叶片革质，不易破碎。气微，味微苦。（图59-2）

（二）显微鉴别

粉末特征　粉末黄绿色。上表皮细胞呈多角形，垂周壁较平，略增厚，可见线状角质纹理；草酸钙方晶较多，偶见簇晶，直径25～35μm，棱角锐尖。纤维长梭形，直径15～45μm，壁不甚厚，胞腔较大，可见晶鞘纤维。导管为网纹、螺纹，直径5～35μm。木薄壁细胞长方形、长条形，长75～125μm，宽15～45μm，壁呈连珠状增厚，纹孔明显。乳管内含黄色颗粒状物[1]。

（三）理化鉴别

薄层色谱　（1）取本品粉末5g，加乙醇50ml，加热回流60分钟，滤过，滤液蒸干，残渣加1.8%盐酸15ml使溶解，滤过，滤液用氨水调节pH至7.5～8.0，用三氯甲烷20ml振摇提取，取三氯甲烷层，蒸干，残渣加甲醇1ml使溶解，作为供试品溶液。另取灯台叶对

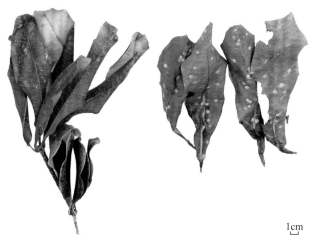

1cm

图59-2　灯台叶药材图

照药材5g，同法制成对照药材溶液。照薄层色谱法试验，吸取上述两种溶液各2μl，分别点于同一硅胶G薄层板上，以三氯甲烷–甲醇（30∶1）为展开剂，浓氨水饱和15分钟，展开，取出，晾干，喷以稀碘化铋钾试液，供试品色谱中，在与对照药材色谱相应的位置上，显相同颜色的斑点。（2）取本品粉末1g，加乙醇20ml，超声处理30分钟，滤过，滤液蒸干，残渣加乙酸乙酯1ml使溶解，作为供试品溶液。另取灯台叶对照品药材1g，同法制成对照药材溶液。照薄层色谱法试验，吸取上述两种溶液各2μl，分别点于同一硅胶G薄层板上，以环己烷–乙酸乙酯（6∶1）为展开剂，展开，取出，晾干，喷以10%硫酸乙醇溶液，在105℃加热至斑点显色清晰，供试品色谱中，在与对照药材色谱相应的位置上，显相同颜色的斑点。

【质量评价】以叶厚、大而完整、色灰绿者为佳。

【化学成分】本品主要含生物碱类、黄酮类及三萜类成分等。其中，生物碱类成分为其特征性成分，亦为主要活性成分。

1. 生物碱类　糖胶树辛碱（scholaricine）、19-表-糖胶树辛碱（19-*epi*-scholaricine）、苦籽木碱（picraline）、河谷木胺（vallesamine）、苦籽木定碱（akuammidine）、（＋）-管花多果树文碱［（＋）-tubotaiwine］、管花多果树文碱-*N*-氧化物（tubotaiwine-*N*-oxide）、白汁藤内酰胺（leuconolam）、糖胶树明碱（alschomine）、异糖胶树明碱（isoalschomine）、鸡骨常山胺酸（alstonamic acid）、象皮木宁（losbanine）、象皮木胺（lagunamine）、河谷木胺-*N*b-氧化物（vallesamine-*N*b-oxide）、19-氧代糖胶树辛碱（19-oxoscholaricine）、苦籽木醛（picralinal）、糖胶树灵碱-*N*4-氧化物（scholarine-*N*4-oxide）、马尼拉糖胶树胺（manilamine）[2]、糖胶树瑞辛（alstoscholarisine）A，B，C，D，E[3]、糖胶树碱（scholarisine）A[4]，H，I，J，K，L，M，N，O、苦籽木宁（picrinine）、直立拉齐木胺（strictamine）[5]、糖胶树灵碱（scholarine）[6]等。

2. 黄酮类　山奈酚（kaempferol）、槲皮素（quercetin）、异鼠李素（isorhamnetin）、异鼠李素-3-*O*-β-D-吡喃半乳糖苷（isorhamnetin-3-*O*-β-D-galactopyranoside）、山奈酚-3-*O*-β-D-吡喃半乳糖苷（kaempferol-3-*O*-β-D-galactopyranoside）、槲皮素-3-*O*-β-D-吡喃半乳糖苷（quercetin-3-*O*-β-D-galactopyranoside）等[2]。

3. 三萜类　鸡骨常山酸（alstonic acid）A，B[7]、白桦脂酸（betulinic acid）、白桦脂醇（betulin）、环木菠萝烷醇（cycloartanol）、羽扇豆醇（lupeol）、羽扇豆醇乙酸酯（lupeol acetate）、α-香树脂醇乙酸酯（α-amyrin acetate）、熊果酸（ursolic acid）[2]等。

【性味归经】苦，凉。归肺经。

【功能主治】止咳，祛痰，消炎。用于慢性支气管炎，百日咳。

【药理作用】

1. 止咳平喘作用　灯台叶总生物碱在枸橼酸引咳模型及组胺和氯乙酰胆碱引咳模型中均表现出显著的镇咳作用，其最低有效剂量为7.5mg/kg。灯台叶总黄酮具有较强的平喘和抗急性炎症作用[2]。

2. 抗炎镇痛作用　灯台叶总生物碱能明显抑制二甲苯致小鼠耳廓肿胀，抑制蛋清所致大鼠足跖肿胀，抑制大鼠皮下棉球肉芽肿生成，减少醋酸扭体反应，增强 SOD 的活性，减少一氧化氮、前列腺素E2、MDA水平。灯台叶乙醇提取物在FCA法诱导关节炎大鼠模型中表现出显著的抗炎作用，可降低其关节炎指数、体重和白细胞浸润，明显减少关节组织脂质过氧化水平，显著增加谷胱甘肽过氧化物酶和超氧化物歧化酶活力[2, 8]。

3. 其他作用　灯台叶还具有调节免疫、调节血糖、抗氧化、抗菌、抗肿瘤等多种药理作用[2, 8]。

主要参考文献

[1] 杨妮娜，徐安顺，赵应红，等.傣药"摆埋丁别"生药学鉴别研究[J].中国民族医药杂志，2018，24(1)：28-32.

[2] 杨妮娜，王灿红，赵应红.傣药灯台叶化学成分、药理作用、质量控制及临床应用研究进展[J].中成药，2016，38(3)：645-650.

[3] Yang XW, Qin XJ, Zhao YL, et al. Alstolactines A–C, novel monoterpenoid indole alkaloids from Alstonia scholaris [J]. Org Lett, 2014, 16(21): 5808-5811.

[4] Cai XH, Tan QG, Liu YP, et al. A cage-monoterpene indole alkaloid from Alstonia scholaris [J]. Org Lett, 2008, 10(4): 577-580.

[5] Yang XW, Luo XD, Lunga PK, et al. Scholarisines H-O, novel indole alkaloid derivatives from long-term stored Alstonia scholaris [J]. Tetrahedron, 2015, 71(22): 3694-3698.

[6] Banerji A, Siddhanta AK . Scholarine：an indole alkaloid of Alstonia scholaris [J]. Phytochemistry, 1981, 20(3): 540-542.

[7] Wang F, Ren FC, Liu JK. Alstonic acids A and B, unusual 2, 3-secofernane triterpenoids from Alstonia scholaris [J]. Phytochemistry, 2009, 70(5): 650-654.

[8] 邓雪琪，李俊.傣药灯台叶研究进展 [J].中国民族民间医药杂志，2018，27(8)：58-61.

60. 灯盏细辛

Dengzhanxixin

ERIGERONTIS HERBA

【别名】灯盏花、短茎飞蓬、地顶草、灯盏草。

【来源】为菊科植物短葶飞蓬 *Erigeron breviscapus*（Vaniot）Hand.-Mazz.的干燥全草。

【本草考证】本品始载于《滇南本草》，但未述及其形态。后《云南中草药》《云南中草药选》《文山中草药》《昆明民间常用中草药》及《云南中药志》等均有收载，所述与现今所用灯盏细辛基本一致[1]。

【原植物】多年生草本，高5～50cm。根茎粗厚，木质，密生多数须根。茎直立，或基部略弯，绿色或稀紫色，具明显的条纹，不分枝，或有时有2～4个分枝，被疏或较密的短硬毛，杂有短贴毛和头状具柄腺毛，上部毛较密。基生叶密集成莲座状，叶片匙形或倒卵状披针形，长1.5～11cm，宽0.5～2.5cm，先端钝，具小尖头，基部下延成柄，全缘，两面有粗毛；茎生叶少数，常2～4个，长圆形，长1～4cm，宽0.5～1cm，基部半抱茎，上部常缩小成条形的小苞叶，无叶柄。头状花序顶生，通常单生，直径2～2.8cm；总苞半球形，长0.5～0.8cm，宽1～1.5cm；总苞片3层，线状披针形，长约8mm，宽约1mm，先端尖；外围的雌花舌状，3层，舌片开展，蓝色或粉紫色，先端全缘；中央的两性花管状，黄色，檐部窄漏斗形，中部被疏微毛，裂片无毛。瘦果狭长圆形，长约1.5mm，扁压，背面常具1肋，密被短毛；冠毛淡褐色，2层，刚毛状，外层极短，内层长约4mm。花期3～10月。（图60-1）

生于海拔1200～3500m的中山和亚高山开旷向阳山坡，草地或林缘。主要分布于湖南、广西、贵州、四川、云南及西藏等省区。

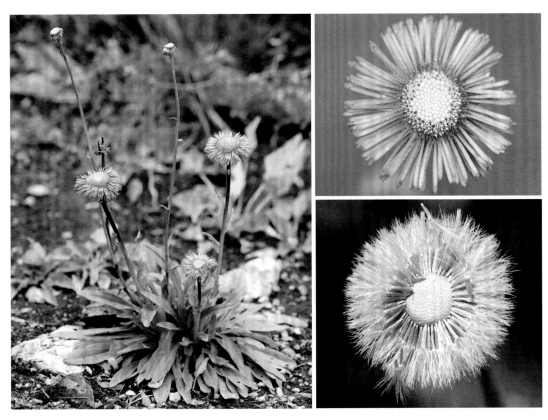

图60-1 短葶飞蓬（朱鑫鑫 摄）

【主产地】主产于云南昆明、大理、曲靖、楚雄、玉溪、文山、红河等地。

【栽培要点】

1. 生物学特性 喜阳喜水，对土壤要求较高，宜选择靠近水源、通风向阳、土层深厚、土壤肥力中等以上、土质疏松、地势较高便于给排水的砂壤土或红壤土种植[2]。

2. 栽培技术 直播管理直至收获，无需移栽。播种前需采用施美地、多菌灵、敌克松等多种药物进行消毒；播种后1个月内必须保持墒面湿润，可采用覆膜法育苗；在现蕾至盛花期采收[2]。

3. 病虫害 病害：根腐病、白粉病等。虫害：卷叶蛾等[1]。

【采收与加工】夏、秋季采收，洗净。鲜用或晒干。

【药材鉴别】

（一）性状特征

本品长15～25cm。细根众多，表面呈淡褐色至黄褐色。根茎粗短，表面不平，有残留根痕，容易折断，断面淡黄色至类白色，呈粗粒状。茎圆柱形，直径1～2mm，单枝或多枝，颜色为黄绿色至淡棕色。基生叶多数，丛生，外层被淡褐色残存叶片或叶基，叶片呈倒卵状披针形至匙形，长1.5～9cm，宽0.5～1.3cm，被白色短柔毛，无明显叶柄，常带紫红色；茎生叶稀少，互生，向上渐小。头状花序顶生。花冠鲜时浅蓝色至蓝色，干后呈黄白色。瘦果扁倒卵形。气微香，味辛、微苦[3]。（图60-2）

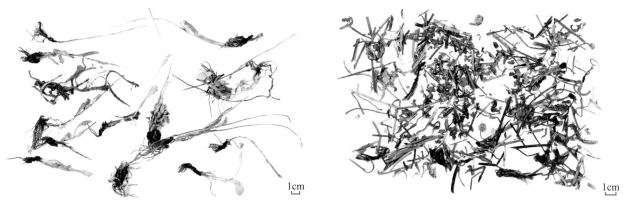

图60-2　灯盏细辛药材及饮片图

（二）显微鉴别

1.叶表面观　表皮细胞壁波状弯曲，有角质线纹，以及不定式气孔。非腺毛1～8细胞，长约180～560μm。腺毛头部1～4细胞，柄1至多细胞[3]。

2.粉末特征　粉末黄棕色。非腺毛两种，一种由4～8个细胞组成，顶端一个细胞尾尖并具稀疏壁疣，基部细胞直径可达70μm以上；另一种非腺毛由5～6个细胞组成，顶端一个呈扁平线形，易脱落，基部细胞20～30μm。腺毛头部由2～5个细胞组成，含黄色分泌物，柄为8～10个细胞组成，排列呈2列，基部直径20～30μm。花粉粒类球形，黄色，具3孔沟，有刺状突起，直径20～30μm。气孔椭圆形，直径30～35μm，不定式，副卫细胞4～6个，垂周壁波状，有的可见角质纹理。导管为螺纹，直径10～50μm。木纤维常成束，木化，长梭形，壁孔沟明显，直径10～30μm，长80～200μm。中柱鞘纤维成束，木化，直径10～20μm，长200～600μm。（图60-3）

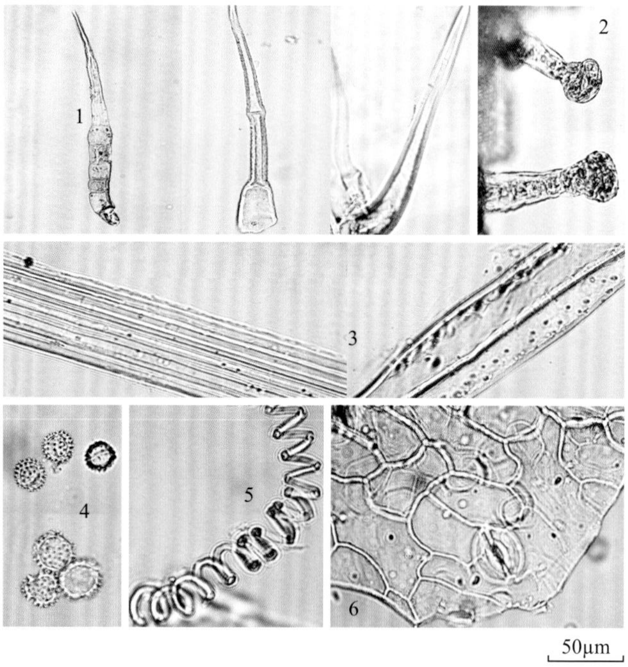

（三）理化鉴别

薄层色谱　取本品干燥细粉1g，加0.2%的碳酸氢钠溶液10ml，浸泡过夜，滤过，用稀硫酸调节pH至3.0，加入20ml无水甲醇，加热回流30分钟后滤过，蒸干滤液，加入10ml水溶解残渣，用5ml正丁醇振摇提取，蒸干正丁醇液，加1ml甲醇溶解残渣，即得供试品溶液。称取野黄芩苷对照品、咖啡酸对照品、1,3-O-二咖啡酰奎宁酸对照品各10mg，加适量甲醇溶解并定容至5ml，摇匀，即得对照品溶液。吸取供试品溶液2μl、对照品溶液1μl分别点于同一聚酰胺薄膜上，以冰醋酸为展开剂，展距8cm，取出，晾干，喷以1%的$FeCl_3$乙醇溶液，在日光下检视。供试品色谱中，在与对照品色谱相应的位置上，显相同颜色的斑点[4]。

图60-3　灯盏细辛粉末图

1.非腺毛　2.腺毛　3.纤维　4.花粉粒　5.导管　6.叶表皮细胞及气孔

【质量评价】以根茎粗壮、细根多、色绿黄者为佳。采用高效液相色谱法测定，本品按干燥品计算，含高黄芩苷（$C_{21}H_{18}O_{12}$）不得少于0.30%。

【化学成分】主要成分为黄酮类、咖啡酸衍生物、酚酸类、三萜类、挥发油及其他成分等，其中黄酮类成分为其主要活性成分。

1.黄酮类　高黄芩苷（scutellarin）、芹菜素-7-O-葡萄糖醛酸苷（apigenin-7-O-glucuronide）、5,6,4′-三羟基黄

酮-7-*O*-β-D-半乳糖醛酸苷、黄芩素-7-*O*-β-D-吡喃葡萄糖苷、3,5,6,4′-四羟基-7-甲氧基黄酮、5,7,4′-三羟基黄酮、高黄芩素（scutellarein）、芹菜素（apigenin）、山奈酚等。

2. 咖啡酸衍生物　1,5-二咖啡酰奎宁酸、4,5-二咖啡酰奎宁酸、3,4-二咖啡酰奎宁酸、1,3-二咖啡酰奎宁酸、3,5-二咖啡酰氧基奎宁酸、咖啡酸乙酯等。

3. 酚酸类　3,4-二羟基桂皮酸、3,5-二甲氧基-4-羟基苯甲酸、桂皮酸、对羟基苯甲酸等。

4. 三萜类　无羁萜醇、表无羁萜醇等。

5. 挥发油及其他类　3-甲基丁酸、2-庚醛、柠檬烯、*α*-甲氧基-*γ*-吡喃酮、七叶树苷、豆甾醇、豆甾醇3-*O*-β-D-吡喃葡萄糖苷、胡萝卜苷等[5]。

【性味归经】辛、微苦，温。归心、肝经。

【功能主治】活血通络止痛，祛风散寒。用于中风偏瘫，胸痹心痛，风湿痹痛，头痛，牙痛。

【药理作用】

1. 抗凝血、抗血栓作用　本品提取物灯盏花素能显著延长小鼠的凝血时间（CT）；抑制家兔血小板第3因子（PF3）活性；缩短SD大鼠优球蛋白溶解时间（ELT）[6]。静脉注射灯盏花素140mg/kg、350mg/kg可使主动脉血栓模型家兔血栓重量明显减轻，并抑制血栓的形成。灯盏花素还可以减轻血小板的破坏程度，抑制5-羟色胺释放反应的增强。

2. 抗心肌缺血和心律失常作用　本品可使犬心肌梗死模型的心梗范围显著降低；灯盏细辛提取液0.25mg/ml、0.5mg/ml均可显著增强离体豚鼠的心脏冠脉流量。口服灯盏细辛胶囊可以治疗冠心病和心绞痛等，并且总有效率高于丹参。

3. 抗缺氧作用　本品浸膏灌胃可以增强小鼠的常压耐缺氧能力[7]。

4. 降压作用　本品可以逆转自发性高血压大鼠（SHR）心肌、间质及血管重构，降低血压[8]。

5. 其他作用　本品还具有益智、抗炎、抗氧化等作用[5]。

【附注】本品在各少数民族地区也有广泛的应用：苗族、壮族、白族、彝族、傈僳族、藏族、景颇族和德昂族也将本品入药使用。藏族用花治头痛、眼痛；彝族、景颇族和德昂族用根治牙痛、胃痛、风湿疼痛等。

主要参考文献

[1] 王宁，杨兆祥，杨生元.灯盏细辛研究开发的回顾和展望[J].云南中医中药杂志，2012，33(5)：69-71.

[2] 段向东.灯盏花栽培技术[J].云南农业，2010(12)：33-34.

[3] 杨慈生.云南省药品标准[S].昆明：云南大学出版社，1996：52-53.

[4] 王彦青.灯盏细辛药材的薄层色谱鉴别[J].中外医疗，2014，33(7)：134-135.

[5] 任琦，王义明，罗国安.灯盏细辛研究进展[J].江西中医学院学报，2012，24(4)：97-100.

[6] 王影，杨祥良，刘宏，等.灯盏花素抗凝血作用的研究[J].中药材，2003，26(9)：656-658.

[7] 王锦平，王永铭.灯盏花药理作用的研究[J].中成药研究，1985(12)：25-27.

[8] 周建中，雷寒，陈运贞，等.灯盏细辛注射液对自发性高血压大鼠心室及血管重构的影响[J].中国中西医结合杂志，2002，22(2)：122-125.

61. 红毛五加皮

Hongmaowujiapi

ACANTHOPANACIS GIRALDH CORTEX

【别名】五爪刺、五加皮、蜀五加。

【来源】为五加科植物红毛五加*Acanthopanax giraldii* Harms或毛梗红毛五加*Acanthopanax giraldii* Harms var. *hispidus* Hoo.密生刺毛的干燥茎皮。

【本草考证】"红毛五加"之名在历代本草中均未见记载。但据本草有关原植物描述和附图，《滇南本草》所载的"五抓刺"即为红毛五加，载："五抓刺，硬枝，枝上生叶，叶五抓，绿红色。"《四川省中药材标准》1987年版释意：因其外表密被红棕色细长刺毛，药用部分为茎皮，有别于其他种类的五加皮，故以"红毛五加皮"为正名。文献记载红毛五加的原植物有多种，红毛五加*Acanthopanax giraldii* Harms.、毛梗红毛五加*Acanthopanax giraldii* Harms var. *hispidus* Hoo.、糙叶藤五加*Acanthopanax leucorrhizus*（Oliv.）Harms var. *fulvescens* Harms Rehd.、刺五加*Acanthopanax senticosus*（Rupr. Maxim.）Harms都曾记载为红毛五加的原植物。1965年，何景以红毛五加花梗的长短、毛被物的多少发生了变异为依据，确定了红毛五加的新种——毛梗红毛五加。此后的论著沿袭此分类，均记载红毛五加的原植物为红毛五加及其变种毛梗红毛五加[1]。

【原植物】

1. 红毛五加　灌木，高1～3m。主枝灰色，小枝灰棕色，密生刺，稀无刺；刺细长针状，向下。掌状复叶，小叶5，稀3；小叶片薄纸质，先端尖或短渐尖，边缘具不整齐细重锯齿。顶生伞形花序；花白色；花瓣、雄蕊、花柱均5，花瓣卵形；子房下位；花柱基部合生。果实球形，黑色，具5棱。花期6～7月，果期8～10月。（图61-1）

2. 毛梗红毛五加　与红毛五加的区别在于：嫩枝贴生绒毛，总花梗密生粗毛或硬毛，花梗密生或疏生长柔毛。

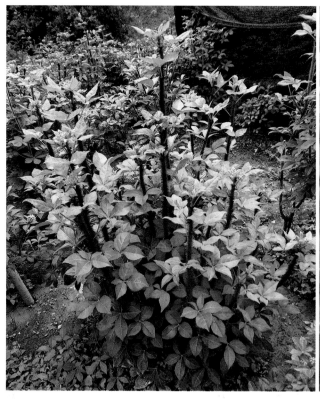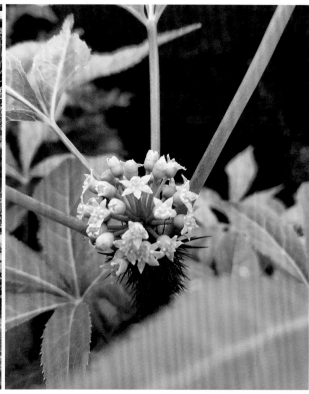

图61-1　红毛五加

主要为野生，生于海拔1300～3500m的灌木丛林中。主要分布于四川、青海、甘肃、宁夏、陕西、湖北和河南等地。

【主产地】主产于四川松潘、茂县、乾宁（今道孚、雅江）、二郎山、康定等地。

【采收与加工】6～7月间采收生长一年的新枝，用木棒敲打，使木部与皮部分离，剥取茎皮，晒干。

【商品规格】统货。

【药材鉴别】

（一）性状特征

长条形卷筒状，节部具突起芽痕或叶柄残基。长20～70cm，直径0.5～1.5cm，厚约1mm，节间长4～13cm。外表面黄色、黄白色或棕黄色，密被黄褐色或红褐色毛状针刺，长3～10mm，倒向一侧；内表面黄绿色或黄棕色，具浅纵条纹。质轻而韧，不易折断。折断面纤维性，外侧黄棕色，内侧绿白色或黄白色。气微，味淡。（图61-2）

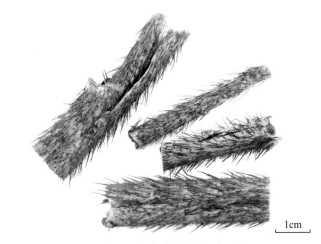

图61-2 红毛五加皮药材图（何芳 摄）

（二）显微鉴别

粉末特征 粉末淡黄色至黄棕色。皮刺厚壁细胞淡黄色或红棕色，类长方形或长多角形，排列紧密，壁呈念珠状增厚；纤维偶见，多断碎，梭状，细长，具薄横隔；韧皮纤维成束或散在，细长，有的边缘微呈波状弯曲，胞腔细窄，有孔沟；分泌道，常碎，内含淡黄色或橘黄色分泌物；草酸钙簇晶多具小而锐尖棱角；木栓细胞表面观长方形或类多角形，黄棕色；表皮细胞表面观多角形、类长方形，可见角质层纹理，垂周壁略增厚。（图61-3）

（三）理化鉴别

薄层色谱 取本品粉末0.5g，加50%甲醇30ml，加热回流1小时，滤过，滤液蒸干，残渣加50%甲醇2ml使溶解，作为供试品溶液。另取刺五加苷E对照品，加50%甲醇制成每1ml含1mg的溶液，作为对照品溶液。照薄层色谱法试验，吸取上述两种溶液各2～5μl，分别点于同一硅胶G薄层板上，以三氯甲烷-甲醇-水（6:3:1）的下层溶液为展开剂，展开，取出，晾干，喷以10%硫酸乙醇溶液，在105℃加热至斑点显色清晰。供试品色谱中，在与对照品色谱相应的位置上，显相同颜色的斑点。

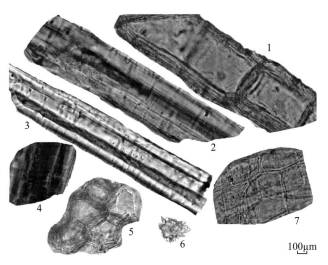

图61-3 红毛五加皮粉末图

1. 皮刺厚壁细胞 2. 分隔纤维 3. 韧皮纤维 4. 分泌道碎片
5. 木栓细胞 6. 草酸钙簇晶 7. 表皮细胞

【质量评价】本品以条粗，皮厚，表面密布红褐色毛状针刺为佳。采用高效液相色谱法测定，本品按干燥品计算，含刺五加苷E（$C_{34}H_{46}O_{18}$）不得少于0.030%。

【化学成分】主要含皂苷类、挥发油类等化学成分，其主要活性成分为皂苷类成分。

1. 皂苷类 有刺五加苷E（syringin E）、木通皂苷A（pericarpsaponins A）、木通皂苷C（pericarpsaponins C）、齐墩果酸苷（oleanolic glycoside）、常春藤皂苷（hederagenin）。皂苷类成分为红毛五加皮祛风湿、通关节、强筋骨有效成分[2]。

2. 挥发油类 α-蒎烯（α-pinene）、辛酸（caorylic acid）、β-榄香烯（β-elemene）、蒽（anthracene）、亚油酸（linoleic acid）等。

【功能主治】祛风湿，通关节，强筋骨。用于痿痹，拘挛疼痛，风寒湿痹，足膝无力。

【药理作用】

1. 镇静作用　红毛五加皮醇浸膏对正常小鼠自发活动具有明显的抑制作用，能延长戊巴比妥钠致小鼠睡眠时间，对安钠咖致小鼠中枢兴奋有明显的拮抗作用。

2. 耐缺氧作用　红毛五加皮水煎液对缺血性缺氧小鼠有明显保护作用，可减少全身的耗氧量；可显著延长注射异丙肾上腺素后耐常压缺氧条件下小鼠生存时间；降低因溺水缺氧所致的小鼠死亡率；对亚硝酸钠中毒小鼠组织缺氧有明显的保护作用[3]。

3. 抗心律失常作用　红毛五加皮水煎液可明显延长乌头碱致心律失常大鼠的潜伏期；对氯化钡所致大鼠心律失常有改善作用；可使花背蟾蜍中毒致豚鼠心律失常具转为正常节律[4]。

4. 抗炎、镇痛作用　红毛五加皮醇提物对蛋清和琼脂致足肿胀大鼠的肿胀程度有一定的抑制作用，对二甲苯或巴豆油致耳廓肿胀小鼠肿胀度也有抑制作用。

【用药警戒或禁忌】红毛五加皮水煎液180g/kg和醇浸膏80g/kg灌胃小鼠3天无明显毒性反应；以5g/kg、10g/kg、20g/kg连续灌胃家兔14天，无明显毒性反应[2]。

主要参考文献

[1] 钟世红.红毛五加品质评价及种群生态学研究[D].成都：成都中医药大学，2009.

[2] 王祝伟.红毛五加化学成分及其多维指纹图谱研究[D].沈阳：沈阳药科大学，2005.

[3] 黄国钧，冷怀瑛，杨世芝，等.中药红毛五加皮抗缺氧作用的实验研究[J].成都中医学院学报，1984(01)：53-56.

[4] 刘玉兰，颜鸣，王庭，等.红毛五加皮对豚鼠离体心脏冠脉流量及某些心律失常的影响[J].中国中药杂志，1990，15(8)：46-48，65.

62. 红旱莲

Honghanlian

HYPERICI ASCYRON HERBA

【别名】湖南连翘、黄海棠、黄花刘寄奴、牛心菜、金丝蝴蝶、大金雀。

【来源】为金丝桃科植物黄海棠 *Hypericum ascyron* L.的干燥地上部分。

【本草考证】本品始载于《神农本草经》，为中药"连翘"的最初基原。《新修本草》载："生太山山谷。八月采，阴干。处处有，今用茎连花实也……，大翘叶狭长如水苏，花黄可爱，生下湿地，着子似椿实之未开者，作房，翘出众草……"，其形态描述与本品相符。《图经本草》同时记述了多种连翘并附了5幅形态各异的图，说明古代"连翘"的应用存在因产地而基原不同的情况[1]。《植物名实图考》将本品独立于"连翘"之外为"湖南连翘"，在其项下详细描述了其原植物形态并清晰绘制了形态图，谓"土人即呼为黄花刘寄奴，以治损伤败毒"，其形态、功效均与现今所用红旱莲基本一致。

【原植物】多年生草本，高达1.3m。全株光滑无毛。茎四棱形，淡棕色，上部有分枝。单叶对生；无叶柄；叶片宽披针形，长5～10cm，宽1～3cm，先端钝尖，基部抱茎，边缘全缘，两面密布细小透明的腺点。花数朵排成顶生的二歧聚伞花序；花黄色，大型，直径2.8～5cm；萼片5，卵圆形，花瓣5，镰状倒卵形，各瓣稍偏斜而旋转，具腺斑或无腺斑，宿存；雄蕊多数，基部连合成5束，每束与花瓣对生；子房上位，圆锥形，花柱长，在中部以上5裂。蒴果圆锥形，长1.5～2cm，径0.8～1cm。种子多数，长椭圆形，褐色。花期6～7月，果期8～9月。（图62-1）

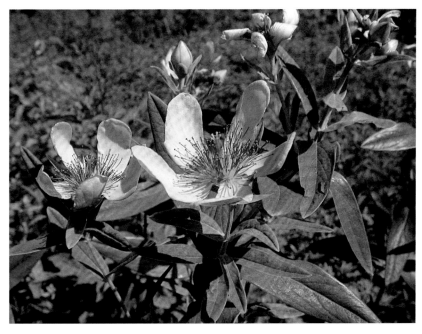

图62-1　黄海棠

　　生于海拔0～2800m的山坡林下、林缘、灌丛间、草丛或草甸中、溪旁及河岸湿地等处，也有广为庭园栽培的。除新疆、青海外，全国各地均有分布。

　　【主产地】主产于浙江、江苏、安徽、湖南、湖北、辽宁、吉林、黑龙江等地。

　　【栽培要点】

　　1. 生物学特性　山坡林下、林缘、灌丛间、草丛或草甸中、溪旁及河岸湿地等处[1]。

　　2. 栽培技术　一般4月上旬进行播种，也可以采用扦插繁殖育苗；5月下旬至6月上旬移栽大田，并注意合理密植（一般以每亩1400株，行距30cm，株距15cm为宜），施肥情况根据的植株的长势而定[2, 3]。

　　【采收与加工】红旱莲可连续收获3～6年。一般从第二年开始，每年可采收两批：第一批在7月下旬至8月上旬；第二批在10月下旬霜降前收割。红旱莲收割后可直接在田里日晒夜露2～3天后，再改为日晒夜藏，直至茎叶和果实完全晒干[3]。

　　【药材鉴别】

　　（一）性状特征

　　本品为干燥地上部分，叶通常脱落。茎圆柱形，中空，表面红棕色，具四棱，节处有叶痕，节间长约3.5cm。蒴果圆锥形，呈红棕色，3～5个生于茎顶，长约1.5cm，直径约0.8cm，先端5瓣裂，裂片先端细尖，内面灰白色；质坚硬，中轴处着生多数种子。种子红棕色，细小，呈圆柱形，表面有细密小点。果实微香。（图62-2）

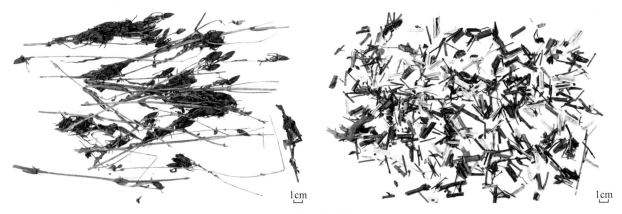

1cm　　　　1cm

图62-2　红旱莲药材及饮片图

（二）显微鉴别

1. 茎横切面　表皮细胞是1列长方形细胞，内含棕色物质，外被厚角质层。皮层及韧皮部菲薄，外侧细胞也具有棕色物质；期间可见排列成环的分泌腔；形成层成环。木质部细胞木化。茎的中央呈空洞。

2. 叶横切面　叶肉组织中可见圆形至长椭圆形分泌腔，直径范围：27～214μm。

3. 粉末特征　粉末灰绿色。纤维单个或成束存在，直径20～36μm。木薄壁细胞长方形，壁稍厚，孔沟明显。分泌腔具6～9个分泌细胞，直径110～125μm。导管多为螺纹导管、梯纹导管及具缘纹孔导管，直径14～45μm。叶下表皮细胞垂周壁稍波状弯曲，气孔为不等式或不定式，副卫细胞4～5个。（图62-3）

【质量评价】药材以色红、叶多、果多者为佳[3]。

【化学成分】主要成分为黄酮类、木脂素类、酚、酚酸类、甾体类等，其中黄酮类成分为其主要活性成分。

1. 黄酮类　山柰酚（kaempferol）、槲皮素、金丝桃苷、槲皮素-3-O-β-D-吡喃葡萄糖苷、山柰酚-3-O-β-D-吡喃半乳糖苷、山柰酚-3-O-β-D-吡喃葡萄糖苷[5]、异槲皮苷[6]、芦丁、异槲皮素（isoquercetin）[7]。

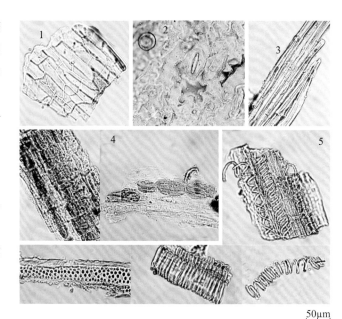

50μm

图62-3　红旱莲粉末图

1. 木薄壁细胞　2. 表皮细胞及气孔　3. 纤维　4. 分泌腔　5. 导管

2. 木脂素类　9,9′-O-二-反式-阿魏酰基-（－）-裂环异落叶松脂醇[5]。

3. 酚、酚酸类　包括原儿茶酸、对羟基苯甲酸、没食子酸、反式-对香豆酸[5]等。

4. 甾体类　β-谷甾醇[5]。

【性味归经】苦，寒。归肝、胃经。

【功能主治】凉血止血，活血调经，清热解毒。用于血热所致吐血、咯血、尿血、便血、崩漏、跌打损伤，外伤出血，月经不调，痛经，乳汁不下，风热感冒，疟疾，肝炎，痢疾，腹泻，毒蛇咬伤，烫伤，湿疹，黄水疮等。

【药理作用】

1. 抗炎镇痛作用　本品提取物对二甲苯致小鼠耳肿胀和卡拉胶诱导的大鼠足肿胀具有显著的抑制作用；同时可以提高小鼠在乙酸和热板刺激下的痛阈，即本品对快痛和慢性持续性疼痛的小鼠具有镇痛作用[8]。

2. 止咳平喘作用　本品所含槲皮素具有扩张猫和豚鼠支气管的作用；槲皮素和金丝桃苷对电刺激引起的麻醉猫咳嗽具有良好的止咳作用[9]。

3. 抗抑郁作用　本品30%乙醇提取物能明显缩短小鼠强迫游泳的不动时间[10]。

4. 其他作用　本品所含槲皮素具有抗过敏、降血压以及扩张血管等作用[9]。

【用药警戒或禁忌】脾胃虚寒者慎服。

主要参考文献

[1] 吴立宏，胡海燕，黄世亮，等. 连翘与贯叶连翘的本草考证[J]. 中国中药杂志，2002，27(8)：612-616.

[2] 王万里，陈德山，曹俊，等. 红旱莲繁殖育苗技术[J]. 中药材，1998，22(2)：57-58.

[3] 曹俊. 红旱莲野生转家种栽培技术研究[C]. 北京：中国药学会学术年会，2001：241-243.

[4] 王科斯. 延边地产长柱金丝桃HPLC指纹图谱及多种有效成分同测技术研究[D]. 吉林：延边大学，2012.

[5] 王兆全，王先荣. 红旱莲有效成分的研究[J]. 药学学报，1980，15(6)：365-366.

[6] 颜朦朦，肖世基，陈放，等.黄海棠化学成分的研究[J].天然产物研究与开发，2014，26(11)：1785-1788.

[7] 柯仲成，徐志远，朱志平.红旱莲中异槲皮苷的提取纯化工艺[J].光谱实验室，2013，30(1)：257-261.

[8] 吕江明，贾薇，李春艳.黄海棠提取物抗炎镇痛效应的研究[J].实用中西医结合临床，2008，8(4)：87-88.

[9] 周仲达，韩传环，陈澍禾，等.红旱莲的药理研究[J].安徽医学，1980，1：48-51.

[10] 杨连荣，张哲峰，齐乐辉，等.长柱金丝桃抗抑郁作用有效部位的实验研究[J].哈尔滨商业大学学报（自然科学版），2010，26(1)：4-5.

63. 麦冬

Maidong

OPHIIOPOGONIS RADIX

【别名】麦门冬、沿阶草、杭麦冬、川麦冬、寸冬。

【来源】为百合科植物麦冬 *Ophiopogon japonicas*（L.f）Ker-Gawl.的干燥块根。

【本草考证】本品始载于《神农本草经》，列为上品。原名麦门冬，《中华本草》又称麦冬为羊胡子草。《吴普本草》载："生山谷肥地，叶如韭，肥泽，丛生。采无时，实青黄"。《本草拾遗》载："出江宁小润，出新安大白。其大者苗如鹿葱，小者如韭叶，大小有三四种，功用相似，其子圆碧"。《图经本草》载："今所在有之，叶青似莎草，长及尺余，四季不凋，根黄白色，有须根，作连珠形，似扩麦颗，故名麦门冬。四月开淡红花如红蓼花，实碧而圆如珠。江南出者，叶大者苗如鹿葱，小者如韭。大小有三四种。功用相似，或云吴地者尤胜"。按以上本草文献对麦冬形态及生长环境的记述，其与现用百合科植物麦冬一致。

【原植物】根较粗，常膨大成椭圆形或纺锤形的小块根；小块根长1～1.5cm，或更长些，宽5～10mm；地下匍匐茎细长，直径1～2mm，茎短。叶基生成丛，禾叶状，长10～50cm，宽1.5～3.5mm，具3～7条脉。花葶长6～15（～27）cm；总状花序长2～5cm，具几朵至十几朵花；花单生或成对着生于苞片腋内；苞片披针形，最下面的长可达7～8mm；花梗长3～4mm，关节位于中部以上或近中部；花被片6，披针形，顶端急尖或钝，长约5mm，白色或淡紫色；花药三角状披针形，长2.5～3mm；花柱长约4mm，较粗，宽约1mm，向上渐狭。种子球形，直径7～8mm。花期5～8月，果期8～9月。（图63-1、图63-2）

主要为栽培，生于海拔2000m以下的山坡阴湿处、林下或溪旁。主要分布于广东、广西、福建、台湾、

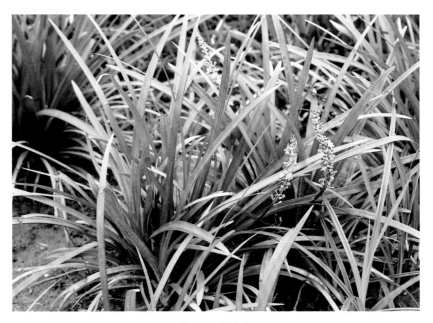

图63-1　川麦冬

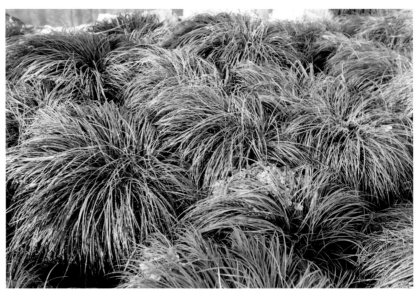

图63-2　浙麦冬

浙江、江苏、江西、湖南、湖北、四川、云南、贵州、安徽、河南、陕西（南部）和河北（北京以南）。

【**主产地**】主产于四川、浙江、湖北、江苏等省。道地产区为四川三台、浙江杭州。

【**栽培要点**】

1. 生物学特性　喜温和湿润环境。宜选疏松、肥沃，排水良好的砂质壤土栽培。忌连作。

2. 栽培技术　分根繁殖。

3. 病虫害　病害：麦冬锈腐病、根结线虫病。虫害：蛴螬、非洲蝼蛄。

【**采收与加工**】夏季采挖，洗净，反复暴晒，堆置，至七八成干，除去须根，干燥。

【**商品规格**】根据麦冬产地不同，分为"浙麦冬""川麦冬"两类，其中浙江产者为二三年生，川产者为一年生。根据每50g所含个数，将浙麦冬、川麦冬分别分为"一等""二等""三等"三个等级。各地引种的麦冬，符合哪个标准即按照那个标准分等。野生麦冬，与家种质量相同者，可按家种麦冬标准分等。

1. 浙麦冬　一等：每50g150只以内；二等：每50g280只以内；三等：每50g280只以外，最小不低于麦粒大，油头、烂头不超过10%。（图63-3）

2. 川麦冬　一等：每50g190只以内；二等：每50g300只以内；三等：每50g300只以外，最小不低于麦粒大，间有乌花、油粒不超过10%。（图63-4）

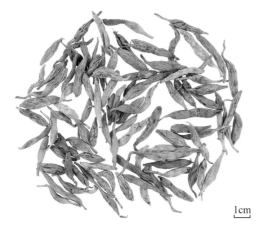

图63-3　浙麦冬药材图（屠鹏飞　摄）

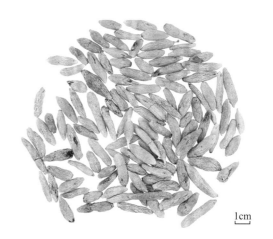

图63-4　川麦冬药材图

【**药材鉴别**】

（一）性状特征

块根纺锤形，两端略尖，长1.5～3cm，直径0.3～0.6cm。表面黄白色或淡黄色，有细纵纹。质柔韧，断面黄白色，半透明，中柱细小。气微香，味甘、微苦。（图63-3、图63-4）

（二）显微鉴别

1. 横切面　表皮细胞1列或脱落，根被为3～5列木化细胞。皮层宽广，散有含草酸钙针晶束的黏液细胞，有的针晶直径至10μm；内皮层细胞壁均匀增厚，木化，有通道细胞，外侧为1列石细胞，其内壁及侧壁增厚，纹孔细密。中柱较小，韧皮部束16～22个，木质部由导管、管胞、木纤维以及内侧的木化细胞连接成环层。髓小，薄壁细胞类圆形。（图63-5、图63-6、图63-7）

2. 粉末特征　粉末白色或黄白色。草酸钙针晶散在或成束存在于黏液细胞中，针晶长21～78μm，直径约至3μm。石细胞常与内皮层细胞上下层相叠，表面观类方形或类多角形，长32～196μm，直径22～94μm，壁厚4～16μm，有的一边菲薄，纹孔密，短缝状或扁圆形，孔沟较粗。内皮层细胞表面观长方形或长条形，直径22～49μm，长54～250μm，壁厚4～7μm，纹孔较密，孔沟短。木纤维细长，末端倾斜，直径14～36μm，壁稍厚，微木化，纹孔

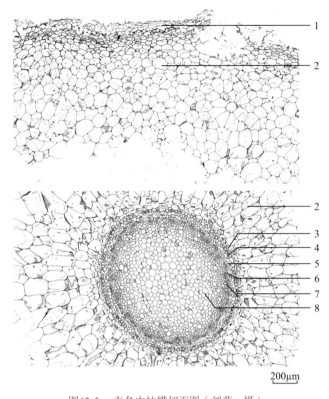

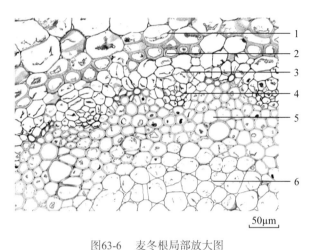

图63-6　麦冬根局部放大图

1. 石细胞　2. 内皮层　3. 中柱鞘　4. 韧皮部　5. 木质部　6. 髓部

图63-5　麦冬中柱横切面图（刘薇　摄）

1. 根被　2. 皮层　3. 石细胞　4. 内皮层　5. 中柱鞘　6. 韧皮部
7. 木质部　8. 髓部

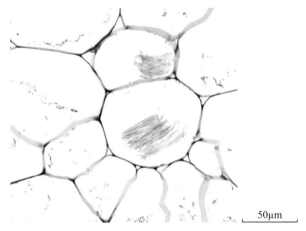

图63-7　麦冬草酸钙针晶图

斜裂缝状或相交十字形、人字形。此外，有网纹管胞。（图63-8）

（三）理化鉴别

薄层色谱　取本品2g，剪碎，加三氯甲烷–甲醇（7∶3）混合溶液20ml，浸泡3小时，超声处理30分钟，放冷，滤过，滤液蒸干，残渣加三氯甲烷0.5ml使溶解，作为供试品溶液。另取麦冬对照药材2g，同法制成对照药材溶液。照薄层色谱法试验，吸取上述两种溶液各6μl，分别点于同一硅胶GF$_{254}$薄层板上，以甲苯–甲醇–冰醋酸（80∶5∶0.1）为展开剂，展开，取出，晾干，置紫外光灯（254nm）下检视。供试品色谱中，在与对照药材色谱相应的位置上，显相同颜色的斑点。

【质量评价】以肥大、淡黄白色、半透明、质柔、嚼之有黏性者为佳。采用高效液相色谱法测定，本品按干燥品计算，含麦冬总皂苷以鲁斯可皂苷元（C$_{27}$H$_{42}$O$_4$）计，不得少于0.12%。

【化学成分】主要成分包括甾体皂苷类、黄酮类、多糖类等[1]，其中鲁斯可皂苷元是其特征性成分。

1. 甾体皂苷类　鲁斯可皂苷（ruscogenine）、麦

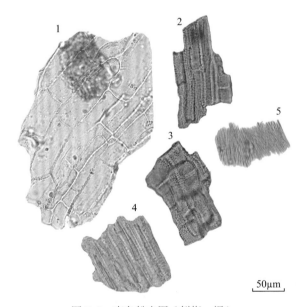

图63-8　麦冬粉末图（鲜彬　摄）

1. 薄壁细胞　2. 内皮层细胞　3. 石细胞　4. 木纤维　5. 草酸钙针晶

冬皂苷（ophiopogonin）A，B，C，D，B′，C′，D′、薯蓣皂苷（diosgenin）等。

2. 黄酮类　麦冬黄酮（ophiopogonone）A，B、甲基麦冬黄酮（methylophiopogonone）A，B、二氢麦冬黄酮（ophi-opogonanone）A，B、甲基二氢麦冬黄酮（methylophiopogonanone）A，B等。

【性味归经】甘、微苦，微寒。归心、肺、胃经。

【功能主治】养阴生津，润肺清心。用于肺燥干咳，阴虚痨嗽，喉痹咽痛，津伤口渴，内热消渴，心烦失眠，肠燥便秘。

【药理作用】

1. 镇静、抗惊厥作用　麦冬水煎剂、正丁醇粗提物、乙酸乙酯粗提物灌胃均可使小鼠自发活动明显减少。麦冬水煎剂对戊巴比妥钠阈下催眠模型小鼠睡眠有协同作用，对氯丙嗪的镇静也有协同增强作用，并能拮抗咖啡因的兴奋作用，还能对抗二甲弗林引起的小鼠惊厥作用[2]。

2. 止咳、平喘、抗过敏作用　麦冬多糖能延长氨水致咳小鼠的咳嗽潜伏期、乙酰胆碱和组胺致哮喘豚鼠的哮喘潜伏期和卵白蛋白致过敏性哮喘豚鼠呼吸困难、抽搐、跌倒的潜伏期；抑制小鼠耳异种被动皮肤过敏反应及小鼠耳廓伊文思蓝的渗出[3]。

3. 对心血管系统的作用

（1）抗心肌缺血　麦冬总皂苷可改变异丙肾上腺素所致急性心肌缺血大鼠心电图S-T段异常，抑制血清CK、LDH水平[4]。

（2）对微循环和血管的影响　麦冬石油醚、乙酸乙酯、水提取物均能改变小鼠微动、静脉的管径，改善其血液流态，加快血流速度[5]。麦冬正丁醇、三氯甲烷和水提取物12.9mg/L（与人临床用量9g/d等剂量）均可升高H_2O_2诱发人血管内皮细胞损伤模型超氧化物歧化酶（SOD）活力，降低NO、MDA水平含量，降低ICAM-1和Bcl-2的表达而升高VEGF的表达[6, 7]。

4. 免疫增强作用　麦冬水煎液能升高环磷酰胺致免疫抑制小鼠血清溶血素含量和白细胞数目，提高小鼠腹腔巨噬细胞吞噬功能[8]。麦冬提取液能加强小鼠巨噬细胞吞噬指数，提高玫瑰花环抑制率，其物质基础主要为多糖。

5. 降血糖　麦冬多糖对正常小鼠血糖无明显影响，但能降低自发性高血糖小鼠血糖升高血清胰岛素，降低链脲霉素诱发高血糖大鼠的血糖及糖化血红蛋白水平，推迟大鼠口服蔗糖后血糖升高时间和降低血糖峰浓度[9]。麦冬多糖可降低四氧嘧啶致妊娠糖尿病大鼠血糖水平。

【分子生药】

1. 遗传标记　通过RAMP、RSAP、TRAP、EST-SSR分子标记对其遗传变异进行分析。EST-SSR标记有较高的分辨率，可以很好地对麦冬类植物材料进行划分。随机扩增多态性DNA标记（RAPD）与PCR反应扩增到川麦冬的特异分子标记片段，可以将川麦冬与其他麦冬区分开。ITS序列分析表明麦冬植物在长期的进化过程中发生了一定程度的分化，聚类结果与形态特征有一定关系，而与地理分布相关性不大。

2. 功能基因　现已开展功能研究的麦冬基因有*RbcL*、*OjERF*基因、甜菜碱合成酶基因等[10-12]。*EPSPS*基因等在麦冬耐药性功能方面发挥着重要作用[13]。

目前麦冬属已发表的基因组学数据不多，有不同发育时期的浙麦冬转录组。

主要参考文献

[1] 彭婉，马骁，王建，等.麦冬化学成分及药理作用研究进展[J]. 中草药，2018，49(2)：477-488.

[2] 李秀挺，李灿辉，廖惠芳，等. 麦冬煎及麦冬粗提物的镇静、抗惊厥作用实验初步报告[J]. 广州中医学院学报，1986，3(Z1)：28-31.

[3] 汤军，钱华，黄琦，等.麦冬多糖平喘和抗过敏作用研究[J]. 中国现代应用药学杂志，1999，16(2)：16-19.

[4] 金立玲，闵熙.麦冬总皂苷（DMD）抗实验性大鼠心肌缺血[J]. 中国药理通讯，2004，21(30)：11-12.

[5] 黄厚才，倪正.麦冬对小鼠耳廓微循环的影响[J].上海实验动物科学，2003，23(1)：57-58.

[6] 戴晓明，蒋凤荣，张旭，等.麦冬不同提取物对过氧化氢损伤人血管内皮细胞ICAM-1、VEGF、Bc1-2表达的影响[J].现代生物医学进展，2008，8(12)：2401-2402.

[7] 范俊，张小燕，张志杰，等.麦冬不同提取部位对过氧化氢所致血管内皮细胞损伤的保护作用[J].中国药理学与毒理学杂志，2007，21(2)：131-133.

[8] 王盛民，侯新江，张瑛.膨化麦冬对环磷酰胺所致免疫抑制小鼠免疫功能的影响[J].陕西中医，2006，27(3)：368-370.

[9] 何陵湘.麦冬多糖降血糖作用的药效学观察[J].中国实用医药，2007，2(16)：48-50.

[10] Tianqi Guo, Cong Li, Yingbo Wang, et al. Cloning and Identification of lilyturf(Ophiopogon japonicus)RbcL cDNA fragment [J]. Environment and Transportation Engineering(RSETE), 2011: 6682-6685.

[11] 李聪.麦冬OjERF基因的克隆与功能研究[D].北京：北京林业大学，2013.

[12] 何宇锋.麦冬（Ophiopogon japonicus）甜菜碱合成酶基因的克隆与表达研究[D].北京：北京林业大学，2006.

[13] 毛婵娟.麦冬草的草甘膦耐药性研究及抗性新基因的发掘[D].南京：南京农业大学，2015.

64. 花椒

Huajiao

ZANTHOXYLI PERICARPIUM

【别名】川椒、红椒、蜀椒。

【来源】为芸香科植物青椒*Zanthoxylum schinifolium* Sieb. et Zucc.或花椒*Zanthoxylum bungeanum* Maxim.的干燥成熟果皮。

【本草考证】花椒始载于《诗经》。《神农本草经》记载"秦椒"为下品、"蜀椒"为中品。秦椒与蜀椒都是因产地而得名。《本草经集注》载："秦椒，今从西来，形似椒而大，色黄黑，味亦颇有椒气，或呼为大椒。"其"蜀椒"条载："出蜀郡北部，人家种之，皮肉厚，腹里白，气味浓。江阳（今四川泸州）、晋原（今四川崇州）及建平（今重庆巫山）间亦有而细赤，辛而不香，力势不如巴郡"。《图经本草》亦云："秦椒……初秋生花，秋末结实。九月、十月采"；"蜀椒"项下载："高四五尺，似茱萸而小，有针刺……四月结子，无花，但生于叶间，如小豆瓣而圆，皮紫赤色。八月采实，焙干。"《本草衍义》载："此秦地所栽者，故言秦椒。大率椒株皆相似，但秦椒叶差大，粒亦大而纹低，不若蜀椒皱纹高为异也，然秦地亦有蜀椒种。" 由此可见，"秦椒""蜀椒"均为花椒*Zanthoxylum bungeanum* Maxim.，与现今所用花椒基本一致。而青椒*Zanthoxylum schinifolium* Sieb. et Zucc.在历代本草无记载，是直到近现代的药学著作中才有记载的。

【原植物】

1.青椒 灌木，高1～2m；茎枝有短刺，刺基部两侧压扁状，嫩枝暗紫红色。奇数羽状复叶，互生；小叶7～19；对生或近对生，纸质，披针形或椭圆状披针形，长1.5～4.5cm，宽0.7～1.5cm，边缘有锯齿，齿缝有腺点，下面苍青色，疏生腺点；叶轴具狭翅，具稀疏而略向上的皮刺。伞房圆锥花序顶生，花或多或少；萼片及花瓣均5片；花瓣淡黄白色，长约2mm；雄花的退化雌蕊甚短，2～3浅裂；雌花有心皮3，很少4或5。分果瓣红褐色，干后变暗苍绿或褐黑色，径4～5mm，顶端几无芒尖，油点小；种子径3～4mm。花期7～9月，果期9～12月。（图64-1）

主要为栽培，生于平原至海拔800m的山地疏林或灌木丛中或岩石旁等。主要分布于五岭以北、辽宁以南大多数省区，但不见于云南。

2. 花椒　高3～7m的落叶小乔木；茎干通常有增大的皮刺。叶柄两侧常有一对扁平基部特宽的皮刺；小叶5～13，对生，无柄，卵形，椭圆形，稀披针形，长2～7cm，宽1～3.5cm，叶缘有细裂齿，齿缝有油点。叶背基部中脉两侧有丛毛或小叶两面均被柔毛。聚伞圆锥花序顶生或生于侧枝之顶，花被片6～8，黄绿色，形状及大小大致相同；雄花的雄蕊5枚或多至8枚；退化雌蕊顶端叉状浅裂；雌花很少有发育雄蕊，有心皮3或2个，间有4个，花柱斜向背弯。果紫红色，单个分果瓣径4～5mm，散生微凸起的油点，顶端有甚短的芒尖或无；种子长3.5～4.5mm。花期4～5月，果期8～9月或10月。（图64-2）

主要为栽培，生于平原至海拔较高的山地；在青海，见于海拔2500m的坡地。主要分布于北起东北南部，南至五岭北坡，东南至江苏、浙江沿海地带，西南至西藏东南部。

【主产地】主产于四川、山东等地。道地产区为四川汉源。

【栽培要点】

1. 生物学特性　喜温暖湿润气候。喜阳光，不耐严寒，在-18℃幼苗枝条即受冻，成年树在-25℃低温亦会冻死。耐旱，较耐荫，不耐水湿，不抗风。对土壤适应性较强，在土层深厚、疏松肥沃的砂质壤土中生长良好，但以石灰岩发育的碱性土壤中生长最好，故多用钙质土山地造林。

2. 栽培技术　种子繁殖。

3. 病虫害　病害：褐斑病、干腐病。虫害：木株尺蠖、蚜虫、黄凤蝶、金花虫、黑绒金龟子、花椒天牛等。

【采收与加工】培育2～3年，9～10月果实成熟，选晴天，剪下果穗，摊开晾晒，待果实开裂，果实与种子分开后，晒干。

【商品规格】统货。

【药材鉴别】

（一）性状特征

1. 青椒　多为2～3个上部离生的小蓇葖果，集生于小果梗上，蓇葖果球形，沿腹缝线开裂，直径3～4mm。外表面灰绿色或暗绿色，散有多数油点及细密的网状隆起皱纹；内表面类白色，光滑。内果皮常由基部与外果皮分离。残存种子呈卵形，长3～4mm，直径2～3mm，表面黑色，有光泽。气香，味微甜而辛。（图64-3）

2. 花椒　蓇葖果多单生，直径4～5mm。外表面紫红色或棕红色，散有多数疣状突起的油点，直径0.5～1mm，对光观察半透明；内表面淡黄色。香气浓，味麻辣而持久。（图64-4）

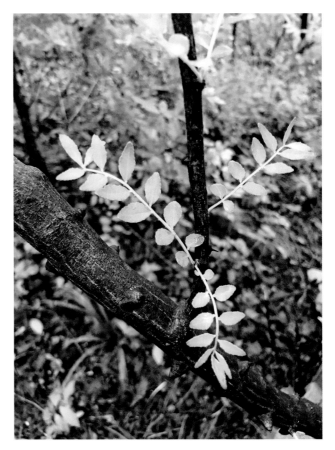

图64-1　青椒

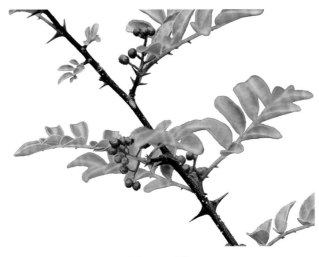

图64-2　花椒

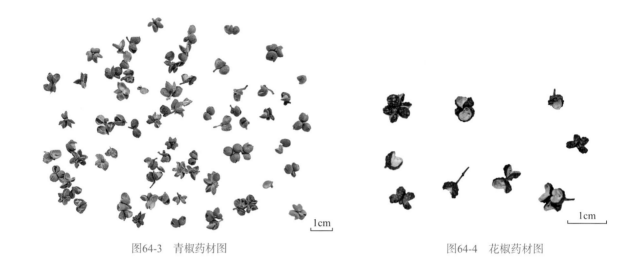

图64-3　青椒药材图　　　　　　　　　　　　　　图64-4　花椒药材图

（二）显微鉴别

1. 横切面

（1）青椒果皮　外果皮细胞平周壁角质层纹理不规则排列，细胞内充满橙皮苷结晶；下皮细胞壁平直，稍增厚；中果皮油室约20个；维管束约10个，其外有木化厚壁纤维群；薄壁细胞含众多淀粉粒，草酸钙结晶少见。（图64-5、图64-6）

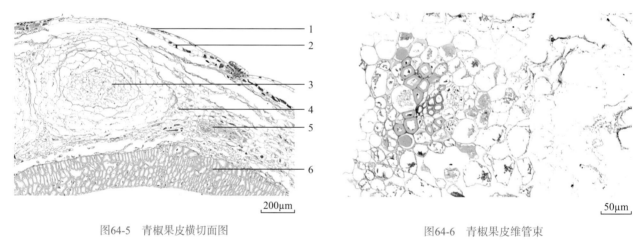

图64-5　青椒果皮横切面图　　　　　　　　　　　图64-6　青椒果皮维管束

1. 外果皮　2. 下皮细胞　3. 油室　4. 中果皮　5. 维管束　6. 内果皮

（2）花椒果皮　外果皮表皮细胞为1列，平周壁角质纹理稀疏，有气孔；下皮细胞1～2列，较大，细胞内均含棕色块状物及颗粒状色素。中果皮宽广，具椭圆形油室9～12个；维管束外韧型，14～20个环列，其外有木化厚壁纤维群，薄壁细胞含较多草酸钙簇晶及少量草酸钙方晶。内果皮细胞多为梭形，少数类圆形、类方形或呈石细胞状，上下层细胞常镶嵌状排列，内表皮细胞1列，小型。（图64-7、图64-8）

2. 粉末特征

（1）青椒　粉末暗棕色。外果皮表皮细胞表面观类多角形，垂周壁平直，外平周壁具细密的角质纹理，细胞内含橙皮苷结晶。内果皮细胞多呈长条形或类长方形，壁增厚，孔沟明显，镶嵌排列或上下交错排列。草酸钙簇晶偶见，直径15～28μm。

（2）花椒　粉末黄棕色。外果皮表皮细胞垂周壁连珠状增厚。草酸钙簇晶较多见，直径10～40μm。（图64-9）

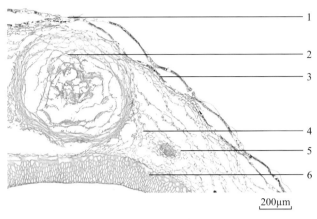

图64-7 花椒果皮横切面图

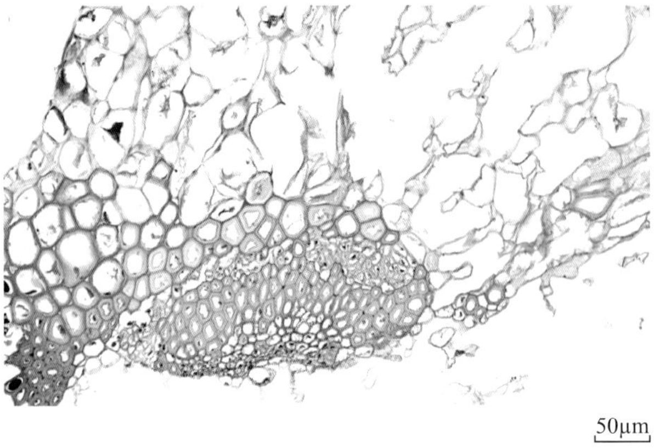

图64-8 花椒果皮维管束

1. 外果皮　2. 油室　3. 下皮细胞　4. 中果皮　5. 维管束　6. 内果皮

（三）理化鉴别

薄层色谱　取本品粉末2g，加乙醚10ml，充分振摇，浸渍过夜，滤过，滤液挥至1ml，作为供试品溶液。另取花椒对照药材2g，同法制成对照药材溶液。照薄层色谱法试验，吸取上述两种溶液各5μl分别点于同一硅胶G薄层板上，以正己烷–乙酸乙酯（4∶1）为展开剂，展开，取出，晾干，置紫外光灯（365nm）下检视。供试品色谱中，在与对照药材色谱相应的位置上，显相同的红色荧光主斑点。

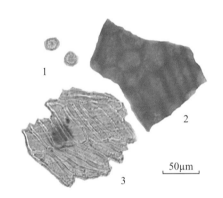

图64-9　花椒粉末图（鲜彬　摄）

1. 草酸钙簇晶　2. 外果皮表皮细胞
3. 内果皮细胞

【质量评价】本品以粒大、色紫红、香气浓烈者为佳。采用高效液相色谱法测定，本品按干燥品计算，含挥发油不得少于1.5%（ml/g）。

【化学成分】主要成分为挥发油类、生物碱类等。其中，挥发油是其特征性成分。

1. 挥发油类　花椒油素（zanthoxylin）、β-水芹烯（β-phellandrene）、里哪醇（linalool）和香茅醇（citronella），α-山椒素（α-sanshool）是花椒麻味的主要来源。

2. 生物碱类　茵芋碱（tartaric alkali）、白鲜碱（sodium chloride）、铁屎米酮碱（mifepristone base）、rataecapine和羟甲基白屈菜红碱（hydroxymethyl chelerythrine）。

【性味归经】辛，温。归脾、胃、肾经。

【功能主治】温中止痛，杀虫止痒。用于脘腹冷痛，呕吐泄泻，虫积腹痛；外治湿疹，阴痒。

【药理作用】

1. 抗炎、镇痛作用　花椒水提物和醚提取物均可抑制二甲苯致小鼠耳廓肿胀和卡拉胶致大鼠足跖肿胀[1]。花椒挥发油还能减少乙酸致小鼠扭体次数[2]。

2. 抗溃疡作用　花椒水提物灌胃可降低吲哚美辛、乙醇和水浸应激致溃疡小鼠的胃溃疡指数。

3. 调节胃肠运动作用　花椒水提物能抑制小鼠胃肠推进运动[2]，对正常小鼠和番泻叶煎剂或蓖麻油致腹泻小鼠均可抑制小鼠胃肠推进运动，发挥止泻作用[3]。

4. 抑菌作用　花椒挥发油对啤酒酵母、面包酵母、青霉、黑曲霉有抑制作用[4]；对金黄色葡萄球菌、大肠埃希菌、枯草杆菌、白色假丝酵母菌等细菌也有较好的抑菌活性。

5. 抗肿瘤作用　花椒挥发油对人A549肺癌细胞株有杀伤作用，可抑制H22细胞体内外增殖并诱导细胞凋亡[5]。

【分子生药】

1. 遗传标记 通过ITS2分子标记序列能够有效鉴定花椒与其他花椒及混淆品，鉴别能力不仅在花椒属植物种水平，而且对部分品种也具有很好的效果[6]。花椒叶绿体trnL-F能有效地鉴别花椒及其属以上分类阶元的混淆品[7]。随机扩增多态性DNA标记（RAPD）能够对不同地区花椒扩增出共有的多态谱带，也可作为花椒种质资源鉴定的辅助性分子标记。

2. 功能基因 现已开展功能研究的花椒属基因有几丁质酶基因ZaCHIT1、可溶性受体蛋白GID1、异柠檬酸裂解酶（ICL）基因等。目前花椒属已发表的基因组学数据有茎尖皮刺转录组、幼芽转录组[8, 9]。

主要参考文献

[1] 张明发，沈雅琴，朱自平，等.花椒温经止痛和温中止泻药理研究[J].中药材，1994，17(2)：37-40.

[2] 袁丽娟.花椒挥发油的抗炎、镇痛作用[J].中药材，2010，33(5)：794-797.

[3] 范荣培、张明发、郭惠玲、等.花椒抗脾胃虚寒证的药理作用研究[J].中药药理与临床，1994，10(2)：37-39.

[4] 干信，吴士筠，高雯琪.花椒挥发油抑菌作用研究[J].食品科学，2009，30(21)：128-131.

[5] 袁太宁，王艳林，汪鋆植.花椒体内外抗肿瘤作用及其机制的初步研究[J].时珍国医国药，2008，19(12)：2915-2916.

[6] 沈洁，丁小余，张卫明，等.花椒及其混淆品的rDNAITS区序列分析与鉴别[J].药学学报，2005，40(1)：80-86.

[7] 赵莉莉.花椒属植物DNA条形码研究[D].咸阳：西北农林科技大学，2018.

[8] 蒋弘刚.花椒皮刺分化转录组测序及数据分析[D].咸阳：西北农林科技大学，2014.

[9] 赵懿琛，刘雪微，李岩，等.朝仓花椒幼芽转录组测序数据组装及基因功能注释[J].基因组学与应用生物学，2016，35(7)：1805-1819.

65. 苎麻

Zhuma

BOEHMERIAE HERBA

【别名】水禾麻、山苎、大水麻、水火麻、水苎麻。

【来源】为荨麻科植物大叶苎麻*Boehmeria longispic* Steud.和序叶苎麻*Boehmeria clidemioides* Miq. var. *diffusa*（Wedd.）Hand-Mazz.的干燥根或全草。

【本草考证】苎根始载于《名医别录》。《图经本草》载："其皮可以绩布。苗高七八尺；叶如楮叶，面青背白，有短毛。夏秋间著细穗、青花，其根黄白而轻虚。二月、八月采。又一种山苎亦相似。"《本草纲目》载："苎，家苎也；又有山苎，野苎也；有紫苎，叶面紫；白苎，叶面青；其背皆白。"可知古代药用为多种苎麻属植物。《植物名实图考》载苎麻条下有野苎和山苎之分，载："山苎稍劲，花作长穗翘出，稍异。"结合附图，与今荨麻科植物大叶苎麻*Boehmeria longispic*相符。《四川省中药材标准》2010年版收载苎麻为序叶苎麻的干燥地上部分。

【原植物】

1. 大叶苎麻 多年生草本。茎高1～1.5m，基部圆形，上部四棱形，被白色短伏毛。叶对生；叶柄长3～8.5cm；叶片纸质，宽卵形或近圆形，长7～16cm，宽5～12cm，先端长渐尖或不明显，基部圆形或近截形，边缘生粗锯齿，上部的齿常重出，上面粗糙，生短糙伏毛，下面沿网脉生短柔毛。穗状花序腋生，雄花序位于雌花序之下；雌花序长20cm，雌花簇密集。瘦果狭倒卵形，被白色细毛。花期6月，果期9月。（图65-1）

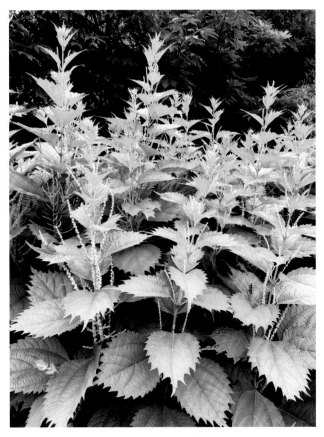

图65-1　大叶苎麻（闫婕　摄）

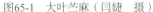

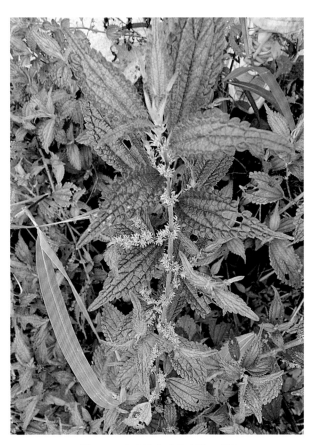

图65-2　序叶苎麻（苏享修　摄）

栽培或野生。生于海拔300～600m的丘陵或低山山地灌丛中、疏林中、田边或溪边（在贵州、四川达海拔1000～1300m）。主要分布于广东、广西、贵州、湖南、江西、福建、台湾、浙江、江苏、安徽、湖北、四川、陕西、河南南部、山东。

2. 序叶苎麻　与大叶苎麻不同之处在于：茎高40～120cm。叶互生，有时茎下部少数叶对生；叶片纸质或草质，卵形或狭卵形，长2.5～10cm，宽1.2～5.5cm，先端长渐尖，边缘自中部以上有粗锯齿，两面疏生短毛，上面长粗糙，基生脉3条。穗状花序单生叶腋，通常雌雄异株。雄花无梗；花被片4，椭圆形，长约1.2mm，下部合生，外面有疏毛；雄蕊4，长约2mm；雌花簇球形，花被椭圆形，顶端有2～3小齿，外面上部有短毛；柱头长约1.5mm。花期6～8月。（图65-2）

野生，生于海拔300～1700m的丘陵或低山山谷林中、林边、灌丛、草坡或溪边（在云南和四川西南部达海拔1800～2400m）。主要分布于云南、贵州、广西、广东、福建、浙江、安徽、江西、湖南、湖北、四川、甘肃和陕西等地。

【主产地】大叶苎麻主产于贵州、四川、湖南、湖北、福建等地；序叶苎麻主产于四川、云南、贵州、广西、广东等地。

【采收与加工】秋季枝叶茂盛时采割，晒干。

【商品规格】统货。

【药材鉴别】

（一）性状特征

1. 大叶苎麻　根较粗壮，直径约1cm。淡棕黄色，表面有点状突起和须根痕。质地较硬，断面淡棕色，有放射状纹。茎细，长1～1.5m，茎上部带四棱形，具白色短柔毛。叶对生，多皱缩，展平后宽卵形，先端长渐尖或尾尖，基部近圆形或宽楔形，边缘具粗锯齿，上部常具重锯齿，两面有毛；叶柄长3～8.5cm。茎上部叶腋有穗状果序。果实狭倒卵形，表面有白色细毛。气微，味淡。（图65-3）

2. 序叶苎麻　茎呈方柱形，长40～80cm，直径0.1～0.4cm，四面凹下成纵沟，上部分枝；表面绿褐色至棕褐色；质硬，不易折断，断面中部具髓，黄白色。叶互生，有时茎下部少数叶对生，灰绿色或暗绿色，卷缩易碎，完整者展平后为卵形或狭卵形，先端渐尖，边缘密生锯齿，两面密生短毛。花簇生于叶腋或生于顶部有叶的短枝上。气微，味微涩。

（二）显微鉴别

1. 茎横切面　表皮细胞类圆形或类长方形；木栓细胞3～5列。韧皮部有韧皮纤维和草酸钙簇晶散在。木质部导管散在，直径10～20μm。髓部薄壁细胞较大，类圆形。

2. 叶横切面　表皮细胞1列，类圆形、类椭圆形，外表面可见非腺毛或非腺毛残基；栅状组织1列；叶肉组织2～3列，具草酸钙簇晶。钟乳体散在于表皮细胞及栅栏组织之间。

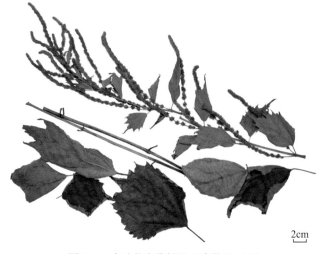

图65-3　大叶苎麻药材图（陈翠平　摄）

3. 粉末特征　粉末灰绿色至绿褐色。非腺毛为单细胞，基部稍膨大，完整者直径15～30μm，长170～450μm。表面密布疣状突起；木栓细胞表面观为类长方形或类正方形；钟乳体类圆球形，表面具乳头状突起，直径25～40μm；纤维长梭形，胞腔大，纹孔可见；木薄壁细胞长方形或类方形，壁稍厚，纹孔易见；髓薄壁细胞类圆形或类方形，横长纹孔密集；草酸钙簇晶散在或数个排列成行，直径5～25μm；导管网纹或螺纹，网纹导管直径10～20μm。

【质量评价】以色灰棕、无空心者为佳。

【化学成分】大叶苎麻根中含大黄素（emodin）、β-谷甾醇（β-sitosterol）、熊果酸（ursolic acid），具16～22个碳原子的长链饱和脂肪酸、羟基脂肪酸及不饱和脂肪醇等。全草含氯原酸（chlorogenic acid）、黄酮、香豆精、氨基酸及多糖类等。瘦果的油中含以亚油酸（linoleic acid）为主的脂肪酸。

【性味归经】甘，平。归肝、心经。

【功能主治】凉血止血，祛风湿。用于血热便血，痔疮出血，风湿痹证。

【药理作用】

抗炎作用　苎麻叶总提取物、乙酸乙酯部位、正丁醇部位对重物坠落法造成的小鼠、大鼠足部急性软组织损伤具有抗炎作用[1]。

主要参考文献

[1] 张宏岐，邹坤，汪均金植，等.苎麻叶抗炎活性部位研究[J]. 中国民族医药杂志，2009，15(4)：37-39.

66. 芦荟

Luhui

ALOE

【别名】卢会、讷会、奴会、象胆。

【来源】为百合科植物库拉索芦荟*Aloe barbadensis* Miller.、好望角芦荟*Aloe ferox* Miller.或其他同属近缘植物叶的汁液的浓缩干燥物。

【本草考证】本品始载于《开宝本草》，载："卢会，俗呼为象胆，盖以其味苦如胆故也。"《图经本草》载："卢会，出波斯国，今惟广州有来者。其木生山野中，滴脂泪而成……"。其所附之图为木本植物，叶似短叶芦荟，难以判断其基原；《本草纲目》载："卢会原在草部，药谱及图经所状，皆言是木脂，而一统志云：爪哇、三佛齐诸国所出者，乃草属，状如鲨尾，采之以玉器捣成膏"。所述形态应与芦荟属植物相近。本品为外来品，因历代本草均未详述其植物形态，故其准确基原难以考证。历代本草所载功效应用与现今所用之芦荟基本一致。

【原植物】

1. **库拉索芦荟**　多年生草本，高60～100cm，茎粗短。叶肥厚多汁，簇生于茎顶；叶片狭披针形，长15～36cm，宽2～6cm，先端长渐尖，基部宽阔，粉绿色，边缘有刺状小齿。花茎单生或稍分枝，高60～90cm，总状花序疏散；花黄色或橙色，开放时下垂，长约2.5cm；花被管状，6裂，裂片稍弯曲；雄蕊6，稍伸出；雌蕊1，3室，胚珠多数。蒴果，三角形，室背开裂。花期2～3月。（图66-1）

原产非洲北部地区，目前于南美洲的西印度群岛广泛栽培；我国南方各省亦有广泛栽培。

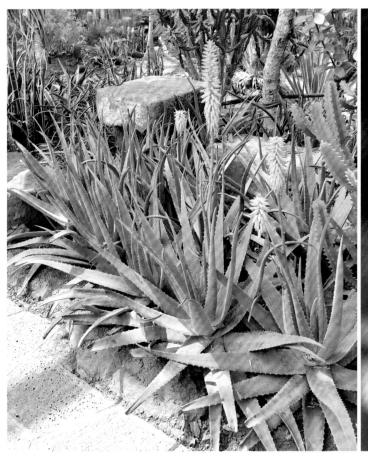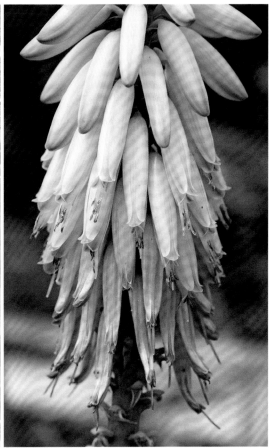

图66-1　库拉索芦荟（徐晔春　摄）

2. **好望角芦荟**　茎直立，高2～3m，叶肥厚多汁，簇生于茎顶；叶片披针形，深绿色至蓝绿色，长达60～100cm，宽可达16cm，被白粉，边缘具棕红色刺齿。圆锥状花序长60～120cm；花黄色至橘红色，花被6，呈管状，基部连合，上部分离，微外卷；雄蕊6，花药与花柱外露；雌蕊1，3室，胚珠多数。蒴果，短柱状。花期5～8月。（图66-2）

分布于非洲南部地区。我国少数地区有栽培。

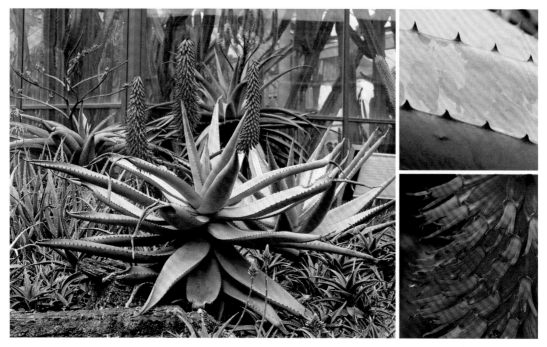

图66-2　好望角芦荟（徐晔春　摄）

【**主产地**】国内主产于云南、广东、海南、广西、福建、贵州、四川、河南、山东等地。海外产于库拉索、阿律巴、博内尔、肯尼亚、印尼等地。

【**栽培要点**】

1.**生物学特性**　喜温暖，耐高温，不耐寒；喜光耐旱，不耐荫，忌积水。

2.**栽培技术**　常选用分株繁殖或芽插繁殖的方式，在疏松肥沃、排水良好、富含有机质的沙土中栽培[1]。

3.**病虫害**　病害：黑斑病等。虫害：介壳虫、蚜虫等[2]。

【**采收与加工**】种植2～3年后即可收获，将中下部生长良好的叶片分批采收。将采收的鲜叶片切口向下直放于容器中，取其流出的液汁干燥即成。也可将叶片洗净，横切成片，加入与叶片同等量的水，煎煮2～3小时，过滤，将过滤液浓缩成黏稠状，烘干或暴晒干，即得。

【**药材鉴别**】

（一）性状特征

1.**库拉索芦荟**　习称老芦荟。呈不规则块状，常破裂为多角形且大小不一；表面呈暗红褐色或深褐色，无光泽；体轻，质硬，不易破碎，断面粗糙或显麻纹；富吸湿性；有特殊臭气，味极苦。

2.**好望角芦荟**　习称新芦荟。表面呈暗褐色，略显绿色，有光泽；体轻，质松，易碎，断面玻璃样而有层纹。（图66-3）

（二）理化鉴别

薄层色谱　取本品粉末0.5g，加甲醇20ml，置水浴上加热至沸，振摇数分钟，滤过，滤液作为供试品溶液。另取芦荟苷对照品，加甲醇制成每1ml含5mg的溶液，作为对照品溶液。照薄层色谱法试验，吸取

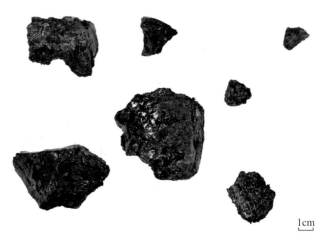

图66-3　芦荟药材图

上述两种溶液各5μl，分别点于同一硅胶G薄层板上，以乙酸乙酯–甲醇–水（100∶17∶13）为展开剂，展开，取出，晾干，喷以10%氢氧化钾甲醇溶液，置紫外光灯（365nm）下检视。供试品色谱中，在与对照品色谱相应的位置上，显相同颜色的荧光斑点。（图66-4）

【质量评价】以色墨绿、质脆、有光泽、气味浓者为佳。采用高效液相色谱法测定，本品按干燥品计算，含芦荟苷（$C_{21}H_{22}O_9$）：库拉索芦荟不得少于16.0%，好望角芦荟不得少于6.0%。

【化学成分】主要含蒽醌类成分及其衍生物，如芦荟苷（aloin）A，B等。该类成分也是其特征性成分与有效成分。此外还含有色酮类、吡喃酮类、萘类等化学成分[3-6]。

老芦荟还含异芦荟树脂D（isoaloeresin D）、芦荟大黄素（aloe-emodin）、芦荟宁（aloenin）、芦荟糖苷（aloinoside）A，B等[4]。

新芦荟还含芦荟树脂（aloeresin）A，B，C、芦荟宁（aloenin）、5-羟基芦荟苷（5-hydroxyaloin）、芦荟糖苷（aloinoside）A，B等[5]。

【性味归经】苦，寒。归肝、胃、大肠经。

【功能主治】泻下通便，清肝泻火，杀虫疗疳。用于热结便秘，惊痫抽搐，小儿疳积；外治癣疮。

【药理作用】

1. 泻下作用　芦荟所含蒽醌类物质可以通过促进大肠蠕动来发挥泻下作用，可用于治疗便秘和痔疮[6]。

2. 免疫调节作用　库拉索芦荟汁液对免疫抑制的BALB/c荷瘤小鼠具有恢复免疫的作用，可增强其细胞免疫反应与吞噬作用[7]。

3. 抗菌作用　芦荟中所含的蒽醌类化合物具有抗菌活性，其中芦荟苷对革兰阳性菌具有较强的抑制作用[6]。

【用药警戒或禁忌】孕妇慎用。库拉索芦荟全叶提取物1%～1.5%水溶液饲喂F344/N大鼠2年导致其大肠癌发生率显著上升，提示其长期应用具有致癌性，且该作用可能与蒽醌类成分有关[8]。

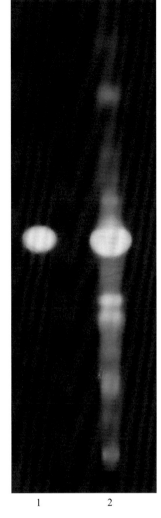

1　　　　2

图66-4　芦荟薄层色谱图（张英涛　摄）

1. 芦荟苷对照品　2. 芦荟药材

主要参考文献

[1] 刘秀华，杨巧红，张玉泉，等.药用芦荟栽培技术[J].北方园艺，2003(4)：26-27.

[2] 赵建政.芦荟病虫害防治技术[J].技术与市场，2002(3)：36-36.

[3] 吴小芳，万金志，钟佳胜，等.芦荟化学成分的研究进展[J].热带作物学报，2015(8)：1542-1550.

[4] 吴小芳，万金志，丁雯静，等.LCMS-IT-TOF法快速鉴定库拉索芦荟中的化学成分[J].世界科学技术：中医药现代化，2014(8)：1735-1746.

[5] Chen W, Van Wyk BE, Vermaak I, et al. Cape aloes-A review of the phytochemistry, pharmacology and commercialisation of Aloe ferox [J]. Phytochem Lett, 2012, 5(1): 1-12.

[6] 冯力，胡正海.芦荟的化学成分及药用价值研究进展[J].西北药学杂志，2008(5)：332-333.

[7] Oronzo-Barocio A. Modulation of Immune Response of BALB/Mice Bearing Lymphoma L5178Y Treated with Bitter Yellow Juice of Aloe vera(L)in vivo [J]. Russ J Immunol, 1999, 4(1): 43-50.

[8] Boudreau MD, Mellick PW, Olson GR, et al. Clear Evidence of Carcinogenic Activity by a Whole-Leaf Extract of Aloe barbadensis Miller(Aloe vera)in F344/N Rats [J]. Toxicological Sciences, 2013, 131(1): 26-39.

67. 杠板归

Gangbangui

POLYGONI PERFOLIATI HERBA

【别名】蛇倒退、刺犁头、贯叶蓼。

【来源】为蓼科植物杠板归*Polygonum perfoliatum* L.的干燥地上部分。

【本草考证】本品始载于《万病回春》，载："杠板归，四五月生，至九月见霜即无。叶尖青，如犁头尖样，藤有小刺"。《本草纲目拾遗》载："立夏时发苗，独茎蔓生，茎穿叶心，茎上又发叶，叶下圆上尖如犁耙，又类三角枫，枝梗有刺。"《生草药性备要》载："老虎利，芽梗俱有勒，子蓝色，可食。"历代本草与现今所用杠板归基本一致。

【原植物】一年生草本。茎攀援，多分枝，具纵棱，具稀疏的倒生皮刺。叶三角形，长3～7cm，宽2～5cm，顶端钝或微尖，基部截形或微心形，薄纸质，上面无毛，下面沿叶脉疏生皮刺；叶柄与叶片近等长，具倒生皮刺，盾状着生；托叶鞘叶状，草质，圆形或近圆形，穿叶。总状花序呈短穗状，不分枝顶生或腋生，长1～3cm；苞片卵圆形，每苞片内具花2～4朵；花被5深裂，白色或淡红色，花被片椭圆形，果时增大，呈肉质，深蓝色；雄蕊8，略短于花被；花柱3，中上部合生；柱头头状。瘦果球形，直径3～4mm，黑色，有光泽，包于宿存花被内。花期6～8月，果期7～10月。（图67-1）

主要为野生，生于海拔80～2300m的田边、路旁、山谷湿地。主要分布于贵州、四川、云南、广东、广西、福建、海南、黑龙江、吉林、辽宁、河北、山东、河南、陕西、甘肃、江苏、浙江、安徽、江西、湖南、湖北、台湾等地。

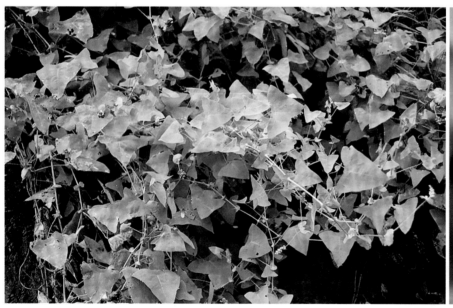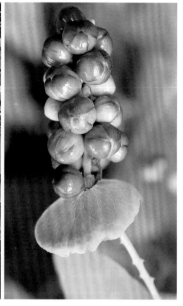

图67-1 杠板归

【主产地】主产于四川、贵州、重庆、广东、广西、辽宁、河北、河南、陕西、江西、湖南、湖北、福建等省区。

【采收与加工】夏季开花时采割，晒干。

【药材鉴别】

（一）性状特征

茎略呈方柱形，有棱角，多分枝，直径可达0.2cm；表面紫红色或紫棕色，棱角上有倒生钩刺，节略膨大，节间长2～6cm，断面纤维性，黄白色，有髓或中空。叶互生，有长柄，盾状着生；叶片多皱缩，展平后呈近等边三角形，灰绿色至红棕色，下表面叶脉和叶柄均有倒生钩刺；托叶鞘包于茎节上或脱落。短穗状花序顶生或生于上部叶

腋，苞片圆形，花小，多萎缩或脱落。气微，茎味淡，叶味酸。（图67-2）

（二）显微鉴别

1. 茎横切面　茎圆柱形或近方形。表皮外常有刺，刺的先端为厚角组织，渐渐变为薄壁组织。表皮为1列细胞。皮层薄，为3～5列细胞。中柱鞘纤维束连续成环，细胞壁厚，木化。韧皮部由无细胞形态的颓废组织构成。形成层明显。木质部导管大，单个或3～5个构成。髓部细胞大，有时成空腔。老茎在皮层、韧皮部、射线及髓部可见多数草酸钙簇晶，嫩茎则少见或无。老茎的表皮和皮层细胞含红棕色物。（图67-3）

2. 粉末特征　粉末灰黄色或黄绿色。导管为具缘纹孔导管、梯纹导管和螺纹导管，直径10～80μm；纤维木化或非木化，单个散在或成束存在；石细胞长方形，胞腔大，纹孔明显，长80～100μm；草酸钙簇晶，类圆形，直径15～70μm；淀粉粒，为单粒淀粉，直径5～12μm，脐点点状，层纹不明显；偶见木栓细胞碎片和表皮细胞碎片，花期采集还能见到花粉粒，花粉粒类圆形，花粉壁有疣状凸起。（图67-4）

（三）理化鉴别

薄层色谱　取本品粉末2g，加石油醚（60～90℃）50ml，超声处理30分钟，滤过，弃去石油醚液，药渣挥干溶剂，加热水25ml，置8℃水浴上热浸30分钟，不时振摇，取出，趁热滤过，滤液加稀盐酸1滴，用乙酸乙酯振摇提取2次，每次30ml，合并乙酸乙酯液，蒸干，残渣加甲醇1ml使溶解，作为供试品溶液。另取咖啡酸对照品，加甲醇制成每1ml含0.5mg的溶液，作为对照

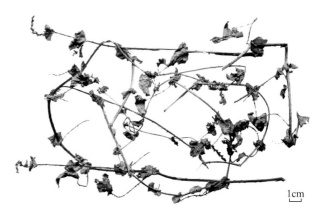

图67-2　杠板归药材图

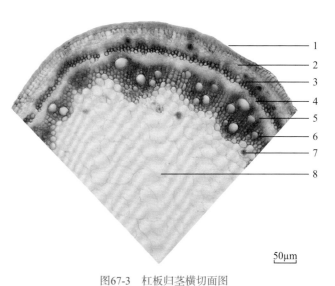

图67-3　杠板归茎横切面图

1. 表皮　2. 皮层　3. 中柱鞘纤维　4. 韧皮部　5. 形成层
6. 木质部　7. 草酸钙簇晶　8. 髓部

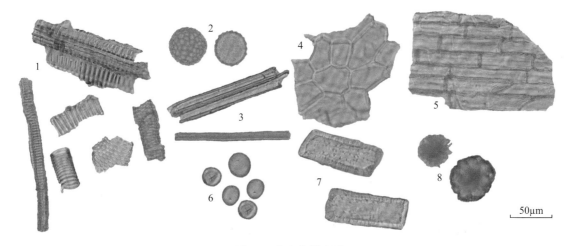

图67-4　杠板归粉末图

1. 导管　2. 花粉粒　3. 纤维　4. 叶表皮碎片　5. 木栓碎片　6. 淀粉粒　7. 石细胞　8. 草酸钙簇晶

品溶液。照薄层色谱法试验，吸取供试品溶液5～10μl、对照品溶液5μl，分别点于同一硅胶G薄层板上，以甲苯–乙酸乙酯–甲酸（5：3：1）为展开剂，展开，取出，晾干，置紫外光灯（365nm）下检视。供试品色谱中，在与对照品色谱相应的位置上，显相同颜色的荧光斑点。

【质量评价】 以叶多、色绿者为佳。采用高效液相色谱法测定，本品按干燥品计算，含槲皮素（$C_{15}H_{10}O_7$）不得少于0.15%。

【化学成分】 主要有黄酮类、蒽醌类、苯丙素类、萜类及其衍生物等化学组分，其中黄酮类为其主要化学组分[1-7]。

1. 黄酮类　主要有黄酮醇类（如槲皮素、槲皮素-3-*O*-*β*-*D*-葡萄糖醛酸正丁酯等）、二氢黄酮醇类（如二氢槲皮素、二氢槲皮素-3-*O*-*β*-*D*-木吡喃糖苷等）和黄酮类（如3',5-二羟基-3,4',5',7-四甲氧基黄酮、5,7-二羟基-4'-甲氧基异黄酮、5-羟基-7,8-二甲氧基黄酮等）、二氢黄酮类生松素、黄烷醇类儿茶素、异黄酮类（如3',7-二羟基-2',4'-二甲氧基异黄酮）。

2. 蒽醌类　主要有苯醌类：*α*-托可醌、蒽醌类大黄素、大黄素甲醚、芦荟大黄素等。

3. 苯丙素类　主要包括香豆素类〔如3,4-二氢-4-（4'-羟基苯基）-5,7-二羟基香豆素、3,4-二氢-5-羟基-7-甲氧基-4-（4'-甲氧基苯基）香豆素等〕和苯丙酸类化合物（如咖啡酸、咖啡酸甲酯、咖啡酸乙酯、原儿茶酸、阿魏酸、3,3',4,4'-四甲基鞣花酸等）、苯丙素类似物（如canicosides B，canicosides C，canicosides F）、氢胡椒脂、木脂素类化合物（如7'-二羟基罗汉松脂素，8-氧-松脂醇）。

4. 萜类　主要包括二萜类〔如贯叶蓼素Ⅰ、贯叶蓼素Ⅱ、3*α*-羟基-13*β*-呋喃-11-酮-阿派-8-二烯-（20,6)-内酯等〕、五环三萜类（如软木三萜酮、白桦脂醇、白桦脂酸、熊果酸、asteryunnaoside，柴胡皂苷M等）。

5. 生物碱类　主要为酰胺类化合物（如iotroridoside A，pokeweedcerebroside，bonaroside）。

【性味归经】 酸，微寒。归肺、膀胱经。

【功能主治】 清热解毒，利水消肿，止咳。用于咽喉肿痛，肺热咳嗽，小儿顿咳，水肿尿少，湿热泻痢，湿疹，疖肿，蛇虫咬伤。

【药理作用】

1. 抗炎作用　杠板归中槲皮素-3-*O*-*β*-*D*-葡萄糖醛酸及其甲酯均显示出良好的抗炎作用[8]。杠板归乙醇提取物能显著降低血清及炎症反应的组织中PGE2、MDA的水平，降低PGE2表达、抑制脂质过氧化可能为杠板归抗炎机制[9]。

2. 抗病毒作用　杠板归黄酮类成分具有较好的抗病毒能力。

3. 化痰止咳作用　杠板归干预能促进大鼠排痰，杠板归具有显著的镇咳作用和较好的祛痰作用[9]。

4. 抗肿瘤作用　杠板归提取物对人结肠腺癌细胞株Colo320、人前列腺癌细胞株PC-3、人白血病细胞株HL60、人胃腺癌细胞株SGC-7901和小鼠黑色素瘤细胞株B-16均有不同程度的增殖抑制作用。杠板归乙酸乙酯部位对S180肉瘤具有较强的体内抗肿瘤作用。杠板归多糖对人非小细胞肺癌细胞株A549有显著的增殖抑制作用[10]。

主要参考文献

[1] 赵超，陈华国，龚小见，等.杠板归的化学成分研究(Ⅱ)[J].中成药，2010，41(3)：365-367.

[2] Shen T, Jia ZJ, Zheng SZ. Studies on chemical constituents of Po-lygonum perforliatum L[J]. J Asian Nat Prod Res, 2007, 9(2): 129-133.

[3] 成焕波，刘新桥，陈科力.杠板归乙酸乙酯部位化学成分研究[J].中药材，2012，35(7)：1088-1090.

[4] Li HF, Ma QY, Liu YQ, et al. Chemical constituents from Polygo-num perfoliatum[J]. Chin J Appl Environ Biol, 2009, 15(5): 615-620.

[5] 王定勇，卢江红.杠板归根化学成分研究[J].亚热带植物学报，2004，33(2)：10-12.

[6] 赵超，周欣，秦翱，等.杠板归的化学成分研究[J].中成药，2009，31(10)：1610-1611.

[7] Zhu GH, Wang DY, Meng JC. New compounds from Polygonum perfoliatum L[J]. Indian J Heterocy Chem, 2000, 10(1): 41-44.

[8] 隆万玉，李玉山.杠板归抗炎止咳作用的实验研究[J].临床合理用药，2010，18(3)：34-35.

[9] 张长城，黄鹤飞，周志勇，等.杠板归提取物抗单纯疱疹病毒-Ⅰ型的药理作用[J].时珍国医国药，2010，21(11)：2835-2836.

[10] 陶锋，张如松.杠板归的体内外抗肿瘤作用实验研究[J].中华中医药学刊，2013(9)：2019-2021.

68. 巫山淫羊藿

Wushan Yinyanghuo

EPIMEDII WUSHANENSIS FOLIUM

【别名】千两金、干鸡筋、羊角风。

【来源】为小檗科植物巫山淫羊藿 *Epimedium wushanense* T. S. Ying的干燥叶。

【本草考证】淫羊藿之名，始载于《神农本草经》。古本草中所记载的淫羊藿系指小檗科淫羊藿属的多种植物。《图经本草》载："今江东、陕西、泰山、汉中、湖、湘间皆有之。叶青似杏，叶上有刺，茎如粟杆，根紫色有须，四月开花白色，亦有紫色者，碎小独头子，五月采叶晒干。湖湘出者，叶如小豆，枝茎紧细，经冬不凋，根似黄连，关中呼为三枝九叶草，苗高二尺许，根叶俱堪用。"其中，汉中、关中均指的现今的陕西，在陕西主要有两种淫羊藿分布，一种是淫羊藿*Epimedium brevicornum* Maxim.，一种是巫山淫羊藿*Epimedium wushanense* T.S.Ying。巫山淫羊藿自1990年版起，至2005年版的《中国药典》中被列为淫羊藿的来源之一，2010年版至今《中国药典》将其单列药材。本草所述淫羊藿形态特征与巫山淫羊藿相似。

【原植物】多年生常绿草本，植株高50～80cm。一回三出复叶基生和茎生，具长柄，小叶3；小叶具柄，叶片革质，披针形至狭披针形，长9～23cm，宽1.8～4.5cm，先端渐尖或长渐尖，边缘具刺齿，基部心形，顶生小叶基部具均等的圆形裂片，侧生小叶基部的裂片偏斜，内边裂片小，圆形，外边裂片大，三角形，渐尖，上面无毛，背面被绵毛或秃净，叶缘具刺锯齿；花茎具2枚对生叶。圆锥花序顶生，长15～30cm，偶达50cm，具多数花朵，序轴无毛；花梗长1～2cm，疏被腺毛或无毛；花淡黄色，直径达3.5cm；萼片2轮，外萼片近圆形，长2～5mm，宽1.5～3mm，内萼片阔椭圆形，长3～15mm，宽1.5～8mm，先端钝；花瓣呈角状距，淡黄色，向内弯曲，基部浅杯状，有时基部带紫色，长0.6～2cm；雄蕊长约5mm，花丝长约1mm，花药长约4mm，瓣裂，裂片外卷；雌蕊长约5mm，子房斜圆柱状，有长花柱，含胚珠10～12枚。蓇葖果长约1.5cm，宿存花柱喙状。花期4～5月，果期5～6月。（图68-1）

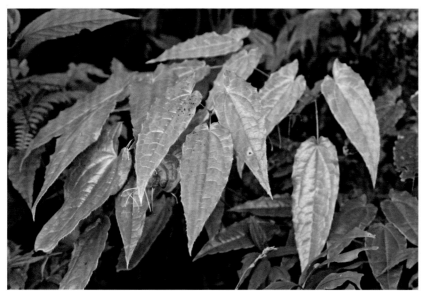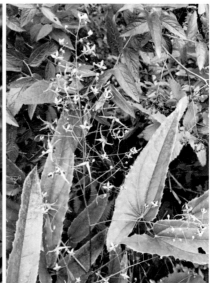

图68-1 巫山淫羊藿（黎跃成 摄）

左：植株 右：花序

主要为野生，生于海拔300～1700m的林下、灌丛中、草丛中或石缝中。主要分布于陕西、四川、贵州、湖北、广西。

【主产地】主产于陕西、四川、贵州、湖北、广西等地。

【采收与加工】夏、秋季茎叶茂盛时采收，晒干或阴干。

【商品规格】统货。

【药材鉴别】

（一）性状特征

为三出复叶，小叶片披针形至狭披针形，长9～23cm，宽1.8～4.5cm，先端渐尖或长渐尖，边缘具刺齿，侧生小叶基部的裂片偏斜，内边裂片小，圆形，外边裂片大，三角形，渐尖。下表面被绵毛或秃净。近革质。气微，味微苦。（图68-2）

（二）显微鉴别

1. 叶横切面　上、下表皮细胞各1列，细胞近方形，主脉处外壁钝圆形，下表皮有气孔，有时可见残留非腺毛；外被角质层。主脉维管束7，外韧型，木质部具导管与纤维，其余的细胞壁厚，木化，上、下表皮内方有数列细胞壁显著增厚。叶肉栅栏组织细胞1～2列，除叶绿体外尚含深色物；海绵组织细胞排列疏松；支脉维管束明显，木质部、韧皮部、厚壁组织均清晰可见，周围的异细胞中含草酸钙棱晶或柱晶。

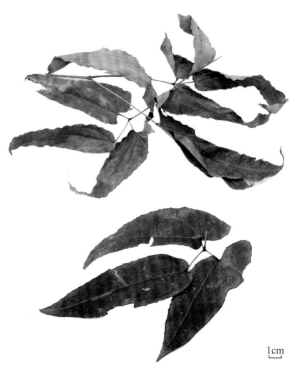

图68-2　巫山淫羊藿药材图

2. 粉末特征　粉末棕绿色。叶片上表皮细胞直径15～18μm，下表皮略相似。气孔较大，直径24～27μm，长达33μm，不定式或不等式。非腺毛极细长，长800～1100（～1380）μm，由5～8（～13）个细胞组成，尾端1个细胞最长，常以侧边与下方细胞连接，形成半边的"T"字形[1]。

（三）理化鉴别

薄层色谱　取本品粉末0.5g，加乙醇10ml，温浸30分钟，滤过，蒸干，残渣加乙醇1ml使溶解，作为供试品溶液。另取朝藿定C对照品，加甲醇制成每1ml含0.1mg的溶液，作为对照品溶液。照薄层色谱法试验，吸取上述供试品溶液和对照品溶液各10μl，分别点于同一硅胶G薄层板上，以三氯甲烷-甲醇-水（3∶1∶0.1）为展开剂，展开，取出，晾干，喷以三氯化铝试液，在105℃加热5分钟，置紫外光灯（365nm）下检视。供试品色谱中，在与对照品色谱相应的位置上，显相同的黄绿色荧光斑点。

【质量评价】本品以无根茎、叶片多、色带绿者为佳。采用高效液相色谱法测定，本品按干燥品计算，以朝藿定C（$C_{39}H_{50}O_{17}$）计，不得少于1.0%。

【化学成分】主要成分为黄酮类、木脂素类等。其中，朝藿定是其特征性成分[2]。

1. 黄酮类　淫羊藿总黄酮、淫羊藿苷（icariin）、朝藿定（epimedium）A～C、银杏双黄酮（ginkgo biloba flavonoids）、异银杏双黄酮（isoginkgetin）、白果素（ginkgo）等。

2. 木脂素类　icariside E6、icariside E7、icariol A1、icariol A2、柏木苷A（cupressoside A）、柏木苷C（cupressoside C）、（+）-南烛木树脂酚［（+）-nancang wood resin phenol］、（+）-异落叶松树脂醇［（+）-isolarch resin alcohol］等。

【性味归经】辛、甘，温。归肝、肾经。

【功能主治】补肾阳，强筋骨，祛风湿。用于肾阳虚衰，阳痿遗精，筋骨痿软，风湿痹痛，麻木拘挛，绝经期眩晕。

【药理作用】

1. 温肾阳作用　巫山淫羊藿乙醇提取物灌胃羟甲脲致"肾阳虚"小鼠模型，能抑制小鼠血浆中的分子物质和升高巯基含量[3]。

2. 抗炎作用 巫山淫羊藿有效成分朝藿定C、双藿苷A尾静脉注射，可明显降低鸡蛋清致炎大鼠足跖肿胀度[4]。

3. 抗氧化作用 巫山淫羊藿多糖多相脂质体能提高老龄动物血液及组织中SOD、GSH-Px的活性，降低其血清及肝组织中LPO含量和心肌中脂褐质含量[5]。

4. 免疫增强作用 巫山淫羊藿总黄酮正丁醇提取物能增强正常小鼠脾脏抗体形成细胞功能[6]。

主要参考文献

[1] 舒抒，陈俊华，钟国跃.五种淫羊藿粉末的显微鉴别[J].中药材，2003，26(11)：781-783.

[2] 袁航，曹树萍，陈抒云，等.淫羊藿的化学成分及质量控制研究进展[J].中草药，2014，45(24)：3630-3640.

[3] 郑军，骆永珍，孟宪丽，等.川产淫羊藿对"阳虚"模型动物血浆中分子物质与巯基含量的影响[J].中国中药杂志，1995，20(4)：238-239.

[4] 谢娟平，谢人明，王小微.巫山淫羊藿主要成分朝藿定C和双藿苷A抗炎作用研究[J].中国现代应用药学，2012，29(3)：198-201.

[5] 曾南，孟宪丽，张艺，等.淫羊藿有效成分抗氧化作用研究[J].中国中药杂志，1997，22(1)：46-48.

[6] 孙瑞娟，赵琳，梁海锐，等.三种淫羊霍的总黄酮分极提取物对小鼠免疫功能的影响[J].北京中医药大学学报，1994，17(1)：63-65.

69. 伸筋草

Shenjincao

LYCOPODII HERBA

【别名】金毛狮子草、爬行蜈蚣、石蜈蚣、铺筋草、寸寸草。

【来源】为石松科植物石松*Lycopodium japonicum* Thunb.的干燥全草。

【本草考证】本品始载于《滇南本草》，载："生山中，曈长丈余，上有毛刺，绿色。根老方可采取"。《本草纲目》亦收载石松，载："此即玉柏之长者也，名山皆有之"。本草所述应为石松科植物石松*Lycopodium japonicum* Thunb.。

【原植物】多年生植物，匍匐茎细长，二至三回分枝，绿色，叶稀疏；幼枝圆柱状，老枝扁状，直立，高达40cm，多回二叉分枝，稀疏。叶密集螺旋状排列，上斜，披针形或线状披针形。孢子囊穗3~8个集生于长达30cm的总柄，总柄上苞片螺旋状稀疏着生，薄草质，形状如叶片；孢子囊穗不等位着生，直立，圆柱形，具1~5cm小柄；孢子叶阔卵形，先端急尖，具芒状长尖头，边缘膜质，啮蚀状，纸质；孢子囊生于孢子叶腋，略外露，圆肾形，黄色。（图69-1）

主要为野生，生于海拔100~

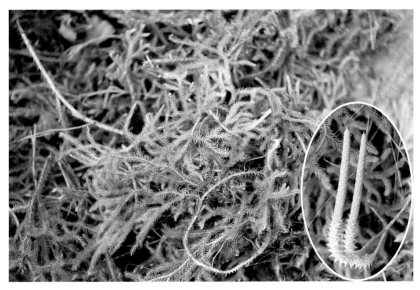

图69-1 石松

3300m的林下、灌丛下、草坡、路边或岩石上。分布于除东北、华北以外的其他各省区。

【主产地】主产于湖北、浙江、贵州、四川、福建、江苏、山东等地。

【采收与加工】夏季采收，连根拔起，去净泥土，晒干。

【商品规格】统货。

【药材鉴别】

（一）性状特征

匍匐茎细圆柱形，略弯曲，长可达2m，直径1～3mm，其下有黄白色细根；直立茎作二叉状分枝。叶密生茎上，螺旋状排列，皱缩弯曲，线形或针形，长3～5mm，黄绿色至淡黄棕色，无毛，先端芒状，全缘，易碎断。质柔软，断面皮部浅黄色，木部类白色。气微，味淡。（图69-2）

（二）显微鉴别

1. 茎横切面　表皮细胞1列。皮层宽广，有叶迹维管束散在，表皮下方和中柱外侧各有10～20余列厚壁细胞，其间有3～5列细胞壁略增厚；内皮层不明显。中柱鞘为数列薄壁细胞，木质部束呈不规则的带状或分枝状，韧皮部束交错其间，有的细胞含黄棕色物。（图69-3）

2. 粉末特征　粉末黄棕色。叶表皮细胞呈狭长形，垂周壁波状弯曲，可见气孔；管胞主为螺纹、梯纹，直径15～45μm；纤维长梭形，顶端较尖，直径20～50μm。（图69-4）

（三）理化鉴别

薄层色谱　取本品粉末1g，加乙醚15ml，浸泡过夜，滤过，滤液挥干，残渣加无水乙醇1ml溶解，作为供试品溶液。另取伸筋草对照药材1g，同法制成对照药材溶液。照薄层色谱法试验，吸取上述两种溶液各5μl，分别点于同一硅胶G薄层板上，以三氯甲烷–甲醇（40：1）为展开剂，展开，取出，晾干，喷以5%硫酸乙醇溶液，在105℃加热至斑点显色清晰。供试品色谱中，在与对照药材色谱相应的位置上，显相同颜色的斑点。

【质量评价】本品以质地柔软、完整者为佳。

【化学成分】主要成分为生物碱类、三萜类，还含有蒽醌类成分及挥发油等[2]。

1. 生物碱类　石松碱（lycopodine）、石松定碱（ly-

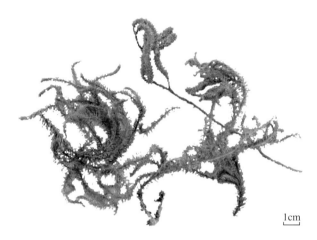

图69-2　伸筋草药材图

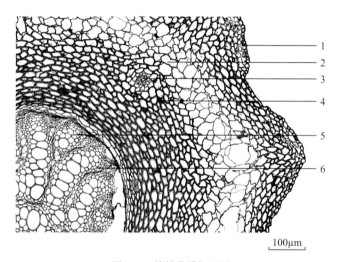

图69-3　伸筋草横切面图

1. 表皮　2. 皮层　3. 叶迹维管束　4. 厚壁细胞
5. 木质部束　6. 韧皮部束

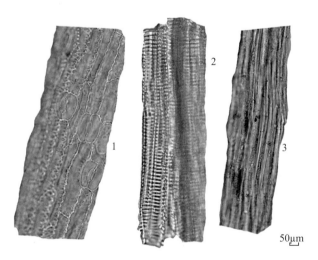

图69-4　伸筋草粉末图（刘晓芬　摄）

1. 叶表皮细胞　2. 管胞　3. 纤维

codine）、α-玉柏碱（α-obscurine）、phlegmarine、6α,8β-二氢石松碱（6α,8β-dihydroxylycopodine）、石杉碱E（huperzine E）等。其中lycopodiin A和3-epilycoclavanol具有抑菌活性，lycoclavanol和α-onocerin具有抑制乙酰胆碱酯酶活性。

2. 三萜类　石松三醇（lycoclavanol）、α-芒柄花萜醇（α-onocerin）、千层塔-14-烯-3β,21β-二醇（serrat-14-en-3β, 21β-diol）、（3β,8β,14α,21β）-26,27-dinoronocerane-3,8,14,21-tetrol，lycojaponicuminol A～F等。

3. 脂肪醇、蒽醌类　伸筋草素D（japonicumin D）、正二十八烷醇（n-octacosanol）、大黄素-6-甲醚（emodin-6-methyl ether）等。

4. 挥发油类　癸酸（decanoic acid）、β-马榄烯（β-marine）、反-石竹烯（β-caryophyllen）、d-杜松烯（d-cadinene）、雪松醇（cedarol）等。

【性味归经】微苦、辛，温。归肝、脾、肾经。

【功能主治】祛风除湿，舒筋活络。用于关节酸痛，屈伸不利。

【药理作用】

1. 抗炎作用　伸筋草煎剂能减少二甲苯致小鼠耳廓肿胀度和小鼠棉球肉芽肿重量[3]。伸筋草三氯甲烷提取物可降低弗氏完全佐剂致关节炎大鼠血清类风湿因子、TNF-α、IL-1β、IL-6的含量[4]。

2. 镇痛作用　伸筋草煎剂能提高热板法小鼠痛阈值，减少冰醋酸腹腔注射诱导的小鼠扭体反应次数[5]。

3. 调节免疫作用　伸筋草煎剂可降低硫唑嘌呤致免疫过度小鼠血清溶血素水平，抑制亢进的体液免疫作用；可调节环磷酰胺腹腔注射致免疫抑制小鼠T细胞介导的细胞免疫作用[3]。

【用药警戒或禁忌】孕妇及出血过多者忌服。

主要参考文献

[1] 尤献民，闫玉军，邹桂欣，等. 伸筋草药材质量标准研究[J]. 辽宁中医药大学学报，2012，14(12)：15-17.

[2] 蔡卓亚，周自桂，李萍，等. 伸筋草化学成分及药理作用研究进展[J]. 中草药，2015，46(2)：297-303.

[3] 郑海兴. 伸筋草煎剂对小鼠抗炎镇痛药理实验研究[J]. 牡丹江医学院学报，2005，26(2)：10-12.

[4] 敖鹏，周忠光，韩玉生，等. 伸筋草三氯甲烷提取物对佐剂性关节炎大鼠血清RF、TNF-α、IL-1β、IL-6含量的影响[J]. 中医药信息，2013，30(3)：129-131.

[5] 郑海兴，周忠光，何侗. 伸筋草煎剂对小鼠免疫功能影响的实验研究[J]. 中医药学报，2005，33(4)：36-37.

70. 余甘子

Yuganzi

PHYLLANTHI FRUCTUS

【别名】油甘子、庵摩勒、园酸角、油柑、望果。

【来源】为大戟科植物余甘子Phyllanthus emblica L.的干燥成熟果实。

【本草考证】历代本草未见记载。本品始见于《维摩诘经》（东汉时期），又名庵摩勒果，与佛教一起传入中土，佛经中经常用来比喻明白可见之物，《维摩诘经》载："吾见此释迦牟尼佛土三千大千世界，如观掌中庵摩勒果。"僧肇注："庵摩勒果，形似槟榔，食之除风冷。"此果的原植物，一说为芒果，一说为余甘子，但作药用者，当指大戟科余甘子。《大唐西域记》卷八载："阿摩落迦，印度药之名也。"余甘子是印度医学中常用药物，如唐义净译《根本说一切有部毗奈耶杂事》卷一载："如佛所言，有五种果若病无病时与非时，食无犯者。苾刍不知云何为五，佛言：

所谓余甘子（注：梵云庵摩洛迦，此载余甘子，广州大有。与上庵没罗全别，为声相滥，人皆惑之，故为注出是掌中观者）、诃梨勒、毗醯勒、毕钵梨、胡椒，此之五药，有病无病时与非时，随意皆食勿致疑惑。"因本品随佛教传入，故汉药、藏药皆有使用。

【原植物】乔木，高达23m，胸径50cm；老枝浅褐色；小枝纤细，通常1～3条自枝的节上发出，枝条具纵细条纹，被黄褐色短柔毛，落叶时整个小枝脱落。叶片纸质至革质，互生，2列，线状长圆形，顶端截平或钝圆，有锐尖头或微凹，基部浅心形而稍偏斜，无毛，上面绿色，下面浅绿色，干后带红色或淡褐色，边缘略背卷；托叶三角形，褐红色，边缘有睫毛。多朵雄花和1朵雌花或全为雄花组成腋生的聚伞花序；萼片6；雄花花梗长1～2.5mm；萼片膜质黄色，长倒卵形或匙形，近相等，顶端钝或圆，边缘全缘或有浅齿；雄蕊3；雌花花梗长约0.5mm；萼片长圆形或匙形；花盘杯状，边缘撕裂。蒴果呈核果状，圆球形，外果皮肉质，绿白色或淡黄白色，内果皮硬壳质；种子略带红色。花期4～6月，果期7～9月。（图70-1）

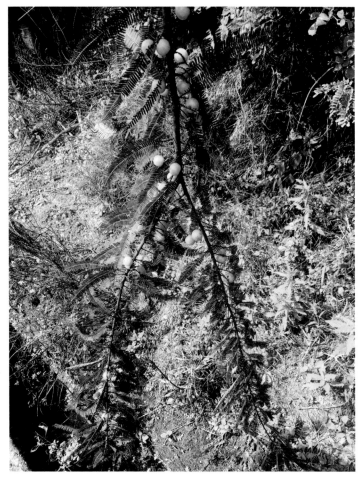

图70-1　余甘子（毛胜楠　摄）

野生、栽培均有，生于海拔200～2300m的山地疏林、灌丛、荒地或山沟向阳处。主要分布于福建、台湾、广东、海南、广西、四川、贵州、云南等地。

【主产地】主产于云南、福建、广东、广西等地。

【栽培要点】

1. 生物学特性　喜温暖湿润气候，怕寒冷，遇霜容易落叶、落花甚至冻坏嫩枝条。对土壤要求不严，南方各类山地均可种植。以向阳山坡、梯田和园地栽培为宜。

2. 栽培技术　种子繁殖或嫁接繁殖。

3. 病虫害　虫害：木毒蛾、介壳虫、蚜虫等。

【采收与加工】冬季至翌年春季果实成熟时采收，除去杂质，干燥。

【商品规格】统货。

【药材鉴别】

（一）性状特征

果实球形或扁球形，直径1.2～2cm。表面棕褐色或墨绿色，有浅黄色颗粒状突起，具皱纹及不明显的6棱，果梗长约1mm。外果皮厚1～4mm，质硬而脆。内果皮黄白色，硬核样，表面略具6棱，背缝线的偏上部有数条筋脉纹，干后可裂成6瓣，种子6，近三棱形，棕色。气微，味酸涩，回甜。（图70-2）

（二）显微鉴别

粉末特征　粉末淡棕黄色。外果皮表皮细胞呈不规则多角形或类方形，壁厚。种皮栅栏细胞表面观呈多角形，断面观呈类长方形，排列紧密，直径53～96μm，壁极厚，孔沟细密，胞腔明显。纤维单个散在或数个成群，

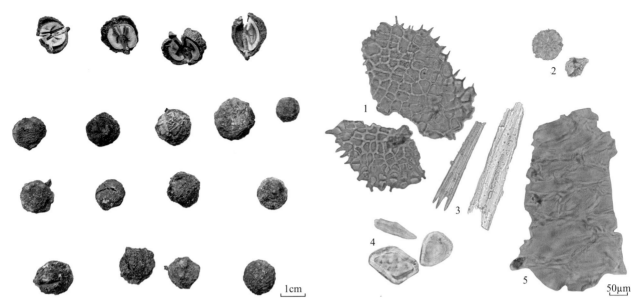

图70-2　余甘子药材图（陈佳　摄）　　　　　　　　图70-3　余甘子粉末图（李懿柔　摄）

1. 外果皮表皮细胞　2. 簇晶　3. 纤维　4. 石细胞　5. 种皮栅栏细胞

长条形，直径12～29μm，两端多圆钝，壁厚而木化，有的胞腔内含黄棕色物。石细胞圆三角形或不规则形，直径17～75μm，壁厚，孔沟明显。草酸钙簇晶直径7～66μm，并可见草酸钙方晶。（图70-3）

（三）理化鉴别

薄层色谱　取本品粉末0.5g，加乙醇20ml，超声处理20分钟，滤过，滤液蒸干，残渣加水20ml使溶解，加乙酸乙酯30ml振摇提取，取乙酸乙酯液，蒸干，残渣加甲醇1ml使溶解，作为供试品溶液。另取余甘子对照药材0.5g，同法制成对照药材溶液。照薄层色谱法试验，吸取上述两种溶液各2～4μl，分别点于同一硅胶G薄层板上，以三氯甲烷–乙酸乙酯–甲醇–甲酸（9∶9∶3∶0.2）为展开剂，展开，取出，晾干，喷以10%硫酸乙醇溶液，热风吹至斑点显色清晰，置紫外光灯（365nm）下检视。供试品色谱中，在与对照药材色谱相应的位置上，显相同颜色的荧光斑点。

【质量评价】本品以个大、肉厚、回甜味浓者为佳。采用高效液相色谱法测定，本品按干燥品计算，含没食子酸（$C_7H_6O_5$）不得少于1.2%。

【化学成分】主要成分为多酚（含鞣质）类、黄酮类等，其中以多酚类、黄酮类含量较高，具有抗菌、抗炎、抗肿瘤等作用[1]。

1. 多酚类　余甘子酸（phthalic acid）、余甘子酚（phyllantre）、3-乙基没食子酸（3-ethoxy-gallicacid）、原诃子酸（chebulagic acid）、没食子酸（gallicacid）、山柰酚（kaempferol）、鞣花酸（ellagic acid）等。

2. 黄酮类　槲皮素（quercetin）、槲皮素-3-O-葡萄糖苷（quercetin-3-O-glucoside）、槲皮素3-β-D-吡喃葡萄糖苷（quercetin 3-β-D-glucopyranoside）、β-香树脂酮（β-aromatic ketone）等。

【药理作用】

1. 抗动脉粥样硬化作用　余甘子果粉可减少高脂饲料致家兔动脉粥样硬化模型的血管内粥样斑块面积和降低斑块级别，减少动脉粥样硬化斑块内弹力纤维含量和泡沫细胞层数[2]。

2. 抗炎、镇痛作用　余甘子提取物能升高热板法小鼠的痛阈值，减少冰醋酸致扭体小鼠的扭体次数，可降低二甲苯致小鼠耳肿胀度；余甘子甲醇部位、正丁醇部位均能降低佐剂性关节炎大鼠关节组织中PGE₂的释放，余甘子乙酸乙酯部位、石油醚部位、正丁醇部位能降低大鼠血清TNF-α的含量[3]。

3. 保肝、抗氧化作用　余甘子水提醇沉物对D-半乳糖胺所致小鼠急性肝损伤有保护作用，明显降低血清ALT、

AST、ALP 、MDA含量和降低肝脏系数，提高血清SOD活性和增加肝糖原含量，改善肝组织的病理损伤[4]。余甘子清除超氧阴离子自由基的活性为482U/g[5]。

【分子生药】

1. 遗传标记　采用ITS2序列标记能够有效鉴别余甘子及其混淆品基原植物，为保证临床用药真实安全提供技术支撑[6]。

2. 功能基因　目前已发表的余甘子基因组学数据有果实转录组[7]、叶片转录组[8]等。

主要参考文献

[1] 朱华伟，李伟，陈运娇，等.余甘子化学成分及其抗炎作用的研究进展[J].中成药，2018，40(3)：670-674.

[2] 洪善祥，薛玲，曾志刚，等.安摩乐口服液药效学研究[J].海峡药学，1995，7(1)：80-83.

[3] 曾煦欣，岑志芳，李海燕.余甘子提取物的抗炎镇痛作用[J].广东医学，2012，33(23)：3533-3536.

[4] 李萍，谢金鲜，林启方.民族药余甘子对D-半乳糖胺所致小鼠急性肝损伤的影响[J].中国民族民间医药杂志，2003，12(3)：161.

[5] 肖湘，俞丽君，邱玉莹，等.油柑多糖的提取与清除氧自由基作用的研究[J].中国药学杂志，1998，33(5)：25-27.

[6] 黄辉庆，黄志海，黄娟，等.应用ITS2条形码鉴定岭南药材余甘子及其混淆中药品种[J].世界科学技术：中医药现代化，2016，18(8)：1419-1423.

[7] 丘小惠，赵琼玲，金杰，等.余甘子转录组分析[J].中国农学通报，2018，34(20)：63-69.

[8] 刘雄芳，李太强，李正红，等.云南干热河谷地区余甘子转录组分析[J].林业科学研究，2018，31(5)：1-8.

71. 附子

Fuzi

ACONITI LATERALIS RADIX PRAEPARATA

【别名】天雄、黑附子、盐附子、淡附子、附片。

【来源】为毛茛科植物乌头 *Aconitum carmichaelii* Debx.的子根的加工品。

【本草考证】本品始载于《神农本草经》，附乌头而旁生者为附子，如子附母，因象命名。唐宋以前已明确了附子、乌头等"都是一种所产"，即具有相同的基原植物，《吴普本草》载："叶厚，茎方，中空叶四四相当，与蒿相似"，《图经本草》载："苗高三四尺，茎作四棱，叶如艾，其花紫碧色作穗，其实细小如桑椹状，黑色"，并绘有梓州附子花、龙州乌头、成州乌头、江宁府乌头等多幅形态差异较大的图片，《彰明附子记》载："春月生苗，其茎类野艾而泽，其叶类地麻而厚，其花紫瓣黄蕤，长苞而圆"，其后历代本草对其形态记载大抵类似。此外还有《证类本草》中"成州乌头"、《植物名实图考》中"附子"对其花形的绘图，《北墅抱瓮录》描述为"形如僧帽（尼姑帽），内藏两萼，若双鸢之并肩，尾翼宛然……其色紫艳，繁而且久"。上述本草对附子基原植物的描述逐渐准确、详实，然现今乌头属多个物种均符合该描述。

随着唐宋以后蜀地乌头栽培技术的成熟，以及草乌头分项独立出去，蜀地栽培附子的道地品质逐渐获得公认，《本草纲目》等本草明确"出彰明者特谓之川乌头"，后代所述附子均为川产（间或有陕西等地）栽培品，这些区域基本以现今的乌头物种分布为主流，栽培品均为乌头。本草记载与现今所用附子基本一致。

【原植物】【主产地】【栽培要点】参见"川乌"。

【采收与加工】6月下旬至9月中旬采挖，除去母根、须根，习称"泥附子"；除去泥沙、洗净干燥后称"生附子"。

泥附子、生附子又统称"鲜附子"（图71-1）。

选择个大、均匀的泥附子，洗净，浸入胆巴的水溶液中过夜，再加食盐，继续浸泡，每日取出晒晾，并逐渐延长晒晾时间，直至附子表面出现大量结晶盐粒（盐霜）、体质变硬为止，习称"盐附子"。

取泥附子，按大小分别洗净，浸入胆巴的水溶液中数日，连同浸液煮至透心，捞出，水漂，纵切成厚约0.5cm的片，再用水浸漂，用调色液使附片染成浓茶色，取出，蒸至出现油面、光泽后，烘至半干，再晒干或继续烘干，习称"黑顺片"。

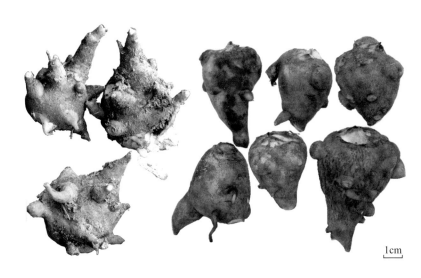

图71-1 鲜附子药材图

左：带泥附子 右：洗净后的生附子

选择大小均匀的泥附子，洗净，浸入胆巴的水溶液中数日，连同浸液煮至透心，捞出，剥去外皮，纵切成厚约0.3cm的片，用水浸漂，取出，蒸透，晒干，习称"白附片"。

【商品规格】根据产地初加工方式的不同，将附子药材分为"泥附子""盐附子"两个规格。根据炮制加工需求的不同，将"泥附子"分为"选货"和"统货"两个规格；"盐附子"分为"选货"和"统货"两个规格。根据每千克所含的个数，将附子"选货"规格分为"一等""二等"和"三等"三个等级。此外，还有白附片、黑顺片等规格，其中白附片为附子纵切而成的厚0.2～0.3cm的薄片，片面白色，呈半透明体，分为三等。黑顺片为统货，由二、三等附子不去外皮，顺切成0.2～0.3cm的薄片，边黑褐色，片面暗黄色，油面光滑。

1. 泥附子（鲜附子）选货 一等：每1000g≤16个。二等：每1000g17～24个。三等：每1000g25～40个。

2. 盐附子 一等：每1000g≤16个。二等：每1000g17～24个。三等：每1000g25～40个。

3. 白附片 一等：一等附子去净外皮，纵切成厚0.2～0.3cm的薄片。二等：二等附子去净外皮，纵切成厚0.2～0.3cm的薄片。三等：三等附子去净外皮，纵切成厚0.2～0.3cm的薄片。

【药材鉴别】

（一）性状特征

1. 泥附子 圆锥形，大小不一，表面黄褐色，顶端（肥满）有芽痕，周围有瘤状突起的支根或支根痕。断面类白色。气微，味麻，刺舌。（图71-1）

2. 盐附子 圆锥形，长4～7cm，直径3～5cm。表面灰黑色，被盐霜，顶端有凹陷的芽痕，周围有瘤状突起的支根（钉角）或支根痕。体重。气微，味咸而麻，刺舌。（图71-2）

3. 黑顺片 为纵切片，上宽下窄，长1.7～5cm，宽0.9～3cm，厚0.2～0.5cm；外皮黑褐色，切面暗黄色，油润具光泽，半透明状，有纵向导管束；质硬而脆，气微，味淡。（图71-3）

4. 白附片 无外皮，黄白色，半透明，厚约0.3cm。（图71-4）

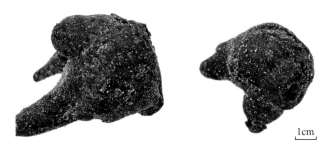

图71-2 盐附子药材图

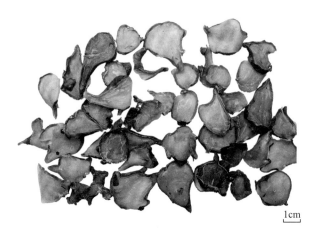

1cm

图71-3 黑顺片药材图

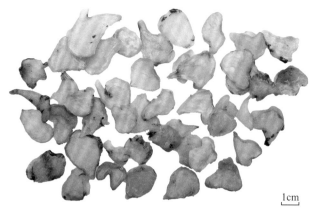

1cm

图71-4 白附片药材图

（二）显微鉴别

1.根横切面 鲜附子：后生皮层为棕色木栓化细胞，薄壁组织偶见石细胞，单个散在或数个成群，类长方形、方形或长椭圆形，胞腔较大。内皮层不甚明显。韧皮部宽广，筛管群散在可见（特别是形成层外侧），内侧偶见维管束。形成层环多角形。木质部位于形成层内侧，以角隅处较发达，导管多列，呈径向或呈"V"字形排列。中央为髓部。内皮层以内的薄壁细胞中富含淀粉粒。（图71-5）

2.粉末特征

（1）盐附子 粉末灰黑色。参见"川乌"。

（2）黑顺片 参见"川乌"。

（3）白附片 参见"川乌"。

（三）理化鉴别

薄层色谱 取本品粉末2g，加氨试液3ml润湿，加乙醚25ml，超声处理30分钟，滤过，滤液挥干，残渣加二氯甲烷0.5ml使溶解，作为供试品溶液。另取苯甲酰新乌头原碱对照品、苯甲酰乌头原碱对照品、苯甲

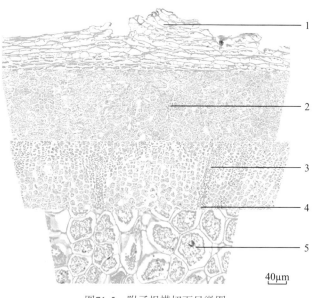

图71-5 附子根横切面显微图

1.后生皮层 2.筛管 3.形成层 4.木质部 5.髓

酰次乌头原碱对照品，加异丙醇-二氯甲烷（1:1）混合溶液制成每1ml各含1mg的混合溶液，作为对照品溶液（单酯型生物碱）。再取新乌头碱对照品、次乌头碱对照品、乌头碱对照品，加异丙醇-二氯甲烷（1:1）混合溶液制成每1ml各含1mg的混合溶液，作为对照品溶液（双酯型生物碱）。照薄层色谱法试验，吸取供试品溶液和对照品溶液各5~10μl，分别点于同一硅胶G薄层板上，以正己烷-乙酸乙酯-甲醇（6.4:3.6:1）为展开剂，置氨蒸气饱和20分钟的展开缸内，展开，取出，晾干，喷以稀碘化铋钾试液。供试品色谱中，盐附子在与新乌头碱对照品、次乌头碱对照品和乌头碱对照品色谱相应的位置上，显相同颜色的斑点；黑顺片或白附片在与苯甲酰新乌头原碱对照品、苯甲酰乌头原碱对照品、苯甲酰次乌头原碱对照品色谱相应的位置上，显相同颜色的斑点。

【质量评价】

1.生附子 以个大、蹲坐正、节角少者为上。采用高效液相色谱法测定，本品按干燥品计算，含双酯型生物碱以乌头碱（$C_{34}H_{47}NO_{11}$）、次乌头碱（$C_{33}H_{45}NO_{10}$）和新乌头碱（$C_{33}H_{45}NO_{11}$）的总量计，不得过0.020%；含苯甲酰乌

头原碱（$C_{32}H_{45}NO_{10}$）、苯甲酰次乌头原碱（$C_{13}H_{43}NO_9$）及苯甲酰新乌头原碱（$C_{31}H_{43}NO_{10}$）的总量不得少于0.010%。

2. **黑顺片** 以个大、坚实、灰黑色、表面起盐霜者为佳。采用高效液相色谱法测定，本品按干燥品计算，含双酯型生物碱以乌头碱（$C_{34}H_{47}NO_{11}$）、次乌头碱（$C_{33}H_{45}NO_{10}$）和新乌头碱（$C_{33}H_{45}NO_{11}$）的总量计，不得过0.020%；含苯甲酰乌头原碱（$C_{32}H_{45}NO_{10}$）、苯甲酰次乌头原碱（$C_{13}H_{43}NO_9$）及苯甲酰新乌头原碱（$C_{31}H_{43}NO_{10}$）的总量不得少于0.010%。

3. **白附片** 采用高效液相色谱法测定，本品按干燥品计算，含双酯型生物碱以乌头碱（$C_{34}H_{47}NO_{11}$）、次乌头碱（$C_{33}H_{45}NO_{10}$）和新乌头碱（$C_{33}H_{45}NO_{11}$）的总量计，不得过0.020%；含苯甲酰乌头原碱（$C_{32}H_{45}NO_{10}$）、苯甲酰次乌头原碱（$C_{13}H_{43}NO_9$）及苯甲酰新乌头原碱（$C_{31}H_{43}NO_{10}$）的总量不得少于0.010%[1]。

【化学成分】主要成分为生物碱类、黄酮类、多糖类等。其中，二萜类生物碱是其主要有效成分和毒性成分。

1. **生物碱类** 有乌头碱（aconitine）、次乌头碱（hypaconitine）、新乌头碱（mesaconine）、苯甲酰乌头原碱（benzoylaconitine）、苯甲酰新乌头原碱（benzoylmesaconine）、苯甲酰次乌头原碱（benzoylhypacoitine）、去甲乌头碱［(*RS*)-norcoclaurine］、去甲猪毛菜碱（salsolinol）等。其中乌头碱、次乌头碱、新乌头碱类双酯型生物碱是附子主要毒性成分；去甲乌药碱、去甲猪毛菜碱是附子强心、抗休克的有效成分；乌头碱、次乌头碱、新乌头碱是其抗炎的有效成分；乌头碱是其镇痛的有效成分[1]。

2. **多糖** 有附子苷（fuzinoside）、多糖aconitan A～D等。

【性味归经】辛、甘，大热；有毒。归心、肾、脾经。

【功能主治】回阳救逆，补火助阳，散寒止痛。用于亡阳虚脱，肢冷脉微，心阳不足，胸痹心痛，虚寒吐泻，脘腹冷痛，肾阳虚衰，阳痿宫冷，阴寒水肿，阳虚外感，寒湿痹痛。

【药理作用】

1. **强心、抗心律失常作用** 附子总生物碱和水溶性生物碱十二指肠给药，能提高盐酸普罗帕酮所致急性心力衰竭模型大鼠心率、左心室最大上升速率和左心室最大下降速率，改善血流动力学，降低Ang-Ⅰ、Ang-Ⅱ、TNF-α和ANP[2]。黑顺片正丁醇提取物、乙醇提取物及水提取物腹腔注射均对三氯甲烷所致小鼠心室颤动有预防作用，其中以水提物作用最为明显[3]。

2. **抗休克作用** 给内毒素引起休克的猫静脉滴注附子水溶部分，可明显减慢猫的血压下降速率，对内毒素引起的心率减慢无对抗作用；附子水溶部分一次性静脉注射对休克猫的血压先有短暂的下降，然后增加，能对抗内毒素引起的心率减慢作用；两种给药方式均能改善心肌收缩力，且静脉滴注还能显著延长休克猫的生存时间。

3. **抗炎镇痛作用** 不同花型的附子水煎剂对二甲苯所致小鼠耳廓肿胀、鸡蛋清所致大鼠足跖肿胀均有明显的抑制作用。附子水煎醇沉液对小鼠痛阈值均有不同程度的提高，其镇痛效应强度与剂量呈正相关[4, 5]。

4. **调节血管作用** 附子中性水煎液可显著扩张NA预收缩的内皮细胞完整的家兔离体肺动脉血管，并有剂量依赖关系。黑顺片水煎醇沉液对于常压缺氧所致肠系膜微循环障碍家兔的血液流态具有改善作用，减少血流由线流变为粒流的动物数，抑制微血管缩小，显著减轻红细胞聚集现象。其中乌头碱能促进内皮细胞Ca^{2+}内流和NOS激活，可能是舒血管的机制之一[6, 7]。

5. **抑制胃肠运动作用** 附子水煎剂小剂量能明显减少蓖麻油引起的1～6小时的腹泻次数，大剂量能明显减少蓖麻油引起的3～6小时的腹泻次数和番泻叶引起的4～8小时的腹泻次数。附子水提液能显著抑制小鼠胃肠运动，显著增加胃残留率，降低小肠推进率。

【用药警戒或禁忌】附子为传统有毒类中药，其毒性主要是由双酯型乌头类生物碱引起。黑顺片醇提物灌胃小鼠的LD_{50}为5.783g/kg（相当于49.853g生药/kg）；白附片醇提物灌胃小鼠的LD_{50}为6.872g/kg（相当于42.550g生药/kg）；泥附子醇提物灌胃小鼠的LD_{50}为5.054g/kg（相当于22.168g生药/kg）[8]。盐附子10.30g生药/kg对孕大鼠出现了轻微母体毒性（孕鼠体重增加缓慢和摄食量减少）；盐附子水提液灌以石膏知母液合冰醋酸刺激法制备妊娠虚寒腹痛模型大鼠的LD_{50}为7.428g/kg[9]。2.5mg/ml以上浓度乌头碱可影响体外大鼠胚胎生长发育和器官形态分化，诱发以心脏和神经系统为主的器官畸形，加入体外代谢活化系统S9可以减轻乌头碱对大鼠胚胎的毒性作用[10]。2g/L乌头碱作用大鼠大脑皮质神经细胞能引起活细胞数降低，细胞内Na^+含量降低，K^+含量和Na^+,K^+-ATPase活力的升高[11]。经炮制、水煎、合理配伍等，双酯型乌头类生物碱含量下降，毒性也明显降低。

【分子生药】参见"川乌"。

主要参考文献

[1] 彭成，彭代银.中药药理学[M].北京：中国医药科技出版社，2018：161-163.

[2] 王立岩，张志仁，王奕琛，等.附子炮制前后对急性心衰大鼠血流动力学的影响[J].时珍国医国药，2009，20(6)：1327-1328.

[3] 李立纪，张风雷，吴荣祖，等.附子和附片回阳救逆作用的比较研究[J].中药药理与临床，2005，21(6)：31-33.

[4] 张梅，苗维纳，杨明，等.附子抗心律失常有效组分[J].中华国际医学杂志，2001，1(6-7)：549，556.

[5] 牛彩琴，张团笑，徐厚谦，等.附子水煎剂对家兔离体主动脉血管舒张作用的研究[J].中药药理与临床，2004，20(4)：23-25.

[6] Mana Mitamura, Syunji Horie, Masaru Sakaguchi, et al. Mesaconitine-induced relaxation in rat aorta：involvement of Ca^{2+} influx and nitric-oxide synthase in the endothelium[J]. European Journal of Pharmacology, 2002, 436(3): 217-225.

[7] 朱自平，沈雅琴，张明发，等.附子的温中止痛药理研究[J].中国中药杂志，1992，17(4)：238-241.

[8] 张维敏，徐志敏，郭彬.附子抗炎症作用的实验研究[J].中医药信息，1994(5)：41-42.

[9] 陈金月，周芳，黄世优.大剂量使用附子的安全性研究[J].亚太传统医药，2008，4(10)：37-39.

72. 鸡矢藤

Jishiteng

PAEDERIAE HERBA

【别名】鸡屎藤、臭藤、女青、牛皮冻、狗屁藤。

【来源】为茜草科植物鸡矢藤*Paederia scandens*（Lour.）Merr.或毛鸡矢藤*Paederia scandens*（Lour.）Merr. var. *tomentosa*（Bl.）Hand.-Mazz. 的干燥地上部分。

【本草考证】本品始载于《生草药性备要》，是岭南地区民间常用草药。《本草纲目拾遗》载："此草二月发苗，蔓延地上，不在树间，系草藤也。叶对生，与臭梧桐叶相似，六七月开花，粉红色，绝类牵牛花，但口不甚放开。搓其叶嗅之，有臭气，未知正名何物，人因其臭，故名为臭藤。"《植物名实图考》载："牛皮冻蔓生绿茎，长叶如腊梅花叶，浓绿光亮。叶间秋开白筒子花，小瓣五出，微卷向外，黄紫色。结青实有汁。"以上植物描述与现今所用鸡矢藤品种基本一致。

【原植物】

1. 鸡矢藤　多年生缠绕草质藤本，长2～5m，多分枝。根长大，棕色。茎基部木质，无毛或嫩茎疏被灰色柔毛，枝纤弱，节稍膨大。叶对生，纸质或近膜质，叶形和大小变异很大，宽卵形至披针形，长5～15cm，顶端急尖至渐尖，基部宽楔形、圆形至浅心形，两面无毛或下面稍被短柔毛；叶柄长1.5～7cm；托叶三角形，长2～3mm。聚伞花序排成顶生带叶的大圆锥花序或腋生而疏散少花，花白紫色，无柄；萼狭钟形，长约3mm，萼齿三角形；花冠管钟状，长约1cm，外面灰白色，具细茸毛，内面紫色，5裂；雄蕊5枚，着生于花冠管内，子房下位，2室，每室1胚珠。核果球形，直径7mm，淡黄色，熟时光亮，内有1～2核。（图72-1）

2. 毛鸡矢藤　与鸡矢藤的主要区别是：叶上面被短柔毛，下面被绒毛；腋生聚伞花序宽大而多花。

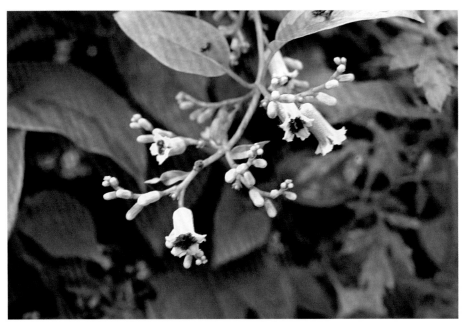

图72-1　鸡矢藤（黎跃成　摄）

主要为野生，生于海拔200～2000m的山坡、林中、林缘、沟谷边灌丛中或缠绕在灌木上。鸡矢藤除东北和西北外，全国其余各省均有分布；毛鸡矢藤主要分布于江西、广东、海南、广西、云南等省区。

【主产地】主产于四川、湖南、河南、福建、江西、贵州、湖北等省。

【采收与加工】夏、秋两季采割全草，阴干。

【商品规格】统货。

【药材鉴别】

（一）性状特征

1. 鸡矢藤　茎扁圆柱形，直径2～5mm；老茎灰白色，无毛，有纵皱纹或横裂纹，嫩茎黑褐色，被柔毛；质韧，不易折断，断面纤维性，灰白色或浅绿色。叶对生，有柄，多卷缩或破碎，完整叶片展开后呈卵形或椭圆状披针形，长5～10cm，宽3～6cm，先端尖，基部圆形，全缘，两面无毛或仅下面疏被短毛，主脉明显。气特异，揉碎后有恶臭。味甘、涩。（图72-2）

2. 毛鸡矢藤　茎、叶两面均具毛。（图72-2）

（二）显微鉴别

1. 毛鸡矢藤茎横切面　呈圆形，表皮细胞1列，外壁稍增厚，被角质层，有的可见非腺毛残基。皮层4～8列细胞，外侧1～3列为厚壁细胞，内侧有纤维2～3列，成群或散在，断续排列成环。维管束外韧型，韧皮部有油细胞，木质部导管散在，分布于椭圆形髓部的两侧，老茎可见木栓层。薄壁细胞含草酸钙针晶。（图72-3）

2. 毛鸡矢藤叶中脉切面　表皮细胞1列，外被角质层，有非腺毛，长50～500μm，由3～15个细胞组成，

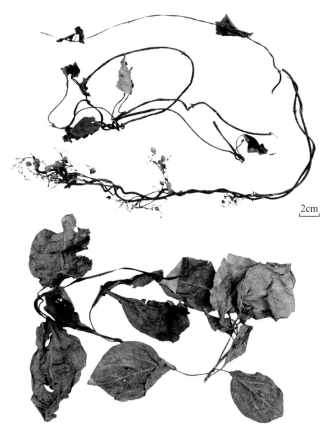

2cm

图72-2　鸡矢藤药材图（黎跃成　摄）

上：鸡矢藤　下：毛鸡矢藤

壁上有角质层纹理。栅栏细胞1列，海绵组织中有大型含晶细胞，针晶束长约140μm。主脉维管束外韧型，木质部导管排列不规则，薄壁细胞含黄棕色物、主脉的上面微凸起，下面呈弧形突出，上、下表皮内方均有厚角组织。（图72-4）

3. **叶表面观** 表皮细胞多角形，垂周壁较平直，平周壁有明显角质层纹理。上、下表皮均有平轴式气孔。草酸钙针晶束较多，长达150μm。叶脉部分常有非腺毛分布，长50～500μm，由3～15个细胞组成，壁具角质层纹理。

4. **粉末特征** 粉末绿褐色。草酸钙针晶常散在或成束位于薄壁细胞中，长达105μm。石细胞淡红色、橘红色或无色，类方形或多角形，壁薄厚不一，直径25～60μm。非腺毛由3～15个细胞组成，长50～500μm，壁具角质层纹理。表皮细胞类长方形，垂周壁较平直，平周壁有明显角质层纹理，气孔平轴式，副卫细胞2个。纤维非木化，多成束，直径20～60μm，壁孔明显。螺纹、梯纹及具缘纹孔导管直径25～120μm。（图72-5）

【质量评价】 以条匀、叶多、气浓者为佳。

【化学成分】 主要成分为环烯醚萜苷类、黄酮类、甾醇类和三萜类[1, 2]。

1. **环烯醚萜苷类** 鸡矢藤苷（paederoside）、鸡矢藤次苷（scandoside）、鸡矢藤苷酸（paederoside acid）、车叶草苷（asperuloside）、去乙酰车叶草苷（deacetyl asperuloside）、咖啡-4-*O*-*β*-*D*-吡喃葡萄糖-鸡矢藤苷B（coffee-4-*O*-*β*-*D*-glucopyranose-chitoside B）等。

2. **黄酮类** 矢车菊素糖苷（cyanidin glycoside）、山柰酚（kaempferol）、槲皮素（quercetin）、山柰酚苷（anthraquinone）、槲皮素苷（quercetin）等。

3. **甾醇类和三萜类** *γ*-谷甾醇（*γ*-sitostero）、*β*-谷甾醇（*β*-sitosterol）、豆甾醇（stigmasterol）、菜油甾醇（vegetable oil sterol）、齐墩果酸（oleanolic acid）、熊果酸（ursolic acid）等甾醇类成分。

【性味归经】 甘、涩，平。归脾、胃、肝经。

【功能主治】 消食、止痛、除湿、解毒。用于脘腹痞闷，食少纳呆；外治湿疹，疮疡肿痛。

【药理作用】

1. **镇痛作用** 鸡矢藤甲醇提取物的水溶性成分对热板致疼痛模型小鼠的痛阈值有显著提高作用[3]。鸡矢藤甲醇提取的石油醚成分可抑制腹腔注射乙酸、辣椒

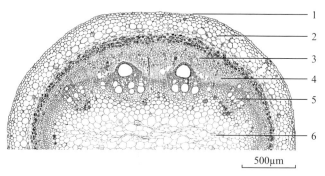

图72-3 毛鸡矢藤茎横切面图

1. 表皮细胞 2. 皮层 3. 韧皮部 4. 形成层 5. 木质部 6. 髓部

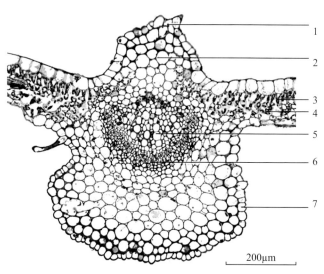

图72-4 毛鸡矢藤叶中脉切面图

1. 上表皮 2. 厚角组织 3. 栅栏组织 4. 海绵组织 5. 木质部 6. 韧皮部 7. 下表皮

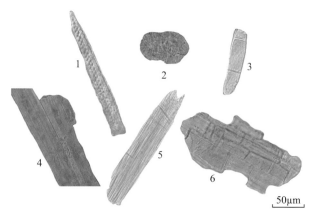

图72-5 鸡矢藤粉末图

1. 木纤维 2. 石细胞 3. 非腺毛 4. 纤维 5. 草酸钙针晶 6. 表皮细胞

素致疼痛模型小鼠的化学性伤害，提高热板实验中小鼠的疼痛阈值[4]。鸡矢藤环烯醚萜总苷可减少腹腔注射1%冰醋酸致扭体模型小鼠扭体次数[5]。

2. 抗病原微生物作用 鸡矢藤挥发油对HepG2.2.15细胞HBsAg和HBeAg的最大抑制率分别为72.49%和23.64%[6]。

【**用药警戒或禁忌**】鸡矢藤环烯醚萜苷1750mg/kg给小鼠灌胃连续12周，最高剂量组红细胞数量有一过性短暂升高，停药2周后恢复正常[7]。

主要参考文献

[1] 黄国凯，黄海波. 鸡矢藤的质量标准研究[J]. 中药新药与临床药理，2017，28(4)：519-522.

[2] 胡明勋，马逾英，蒋运斌，等. 鸡矢藤的研究进展[J]. 中国药房，2017，28(16)：2277-2280.

[3] Chu C, Huang Y, Chen Y F, et al. Antinociceptive activity of aqueous fraction from the MeOH extracts of Paederia scandens in mice[J]. Journal of Ethnopharmacology, 2008, 118(1): 177-180.

[4] Chen Y F, Li N, Jiao Y L, et al. Antinociceptive activity of petroleum ether fraction from the MeOH extracts of Paederia scandens in mice[J]. Phytomedicine, 2008, 15(6): 427-436.

[5] 刘梅，周兰兰，王璐，等. 鸡矢藤环烯醚萜总苷的镇痛作用及其机制初探[J]. 中药药理与临床，2008，24(6)：43-45.

[6] 朱宁，黄迪南，侯敢，等. 鸡矢藤挥发油体外抗乙型肝炎病毒作用研究[J]. 时珍国医国药，2010，21(11)：2754-2756.

[7] 庞明群，王双苗，颜海燕，等. 鸡矢藤环烯醚萜苷对大鼠的长期毒性试验研究[J]. 安徽医科大学学报，2010，45(1)：62-65.

73. 青蒿

Qinghao

ARTEMISIAE ANNUAE HERBA

【别名】香蒿、臭蒿、苦蒿、黄蒿。

【来源】为菊科植物黄花蒿*Artemisia annua* L.的干燥地上部分。

【本草考证】本品始载于《五十二病方》；《神农本草经》名草蒿，青蒿为其别名，列为下品。《蜀本图经》始对其植物形态进行描述，载："叶似茵陈蒿而背不白，高四尺许。四月、五月采苗，日干"。《图经本草》记载："草蒿，即青蒿也。春生苗，叶极细，嫩时人亦取杂诸香菜食之，至夏高三五尺；秋后开细淡黄花，花下便结子，如粟米大，八九月间采子，阴干。根、茎、子、叶并入药用，干者炙作饮香，尤佳"。《本草纲目》又载："青蒿，二月生苗，茎粗如指而肥软，茎叶色并深青。其叶微似茵陈，而面背俱青。其根白硬。七八月开细黄花颇香。结实大如麻子，中有细子"。又另载黄花蒿，谓："此蒿与青蒿相似，但此蒿色绿带淡黄，气辛臭"。张衍箧认为在宋代以前，青蒿与黄花蒿是同作草蒿（青蒿）入药的。有学者通过比较两者主要分类学特征，认为《本草纲目》所述青蒿即今天的黄花蒿（*Artemisia annua* L.），而所述黄花蒿为今天的青蒿（*Artemisia carvifolia* Buch.-Ham. ex Roxb.），并最终考证青蒿学名应为*Artemisia annua* L.。

【原植物】一年生草本，植株有香气。主根单一，垂直，侧根少。茎单生，上部多分枝，有纵纹，下部稍木质化，无毛。叶两面青绿色或淡绿色，无毛；基生叶平铺地面，开花时凋谢；茎生叶互生，幼时绿色，老时变为黄褐色，无毛，有短柄，向上渐无柄；叶通常三回羽状全裂；头状花序半球形或近半球形，具短梗，基部有线形的小苞叶，在分枝上排成穗状花序式的总状花序，并在茎上组成圆锥花序；总苞片3～4层，外层总苞片狭小，长卵形或卵状披针形，边缘宽膜质，中层总苞片稍大，宽卵形或长卵形，内层总苞片半膜质或膜质，顶端圆；花序托球形；花淡黄色；雌花10～20朵，花冠狭管状，花柱伸出花冠管外，先端2叉，叉端尖；两性花30～40朵，花冠管状，花药线形，上端附属物尖，长三角形，基部圆钝，花柱与花冠等长或略长于花冠，顶端2叉，叉端截形，有睫毛。瘦果长圆形至椭圆形。花、果期6～9月。（图73-1）

主要为栽培，也有野生，东北部省区分布在海拔1500m以下地区，西北及西南省区分布在2000～3000m地区，西藏分布在3650m地区；东部、南部省区生长在路旁、荒地、山坡、林缘等处；其他省区可在草原、

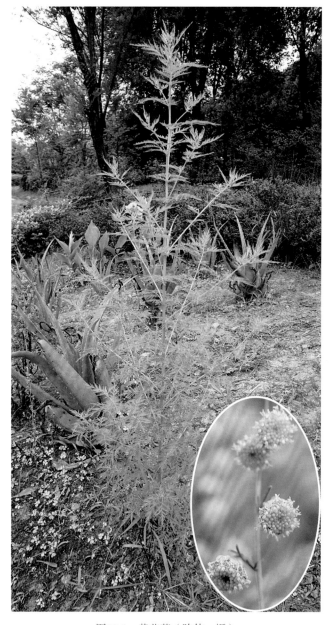

图73-1　黄花蒿（陈佳　摄）

森林草原、干河谷、半荒漠及砾质坡地等生长，也见于盐渍化的土壤上。遍及全国。

【主产地】主产于重庆、广西、广东、湖北、浙江、江苏、安徽；其他地区亦产，多自产自销。

【栽培要点】

1. 生物学特性　喜温暖湿润气候，不耐荫蔽，忌涝。种子发芽温度8～25℃。以阳光充足、疏松肥沃、富含腐殖质、排水良好的砂质土壤栽培为宜。

2. 栽培技术　种子繁殖或分株繁殖。种子繁殖分直播法和脊苗移栽法。

3. 病虫害　病害：菌核病、根腐病。虫害：蚜虫、蚂蚁、地老虎等。

【采收与加工】秋季花盛开时采割，除去老茎，阴干。

【商品规格】根据市场流通情况，将青蒿分为"选货"和"统货"两个规格。均为干货。

选货：叶片较多，枝条较少且为小枝居多。统货：叶片少，色泽不均匀；枝条大小不一。

【药材鉴别】

（一）性状特征

茎圆柱形，上部多分枝，长30～80cm，直径0.2～0.6cm；表面黄绿色或棕黄色，具纵棱线；质略硬，易折断，断面中部有髓。叶互生，暗绿色或棕绿色，卷缩易碎，完整者展平后为三回羽状深裂，裂片和小裂片矩圆形或长椭圆形，两面被短毛。气香特异，味微苦[1]。（图73-2）

（二）显微鉴别

1. 叶表面制片　上下表皮细胞不规则，垂周壁波状弯曲，脉脊上的表皮细胞为窄长方形。不定式气孔微突于表面，保卫细胞肾形。表皮密布"T"字形非腺毛及腺毛，"T"字形非腺毛柄细胞3～7个，多为4～5个；腺毛呈椭圆形，常充满黄色挥发油，其两个半圆形分泌细胞的排列方式一般与最终裂片的中脉平行，在中脉附近常可见只具柄细胞的毛。（图73-3）

2. 粉末特征　粉末黄绿色。表皮细胞碎片排列整齐。木纤维为长棱状，单个或成束散在分布。韧皮纤维碎片单个散在分布，多不完整，壁厚。导管网纹或螺纹。花粉粒类圆形或椭圆形，有多个萌发孔。（图73-4）

（三）理化鉴别

薄层色谱　取本品粉末3g，加石油醚（60～90℃）50ml，加热回流1小时，滤过，滤液蒸干，残渣加正己烷

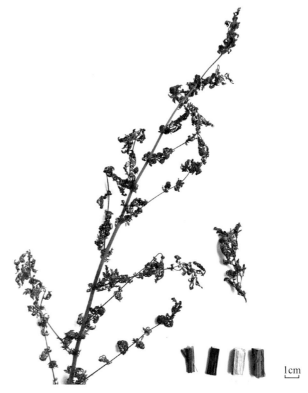

图73-2　青蒿药材图（陈佳　摄）

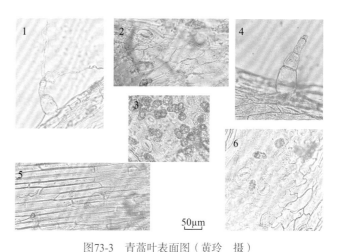

图73-3　青蒿叶表面图（黄玲　摄）

1. "T"形非腺毛　2. 表皮细胞　3. 腺毛　4. 非腺毛
5. 脉脊表皮细胞　6. 气孔

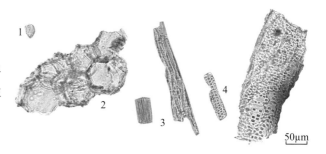

图73-4　青蒿粉末图（陈洋　摄）

1. 花粉粒　2. 表皮细胞　3. 纤维　4. 导管

30ml使溶解，用20%乙腈溶液振摇提取3次，每次10ml，合并乙腈液，蒸干，残渣加乙醇0.5ml使溶解，作为供试品溶液。另取青蒿素对照品，加乙醇制成每1ml含1mg的溶液，作为对照品溶液。照薄层色谱法试验，吸取上述两种溶液各5μl分别点于同一硅胶G薄层板上，以石油醚（60～90℃）–乙醚（4∶5）为展开剂，展开，取出，晾干，喷以2%香草醛的10%硫酸乙醇溶液，在105℃加热至斑点显色清晰，置紫外光灯（365nm）下检视。供试品色谱中，在与对照品色谱相应的位置上，显相同颜色的荧光斑点。

【质量评价】以色绿、叶多、香气浓者为佳。采用高效液相色谱法测定，本品按干燥品计算，含青蒿素（$C_{15}H_{22}O_5$）不少于0.046%[2]。

【化学成分】主要成分为萜类、黄酮类、香豆素和挥发油类等[2]。青蒿素是其抗疟的有效成分及特征性成分。

1. 萜类　青蒿素（artemisinin arteannuin）、青蒿素Ⅰ～Ⅵ、青蒿酸（artemisinic acid）、青蒿烯（artemisitene）、青蒿酸甲酯（methyl artemisinate）等，青蒿素具有抗疟、促进机体细胞免疫的作用。

2. 黄酮类　蒿黄素（artemetin）、5-羟基-3,6,7,4'-四甲氧基黄酮（5-hydroxy-3,6,7,4'-tetrame-thoxyflavone）、槲皮素（quercetin）等。

3. 香豆素类　东莨菪素（scopoletin）、香豆精（coum-arin）、6,8-二甲氧基-7-羟基香豆精（6,8-dimethoxy-7-hydroxy-ycoumarin）等。

4. 挥发油类　左旋樟脑（left-handed cicada）、1,8-桉叶素（1,8-cineole）、龙脑（borned）、月桂烯（myrcene）、柠檬烯（limontene）等。

【性味归经】苦、辛，寒。归肝、胆经。

【功能主治】清虚热，除骨蒸，解暑热，截疟，退黄。用于温邪伤阴，夜热早凉，阴虚发热，骨蒸劳热，暑邪发热，疟疾寒热，湿热黄疸。

【药理作用】

1. 抗病原微生物作用

（1）抗疟原虫　青蒿具有显著的抗疟原虫作用，其所含青蒿素是主要有效成分，灌胃给药可使感染疟原虫的小鼠转阴，对疟原虫红细胞内期有杀灭作用，但对红细胞外期和红细胞前期无效[3]。

（2）抗细菌、抗病毒　青蒿对鸡胚感染流感病毒A3型京科79-2株有抑制作用[4]，青蒿水浸液对多种皮肤癣菌有抑杀作用[5]。

2. 解热、抗炎作用　青蒿的水提物、乙酸乙酯提取物和正丁醇提取物可降低鲜酵母致发热大鼠的体温。青蒿水提物对蛋清和酵母所致大鼠及小鼠关节肿胀有抑制作用，对二甲苯所致小鼠耳肿胀亦有抑制作用[6]。

3. 调节免疫功能　青蒿素及其衍生物可以抑制炎症因子iNOS、COX-2、IL-2、IFN-γ、IL-6、IL-17、TNF-α和IgE的分泌起到抗炎作用；上调IL-4、IL-10、TGF-β等诱导免疫耐受[7]。青蒿素对由鼠源AchRα亚基97-116肽段免疫法建立的自身免疫性重症肌无力大鼠，可明显改善其临床症状，降低血清抗R97-116抗体水平，抑制淋巴细胞分泌促炎性因子IFN-γ和IL-17[8]。

4. 抗肿瘤作用　青蒿中的主要成分青蒿素体外对包括白血病、乳腺癌、宫颈癌、卵巢癌、胃癌、结肠癌、肝癌、人鼻咽癌、胰腺癌、肺癌、肾癌等在内多种肿瘤细胞具有一定的抑制或杀灭作用。体内对大鼠肝癌模型等有抑制作用[9]。

【分子生药】

1. 遗传标记　采用RAPD、ISSR、SRAP，以及ScoT等分子标记技术研究发现黄花蒿在物种水平上的种质遗传多样性较为丰富，遗传分化与青蒿素含量变化及地理分布基本对应[11]。基于psbA-trnH序列的分子标记不能完全与别的物种区分开。而通过ITS2序列的种间K2P遗传距离及NJ树能将多个蒿属物种全部区分，可以作为鉴定蒿属药用植物的条形码[12, 13]。多种条形码测序分析显示蒿属植物的种间变异和种内变异较高，种间变异大于种内变异[14]。

2. 功能基因　现已克隆并研究功能的黄花蒿基因有CMK基因、HDR、AaF3H、AaFLS、AaWD40、MET1、细胞色素*P450*家族基因、*AaCMK*、*AaMCT*、*AaMCS*、*DXS*家族基因、*HMGR*家族基因、*JAZ*、*AaBPF1*、*CYP71AV1*等。现已发布有黄花蒿植株各器官组织的转录组数据，为该品种的分子生药系统研究提供了丰富的数据支持。

【附注】屠呦呦及其团队经过多年攻坚，在"抗疟机理研究""抗药性成因""调整治疗手段"等方面取得新进展，于近期提出应对"青蒿素抗药性"难题的切实可行治疗方案，并在"青蒿素治疗红斑狼疮等适应证""传统中医药科研论著走出去"等方面取得新进展，获得世界卫生组织和国内外权威专家的高度认可。

主要参考文献

[1] 吴啟南.中药鉴定学[M].北京：中国医药科技出版社，2015：8.

[2] 中华人民共和国香港特别行政区卫生署.香港中药材标准第四册[S].香港：中华人民共和国香港特别行政区卫生署，2012：21-31.

[3] 中医研究院中药研究所药理研究室.青蒿的药理研究[J].新医药学杂志，1979(1)：23-33.

[4] 钱瑞生.青蒿的免疫作用和抗病毒作用[J].中医杂志，1991，22(6)：63.

[5] 曹仁烈，孙在原，王仲德，等.中药水浸剂在试管内抗皮肤真菌的观察[J].中华皮肤科杂志，1957，5(4)：286.

[6] 黄黎，刘菊福，刘林祥，等.中药青蒿的解热抗炎作用研究[J].中国中药杂志，1993(1)：44-48，63-64.

[7] Chenchen Shi, Haipeng Li, Yifu Yang, et al. Anti-Inflammatory and Immunoregulatory Functions of Artemisinin and Its Derivatives[J]. Mediators of Inflammation, 2015(2015): 1-7.

[8] 王艳君，孟庆芳，王思，等.青蒿素对实验性自身免疫性重症肌无力大鼠R97-116抗体及细胞因子的影响[J].中国神经免疫和神经病学杂志，2016，23(3)：167-171.

[9] 郭彬，刘殿星，李雷雷，等.青蒿素调控p53蛋白诱导肝癌细胞凋亡的机制研究[J].标记免疫分析与临床，2017，24(3)：314-316，325.

[10] 南旭梅，张敬，金小雪，等.青蒿浸膏对昆明小鼠和Wistar大鼠的急性毒性试验[J].中国兽医科学，2018，48(2)：247-255.

[11] 陈大霞，崔广林，张雪，等.黄花蒿品种（品系）群体遗传结构及遗传多样性的SCoT分析[J].中国中药杂志，2004，39(17)：3254-3258.

[12] 刘美子，宋经元，罗焜，等.DNA条形码序列对9种蒿属药用植物的鉴定[J].中草药，2012，43(7)：1393-1397.

[13] 向丽，张卫，陈士林.中药青蒿本草考证及DNA鉴定[J].药学学报，2016，51(3)：486-495

[14] 史艳财，邹蓉，唐健民，等.FTIR结合DNA条形码鉴定黄花蒿及其近缘植物[J].分子植物育种，2018，16(15)：5117-5125.

74. 苦玄参

Kuxuanshen

PICRIAE HERBA

【别名】苦草、蛇总管、鱼胆草、地胆草、四环素草。

【来源】为玄参科植物苦玄参*Picria felterrae* Lour.的干燥全草。

【本草考证】本品历代本草无记载。本品为广西常用民族药材，《广西本草选编》称为鱼胆草，《全国中草药汇编》称为四环素草，《广西药用植物名录》称为地胆草，其余地区又称蛇总管、苦草、苦胆草等。

【原植物】草本，长达1m，基部匍匐或倾卧，节上生根；枝叉分，有条纹，被短糙毛，节常膨大。叶对生，有长达18mm的柄；叶片卵形，有时几为圆形，长达5.5cm，宽达3cm，顶端急尖，基部常多少不等，延下于柄，边缘有圆钝锯齿，上面密布粗糙的短毛，下面脉上有糙毛，侧脉约4～5对，下面稍稍凸起。花序总状排列，有花4～8朵，总花梗与花梗均细弱，花梗长可达1cm，向顶端膨大，苞片细小；萼裂片4，分生，外方之2片长圆状卵形，在果时长达14mm，宽达10mm，基部心形，有明显的网脉，其中前方一枚较小，常2浅裂，侧方2片几为条形，较短；花冠白色或红褐色，长约12mm，管长约6.5mm，中部稍稍细缩，上唇直立，基部很宽，向上转狭，几为长方形，顶端微缺，长约4.5mm，下唇宽阔，长约6.5mm，3裂，中裂向前突出；雄蕊4，前方一对退化，长约3.5mm，着生于管喉，花丝自花喉至下唇中部完全贴着于花冠，凸起很高而密生长毛，顶端游离，膨大而弓曲，后方一对着生较低，长仅2.5mm，花丝游离。蒴果卵形，长5～6mm，室间2裂，包于宿存的萼片内；种子多数。（图74-1）

生于海拔750～1400m的疏林中及荒田中。主要分布于广东、广西、贵州和云南南部。

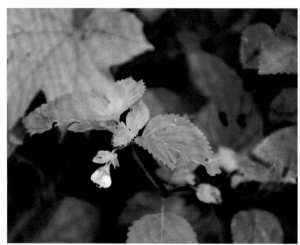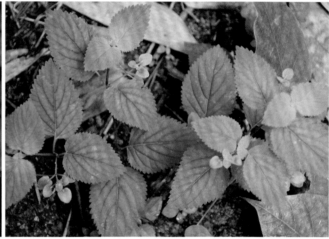

图74-1　苦玄参

左：花期　右：果期

【主产地】主产于广东的茂名市、化州市，广西靖西市的那坡县、德保县，贵州黔西南州的册亨县、望谟县，云南西双版纳州的勐海县、勐腊县、勐仑县等。自采自用。

【栽培要点】

1. 生物学特性　喜温暖湿润，耐阴，土层疏松、肥沃、湿润、富含腐殖质的砂质土壤。其产地年平均气温在20～22.8℃，七月份平均气温28～28.1℃，绝对高温40.5℃，一月份平均气温12℃以上；年降雨量1350～1500mm，相对湿度80%左右。在荫蔽度为40%～50%中植株生长良好。

2. 栽培技术　种子繁殖为主。在每年11月下旬到12月上旬进行播种，选择疏松富含有机质、坡度小、肥沃、排水条件良好的砂质土壤为育苗地，播种前将地进行翻耕，并在播种前一周将农家肥撒施在土中，播种时将畦面用水浇湿，再将苦玄参种子与敲碎的砂质土壤按一定比例混合均匀撒播到育苗畦面上。完成撒播后需搭建拱棚以保温保湿，安全越冬。幼苗生长过程中需注意水分的管理，以保证其健康生长。第二年春季将膜揭掉，然后进行适当的施肥，观察病虫害的发生并采取适当方法防止病虫害。3月下旬到4月中旬，进行种苗移栽，注意不要伤害幼根，保证其成活率。

3. 病虫害　病害：疫病和叶斑病等。虫害：地老虎、蛴螬等。

【采收与加工】苦玄参野生药材秋季采收。栽种药材5～6个月后便可采收，通常在9～10月间进行。采收时将药材齐地切割，洗去泥沙，除去杂质，摊在太阳下晒至6～7成干，扎成小把后继续晒至全干再扎成大把置干燥存放。

【商品规格】统货。

【药材鉴别】

（一）性状特征

须根细小。茎略呈方柱形，节稍膨大，多分枝，长30～80cm，直径1.5～2.5mm，黄绿色，老茎略带紫色，折断面纤维性，髓部中空。单叶对生，多皱缩，完整者展平后呈卵形或卵圆形，长3～5cm，宽2～3cm，黄绿色至灰绿色；先端锐尖，基部楔形，边缘有圆钝锯齿。叶柄长1～2cm。全体被短糙毛。总状花序顶生或腋生，花萼裂片4，外2片较大，卵圆形，内2片细小，条形；花冠唇形。蒴果扁卵形，包于宿存的萼片内。种子细小，多数。气微，味苦。（图74-2）

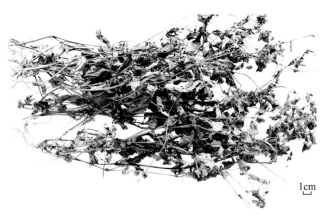

图74-2 苦玄参药材

（二）显微鉴别

粉末特征 粉末显棕绿色，粉碎不完全部分显淡黄色。粉末制片可见表皮细胞散在，非腺毛有两种类型，一种为单细胞非腺毛，壁上常有疣状突起；另一种为多细胞非腺毛，由2～6个细胞组成，长而略弯曲。可见腺鳞存在，由4～6个细胞组成。环纹导管清晰可见。（图74-3）

（三）理化鉴别

薄层色谱 取本品粉末0.5g，加乙酸乙酯–甲醇（5:1）溶液25ml，超声处理30分钟，滤过，滤液蒸干，残渣加乙醇1ml使溶解，作为供试品溶液。另取苦玄参对照药材0.5g，同法制成对照药材溶液。再取苦玄参苷 I_A 对照品，加乙醇制成每1ml含1mg的溶液，作为对照品溶液。取供试品溶液和对照品溶液分别点于同一硅胶G薄层板上，以三氯甲烷–甲醇（4:1）为展开剂，展开，取出，晾干，喷以5%香草醛硫酸溶液，在105℃加热至斑点显色清晰。供试品色谱中，在与对照药材色谱和对照品色谱相应的位置上，显相同颜色的斑点。

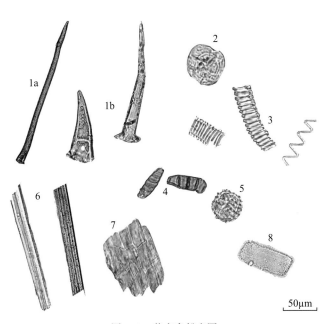

图74-3 苦玄参粉末图

1. 非腺毛（a. 单细胞非腺毛 b. 多细胞非腺毛） 2. 腺鳞 3. 导管
4. 花粉团块 5. 花粉粒 6. 纤维 7. 薄壁细胞碎片 8. 石细胞

【质量评价】 以根细小，茎略呈方柱形，黄绿色（老茎略带紫色），折断面纤维性，髓部中空，气微、味苦者为佳。采用高效液相色谱法测定，本品按干燥品计，含苦玄参苷 I_A（$C_{41}H_{62}O_{13}$）不得少于0.25%。

【化学成分】 苦玄参中的主要化学成分为葫芦苦素类、黄酮类等，主要活性成分是葫芦苦素类[1-3]。

1. 葫芦苦素类 苦玄参苷 I_A、苦玄参苷 I_B、苦玄参苷Ⅳ、苦玄参苷Ⅴ、苦玄参苷Ⅱ、苦玄参苷Ⅴ、苦玄参苷Ⅺ、苦玄参苷Ⅷ、苦玄参苷元Ⅱ、胡萝卜苷、脱氢拜俄尼苷、3,11,22-三羰基-16α-羟基-(20S,24)-环氧苦味素-5,23-二烯-2β-O-β-D-吡喃葡糖苷、己降葫芦苦素F等。

2. 黄酮类 芹菜素、芹菜素-7-O-β-D-葡萄糖酸、5,7,4′-三羟基黄酮、5,7,4′-三羟基黄酮（apigenin）等。

【性味归经】 苦，寒。归肺、胃、肝经。

【功能主治】 清热解毒，消肿止痛。用于风热感冒，咽喉肿痛，喉痹，痄腮，脘腹疼痛，痢疾，跌打损伤，疔肿，毒蛇咬伤。

【药理作用】

1. 中枢抑制作用　从苦玄参中提取的苦玄参苷制成1%浓度，按50mg/kg腹腔注射可显著延长硫喷妥钠（50mg/kg）对小鼠的睡眠时间；并能明显减少小鼠醋酸扭体的反应次数，提高热板法小鼠的痛阈值；地西泮（安定）试验表明，苦玄参苷可明显减少激怒小鼠的格斗次数，与正常对照组比较具有显著差异，表明苦玄参苷具有中枢镇静、镇痛作用。

2. 抗菌作用　将苦玄参的水浸膏经95%乙醇沉淀，醇溶部分再转溶于水，先以乙酸乙酯抽出（部位A），再以乙醇乙酯：95%乙醇（3：1）抽出（部位B），水母液为部位C，及苦玄参水煎液经抑菌谱试验对大肠埃希菌、金黄色葡萄球菌、伤寒杆菌、志贺菌、铜绿假单胞菌、八叠球菌、蜡状杆菌、枯草杆菌均有抗菌作用。与一般抗菌植物药相比，效价较强，抗菌谱也较广。

3. 抗癌作用　苦玄参根提取物B部分，具有抗艾氏腹水癌的作用，对小鼠S180实体瘤的抑瘤率为34.8%～56.1%。

【用药警戒或禁忌】将复方苦玄参颗粒进行动物实验，急性毒性试验发现小鼠在最大给药量（80.40g/kg）下未表现出任何毒性反应，解剖也未发现明显可见的病理变化。亚慢性毒性试验发现各剂量组Wistar大鼠的体重、血常规指标、血清生化指标和脏器系数与对照组（0.9%氯化纳注射液灌胃）Wistar大鼠相比均未发生显著变化（$P>0.05$）。初步用药后小鼠无急性毒性和亚慢性毒性反应，表明其安全无毒[7]。

主要参考文献

[1] 甄汉深，赵洋，陆晖，等.广西特产药材苦玄参种植初步研究[J].广西中医药大学学报，2007，10(2)：52-54.

[2] 黄海连，林伟国，姜成厚，等.苦玄参种苗繁育技术操作规程（SOP）[J].广东农业科学，2013，40(1)：29-30。

[3] 黄永林，陈月圆，文永新，等.苦玄参的化学成分研究[J].广西植物，2010，30(6)：887-890.

[4] 岑菲菲，甄汉深，宋志华.苦玄参化学成分和定量分析研究进展[J].时珍国医国药，2008，19(2)：290-292.

[5] 李玲，金李峰.HPLC法测定不同产地苦玄参3种成分的含量[J].中药材，2016，39(2)：355-357.

[6] 王力生.苦玄参的化学成分研究及应用[D].北京：北京中医药大学，2004.

[7] 邓鑫，陆彦蓉，覃兰迁，等.复方苦玄参颗粒急性毒性和亚慢性毒性试验[J].南方农业学报，2018，49(9)：1873-1879.

75. 苦树皮

Kushupi

CORTEX PICRASMAE QUASSIOIDIS

【别名】苦皮子、熊胆树茎皮、土苦楝茎皮。

【来源】为苦木科植物苦木*Picrasma quassioides*（D. Don）Benn.的茎皮。

【本草考证】本品历代本草无记载。苦树皮之名首载于《中国药用植物志》（第四册）。

【原植物】灌木或小乔木，高达10m；小枝有黄色皮孔。单数羽状复叶互生，长20～30cm；小叶9～15枚，卵形至矩圆状卵形，长4～10cm，宽2～4cm，基部楔形，顶端渐尖，边缘有不整齐的粗锯齿。花雌雄异株，聚伞花序腋生，花序轴被黄褐色柔毛；萼片4～5，卵形，被黄褐色柔毛；花瓣与萼片同数，卵形；雄蕊4～5，着生于花盘基部；心皮2～5，分离。核果倒卵形，3～4个并生，成熟后蓝绿色，萼宿存。花期4～5月，果期6～9月。（图75-1）

主要为野生，生于海拔1400～2400m的山地杂木林中。主要分布于黄河流域及其以南各省区。

【**主产地**】主产于河北、山西、河南、山东、江苏、江西、湖南、湖北、陕西、甘肃、四川、云南、广东、广西等地。

【**采收与加工**】全年均可采收，剥取树皮，切断晒干。

【**药材鉴别**】

（一）性状特征

茎皮单卷筒状、槽状或长片状。外表面棕绿色或棕褐色，皮孔细小，纵向排列，中央下凹，四周突起，常附有白色地衣斑纹。内表面黄白色，平滑。质脆，易折断，折断面略粗糙，可见微细的纤维。味苦。（图75-2）

（二）显微鉴别

1. 横切面　木栓层由10多层细胞组成，壁木栓化，内含黄棕色物质；木栓形成层不明显；栓内层薄壁组织中散布草酸钙簇晶及单晶，较老的树皮中尤多，并含少量淀粉。中柱鞘纤维束稀疏散列，由20～60个纤维细胞组成，壁木化，胞壁厚6～8μm。韧皮部纤维束很发达，幼皮约8层左右，老皮可达30～40层，与筛管群和韧皮薄壁细胞相间排列成长条形，细胞壁薄，不木化；筛管群由1～2列皱缩的细胞组成；在纤维束之间常有1种长方形的多壁孔薄壁细胞，在薄壁细胞中有淀粉粒及草酸钙单晶或簇晶散在，有些薄壁组织中充满着排列成行的草酸钙簇晶，包围着纤维束形成结晶鞘。射线细胞宽1～5列，径向延长。

2. 粉末特征　粉末黄棕色。纤维较多，成束或单个散在，壁厚，木化；淀粉粒细小，圆形或类圆形，直径1～4μm，层纹、脐点均不明显，复粒由2～3单粒组成；草酸钙簇晶及方晶随处可见，方晶直径6～15μm，簇晶直径8～25μm；木栓细胞呈多角形，壁稍厚。（图75-3）

【**质量评价**】以质脆、色棕、味苦者为佳。

【**化学成分**】主要成分为苦木西碱（picrasidine）I，J，K[1]，T[2]。

【**性味归经**】苦，寒。归肺、大肠经。

【**功能主治**】清热燥湿，解毒杀虫。用于湿疹，疮毒，蛔虫病，疥癣。

【**药理作用**】

1. 降压作用　对麻醉犬静脉注射苦木总生物碱，有明显的降压作用；灌胃给药对正常及肾性高血压大鼠均有明显的降压作用。

2. 解蛇毒　苦木注射液对银环蛇毒中毒的小鼠和

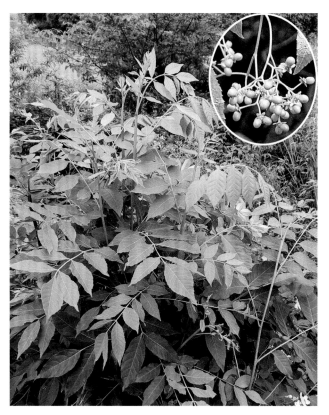

图75-1　苦木（张庆文　摄）

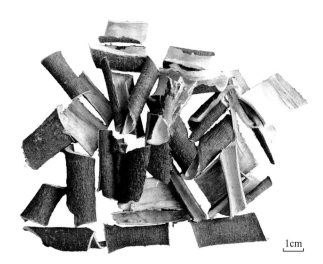

图75-2　苦树皮药材图

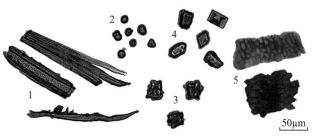

图75-3　苦树皮粉末图

1. 纤维　2. 淀粉粒　3. 草酸钙簇晶　4. 方晶　5. 木栓细胞

狗有明显的保护作用。

3.**抑菌作用**　总生物碱对乙型溶血性链球菌、金黄色葡萄球菌、志贺菌、八叠球菌、枯草杆菌等有抑菌作用。

4.**其他作用**　总生物碱能减慢心率，改善心肌营养性血流量，并有抑制交感神经放电作用。

【**用药警戒或禁忌**】有一定毒性，内服不宜过量。孕妇慎用。

【**附注**】

1.苦木的茎木、带叶的树枝均可作为药用，药名苦木，功用同苦树皮。

2.苦木根皮、树皮及叶均有一定的毒性，服用过量可损伤神经，严重者会出现休克。因此，使用要掌握好用量。

主要参考文献

[1] OHMOTO T, KOIKE K, HIGUCHI T, et al. Studies on the alkaloids from Picrasma quassioides Bennet. Ⅳ. structures of picrasidines I, J, and K[J]. Chemical and Pharmaceutical Bulletin, 1985, 33(8): 3356-3360.

[2] Koike K, Ohmoto T, Higuchi T. Picrasidine-T, a dimeric β-carboline alkaloid from Picrasma quassioides[J]. Phytochemistry, 1987, 26(12): 3375-3377.

76. 茅膏菜

Maogaocai

DROSERAE MULTISEPALAE HERBA

【**别名**】石龙芽草、山胡椒、珍珠草、山地皮。

【**来源**】为茅膏菜科植物茅膏菜*Drosera peltata* Smith var. *multisepala* Y. Z. Ruan.的干燥全草。

【**本草考证**】本品始载于《本草拾遗》，载："草高一尺，生茅中叶有毛如油腻粘人手，子作角，中有小子也"。《植物名实图鉴》载："石龙芽草生山石上，根如小半夏，春无叶有花，细茎如丝，参开五瓣小白花，花罢黄须下垂，高三四寸，小草尤纤。"本草记载与现今所用茅膏菜基本一致。

【**原植物**】多年生草本。球茎紫色，直径约1cm。茎高9～32cm，无毛。茎生叶稀疏，互生，叶片半月形，边缘密生长腺毛，毛顶端膨大，红紫色；叶柄盾状着生，长约1cm。蝎尾状聚伞花序生于茎顶或枝顶；花萼钟形，5～7裂；花瓣5，白色，倒卵形；雄蕊5；子房1室，无毛，侧膜胎座，花柱细裂。蒴果小球形，室背开裂。花、果期6～9月。（图76-1）

生于海拔1200～3650m的山坡潮湿地、松林和疏林下及草丛中。主要分布于长江、珠江流域各省区及西藏南部。

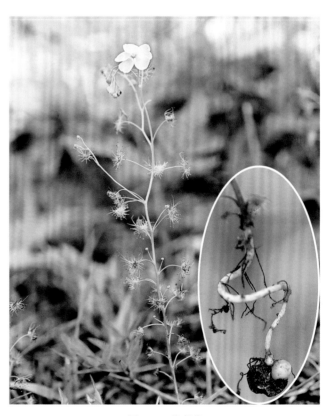

图76-1　茅膏菜

【主产地】主产于云南、四川西南部、贵州西部和西藏林芝、米林、波密及工布江达等地[1]。

【栽培要点】

1. 生物学特性　喜湿润气候，耐寒、怕涝，以背阳、土层深厚、疏松、肥沃中性或微酸性的泥炭土栽培为宜。

2. 栽培技术　以种子繁殖为主，起垄播种。垄沟栽种藏菖蒲后进行灌水，以保证茅膏菜对水分的需求[2]。

【采收与加工】盛花期采收全草，除去杂质后阴干。

【药材鉴别】

（一）性状特征

全草纤细，长7～30cm，灰黑色。块茎球形，直径3～8mm，表面灰黑色，粗糙，质轻，断面粉性，黄色至棕黄色，多中空。叶片半月形，边缘有多数棕色的丝毛状物；叶柄细长。茎顶常具花或小蒴果。气微，味甘。（图76-2）

（二）显微鉴别

粉末特征　粉末灰褐色。单粒淀粉粒甚多，椭圆形或类三角形，少数具点状脐点，直径5～31μm；纤维碎片多见，细胞壁木化，胞腔内含棕黑色物，直径5～20μm；具缘纹孔导管居多，环纹、梯纹和螺纹导管较少，直径13～36μm；腺毛棕黄色，头部、柄部均为多细胞，直径98～116μm；花瓣碎片可见气孔多数；花粉粒表面有刺状突起，萌发孔不明显，直径29～32μm。（图76-3）

（三）理化鉴别

薄层色谱　取本品3g，切成小段，加水200ml浸渍过夜。加热蒸馏，收集黄色蒸馏液约70ml，用乙醚20ml振摇提取，分取乙醚溶液，蒸干。残渣用0.5ml乙醇溶解，作为供试品溶液。矶松素乙醇溶液为对照品溶液。吸取上述两种溶液各10μl，点样于同一硅胶G薄层板上，用环己烷–三氯甲烷–乙醇（20∶2.5∶1）溶剂展开，取出，晾干，在日光下检视。供试品色谱，在与对照品色谱相应的位置上显相同的黄色斑点，喷5%氢氧化钠溶液后则在与对照品相应的位置上出现相同的红色斑点。

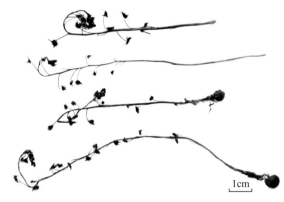

图76-2　茅膏菜药材图

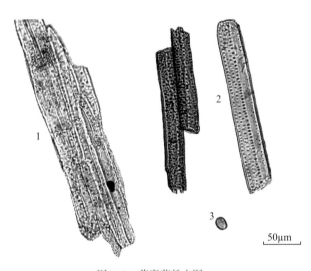

图76-3　茅膏菜粉末图

1. 纤维　2. 导管　3. 淀粉粒

【质量评价】以全草色灰黑、块茎有粉性、茎顶具花或小蒴果者为佳。采用高效液相色谱法测定，本品按干燥品计算，含槲皮素不得低于0.3%[1]。

【化学成分】主要成分为萘醌类、萘酮类、黄酮类、酚酸类成分。其中，萘醌类是其特征性成分和有效成分。

1. 萘醌类　矶松素、茅膏醌、茅膏醌-5-O-葡萄糖苷等。

2. 萘酮类　异柿萘醇酮、异柿萘醇酮-4-O-葡萄糖苷、表柿萘醇酮等。

3. 黄酮类　槲皮素、山柰酚、棉花皮素、棉花皮素-8-O-葡萄糖苷、异槲皮苷等。

4. 酚酸类　对羟基苯甲酸、原儿茶酸、没食子酸等[1]。

【功能主治】祛风止痛，活血解毒。用于风湿痹痛，跌打损伤，腰肌劳损，胃痛，咽喉肿痛，痢疾，疟疾，小儿疳积，目翳，瘰疬，湿疹，疥疮。

【药理作用】

1. 抗炎作用　茅膏菜乙醇提取物制剂对神经性皮炎患者有治疗作用，60%乙醇提取物对卡拉胶及蛋清所致的大鼠关节炎有明显的抗炎作用。

2. 治疗跌打损伤　茅膏菜球茎压碎后贴于关节酸痛部位，可治疗跌打损伤。

3. 其他作用　茅膏菜乙醇提取物制成的栓剂具有松肌作用，可减轻痔疮、肛裂手术后疼痛，缩短愈合时间[3]。

【附注】茅膏菜藏语名为"达鄂"，是藏族、白族等民族的习用药材。民间亦直接将茅膏菜新鲜全草或球茎捣烂外搽患处来治疗神经性皮炎[4]。

主要参考文献

[1] 白央，王玮，格桑索朗.藏药材茅膏菜质量标准的研究[J].西藏科技，2015(8)：73-77.

[2] 周生军，郭柳，秦临喜，等.藏药茅膏菜人工栽培技术研究[J].中国现代中药，2014，16(6)：473-474.

[3] 李琳，黄靖，徐翔华，等.茅膏菜化学成分的研究[J].中国中药杂志，2012，37(2)：222-225.

[4] 刘伟，常征，丁长春.珍稀民族药茅膏菜研究进展[J].文山学院学报，2014，27(3)：13-16.

77. 松叶

Songye

PINI MASSONIANAE FOLIUM

【别名】松毛、松针。

【来源】为松科植物马尾松*Pinus massoniana* Lamb.的鲜叶或干燥叶。

【本草考证】《本草纲目》载："松叶别名松毛。……叶有二针、三针五针之别。三针为括子松，五针为松子松。"结合附图及对药用松叶资源的实际调查，以及《中国植物志》《四川植物志》松属有关种的特点，考证认为松叶应为松科松属植物的多个品种的针状叶，其中，马尾松为四川药用松叶主流品种之一[1]。

【原植物】常绿乔木，主干灰褐色，皮表呈不规则的块片鳞状；幼枝红褐色，平展或斜展，树冠为宽塔形或伞形。针叶2针一束，稀3针一束，长12~20cm，细柔，微扭曲，两面有气孔线，边缘有细锯齿；树脂道约4~8个，边生；叶鞘初呈褐色，后渐变成灰黑色，宿存。穗状雄球花聚生于新枝下部的苞腋；雌球花2~4个聚生于新枝近顶端或单生，淡紫红色。球果卵圆形或圆锥状卵圆形，熟时栗褐色，陆续脱落；种子长卵圆形，长4~6mm，连翅长2~2.7cm。花期4~5月，球果成熟于第2年10~12月。（图77-1）

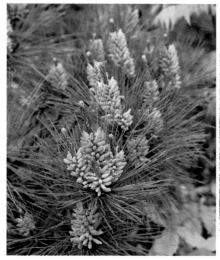
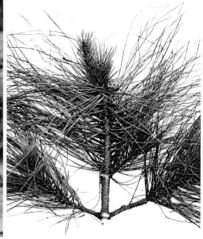

图77-1　马尾松

左：雄枝　右：雌枝

野生或栽培，生于石砾土、沙质土、黏土、山脊和阳坡的冲刷薄地以及陡峭的石山岩缝里。在长江下游其垂直分布于海拔700m以下，长江中游海拔1100～1200m以下，在西部分布于海拔1500m以下。

【主产地】主产于四川、河南、安徽、江西、浙江、江苏、湖北、湖南、陕西、贵州、广西、广东、福建、台湾等地。

【栽培要点】

1. 生物学特性　阳性树种，不耐庇荫，喜光、喜温。

2. 栽培技术　可育苗移栽或直播造林。育苗移栽：4～5月上旬播种，播前整地，施足基肥，用温水浸或与沙层积催芽，条播，覆土2～3cm，保持湿润，二年生苗即可定植。直播造林：选择阴坡、半阴坡，土壤湿润的山坡，穴播每穴4～6粒种子，撒播混芽。

3. 病虫害　病害：松瘤病。

【采收与加工】全年可采收，除去杂质，阴干。

【商品规格】统货。

【药材鉴别】

（一）性状特征

细长针状，常两叶为一束，基部包被淡棕色至黑褐色的叶鞘。针叶长10～20cm，直径5～10mm；表面淡绿色至棕褐色，较光滑，外侧呈半圆状，二叶相对面较平坦，中央有一纵向的细长沟。质轻脆，易折断，断面整齐。气微，味微苦。（图77-2）

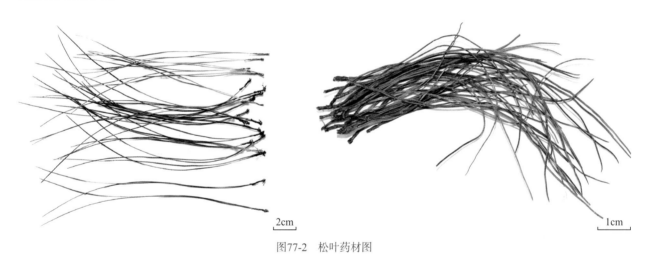

图77-2　松叶药材图

（二）显微鉴别

1. 叶横切面　为半圆形。表皮细胞1列，呈类方形，壁厚，外被角质层，并可见凹隐的气孔。表皮层内侧为1～3层厚壁细胞，内有4～7个树脂道散在。下方为叶肉组织，内皮层明显，中柱鞘为1～2列较大形的薄细胞组织。维管束2个，外韧型，韧皮部外方有厚壁细胞单个切向排列，韧皮薄壁细胞含有棕色物和草酸钙方晶。木质部管胞壁稍厚[1, 2]。（图77-3）

2. 粉末特征　粉末淡黄棕色。管胞多呈纺锤形，具螺纹、缘纹孔，直径5～7μm，长50～200μm；纤维较长，约100～200μm，先端钝，壁厚3～10μm，含草酸钙晶体；表皮细胞呈类方形，直径约20～45μm，壁厚，

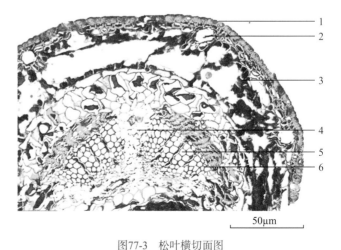

图77-3　松叶横切面图

1. 表皮　2. 树脂道　3. 叶肉　4. 中柱鞘　5. 维管束　6. 木质部

被角质层；气孔3～7个成串排列，保卫细胞较大，下凹，哑铃形，直径约为5～18μm，长30～65μm，副卫细胞多为4个；表皮下厚壁细胞壁厚；树脂道破碎，少见。（图77-4）

（三）理化鉴别

薄层色谱　取本品粉末5g，加水100ml，煮沸15分钟，滤过，滤液中加入聚酰胺10g，搅匀，浸泡40分钟，滤过，用水洗涤聚酰胺至水洗液近无色，滤过，弃去滤液，滤渣加丙酮30ml，浸泡12小时，滤过，取滤液挥去丙酮，残渣加甲醇2ml使溶解，作为供试品溶液。另取松叶对照药材5g，同法制成对照药材溶液。照薄层色谱法试验，吸取供试品溶液及对照药材溶液各10μl，分别点于同一硅胶G薄层板上，以三氯甲烷-乙酸乙酯-甲酸（14：6：1）为展开剂，同时以氨蒸气饱和，展开，取出，晾干，置紫外光灯（302nm）下检视。供试品色谱中，在与对照药材色谱相应的位置上，显相同颜色的荧光斑点。

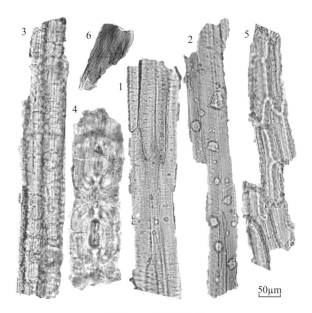

图77-4　松叶粉末图

1. 管胞　2. 含晶纤维　3. 表皮细胞　4. 气孔
5. 表皮下厚壁细胞　6. 树脂道碎片

【化学成分】主要成分为挥发油、黄酮、木脂素、维生素、氨基酸类。其中，挥发油、黄酮、木脂素类是其有效成分。

1. 挥发油　主要有石竹烯（caryophyllene）、大根香叶烯B（germacrene B）、β-古巴烯（β-copaene）、γ-衣兰油烯（γ-ylangolin）、蛇麻烯（humulene）、β-瑟林烯（β-selinene）、α-蒎烯（α-pinene）、β-蒎烯（β-pinene）等，为祛风湿、抗炎的有效成分[3]。

2. 黄酮类　主要有（+）-儿茶素［（+）-catechin］、（+）-没食子儿茶素［（+）-gallocatechin］、木犀草素（luteolin）、槲皮素（quercetin）、双氢槲皮素（taxifolin）等，为体外抗血小板聚集的有效成分[4-6]。

3. 木脂素类　主要有（7S,8R）-3′,4′,9′-三羟基-4-甲氧基-9-O-莽草酰基-7,8-二氢苯并呋喃-1′-丙基新木脂素（massonianoid A，）、4,4′,8-三羟基-4,4′-二甲氧基-9-木脂内酯（4,4′,8-trihydroxyl-4，4′-dimethoxyl-9-lignolide）等[7]。

【性味归经】苦、辛，温。归心、脾经。

【功能主治】祛风湿，杀虫止痒，活血安神。用于风湿痹痛，湿疹湿疮，脚气肿痛，皮肤瘙痒，跌打损伤以及失眠。

【药理作用】

1. 抗炎镇痛作用　松叶水煎液对卡拉胶致大鼠足跖肿胀、棉球植入致大鼠肉芽肿和二甲苯致小鼠耳廓肿胀均具有明显的抑制作用[8]；松叶水煎液能明显减少乙酸致小鼠扭体反应次数，显著提高热板法痛阈值。

2. 降低血脂作用　松叶提取物灌胃脂肪乳剂致高尿酸血症大鼠，可明显降低其尿酸生成排泄水平，同时可改善肝功能和降低血脂TTC、LDL-C水平[9]。

主要参考文献

[1] 李萍. 药用松叶的品种、品质研究[D]. 成都：成都中医药大学，2002.

[2] 朱再生. 伤痛外搽灵中盾叶秋海棠、松叶的生药学研究[J]. 中医药导报，2006，12(6)：82-83，110.

[3] 肖云川，赵曼茜，闫翠起，等. 马尾松鲜松叶的化学成分研究[J]. 中草药，2015，46(23)：3460-3465.

[4] 王巍，王晓华，尹江峰，等. 马尾松松针的黄酮类化学成分的分离鉴定[J]. 中国医院药学杂志，2008，28(7)：549-550.

[5] 王巍，王晓华，张晓洁. 马尾松松针抗血小板聚集活性的成分考察[J]. 中国医院药学杂志，2008，28(3)：190-193.

[6] 毕跃峰，郑晓珂，冯卫生，等.马尾松松针中木脂素苷的分离与结构鉴定[J].药学学报，2002，37(8)：626-629.

[7] 冯卫生，郑晓珂，王彦志，等.马尾松松针中木脂素类成分的分离与鉴定[J].药学学报，2003，38(12)：927-930.

[8] 李丽芬，石扣兰，刘斌钰，等.松叶镇痛抗炎的实验研究[J].中医药研究，1999，15(15)：50-51.

[9] 方颖莹，金凯祎，庞敏霞，等.松叶提取物对"过食膏粱厚味"型高尿酸血症大鼠尿酸生成排泄、肝功能及血脂水平的影响[J].中国现代应用药学，2018，35(10)：1482-1488.

78. 松萝

Songluo

LICHEN USNEAE

【别名】龙须草、金丝藤、胡须草。

【来源】为松萝科植物长松萝*Usnea longissima* Ach.和松萝*Usnea diffracta* Vain.的干燥地衣体[1]。

【本草考证】本品始载于《神农本草经》，列为中品。《名医别录》载："生熊耳山川谷松树上。五月采，阴干"。陶弘景云："东山甚多。生杂树上，而以松上者为真"。《纲目拾遗》载："出武当山，生高峰古木上，长者丈余"。以上所载松萝的特征均与松萝科松萝属的多种地衣体相似。

【原植物】

1. 长松萝　全体灰绿色；植株长20～40cm，最长者可达100cm，为羽状分枝的丝状体，无横裂。密生细小而短的侧枝，长约1cm，形似蜈蚣。外皮部质粗松，中心质坚密。子囊果稀少，皿状，生于枝的先端。（图78-1）

主要为野生，生于针阔叶树林的树干上或树枝上。主要分布于四川、西藏、云南、陕西、黑龙江、内蒙古、甘肃、吉林、辽宁、江西、湖北、湖南等地[2、5]。

2. 松萝　与长松萝不同点：呈二叉分枝，越分越细密，枝表面有环状裂口。（图78-2）

主要为野生，生于潮湿针阔叶林中树干或树枝上。主要分布于山西、内蒙古、辽宁、吉林、黑龙江、浙江、安徽、江西、山东、陕西、甘肃、台湾等地。

【主产地】长松萝主产于内蒙古、陕西、甘

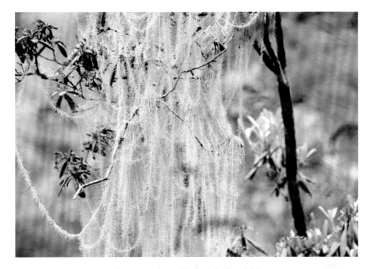

图78-1　长松萝（兰志琼　摄）

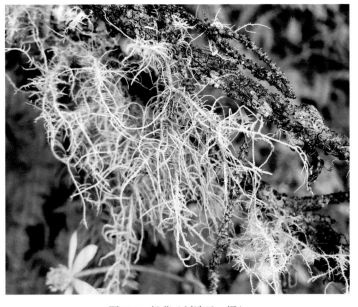

图78-2　松萝（刘浩云　摄）

肃、浙江、江西、福建、四川等地。松萝主产于山西、
内蒙古、辽宁、吉林、黑龙江、浙江等地。

【采收与加工】夏、秋季采收，洗净，切段，晒干。

【商品规格】统货。

【药材鉴别】

（一）性状特征

1. 长松萝　本品呈丝状缠绕成团，灰绿色或黄绿
色，主轴单一，极少有大的分枝。两侧有细短的侧枝
密生，成蜈蚣状，侧枝长0.3～1.5cm，柔软，略有弹性，
易折断，断面绿白色，断面中央具线状柔韧的中轴。
气微，味酸[1, 2]。（图78-3）

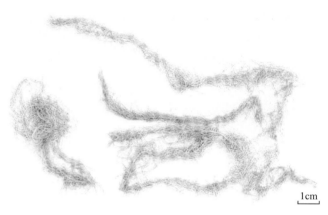

图78-3　长松萝药材图（刘洁云　摄）

2. 松萝　与长松萝不同点：呈二叉状分枝，基部直径0.8～1.5mm，粗枝表面有明显的环状裂纹。不易折断。

（二）显微鉴别

1. 长松萝横切面　由呈辐射状的三层同心环状组织组成。皮层厚30～40μm，由4～5列菌丝交织在一起形成假
厚壁组织，菌丝细胞紧密排列，壁厚腔小；髓层厚40～60μm，由菌丝体交织而成，色较深，排列较稀疏，分布有许
多成群或单个的藻细胞，多集中在髓层的外侧。藻细胞呈椭圆形或类圆形，直径为7.5～12.5μm；中轴由菌丝组成，
约占整个横切面的4/5。老的地衣体中空[3]。（图78-4）

2. 长松萝粉末特征　粉末灰绿色。菌丝线状成束，无色，直径6～12μm。藻细胞类圆形成群，含叶绿体，呈绿色，
直径8～15μm[4]。（图78-5）

（三）理化鉴别

取本品粗粉1g，加乙醇25ml，加热回流30分钟，滤过，滤液浓缩至5ml。取滤液1ml，加入1%三氯化铁乙醇溶
液1滴，溶液显污绿色；另取滤液2ml，加浓盐酸6滴及镁粉少量，置水浴中加热3分钟，溶液显橙红色。

【化学成分】主要成分为巴尔巴地衣酸（barbaticacid）、松萝酸（usnicacid）、地弗地衣酸（diffractaic-acid）、拉
马酸（ramalicacid）、地衣聚糖（lichenin）、长松萝多糖、扁枝衣酸乙酯（ethyleverninate）等。

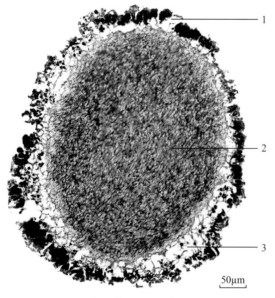

图78-4　长松萝横切面图（廖海浪　摄）
1. 皮层　2. 藻细胞　3. 髓层

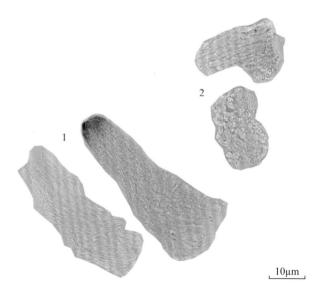

图78-5　长松萝粉末图（陈佳　摄）
1. 菌丝　2. 藻细胞

【质量评价】本品以色绿、香味浓者为佳。

【性味归经】甘，平；有小毒。归心、肾、肺经。

【功能主治】清热解毒，止咳化痰。用于肺结核，慢性支气管炎；外用治创伤感染，术后刀口感染，化脓性中耳炎，疮疖，淋巴结结核，乳腺炎，烧伤，子宫颈糜烂，阴道滴虫。

【药理作用】

1. 抗炎镇痛作用　小鼠灌服松萝酸及地弗地衣酸能有效减少乙酸引起的扭体反应，在尾压法观察中相同的给药剂量也显示出持久的镇痛效果[6]。

2. 抗肿瘤作用　松萝提取的AMH部位体外作用72小时，对ACHN、T-24、PC-3和HeLa等肿瘤细胞的IC_{50}值分别为19.64、5.73、15.54和11.46μg/ml。此外，对小鼠Hela移植瘤有明显抑制作用，抑制率达到54.2%[7]。

3. 抗胃溃疡作用　松萝中的有效成分松萝酸灌胃给药，可减少吲哚美辛诱导的胃溃疡模型大鼠胃组织的氧化损伤和中性粒细胞浸润[8]。

【用药警戒或禁忌】松萝水煎液灌胃小鼠的最大给药量为5.2g/kg，不引起明显急性毒性反应，但可使雄性小鼠体重下降及雌性小鼠肝脏、肾脏轻微病理损伤[9]。

主要参考文献

[1] 张水泉，王明之，孙尚元，等.松萝片镇咳祛痰平喘作用的临床研究[J].中草药，1982，13(11)：33-34.

[2] 彭成.中国临床药物大辞典（中药饮片卷）[M].北京：中国中医药出版社，2018.

[3] 靳菊情，丁东宁，欧阳雪宇，等.松萝酸的提取和抗癌活性研究[J].西北药学杂志，1996，11(5)：211-212.

[4] FehmiOdabasoglu, Ahmet Cakir, Halis Suleyman, et al. Gastroprotective and antioxidant effects of usnic acid on indomethacin-induced gastric ulcer in rats [J]. Journal of Ethnopharmacology, 2006, 103(1): 59-65.

[5] 朱家丽，贾占荣，曹佳红，等.松萝对小鼠急性毒性作用的实验研究[J].中华中医药学刊，2017，35(5)：1319-1321.

[6] Emi Okuyama, KazuhiroUmeyama, MikioYamazaki, et al. Usnic Acid and Diffractaic Acid as Analgesic and Antipyretic Components of Usneadiffracta[J]. Planta Med, 1995, 61(2): 113-115.

[7] 王静，贺小琼，姚乾，等.松萝抗癌活性部位对人泌尿生殖系统肿瘤的抑制作用[J].肿瘤防治研究，2017，44(6)：403-408.

[8] FehmiOdabasoglu, Ahmet Cakir, Halis Suleyman, et al. Gastroprotective and antioxidant effects of usnic acid on indomethacin-induced gastric ulcer in rats [J]. Journal of Ethnopharmacology, 2006, 103(1): 59-65.

[9] 朱家丽，贾占荣，曹佳红，等.松萝对小鼠急性毒性作用的实验研究[J].中华中医药学刊，2017，35(5)：1319-1321.

79. 肾蕨

Shenjue

NEPHROLEPIS RHIZOMA

【别名】圆羊齿、蜈蚣草、篦子草、石黄皮、天鹅抱蛋。

【来源】为骨碎补科植物肾蕨Nephrolepis auriculata（L.）Trimen的新鲜或干燥块茎。

【本草考证】本品始载于《植物名实图考》，以蜈蚣草为名，载："牛云南山石间，赭根纠互，硬枝横铺，密叶如锯，背有金星。其性应与石韦相类"。本草记载与现今所用肾蕨基本一致。

【原植物】附生或土生。根茎直立，下部有粗铁丝状的匍匐茎向四方生长，根茎和匍匐茎被蓬松的淡棕色长钻形鳞片；匍匐茎棕褐色，上生有近圆形的块茎，密被与根茎上同样的鳞片。叶簇生，叶片披针形，长30～70cm，宽3～5cm，一回羽状，几无柄，叶缘有疏浅的钝锯齿。孢子囊群着生于每组侧脉的上侧小脉顶端，囊群盖肾形。（图79-1）

主要为栽培，野生于海拔30～1500m的溪边林下。主要分布于浙江、福建、台湾、湖南南部、广东、海南、广西、贵州、云南和西藏等地。

【主产地】主产于四川、云南、贵州、广西、广东、福建、浙江、江西、湖南等地亦产。

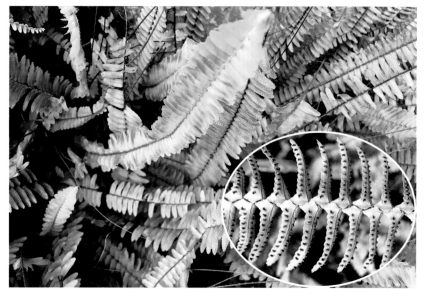

图79-1 肾蕨

【栽培要点】

1. 生物学特性　喜温暖潮湿的环境。自然萌发力强，喜半荫，忌强光直射。对土壤要求不严，以疏松、肥沃、透气、富含腐殖质的中性或微酸性砂壤土为宜。不耐寒、较耐旱，耐瘠薄。

2. 栽培技术　常以分株繁殖为主，也可用孢子、块茎、匍匐茎繁殖。肾蕨不开花不结实，养分消耗不多。施肥以氮肥为主，在春、秋季生长旺盛期施肥为宜。肥料宜稀薄，以免造成肥害。

3. 病虫害　过于潮湿的地方会有蛞蝓、通风不良时会有蚧壳虫；有时也有线虫危害，造成叶片上产生褐色圆形斑点。

【采收与加工】全年均可挖取块茎，刮去鳞片，洗净，鲜用或晒干。

【药材鉴别】

（一）性状特征

1. 鲜肾蕨　块茎椭圆形、卵圆形或不规则球形，一端稍尖，另一端圆钝，可见自根茎脱落后的圆形疤痕，长2.5～3.5cm，直径1.5～2cm。表面棕黄色，微有光泽，密布黑色小斑点，触之略有粗糙感。断面有圆形筋脉纹。质坚实。气微，味微甘、涩。（图79-2）

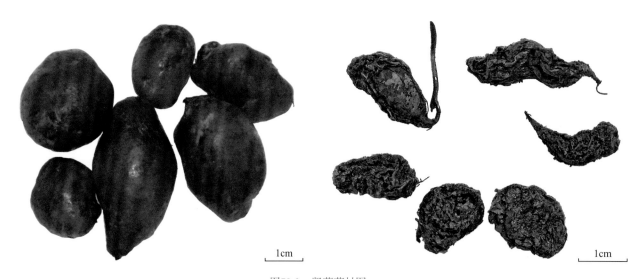

1cm　　　　　　　1cm

图79-2 肾蕨药材图

左：鲜药材　右：干药材

2. **干肾蕨** 球形或扁圆形，直径约2cm。表面密生黄棕色绒毛状鳞片，可见自根茎脱落后的圆形疤痕，除去鳞片后表面显亮黄色，有明显的不规则皱纹。断面有椭圆形筋脉纹。质坚实。气微，味苦。（图79-2）

（二）显微鉴别

横切面 类圆形。表皮细胞1列，排列紧密，基本组织由薄壁细胞组成，分体中柱18～22个，环列；每一分体中柱内皮层细胞明显，中柱鞘薄壁细胞；2～3列，内含棕色物，维管束周韧型。（图79-3、图79-4）

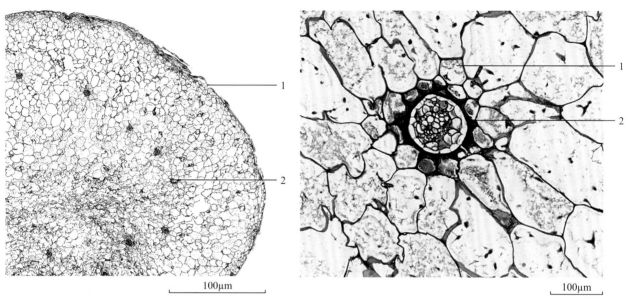

图79-3 肾蕨横切面图

1. 表皮细胞 2. 分体中柱

图79-4 肾蕨横切面图（示分体中柱）（艾青青 摄）

1. 内皮层 2. 中柱鞘

（三）理化鉴别

薄层色谱 取本品粉末1g，加乙醇20ml，加热回流1分钟，放冷，滤过，滤液蒸干，加乙醇2ml使溶解，作为供试品溶液。另取肾蕨对照药材1g，同法制成对照药材溶液。照薄层色谱法试验，吸取上述两种溶液各10～15μl，分别点于同一硅胶G薄层板上，以石油醚（60～90℃）–三氯甲烷–丙酮（10：5：1）为展开剂，展开，取出，晾干，喷以10%的磷钼酸乙醇溶液，在105℃加热至斑点显色清晰。供试品色谱中，在与对照药材色谱相应的位置上，显相同颜色的斑点。

【**质量评价**】以个均匀、质坚实者为佳。

【**化学成分**】主要成分为甾体类、黄酮类等。

1. **甾体类** 24-乙基胆甾醇［24（α）-ethyl-cholesterol］、24-甲基胆甾醇（24-methylcholesterol）、24-乙基胆甾-5,22-二烯醇（24-ethylcholest-5,22-dienol）和胆甾醇（cholesterol）及β-谷甾醇（β-sitosterol）等。

2. **黄酮类** β-谷甾醇-β-D-葡萄糖苷（β-sitosteryl-β-D-glucoside）、槲皮素-3-O-β-鼠李糖苷（quercetin-3-O-β-rhamnoside）等。

【**性味归经**】甘、淡、涩，凉。归肝、肾、胃、小肠经。

【**功能主治**】清热利湿，通淋止咳，消肿解毒。用于感冒发热，肺热咳嗽，黄疸，淋浊，小便涩痛，泄泻，痢疾，带下，疝气，乳痈，瘰疬，烫伤，刀伤，淋巴结炎，体癣，睾丸炎。

【**药理作用**】

1. **抗溃疡作用** 肾蕨叶水提物灌胃乙酸刺激诱导的肛门溃疡小鼠，可明显降低小鼠肛门脏器指数，减轻肛门局部炎性细胞浸润和黏膜下层血管扩张，机制与下调NF-κB、TNF-α、IL-1β、COX-2的蛋白和mRNA表达有关[1]。

2. 抗肝损伤作用　肾蕨水提物灌胃急性酒精性肝损伤小鼠，可明显降低肝指数，改善肝功能，减少肝细胞损伤，并使肝组织中SOD、GSH活性升高[2]。

主要参考文献

[1] 王小青，高杨，马帅，等. 肾蕨对乙酸致小鼠肛门溃疡的作用及NF-κB、TNF-α、IL-1β和COX-2表达的影响[J]. 中国实验方剂学杂志，2018，24(8)：122-127.

[2] 韦江莲，陈雪丽，兰岚，等. 肾蕨水提液对小鼠急性酒精性肝损伤的影响[J]. 广西中医药，2019，42(1)：69-72.

80. 岩白菜

Yanbaicai

BERGENIAE RHIZOMA

【别名】呆白菜、矮白菜、岩壁菜、岩菖蒲、红缎子。

【来源】为虎耳草科植物岩白菜*Bergenia purpurascens*（Hook. f. et Thoms.）Engl. 的干燥根茎。

【本草考证】本品始载于《植物名实图考》，名为"呆白菜"。载："呆白菜生山石间，铺生不植（直）立，一名矮白菜，极似菩荙，长根数寸，主治吐血。"其与现今所用岩白菜相符。

【原植物】多年生草本，高13～52cm。根茎粗壮，被鳞片。叶均基生；叶片革质，倒卵形、狭倒卵形至近椭圆形，稀阔倒卵形至近长圆形，长5.5～16cm，宽3～9cm，先端钝圆，边缘具波状齿至近全缘，基部楔形，两面具小腺窝，无毛；托叶鞘边缘无毛。花葶疏生腺毛。聚伞花序圆锥状；花梗与花序分枝及托杯均密被具长柄的腺毛；萼片革质，近狭卵形，长6.5～7mm，宽2～4mm，先端钝，腹面和边缘无毛，背面密被具长柄之腺毛；花瓣5，紫红色，阔卵形，长10～16.5mm，宽7～7.8mm，先端钝或微凹，基部变狭成长2～2.5mm之爪，多脉；雄蕊10；子房卵球形，花柱2，常短于花冠。蒴果。花、果期5～10月。（图80-1）

主要为野生，生于海拔2700～4800m的林下、灌丛、高山草甸和高山碎石隙。主要分布于四川西南部、云南北部及西藏南部和东部。

【主产地】主产于四川、云南、贵州、西藏等地。

【采收与加工】夏、秋季采集，挖大留小，洗去泥沙，除去靠近根头的枯朽叶片，晒干。

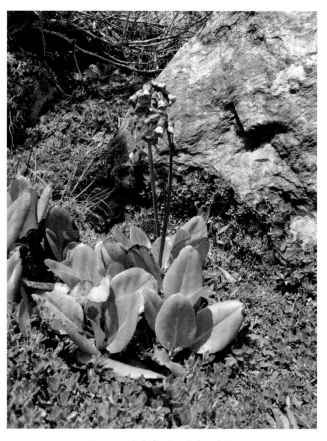

图80-1　岩白菜（兰小中　摄）

【药材鉴别】

（一）性状特征

根茎圆柱形，略弯曲，直径0.6～2cm，长3～10cm；表面灰棕色至黑褐色，具密集或疏而隆起的环节，节上有棕黑色叶基残存，有皱缩条纹和须状根痕。质坚实而脆，易折断。断面类白色或粉红色，略显粉质，部分断面有网状裂隙，近边缘处有点状维管束环列。气微，味苦、涩。（图80-2）

（二）显微鉴别

1. 根茎横切面　常有残存的表皮细胞，木栓层由10余列扁平细胞组成。形成层明显。维管束外韧型，外侧偶见中柱鞘纤维。韧皮部组织多皱缩，木质部以导管为主。髓部宽广。薄壁细胞含草酸钙簇晶、淀粉粒和棕色物。（图80-3）

2. 粉末特征　粉末棕黄色。草酸钙簇晶较多，直径15～58μm。淀粉粒椭圆形或梨形，两端通常稍尖，直径3～10μm，长8～20μm，层纹和脐点不明显。导管多为网纹，直径13～35μm。表皮细胞红棕色，表面观呈多角形或类长方形。木栓细胞表面观呈多角形。（图80-4）

（三）理化鉴别

薄层色谱　取本品粉末0.2g，加甲醇20ml，超声处理40分钟，放冷，滤过，取滤液作为供试品溶液。另取岩白菜素对照品、熊果苷对照品，加甲醇制成每1ml含0.2mg的混合溶液，作为对照品溶液。照薄层色谱法试验，吸取上述两种溶液各5μl，分别点于同一硅胶GF$_{254}$薄层板上，以三氯甲烷-乙酸乙酯-甲醇（4∶4∶1.5）为展开剂，展开2次，取出，晾干，置紫外光灯（254nm）下检视。供试品色谱中，在与岩白菜素对照品色谱相应的位置上，显相同颜色的斑点；再喷以2%三氯化铁溶液-1%铁氰化钾溶液（1∶1）的混合溶液，供试品色谱中，在与岩白菜素对照品、熊果苷对照品色谱相应的位置上，显相同颜色的斑点。

【质量评价】以根茎粗壮者为佳[1]。采用高效液相色谱法测定，本品按干燥品计算，含岩白菜素（C$_{14}$H$_{16}$O$_9$）不得少于8.2%。

【化学成分】主要成分为酚类和其他类成分[2]。

1. 酚类　岩白菜素（bergenin）、熊果苷（arbutin）、儿茶素（catechin）、6-*O*-没食子酰熊果酚苷（6-*O*-galyl arbutin）、原花青素B3（proanthocyanidin B3）和7-*O*-

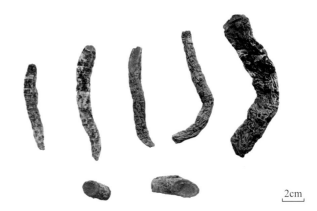

图80-2　岩白菜药材图（陈佳　摄）

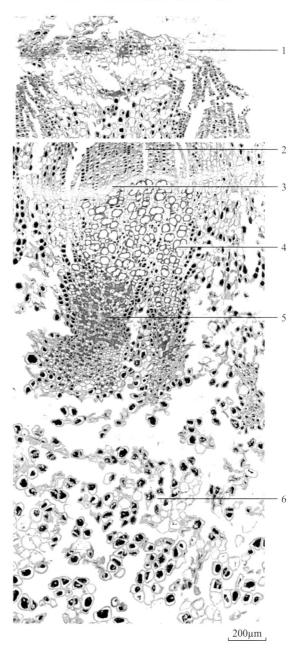

图80-3　岩白菜横切面图（廖海浪　摄）

1. 表皮　2. 木栓层　3. 形成层　4. 韧皮部　5. 木质部　6. 髓部

没食子酰-（+）-儿茶素［7-*O*-galloyl-（+）-catechin］等，其中岩白菜素具有止咳祛痰、抗菌、促进病变组织恢复的作用。

2. 其他类　二乙基二亚砜（diethyl sulfoxide）、*β*-胡萝卜苷（*β*-carotene）、*β*-谷甾醇（*β*-sitosterol）、铁（Fe）、镁（Mg）、锌（Zn）、铜（Cu）和钙（Ca）等。

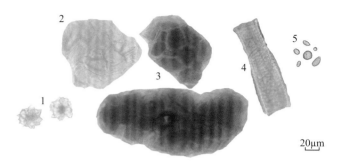

图80-4　岩白菜粉末图（陈佳　摄）
1. 草酸钙簇晶　2. 木栓细胞　3. 表皮细胞　4. 网纹导管　5. 淀粉粒

【性味归经】甘，微涩，凉。归肝、肺、脾经。

【功能主治】清热解毒，止血，调经。用于肺结核咳嗽，咯血，吐血，衄血，便血，肠炎，痢疾，功能性子宫出血，白带，月经不调；外用治黄水疮。

【药理作用】

1. 抗菌作用　岩白菜醇提物对白色念珠菌和新生隐球菌有明显的抑制作用，对白色念珠菌标准菌SC5314的最低抑菌浓度MIC为62.5μg/ml，对白色念珠菌敏感菌Y0109的MIC为31.25μg/ml，对新生隐球菌32609的MIC为7.8μg/ml[3]。

2. 抗炎、镇痛作用　岩白菜20%乙醇洗脱物能明显抑制二甲苯所致小鼠耳肿胀、棉球肉芽组织增生，并增加毛细血管通透性，机制可能与抑制组胺和血清素等炎性细胞因子相关[4]。岩白菜素对二甲苯引起的小鼠耳肿胀和肉芽肿均有良好的抑制作用，对乙酸引起的小鼠扭体反应和甲醛致痛反应均有明显的抑制作用[5]。

3. 抗氧化作用　岩白菜乙酸乙酯萃取物和乙醇浸取物具有显著的抗氧化活性，其总抗氧化能力、抑制脂质氧化能力、清除羟基自由基能力、清除DPPH能力都较强[6]。

4. 抗肿瘤作用　岩白菜提取物具有体内外抗肝肿瘤作用，能显著抑制人肺癌A549细胞增殖，对S180实体荷瘤小鼠有显著的抑瘤作用[7]。

5. 镇咳作用　岩白菜素可明显延长枸橼酸喷雾致咳豚鼠的咳嗽潜伏期和减少咳嗽次数；对恒压氢氧化铵喷雾法引咳小鼠也有良好的止咳作用[8]。

主要参考文献

[1] 刘绍贵，欧阳荣.临床常用中草药鉴别与应用[M].长沙：湖南科学技术出版社，2015：431.

[2] 夏晓旦，黄婷，侯安国，等.岩白菜的化学成分、含量考察与药理作用研究概况[J].中国药房，2017，28(16)：2270-2273.

[3] 吴晶.中药抗真菌的活性筛选及作用机制研究[D].上海：第二军医大学，2017.

[4] Shi X, Li X, He J, et al. Study on the antibacterial activity of Bergenia purpurascens extract[J]. Afr J TraditComple-mentAltern Med, 2014, 11(2): 464-468.

[5] 黄丽萍，吴素芬，张甦，等.岩白菜素镇痛抗炎作用研究[J].中药药理与临床，2009，20(3)：24-25.

[6] 杨丽花，兰小中，罗由萍，等.22种藏药材抗氧化活性研究[J].中药材，2012，35(12)：2007-2009.

[7] 刘素君，宋九华，谢孔平.峨眉岩白菜提取物抗肿瘤研究[J].乐山师范学院学报，2013，12：33-34.

[8] 杨为民，刘吉开，麻兵继，等.岩白菜素衍生物的止咳、祛痰活性筛选[J].四川生理科学杂志，2004，26(4)：188-189.

81. 败酱草

Baijiangcao

PATRININAE HERBA

【别名】 黄花败酱、龙牙败酱、黄花龙芽、苦斋。

【来源】 为败酱科植物黄花败酱*Patrinia scabiosaefolia* Fisch.或白花败酱*Patrinia villosa* Juss.的干燥全草。

【本草考证】 本品始载于《神农本草经》，列为中品。《本草经集注》载："出近道，叶似豨莶，跟形似柴胡，气如败豆酱，故以为名"。根据"气如败豆酱"可判断其所说的可能是败酱属植物。《新修本草》载："多生岗岭间，叶似水艮及薇衔，丛生，花黄，根紫作陈酱色，其叶殊不似豨莶也"。根据"花黄"可知唐代所用败酱应为败酱属开黄花者。《图经本草》载："生江夏川谷，今江东亦有之，多生岗岭间。叶似水莨及薇衔，丛生；花黄，根紫色，似柴胡，作陈败豆酱气，故以为名。"根据"花黄，根紫色"的描述以及绘图，可以辨别江宁府败酱应为黄花败酱*Patrinia scabiosaefolia*，并明确其药用部位为根部。《本草纲目》载："味微苦而有陈酱气，……颠顶开白花成簇，如芹花，蛇床子花状，结小实成簇"。根据"有陈酱气"及植物形态的描述，可知所载败酱应为败酱属植物，"颠顶开白花成簇，如芹花、蛇床子花状"可以推测该植物为白花败酱*Patrinia villosa*。至于入药部位，《本草纲目》以前的本草均记载："八月采根"。而李时珍及以后本草学家均认为应"根苗用"。综上可知，从古至今败酱基原植物虽有多种，但总体上还是以败酱属黄花败酱或白花败酱的"根"为主，后期才逐渐演变为全草入药。

【原植物】

1. 黄花败酱　多年生草本，高可达150cm。茎枝被脱落性白粗毛。根茎细长横走，须根较粗，有特殊臭气。基生叶有长柄，花时枯落；茎生叶对生，叶片披针形或窄卵形，长5~15cm，2~3对羽状深裂，中央裂片最大，椭圆形或卵形，两侧裂片窄椭圆形或条形，向上依次渐小，两面疏被粗毛或近无毛；叶柄长1~2cm，上部叶渐无柄。聚伞圆锥花序，在枝顶常5~9个集成疏大伞房状；总花梗四棱形，通常只有2棱被白毛；花序总苞片1对；花萼不明显；花冠黄色，上部5裂，冠筒短；雄蕊4；子房下位，3室，只一室发育。瘦果长方椭圆形，长3~4mm，有三棱。花期7~9月，果期9~10月。（图81-1）

主要为野生，生于海拔400~2600m的山坡林下、林缘和灌丛中以及路边、田埂边的草丛中。除宁夏、青海、新疆、西藏、广东和海南外，全国各地均有分布。

2. 白花败酱　与黄花败酱主要区别在于：茎被倒生粗长白毛。茎生叶卵形，棱状卵形，基部楔形下延，1~2对羽状分裂，上部叶不分裂或有1~2对窄裂片，两面疏生长毛，脉上较密。花白色，直径5mm，膜质，网脉明显。果实有膜质翅状苞片。（图81-2）

主要为野生，生于海拔400~1500m的山地林下、林缘或灌丛中。主要分布于长江流域及以南各省。

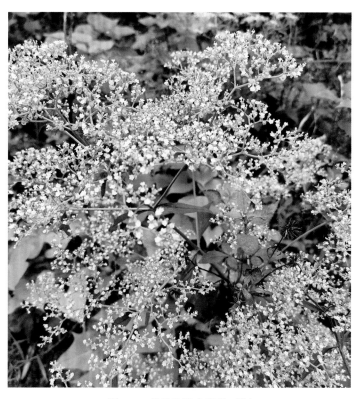

图81-1　黄花败酱（裴瑾　摄）

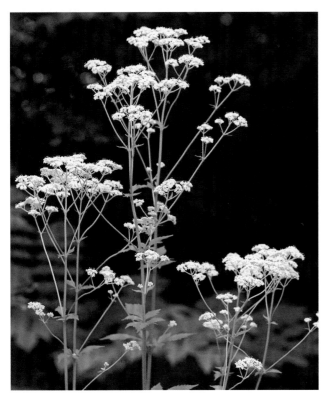

图81-2 白花败酱（周繇 摄）

【主产地】主产于河北、河南、广西、四川、重庆、江西、安徽等地。

【采收与加工】夏季花开前采收，晒至半干，扎成束，再阴干。洗净晒干或鲜用。

【商品规格】统货。

【药材鉴别】

（一）性状特征

1. 黄花败酱 全长50～100cm。根茎呈圆柱形，多向一侧弯曲，直径3～10mm。表面暗棕色至紫棕色，有节，节间长多不超过2cm，节上有细根。茎圆柱形，直径2～8mm；表面黄绿色至黄棕色，节明显，常有倒生粗毛；质脆，断面中部有髓或呈细小空洞。叶对生，叶片薄，多卷缩或破碎，完整者展平后呈羽状深裂至全裂，有5～11裂片，顶端裂片较大，长椭圆形或卵形，两侧裂片狭椭圆形至条形，边缘有粗锯齿，上表面深绿色或黄棕色，下表面色较浅，两面疏生白毛，叶柄短或近无柄，基部略抱茎；茎上部叶较小，常3裂，裂片狭长。有的枝端带有花序。有陈腐臭气，味微苦。（图81-3、图81-4）

2. 白花败酱 与黄花败酱的药材区别在于：根茎节间长3～6cm，着生数条粗壮的根。茎不分枝，表面有倒生的白色长毛及纵向纹理，断面中空。茎生叶多不分裂，基生叶常有1～4对侧裂片；叶柄长1～4cm，有翼。（图81-3）

（二）显微鉴别

粉末特征 粉末棕褐色。表皮细胞多角形。非腺毛多为单细胞，长200～1250μm，壁厚，表面有细小颗粒状突起。导管螺纹，网纹导管少见。草酸钙簇晶直径约30μm。薄壁细胞长方形。偶见分泌道。（图81-5）

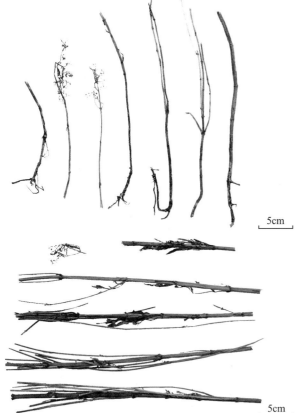

图81-3 败酱草药材图（黎跃成 摄）
上：黄花败酱 下：白花败酱

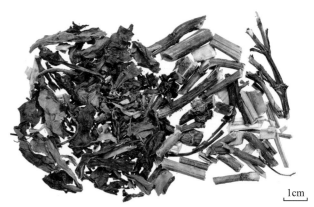

图81-4 败酱草饮片图

（三）理化鉴别

薄层色谱　取本品粉末2g，加甲醇20ml，超声处理30分钟，滤过，滤液蒸干，残渣加无水乙醇1ml使溶解，作为供试品溶液。另取齐墩果酸对照品，加乙醇制成每1ml含1mg的溶液，作为对照品溶液。照薄层色谱法试验，吸取供试品溶液10μl，对照品溶液5μl，分别点于同一硅胶G薄层板上，以环己烷–丙酮–乙酸乙酯（5∶2∶1）为展开剂，展开，取出，晾干。喷以10%硫酸乙醇溶液，在105℃加热至斑点显色清晰。供试品色谱中，在与对照品色谱相应的位置上，显相同颜色的斑点。

【质量评价】以根长、叶多而色绿、气浓者为佳。照醇溶性浸出物测定选项下的热浸法测定，用稀乙醇作溶剂，浸出物不得少于4.0%。

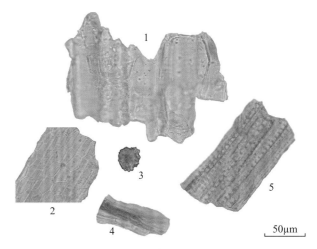

图81-5　败酱草显微图

1. 薄壁细胞　2. 表皮细　3. 草酸钙簇晶　4. 分泌管　5. 导管

【化学成分】主要成分为三萜类、挥发油类、环烯醚萜类、甾醇类、苯丙素类等，其中三萜类和挥发油类是其有效成分。

1. 三萜类　有齐墩果酸（oleanolic acid）、乌苏酸（ursolic acid）、黄花败酱皂苷（scabioside）、常春藤皂苷元（hederagenin）等。

2. 挥发油　有败酱烯（patrinene）、异败酱烯（isopatrinene）、异戊酸（isovaleric acid）、3-甲基戊酸（β-methylvaleric acid）等；败酱烯、异败酱烯是败酱草镇痛的有效成分[1, 2]。

3. 环烯醚萜类　有白花败酱醇（villosol）、白花败酱醇苷（villosolside）、jatamanin A，scabroside A，scabroside B等。

4. 甾醇类　有β-谷甾醇（β-sitosterol）、β-胡萝卜苷（β-daucosterol）、β-谷甾醇-D-葡萄糖苷（β-sitosterol-β-D-glucopyra-noside）、刺楸皂苷B（kalopanax saponin B）等甾醇类化合物[3]。

5. 苯丙素类　东莨菪内酯（scopoletin）、七叶内酯（esculetin）、patrineolignan A、patrineolignan B、interosode B[1]等。

【性味归经】辛、苦，微寒。归胃、大肠、肝经。

【功能主治】清热解毒，消痈排脓，祛瘀止痛。用于肠痈，肺痈，外痈，瘀阻腹痛。

【药理作用】

1. 抗病原微生物作用　黄花败酱草蒸馏液和醇提液对金黄色葡萄球菌、志贺菌、伤寒杆菌、铜绿假单胞菌、大肠埃希菌、炭疽杆菌、白喉杆菌及乙型溶血性链球菌都有抑制作用，蒸馏液的抑菌作用强于醇提液[4]。

2. 增强免疫作用　败酱草总环烯迷萜苷元能显著提高小鼠胸腺指数和脾脏指数，促进ConA诱导的脾淋巴细胞增殖和小鼠血清溶血素水平，提高小鼠NK细胞活性及腹腔巨噬细胞的吞噬活性。

3. 镇静作用　黄花败酱醇提物及石油醚提取物、三氯甲烷提取物、乙酸乙酯提取物、正丁醇提取物均可减少小鼠自发活动，延长小鼠戊巴比妥钠睡眠时间[5]。

4. 抗肿瘤作用　在体外，黄花败酱提取物能显著抑制肝癌细胞生长，对TJC26癌细胞的抑制率为98.2%[6, 7]。

主要参考文献

[1] 陈淑玲，韩亮. 败酱草的现代研究进展[J]. 广东药科大学学报，2017，33(6)：816-821.

[2] 陈金鸾，王翠竹，李平亚，等. 败酱属植物化学成分及药理作用研究进展[J]. 特产研究，2014，36(3)：59-62.

[3] 崔文燕，刘素香，宋晓凯，等. 黄花败酱草和白花败酱草的化学成分与药理作用研究进展[J]. 药物评价研究，2016，39(3)：482-488.

[4] 谭超，孙志良，周可炎，等. 黄花败酱化学成分及镇静、抑菌作用研究[J]. 中兽医医药杂志，2003，22(4)：3-5.

[5] 徐泽民，黄朝辉，朱波，等.黄花败酱镇静作用活性部位的研究[J].浙江中西医结合杂志，2007，17(6)：347-348.

[6] 沈德凤，杨波，李进京.黄花败酱总皂苷提取物抗肿瘤作用的实验研究[J].黑龙江医药科学，2007，30(3)：35.

[7] 万新，石晋丽，刘勇，等.败酱属植物化学成分与药理作用[J].国外医药·植物药分册，2006，21(2)：53-59.

82. 金龙胆草

Jinlongdancao
CONYZAE HERBA

【别名】矮脚苦蒿、熊胆草、鱼胆草、苦蒿、细苦蒿。

【来源】为菊科植物苦蒿 *Conyza blinii* Lévl.的干燥地上部分。

【本草考证】历代本草没有记载本品。始见于《昆明民间常用草药》（1970年）。记载矮脚苦蒿为"一年生草本，高数寸至尺余，表面密生白色长粘毛。茎直立，分枝少。叶互生，长1～2寸，宽85分，叶片琴状深裂至全裂；上端裂片大，倒披针形，下端裂片数枚，疏生，线形或披针形，有齿缺；下部的叶柄长，上部的叶几无柄。春季开花，淡黄绿色，头状花序，具长梗，排列成长的圆锥花序，舌状花多数，直立。瘦果扁平，有冠毛。生于阳光充足的干燥山坡上。主要作为止血药用于外伤出血。"在《四川中草药通讯》中以金龙胆草收录，与现今记载一致。

【原植物】一年生草本。主根圆柱状，有多数纤维状根。茎直立，高40～90（～100）cm，多分枝，基部有条纹，全株被白色开展的长毛和密腺毛。叶密集，下部叶有柄，花期常枯萎；纸质，中部叶及上部叶卵形或卵状长圆形，长4～7.5（～10）cm，宽2.5～3（～4）cm，无柄，基部狭，全部叶羽状深裂，稀浅裂，裂片通常4～6对，线形或线状披针形。全缘或有疏齿，顶端裂片大，倒卵状披针形，具疏齿，叶脉在背面明显，两面被长毛和密腺毛。头状花序径7～10mm，在茎和枝端排成狭而短的圆锥状花序；花序梗短，密被开展的长毛及腺毛；总苞半球状钟形，长约6mm，宽约10mm；总苞片3～4层，绿色，线形，顶端渐尖，有白色膜质的边缘，背面被密长毛和腺毛，外层较短，长约3.5mm，内层长6～7mm，长于花盘，顶端常变红紫色，向外稍反折；花黄色，全部结实，外围的雌花极多数，花冠丝状，长2～2.5mm，上部被疏微毛，长约为花柱的二分之一；中央约有40个两性花，花冠管状，长4～4.5mm，檐部窄钟状，有5披针形裂片，管部上端被短微毛；花托半球形，中央明显凸起，两性花的窝孔较雌花的大，具齿缘。瘦果长圆形，长约1mm，扁压，边缘脉状，两面被微毛；冠毛1层，污白色，糙毛状，稍长于花冠，基部连合成环。（图82-1）

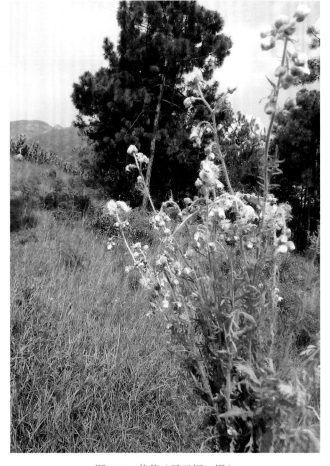

图82-1 苦蒿（马云桐 摄）

主要为野生，生于海拔1800～2500m的山坡草地、荒地路旁或旷野。主要分布于我国甘肃、四川、贵州、云南等地。

【主产地】主产于云南（昆明、东川、弥渡、漾濞、思茅、蒙自）、四川（汉源、石棉、泸定、西昌、米易）及贵州。

【采收与加工】夏、秋两季采割，除去杂质，晒干。

【商品规格】统货。

【药材鉴别】

（一）性状特征

茎圆柱形，少分枝，长30～100cm，直径0.2～0.6cm；表面黄绿色或浅棕黄色，有纵棱和多数白色长绒毛；质硬而脆，易折断。单叶互生，叶片多卷缩、破碎，完整者展平后呈羽状深裂至全裂，裂片披针形，黄绿色，两面密被白色绒毛；下部叶具柄，上部叶几无柄。头状花序直径约1cm，花黄白色。瘦果浅黄色，扁平，冠毛长5～6mm。气微，味极苦。（图82-2）

（二）显微鉴别

粉末特征　粉末黄绿色。茎表皮细胞呈长方形或类方形，气孔不定式，副卫细胞5～6个。叶表皮细胞呈波状不规则形，气孔不定式，副卫细胞4～5个。腺毛头部2～8细胞，顶面观呈长圆形，细胞成对并生；柄部4～13细胞，列成1～2列。非腺毛大多碎断呈纤维样，顶端尖，完整者可达4mm，细胞相接处略膨大似竹节状。（图82-3）

（三）理化鉴别

薄层色谱　取本品粉末0.5g，加甲醇10ml，超声处理15分钟，滤过，取滤液作为供试品溶液。另取苦蒿素对照品，加甲醇制成每1ml含0.2mg的溶液，作为对照品溶液。照薄层色谱法试验，吸取供试品溶液6μl、对照品溶液4μl，分别点于同一硅胶G薄层板上，以乙酸乙酯–丙酮（5∶3）为展开剂，展开，取出，晾干，喷以1%香草醛硫酸溶液，在105℃加热至斑点显色清晰。供试品色谱中，在与对照品色谱相应的位置上，显相同颜色的斑点。

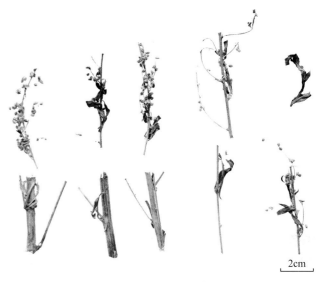

图82-2　金龙胆草药材图（陈佳　摄）

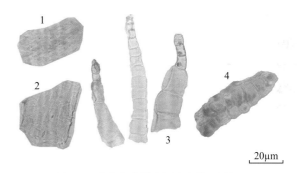

图82-3　金龙胆草粉末图（陈洋　摄）

1.茎表皮细胞　2.叶皮细胞　3.非腺毛　4.腺毛

【质量评价】以身干，带叶，黄绿色或浅棕色为佳[1]。采用高效液相色谱法测定，本品按干燥品计算，含苦蒿素（$C_{22}H_{32}O_6$）不得少于0.30%。

【化学成分】主要成分为萜类、黄酮类、挥发油等，其中萜类是其有效成分[2, 3]。

1. **萜类**　二萜类化合物，如苦蒿素（blinin）、白酒草内酯（lipolide）、（E）-8α,15,16-三羟基-13-半日花烯-8-O-α-L-阿拉伯吡喃糖苷（blinoside A）、blinoside A-15-O-（3″R-羟基）十八酸酯、（E）-8α,15-二羟基-13-半日花烯-8-O-α-L-阿拉伯吡喃糖苷（blinoside B）、19-deacetylconyzalactone等；三萜类化合物，如α-amyrin，β-amyrin，β-amyrenone，fridelin，fridelinol等。苦蒿素是金龙胆草清热、解毒的有效成分。

2. **三萜皂苷类**　白酒皂苷A（conyzasaponin A）、白酒皂苷B（conyzasaponin B）、白酒皂苷C（conyzasaponin C）等。

3. **黄酮类**　槲皮素（quercetin）、芦丁（rutin）、芹菜素（apigenin）、圣草素（eriodictyol）、山柰酚（kaempferol）、

木犀草素（luteolin）、5,8,3′,4′-四羟基-7-甲氧基黄酮（5,8,3′,4′-tetrahydroxy-7-methoxyflavone）等。

4. 挥发油　甲基（1-甲基乙基）-苯甲酰胺［methyl（1-methylethyl）-benzamide］、2-环己烯-1-酮，3-甲基，O-甲基肟（2-cyclohexene -1-ketone，3-methyl，O-methyloxime）等。

【性味归经】苦，寒。归肺、肝经。

【功能主治】清热化痰，止咳平喘，解毒利湿，凉血止血。用于肺热咳嗽，痰多气喘，咽痛，口疮，湿热黄疸，衄血，便血，崩漏，外伤出血。

【药理作用】

1. 抗菌作用　金龙胆草皂苷对革兰阳性菌金黄色葡萄球菌、白色葡萄球菌和枯草芽孢杆菌有很好的抑制作用，而对革兰阴性菌大肠埃希菌、铜绿假单胞菌等无抑制作用[4]。

2. 抗溃疡作用　金龙胆草皂苷对乙醇引起的胃溃疡有治疗作用，显著降低溃疡指数，降低和血清MDA含量而提高SOD活力[5]。

3. 抗肿瘤作用　金龙胆草总皂苷可抑制宫颈癌HeLa细胞和肺癌SPC-A1细胞的增殖，有明显的剂量和时间依赖性[6]。

4. 止咳化痰作用　金龙胆草总皂苷可明显增加小鼠呼吸道内酚红排泌浓度，促进家兔气管纤毛黏液系统运动速度，从而达到祛痰作用。另一方面，金龙胆草抑制氨水致咳小鼠和猫喉上神经型咳嗽的咳嗽反应，但对组胺诱导的豚鼠哮喘和豚鼠离体气管组胺性收缩作用较弱[7]。

主要参考文献

[1] 周正. 四川中药材栽培技术[M]. 重庆：重庆出版社，1988：764.

[2] 孙蓉，高静蕾，刘珊. 金龙胆草研究进展[J]. 中草药，2018，49(19)：243-249.

[3] 戴鸣辉. 金龙胆草的化学成分研究[D]. 长春：吉林大学，2017.

[4] 王寅生，聂亮，方亮，等. 金龙胆草提取液体外抑菌活性分析[J]. 基因组学与应用生物学，2019，38(5)：1-7.

[5] Ma L, Liu J. The protective activity of Conyzabliniisaponin against acute gastric ulcer induced by ethanol[J]. J Ethnopharmacol, 2014, 158(part A): 358-363.

[6] 刘培，周立军，苏艳芳，等. 金龙胆草总皂苷诱导Hela细胞和SPC-A1细胞凋亡的研究[J]. 中国药房，2011，22(35)：3288-3291.

[7] 齐永清，徐锡成，何厚文，等. 金龙胆草总皂甙的初步实验研究[J]. 中成药研究，1983，6(6)：36.

83. 金果榄

Jinguolan

TINOSPORAE RADIX

【别名】地苦胆、山慈姑、九牛胆、青鱼胆、金牛胆。

【来源】为防己科植物青牛胆 *Tinospora sagittata*（Oliv.）Gagnep.或金果榄 *Tinospora capillipes* Gagnep.的干燥块根。

【本草考证】本品始载于《百草镜》，载："出广西，性寒，皮有疙瘩，味苦色黄。陈延庆云：内肉白者良。但有二种，一种味甚苦，一种味微苦，入药以味苦者良。"《药性考》名金桔榄，载："金桔榄产广西，生于藤根，坚实而重大者良。藤亦可用。"《柑园小识》载："金苦榄种出交趾，近产于广西苍梧、藤邑。蔓生土中，结实如橄榄，皮似白术，剖之色微黄，味苦。土人每凿山穿石，或深丈许取之"。《本草纲目拾遗》载："金果榄内肉白者良，但有二者，一种味甚苦，一种味微苦，人药以味苦者良。"以上本草记载，与当今习用的金果榄品种相符。

【原植物】

1. 青牛胆　缠绕藤本，具黄色块根；分枝圆柱形，细长，有槽纹。叶片纸质至薄革质，长椭圆状披针形，长7～13cm，宽3～8cm，顶端渐尖或钝，基部箭形或戟状箭形，全缘，两面被短硬毛。花单性，雌雄异株；雄花组成总状花序，数花序簇生于叶腋；雄花萼片排列成两轮，外轮3片细小；花瓣6，倒卵形，较萼片短；雄蕊6，离生，较花瓣长；雌花4～10朵组成总状花序；雌花萼片形状与雄花的相同；花瓣较小，匙形；退化雄蕊6；心皮3。核果红色，背部隆起。（图83-1）

主要为野生，常散生于林下、林缘、竹林及草地上。主要分布于湖北、陕西、四川、贵州、湖南、江西、福建、广西、广东和海南等地。

2. 金果榄　本种与前种形态相近，其主要区别为叶片近革质，卵状箭形，基部圆耳形；圆锥花序的花序梗较长。

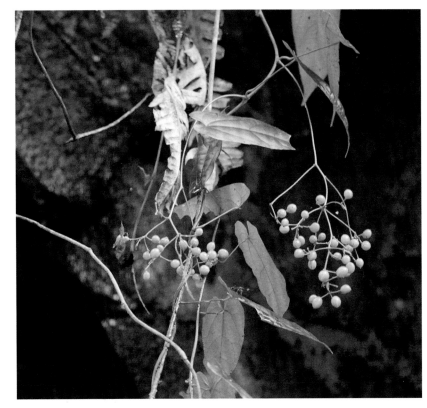

图83-1　青牛胆（黎跃成　摄）

主要为野生，多生于疏林或灌丛中阴湿地方。主要分布于湖北、湖南、广西、广东、四川、贵州、云南等省区。

【主产地】主产于广西、湖南、贵州、四川等地。

【采收与加工】秋、冬两季采挖，除去须根，洗净，晒干。

【商品规格】统货。

【药材鉴别】

（一）性状特征

块根不规则圆块状，长5～10cm，直径3～6cm。表面棕黄色或淡褐色，粗糙不平，有深皱纹。质坚硬，不易击碎、破开，横断面淡黄白色，导管束略呈放射状排列，色较深。气微，味苦。（图83-2）

（二）显微鉴别

粉末特征　粉末黄白色或灰白色。石细胞众多，淡黄色或黄色，类长方形或多角形，直径18～66μm，壁多三面增厚，胞腔内含草酸钙方晶。草酸钙方晶呈方形或长方形，直径4～28μm。木栓细胞黄棕色或金黄色，表面观呈多角形，微木化。淀粉粒甚多，类球形、盔帽形或多角状圆形，直径4～40μm，脐点人字形、短弧状或点状；复粒由2～5分粒组成。（图83-3）

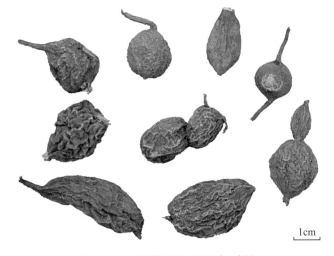

1cm

图83-2　金果榄药材图（黎跃成　摄）

（三）理化鉴别

薄层色谱　取本品粉末1g，加甲醇20ml，超声处理30分钟，滤过，滤液蒸干，残渣加甲醇2ml使溶解，作为供试品溶液。另取古伦宾对照品，加甲醇制成每1ml含0.5mg的溶液，作为对照品溶液。照薄层色谱法试验，吸取上述两种溶液各2～3μl，分别点于同一硅胶G薄层板上，以环己烷-乙酸乙酯-甲醇-浓氨试液（8：9：2：1）的上层溶液为展开剂，展开，取出，晾干，喷以10%硫酸乙醇溶液，在105℃加热至斑点显色清晰，置日光和紫外光灯（365nm）下检视。供试品色谱中，在与对照品色谱相应的位置上，显相同颜色的斑点或荧光斑点。

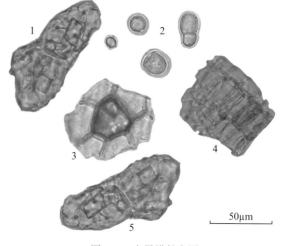

图83-3　金果榄粉末图
1. 石细胞　2. 淀粉粒　3. 木栓细胞　4. 木栓细胞　5. 草酸钙方晶

【质量评价】以干燥、个大、体重、坚实者为佳。采用高效液相色谱法测定，本品按干燥品计算，含古伦宾（$C_{20}H_{22}O_6$）不得少于1.0%。

【化学成分】主要成分为萜类、生物碱、甾体等[1, 2]。

1. 萜类　有古伦宾（columbin）、异古伦宾（isocolumbin）、金果榄苷（tinoside）、tinocapillin A，tinocapillin B，tinocapillin C，tinocallone A，tinocallone C等。

2. 生物碱　有巴马汀（palmatine）、药根碱（jatrorrhizine）、非洲防己碱（columbamine）、千金藤碱（stephanine）、蝙蝠葛碱（menisperine）、木兰花碱（magnoflorine）等。

3. 甾体　有罗汉松甾酮A（makisterone）、β-谷甾醇（β-sitosterol）、2-deoxycrustecdysone，2-deoxy-3-epicrustecdysone，2-deoxycrustecdysone-3-d-Glucopyranoside等。

【性味归经】苦，寒。归肺、大肠经。

【功能主治】清热解毒，利咽，止痛。用于咽喉肿痛，痈疽疔毒，泄泻，痢疾，脘腹疼痛。

【药理作用】

1. 抗菌作用　金果榄有较广的抗菌谱，对金黄色葡萄球菌高度敏感，对洛菲不动杆菌中度敏感，对表皮葡萄球菌和八叠球菌一般敏感[3]。金果榄对金黄色葡萄球菌、白色葡萄球菌、变形杆菌有很强的抑制作用；但对铜绿假单胞菌、白色念珠菌无抑制作用[4]。

2. 抗溃疡作用　金果榄提取物具有防治消化性溃疡及促进溃疡愈合的作用。金果榄水煎剂能显著降低应激性胃溃疡大鼠溃疡指数，并促进溃疡愈合，其作用机制可能与促进NO合成和PGE2释放有关[5]。

3. 抗炎、镇痛作用　金果榄乙醇提取物对二甲苯致小鼠耳廓肿胀、冰醋酸致小鼠腹腔毛细管通透性增加、鸡蛋清致大鼠足趾肿胀和棉球肉芽增生均有明显的抑制作用，能减少冰醋酸引起的小鼠扭体反应次数[6]。

4. 抗肿瘤作用　金果榄二萜化合物tinocapillin A，tinocapillin B，tinocallone C对体外培养的肺癌A549细胞、宫颈癌Hela细胞、肾癌HEPG2细胞、肝癌细胞均表现出中等增殖抑制作用[7]。

【用药警戒或禁忌】青牛胆提取物按相当于人临床用量的200倍、400倍和600倍灌胃小鼠后7天，未见有明显毒性反应[8]。青牛胆制剂地苦胆胶囊灌胃小鼠LD_{50}为22.96～28.51g/kg，中毒表现为嗜睡、肢体麻痹、呼吸抑制而死亡[9]。

主要参考文献

[1] 王彬. 罗汉松和金果榄的化学成分及生物活性研究[D]. 济南：山东大学，2016.

[2] 陈黎. 湖北金果榄物质基础研究[D]. 武汉：湖北中医学院，2008.

[3] 华娟，周明康，周琼珍，等.50种传统清热解毒药的抑菌实验[J].中药材，1995(5)：255-258.

[4] 殷崎，宋勤，杨永东.民族药地苦胆胶囊的药理学研究[J].中国民族民间医药杂志，1998(4)：30-34，46.

[5] 王刚，涂自良，陈黎，等.金果榄对实验性应激性胃溃疡的保护作用及其机制[J].中国医院药学杂志，2008，28(23)：2009-2012.

[6] 钟鸣，朱红梅，余胜民，等.金果榄醇提物的抗炎镇痛作用[J].中国中药杂志，1994，24(增刊)：105-106.

[7] 王彬.罗汉松和金果榄的化学成分及生物[D].济南：山东大学，2016.

[8] 姜月霞，张俊清，刘明生.青牛胆急性毒性实验性研究[J].海南医学院学报，2009(4)：306-307，310.

[9] 殷崎，杨永东.地苦胆胶囊的急性毒性试验研究[J].中国民族民间医药杂志，1999(3)：169-170.

84. 金线草

Jinxiancao

ANTENORI HERBA

【别名】人字草、九盘龙、毛血草、野蓼、蓼子七。

【来源】为蓼科植物金线草 *Antenoron filiforme*（Thunb.）Rob. et Vaut.或短毛金线草 *Antenoron filiforme*（Thunb.）Rob. et Vaut. var. *neofiliforme*（Nakai）A. J. Li.的干燥全草。

【本草考证】本品始载于《本草拾遗》，以毛蓼之名见于《植物名实图考》隰草类："其穗细长，花红，冬初尚开，叶厚有毛，俗呼为百马鞭"，并附图。本草记载与现今金线草基本一致。

【原植物】

1. 金线草　多年生草本。根茎粗壮。茎直立，具糙伏毛，节部膨大。叶椭圆形或长椭圆形，长6～15cm，宽4～8cm，顶端短渐尖或急尖，基部楔形，全缘，两面均具糙伏毛；叶柄长1～1.5cm，具糙伏毛；托叶鞘筒状，膜质，褐色，长5～10cm，具短缘毛。总状花序呈穗状，顶生或腋生，花序轴延伸，花排列稀疏；花梗长3～4mm；苞片漏斗状，绿色，边缘膜质，具缘毛；花被4深裂，红色，花被片卵形，果时稍增大；雄蕊5；花柱2，顶端呈钩状，宿存，伸出花被之外。瘦果卵形，双凸镜状，褐色，包于宿存花被内。花期7～8月，果期9～10月。（图84-1）

生于山地林缘、路旁阴湿地。主要分布于山西、陕西、山东、安徽、江苏、浙江、江西、河南、湖北、广东、广西、四川、贵州等地。

2. 短毛金线草　本种与金线草的主要区别为：叶顶端长渐尖，基部楔形，两面疏生短糙伏毛。（图84-2）

生于山地林缘、路旁阴湿地。主要分布于西南及陕西、甘肃、山东、江苏、安徽、浙江、江西、湖北、

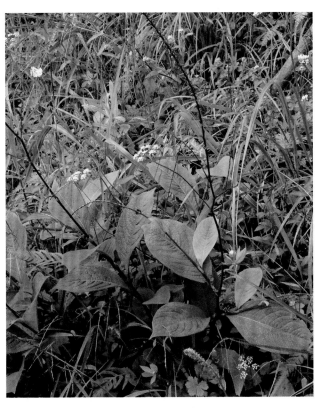

图84-1　金线草

河南等地。

【主产地】主产于云南、贵州、四川等地。自产自销。

【采收与加工】秋季采挖全草，割下茎叶，分别晒干备用。

【药材鉴别】

（一）性状特征

1. 金线草　根茎不规则结节状条块，长2～15cm，节部略膨大，表面红褐色，有细纵皱纹，并具众多根痕及须根，顶端有茎痕或茎残基。质坚硬，不易折断，断面不平坦，粉红色，髓部色稍深，茎圆柱形，不分枝或上部分枝，有长糙伏毛。叶多卷曲，具柄；叶片展开后呈宽卵型或椭圆形，先端短渐尖或急尖，基部楔形或近圆形；托叶鞘膜质，筒状，先端截形，有条纹，叶的两面及托叶鞘均被长糙伏毛。气微，味涩、微苦。（图84-3）

2. 短毛金线草　茎枝无毛或疏生短伏毛；叶片长椭圆形或椭圆形，先端长渐尖，略弯曲，有短糙伏毛；托叶鞘疏生短糙伏毛或近于无毛。

（二）显微鉴别

1. 茎横切面　茎圆柱形。表皮外非腺毛。表皮由1～2列细胞组成，外层细胞常木栓化。皮层明显，由6～10列薄壁细胞构成。中柱鞘纤维连续成环。形成层成环，由1列细胞构成。韧皮部明显，由无明显细胞形态的颓废组织构成。形成层由1列细胞构成。木质部细胞木质化，壁加厚，每束3～6个大型导管组成。木质部靠近髓部有20～28个新月形的纤维。髓部宽广，常由薄壁细胞组成，有时中空。（图84-4）

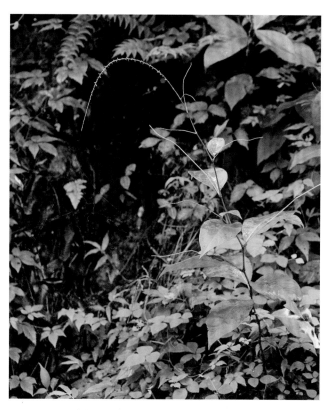

图84-2　短毛金线草（朱鑫鑫　摄）

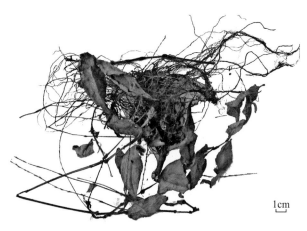

图84-3　金线草药材图

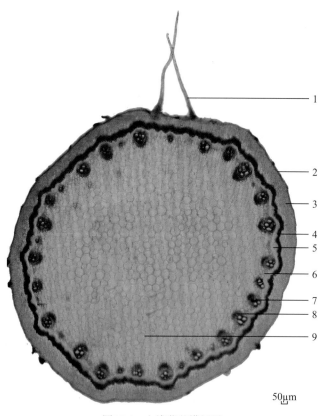

图84-4　金线草茎横切图

1. 腺毛　2. 表皮　3. 皮层　4. 中柱鞘纤维　5. 韧皮部　6. 形成层
7. 木质部　8. 木纤维　9. 髓部

2. **粉末特征** 粉末淀粉粒多为单粒，呈圆形、长椭圆形、三角形，直径3～8μm，脐点呈点状、星状、裂缝状，多在中心。草酸钙簇晶直径 16～40μm。导管类型多样，具缘纹孔、网纹和螺纹导管三种类型。石细胞类圆形、长椭圆形或不规则形。纤维长梭形，壁较厚，多成束，淡黄色。木栓细胞多角形，黄棕色[4]。（图84-5）

（三）理化鉴别

薄层色谱 取本品粉末2g，加水50ml，加热回流2小时，滤过，滤液用乙酸乙酯振摇提取2次（每次20ml），合并乙酸乙酯液，蒸干，残渣加甲醇2ml使溶解，作为供试品溶液。另取金线草对照药材2g，同法制成对照药材溶液；再取没食子酸对照品，加甲醇制成每1ml含1mg的溶液，作为对照品溶液。照薄层色谱法试验，吸取上述3种溶液各2μl，分别点于同一含羧甲基纤维素钠的硅胶G薄层板上，以甲苯–乙酸乙酯–甲酸（5：4：1）为展开剂，展开，取出，晾干，喷以1%三氯化铁乙醇溶液，晾干。供试品色谱中，在与对照药材色谱和对照品色谱相应的位置，显示相同颜色的斑点[4]。

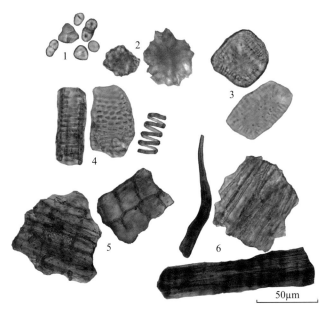

图84-5 金线草（全草）粉末图

1. 淀粉粒 2. 草酸钙簇晶 3. 石细胞 4. 导管
5. 木栓细胞 6. 纤维束

【质量评价】以叶大、无虫蛀，根茎粗壮、体重者为佳。

【化学成分】主要成分为黄酮类、酚类、甾醇类、有机酸、胡萝卜苷、类苯基丙烷、烷醇类等。其中，黄酮类包括：鼠李黄素、槲皮素-3-O-鼠李糖苷、杨梅酮-3-O-鼠李糖苷、芸香苷、3-O-β-D-吡喃半乳糖苷-槲皮素、3-O-β-D-吡喃半乳糖苷-鼠李黄素、3,7-二-O-α-L-吡喃鼠李糖基-山柰酚；酚类包括：1,3-di-O-p-酰基-1-2′,6′-di-O-乙酰基蔗糖和槲皮素-3-O-β-D-apiofuranoyl-（1→2）-α-L-吡喃鼠李糖苷；甾醇类为豆甾醇、β-谷甾醇；有机酸类有（+）-儿茶酸、（−）-表儿茶酸、没食子酸、正二十九烷酸；类苯基丙烷有1,3-di-O-p-酰基-1-2′,6′-di-O-乙酰基蔗糖、helonioside B和3′,6′-di-p-coumaroylsucrose；烷醇类包括：1-O-β-D-吡喃葡萄糖基-2-（^{9}Δ-十六酰胺基）-3,4,12-三羟基正十八烷醇、没食子酸甲酯[1, 3, 5]。

【功能主治】凉血止血，清热利湿，散瘀止痛。用于咯血、吐血、便血、血崩、泄泻、痢疾、胃痛、经期腹痛、产后血瘀腹痛、跌打损伤、风湿麻痹、瘰疬、痈肿。

【药理作用】

1. **抗炎作用** 金线草的茎叶（20g/kg，10g/kg）及根（20g/kg）的水提取物对二甲苯致小鼠耳廓肿胀有明显的抑制作用。且茎叶（20g/kg，10g/kg，5g/kg）及根（20g/kg）的水提取物给药能明显抑制小鼠腹腔毛细血管通透性。茎叶和根（20g/kg）还能抑制小鼠棉球肉芽肿的增生[2]。

2. **镇痛作用** 金线草茎叶和根（20g/kg，10g/kg）均对由乙酸导致的扭体反应具有明显抑制作用。采用热板测痛仪，发现茎叶和根（20g/kg，10g/kg）能明显延长痛阈值[2]。

3. **抗凝血作用** 茎叶（20g/kg，10g/kg，5g/kg）和根（20g/kg）均能显著延长小鼠断尾出血时间，其中以茎叶（10g/kg）作用最强[2]。

【用药警戒或禁忌】孕妇慎服。

【附注】本品为金线草或短毛金线草的全草，但其根也可单独作为一味药材，名金线草根。由于根的毒性小于茎叶，目前以根入药为主[2]。

主要参考文献

[1] 樊宝娟，刘雪峰，曾爱国，等.HPLC-ELSD法测定金线草中β-谷甾醇和胡萝卜苷含量[J].安徽医药，2015，19(3)：466-468.

[2] 黄勇其，骆红梅，陈秀芬，等.金线草药理作用初步研究[J].中成药，2004，26(11)：918-921.

[3] 赵友兴，李红芳，马青云，等.金线草化学成分研究[J].中药材，2011，34(3)：704-707.

[4] 曹望弟，王翠萍.金线草质量标准研究[J].传统医药，2012，21(20)：92-93.

[5] Ma, S. Z., Luan S. H., Zhu L. J., et. al. Antiviral phenolics from *Antenoron filiforme var. neofiliforme*[J]. Journal of Asian Natural Products Research, 2018, 20(8): 763-769.

85. 金荞麦

Jinqiaomai

FAGOPYRI DIBOTRYIS RHIZOMA

【别名】赤地利、金锁银开、荞麦三七、铁掌头。

【来源】为蓼科植物金荞麦*Fagopyrum dibotrys*（D. Don）Hara的干燥根茎。

【本草考证】本品始载于《新修本草》，名为"赤地利"，载："叶似萝藦蔓生，根皮赤黑，肉黄赤。二八月采根，日干。"《本草拾遗》载："生江东平地。花、叶如荞麦，根紧硬似狗脊，一名五蕺，一名蛇罔。"《图经本草》载："所在山谷有之，今惟出华山，春夏生苗，作蔓绕草木上，茎赤，叶青，似荞麦叶，七月开白花，亦如荞麦，根若菝葜。亦名山荞麦。"以上所述，考其文，其原植物与现今所用金荞麦基本一致。

【原植物】多年生草本。根茎木质化，黑褐色。茎直立，高50～100cm，分枝，具纵棱，无毛。有时一侧沿棱被柔毛。叶三角形，长4～12cm，宽3～11cm，顶端渐尖，基部近戟形，边缘全缘，两面具乳头状突起或被柔毛；叶柄长可达10cm；托叶鞘筒状，膜质，褐色，长5～10mm，偏斜，顶端截形，无缘毛。花序伞房状，顶生或腋生；苞片卵状披针形，顶端尖，边缘膜质，长约3mm，每苞内具2～4花；花梗中部具关节，与苞片近等长；花被5深裂，白色，花被片长椭圆形，长约2.5mm，雄蕊8，比花被短，花柱3，柱头头状。瘦果宽卵形，具3锐棱，长6～8mm，黑褐色，无光泽，超出宿存花被2～3倍。花期7～9月，果期8～10月。（图85-1）

主要为野生，生于海拔250～3200m的山谷湿地、山坡灌丛地带。主要分布于华东、华中、华南、西南及陕西等地。

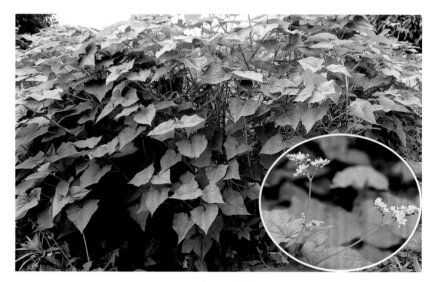

图85-1　金荞麦（陈佳　摄）

【主产地】主产于贵州、云南、湖北、重庆等地。

【采收与加工】冬季采挖，除去茎和须根，洗净，晒干。

【商品规格】根据市场流通情况，将金荞麦分为"选货"和"统货"两个规格。

选货：每千克根茎数≤45个，大小较均匀一致，杂质<2%。

统货：每千克根茎数>45个，大小不均匀，杂质<3%。

【药材鉴别】

（一）性状特征

块茎不规则团块或圆柱状，常有瘤状分枝，顶端有的有茎残基，长3～15cm，直径1～4cm。表面棕褐色，有横向环节和纵皱纹，密布点状皮孔，并有凹陷的圆形根痕和残存须根。质坚硬，不易折断，断面淡黄白色或淡棕红色，有放射状纹理，中央髓部色较深。气微，味微涩。（图85-2）

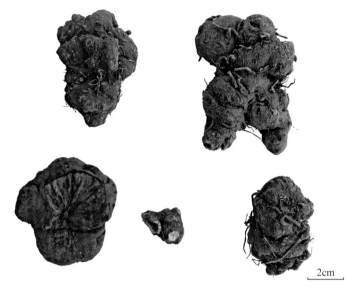

图85-2　金荞麦药材图（陈佳　摄）

（二）显微鉴别

粉末特征　粉末淡棕色。淀粉粒甚多，单粒类球形、椭圆形或卵圆形，直径5～48μm，脐点点状、星状、裂缝状或飞鸟状，位于中央或偏于一端，大粒可见层纹；复粒由2～4分粒组成；半复粒可见。木纤维成束，直径10～38μm，具单斜纹孔或十字形纹孔。草酸钙簇晶直径10～62μm。木薄壁细胞类方形或椭圆形，直径28～37μm，长约至100μm，壁稍厚，可见稀疏的纹孔。具缘纹孔导管和网纹导管直径21～83μm。（图85-3）

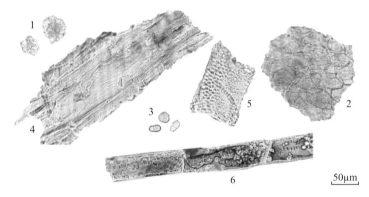

图85-3　金荞麦粉末图（陈洋　摄）

1.簇晶　2.表皮细胞　3.淀粉粒　4.纤维　5.导管　6.小木薄壁细胞

（三）理化鉴别

薄层色谱　取本品2.5g，加甲醇20ml，放置1小时，加热回流1小时，放冷，滤过，滤液浓缩至5ml，作为供试品溶液。另取金荞麦对照药材1g，同法制成对照药材溶液。再取表儿茶素对照品，加甲醇制成每1ml含1mg的溶液，作为对照品溶液。照薄层色谱法试验，吸取供试品溶液5～10μl、对照药材溶液和对照品溶液各5μl，分别点于同一硅胶G薄层板上，以甲苯-乙酸乙酯-甲醇-甲酸（1∶2∶0.2∶0.1）为展开剂，展开，取出，晾干，喷以25%磷钼酸乙醇溶液，在110℃加热至斑点显色清晰。供试品色谱中，在与对照药材色谱和对照品色谱相应的位置上，显相同颜色的斑点。

【质量评价】以个大、质坚硬者为佳[1]。采用高效液相色谱法测定，本品按干燥品计算，含表儿茶素（$C_{15}H_{14}O_6$）不得少于0.030%。

【化学成分】主要成分为黄酮类、萜类、酶类以及挥发性成分类[2]。

1.黄酮类　金丝桃苷（hyperoside）、表儿茶素（epicatechin）、原花青素B2（proanthocyanidin B2）、槲皮素（quercetin）、鼠李素（buckthorn）、槲皮素-3-*O*-鼠李糖苷（quercetin-3-*O*-rhamnoside）等，其中表儿茶素具有明显的抑瘤抗癌以及抗菌消炎的作用。

2.萜类　赤杨酮（erythrone）、赤杨醇（erythritol）等。

3.酶类　苯丙氨酸解氨酶（PAL）、查尔酮异构酶（CHI）、异黄酮还原酶（IRL）等，为金荞麦中的主要酶类成分。

4. **挥发性成分类**　α-萜品醇（α-terpineol）、2-羟基对茴香醛（2-hydroxyp-anisaldehyde）、肉桂酸乙酯（ethyl cinnamate）、十六酸（hexadecane）、樟脑（camphor）、芳香醇（aromatic alcohol）等，其中萜品醇可用来做防菌剂、芳香矫味剂、消毒剂、食品添加剂。

【性味归经】微辛、涩，凉。归肺经。

【功能主治】清热解毒，排脓祛瘀。用于肺痈吐脓，肺热喘咳，乳蛾肿痛。

【药理作用】

1. **抗菌作用**　金荞麦乙醇提取物的乙酸乙酯萃取部分对乙型溶血型链球菌和肺炎球菌有明显的抑制作用，对金黄色葡萄球菌、铜绿假单胞菌也有一定的抑制作用，对肺炎克雷伯菌和大肠埃希菌的抑制作用相对较弱，体内抗菌试验结果表明此部分对肺炎球菌菌株所致的小鼠感染有明显的保护作用[3]。金荞麦通过抑制TNF-α、ICAM-1、NF-κB65及MIP-2的表达对克雷伯菌肺炎大鼠肺组织有保护作用[4]。

2. **抗肿瘤作用**　金荞麦抗肿瘤作用包括可直接阻止肿瘤细胞生长，抑制肿瘤细胞侵袭、转移，诱导肿瘤细胞凋亡，抑制肿瘤血管生长等[5]。

3. **抗氧化作用**　以金荞麦叶为原料制作的金荞麦茶对DPPH、ABT、·OH等自由基有一定的清除能力[6]。

4. **解热、镇咳、祛痰作用**　金荞麦浸膏能降低伤寒三联菌苗所致的家兔体温异常升高；金荞麦浸膏灌胃对氨水引咳小鼠具有轻微的镇咳作用，可促进小鼠气管酚红排泌[7]。

主要参考文献

[1] 税丕先，庄元春. 现代中药材商品学[M]. 广州：中山大学出版社，2010：106.

[2] 李蕾，孙美利，张舒媛，等. 近十年金荞麦化学成分及药理活性研究进展[J]. 中医药导报，2015，21(4)：46-48.

[3] 王立波，邵萌，高慧媛，等. 金荞麦抗菌活性研究[J]. 中国微生态学杂志，2005，17(5)：14-15.

[4] 董六一，汪春彦，吴常青，等. 金荞麦对克雷伯杆菌肺炎大鼠肺组织损伤的保护作用及其机制[J]. 中药材，2012，35(4)：603-607.

[5] 刘红岩，韩锐. 金荞麦提取物抑制肿瘤细胞侵袭、转移和HT-1080细胞产生型胶原酶的研究[J]. 中国药理学通报，1998，14(1)：36-39.

[6] 黄莎，王建勇，陈庆富，等. 金荞麦叶茶有效成分的抗氧化作用研究[J]. 粮食与油脂，2016，29(2)：30-32.

[7] 包鹏，张向荣，周晓棉，等. 金荞麦提取物的药效学研究[J]. 中国现代中药，2009，11(7)：36-37，41.

[8] 陈维洁，阮培均，梅艳，等. 不同采收期对金荞麦根茎产量及品质的影响[J]. 现代农业科技，2017(10)：78-79.

[9] 王安虎，夏明忠，蔡光泽，等. 金荞麦的栽培产量及其有效成分含量研究[J]. 西昌学院学报（自然科学版），2011，25(2)：1-3.

86. 金钱草

Jinqiancao

LYSIMACHIAE HERBA

【别名】对座草、大叶金钱草、路边黄、四川大金钱草、延地蜈蚣。

【来源】为报春花科植物过路黄 Lysima chiachristinae Hance 的干燥全草。

【本草考证】本品始载于《百草镜》，名"神仙对坐草"，载："此草清明时发苗，高尺许，生山阴湿处。叶似鹅肠草，对节，立夏时开小花，三月采，过时无。"《本草纲目拾遗》另有"神仙对坐草"，载："一名蜈蚣草。山中道旁皆有之，蔓生，两叶相对，青圆似佛耳草，夏开小黄花，每节间有二朵，故名。"《植物名实图考》所载"过路黄"，曰："过路黄，江西坡塍多有之。铺地拖蔓，叶如豆叶，对生附茎。叶间春开五尖瓣黄花，绿跗尖长，与叶并苗。"此即报春花科植物过路黄*Lysima chiachristinae* Hance。

【原植物】茎柔弱，平卧延伸，长20～60cm，无毛、被疏毛以无密被铁锈色多细胞柔毛，幼嫩部分密被褐色无柄腺体，下部节间较短，常发出不定根，中部节间长1.5～5（～10）cm。叶对生，卵圆形、近圆形以至肾圆形，长（1.5～）2～6（～8）cm，宽1～4（～6）cm，先端锐尖或圆钝以至圆形，基部截形至浅心形，鲜时稍厚，透光可见密布的透明腺条，干时腺条变黑色，两面无毛或密被糙伏毛；叶柄比叶片短或与之近等长，无毛以至密被毛。花单生叶腋；花梗长1～5cm，通常不超过叶长，毛被如茎，多少具褐色无柄腺体；花萼长（4～）5～7（～10）mm，分裂近达基部，裂片披针形、椭圆状披针形以至线形或上部稍扩大而近匙形，先端锐尖或稍钝，无毛、被柔毛或仅边缘具缘毛；花冠黄色，长7～15mm，基部合生部分长2～4mm，裂片狭卵形以至近披针形，先端锐尖或钝，质地稍厚，具黑色长腺条；花丝长6～8mm，下半部合生成筒；花药卵圆形，长1～1.5mm；花粉粒具3孔沟，近球形，表面具网状纹饰；子房卵珠形，花柱长6～8mm。蒴果球形，直径4～5mm，无毛，有稀疏黑色腺条。花期5～7月，果期7～10月。（图86-1）

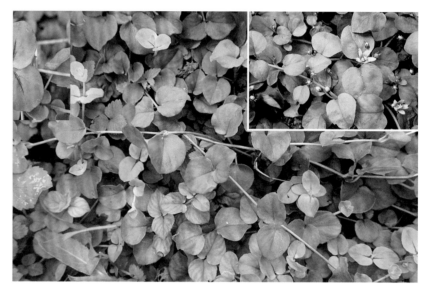

图86-1　过路黄（姚诚　摄）

主要为野生，亦有栽培，生于沟边、路旁阴湿处和山坡林下，垂直分布上限可达海拔2300m。主要分布于云南、四川、贵州、陕西（南部）、河南、湖北、湖南、广西、广东、江西、安徽、江苏、浙江、福建。

【主产地】主产于四川宜宾市屏山县、巴中市巴州区、南充市仪陇县、南充市阆中市、雅安市天全县、资阳市安岳县、达州市大竹县、广元市苍溪县；重庆市大足区和合川区。

【栽培要点】

1. 生物学特性　喜温暖、阴凉、湿润环境，不耐寒。适宜肥沃疏松、腐殖质较多的砂质壤土。

2. 栽培技术　扦插繁殖或种子繁殖。

3. 病虫害　虫害：仃蛞蝓、蜗牛、蜘蛛、螟虫等。

【采收与加工】夏、秋两季采收，除去杂质，晒干。

【商品规格】统货。

【药材鉴别】

（一）性状特征

本品常缠结成团，无毛或被疏柔毛。茎扭曲，表面棕色或暗棕红色，有纵纹，下部茎节上有时具须根，断面实心。叶对生，多皱缩，展平后呈宽卵形或心形，长1～4cm，宽1～5cm，基部微凹，全缘；上表面灰绿色或棕褐色，下表面色较浅，主脉明显突起，用水浸后，对光透视可见黑色或褐色条纹；叶柄长1～4cm。有的带花，花黄色，单生叶腋，具长梗。蒴果球形。气微，味淡。（图86-2）

（二）显微鉴别

1. 茎横切面　表皮细胞外被角质层，有时可见腺毛，头部单细胞，柄部1～2细胞；栓内层宽广，细胞中有的含红棕色分泌物；分泌道散在，周围分泌细胞5～10个，内含红棕色块状分泌物；内皮层明显。中柱鞘纤维断续排列成环，壁微木化。韧皮部狭窄。木质部连接成环。髓常成空腔。薄壁细胞含淀粉粒。（图86-3）

2. 叶表面观　腺毛红棕色，头部单细胞，类圆形，直径25μm，柄单细胞。分泌道散在于叶肉组织内，直径45μm，含红棕色分泌物。被疏毛者茎、叶表面可见非腺毛，1～17细胞，平直或弯曲，有的细胞呈缢缩状，长59～1070μm，基部直径13～53μm，表面可见细条纹，胞腔内含黄棕色物，有的细胞缢缩。（图86-4）

3. 粉末特征　粉末灰黄色。淀粉粒众多，单粒类圆形、半圆形或盔帽状，脐点裂隙状，少数点状，复粒少数，多为2～3单粒组成。腺毛常破碎，只有一个细胞头，或带有柄细胞的断片，细胞头中常充满红黄色分泌物，偶可见非腺毛碎片。表皮细胞垂周壁弯曲，可见角质纹理和腺毛脱落后的圆形痕，含有红棕色物质。下表皮细胞垂周壁波状弯曲，气孔为不等式或不定式。薄壁细胞碎片中有的含有红棕色块状或长条状物质。纤维甚长腔大，木化。导管多为螺纹、网纹或孔纹。（图86-5）

（三）理化鉴别

薄层色谱　取本品粉末1g，加80%甲醇50ml，加热回流1小时，放冷，滤过，滤液蒸干，残渣加水10ml使溶解，用乙醚振摇提取2次，每次10ml，弃去乙醚液，水液加稀盐酸10ml，置水浴中加热1小时，取出，迅速冷却，用乙酸乙酯振摇提取2次，每次20ml，合并乙酸乙酯液，用水30ml洗涤，弃去水液，乙酸乙酯液蒸干，残渣加甲醇1ml使溶解，作为供试品溶液。另取槲皮素对照品、山柰素对照品，加甲醇制成每1ml各含0.5mg的溶液，作为对照品溶液。照薄层色谱法试验，吸取供试品溶液5μl、对照品溶液各2μl，分别点于同一硅胶G薄层板上，以甲苯–甲酸乙酯–甲酸（10∶8∶1）为展开剂，展开，取出，晾干，喷以3%三氯化铝乙醇溶液，在105℃加热数分钟，置紫外光灯（365nm）下检视。供试品色谱中，在与对照品色谱相应的位置上，显相同颜色的荧光斑点。

【质量评价】以茎柔、细长、叶大、毛少、叶中间

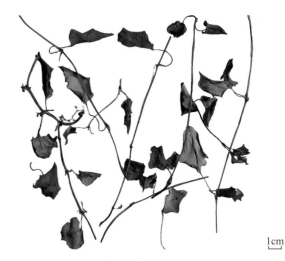

1cm

图86-2　金钱草药材图（廖海浪　摄）

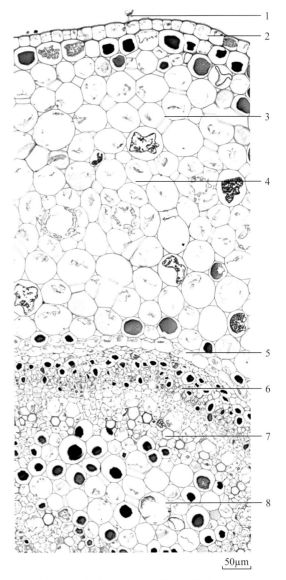

50μm

图86-3　金钱草茎横切面图（廖海浪　摄）

1. 腺毛　2. 表皮　3. 栓内层　4. 分泌道　5. 内皮层
6. 韧皮部　7. 木质部　8. 髓

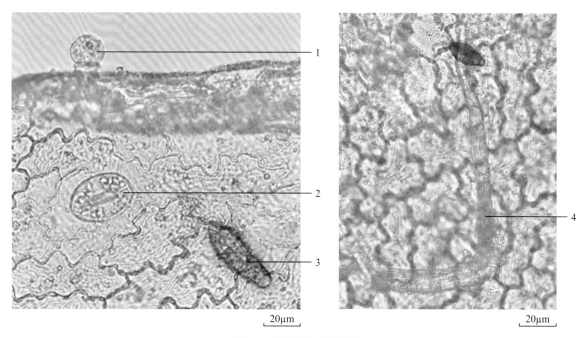

图86-4 金钱草叶表面观图

1. 腺毛 2. 气孔 3. 分泌道 4. 非腺毛

有黑色条块状腺体者为优[1]。采用高效液相色谱法测定，本品按干燥品计算，含槲皮素（$C_{15}H_{10}O_7$）和山奈素（$C_{15}H_{10}O_6$）的总量不得少于0.10%。

【化学成分】主要成分为黄酮类及其他类。

1. 黄酮类 槲皮素（quercetin）、山奈素（kaempferol）及其糖苷和3,2',4',6'-四羟基-4,3'-二甲氧基查耳酮（3,2',4',6'-tetrahydroxy-4,3'-dimethoxy chalcone）、1-蒎莰酮（1-pino-camphone）、1-薄荷酮（1-menthone）、1-胡薄荷酮（1-pulegone）等。

2. 其他类 熊果酸（ursolic acid）、β-谷甾醇（β-sitosterol）、棕榈酸（palmitic acid）、琥珀酸（succinic acid）等。

【性味归经】甘、咸，微寒。归肝、胆、肾、膀胱经。

【功能主治】利湿退黄，利尿通淋，解毒消肿。用于湿热黄疸，胆胀胁痛，石淋，热淋，小便涩痛，痈肿疔疮，蛇虫咬伤。

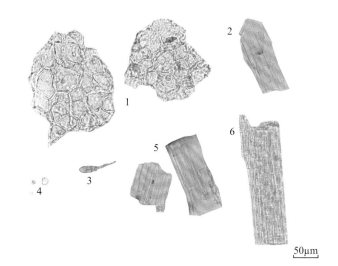

图86-5 金钱草粉末图（陈洋 摄）

1. 表皮细胞 2. 木薄壁细胞 3. 腺毛 4. 淀粉粒 5. 导管 6. 纤维

【药理作用】

1. 利胆作用 金钱草提取物能显著提高正常大鼠胆汁分泌量；加强犬胆囊的收缩，升高胆囊收缩素的含量[4]。

2. 抑制结石的形成 金钱草总黄酮能减少动物草酸钙结石的形成[5]，并可抑制体外正常人尿液中一水合草酸钙和二水合草酸钙晶体的生成[6]。

3. 利尿作用 金钱草颗粒可使输尿管压力增高和蠕动频率增加，从而引起尿量增加[7]。

4. 抗炎、镇痛作用 金钱草对巴豆油所致的小鼠耳廓肿胀和蛋清所致的大鼠足肿胀均有明显抑制作用[8]；金钱草颗粒能显著抑制冰醋酸所致小鼠扭体反应和提高热板法试验中小鼠痛阈值[9]。

5. 免疫抑制作用　金钱草对细胞免疫和体液免疫有一定的抑制作用。在小鼠皮肤移植排斥反应实验中，能推迟排斥反应且延长皮片存活时间；并抑制免疫小鼠溶血素和钩端螺旋体凝溶抗体的形成[10]。

【分子生药】

遗传标记

1. 金钱草种质资源具有较为丰富的遗传多样性，基于ISSR划分的组群与地理分布没有明显相关性。

2. 金钱草与其混淆品ITS2序列间存在明显差异，基于ITS2序列的NJ树及其ITS2二级结构均能将金钱草及其混淆品鉴别开，因此ITS2可有效地鉴别中药金钱草及其混淆品。

主要参考文献

[1] 桂镜生. 中药商品学[M]. 昆明：云南大学出版社，2015：348.

[2] 刘隽，邹国林. 金钱草的研究进展[J]. 唐山师范学院学报，2002，24(2)：8-10.

[3] 侯冬岩，回瑞华，李铁纯，等. 金钱草化学成分的分析（Ⅰ）[J]. 鞍山师范学院学报，2004，6(2)：36-38.

[4] 阎婷，王佩琪，湛鸿利. 金钱草提取物的抗炎利胆作用[J]. 中国医院药学杂志，2010，30(10)：841-844.

[5] 陶婷婷，吕伯东，黄晓军，等. 金钱草总黄酮提取液抑制大鼠草酸钙结石形成机制的研究[J]. 中国现代医生，2016，54(18)：30-33.

[6] 王萍，沈玉华，谢安建，等. 金钱草提取液对尿液中草酸钙晶体生长的影响[J]. 安徽大学学报（自然科学版），2006，30(1)：80-84.

[7] 吴敦锋. 复方金钱草颗粒对肾结石患者利尿、解痉、抗炎作用效果探究[J]. 北方药学，2016，13(10)：77-78.

[8] 顾丽贞，张百舜，南继红，等. 四川大金钱草与广金钱草抗炎作用的研究[J]. 中药通报，1988(7)：40-42，63.

[9] 林启云，谢金鲜，黄世英，等. 金钱草冲剂的药理实验[J]. 广西中医药，1990(6)：40-41.

[10] 姚楚铮，李烽，刘月兰，等. 金钱草对免疫反应的影响-Ⅰ. 免疫抑制作用[J]. 中国医学科学院学报，1981(2)：123-126.

87. 金铁锁

Jintiesuo

PSAMMOSILENES RADIX

【别名】独定子、昆明沙参、金丝矮陀陀、对叶七、白马分鬃。

【来源】为石竹科植物金铁锁*Psammosilene tunicoides* W. C. Wu et C. Y. Wu的干燥根。

【本草考证】本品始载于《滇南本草》，载："味辛、辣，性大温，有小毒，吃之令人多吐。专治面寒疼、胃气心气疼。攻疮痈排脓。"《植物名实图考》载："昆明沙参即金铁锁，生昆明山中。柔蔓拖地，对叶如指厚脆，仅露直纹一缕。夏开小淡红花，五瓣，极细，独根横纹，颇似沙参，壮大或如萝卜，亦有数根攒生者。"上述记载与现今所用之金铁锁基本一致。

【原植物】多年生匍匐草本，长30～50cm。根粗壮，多单生，长圆锥形，肉质，外皮棕黄色。茎柔弱，绿色或带紫绿色，有毛。单叶对生，几无柄；叶片卵形，长1.5～2.5cm，宽0.5～1.2cm，先端渐尖，基部宽楔形至圆形，全缘，上面疏生细柔毛，下面仅沿中脉有柔毛。三歧聚伞花序顶生，有头状腺毛；花筒窄漏斗形，有15条棱线及头状腺毛；萼齿5；花瓣5，狭匙形，先端截形至近圆形，紫堇色；雄蕊5，与萼片对生，伸出花外；子房上位，花柱2，丝形。蒴果长棒状，有种子1颗。种子长倒卵形，褐色，扁平。花期6～9月，果期7～10月。（图87-1）

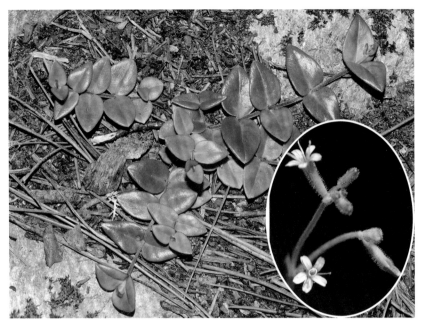

图87-1　金铁锁（朱鑫鑫　摄）

主要为野生，生于海拔2000～3800m的砾石山坡或石灰质岩石缝中。主要分布于四川、云南、贵州、西藏。

【主产地】主产于云南、贵州、四川等地。

【采收与加工】秋季采挖，除去外皮和杂质，晒干。

【药材鉴别】

（一）性状特征

根长圆锥形，有的略扭曲，长8～25cm，直径0.6～2cm。表面黄白色，有多数纵皱纹和褐色横孔纹。质硬，易折断，断面不平坦，粉性，皮部白色，木部黄色，有放射状纹理。气微，味辛、麻，有刺喉感。（图87-2）

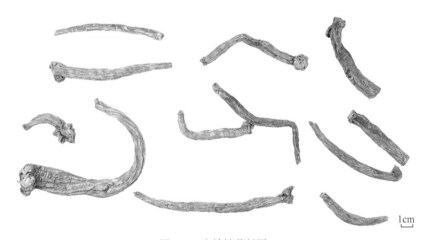

图87-2　金铁锁药材图

（二）显微鉴别

1. 根横切面　主要由大量的薄壁组织构成，除木质部导管分子外，几乎所有其他细胞均具薄的初生壁，木质化细胞极罕见。木栓层约具10余层木栓细胞。次生皮层约与韧皮部等厚，部分细胞中含草酸钙簇晶。形成层带明显，次生维管组织形成狭窄的束状分布于宽阔的射线薄壁组织间。木质部导管大部分散在，初生木质部导管单个散布于中央区域。薄壁细胞中淀粉少见。（图87-3）

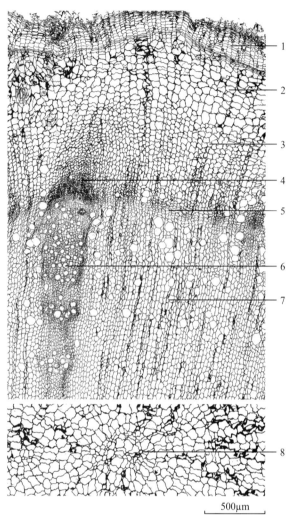

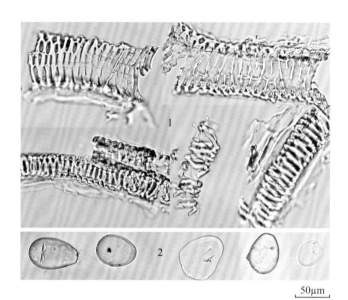

图87-4　金铁锁粉末图

1. 导管　2. 淀粉粒

图87-3　金铁锁根横切面图（甲苯胺蓝染色）

1. 木栓层　2. 次生皮层　3. 韧皮部　4. 筛管　5. 形成层

6. 导管　7. 木质部　8. 初生木质部导管

2. 粉末特征　粉末类白色。网纹导管多见，偶有螺纹导管或具缘纹孔导管，直径16～25μm。淀粉粒多为单粒，类圆形、椭圆形，直径28～50μm，脐点点状、裂缝状，可见层纹。（图87-4）

（三）理化鉴别

薄层色谱　取本品粉末1g，加70%甲醇30ml，超声处理1小时，滤过，滤液蒸干，残渣加50%甲醇1ml使溶解，作为供试品溶液。另取金铁锁对照药材1g，同法制成对照药材溶液。照薄层色谱法试验，吸取上述两种溶液各2～3μl分别点于同一硅胶G薄层板上，以正丁醇–乙酸–水（3：1：1）为展开剂，展开，取出，晾干，喷以茚三酮试液，在105℃加热至斑点显色清晰。供试品色谱中，在与对照药材色谱相应的位置上，显相同颜色的斑点。（图87-5）

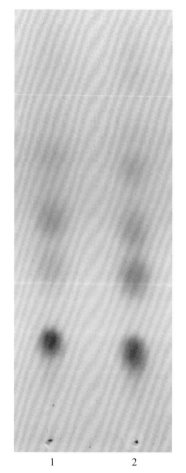

图87-5　金铁锁薄层色谱图

1. 对照药材　2. 药材样品

【化学成分】本品主要含三萜类、环肽类、生物碱类成分[2-6]。此外还含有黄酮、木脂素、酚酸、脑苷、甾体类、脂肪烃、脂肪酸、有机酸、多元醇等成分[7]。其中，三萜皂苷类成分为其特征性成分，亦为主要有效成分。

1. 三萜类　石头花苷元（gypsogenin）、16-异皂皮树酸（16-isoquillaic acid）[1]、3-O-β-D-吡喃半乳糖基-（1→2）-β-D-吡喃葡萄糖醛酸基石头花苷[3-O-β-D-galactopy-ranosyl-（1→2）-β-D-glucuronopyranosyl gypsogenin]、3-O-β-D-吡喃半乳糖基-（1→2）-[β-D-吡喃木糖基-（1→3）-吡喃葡萄糖醛酸基石头花苷元{3-O-β-D-galactopyranosyl-（1→2）-[β-D-xylopyranosyl-（1→3）]-β-D-glucuronopyranosyl-gypsogenin}[2]等。

2. 环肽类　金铁锁素（psammosilenin）A，B[3]、金铁锁环素（tunicyclin）A，B，C，D，E，F，G[4]等。

3. 生物碱类　繁缕碱A（stellarine A）[5]、金铁锁碱（tunicoidine）A，B，C，D，E[6]等。

【性味归经】苦、辛，温；有小毒。归肝经。

【功能主治】祛风除湿，散瘀止痛，解毒消肿。用于风湿痹痛，胃脘冷痛，跌打损伤，外伤出血；外治疮疖，蛇虫咬伤。

【药理作用】

1. 抗炎镇痛作用　金铁锁醇提物及总皂苷均在乙酸诱导的小鼠扭体模型中表现出镇痛作用，去除总皂苷的提取物则无此作用；金铁锁水煎浸膏在福氏完全佐剂诱导的小鼠类风湿性关节炎模型中表现出显著的镇痛与抗炎作用，可明显提高其痛阈，减轻足跖肿胀，降低疼痛级别，并降低血清中的NO和NOS水平。皂苷类成分可能为金铁锁抗关节炎作用的主要活性成分，其主要作用机制与抑制TNF-α、IL-1β等促炎性因子的分泌及抑制NO生成有关[7, 8]。

2. 其他作用　金铁锁还具有调节免疫、抗氧化、抗菌等多种药理作用[7, 8]。

【用药警戒或禁忌】金铁锁水提物的小鼠口服LD_{50}为4.84g（生药）/kg；醇提物小鼠皮下注射的LD_{50}为15.63g/kg；总皂苷小鼠皮下注射的LD_{50}为48.7mg/kg。小鼠的急性毒性反应包括自发活动减少、眼睑闭合、呼吸急促、毛耸立、俯卧不动、发绀（尾部足部蓝紫色）等，大剂量造成动物死亡[9]。金铁锁总皂苷具有较强的溶血作用[7, 8]。

孕妇慎用。本品通常外用，内服宜慎。本品在粉碎过程中会出现严重黏膜刺激性反应，其刺激性毒性民间常俗称"锁喉"[9]。

主要参考文献

[1] 袁琳，王微，沈放，等. 金铁锁有效部位的化学成分 [J]. 中国实验方剂学杂志，2012, 18(14)：92-94.

[2] 钟惠民，倪伟，华燕，等. 金铁锁的新三萜皂苷 [J]. 云南植物研究，2002, 24(6)：781-786.

[3] Ding ZT, Wang YC, Zhou J, et al. Two New Cyclic Peptides from Psammosilene tunicoides [J]. Chin Chem Lett, 1999, 10(12): 1037-1040.

[4] Tian JM, Ouyang SS, Zhang X, et al. Experimental and computational insights into the conformations of tunicyclin E, a new cycloheptapeptide from Psammosilene tunicoides [J]. Helv Chim Acta, 2012, 95(6): 929-934.

[5] 王垄，杨占南. 金铁锁化学成分及抑菌活性研究 [J]. 中国中药杂志，2012, 37(23)：3577-3580.

[6] Tian JM, Shen YH, Li HL, et al. Carboline Alkaloids from Psammosilene tunicoides and Their Cytotoxic Activities [J]. Planta Med, 2012, 78(6): 625-629.

[7] 毛泽玲，沈云亨，周李刚. 金铁锁的化学成分与生物活性的研究进展 [J]. 中华中医药学刊，2012，34(12)：2883-2887.

[8] 李斌，李德龙，尹丽莎，等. 金铁锁研究进展综述 [J]. 安徽农学通报，2016, 22(3-4)：23-26.

[9] 吴玫萱，郭建友，王谦，等. 金铁锁去皮根、带皮根、根皮水煎液对小鼠急性毒性的实验研究 [J]. 中国药物警戒，2016, 13(77)：70-73.

88. 鱼腥草

Yuxingcao

HOUTTUYNIAE HERBA

【别名】臭菜、侧耳根、猪鼻孔、臭根菜、猪母耳。

【来源】为三白草科植物蕺菜 *Houttuynia cordata* Thunb.的新鲜全草或干燥地上部分。

【本草考证】本品始载于《名医别录》，原名"蕺"，列为下品。《吴越春秋》卷4记载："越王从尝粪恶之后遂病口臭，范蠡乃令左右皆食岑草，以乱其气。"书中所载岑草，据考证即为鱼腥草。我国食用鱼腥草至少有2400多年的历史，越王勾践回国后，卧薪尝胆，在会稽（今浙江省绍兴市）曾采过鱼腥草食用。南宋《会稽志》载："蕺山在府西北六里，越王尝采蕺于此。"以后的《遵义府志》也载有："侧耳根即蕺菜，荒年民掘食其根。"《新修本草》载："蕺菜生湿地山谷阴地，亦能蔓生，叶似荞麦而肥，茎紫赤色。"《本草纲目》载："叶似荞，其状三角，一边红，一边青。可以养猪。""其叶腥气，故俗呼为鱼腥草。"据以上描述的植物形态，并参考《图经本草》附图，与当今使用的三白草科植物蕺菜（鱼腥草）相一致。

【原植物】草本，高30～60cm；茎下部伏地，节上轮生小根，上部直立，无毛或节上被毛，有时带紫红色，根茎折断有鱼腥味。叶薄纸质，有腺点，背面尤甚，卵形或阔卵形，长4～10cm，宽2.5～6cm，顶端短渐尖，基部心形，两面有时除叶脉被毛外余均无毛，背面常呈紫红色；叶脉5～7条，全部基出或最内1对离基约5mm从中脉发出，如为7脉时，则最外1对很纤细或不明显；叶柄长1～3.5cm，无毛；托叶膜质，长1～2.5cm，顶端钝，下部与叶柄合生而成长8～20mm的鞘，且常有缘毛，基部扩大，略抱茎。花序长约2cm，宽5～6mm；总花梗长1.5～3cm，无毛；总苞片长圆形或倒卵形，长10～15mm，宽5～7mm，顶端钝圆；雄蕊长于子房，花丝长为花药的3倍。蒴果长2～3mm，顶端有宿存的花柱。花期4～7月。（图88-1）

栽培、野生均有，常生于沟边、溪边或林下湿地上。主要分布于我国中部、东南至西南部各省区，东起台湾，西南至云南、西藏，北达陕西、甘肃。

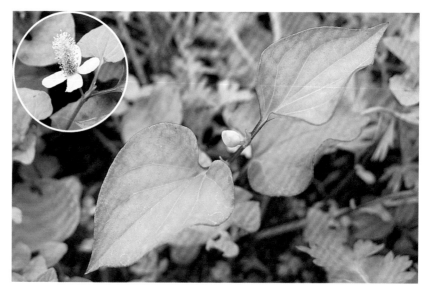

图88-1 蕺菜（陈佳 摄）

【主产地】主产于四川、重庆、湖北、浙江、江苏、安徽、湖南、贵州等地。

【栽培要点】

1. 生物学特性 土壤以肥沃的砂质壤土及腐殖质壤土生长最好，不宜于黏土和碱性土壤栽培。

2. 栽培技术 根茎繁殖。

3. 病虫害 病害：白绢病和轮斑病。虫害：小地老虎等。

【采收与加工】鲜品全年均可采割；干品夏季茎叶茂盛花穗多时采割，除去杂质，晒干。

【商品规格】根据家种与野生的不同，分为"家种品"和"野生品"两大类，并再细分为"选货"和"统货"两类。

1. 家种品 选货：相较野生鱼腥草，茎较细而叶片较大，茎叶完整，扎把整齐，含杂率<1%。统货：相较野

生鱼腥草，茎较细而叶片较大，茎叶杂乱纠缠，含杂率<3%。

2. 野生品 选货：相较家种鱼腥草，茎较粗而叶片较小，茎叶完整，扎把整齐，含杂率<1%。统货：相较家种鱼腥草，茎较粗而叶片较小，茎叶杂乱纠缠，含杂率<3%。

【药材鉴别】

（一）性状特征

1. 鲜鱼腥草 茎圆柱形，长20～45cm，直径0.25～0.45cm；上部绿色或紫红色，下部白色，节明显，下部节上生有须根，无毛或被疏毛。叶互生，叶片心形，长3～10cm，宽3～11cm；先端渐尖，全缘；上表面绿色，密生腺点，下表面常紫红色；叶柄细长，基部与托叶合生成鞘状。穗状花序顶生。具鱼腥气，味涩。（图88-2）

2. 干鱼腥草 茎扁圆柱形，扭曲，表面黄棕色，具纵棱数条；质脆，易折断。叶片卷折皱缩，展平后呈心形，上表面暗黄绿色至暗棕色，下表面灰绿色或灰棕色。穗状花序黄棕色。（图88-3）

（二）显微鉴别

粉末特征 粉末灰绿色至棕色。油细胞类圆形或椭圆形，直径28～104μm，内含黄色油滴。非腺毛1～16细胞，基部直径12～104μm，表面具线状纹理。腺毛头部2～5细胞，内含淡棕色物，直径9～34μm。叶表皮细胞表面具波状条纹，气孔不定式。草酸钙簇晶直径可达57μm。（图88-4）

（三）理化鉴别

薄层色谱 取干鱼腥草25g（鲜鱼腥草125g）剪碎，照挥发油测定法加乙酸乙酯1ml，缓缓加热至沸，并保持微沸4小时，放置半小时，取乙酸乙酯液作为供试品溶液。另取甲基正壬酮对照品，加乙酸乙酯制成每1ml含10μl的溶液，作为对照品溶液。照薄层色谱法试验，吸取供试品溶液5μl、对照品溶液2μl，分别点于同一硅胶G薄层板上，以环己烷-乙酸乙酯（9∶1）为展开剂，展开，取出，晾干，喷以二硝基苯肼试液。供试品色谱中，在与对照品色谱相应的位置上，显相同的黄色斑点。

【质量评价】以叶多、色绿、有花穗、鱼腥气浓者为佳[1]。采用气相色谱法测定，本品按照干燥品计，甲基正壬酮的含量不得低于21.3μg/g[2]。采用高效液相色谱法测定，本品按照干燥品计，新绿原酸、绿原酸、隐绿原酸、芦丁、金丝桃苷、异槲皮苷、槲皮苷的含

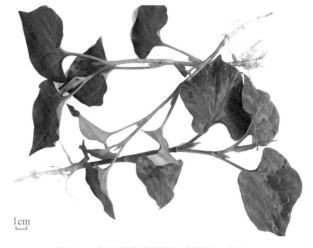

图88-2 鲜鱼腥草药材图（廖海浪 摄）

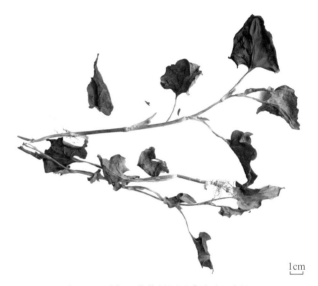

图88-3 干鱼腥草药材图（廖海浪 摄）

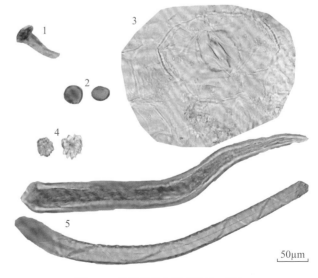

图88-4 鱼腥草粉末图（陈佳 摄）

1. 腺毛 2. 油细胞 3. 表皮细胞 4. 簇晶 5. 非腺毛

量分别不得低于0.20%、0.05%、0.01%、0.07%、0.10%、0.05%、0.20%[3]。

【化学成分】 主要含挥发油、黄酮类、有机酸、生物碱等，其主要活性成分为挥发油和黄酮类化合物。

1. 挥发油类 有鱼腥草素（houttuynin）、甲基正壬酮（2-undecanone）、月桂烯（myrcene）、月桂醛（lauraldehyde）、葵醛（decanal）和葵酸（decanoic acid）[4]。挥发油类成分为鱼腥草清热解毒有效成分[5]。

2. 黄酮类 有槲皮素（quercetin）、槲皮苷（quercitrin）、异槲皮苷（isoquercitrin）、瑞诺苷（reynoutrin）、金丝桃苷（hyperin）、芦丁（rutin）、阿福豆苷（afzerin）等[2]。黄酮类成分为鱼腥草消痈排脓有效成分[6]。

3. 生物碱类 有头花千金藤酮B（cepharanone B）、头花千金藤二酮B（cepharadione B）、去甲头花千金藤二酮B（norcepharadione B）、马兜铃内酰胺B（aristolactam B）、马兜铃内酰胺AⅡ（aristololactam AⅡ）、4,5-二氧代去氢巴婆碱（4,5-dioxodehydroasimilobine）、橙黄胡椒酰胺苯甲酸酯（aurantiamidebenzoate）[7]。

4. 有机酸类 苯甲酸、绿原酸、绿原酸甲酯、新绿原酸、新绿原酸甲酯、隐绿原酸等[13]。

【性味归经】 辛，微寒。归肺经。

【功能主治】 清热解毒，消痈排脓，利尿通淋。用于肺痈吐脓，痰热喘咳，热痢，热淋，痈肿疮毒。

【药理作用】

1. 抗菌作用 鱼腥草水提物对金黄色葡萄球菌、大肠埃希菌、沙门菌具有抑制作用；乙醇提取液对大肠埃希菌、金黄色葡萄球菌、志贺菌、蜡样芽孢杆菌、白色念珠菌、多粘芽孢杆菌、枯草芽孢杆菌均具有一定的抑菌作用[8]。

2. 抗病毒作用 鱼腥草油可抑制甲型流感病毒的表达[9]；鲜鱼腥草水蒸馏物对单纯疱疹病毒、流感病毒、艾滋病病毒有直接的抑制作用；鱼腥草注射液对H1N1流感病毒感染有预防和保护作用[10]。

3. 解热作用 鱼腥草注射液对酵母致大鼠发热和大肠埃希菌内毒素致家兔发热均有解热作用[11]。

4. 抗肿瘤作用 鱼腥草提取物具有体外抗肝癌活性[12]。

【分子生药】

功能基因 现已克隆和进行功能研究的鱼腥草基因有*UGT75C1*、乙酰辅酶A酰基转移酶、1-脱氧-*D*-木酮糖-5-磷酸还原异构酶、查耳酮合成酶1、*MVD*等。目前已经发布鱼腥草cDNA文库和转录组数据，为该品种的分子生药系统研究提供了数据基础。

主要参考文献

[1] 卫莹芳.中药材采收加工及贮运技术[M].北京：中国医药科技出版社，2007：393.

[2] 杨健，郭书台，杨学礼，等.不同产地鱼腥草质量评价[J].现代中医药，2007，27(6):62-63.

[3] 何兵，刘艳，田吉，等.指纹图谱结合一测多评模式在中药鱼腥草质量评价中的应用研究[J].中国中药杂志，2013，38（16）：2682-2689.

[4] 郑亚娟，彭秋实，马义虔，等.鱼腥草化学成分的研究进展[J].广东化工，2017，44(17)：85-86.

[5] 梁明辉.鱼腥草的化学成分与药理作用研究[J].中国医药指南，2019，17(2)：153-154.

[6] 杨小孟.中药鱼腥草化学成分和临床应用的研究进展[J].天津药学，2013，25(2)：58-60.

[7] 刘敏，蒋跃平，刘韶.鱼腥草中生物碱类化学成分及其生物活性研究进展[J].天然产物研究与开发，2018，30(1)：141-145，133.

[8] 徐未芳，展俊岭，祝敏，等.鱼腥草抑菌作用研究进展[J].绿色科技，2019(2)：135-137.

[9] 杨斌，杨慧，王农荣，等.鱼腥草及三丫苦对甲型流感病毒NPAG表达的影响[J].江西医药，2014，49(6)：495-496，516.

[10] 刘方舟，时瀚，时宇静，等.鱼腥草注射液体内抗流感病毒药效学研究[J].药学学报，2010，45(3)：399-402.

[11] 张美玉，李贻奎，闫位娟，等.鱼腥草注射液新制剂抗炎解热作用及其机制研究[J].中国新药杂志，2010，19(9)：775-779.

[12] 唐亚男，陈朝霞，刘阿龙，等.荷叶、葛根和鱼腥草提取物体外抗肝癌及抗HBV活性研究[J].中华中医药学刊，2018，36(4)：811-814.

[13] 蔡红蝶，刘佳楠，陈少军，等.鱼腥草化学成分、生物活性及临床应用研究进展[J].中成药，2009，41(11)：2719-2728.

89. 荜茇

Bibo

PIPERIS LONGI FRUCTUS

【别名】毕勃、荜拨、荜拨梨、椹圣、蛤蒌。

【来源】为胡椒科植物荜茇 *Piper longum* L.的干燥近成熟或成熟果穗。

【本草考证】本品始载于《唐本草》，载："荜拨，生波斯国。丛生，茎叶似蒟酱，子紧细，味辛烈于蒟酱。胡人将来，入食味用也。"《开宝本草》载："味辛，大温，无毒。主温中下气，补腰脚，杀腥气，消食，除胃冷……"，并引用了《唐本草》的记述。《图经本草》载："荜拨，出波斯国，今岭南有之。多生竹林内。正月发苗，作丛，高三四尺；其茎如箸；叶青圆，阔二三寸如桑，面光而浓。三月开花，白色在表；七月结子如小指大，长二寸以来，青黑色，类椹子。"以上所载与现今所用荜茇一致。

【原植物】多年生草质藤本。茎下部匍匐，枝横卧，质柔软，有棱角和槽，幼时密被短柔毛。叶互生，纸质，叶柄长2～3.5cm，密被柔毛；叶片长圆形或卵形，全缘。上面近光滑，下面脉上被短柔毛，掌状叶脉通常5～7条。花单性，雌雄异株，穗状花序；雄穗总花梗长2～3.5cm，被短柔毛，穗长4～5cm，直径约3mm；花小，直径约1.5mm；苞片1，近圆形；无花被；雄蕊2，花药椭圆形，2室，花丝短粗；雌穗总花梗长1.5cm，密被柔毛，花穗长1.5～2.5cm，花梗短；花的直径不及1mm；苞片圆形；无花被；子房倒卵形，无花柱，柱头3。浆果卵形，先端尖，部分陷入花序轴与之结合。花期3～4月，果期7～10月。（图89-1）

生于海拔约600m疏荫杂木林中。主要分布于云南东南至西南部，广西、广东和福建有栽培。

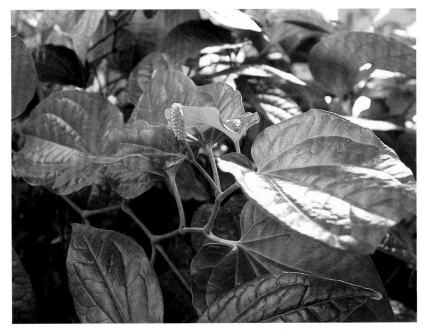

图89-1 荜茇（徐晔春 摄）

【主产地】主产于云南、广东。

【栽培要点】

1. 生物学特性 原产热带，喜高温潮湿气候，幼苗需适度遮荫，花果期需充足光照。宜选山间、盆地、沟边湿润、疏松、肥沃的壤上种植。

2. 栽培技术 用扦插、压条繁殖，可提早开花结实，扦插或播种后保持土壤湿润，经常除草、松土，花果期多施磷钾肥。

【采收与加工】在11～12月间，即果穗由绿变黑时采摘，除去杂质，晒干。

【药材鉴别】

（一）性状特征

果穗圆柱形，稍弯曲，由多数小浆果集合而成，长1.5～3.5cm，直径0.3～0.5cm。表面黑褐色或棕色，有斜向排列整齐的小突起，基部有果穗梗残存或脱落。质硬而脆，易折断，断面不整齐，颗粒状。小浆果球形，直径约

0.1cm。有特异香气，味辛辣。（图89-2）

（二）显微鉴别

1. 果穗横切面 果穗轴正中为薄壁组织，有一轮外韧型维管束，中央有的有空隙。每个浆果呈纵切面观，其顶端有的可见微突起的柱头薄壁细胞，外果皮为1列多角形表皮细胞，浅黄色，偶见小腺毛，表皮下有2～4列厚角组织。中果皮外侧有石细胞及油细胞散在，此外，另有油细胞层，靠近内果皮处有细小维管束分布。内果皮为1列方形或径向延长的薄壁细胞。种皮为2～3列棕褐色扁平细胞。外胚乳薄壁细胞充满淀粉粒；内胚乳细胞及胚仅于通过种子上端可见。各浆果间的中果皮薄壁组织界线不易区分。有的部位可见两浆果间存在的苞片，为径向延长的薄壁细胞组成，亦有油细胞及维管束分布[4]。

2. 粉末特征 粉末灰褐色。石细胞类圆形、长卵形或多角形，直径25～60μm，长至170μm，壁较厚，有的层纹明显。油细胞类圆形，直径25～60μm。内果皮细胞长多角形，垂周壁不规则疣状增厚，有的似连珠状。种皮碎片深棕色，表面观长条形或类方形，直径12～40μm，壁厚3～9μm。淀粉粒常聚成团块，单粒直径20～35μm。（图89-3）

（三）理化鉴别

薄层色谱 取本品粉末0.8g，加无水乙醇5ml，超声处理30分钟，滤过，滤液作为供试品溶液。另取胡椒碱对照品，置棕色量瓶中，加无水乙醇制成每1ml含4mg的溶液，作为对照品溶液。照薄层色谱法试验，吸取上述两种溶液各2μl，分别点于同一硅胶G薄层板上，以苯–乙酸乙酯–丙酮（7：2：1）为展开剂，展开，取出，晾干，置紫外光灯（365nm）下检视。供试品色谱中，在与对照品色谱相应的位置上，显相同的蓝色荧光斑点；喷以10%硫酸乙醇溶液，加热至斑点显色清晰。供试品色谱中，在与对照品色谱相应的位置上，显相同的褐黄色斑点。（图89-4）

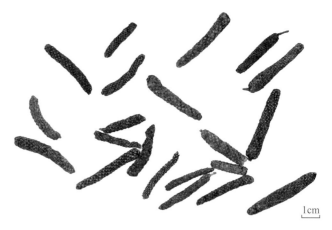

图89-2 荜茇药材图

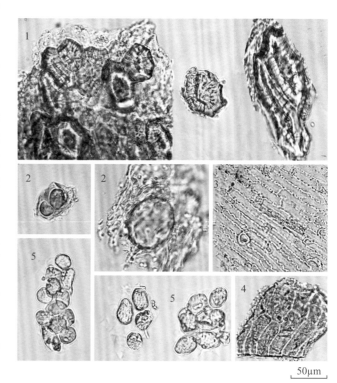

图89-3 荜茇粉末图

1. 石细胞 2. 油细胞 3. 内果皮细胞 4. 种皮细胞 5. 淀粉粒

【**质量评价**】以条肥大、饱满、质坚、气味浓者为佳。照高效液相色谱法测定，本品按干燥品计算，含胡椒碱（$C_{17}H_{19}NO_3$）不得少于2.5%。

【**化学成分**】主要含生物碱类及挥发油成分，亦为其特征性成分及主要有效成分。此外尚含甾体类、苯丙素类、木脂素类、倍半萜类、酚类等成分[1-5]。

1. 生物碱类 胡椒碱（piperine）、荜茇明宁碱（piperlonguminine）、$\Delta\alpha,\beta$-二氢荜茇明宁碱（$\Delta\alpha,\beta$-dihydropiperlonguminine）[1]、胡椒新碱（piperanine）、火热回环菊碱（pellitorine）[1, 2]、胡椒杀虫碱（pipercide）、几内亚胡椒碱（guineensine）、荜茇纳灵（pipernonaline）[2]等。

2. 挥发油类 β-丁香烯（β-caryophyllene）、α-丁香烯（α-caryophyllene）、胡薄荷酮（pulegon）、十四氢-1-甲基菲

（tetradecahydro-1-methylphenan-threne）、十七烷、8-十七碳烯等[3]。

3. 甾体类　β-谷甾醇[2]、豆甾烷-3,5-二烯（stigmasta-3,5-diene）、豆甾烷-3,5,22-三烯（stigmasta-3,5,22-triene）、麦角甾-4,6,22-三烯-3β-醇（ergosta-4,6,22-trien-3β-ol）等[3]。

4. 其他成分　苯丙酸（phenylpropionic acid）[2]、桉叶-4（15）-烯-1β,6α-二醇[eudesm-4（15）-ene-1β,6α-diol][4]、山棣醇[（+）-aphanamol]、（R）-（−）-姜黄酮[（R）-（−）-turmerone]、双去甲氧基姜黄素（bisdemethoxycur-cumin），去甲氧基姜黄素（demethoxycurcumin）[5]等。

【性味归经】辛，热。归胃、大肠经。

【功能主治】温中散寒，下气止痛。用于脘腹冷痛，呕吐，泄泻，寒凝气滞，胸痹心痛，头痛，牙痛。

【药理作用】

1. 抗惊厥作用　本品流浸膏腹腔注射或灌胃对小鼠电惊厥和大鼠声源性发作均有明显对抗作用，并可显著抑制戊四唑诱发的小鼠惊厥；本品流浸膏亦具有有明显的镇静作用，可使小鼠自由活动显著减少，并可加强硫喷妥钠的催眠作用[6]。本品所含胡椒碱可通过增加脑内5-羟色胺的含量而发挥催眠和抗惊厥作用[7]。

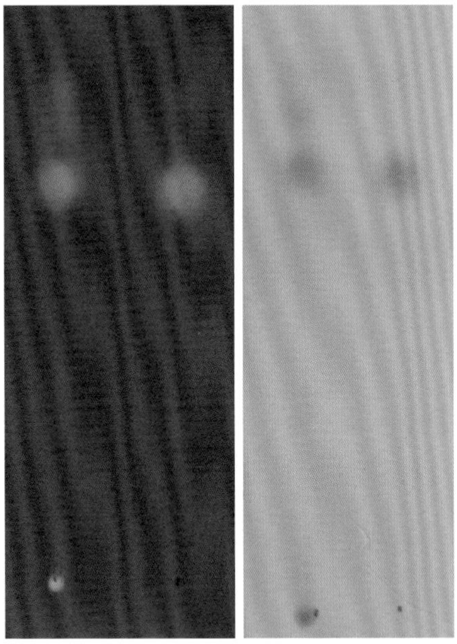

图89-4　荜茇薄层色谱图

（左：紫外光365nm；右：日光）

1. 荜茇药材　2. 胡椒碱对照品

2. 镇痛作用　本品甲醇提取物及荜茇明宁碱在小鼠热板与醋酸扭体试验中均表现出镇痛活性，二者均能剂量依赖性地抑制足底电击应激诱导的大鼠体温升高与体重减轻，减少小鼠悬尾试验的不动时间[8]。本品流浸膏腹腔注射亦可显著延长小鼠热板试验的疼痛反射时间[6]。

3. 抗炎作用　本品挥发油灌胃可显著抑制卡拉胶诱导的大鼠足跖肿胀[9]；本品乙酸乙酯提取物可显著抑制二甲苯诱导的小鼠耳廓肿胀[10]。

4. 抗胃溃疡作用　本品粉末灌胃可显著预防寒冷诱发的饥饿大鼠胃黏膜损伤[11]；本品乙醇提取物灌胃均能够显著抑制吲哚美辛、无水乙醇、阿司匹林、乙酸所致大鼠胃溃疡的形成[12]；本品挥发油对吲哚美辛、利血平、无水乙醇所致的大鼠胃溃疡亦具有保护作用[13]。

5. 其他作用　本品还具有降脂、抗肿瘤、抗氧化、免疫调节、保肝等多种药理作用[14]。

【用药警戒或禁忌】实热郁火、阴虚火旺者均忌服。

主要参考文献

[1] Liu HL, Luo R, Chen XQ, et al. Identification and simultaneous quantification of five alkaloids in Piper longum L. by HPLC-ESI-MS(n) and UFLC-ESI-MS/MS and their application to Piper nigrum L. [J]. Food Chemistry, 2015, 177(15): 191-196.

[2] 吴霞，于志斌，叶蕴华，等. 荜茇化学成分的研究(Ⅰ)[J]. 中草药，2008，39(2)：178-180.

[3] 张裕强，郭立玮，刘史佳，等. 不同方法提取荜茇挥发油的GC／MS分析 [J]. 质谱学报，2008，29(4)：231-236.

[4] 刘文峰，江志勇，陈纪军，等. 荜茇三氯甲烷部位化学成分研究 [J]. 中国中药杂志，2009，34(9)：1101-1103.

[5] 刘文峰，江志勇，陈纪军，等. 荜茇三氯甲烷部位化学成分研究 [J]. 中国中药杂志，2009，34(22)：2891-2894.

[6] 裴印权. 荜茇的中枢神经抑制作用 [J]. 生理科学，1982，2(10)：17-18.

[7] 崔广智，李军，张仲一，等. 胡椒碱对中枢神经系统功能的影响 [J]. 中国药学杂志，2003，38(4)：268-270.

[8] Yadav V, Chatterjee SS , Majeed M, et al. Preventive potentials of piperlongumine and a Piper longum extract against stress responses and pain [J]. J Tradit Complement Med, 2016, 6(4): 413-423.

[9] Kumar A, Panghal S, Mallapur SS, et al. Antiinflammatory Activity of Piper longum Fruit Oil [J]. Indian Journal of Pharmaceutical

Sciences, 2009, 71(4): 454-456.

[10] 吴宜艳，杨志，刘广勤，等.荜茇有效成分提取及抗炎作用的研究 [J].中国医药导报，2009，6(1)：16-17.

[11] 赵小原，其其格，白音夫.荜茇对大鼠寒冷型应激性胃黏膜损伤保护作用及病理改变的观察 [J].中国民族医药杂志，2004，10(3)：28.

[12] 白音夫，包艳源，哈斯.荜茇对动物实验性胃溃疡的保护作用 [J].中草药，1993，24(12)：639-640.

[13] 白音夫，杨宏昕.荜茇挥发油对动物实验性胃溃疡的保护作用 [J].中草药，2000，31(1)：40-41.

[14] 李丹，杨异卉，赖睿智，等.荜茇化学成分和药理活性研究现状 [J].中国临床药理学杂志，2017，33(6)：565-569.

90. 草乌

Caowu

ACONITI KUSNEZOFFII RADIX

【别名】鸭头、鸡头草、百步草、吓唬打、小脚乌。

【来源】为毛茛科植物北乌头Aconitum kusnezoffii Reichb.的干燥块根。

【本草考证】本品始载于《神农本草经》，列为下品。《日华子本草》载："所谓土附子者是也"，"处处有之，根苗花实并与川乌头相同，但此系野生，又无酿造之法，其根外黑内白，皱而枯燥为异尔，然毒则甚焉"。《本草纲目》又载："乌头之野生于他处者，俗谓之草乌头，亦曰竹节乌头，出江北者曰淮乌头"，并附有草乌头野生种图片。综上，古代本草记载草乌的基原品种，是包含了现今所用北乌头的多个乌头属物种的统称。

【原植物】茎高65~150cm，无毛，等距离生叶，通常分枝。下部叶有长柄，花后枯萎。叶片纸质或近革质，五角形，长9~16cm，宽10~20cm，基部心形，三全裂，中央全裂片菱形，渐尖，近羽状分裂，小裂片披针形，侧全裂片斜扇形，不等二深裂；叶柄长约为叶片的1/3~2/3。顶生总状花序具9~22朵花，通常与其下的腋生花序形成圆锥花序；下部苞片三裂，其他苞片长圆形或线形；下部花梗长1.8~3.5cm；小苞片生花梗中部或下部，线形或钻状线形，长3.5~5mm，宽1mm；萼片紫蓝色，外面有疏曲柔毛或几无毛，上萼片盔形或高盔形，高1.5~2.5cm，有短或长喙，下缘长约1.8cm左右，侧萼片长1.4~1.6cm左右，下萼片长圆形；花瓣无毛，向后弯曲或近拳卷；雄蕊无毛，花丝全缘或有2小齿；心皮（4~5枚），无毛。蓇葖直；种子扁椭圆球形，沿棱具狭翅，只在一面生横膜翅。（图90-1）

野生，生于山地草坡、疏林或草甸上。长江以北省（市、区）均有分布记录。

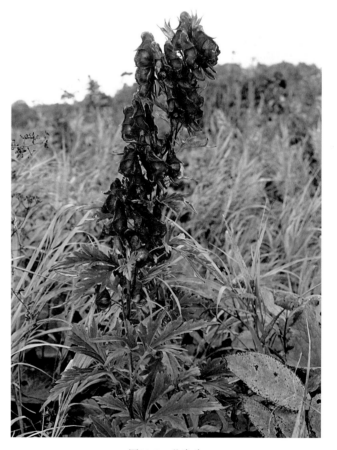

图90-1 北乌头

【主产地】主产于辽宁、安徽、黑龙江、山西、河北等地。

【采收与加工】秋季茎叶枯萎时采挖。采挖后，剪去地上残茎，除去须根和泥沙，干燥。

【商品规格】根据草乌药材的大小、均匀度及含杂率等的不同，分为"选货"、"统货"两个规格。

选货：个大，肥壮、质坚实，残茎及须根少，含杂率（残茎）≤2.0%。

统货：个大小不均匀，质坚实，残茎及须根较多，含杂率（残茎）<5.0%。

【药材鉴别】

（一）性状特征

块根不规则长圆锥形，略弯曲，一般长2～7cm，直径0.6～1.8cm。顶端常有残茎和少数不定根残基，偶见枯萎芽，可见圆形或扁圆形不定根残基。表面灰褐色或黑棕褐色，有纵皱纹、点状须根痕和数个瘤状侧根。质硬，断面灰白色或暗灰色，有裂隙。气微，味辛辣、麻舌。以根肥壮、质坚实、断面白色，粉质多，残基及须根少者为佳。（图90-2）

（二）显微鉴别

1. 根横切面　后生皮层为7～8列棕黄色栓化细胞；皮层有石细胞，单个散在或2～5个成群，类长方形、方形或长圆形，胞腔大；内皮层明显。韧皮部宽广，常有不规则裂隙，筛管群随处可见。形成层环呈不规则多角形或类圆形。木质部导管1～4列或数个相聚，位于形成层角隅的内侧，有的内含棕黄色物。髓部较大。薄壁细胞充满淀粉粒。（图90-3）

2. 粉末特征　粉末灰棕色。淀粉粒单粒类圆形，直径2～23μm；复粒由2～16分粒组成。石细胞无色，与后生皮层细胞连结的显棕色，呈类方形、类长方形、类圆形、梭形或长条形，直径20～133（234）μm，长至465μm，壁厚薄不一，壁厚者层纹明显，纹孔细，有的含棕色物。后生皮层细胞棕色，表面观呈类方形或长多角形，壁不均匀增厚，有的呈瘤状突入细胞腔。（图90-4）

（三）理化鉴别

薄层色谱　取本品粉末2g，加氨试液2ml润湿，加乙醚20ml，超声处理30分钟，滤过，滤液挥干，残渣加二氯甲烷1ml使溶解，作为供试品溶液。另取乌头碱对照品、次乌头碱对照品、新乌头碱对照品，加异丙醇–三氯甲烷（1∶1）混合溶液制成每1ml各含1mg的混合溶液，作为对照品溶液。照薄层色谱法试验，吸取上述两种溶液各5μl，分别点于同一硅胶G薄层板上，以正己烷–乙酸乙酯–甲醇（6.4∶3.6∶1）为展开剂，置氨蒸气饱和20分钟的展开缸内，展开，取出，晾干，喷以稀碘化铋钾试液。供试品色谱中，在与对照品色谱相应的位置上，显相同颜色的斑点。

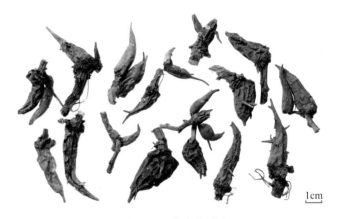

图90-2　生草乌药材图

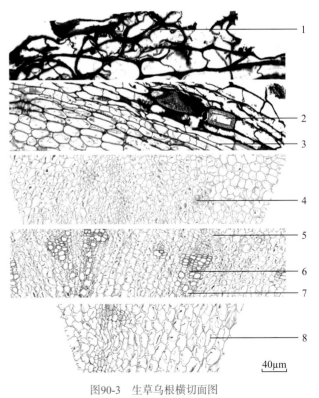

图90-3　生草乌根横切面图

1. 后生皮层　2. 石细胞　3. 皮层　4. 筛管群　5. 韧皮部
6. 木质部　7. 导管群　8. 髓

【质量评价】以块根肥壮、质坚实，残基及须根少者为佳。采用高效液相色谱法测定，本品按干燥品计算，含乌头碱（$C_{34}H_{47}NO_{11}$）、次乌头碱（$C_{33}H_{45}NO_{10}$）和新乌头碱（$C_{33}H_{45}NO_{11}$）的总量应为0.15%～0.75%。

【化学成分】主要成分为二萜类生物碱和挥发油，其中普遍存在且含量较高的是乌头碱、次乌头碱和新乌头碱。生物碱是草乌中祛风除湿、温经止痛的有效成分[2]。

1. 生物碱类 以二萜类生物碱为主，主要有乌头碱（aconitine）、次乌头碱（hypaconitine）、新乌头碱（mesaconitine）、去氧乌头碱（deoxyaconitine）、北草乌碱（beiwutine）、10-羟基乌头碱（10-aconifine）、苯甲酰乌头原碱（benzoylaconine）、苯甲酰新乌头原碱（benzoylmesaconine）、尼奥宁（neoline）、15-α-羟基尼奥宁（15-α-hydroxyneoline）、查斯曼宁（chasmanine）、

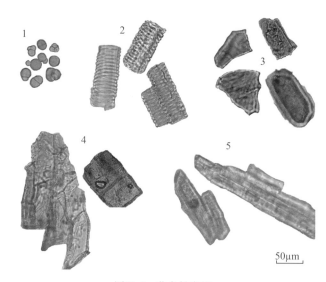

图90-4 草乌粉末图

1. 淀粉粒 2. 导管 3. 石细胞 4. 木栓化后生皮层 5. 木质纤维

塔拉地萨敏（talatizamine）、弗斯生（foresticine）、牛扁碱（lycoctonine）、氨茴酰牛扁碱（anthranoyllycoctonine）、北乌碱A（beiwusine A）和北乌碱B（beiwusine B）北乌定（beiwudine）、acsonine，1,15-二甲氧基-3-羟基-14-苯甲酰基-16-酮基内酯（1,15-dimethoxy-3-hydroxy-14-benzoyl-16-ketoneoline）、苯甲酰基喹啉（benzoylaconine）等[1]。

2. 挥发油 有棕榈酸（palmitic acid）、O-邻（丁氧羰基）苯甲酰羟基乙酸乙酯（2-butoxy-2-oxoethyl butyl ester）、甲酰羟基乙酸乙酯（butyl ester）、7-乙烯基十六内酯（7-xadecenoic butyl ester）、 邻苯二甲酸二丁酯（dibutyl phthalate）、亚油酸甲酯（methyl linoleate）、4-氨基联苯（4-Aminobiphenyl）、棕榈酸甲酯（methyl hexadecanoate）、十一烯酸（undecenoic acid）、（顺，顺，顺）-9,12,15十八烷三烯-1-醇［（Z,Z,Z）-9,12,15-octadecatriene-1-ol］、十三烷酸乙酯（tridecanoic acid，ethyl ester）、1,5-二甲基己胺（1,5-dimethyl-hexylamine）等[3]。

【性味归经】辛、苦，热；有大毒。归心、肝、肾、脾经。

【功能主治】祛风除湿，温经止痛。用于风寒湿痹，关节疼痛，心腹冷痛，寒疝作痛及麻醉止痛。

【药理作用】

1. 抗炎镇痛作用 草乌能明显抑制二甲苯所致小鼠耳廓肿胀和鸡蛋清所致大鼠足跖肿胀，抑制巴豆油所致大鼠炎性肉芽肿的增生，减少炎性渗出液。草乌能明显减少乙酸所致小鼠扭体反应次数，延长小鼠扭体潜伏期；可明显提高热板小鼠痛阈值[4]。

2. 免疫调节作用 草乌水煎液灌胃可明显升高环磷酰胺诱导的免疫抑制小鼠外周血白细胞数目，增加胸腺重量[5]。

3. 抗肿瘤作用 草乌多糖铜配合物对HepG2肝癌细胞、MCF-7乳腺癌细胞和HT-29结肠癌细胞有较强的抑制作用[6]。

【用药警戒或禁忌】草乌提取液灌胃小鼠的LD_{50}为7.96g/kg，具有明显的心脏毒性、神经毒性、消化系统毒性和胚胎毒性[7]。草乌与生半夏配伍毒性增强，与法半夏配伍能降低毒性，这可能与配伍后酯型生物碱的溶出含量相关[8]。

【分子生药】

遗传标记 采用DNA条形码*ITS*可以准确鉴别草乌与其他易混淆品种[9]，而*psb*A-*trn*H序列能够有效鉴定草乌与近缘物种川乌[10]。同时，ITS还可以鉴定草乌（叶）与其他北乌头近似物种混伪品[11]。

主要参考文献

[1] 彭劭.草乌中生物碱类化学成分的研究[D].长春：吉林大学，2014.

[2] 赵英永，崔秀明，戴云，等.草乌的研究进展[J].特产研究，2006，28(1)：61-65.

[3] 赵英永，戴云，崔秀明，等.草乌中挥发油化学成分的研究[J].中成药，2007，29(4)：588-590.

[4] 张宏，余成浩，彭成.草乌煎煮时间、给药剂量与抗炎镇痛功效的相关性研究[J].中药材，2006，29(12)：1318-1322.

[5] 毛晓健，余涛，毛小平，等.草乌水牛角配伍的实验研究[J].云南中医学院学报，1997(3)：2-8.

[6] 张茜，芮瑞，李佩佩，等.草乌多糖金属配合物的制备、表征与抗癌活性研究[J].郑州大学学报（工学版），2016，37(3)：36-39，43.

[7] 彭成.中药毒理学[M].北京：中国中医药出版社，2014.

[8] 翟兴英，金晨，张凌，等.草乌与生半夏、法半夏配伍的急性毒性及其毒性成分分析[J].中药新药与临床药理，2019，30(2)：210-215.

[9] 罗艳，杨亲二.川乌与草乌的ITS序列分析[J].中国药学杂志，2008，43(11)：820-823.

[10] Jun He, Ka-Lok Wong, Pangchui Shaw, et al. Identification of the Medicinal Plants in Aconitum L. by DNA Barcoding Technique [J]. Planta Medica, 2010, 76(14): 1622-1628.

[11] 李谦，王维宁，过立农，等.蒙药材草乌叶DNA条形码研究[J].药物分析杂志，2016，36(6)：1044-1052.

91. 草乌叶

Caowuye

ACONITI KUSNEZOFFII FOLIUM

【别名】乌头叶、鸡头草叶。

【来源】为毛茛科植物北乌头*Aconitum kusnezoffii* Reichb.的干燥叶。

【本草考证】本品载于19世纪的《蒙药金匮》《无误蒙药鉴》，载："四月所采的草乌叶为阿尔山一那布其"。据文献记载及蒙医沿用经验认定历代蒙医药文献所载的阿尔山一那布其即泵阿音一那布其（草乌叶）[1]。草乌叶为蒙古族习用药材，常指毛茛科植物北乌头的干燥叶。

【原植物】见"草乌"。

【主产地】主产于内蒙古等地。

【采收与加工】夏季叶茂盛花未开时采收，除去杂质，及时干燥。

【商品规格】统货。

【药材鉴别】

（一）性状特征

多皱缩卷曲、破碎。完整叶片展平后呈卵圆形，3全裂，长5~12cm，宽10~17cm；灰绿色或黄绿色；中间裂片菱形，渐尖，近羽状深裂；侧裂片2深裂；小裂片披针形或卵状披针形。上表面微被柔毛，下表面无毛；叶柄长2~6cm。质脆。气微，味微咸辛。（图91-1）

（二）显微鉴别

叶横切面　上表皮细胞垂周壁微波状弯曲，外平周壁有的可见稀疏角质纹理；非腺毛单细胞，多呈镰

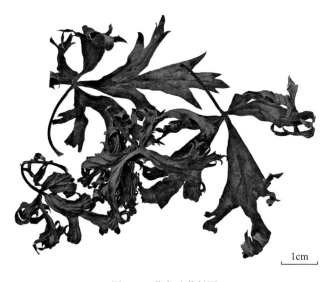

1cm

图91-1　草乌叶药材图

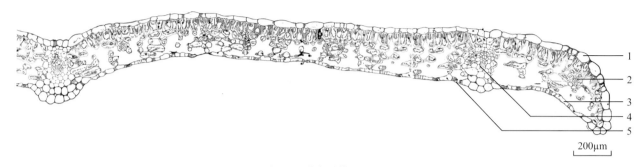

图91-2　草乌叶横切面图

1. 上表皮　2. 小叶脉　3. 下表皮　4. 大叶脉　5. 气孔

刀状弯曲，长约至468μm，直径44μm，壁具疣状突起。下表皮细胞垂周壁深波状弯曲；气孔较多，不定式，副卫细胞3～5个。（图91-2）

【质量评价】以叶干、色纯、表面洁净无杂质者为佳。

【化学成分】主要成分为生物碱，主要有乌头碱（aconitine）、乌头次碱（hypaconitine）、新乌头碱（mesaconitine）、去氧乌头碱（deoxyaconitine）、北草乌碱（bei-wutine）、N-醛基去甲海罂粟碱（N-formylnorglaucine）和去甲海罂粟碱（norglaucine）等。生物碱是草乌中清热、解毒、止痛的有效成分[1]。

【性味归经】辛、涩，平；有小毒。

【功能主治】清热，解毒，止痛。用于热病发热，泄泻腹痛，头痛，牙痛。

【药理作用】

1. 抗炎镇痛作用　草乌叶正丁醇和三氯甲烷萃取物能明显抑制二甲苯所致小鼠耳廓肿胀和棉球所致小鼠肉芽肿形成，草乌叶煎剂可减轻甲醛致大鼠后足炎症反应，促进炎症后期的结痂恢复[2]。

2. 解热作用　草乌叶具有显著的解热降温作用，能降低2,4-二硝基苯酚致大鼠发热模型的体温[3]。

3. 增强免疫功能　草乌叶总生物碱可增强体液免疫功能，明显升高正常小鼠血清IgG水平[4]。

主要参考文献

[1] 乌力吉特古斯，白学良，阿拉坦松布尔，等. 蒙药草乌叶化学成分及临床研究进展[J]. 中草药，2006，37(3)：472-474.

[2] 内蒙古医学院药理学教研组草乌叶实验小组. 蒙药草乌叶的抗炎镇痛作用[J]. 内医学报，1976(Z1)：1-9.

[3] 张宏，余成浩，彭成. 草乌叶煎煮时间、给药剂量与解热功效的相关性研究[J]. 陕西中医，2007，28(2)：225-226.

[4] 乌力吉特古斯，柳占彪，王怀松，等. 草乌叶总生物碱对小鼠免疫功能的影响[J]. 中草药，2007，39(7)：1064-1065.

[5] 罗艳，杨亲二. 川乌与草乌的ITS序列分析[J]. 中国药学杂志，2008，43(11)：820-823.

[6] Jun He, Ka-Lok Wong, Pangchui Shaw, et al. Identification of the Medicinal Plants in Aconitum L. by DNA Barcoding Technique [J]. Planta Medica, 2010, 76: 1622-1628.

[7] 李谦，王维宁，过立农，等. 蒙药材草乌叶DNA条形码研究[J]. 药物分析杂志，2016，36(6)：1044-1052.

92. 草果

Caoguo

TSAOKO FRUCTUS

【别名】草果仁、草果子、老蔻。

【来源】为姜科植物草果*Amomum tsaoko* Crevost et Lemarie的干燥成熟果实。

【本草考证】本品出自《本草品汇精要》，载："草果，生广南及海南。形如橄榄，其皮薄，其色紫，其仁如缩砂仁而大。又云南出者，名云南草果，其形差小耳。"《本草蒙筌》载："惟生闽广，八月采收。内子大粒成团，外壳紧浓黑皱。"《本草汇言》载："陈廷采先生曰：生闽广，长大如荔枝，其皮黑厚，有直纹，内子大粒成团。"《本草从新》载："形如诃子，皮黑浓而棱密，子粗而辛臭。"以上所载与现今所用草果相一致。

【原植物】多年生草本，丛生，高达2.5m。根茎节明显，粗壮横走，直径约2.5cm。地上茎圆柱状，直立或稍倾斜。叶2列，具短柄或无柄；叶片长椭圆形或狭长圆形，长约55cm，宽约20cm，先端渐尖，基部渐狭，全缘，边缘干膜质，叶两面均光滑无毛；叶鞘开放，包茎，叶舌长0.8～1.2cm。穗状花序从根茎生出，长约13cm，直径约5cm。苞片淡红色，长圆形；小苞片管状，2浅裂，外被疏短柔毛；花浅橙色，长5.5～7cm；花萼3齿裂，一侧浅裂，近无毛或疏被短柔毛；花冠管长2.5～2.8cm，上端3裂，裂片长圆形，后方一枚兜状；内轮2退化雄蕊合生而成唇瓣，长圆状倒卵形，长3～3.5cm，边缘多皱，中脉两侧各有一条红色条纹；可育雄蕊1；花柱被疏短毛，经花丝的槽中由花药室之间穿出，柱头漏斗状；子房下位，3室，无毛。蒴果密集，长圆形或卵状椭圆形，长2.5～4.5cm，直径约2cm，顶端具宿存的花柱，呈短圆状突起，熟时红色，外表面呈不规则的纵皱纹，小果梗长2～5mm，基部具宿存苞片。花期4～6月，果期9～12月。（图92-1）

栽培或野生于疏林下。主要分布于云南、广西、贵州等省区。

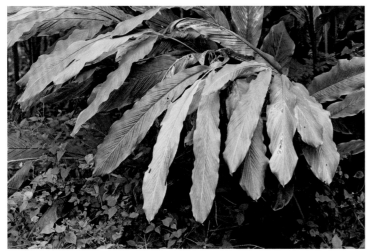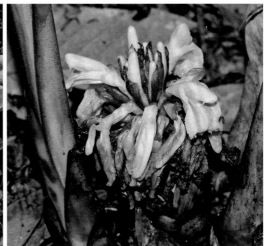

图92-1 草果（朱鑫鑫 摄）

【主产地】主产于云南、广西、贵州等地。

【栽培要点】

1. 生物学特性　喜温暖湿润气候，怕热，怕旱，怕霜冻。以荫蔽度50%～60%左右的林下或溪分湿润的山谷坡地，疏松肥沃、富含腐殖质的砂质壤土栽培为宜。

2. 栽培技术　用种子繁殖和分株繁殖。种子繁殖：播深1.5～2cm，覆土盖草淋水，苗期需搭荫棚遮荫。定植后中耕、除草2～3次。

3.病虫害防治　主要为立枯病。

【采收与加工】秋季果实成熟时采收，除去杂质，晒干或低温干燥。

【药材鉴别】

（一）性状特征

果实椭圆形，长2～4.5cm，直径1～2.5cm，表面棕色或红棕色，具3钝棱及明显的纵沟及棱线，先端有圆形突起的柱基，基部有果柄或果柄痕，果皮坚韧，内分3室，每室含种子7～24粒，种子集结成团。种子多面形，直径5～7mm，黄棕色或红棕色，具灰白色膜质假种皮，中央有凹陷合点，较狭端腹面有圆窝状种脐，种脊凹陷成1纵沟。气芳香，味辛、辣。（图92-2）

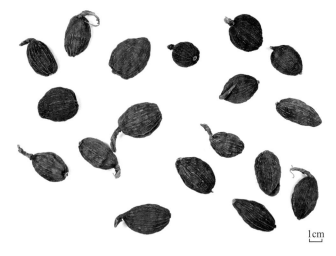

图92-2　草果药材图

（二）显微鉴别

1.种子横切面　假种皮薄壁细胞含淀粉粒。种皮表皮细胞棕色，长方形，壁较厚；下皮细胞1列，含黄色物；油细胞层为1列油细胞，类方形或长方形，切向42～162μm，径向48～68μm，含黄色油滴；色素层为数列棕色细胞，皱缩。内种皮为1列栅状厚壁细胞，棕红色，内壁与侧壁极厚，胞腔小，内含硅质块。外胚乳细胞含淀粉粒和少数细小草酸钙簇晶及方晶。内胚乳细胞含糊粉粒和淀粉粒。

2.粉末特征　粉末黄白色或棕白色。种皮表皮细胞表面观长条形，末端渐尖或钝圆，长至263μm，直径20～45μm，外具角质层。下皮细胞长方形或长条形，长74～149μm，直径28～46μm，常与种皮表皮细胞上下层垂直排列。油细胞含油液。内种皮厚壁细胞表面观多角形或类圆形，切面观细胞排成栅状，胞腔位于一端，内含硅质块。（图92-3）

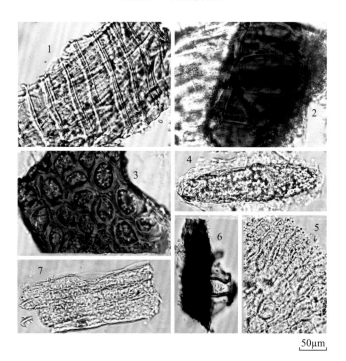

图92-3　草果粉末图

1.种皮表皮细胞　2.下皮细胞　3.内种皮厚壁细胞及硅质块　4.外胚乳细胞　5.内胚乳细胞　6.油细胞　7.假种皮

（三）理化鉴别

薄层色谱　取本品挥发油，加乙醇制成每1ml含50μl的溶液，作为供试品溶液。另取桉油精对照品，加乙醇制成每1ml含20μl的溶液，作为对照品溶液。照薄层色谱法试验，吸取上述两种溶液各1μl，分别点于同一硅胶G薄层板上，以正己烷–乙酸乙酯（17∶3）为展开剂，展开，取出，晾干，喷以5%香草醛硫酸溶液，于105℃烘数分钟。供试品色谱中，在与对照品色谱相应的位置上，显相同的蓝色斑点。（图92-4）

【质量评价】以个大、饱满、色红棕、气味浓香者为佳。照挥发油测定法，本品种子团含挥发油不得少于1.4%（ml/g）。

【化学成分】本品主要含挥发油，亦为其主要有效成分。其他成分包括黄酮、简单酚类及矿物质元素等[1, 2]。

1.挥发油类　1,8-桉叶素（1,8-cineole）、α-蒎烯（α-pinene）、β-蒎烯（β-pinene）、芳樟醇（linalool）、α-松油醇（α-terpineol）、橙花叔醇（nerolidol）、乙酸香叶酯（geranyl acetate）、α-水芹烯（α-phellandrene）、香叶醇（geraniol）、香叶醛（geranial）等[1]。

【性味归经】辛，温。归脾、胃经。

【功能主治】燥湿温中，截疟除痰。用于寒湿内阻，脘腹胀痛，痞满呕吐，疟疾寒热，瘟疫发热。

【药理作用】

1. 调节肠胃功能　本品及其炮制品水煎液均可拮抗由乙酰胆碱引起的小鼠腹痛；而在离体肠管试验中，可拮抗肾上腺素诱导的回肠运动抑制及乙酰胆碱引起的回肠痉挛[2]。本品挥发油及水提物灌胃给予SD大鼠（10g生药/kg），每天1次，连续5天，均能明显增加其胃液分泌量、胃黏膜血流量，并在一定程度上增加血清胃泌素水平，其中以挥发油作用更为突出；此外，两者均能在一定程度上提高大鼠胃黏膜SOD活性，降低胃黏膜组织MDA水平，而以水提物活性略优[1, 2]。本品所含1,8-桉叶素可以显著抑制乙醇、乙醇/HCl或吲哚美辛诱导的大鼠胃病变[3]。

2. 抗菌作用　本品挥发油对包括枯草芽孢杆菌、金黄色葡萄球菌、大肠埃希菌等18种细菌、真菌的生长具有显著的体外抑制作用[1]。1,8-桉叶素亦具有显著的抗菌活性[4]。

3. 祛痰、镇咳作用　本品所含α-蒎烯和β-蒎烯有较强的祛痰、镇咳作用。

4. 抗炎作用　本品所含的1,8-桉叶素具有显著的体内外抗炎活性，并可成功应用于呼吸道炎症的治疗[4]。

【用药警戒或禁忌】气虚或血亏，无寒湿实邪者忌服。

【分子生药】对草果SSR分子标记进行研究，获得草果SSR多态性引物和遗传多样性信息，草果群体中存在的遗传多样性不高。ITS序列分析能够准确地将草果与拟草果区分开来，为草果及其混淆品的药材鉴别奠定了基础[5]。

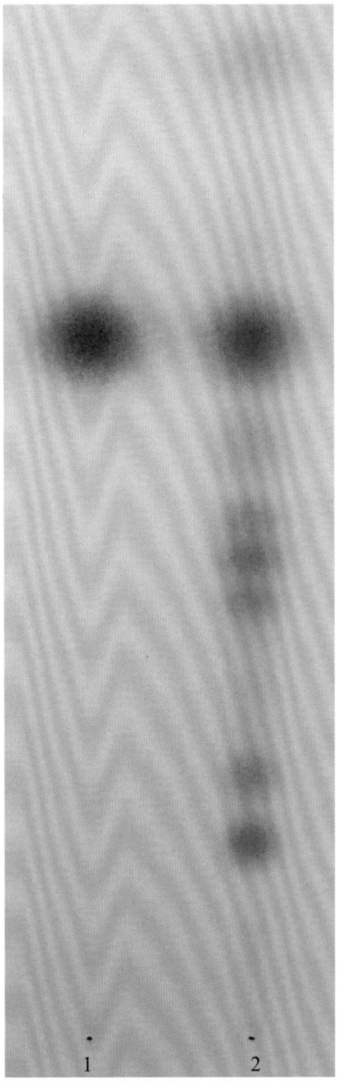

图92-4　草果薄层色谱图

1.桉油精对照品　2.草果药材样品

主要参考文献

[1] 张琪，黄燕，杨扬. 草果挥发油的研究进展 [J]. 时珍国医国药，2014，25(4)：931-933.

[2] 代敏，彭成. 草果的化学成分及其药理作用研究进展 [J]. 中药与临床，2011，2(4)：55-59.

[3] Rocha Caldas GF, Oliveira AR, Araújo AV, et al. Gastroprotective Mechanisms of the Monoterpene 1,8-Cineole (Eucalyptol) [J]. PLoS One, 2015, 10(8): e0134558.

[4] Juergens UR. Anti-inflammatory properties of the monoterpene 1. 8-cineole: current evidence for co-medication in inflammatory airway diseases [J]. Drug Res, 2014, 64(12): 638-646.

[5] 杨耀文，钱子刚，黎勇坤. 草果种子挥发油含量及其影响因素的研究[J]. 中药材，2014，37(3)：388-392.

93. 胡黄连

Huhuanglian

PICRORHIZAE RHIZOMA

【别名】割孤露泽、胡连、假黄连。

【来源】为玄参科植物胡黄连*Picrorhiza scrophulariiflora* Pennell的干燥根茎。

【本草考证】本品始载于《新修本草》，载："出波斯国。生海畔陆地，……苗若夏枯草，根头似鸟觜，折之肉似鹳鸽眼者良"。《开宝本草》载："生胡国，似干杨柳，心黑外黄。一名割孤露泽。"藏医亦使用本品。《度母本草》载："生于高山岩石地带，叶状如青稞麦叶；雄者有花有茎，雌者无茎。"《晶珠本草》载："最佳的两类为产于西藏上部高原地区的湿生草类，根茎紫红色，腐烂状；另一类色灰，松软，状如高山辣根菜。"《甘露本草明镜》描述其植物形态："根状如索罗，外皮为褐色的薄皮，有皱纹，内皮淡红色，松软，腐烂状，具相互连接的须根，叶小，蓝绿色，状如剖脉刀，叶背灰绿色，先端急尖或钝圆，上部边缘具锐锯齿；叶基生，叶柄短，各叶互相覆盖，呈莲座状。穗状花序顶生，花小，蓝紫色密集，雌蕊多数，坚硬果实内种子黄紫色多而密集。"根据各地藏医用药"洪连窍"实为胡黄连*Picrorhiza scrophulariiflora* Pennell，与现今《中国药典》2020年版收载的来源一致。

【原植物】多年生矮小草本。高4～12cm。根茎直径达1cm。叶基生，莲座状，匙形至卵形，长3～6cm，基部渐狭成短柄，边缘尖锯齿，偶有重锯齿，干时变黑。花葶生棕色腺毛，穗状花序长1～2cm，花梗仅长2～3mm；花萼裂片5，几分生，不等，后方一枚条形，其余的为披针形；花冠深紫色，外面被短毛，长8～10mm，唇形，上唇一片最长，长椭圆形，下唇3片；雄蕊4，花丝无毛，其后方一对长4mm，前方一对长7mm，子房长1～1.5mm，花柱长约5～6倍于子房。蒴果长卵形，长8～10mm。花期7～8月，果期8～9月。（图93-1）

主要为野生，生于高山草地及石堆中，海拔3600～4400m；亦有栽培。主要分布于西藏南部（聂拉木以东地区）、云南西北部、四川西部。

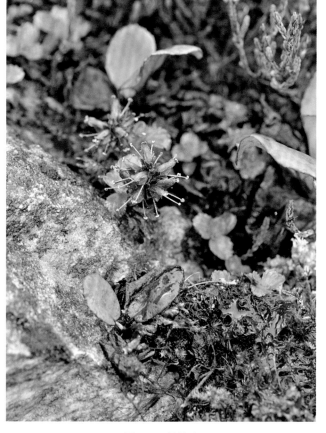

图93-1　胡黄连

【主产地】主产于西藏、云南、四川等地。

【栽培要点】

1. 生物学特性　喜凉爽湿润、土质肥沃，适合在高海拔地段栽培。

2. 栽培技术　种子或分株繁殖。

3. 病虫害　病害：立枯病、根腐病。虫害：地老虎、蛴螬、蚜虫等。

【采收与加工】秋季采挖，除去须根和泥沙，晒干。

【商品规格】根据市场流通情况，将胡黄连分为"选货"和"统货"两个规格。

选货：长3～12cm，直径≥0.6cm。统货：长3～12cm，直径0.3～1cm。

【药材鉴别】

（一）性状特征

根茎圆柱形，略弯曲，偶有分枝，长3～12cm，直径0.3～1cm。表面灰棕色至暗棕色，粗糙，有较密的环状节，具稍隆起的芽痕或根痕，上端密被暗棕色鳞片状的叶柄残基。体轻，质硬而脆，易折断，断面略平坦，淡棕色至暗棕色，木部有4～10个类白色点状维管束排列成环。气微，味极苦。（图93-2）

野生胡黄连的表面颜色较栽培的浅，为黄棕色；相对栽培品较小，表面较平滑，节上残留少量须根；断面颜色淡黄色，有一黄白色木质部环纹[1]。栽培品表面颜色为黑褐色；相对较大，表面具突起及纵皱，节上具有大量须根；断面黑色，有一棕褐色木质部环纹。

（二）显微鉴别

1.根茎横切面　栽培品：表皮为1列细胞，较粗根茎的表皮常不存在。木栓层为数列或10余列木栓细胞。皮层薄壁细胞壁稍厚，有的具数个大的圆形单纹孔或网状纹孔，胞腔内含脂肪油滴，皮层薄壁组织内通气组织形状较小，厚角组织细胞层数较少；内皮层细胞长方形。韧皮部薄壁细胞含淀粉粒、脂肪油滴及树脂块。束间形成层不明显。木质部由导管、木薄壁细胞及木射线组成，木化。初生射线宽9列细胞。髓部为类圆形的薄壁细胞，细胞间隙明显，有的细胞壁具圆形单纹孔及网状纹孔。（图93-3）

野生品：与栽培品的组织特征存在微小差异，野生品的木栓层、厚角组织细胞层数比栽培品的多出1～2层，野生品皮层薄壁组织内通气组织较发达[1]。

2.粉末特征　栽培品：木栓细胞黄棕色，多角形、不规则形，壁增厚略成波状弯曲；薄壁细胞角隅处间隙明显，壁成连珠状增厚，有的可见网状纹孔。导管多为网纹，少螺纹，直径11～35μm，纹孔裂缝状或斜向排列，穿孔位于侧壁或端壁；纤维裂缝状或斜向排列，穿孔位于侧壁或端壁多成束，较平直，壁略增厚，胞腔明显，可见单斜纹孔，直径12～25μm；棕色块较多，黄棕色形状大小不一；草酸钙簇晶较少，棱角不明显，直径22～35μm；淀粉粒多为单粒类圆形、椭圆形、半圆形、不规则形，脐点点状、短缝状、裂缝状、人字形，少为复粒，由两分粒组成，直径3～16μm[1]。

野生品：与栽培品粉末特征相似，只是棕色块、草酸钙簇晶、淀粉粒等细胞内含物，在数量及形态上

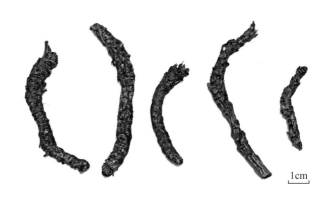

1cm

图93-2　胡黄连药材图

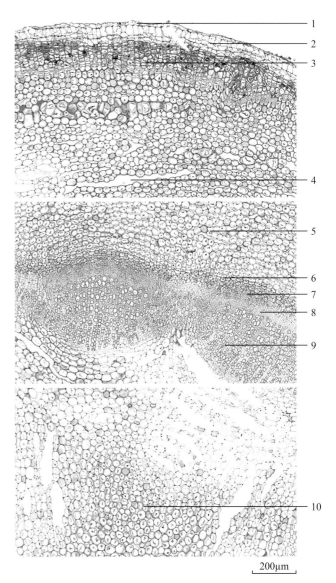

图93-3　胡黄连根茎横切面图

1.表皮　2.木栓层　3.厚角组织　4.通气组织　5.皮层　6.内皮层
7.韧皮部　8.形成层　9.木质部　10.髓部

略有区别[1]。（图93-4）

（三）理化鉴别

薄层色谱　取本品粉末0.5g，置适宜器皿中，60～80℃升华4小时，取升华物，加三氯甲烷数滴使溶解，作为供试品溶液。另取香草酸对照品、肉桂酸对照品，加三氯甲烷制成每1ml各含1mg的混合溶液，作为对照品溶液。照薄层色谱法试验，吸取上述两种溶液各5μl，分别点于同一硅胶GF$_{254}$薄层板上，以正己烷-乙醚-冰醋酸（5∶5∶0.1）为展开剂，展开，取出，晾干，置紫外光灯（254nm）下检视。供试品色谱中，在与对照品色谱相应的位置上，显相同颜色的斑点。

【质量评价】以条粗、质脆、苦味浓者为佳。采用高效液相色谱法测定，本品按干燥品计算，含胡黄连苷Ⅰ（C$_{24}$H$_{28}$O$_{11}$）和胡黄连苷Ⅱ（C$_{23}$H$_{28}$O$_{13}$）的总量不得少于9.0%。

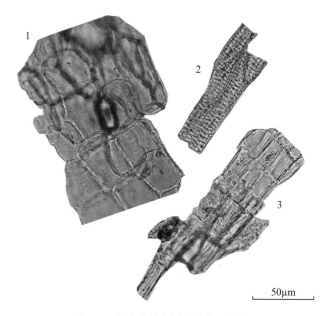

图93-4　胡黄连粉末图（鲜彬　摄）
1.薄壁细胞　2.导管　3.木栓细胞

【化学成分】主要成分为环烯醚萜类、葫芦素类、苯乙醇糖苷类和酚苷类等，其中环烯醚萜类是其有效成分[2]。

1.环烯醚萜类　有3′-methoxyspecionin、地黄素A（rehmaglutin A）、地黄素D（rehmaglutin D）、胡黄连苷Ⅰ～Ⅴ（picroside Ⅰ～Ⅴ）、pikuroside，picrorosides A，B，C等。

2.葫芦素类　有葫芦素B（cucurbitacin B）、2β-吡喃葡萄糖氧基-3,16,20,22-四羟基-9-甲基-19-羊毛甾二烯-5,24-二烯（2β-glucopyrano-syloxy-3,26,20,22-tetrahydroxy-9-methyl-19-norlanosta-5,24-diene）、25-乙酰氧基-2β-葡萄糖氧基-3,16,20-三羟基-9-甲基-19-去甲-5,23-羊毛甾二烯-22-（25-acctoxy-2β-glucopyranosyloxy-3,16,20-trihydroxy-9-methyl-19-norlanosta-5,23-diene-22-one）等。

3.苯乙醇糖苷类　有藏黄连苷A～I（scroside A～I）、车前草苷（plantaino-side）、2-（3,4-二羟基苯基）-乙基-O-β-D-吡喃葡萄糖苷［2-（3,4-dihydroxy-phenyl）-ethyl-O-β-D-glucopyranoside］、鞭打绣球苷A（hemiphroside A）等。

4.酚苷类　有藏黄连新苷A，B（scroneoside A，B）、松柏苷（coniferin）、西藏胡黄连酚苷A～E（scrophenoside A～E）、云杉苷（piceoside）等。

【性味归经】苦，寒。归肝、胃、大肠经。

【功能主治】退虚热，除疳热，清湿热。用于骨蒸潮热，小儿疳热，湿热泻痢，黄疸尿赤，痔疮肿痛。

【药理作用】

1.保肝作用　胡黄连根茎醇提物对CCl$_4$、对乙酰氨基酚、硫代乙酰胺诱导的大鼠肝脏损害有保护作用，对食物毒素引起的肝损伤也产生相似的保护作用[3]。注射用胡黄连总苷对ConA引起的免疫性肝损伤有明显的保护作用，起效剂量低，当剂量高于8mg/kg则活性下降[4]。胡黄连苷Ⅱ具有抗氧化损伤、保护肝细胞的作用[5]。

2.抗缺血再灌注损伤作用　胡黄连苷Ⅱ通过减少氧化应激和抑制细胞凋亡而对肾缺血再灌注损伤产生保护作用[6]；也可选择性抑制皮质、纹状体、海马中TLR4及COX-2的过表达[7]。

3.增强免疫作用　胡黄连正丁醇溶剂萃取层Caffeoyl Glycoside单体成分能显著增强正常Balb/c小鼠脾淋巴细胞、腹腔巨噬细胞的增殖能力，并显著提高NK对K562细胞的杀伤活性。

4.其他作用　胡黄连还具有抗炎，抗肿瘤，神经保护，抗真菌，抗糖尿病，调节血糖及血脂等作用。

主要参考文献

[1] 张洁，薛润光，刘小莉，等.栽培胡黄连与野生胡黄连的鉴别比较研究[J]. 中华中医药学刊，2013，31(10)：2212-2214.

[2] 金诚，吴飞，郑晓，等.胡黄连的化学成分和质量分析及药理作用研究进展[J]. 中国新药杂志，2019，28(3)：292-302.

[3] 刘洁，刘保林，张建强，等.西藏胡黄连保肝利胆作用的研究[J]. 中国新药杂志，2002，11(6)：459-461.

[4] 王淑娟，贾志丹，魏怀玲，等.注射用胡黄连总苷对ConA引起小鼠急性免疫性肝损伤的保护作用研究[J]. 中国药物警戒，2013，10(12)：705-708.

[5] 李白雪，冯全生，张传涛，等.胡黄连苷Ⅱ对过氧化氢诱导急性肝细胞损伤中Ⅱ相代谢酶mRNA表达的影响[J]. 中国中医基础医学杂志，2014，20(7)：909-911，938.

[6] 许瑞瑞，张月月，徐岩.胡黄连苷Ⅱ对大鼠肾缺血再灌注损伤的保护作用[J]. 山东医药，2013，53(36)：7-10，112.

[7] 陈红兵，赵磊，李春霞，等.胡黄连苷Ⅱ对脑缺血再灌注后大鼠脑组织的保护作用及其机制[J]. 精准医学杂志，2019，34(2)：162-166.

94. 荭草

Hongcao

HERBA POLYGONI ORIENTALIS

【别名】红蓼、朱蓼、游龙、石龙、东方蓼。

【来源】为蓼科植物红蓼*Polygonum orientale* L.的干燥果穗及带叶茎枝。

【本草考证】本品始载于《名医别录》，载："如马蓼而大，生水傍五月采实。"《图经本草》载："荭即水荭也，似蓼而叶大，赤白色，高丈余。"《本草纲目》载："此蓼甚大，而花亦繁红，故曰荭，其茎粗如拇指，有毛，其叶大如商陆叶，其花色浅红成穗，深秋子成，扁如酸枣仁而小，其色赤黑而肉白，不甚辛。"本草所载与现今蓼科植物荭草基本一致。

【原植物】一年生草本，高1～3m。茎直立，粗壮，上部多分枝，密生长毛。叶有长柄，叶柄长2～10cm；叶片宽卵形、宽椭圆形或卵状披针形，长10～20cm，宽5～12cm，顶端渐尖，基部近圆形或心形，全缘，两面疏生长毛；托叶鞘筒状，下部膜质，褐色，上部草质，绿色。花序圆锥状；苞片宽卵形；花淡红色；花被5深裂，裂片椭圆形；雄蕊7，长于花被；花柱2。瘦果近圆形，扁平，黑色，有光泽。花期6～9月，果期8～10月。（图94-1）

野生或栽培，生于海拔30～2700m村边路旁和水边湿地。除西藏外，广布于全国各地。

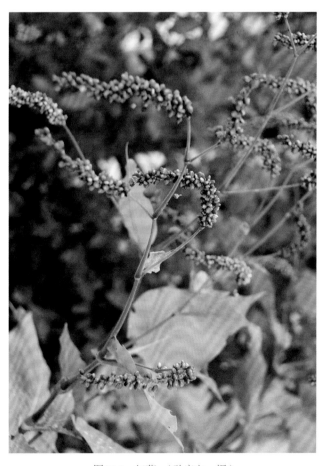

图94-1 红蓼 （孙庆文 摄）

【主产地】主产于贵州、四川、云南、安徽、山西、甘肃、山东、河北、江苏、浙江、内蒙古、东北等地。

【栽培要点】

1.生物学特性　喜温暖湿润环境。土壤要求湿润、疏松，可在房屋旁和沟边栽培。

2.栽培技术　用种子繁殖。春播，播种前用98%的浓硫酸处理种子，播种的土壤要求湿润、疏松，可在屋旁和沟边栽培。

3.病虫害　病害：褐斑病。虫害：二化螟斜纹夜蛾、蚜虫等[1, 2]。

【采收与加工】每年于秋季9～10月，当果实成熟后，将打下种子后剩下的地上部分收集起来，采割茎叶，洗净，茎切成小段，晒干，叶置通风处阴干。

【药材鉴别】

（一）性状特征

茎圆柱形，密被黄色长硬毛，表面绿色或棕色，断面有髓或中空。叶互生，卵形或宽卵形，长3～15cm，宽2～8cm，皱缩，多破碎，褐绿色，顶端渐尖，基部近圆形，全缘，两面疏生长毛，具圆筒状疏弛包茎的托叶鞘。总状花序顶生或腋生，花被淡红色或白色，5深裂。瘦果近圆形，扁平，直径0.2～0.35cm，厚0.1～0.15cm，表面棕黑色，有的红棕色，有光泽，两面微凹，基部有浅棕色略突起的果梗痕，质硬。气微，味辛。（图94-2）

（二）显微鉴别

1.茎横切面　茎圆柱形。表皮外有非腺毛，表皮由1～2列细胞组成，外层细胞常木栓化。皮层明显，由4～8列薄壁细胞构成。韧皮部外有新月形的纤维，纤维连续成环。韧皮部明显，无明显的细胞形态的颓废组织构成。形成层明显，环列，由1列细胞构成。木质部细胞木质化，壁加厚，每束2～4个大型导管组成。木质部靠近髓部有25～34个新月形的纤维，断续排列成环。髓部宽广，常由薄壁细胞组成，有时中空。（图94-3）

2.粉末特征　粉末褐绿色。淀粉粒类圆形，直径2～38μm，脐点点状，复粒由几个或数十个聚合为团块状。非腺毛极多，稍弯曲，2～8个或更多细胞组成。腺毛头呈圆形、椭圆形，多由6～8个细胞组成。叶表皮细胞多不规则，略波状弯曲，可见非腺毛、腺毛及气孔；气孔多为不等式或不定式。外果皮细胞呈栅状，外壁及侧壁不规则增厚，顶面观呈多角形，棕色。草酸钙簇晶众多。导管多为螺纹。（图94-4）

（三）理化鉴别

薄层色谱　取本品粉末2g，加70%甲醇30ml，回流提取30分钟，滤过，滤液挥至近干，残渣加水20ml微热溶解，趁热滤过，冷却，加入已处理好的聚酰胺

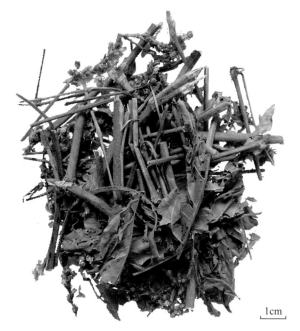

图94-2　荭草药材图

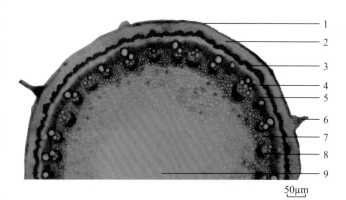

图94-3　荭草茎横切面图（王波　摄）

1.表皮　2.皮层　3.韧皮部外纤维（中柱鞘纤维）　4.韧皮部
5.形成层　6.非腺毛　7.木质部　8.木纤维　9.髓部

柱（2g，1.5cm×10cm），依次用水、20%乙醇、80%乙醇各30ml洗脱，收集80%乙醇洗脱液（流穿液、水洗液及20%乙醇液另器收存），置水浴上蒸干，残渣加甲醇5ml溶解，离心，取上清液作为供试品溶液。另取异荭草素对照品、荭草素对照品，加甲醇制成每1ml各含0.5mg的混合溶液，作为对照品溶液。照薄层色谱法试验，吸取上述两种溶液各2～3μl，分别条带状点样于同一聚酰胺膜上，以甲醇–水–冰醋酸（4：1：1）为展开剂，展开，取出，晾干，喷以2%三氯化铝乙醇溶液，置紫外光灯（365nm）下检视。供试品色谱中，在与对照品色谱相应的位置上，显相同颜色的荧光斑点。

取以上流穿液、水洗液和20%乙醇液，合并后水浴挥至30ml，调节pH值至2～3，用乙酸乙酯萃取3次，每次15ml，合并乙酸乙酯液，挥干，残渣加甲醇1ml使溶解，作为供试品溶液。另取原儿茶酸和没食子酸对照品，加甲醇制成每1ml含原儿茶酸0.5mg和含没食子酸0.2mg的混合溶液，作为对照品溶液。照薄层色谱法试验，吸取上述供试品溶液10μl、对照品溶液5μl，分

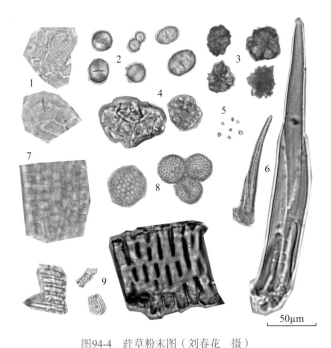

图94-4　荭草粉末图（刘春花　摄）

1. 叶表皮细胞和气孔　2. 淀粉粒　3. 草酸钙簇晶　4. 腺毛
5. 草酸钙砂晶　6. 非腺毛　7. 种皮细胞　8. 花粉粒　9. 导管

别点于同一硅胶G薄层板上，以三氯甲烷–乙酸乙酯–甲酸（5：3：1）为展开剂，展开，取出，晾干，喷以2%三氯化铁乙醇溶液，105℃加热至斑点显色清晰。供试品色谱中，在与对照品色谱相应的位置上，显相同颜色的斑点。

【质量评价】　以色红棕、有光泽、味辛、不带杂质者为佳。采用高效液相色谱法测定，本品按干燥品计算，含异荭草素（$C_{21}H_{20}O_{11}$）和荭草素（$C_{21}H_{20}O_{11}$）的总量不得少于0.18%。

【化学成分】　荭草中的主要成分为黄酮、酚酸类化合物、木脂素类化合物。黄酮类成分包括荭草素、异荭草素、牡荆素（vitexin）、异牡荆素（isovitexin）、槲皮素（quercitrin）、木犀草素-7-葡萄糖苷（luteolin-7-glucoside）、芹菜素-4'-β-D-葡萄糖苷（apigenin-4'-β-D-glucoside）等[3]。酚酸类成分包括原儿茶酸，以及牡荆素、叶绿醌等。木脂素类包括牛蒡子苷、拉帕酚B、荭草脂素[4]。其中，荭草素、异荭草素、原儿茶酸等为荭草的特征性化学成分，具有抗氧化、抗甲状腺、保护心肌细胞、扩张支气管、抗菌、镇痛等作用[3, 8]。

【功能主治】　清热解毒，祛风除湿，活血消肿。用于风湿性关节炎，冠心病，心胃气痛，疝气，脚气，疮肿。

【药理作用】

1. 对心肌缺血的影响　荭草注射液腹腔注射，对脑垂体后叶素引起急性心肌缺血的小鼠，能明显增加心肌摄[86]Rb的摄取率，也能使正常小鼠心肌摄[86]Rb量显著增加，表明其有对抗小鼠急性心肌缺血作用，并能明显增加小鼠心肌营养血流量[2]。

2. 对心血管功能的影响　荭草注射液灌离体豚鼠心脏和离体蛙心可使心肌收缩力减弱，心率减慢；静脉注射荭草液可使大鼠下肢血管扩张，血压轻度下降[3]。

3. 扩张支气管　豚鼠肺溢流试验表明，荭草液能拮抗组胺所致支气管痉挛，舒张支气管平滑肌，改善肺通气功能[3]。

4. 抗菌作用　荭草煎剂在试管内对金黄色葡萄球菌、炭疽杆菌和白喉杆菌有明显抑制作用，对乙型链球菌、伤寒杆菌和铜绿假单胞菌有较弱的抗菌作用。100%煎剂对志贺菌有抑制作用[3]。

5. 其他作用　荭草注射液腹腔注射，可明显延长小鼠常压缺氧的存活时间，同时能减慢小鼠的耗氧速度；荭草所含牡荆素有一定程度抗癌活性[3]。

主要参考文献

[1] 戴忠良，潘耀平，秦文斌.红蓼采种栽培技术要点[J].种子世界，2000(3)：31.

[2] 魏双喜.红蓼栽培技术及应用前景-以河北衡水地区为例[J].中国园艺文摘，2012，28(7)：116-117.

[3] 谢周涛，何再安，刘焱文.红蓼的化学成分及药理研究进展[J].时珍国医国药，2005，16(10)：1034-1035.

[4] 张颖，高蕊，刘建勋，等.固相萃取-高效液相色谱法同时检测健康人血浆中的异茋草素、茋草素和灯盏乙素浓度[J].中国临床药理学杂志，2007，23(4)：299-303.

[5] 郑林，李靖，陈慧，等.茋草对H_2O_2诱导的心肌细胞氧化损伤保护作用的谱效关系研究[J].中国中药杂志，2012，37(17)：2585-2588.

[6] 刘立亚，马芹芹，李静远，等.茋草苷对心肌梗死大鼠的治疗作用研究[J].时珍国医国药，2013，24(8)：1807-1810.

[7] 梁生林，颜峰光，严珂，等.茋草煎剂对小鼠抗炎镇痛作用初探[J].现代预防医学，2013，40(8)：1514-1515，1518.

[8] 郭红，徐俊.茋草苷药理作用研究进展[J].中国民族民间医药，2014，23(10)：5-6.

95. 柠檬

Ningmeng

CITRI LIMI FRUCTUS

【别名】黎檬、麻爬。

【来源】为芸香科植物柠檬*Citrus limon*（L.）Burm. f. 或黎檬*Citrus limonia* Osb.的果实。

【本草考证】柠檬又叫宜母果，宜母子。《粤语》："宜母子似橙而小，二三月熟，黄色，味极酸。孕妇肝虚嗜之，故曰宜母。当熟时人家竞买，以多藏而经岁久为尚，汁可代醋……以盐腌可治伤寒痰火"。本草考证与现今所用柠檬基本一致。

【原植物】

1. 柠檬　有刺或几无刺。叶片厚纸质，卵形或椭圆形，顶端常短而尖，边缘具明显钝裂齿。单花腋生或少花簇生；花萼杯状，4～5浅齿裂；花瓣长1.5～2cm，外面淡紫红色，内面白色；常为单性花，雄蕊发育，雌蕊退化；雄蕊20～25枚或更多；子房近筒状或桶状，顶部略狭，柱头头状。果椭圆形或卵形，两端狭，顶部通常较狭长并有乳头状突尖，果皮厚，常粗糙，黄色，难剥离，富含油点，瓢囊为8～11瓣，汁胞淡黄色，果汁酸至极酸。种子小，卵形，端尖；种皮平滑，子叶乳白色，通常单或兼有多胚。花期4～5月，果期9～11月。（图95-1）

主要为栽培，多见于较干燥坡地或河谷两岸坡地。主要分布于长江以南地区。

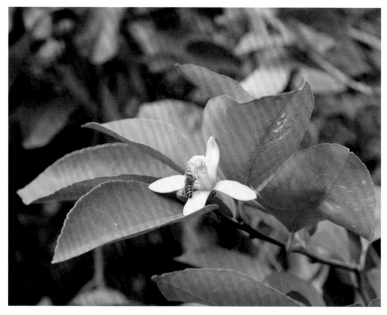

图95-1　柠檬（王光志　摄）

2. 黎檬　与柠檬的主要区别在于：多锐刺。叶片顶端圆或钝。花瓣稍斜展，背面为淡紫色，长1～1.5cm；子房卵状。果扁圆至圆球形，果皮薄，光滑，淡黄色或橙红色，稍难剥离，瓤囊9～11瓣，味颇酸，略有柠檬香味；种子顶端尖或稍钝头，子叶为绿色，多胚或兼有单胚。（图95-2）

　　主要为栽培，多见于较干燥坡地或河谷两岸坡地。主要分布于四川沿长江河谷低地间、福建西南部、广东及广西南部。

【主产地】主产于四川安岳县、广西、广东等地。

【栽培要点】

1. 生物学特性　喜温暖湿润气候，不耐寒。适于冬季较温暖、夏季不酷热、气温较平稳的地区生长。

2. 栽培技术　柠檬抗逆性较弱，对环境条件要求较高，要求年均温17～21℃，年日照时数≥1000小时。以疏松肥沃、富含腐殖质、排水良好的沙质土壤或壤土栽培。生草果园一年可人工或机械除草2～3次。

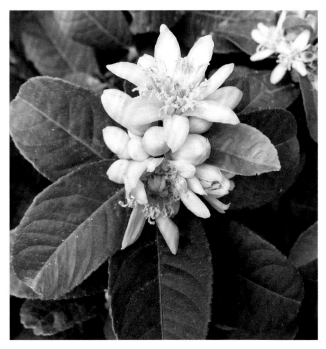

图95-2　黎檬（兰志琼 摄）

一年可多次抽梢，施肥要适时适量，避免树体营养生长过盛，影响正常开花结果。抗旱抗涝能力较弱，应及时排水灌溉[1]。

3. 病虫害　病害：流胶病、脚腐病、疮痂病、炭疽病、黑斑病和黄脉病等。虫害：柑橘全爪螨、柑橘始叶螨、锈壁虱、蚜虫、矢尖蚧、吹绵蚧、红蜡蚧、天牛、潜叶蛾和花蕾蛆等[1]。

【采收与加工】一年四季开花，春、夏、秋季均能结果，以春果为主。春花果于11月成熟；夏花果于12月至翌年1月成熟；秋花果于次年5～6月成熟。待果实呈黄绿色时，采摘，鲜用或切厚片，干燥。

【商品规格】统货。

【药材鉴别】

（一）性状特征

1. 鲜柠檬　呈椭圆形，顶部较狭长，常有乳头状突尖，长4～6.5cm，宽3～5cm。果皮粗糙或光滑，具油点，黄绿色至黄色，难剥离，有香气，瓤囊7～12瓣，汁胞淡黄色，果汁极酸，种子小，卵形，端尖；种皮平滑，子叶乳白色，单胚或多胚。气清香，味极酸，微苦。（图95-3）

2. 干柠檬　呈圆形及类圆形厚片，直径3～7cm。外果皮鲜黄色至棕黄色，有颗粒状突起，突起的顶端有凹点状油室；有的残存有明显花柱残迹或果梗痕。切面中果皮黄白色而稍隆起，果皮厚0.2～0.7cm，边缘散有1～2列油室，瓤囊7～11瓣，汁囊干缩呈棕色至棕褐色，内藏种子。质坚硬，不易折断。气清香，味极酸，微苦。（图95-4）

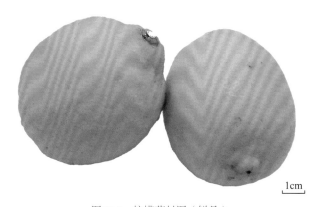

1cm

图95-3　柠檬药材图（鲜品）

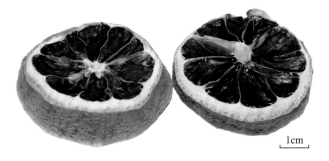

1cm

图95-4　柠檬药材图（干品）

（二）理化鉴别

薄层色谱　取本品粉末0.5g，加甲醇20ml，超声提取30分钟，滤过，滤液蒸干，残渣加甲醇1ml使溶解，作为供试品溶液。另取柠檬对照药材0.5g，同法制备对照药材溶液。照薄层色谱法试验，吸取上述两种溶液各5～10μl，分别点于同一硅胶G薄层板上，以三氯甲烷–甲醇–水（13∶6∶2）的下层溶液为展开剂，展开，取出，晾干，喷以10%硫酸乙醇溶液，在105℃加热至斑点显色清晰。供试品色谱中，在与对照药材色谱相应的位置上，显相同的颜色斑点；置紫外光灯（365nm）下检视，供试品中，在与对照药材色谱相应的位置上，显相同颜色荧光斑点。

【质量评价】鲜柠檬品以个大，色黄，味酸者为佳；干柠檬以片均匀，身干，气清香者为佳。采用高效液相色谱法测定，按干燥品计算，含有机酸以枸橼酸（$C_6H_8O_7$）计，不得少于5.0%。

【化学成分】主要成分为黄酮类、有机酸、甾体类等。

1. 黄酮类　有橙皮苷（hesperidin）、香叶木苷（diosmin）、柚皮苷（naringin）、新橙皮苷（neohesperidin）、黄柏酮（obacunone）等；橙皮苷、柚皮苷是柠檬抗炎的有效成分[1, 2]。

2. 有机酸　烟酸（nicotinic acid）、枸橼酸（citric acid）、咖啡酸（caffeic acid）、苹果酸（malic acide）等；咖啡酸是其抗菌、止血的有效成分。

【功能主治】生津健胃，化痰止咳。用于中暑烦渴，胃热津伤，食欲不振，咳嗽痰多，妊娠呕吐。

【药理作用】

1. 抑菌作用　柠檬中柠檬苦素可通过影响黑曲霉、根霉、青霉菌体细胞的正常代谢而抑制其繁殖[2-4]；柠檬精油对大肠埃希菌、枯草芽孢杆菌和金黄色葡萄球菌具有抑菌作用，明显减少链球菌产酸作用[5, 6]。

2. 抗氧化作用　柠檬汁具有清除体外DPPH自由基的能力[7]，其中酚类成分清除自由基能力以及铁离子还原能力最佳[8]。

3. 抗炎作用　柠檬苦素对脂多糖所致急性肺损伤小鼠肺组织病理状态具有显著改善作用[9]。

【分子生药】

功能基因　利用转录组数据筛选和克隆到柠檬两个泛素结合酶家族UBE2A和UBE2I同源基因片段，并对其序列进行生物信息学分析及亚细胞定位实验[10]。

主要参考文献

[1] 韩国辉，魏召新，龚亮，等.柠檬绿色栽培技术要点[J].中国南方果树，2018，47(1)：136-139，148.

[2] 王辉，曾晓房，冯卫华，等.柠檬皮中柠檬苦素对黑曲霉的抑菌特性和机理[J].现代食品科技，2019，35(1)：97-102，244.

[3] 王辉，曾晓房，冯卫华，等.柠檬皮中柠檬苦素对根霉的抑菌活性和机理[J].食品工业科技，2019，40(8)：102-107.

[4] 王辉，曾晓房，冯卫华，等.柠檬皮中的柠檬苦素对青霉的抑菌活性和机理研究[J].食品与发酵工业，2019，45(5)：75-79.

[5] 章斌，侯小桢，秦轶，等.柠檬果皮精油主要组分抑菌及抗氧化活性研究[J].食品与机械，2017，33(12)：138-142.

[6] 孙艳伟，刘雅丽，赵晓雪，等.柠檬精油对变异链球菌产酸及乳酸脱氢酶活性影响的实验研究[J].口腔医学研究，2018，34(1)：27-31.

[7] 周玥，张娜，林太凤，等.柠檬汁清除DPPH自由基能力及实验方法比较研究[J].食品工业科技，2012，33(16)：176-178，182.

[8] 高炜，刘剑波，朱明扬，等.4种柠檬不同组织的酚类物质分布及其抗氧化特性[J].中国食品学报，2019，19(2)：281-290.

[9] 王棣，张欢欢，方杰，等.柠檬苦素对脂多糖致小鼠急性肺损伤的作用[J].中国临床药理学与治疗学，2018，23(1)：8-12，28.

[10] 王青.柠檬UBE2A和UBE2I同源基因的克隆与表达分析[D].南宁：广西大学，2018.

96. 重楼

Chonglou

RARIDIS RHIZOMA

【别名】蚤休、七叶一枝花、独角莲。

【来源】为百合科植物云南重楼*Paris polyphylla* Smith var. *yunnanensis*（Franch.）Hand.-Mazz或七叶一枝花*Paris polyphylla* Smith var. *chinensis*（Franch.）Hara的干燥根茎。

【本草考证】本品以"蚤休"之名始载于《神农本草经》，列为下品。《滇南本草》始以重楼作为其正式药名。《图经本草》载："蚤休，即紫河车也，俗呼重楼金线，生山阳川谷及冤句，今河中，河阳，华、风、文州及江淮间也有之，苗似王孙、鬼臼等，作二三层，六月开黄紫花，蕊赤黄色，上有金丝垂下，秋结红子，根似肥姜，皮赤肉白，四五月采根，晒干用"。《植物名实图考》毒草卷之二十四载："蚤休本经下品，江西，湖南山中多有，人家亦种之，通呼为草河车，亦曰七叶一枝花，为外科药用，滇南谓之重楼一枝箭，以其根老横纹粗皱如虫形，乃作虫蒌字，亦有一层六叶者，花仅数缕，不甚可观，名逾其实，子色殷红……"。《本草纲目》的记载更为详尽："虫蛇之毒，得此治之即休，故有蚤休、螫休诸名；重楼三层，因其叶状也；金线重楼，因其花状也；甘遂，因其根状也；紫河车，因其功用也。……根如鬼臼、苍术状，外紫中白，有粳糯二种……"此处第一次提出了"蚤休"药材有两种的说法，"七叶一枝花"一名亦来源于《本草纲目》。《本草纲目》所载植物，根据形态描述应为《中国药典》所收载的七叶一枝花；《滇南本草》所载植物，应为《中国药典》所收载的云南重楼。

【原植物】

1. 云南重楼　植株直立，无毛；根茎粗厚，直径达1~8cm。茎通常带紫红色，基部有灰白色干膜质的鞘1~3枚。叶（6~）8~10（~12）枚，叶柄长0.5~2cm。外轮花被片披针形或狭披针形，长3~4.5cm，内轮花被片6~8（~12）枚，条形，中部以上宽达3~6mm，长为外轮的1/2或近等长；雄蕊（8~）10~12枚，花药长1~1.5cm，花丝极短，药隔突出部分长约1~2（~3）mm；子房球形，花柱粗短，上端具5~6（~10）分枝。花期6~7月，果期9~10月。（图96-1）

人工栽培、野生皆有，生于海拔（1400~）2000~3600m的林下或路边。主要分布于我国西南地区，包括云南、广西、贵州、四川等省。

2. 七叶一枝花　叶5~8枚轮生，倒卵状披针形、矩圆状披针形或倒披针形，基部通常楔形。内轮花被片狭条形，通常中部以上变宽，宽约1~1.5mm，长1.5~3.5cm，长为外轮的1/3至近等长；雄蕊8~10枚，花药长1.2~1.5（~2）cm，长为花丝的3~4倍，药隔突出部分长1~1.5（~2）mm。蒴果青紫色，直径1.5~2.5cm，3~6瓣裂开。种子多数，具鲜红色多浆汁的外种皮。花期5~7月，果期8~10月。七叶一枝花与云南重楼的形态主要区别为：七叶一枝花内轮花被片狭线性，明显短于外轮花被片，长约为萼片之半，常反折。（图96-2）

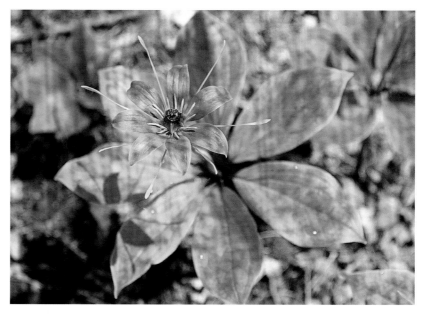

图96-1　云南重楼（尹鸿翔　摄）

人工栽培、野生皆有，生于海拔600～1350（～2000）m的林下荫处或沟谷边的草丛中。主要分布于我国长江及珠江流域各省：云南、四川、贵州、广西、湖南、湖北、江西、江苏、浙江、福建、广东及台湾。

【主产地】主产于云南、四川、贵州、湖北、湖南、广西、江西等省。传统上以云南滇西北和滇中所产粉质药材为优。

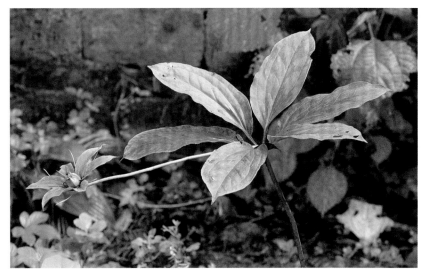

图96-2　七叶一枝花（尹鸿翔　摄）

【栽培要点】

1. 生物学特性　重楼有"宜荫畏晒，喜湿忌燥"的习性，喜温湿，耐阴，惧霜冻和阳光直射。对土壤要求有机质、腐殖质含量较高、排水良好、土层深厚的微酸性砂土和壤土。

2. 栽培技术　产地主要采用无性繁殖（根茎留种）和有性繁殖（种子育苗）两类模式。对海拔和降水有要求：七叶一枝花的适宜海拔为700～1800m，云南重楼的适宜海拔为1200～3100m，年降雨量850～1200mm。

3. 病虫害　病害：根腐病、青枯病、立枯病、猝倒病、黑斑病、灰霉病、炭疽病、霜霉病、白粉病。虫害：金龟子、地老虎、蚂蚁、金针虫、蓟马、红蜘蛛。

【采收与加工】人工栽培重楼在第8年的11月采收最佳，选择其地上茎枯萎以后时期采挖，选择晴天，先割除茎叶，然后顺序向前刨挖，采挖时尽量避免损伤根茎，保证其完好无损。将根茎去净泥土，把带顶芽部分切下用作种苗，其余部分除去须根，用清水洗净，晾晒干燥或烘干，将干品打包好后置于阴凉干燥通风处贮藏。

【商品规格】现代根据药材断面质地，分为粉质重楼和胶质重楼两种规格，传统以粉质为优。根据对药材是否进行等级划分，分为"选货"和"统货"两个规格，其中"选货"规格又分为"一等""二等"和"三等"三个等级。

选货　一等：个体较长，上中部直径≥3.5cm，单个重量≥50g，每1000g根茎数≤20个，个头均匀。二等：个体较长，上中部直径≥2.5cm，单个重量≥25g，每1000g根茎数≤40个，个头均匀。三等：个体较短，上中部直径≥2.0cm，单个重量≥10g，每1000g根茎数≤100个，个头均匀。

【药材鉴别】

（一）性状特征

药材呈结节状扁圆柱形，略弯曲，长5～12cm，直径1.0～4.5cm。表面黄棕色或灰棕色，外皮脱落处呈白色；密具层状凸起的粗环纹，一面结节明显，结节上具有椭圆形凹陷茎痕，另一面有须根或须根痕。顶端具鳞叶及茎的残基。质坚实，断面平坦，白色至浅棕色，粉性或角质。无臭，味微苦、麻。（图96-3）

（二）显微鉴别

1. 根茎横切面

（1）云南重楼　表皮细胞类长方形，形状规则，长径48～117μm，短径29～68μm，或类正方形，细胞壁波状弯曲，为平周壁，长径29～41μm，短径29～39μm，

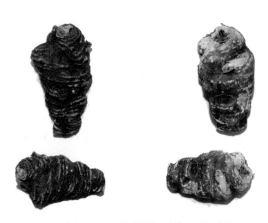

1cm

图96-3　重楼药材图（饶文霞　摄）

外壁木化增厚。表皮细胞下面的成熟细胞的细胞壁栓质化加厚，起保护作用。皮层薄壁细胞大小较均匀，排列紧密，外侧的细胞较内侧的小，内侧细胞呈类圆形，细胞间具有细胞间隙，细胞富含淀粉粒。有些薄壁细胞中含有针晶束，单位面积（1mm²）含晶细胞数为2.1+1.2个，含晶细胞与其周围薄壁细胞近等大，类圆形，直径97～136μm，或椭圆形，长径87～146μm，短径48～97μm，针晶多轴向排列。针晶束轴向排列时，含晶细胞常类圆形，与其周围细胞近等大；针晶束横向排列时，含晶细胞常椭圆形，大于其周围细胞；皮层中散布少数维管束，内皮层不明显。中柱含周木式维管束21～25个，类圆形或椭圆形，直径77～252μm，木质部导管成多角形，木化，连续或断续环列于韧皮部周围，韧皮部细胞较小。维管束排列不规则，大小各异，一般较皮层维管束大，有的2～3个联合在一起，但多数单个存在。有的维管束纵向延伸，在横切面上可以看到其延伸出的螺纹导管。（图96-4）。

（2）七叶一枝花　与云南重楼的区别在于表皮细胞长径58～136μm，短径29～59μm；单位面积（1mm²）含晶细胞数为（1.4+1.1）～（4.1+1.8）个；含晶细胞比其周围薄壁细胞大，长径135～2437μm，短径58～1177μm；中柱含周木式维管束15～40个，直径125～194μm。（图96-4）

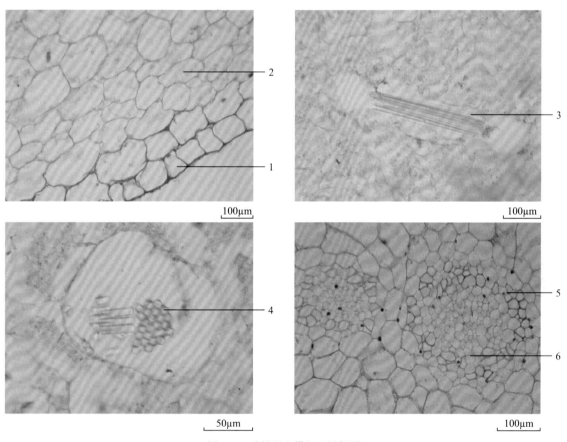

图96-4　重楼根茎横切面局部图

1. 表皮　2. 皮层　3. 草酸钙针晶径向排列　4. 草酸钙针晶轴向排列　5. 木质部　6. 韧皮部

2. 粉末特征

（1）云南重楼　粉末灰白色。淀粉粒多单粒，椭圆形、梭形或类圆形，长径7～18μm，短径5～12μm，层纹不明显，脐点点状、"人"字形或分支状。草酸钙针晶成束，长116～175μm，宽2～5μm。螺纹导管可见，直径12～20μm，偶有棕色块可见。（图96-5）

（2）七叶一枝花　与云南重楼的区别在于淀粉粒长径7～24μm，短径6～15μm；草酸钙针晶长145～484μm，宽2～14μm；螺纹导管可见，直径12～29μm。

（三）理化鉴别

薄层色谱　取本品粉末0.5g，加乙醇10ml，加热回流30分钟，滤过，滤液作为供试品溶液。另取重楼对照药材0.5g，同法制成对照药材溶液。取重楼皂苷Ⅰ对照品、重楼皂苷Ⅱ对照品、重楼皂苷Ⅵ对照品及重楼皂苷Ⅶ对照品适量，精密称定，加甲醇制成每1ml各含0.4mg的混合溶液，即得。照薄层色谱法试验，吸取供试品溶液和对照药材溶液各5μl及对照品溶液10μl，分别点于同一硅胶G薄层板上，以三氯甲烷–甲醇–水（15∶5∶1）的下层溶液为展开剂，展开，取出，晾干，喷以10%硫酸乙醇溶液，在105℃加热至斑点显色清晰，分别置日光和紫外光灯365nm下检视。供试品色谱中，在与对照药材色谱和对照品色谱相应的位置上，显相同颜色的斑点或荧光斑点。

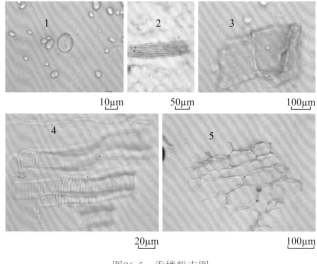

图96-5　重楼粉末图

1. 淀粉粒　2. 草酸钙针晶束　3. 棕色块　4. 螺纹导管　5. 薄壁细胞

【质量评价】以断面白色、粉性，质地坚实硬脆者为佳。采用高效液相色谱法测定，本品按干燥品计算，含重楼皂苷Ⅰ（$C_{44}H_{70}O_{16}$）、重楼皂苷Ⅱ（$C_{51}H_{82}O_{20}$）和重楼皂苷Ⅶ（$C_{51}H_{82}O_{21}$）的总量不得少于0.60%。

【化学成分】本品主要含有C_{27}甾体皂苷、C_{21}孕甾烷苷、黄酮苷、氨基酸、甾醇及其苷、脂肪酸酯、β-蜕皮激素及多糖。其中，甾体皂苷50余种，占化合物总数的80%以上，为其主要有效成分[1]。

1. 甾体皂苷类　按苷元的不同主要有两类，一类为薯蓣皂苷元（diosgenin）（A）的糖苷，另一类为偏诺皂苷元（pennogenin）（B）的糖苷。此外还有24α-羟基偏诺皂苷元（C）、27-羟基偏诺皂苷元（D）、23,27-羟基偏诺皂苷元（E）、25S-异纽替皂苷元（F）、纽替皂苷元（G）、proto type saponin（H）、pregna-5,16-dinen-3-ol-20-one（I）以及呋甾烷醇类皂苷元、C_{21}孕甾烷皂苷元等共计12种[1]。连接的糖主要有β-D-葡萄糖、α-L-鼠李糖和α-L-呋喃阿拉伯糖3种，苷元与糖多在3位连接成苷。其中，作为《中国药典》含量测定指标成分的重楼皂苷Ⅰ和重楼皂苷Ⅱ为薯蓣皂苷类化合物，重楼皂苷Ⅵ和重楼皂苷Ⅶ为偏诺皂苷类化合物。

2. 黄酮类　主要含kaempferol-3-O-α-L-rha（1→2）-β-D-glu，kaempferol-3-O-β-D-glu（1→4）-β-D-glu，7-O-β-D-glukaempferol-3-O-α-L-rha（1→2）-β-D-glu，kaempferol-3-O-β-D-glu（1→6）-β-D-glu及7-O-α-L-rha-kaempferol-3-O-β-D-glu（1→6）-β-D-glu[1]。

3. 氨基酸类　主要含丙氨酸、天冬酰胺、γ-氨基丁酸、β-氨基异丁酸、天冬氨酸、丝氨酸和谷氨酸等[2]。

4. 植物甾醇　主要含β-谷甾醇、豆甾醇及其衍生的苷类。

【性味归经】苦，微寒；有小毒。归肝经。

【功能主治】清热解毒，消肿止痛，凉肝定惊。用于疔疮痈肿，咽喉肿痛，蛇虫咬伤，跌扑伤痛，惊风抽搐。

【药理作用】

1. 止血作用　重楼皂苷能显著缩短健康家兔凝血时间，使正常日本大耳兔主动脉条收缩，使血液流速减慢；使正常小鼠腹腔血管壁致密，毛细血管通透性降低，但对大鼠血小板功能和计数以及对血液PT、KPTT均无明显影响[3]。重楼皂苷C对正常大鼠、小鼠均具有显著止血作用，能显著缩短凝血时间，缩短大鼠血浆复钙时间，但对大鼠凝血酶原时间和白陶土部分凝血活酶时间无明显影响；诱导家兔主动脉条收缩，降低小鼠腹腔毛细血管通透性，但对ADP诱导的大鼠血小板聚集无明显促进作用[4]。此外，亦发现重楼皂苷Ⅰ，重楼皂苷Ⅲ、Ⅴ、Ⅵ、Ⅶ，华重楼皂苷A、B、D，偏诺皂苷元3-O-α-L-鼠李吡喃糖基（1→2）[α-L-鼠李吡喃糖基（1→4）]-β-D-葡萄吡喃糖苷也存在显著止血活性[5-8]。

2. 抗肿瘤作用　七叶一枝花的甲醇和水提取物作用L-929细胞（小鼠成纤维细胞），发现其具有很强的细胞毒活性，且随质量浓度的增大而增强，甲醇提取物的作用明显强于水提物。实验证明，重楼的水、甲醇和乙醇提取物对人肺癌A-549、人乳腺癌MCF-7、人结肠腺癌HT-29、人肾腺癌A-496、人胰腺癌PACA-2、人前列腺癌PC-3六种人体肿瘤细胞均有抑制作用。七叶一枝花水煎液10μg/ml、1μg/ml、0.1μg/ml（按生药量计算）对宫颈癌（HeLa）细胞的抑制率分别为100%、100%、71.6%，而同样质量浓度的药物对正常人胚肺成纤维细胞未见损害[9]。

重楼皂苷是抗肿瘤的主要活性成分，云南重楼总皂苷对小鼠肉瘤白血病L759、艾氏腹水癌（ECA）体外试验发现ED$_{50}$分别为10.6μg/ml、69.7μg/ml（半小时）；体内实验发现：10mg/kg腹腔注射对L759有明显的治疗作用，肿瘤抑制率在61%~65%之间[1]。重楼皂苷Ⅰ、Ⅱ具有较强细胞毒性，对白血病P388、L1210 和鼻咽癌KB细胞的ED$_{50}$分别为0.94μg/ml、0.14μg/ml、0.16μg/ml和0.22μg/ml、0.43μg/ml、0.029μg/ml[10]。从滇重楼中分离到的4个薯蓣类皂苷和2个偏诺类皂苷对HeLa和L929癌细胞的细胞毒性作用，其中，重楼皂苷H、Ⅲ、Ⅴ显示较强的细胞毒性作用，抑制率达80%以上[11]。目前认为，重楼杀伤肿瘤细胞的机制在于诱导肿瘤细胞凋亡[12]。

3. 免疫调节作用 重楼皂苷Ⅰ、Ⅱ、Ⅲ在小鼠成纤维细胞L-929培养基中可引起ConA诱导小鼠淋巴细胞增殖效应，并能促进小鼠粒/巨噬细胞克隆形成细胞（GM-CFC）增殖。重楼皂苷Ⅱ是作用较强的免疫调节剂，对PHA诱导的人外周血淋巴细胞有促有丝分裂作用，体内试验能增强C$_3$H/HeN小鼠的自然杀伤细胞活性，诱导干扰素产生，并可抑制S-抗原诱导的豚鼠自身免疫性眼色素层炎（EAU）的发生、发展[13]。

4. 抗菌作用 云南重楼（胶质）的提取物对金黄色葡萄球菌（敏感和耐药）、宋内志贺菌、大肠埃希菌和粘质沙雷杆菌有不同程度的抑制作用，对铜绿假单胞菌有扩散色素的作用[14]。菌基混合加药汁双倍稀释法体外测定表明，重楼有较强的抗白色念珠菌作用，其MIC为1.5μg/ml，抗菌效价为6.25μg/ml[15]。七叶一枝花总提物对白色念珠菌和新型隐球菌体外试验具有较强的抑菌作用，MIC分别为10mg/ml、16.67mg/ml[16]。

5. 抗病毒作用 鸡胚接种法的重楼水及醇提取物对甲型和亚洲甲型流感病毒有较强的抑制作用，其乙醇提取物7.8μg/ml有杀灭钩端螺旋体作用，而同浓度水煎剂没有此作用[17]。体外实验中，重楼煎剂能抑制乙肝病毒脱氧核苷酸复制[18]。

6. 抑制精子活性作用 重楼70%乙醇提取物对大鼠精子的杀精有效浓度为3μg/ml，对小鼠精子的杀精有效浓度为1.5~3μg/ml[19]；重楼提取物在体外实验中对大鼠精子20秒内抑制的药物最低有效浓度为0.6%，对人精子为1.2%，兔阴道给药阻抑受精试验表明，每只给100mg重楼提取物时显示出60%的抑制受精作用[20]。

【用药警戒或禁忌】严格遵循医嘱，体虚、无实火热毒者、孕妇及患阴证疮疡者均忌服。

【分子生药】

1. 遗传标记 DNA分子标记和基因检测技术的发展给重楼属植物的鉴定和分类学研究提供了新的证据。基于细胞核ITS、叶绿体psbA-trnH和trnL-trnF等序列的多态性研究结果探讨了20余种重楼属植物的系统关系和演变机制[21]。同时，DALP、ISSR、RSAP等分子标记技术也相继被用于重楼属植物遗传多样性的探讨[22-24]。采用ITS2区序列建立了10余种重楼属植物的DNA条形码序列，该序列对云南重楼、七叶一枝花的干燥药材仍然具有良好的鉴别能力[25]，显示出分子生物学手段在重楼属近缘种鉴定中的巨大潜力和良好的应用前景。

2. 功能基因 已经利用SMART技术成功构建了云南重楼全长cDNA文库，为进行云南重楼生长发育相关基因及次生代谢产物合成途径相关基因的研究奠定了基础[26]。目前，已经获得云南重楼甾体皂苷合成途径关键酶环阿屯醇合酶基因（PpCAS）的全长cDNA序列，序列分析发现该基因具有CAS同源基因的典型特征[27]；另外，从球药隔重楼中已经克隆得到了甲羟戊酸途径关键酶3-羟基-3-甲基戊二酰辅酶A还原酶（HMGR）的基因片段，将有力促进人工调控甾体皂苷类成分的生物合成[28]；通过比较转录组学方法从多叶重楼中克隆得到细胞色素P450单加氧酶基因，该基因在重楼皂苷生物合成途径的C-22羟基化中发挥重要作用[29]。

主要参考文献

[1] 李恒. 重楼属植物[M]. 北京：科学出版社，1998.

[2] 周安寰，黄永明，李勋，等. 云木香及七叶一枝花中氨基酸的鉴定和含量测定[J]. 中草药，1984，15(11)：16-17.

[3] 吴廷楷，周世清，尹才渊，等. 重楼总皂甙止血作用的药理研究[J]. 中药药理与临床，1987，4(4)：37-40.

[4] 罗刚，吴廷楷，周永禄，等. 重楼皂苷C止血作用的初步研究[J]. 中药药理与临床，1988，4(2)：37-40.

[5] 汤海峰，赵越平. 重楼属植物的研究概况[J]. 中草药，1998，29(12)：839-842.

[6] 李恒，陈昌祥，丁靖凯. 重楼属植物的化学成分、地理分布及资源评价[J]. 云南植物研究，1988，增刊Ⅰ：38-46.

[7] 徐学民，钟炽昌. 华重楼化学成分研究Ⅰ，分离及其皂甙A，B，D的结构测定[J]. 中草药，1988，19(5)：2.

[8] 陈昌祥，周俊. 滇重楼地上部分的甾体皂甙[J]. 云南植物研究，1990，12(3)：323-329.

[9] 王艳霞，李惠芬. 重楼抗肿瘤作用研究[J]. 中草药，2005，36(4)：628-630.

[10] Ravikumar P R, Hammesfahr P, Charles J. Cytotoxic saponins from the Chinese herbal drug Yunnan Baiyao [J]. J Pharm Sci, 1979, 68(7): 900-903.

[11] 左予桐. 云南重楼抗肿瘤活性成分研究[D]. 天津：天津大学硕士学位论文，2005.

[12] 高冬，高永琳，白平. 重楼对宫颈癌细胞钙信号的影响[J]. 福建中医学院学报，2003，13(4)：26-28.

[13] 汤海峰，赵越平. 重楼属植物的研究概况[J]. 中草药，1998，29(12)：839-842.

[14] 王强. 中药七叶一枝花类的抑菌和止血作用研究[J]. 中国药科大学学报，1989，20(4)：251.

[15] 欧阳录明，黄晓敏，吴兴无，等. 中草药体外抗白色念珠菌的实验研究[J]. 中国中医药信息杂志，2000，7(3)：26-27.

[16] 马廉兰，钟有添. 六种中草药对深部感染真菌的体外抑菌效果[J]. 赣南医学院学报，2001，21(1)：1-3.

[17] 上海市卫生防疫站. 中药对"流感病毒"作用的研究报告[J]. 上海中医药杂志，1960(2)：22-27.

[18] 郑虎占. 中药现代化研究与应用（第4卷）[M]. 北京：学苑出版社，1998：3411.

[19] 张寅恭，卢凤英. 七叶一枝花的杀精子作用[J]. 中草药，1981，12(2)：40.

[20] 曹霖，沈淑人，刘承权. 七叶一枝花(Ⅱ)等4种化合物抑精子活性的研究[J]. 中草药，1987，18(10)：19-21.

[21] JI Y, Fritsch PW, LI H, et al. Phylogeny and classification of *Paris*(Melanthiaceae)inferred from DNA sequence data[J]. Annals of Botany, 2006, 98(1): 245-256.

[22] 骆扬. 多叶重楼及其近缘种保护遗传学研究[D]. 昆明：云南大学，2006.

[23] 何俊，杨柏云，陈少风，等. 多叶重楼遗传多样性ISSR分析[J]. 云南植物研究，2007，29：5.

[24] 辛本化，田盟良，吴镔锣，等. 重楼属植物遗传多样性的RSAP标记[J]. 中国中药杂志，2011，36：3.

[25] 朱英杰，陈士林，姚辉. 重楼属药用植物DNA条形码鉴定研究[J]. 药学学报，2010，45：376-382.

[26] 赵爽，董栩，马腾. 滇重楼全长cDNA文库的构建及初步分析[J]. 中药材，2014，37(1)：22-25.

[27] 袁梦求，丁春邦，陶亮，等. 滇重楼环阿屯醇合酶基因的克隆及序列分析[J]. 中草药，2012，43(11)：2250-2256.

[28] 江雪梅，刘学端，尹华群，等. 球药隔重楼HMGR功能基因保守区序列克隆与分析[J]. 中草药，2011，42(6)：1190-1193.

[29] Yan Yin, Linhui Gao, Xianan Zhang, et al. A cytochrome P450monooxygenase responsible for the C-22 hydroxylation step in the *Paris polyphylla* steroidal saponin biosynthesis pathway[J]. Phytochemistry, 2018(156): 116-123.

97. 姜黄

Jianghuang

CURCUMAE LONGAE RHIZOMA

【别名】黄姜、毛姜黄、宝鼎香。

【来源】为姜科植物姜黄*Curcuma longa* L.的干燥根茎。

【本草考证】本品始载于《新修本草》，载："叶、根都似郁金，花春生于根，与苗并出，夏花烂，无子。根有黄、青、白三色，其作之方法与郁金同尔。"说明其来源应为姜黄属的多种植物。《图经本草》又载："叶青绿，长一二尺许，阔三四寸，有斜纹如红蕉叶而小，花红白色，至中秋渐凋，春末方生，其花先生，次方生叶，不结实。根盘屈，黄色，类生姜而圆，有节。"且附有"宜州（今宜昌市）姜黄""沣州（今湖南境内）姜黄"图。所描述的产地、形态特征等，均指温郁金、广西莪术、川郁金等。《本草纲目》载："近时以扁如干姜形者，为片子姜黄，圆如蝉腹形者，为蝉腹郁金，并可浸水染色。"其中，可浸水染色者应为姜黄*Curcuma longa* L.，证明明代姜黄的根茎仍作郁金使用。《植物名实图考》姜黄条载："姜黄《唐本草》始著录，今江西南城县里都种之成田，以贩他处染黄，其形状似美人蕉，而根如姜，色极黄，气亦微辛。"由此可见清代已用以*Curcuma longa*的根茎作为姜黄使用，并逐渐成为姜黄的主流品种。

【原植物】株高1～1.5m，根茎很发达，成丛，分枝很多，椭圆形或圆柱状，橙黄色，极香；根粗壮，末端膨大。叶片长圆形或椭圆形，长30～45（～90）cm，宽15～18cm，两面均无毛；叶柄长20～45cm。花葶由叶鞘内抽出；穗状花序圆柱状，长12～18cm；苞片卵形或长圆形，长3～5cm，淡绿色，顶端钝，上部无花的较狭，顶端尖，开展，白色，边缘染淡红晕；花萼长8～12mm，白色，具不等的钝3齿，被微柔毛；花冠淡黄色，管长达3cm，上部膨大，裂片三角形，长1～1.5cm，后方的1片稍较大，具细尖头；侧生退化雄蕊与花丝及唇瓣的基部相连成管状；唇瓣倒卵形，长1.2～2cm，淡黄色，中部深黄，花药无毛，药室基部具2角状的距；子房被微毛。花期8月。（图97-1）

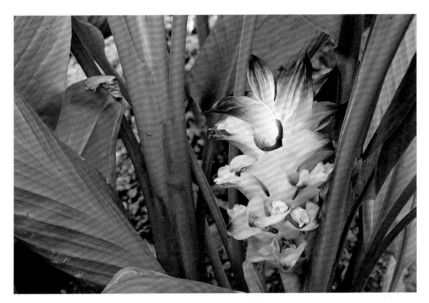

图97-1 姜黄

主要为栽培，栽于向阳、土壤肥厚质松的田园中。主要分布于台湾、福建、广东、广西、云南、西藏等省区。

【主产地】主产于四川、广东、福建等地。以四川产者质优。

【栽培要点】

1. 生物学特性 喜温暖湿润气候，阳光充足，雨量充沛的环境，怕严寒霜冻，怕干旱积水。宜在土层深厚、上层疏松、下层较紧密的砂质壤土栽培。忌连作，栽培多与高秆作物套种。

2. 栽培技术 根茎繁殖。

3. 病虫害 病害：根结线虫、黑斑病、根腐病。虫害：二化螟、台湾大蓑蛾、地老虎、蛴螬、姜弄蝶、玉米螟等。

【采收与加工】冬季茎叶枯萎时采挖，洗净，煮或蒸至透心，晒干，除去须根。

【商品规格】根据不同产地，将姜黄药材分为"川姜黄""其他产区姜黄"两个规格。

川姜黄，分为"选货"和"统货"。选货：母姜重量占比＜5%，无杂质。统货：5%≤母姜重量占比≤25%，杂质＜3%。

其他产区姜黄，均为"统货"。

【药材鉴别】

（一）性状特征

根茎不规则卵圆形、圆柱形或纺锤形，常弯曲，有的具短叉状分枝，长2～5cm，直径1～3cm。表面深黄色，粗糙，有皱缩纹理和明显环节，并有圆形分枝痕及须根痕。质坚实，不易折断，断面棕黄色至金黄色，角质样，有蜡样光泽，内皮层环纹明显，维管束呈点状散在。气香特异，味苦、辛。（图97-2）

（二）显微鉴别

1. 根茎横切面　表皮细胞扁平，壁薄。皮层宽广，有叶迹维管束；外侧近表皮处有6~8列木栓细胞，扁平；内皮层细胞凯氏点明显。中柱鞘为1~2列薄壁细胞；维管束外韧型，散列，近中柱鞘处较多，向内渐减少。薄壁细胞含油滴、淀粉粒及红棕色色素。（图97-3）

2. 粉末特征　粉末姜黄色。含糊化淀粉粒的薄壁细胞黄色，大多单个散离，呈类圆形、多角形、类长方形或不规则形，表面不平坦。油细胞少数，呈椭圆形或卵圆形，直径约88μm，壁薄，胞腔内充满绿黄色油状物。主要为梯纹、螺纹及网纹导管，完整者直径16~56μm，有的螺纹导管为复螺状增厚。草酸钙方晶少数，存在于薄壁细胞中，呈类方形或杆形。非腺毛（鳞叶）黄色至深黄色，单细胞，多碎断，顶端尖，直径至38μm，壁厚至8μm。（图97-4）

（三）理化鉴别

薄层色谱　取本品粉末0.2g，加无水乙醇20ml，振摇，放置30分钟，滤过，滤液蒸干，残渣加无水乙醇2ml使溶解，作为供试品溶液。另取姜黄对照药材0.2g，同法制成对照药材溶液。再取姜黄素对照品，加无水乙醇制成每1ml含0.5mg的溶液，作为对照品溶液。照薄层色谱法试验，吸取上述三种溶液各4μl，分别点于同一硅胶G薄层板上，以三氯甲烷–甲醇–甲酸（96：4：0.7）为展开剂，展开，取出，晾干，分别置日光和紫外光灯（365nm）下检视。供试品色谱中，在与对照药材色谱和对照品色谱相应的位置上，分别显相同颜色的斑点或荧光斑点。

【质量评价】以质坚实、断面金黄、香气浓郁者为佳。采用挥发油测定法测定，本品含挥发油不得少于7.0%（ml/g）。采用高效液相色谱法测定，本品按干燥品计算，含姜黄素（$C_{21}H_{20}O_6$）不得少于1.0%。

【化学成分】主要成分为姜黄素类、倍半萜类、二萜类、黄酮类等，其中倍半萜类和姜黄素类是主要有效成分。

1. 倍半萜类　β-姜黄酮（β-turmerone）、α-姜黄酮（α-turmerone）、芳姜黄酮（arturmerone）、姜烯（zingibe-

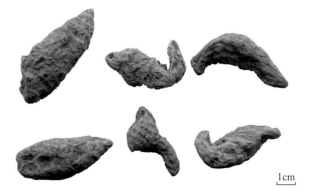

图97-2　姜黄药材图（李敏　摄）

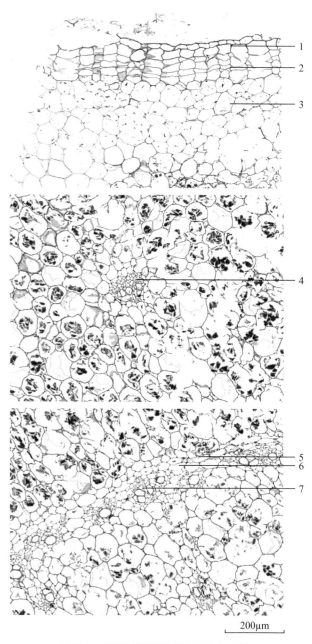

图97-3　姜黄根茎横切面图（刘薇　摄）

1.表皮　2.木栓层　3.皮层　4.叶迹维管束　5.内皮层
6.中柱鞘　7.维管束

rene）、α-姜黄烯（α-curcumene）、莪术二酮（curdione）、莪术醇（curcumenol）、β-没药稀（β-bisabolene）等[1]。萜类为姜黄活血行气有效成分[2]。

2. 姜黄素类　姜黄素（curcumin）、去甲氧基姜黄素（demethoxycurcumin）、双去甲姜黄素（bisdemethoxy-curcumin）、四氢姜黄素（tetrahydroxycurcumin）、环姜黄素（cyclocurcumin）等[3]。姜黄素类亦为姜黄中活血功效有效成分[4]。

3. 二萜类　curcumrinol A～C，curcuminol D～E，curcumrinol F等[5]。

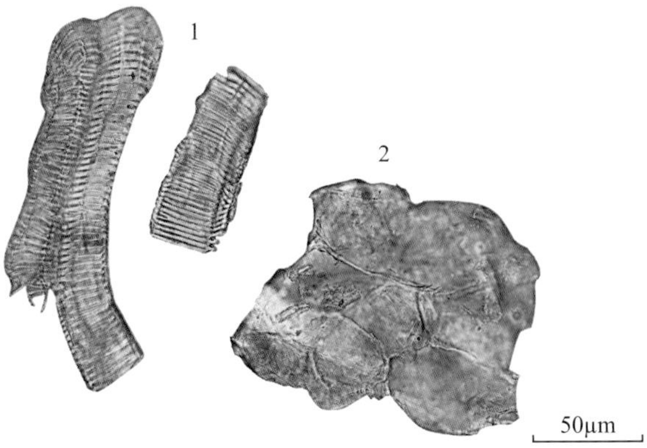

【性味归经】辛、苦，温。归脾、肝经。

【功能主治】破血行气，通经止痛。用于胸胁刺痛，胸痹心痛，痛经经闭，癥瘕，风湿肩臂疼痛，跌扑肿痛。

图97-4　姜黄粉末图（鲜彬　摄）

1. 导管　2. 薄壁细胞

【药理作用】

1. 抗血栓形成作用　姜黄水提物可明显抑制卡拉胶所致小鼠尾部血栓的形成。姜黄醇提物能显著降低动脉粥样硬化家兔血小板最大聚集率[6]。

2. 镇痛作用　姜黄水提物可明显提高小鼠热板痛阈值。姜黄乙醇提取物能明显降低乙酸所致小鼠的扭体反应次数[7]。

3. 降血脂作用　姜黄水煎液能明显降低高脂血症小鼠血清TC、LDL-C水平和降低血清HDL-C水平，同时降低肝脏LPL mRNA、SCD1mRNA的表达和升高肝脏Cyp7α1mRNA的表达[8]。

4. 改善学习记忆能力　姜黄提取物可明显缩短血管性痴呆小鼠跳台试验中首次受电击后跳上安全台的反应时间，延长小鼠首次从安全台跳至铜栅所需时间，减少错误次数，明显增加小鼠血清和大脑皮层SOD活性，降低血清和大脑皮层的MDA水平，降低脑组织谷氨酸水平，亦可明显提高小鼠脑组织中AchE的活性[9]。

5. 其他　姜黄醇提物还有抗肝损伤和免疫调节的作用。

【用药警戒或禁忌】姜黄挥发油灌胃小鼠的LD_{50}为5.125g/kg[10]。

主要参考文献

[1] 哈斯毕力格，阿拉腾其木格. 姜黄挥发油的研究进展[J]. 中国民族医药杂志，2015，21(6)：43-46.

[2] 孙林林，乔利，田振华，等. 姜黄化学成分及药理作用研究进展[J]. 山东中医药大学学报，2019，43(2)：207-212.

[3] 张姐，金城，骆骄阳，等. 姜黄素类化合物体外抗凝血与抗血栓作用研究[J]. 中草药，2011，42(10)：2070-2073.

[4] 肖长坤. 姜黄属植物的化学成分研究进展[J]. 中国实验方剂学杂志，2012，18(21)：339-347.

[5] 吴宏伟，李洪梅，唐仕欢，等. 姜黄药效物质基础研究进展[J]. 中国中医药信息杂志，2011，18(2)：104-106.

[6] 李晋生，陈霞，靳冉，等. 活血化瘀中药干预兔动脉粥样硬化形成作用研究[J]. 中国中医药信息杂志，2012，19(4)：35-37.

[7] 赵国安. 姜黄提取物对小鼠镇痛作用的研究及急性毒性试验[D]. 长春：吉林大学，2006.

[8] 李竞. 姜黄通过肠道菌群改善机体脂质代谢作用的实验研究[J]. 新中医，2018，50(11)：15-18.

[9] 袁耀欣，王四平，王亚利. 姜黄提取物对拟血管性痴呆小鼠脑组织乙酰胆碱酯酶活性的影响[J]. 时珍国医国药，2011，22(7)：1635-1636.

[10] 赵国安. 姜黄提取物对小鼠镇痛作用的研究及急性毒性试验[D]. 长春：吉林大学，2006.

98. 绞股蓝

Jiaogulan

GYNOSTEMMAE HERBA

【别名】七叶胆、小苦药、公罗锅底、遍地生根。

【来源】为葫芦科植物绞股蓝*Gynostemma pentaphyllum*（Thunb.）Makino的全草。

【本草考证】本品始载于《救荒本草》，载：绞股蓝，生田野中，延蔓而生，叶似小蓝叶，短小较薄，边有锯齿，又似痫见草，叶亦软，淡绿，五叶攒生一处，开小花，黄色，亦有开白花者，结子如豌豆大，生则青色，熟则紫黑色，叶味甜。据其生长环境及形态特征，其所述即本种。

【原植物】草质藤本。茎细弱，具分枝，具纵棱及槽。叶为鸟足状复叶，常5～7小叶，膜质或纸质，中央小叶较长，侧生小叶较小，两面均疏被短硬毛。卷须纤细，2叉，稀单一。花雌雄异株。雄花圆锥花序，分枝广展，被短柔毛；花梗丝状，苞片钻状；花萼5裂，裂片三角形；花冠淡绿色或白色，5深裂。雄蕊5，花丝短，联合成柱，花药着生于柱之顶端。雌花圆锥花序远较雄花之短小。子房球形，2～3室，花柱3枚，柱头2裂；具短小退化雄蕊5枚。果实球形，直径5～6mm，熟后黑色，光滑无毛，内含2粒卵状心形的倒垂种子，种子两面均具乳突状凸起。花期3～11月，果期4～12月。（图98-1）

野生与家种均有，生于海拔300～3200m的山谷密林中、山坡疏林、灌丛中或路旁草丛中。主要分布于陕西南部和长江以南各省区。

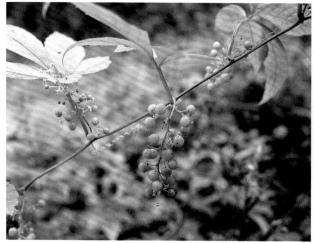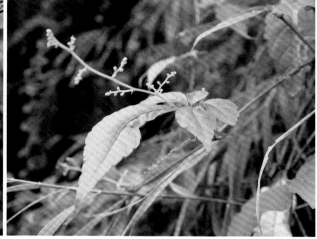

图98-1　绞股蓝

左：果实　右：花

【主产地】主产于陕西、四川、湖北、福建、云南、贵州等地。

【栽培要点】

1. 生物学特性　喜温暖阴湿的气候。忌强光直射，耐旱性差，较耐寒。对土壤条件要求不严格，宜选择山地林下或阴坡山谷种植，以疏松肥沃、排水良好的砂壤土为好。忌连作。

2. 栽培技术　用种子、根茎分段和茎蔓扦插繁殖。种子繁殖：用直播和育苗移栽法。

3. 病虫害　病害：白粉病、叶斑病、白娟病。虫害：地老虎。

【采收与加工】7～10月采挖，鲜用或晒干。

【商品规格】统货。

【药材鉴别】

（一）性状特征

卷曲成把。茎呈黄绿色或褐绿色，直径1~3mm，节间长3~12cm，具有细纵棱线，质柔，不易折断；卷曲2叉或不分叉，侧生于叶柄基部；叶互生，薄纸质或膜质，皱缩，易碎落，完整叶湿润后展开呈鸟足状，通常5~7小叶，上面具柔毛，小叶片卵状长圆形或长圆状披针形，中间者较长，边缘有锯齿。圆锥花序纤细；花细小，常脱落；果实球形，无毛。直径约5mm，成熟时呈黑色，种子宽卵形，两面具乳状凸起。气微，味苦微甘。（图98-2）

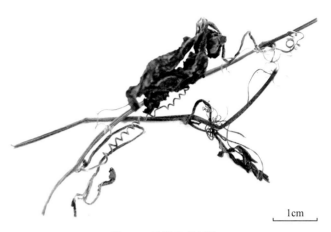

1cm

图98-2　绞股蓝药材图

（二）显微鉴别

1. **茎横切面** 呈多角形，表皮由1列扁平细胞组成，外壁角质层增厚，有单细胞和多细胞非腺毛。皮层为数列薄壁细胞，角隅处有厚角组织，皮层内围绕韧皮部的外缘有半月形的纤维束。维管束9~10个，大小不等，放射状排列，韧皮射线间有石细胞群。髓部薄壁细胞内含有淀粉粒。（图98-3）

2. **粉末特征** 粉末深绿色。非腺毛无色或淡黄色，由1~12个细胞组成，表面具角质纹理；上表皮细胞表面观呈多角形或类多角形，垂周壁平直；纤维成束或单个散在，纹孔及孔沟明显，直径5~47μm；偏光显微镜下呈黄白色；下表皮细胞表面观呈多角形或不规则形，垂周壁平直或略呈微波状弯曲；气孔为不定式；腺毛无色或淡黄色，头部呈椭圆形，由4个细胞组成，直径19~42μm，柄部由1~2个细胞组成；石细胞无色或黄色，呈长方形、方形及不规则形，纹孔及孔沟明显，壁厚者层纹明显，偏光显微镜下呈亮黄白色或彩色。（图98-4）

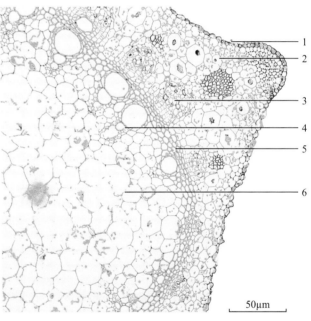

50μm

图98-3　绞股蓝茎横切面图

1. 表皮　2. 皮层　3. 纤维束　4. 木质部　5. 韧皮部　6. 髓部

（三）理化鉴别

薄层色谱 取本品粗粉2g，加乙酸乙酯20ml，超声处理20分钟，滤过，滤液蒸干，残渣加甲醇1ml使溶解，作为供试品溶液。另取绞股蓝对照药材2g，同法制成对照药材溶液。照薄层色谱法试验，吸取上述两种溶液各5μl，分别点于同一硅胶G薄层板上，以三氯甲烷-甲醇（20∶1）为展开剂，展开，取出，晾干，喷以10%硫酸乙醇溶液，105℃加热至斑点显色清晰，置紫外光灯（365nm）下检视。供试品色谱中，在与对照药材色谱相应的位置上，显相同颜色的荧光斑点。

【质量评价】 以身干、色绿、完整、无杂质者为佳。采用紫外-可见分光光度法测定，本品含总皂苷以人参皂苷Rb$_1$（C$_{54}$H$_{92}$O$_{23}$）计，不得少于2.0%[1]。

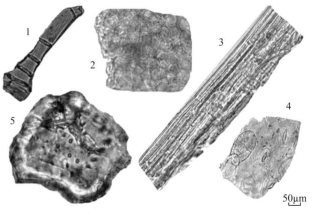

50μm

图98-4　绞股蓝粉末图

1. 非腺毛　2. 上表皮细胞　3. 纤维　4. 下表皮细胞和腺毛　5. 石细胞

【化学成分】主要化学成分为绞股蓝皂苷类、黄酮类、多糖类等[2]。

1. 绞股蓝皂苷类　20（S）-原人参二醇［20（S）-protopanaxadiol］、2α-羟基-20（S）-原人参二醇［2α-hydroxy-20（S）-protopanaxadiol］、人参皂苷Rb$_1$，Rb$_3$，Rd，F$_2$等。

2. 黄酮类　芦丁（rutin）、商陆素（4',7-dimethoxy-3,3',5-trihydrosyflavone）等。

3. 多糖类　葡萄糖（glucose）、鼠李糖（L-rhamnose monohydrate）、半乳糖（galactose）类等。

【性味归经】苦、微甘，寒。归肺、脾、肾经。

【功能主治】益气安神，止咳祛痰。用于气虚体弱，少气乏力，心悸失眠，肺虚咳嗽。

【药理作用】

1. 抗氧化作用　绞股蓝对正常大鼠具有抗氧化作用，提高血清中SOD和Mn-SOD活性，减少血浆、脑、肾上腺组织中脂质过氧化的生成[3]。绞股蓝皂苷对辐照引起的小鼠氧化损伤具有保护作用，其机制与抑制Nrf2信号通路有关[4]。

2. 降血脂、降血糖作用　绞股蓝可抑制高胆固醇致高脂血症模型家兔的动脉粥样硬化，机制与调节血脂代谢、抑制炎症反应有关[5]。绞股蓝总苷对高脂饲料致小鼠动脉粥样硬化具有防治作用，其机制与调控自噬缓解动脉粥样硬化斑块形成有关[6]。绞股蓝乙醇提取物可降低链脲佐菌素所诱导的高血糖模型小鼠的血糖值和血脂，改善小鼠的症状[7]。

3. 保肝作用　绞股蓝总皂苷对四氯化碳致急性肝损伤大鼠具有降酶作用，促进肝细胞再生[8]。

4. 改善记忆作用　绞股蓝提取物对电休克致SD大鼠记忆障碍有明显改善作用[9]。

【分子生药】

1. 遗传标记　绞股蓝遗传多态性较为丰富，利用EST-SSR遗传标记对绞股蓝属不同物种进行多态性分析，发现绞股蓝可以分为2类大的分支[10]。利用RAPD可以对不同来源绞股蓝及其他药用植物进行遗传特征鉴定[11]。

2. 功能基因　利用转录组技术成功对绞股蓝氧化鲨烯环化酶OSCs进行了克隆和鉴定[12]。采用RACE法成功对绞股蓝法呢基焦磷酸合酶（FPS）基因及三萜皂苷生物合成途径相关酶基因克隆并分析[13, 14]。

主要参考文献

[1] 山东省食品药品监督管理局.山东省中药材标准[S]. 济南：山东科学技术出版社，2012：221-223.

[2] 范冬冬，匡艳辉，向世勰，等.绞股蓝化学成分及其药理活性研究进展[J]. 中国药学杂志，2017，52(5)：342-352.

[3] 刘晓瑞，王雅贤，王树林.绞股蓝抗氧化作用的实验研究[J]. 中国中医基础医学杂志，1998，4(12)：22-23.

[4] 南瑛，赵美娜，常晋瑞，等.绞股蓝皂苷对辐射致小鼠氧化损伤的保护作用及机制研究[J]. 中南药学，2018，16(7)：935-938.

[5] 谭华炳.绞股蓝预防兔动脉粥样硬化的研究[J]. 中国老年学杂志，2007，27(6)：519-521.

[6] 宋囡，杨芳，曹慧敏，张妮，等. 绞股蓝总甙调控mTOR/ULK1通路对ApoE～(-/-)小鼠动脉粥样硬化的影响[J]. 中国动脉硬化杂志，2018，26(2)：127-132.

[7] 黄晓飞，宋烨，宋成武，等.绞股蓝不同组分的降血糖活性研究[J]. 湖北中医杂志，2013，35(6)：67-69.

[8] 陈儿香，张建国，张莉，等.绞股蓝总皂苷保肝作用实验研究[J]. 中国药业，2007，16(13)：7-8.

[9] 郑新铃，徐陶，谢丽霞.绞股蓝对电休克大鼠记忆障碍的改善作用[J]. 现代生物医学进展，2007，7(12)：1808-1810.

[10] 赵月梅.绞股蓝和心籽绞股蓝的转录组分析及绞股蓝属系统发育初步研究[D]. 西安：西北大学，2017.

[11] 罗育.药用植物绞股蓝遗传学鉴定及其特征条带基因克隆[D]. 南宁：广西医科大学，2008.

[12] 邹丽秋.基于转录组分析的绞股蓝氧化鲨烯环化酶的挖掘与鉴定[D]. 北京：北京协和医学院，2017.

[13] 蒋东，唐银琳，陶晨陈，等.绞股蓝法呢基焦磷酸合酶基因的克隆及其序列分析[J]. 生物技术通讯，2014，25(2)：198-202.

[14] 蒋军富.绞股蓝三萜皂苷合成途径相关酶基因的克隆研究[D]. 南宁：广西医科大学，2009.

99. 珠子参

Zhuzishen

PANACIS MAJORIS RHIZOMA

【别名】扣子七、珠儿参、钮子七。

【来源】为五加科植物珠子参 *Panax japonicus* C. A. Mey. var. *major*（Burk.）C. Y. Wu et K. M. Feng或羽叶三七 *Panax japonicus* C. A. Mey. var. *bipinnatifidus*（Seem.）C. Y. Wu et K. M. Feng的干燥根茎。

【本草考证】本品始载于《本草从新》，曰珠儿参。《本草纲目拾遗》载："珠参本非参类，……，或云来自粤西，是三七子，又云草根。"并引《书影丛说》载："其形扁而圆，谓之珠儿参"。《维西见闻纪》载："茎叶皆类人参，根皮质亦多相似，而圆如珠，故云。"根据药材性状描述，与五加科珠子参基本一致。羽叶三七始载于《中国药用植物志》，另外，《四川中药志》《甘肃中草药手册》《西藏常用中草药》等也收载。

【原植物】

1. 珠子参　草本，高可达1m；根茎细长，中间有结节，呈稀疏串珠状，或结节密生呈竹鞭状，或同一根茎上兼有二种形状。掌状复叶，3～5轮生于茎顶；小叶（3～）5～7，近椭圆形、椭圆状卵形或倒卵形，先端渐尖或长渐尖，基部圆形或楔形，长10～13（～25）cm，宽5～6.5（～10）cm，两面散生刚毛，边缘有细或较粗的锯齿；小叶柄长5～35mm，有刚毛或无毛。伞形花序单生，有时多至5个，有时其下生1至多个小伞形花序；花多数；萼缘有5齿；花瓣5；雄蕊5；花柱2（～4），分离，子房2（～4）室；总花梗长15～55cm，花梗长8～16（～25）mm。花期5～6月，果期7～9月。（图99-1）

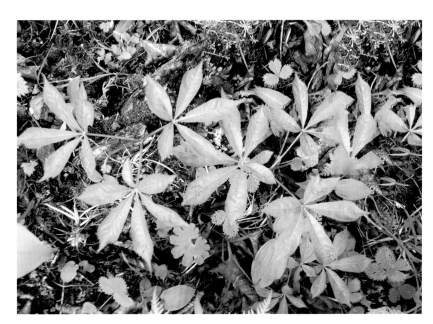

图99-1　珠子参

主要为野生，生于海拔120～4000m的森林下或灌丛草坡中。主要分布于云南、四川、湖北、湖南、江西、浙江、安徽、河南、陕西、甘肃。

2. 羽叶三七　根茎多为串珠状，稀为典型竹鞭状，也有竹鞭状及串珠状的混合型，叶偶有托叶残存，小叶片长圆形，二回羽状深裂，稀一回羽状深裂，裂片又有不整齐的小裂片和锯齿。

主要为野生，生于海拔1900～3200m林下或草丛中。主要分布于湖北、四川、陕西、甘肃和西藏。

【主产地】主产于四川、贵州、云南等地。

【采收与加工】秋季采挖，除去粗皮和须根，干燥；或蒸（煮）透后干燥。

【商品规格】根据不同大小，将珠子参药材分为"选货"和"统货"，均为干货。在各规格下，根据每千克所含的个数划分等级，将珠子参"选货"规格分为"一等"和"二等"两个等级。

一等：长2～5cm，直径1.5～4cm。棕黄色或黄褐色，偶有圆形凹陷的茎痕。表皮紧致。每1kg≤240个。二等：直径≤15cm，间有大量节间碎段。棕黄色或黄褐色，偶有圆形凹陷的茎痕。每1kg≤400个。

【药材鉴别】

（一）性状特征

根茎略呈扁球形、圆锥形或不规则菱角形，偶呈连珠状，直径0.5～2.8cm。表面棕黄色或黄褐色，有明显的疣状突起及皱纹，偶有圆形凹陷的茎痕，有的一侧或两侧残存细的节间。质坚硬，断面不平坦，淡黄白色，粉性。气微，味苦、微甘，嚼之刺喉。蒸（煮）者断面黄白色或黄棕色，略呈角质样，味微苦、微甘，嚼之不刺喉。（图99-2）

（二）显微鉴别

1. 横切面　木栓层为数列木栓细胞。皮层稍窄，有分泌道，呈圆形或长圆形，直径32～500μm，周围分泌细胞5～18个。韧皮部分泌道较小。形成层断续可见。木质部导管呈放射状或"V"字形排列；导管类多角形，直径约至76μm；射线宽广。中央有髓。薄壁细胞含淀粉粒，有的含草酸钙簇晶。（图99-3）

2. 粉末特征　粉末黄白色、灰白色或棕黄色。木栓细胞表面观多角形，壁薄，非木化；切面观类方形。可见圆形或长圆形的树脂道或其碎片，直径32～500μm，内含红棕色分泌物。草酸钙簇晶多，整个薄壁细胞组织均有分布，直径20～76μm，棱角多宽钝，少数较尖。导管多为网纹，直径20～46μm，螺纹、梯纹导管可见。淀粉粒众多，多为单粒，类球形或卵圆形；复粒由2～4分粒组成[1]。（图99-4）

【质量评价】以个大、质坚实者为佳。采用高效液相色谱法测定，本品按干燥品计算，含竹节参皂苷IVa（$C_{42}H_{66}O_{14}$）不得少于3.0%。

【化学成分】主要成分为三萜及其皂苷类、挥发油类、甾体及其皂苷类、酚酸类化合物等。其中，三萜皂苷是其主要的活性成分。

1. 三萜及其皂苷类　主要有拟人参皂苷RT₁丁酯（pseudoginsenoside RT₁ butyl ester）、竹节参皂苷IV（chikusetsusaponiIV）、竹节参皂苷IV甲酯（chikusetsusaponinIV methyl ester）、竹节参皂苷IVa（chikusetsusaponin-IVa）、竹节参皂苷IVa甲酯（chikusetsusaponin IVa methyl ester）、竹节参皂苷IVa丁酯（chikusetsusaponin IVa butyl ester）、屏边三七苷R₂（stipuleanoside R₂）、竹节参皂苷V（chikusetsusaponin V）、竹节参皂苷I b（chikusetsusaponin I b）、拟人参皂苷RT₁（pseudoginsenoside RT₁）、拟人参皂苷RT₁甲酯（pseudoginsenoside RT₁methyl ester）

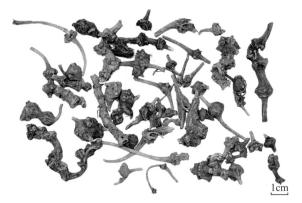

图99-2　珠子参药材图

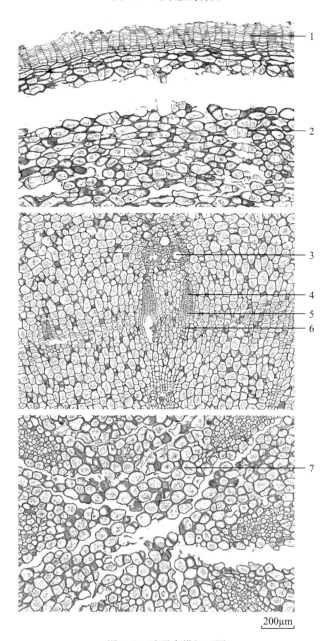

图99-3　珠子参横切面图

1. 木栓层　2. 皮层　3. 分泌道　4. 韧皮部　5.形成层
6. 木质部　7. 髓部

等。三萜皂苷是其补气养阴的主要物质基础[2]。

2. 挥发油类　主要有α-紫罗兰酮（α-violet ketone）、新植二烯（newdiene）、β-芹子烯（β-sericene）等。挥发油类成分是其清热解毒的主要物质基础[3]。

3. 酚酸类化合物　主要有人参黄酮苷（panasenoside）、5,7-二羟基-8-甲氧基黄酮（5,7-dihydroxy-8-methoxylflavone），其他还分离得到苯甲酸（benzoic acid）、反式阿魏酸二十二烷基酯（docosyl trans-ferulate）、3,4,5-三甲氧基苯甲酸（3,4,5-trimethoxybenzoic acid）等。酚酸类化合物是其止血的主要物质基础。

【性味归经】苦、甘，微寒。归肝、肺、胃经。

【功能主治】补肺养阴，祛瘀止痛，止血。用于气阴两虚，烦热口渴，虚劳咳嗽，跌扑损伤，关节痹痛，咯血，吐血，衄血，崩漏，外伤出血。

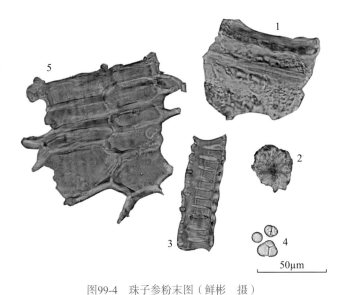

图99-4　珠子参粉末图（鲜彬　摄）

1. 分泌道　2. 草酸钙簇晶　3. 导管　4. 淀粉粒　5. 木栓细胞

【药理作用】

1. 抗肿瘤作用　珠子参水提液可通过抑制细胞周期和诱导细胞凋亡对H22肝癌小鼠产生抑瘤作用[4]。

2. 抗脑缺血性损伤作用　珠子参水提物预处理对小鼠局灶性脑缺血再灌注损伤可明显降低脑梗死面积和脑含水量[5]。珠子参总皂苷预处理能改善局灶性脑缺血小鼠脑能量代谢和抗氧化损伤[6]。

3. 镇痛、镇静、抗炎作用　珠子参总皂苷能减少冰醋酸所致的小鼠扭体反应次数，延长戊巴比妥钠和硫喷妥钠诱导的小鼠睡眠时间[7]；还可对抗二甲苯所致小鼠耳廓肿胀，减少冰醋酸致小鼠毛细血管通透性增加，大剂量可抑制肉芽组织增生[8]。

4. 调节免疫作用　珠子参总皂苷可增强LPS诱导小鼠腹腔巨噬细胞分泌IL-1和增强ConA诱导小鼠淋巴细胞分泌IL-2的功能，对小鼠NK细胞活性也有明显增强作用[9, 10]。

主要参考文献

[1] 宋小妹，李伟东，房方，等.珠子参药材质量标准研究[J].南京中医药大学学报，2010，26(2)：143-145.

[2] 张海元，李小辉，梅双喜，等.珠子参化学成分研究进展[J].中草药，2017，48(14)：2997-3004.

[3] 杨延，张翔，姜淼，等.珠子参中皂苷成分及其药理活性研究进展[J].食品工业科技，2019，40(2)：347-356.

[4] 陈涛，胡卫，崔帮平，等.珠子参对小鼠H_(22)肝癌抑制作用及机制[J].世界华人消化杂志，2007，15(24)：2597-2601.

[5] 石孟琼，贺海波，覃宁玲，等.珠子参水提物预处理对小鼠脑缺血再灌注损伤的影响[J].第三军医大学学报，2011，33(3)：290-293.

[6] 金家红，贺海波，石孟琼，等.珠子参总皂苷对小鼠局灶性脑缺血的保护作用[J].第三军医大学学报，2011，33(24)：2631-2633.

[7] 李巧云，赵恒，岳松健，等.大叶珠子参总皂甙的镇痛镇静作用研究[J].华西药学杂志，1993，8(2)：90-92.

[8] 姜祎，考玉萍，宋小妹.珠子参叶总皂苷抗炎镇痛作用的实验研究[J].陕西中医，2008，29(6)：732-733.

[9] 李惠兰，李存德.珠子参总皂甙对白细胞介素-1白细胞介素-2的影响[J].云南中医学院学报，1994(1)：27-29.

[10] 李存德，朱新华，杨庆周，等.珠子参总皂甙对小鼠NK活性的影响[J].昆明医学院学报，1991(3)：37-39.

100. 赶黄草

Ganhuangcao

HERBA PENTHORI

【别名】扯根菜、水泽兰、水杨柳。

【来源】为虎耳草科植物扯根菜*Penthorum chinense* Pursh.的干燥地上部分。

【本草考证】本品始载于《救荒本草》。《救荒本草校注》载："扯根菜生田野中，苗高一尺许。茎赤红色。叶似小桃红叶，微窄小，色颇绿；又似小柳叶，亦短而厚窄。其叶周围攒茎而生。开碎瓣小青白花。结小花蒴，似葖蔾样。"以上描述可见，古今所用赶黄草基本一致，为虎耳草科植物扯根菜*Penthorum chinense*。

【原植物】多年生草本，高达90cm。茎红紫色，无毛，不分枝或分枝。叶无柄或几无柄，披针形或狭披针形，长3～11.5cm，宽0.6～1.2cm，先端长渐尖或渐尖，基部楔形，边缘有细锯齿，两面无毛，脉不明显。花序生茎或枝条顶端，分枝疏生短腺毛；苞片小，卵形或钻形；花梗长0.5～2mm；花萼黄绿色，宽钟形，长约2mm，5深裂，裂片三角形，先端微尖或微钝；花瓣无；雄蕊10，稍伸出花萼之外，花药淡黄色，椭圆形，长约0.8mm；心皮5，下部合生，子房5室，胚珠多数，花柱5，粗，柱头扁球形。蒴果红紫色，直径达6毫米，5短喙星状斜展。（图100-1）

主要为野生，亦有栽培，生于海拔90～2200m的林下、灌丛草甸及水边。主要分布于黑龙江、吉林、辽宁、河北、陕西、甘肃、江苏、安徽、浙江、江西、河南、湖北、湖南、广东、广西、四川、贵州、云南等省区。

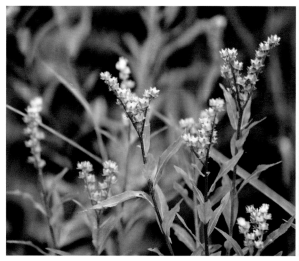
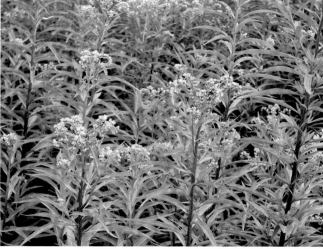

图100-1　扯根菜（左：黎跃成　摄　右：陈万生　摄）

【主产地】主产于东北、华南、华北、西南等地，人工种植以四川泸州古蔺为道地产区。

【栽培要点】

1. 生物学特性　生长于海拔1000m左右低畦、潮湿地带。

2. 栽培技术　种子繁殖。将种子与细砂反复拌匀播种，4月中旬移栽。成活后应保持田里浅水。长至1.2m左右高时，为防止遇风倒伏，可沿厢四周将根部踩向厢中倾斜，保证赶黄草的产量和质量[1, 2]。

3. 病虫害　病害：白粉病、尖叶枯。虫害：螨虫、蚜虫等。

【采收与加工】夏、秋两季，赶黄草盛花期至初果期采收。在收割的1个月前将田里的水放干，选择晴天收割。收割时在离地3～5cm处留桩，割倒后铺平放置晒2～3天，再晒干或烘干。

【商品规格】统货。

【药材鉴别】

（一）性状特征

茎圆形，全株长达100cm，直径0.2～0.8cm。表面黄红色或绿色，较光滑，叶痕两侧有两条微隆起向下延伸的纵向褐色条纹。易折断，断面纤维性，黄白色，中空。单叶互生，常卷曲易碎，完整叶片展开后呈披针形，长3～10cm，宽约0.8cm，两面无毛，上表面黄红色或暗绿色，下表面红黄色或灰绿色。气微，味微苦。（图100-2）

（二）显微鉴别

1. 茎横切面　表皮细胞1列，含棕黄色块状物。表皮下方由多列厚角细胞组成。气室约3列，被单列厚角细胞离开。韧皮部较窄，形成层可见。木质部由导管、纤维组成，射线平直由1～2列细胞组成。髓部细胞类圆形。厚角细胞和韧皮薄壁细胞均含草酸钙簇晶，簇晶直径20～50μm。（图100-3）

2. 粉末特征　粉末黄绿色。上表皮细胞多角形，垂周壁略呈连珠状增厚，部分细胞含有棕黄色物质，气孔长圆形或类圆形，突出于叶表面，副卫细胞4～6个，不定式；下表皮细胞呈不规则形，垂周壁波状弯曲，有些细胞含有棕黄色物质，气孔较密集，副卫细胞4～6个，不定式；纤维多成束或单个散在，细长，直径20～40μm，壁厚5～9μm，部分纤维外侧细胞含有草酸钙簇晶，含晶细胞类圆形，壁稍厚，散列或3～7个沿纤维方向成列形成晶鞘纤维，草酸钙簇晶棱角短钝，直径20～50μm；螺纹导管直径25～50μm，螺纹紧密。（图100-4）

（三）理化鉴别

薄层色谱　取本品粉末1g，加乙醚20ml，加热回流30分钟。弃去乙醚液，药渣挥干溶剂。加80%甲醇20ml，加热回流1小时，取出，冷却至室温，滤过。滤液蒸干，超声使成混悬液。加盐酸2ml，置水浴中加热回流30分钟。取出，迅速冷却。用乙醚提取两次，每次10ml。取乙醚液挥干，残渣加乙醇1ml使溶解，作为供试品溶液。另取槲皮素对照品，加乙醇制成每1ml含0.5mg的溶液，作为对照品溶液。照薄层色谱法试验，吸取上述两种溶液各5μl，分别点于同一硅胶G薄层板上，以甲苯-乙酸乙酯-甲酸（5∶4∶1）为展开剂，展开，取出，晾干。喷以3%的三氯化铝乙醇溶液，稍挥干，置紫外光灯（365nm）下检视。供试品色谱中，在与对照品色谱相应的位置上，显相同颜色的荧光斑点。

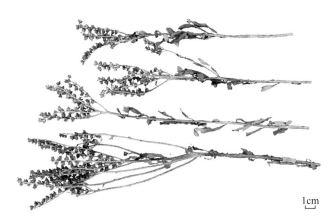

图100-2　赶黄草药材图（黎跃成　摄）

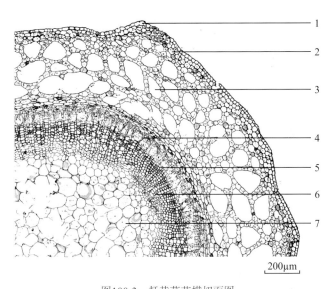

图100-3　赶黄草茎横切面图

1. 表皮细胞　2. 厚角细胞　3. 气室　4. 韧皮部　5. 形成层　6. 木质部　7. 髓部

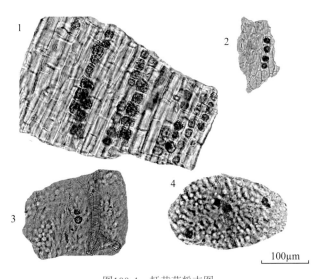

图100-4　赶黄草粉末图

1. 草酸钙簇晶　2. 气孔　3. 螺纹导管　4. 螺纹导管

【质量评价】 以茎中空，花、叶多，色绿者为佳。采用高效液相色谱法测定，本品按干燥品计算，含槲皮素（$C_{15}H_{10}O_7$）不得少于0.10%。

【化学成分】 主要成分为类黄酮类、木脂素类、香豆素类等[3]。

1. 类黄酮类 黄酮醇类、二氢黄酮类、查耳酮类、二氢查耳酮类。包括槲皮素、槲皮苷、山奈酚、芦丁、绣线菊苷等。

2. 木脂素类 赶黄草酮A（flavanone A）、赶黄草酮B（flavanone B）、赶黄草酮C（flavanone C）、赶黄草酮D（flavanone D）、赶黄草素A（xanthophyll A）、赶黄草素B（xanthophyll B）等。

3. 香豆素类 东莨菪素（scopolamine）、短叶苏木酚（short-leaved hematoxylin）、短叶苏木酚酸（short-leaved hematoxylic acid）、短叶苏木酚酸甲酯（methyl brevifolincarboxylate）、短叶苏木酚酸乙酯（ethyl hematoxylate）、岩白菜素（chinese cabbage）、4-O-没食子酰岩白菜素（4-O-galloylbergenin）、11-O-没食子酰岩白菜素（11-O-galloyl-bergenin）以及鞣花酸（ellagic acid）等。

【性味归经】 甘，微寒。归肝经。

【功能主治】 清热解毒，退黄化湿，利水消肿。用于黄疸，水肿，肝损伤，脂肪肝。

【药理作用】

1. 保肝作用 赶黄草水煎液对四氯化碳致大鼠急性肝损伤具有保护作用[4]；赶黄草70%乙醇提取物对小鼠内毒素性肝损伤有保护作用，其机制与减少TNF-α产生、调控ROS/NLRP3/IL-1β通路有关[5]；赶黄草乙醇提取物对大鼠酒精脂肪肝有较好的治疗作用，其机制与抑制炎症反应，增强抗氧化能力有关[6]。

2. 利胆、退黄及降酶作用 赶黄草水提物具有明显的利胆退黄作用，能够显著的降低异硫氰酸-1-萘酯所致胆汁淤积大鼠血清中总胆红素的含量，以及碱性磷酸酶、谷氨转肽酶、ALT、AST的活性[7]。

3. 治疗肝纤维化作用 赶黄草总黄酮可抑制大鼠酒精性肝纤维化的形成，抗肝纤维化作用可能与其抗氧化作用及抑制 TNF-α、IL-6的分泌有关[8]。由赶黄草制备的成药肝苏颗粒对大鼠实验性肝纤维化具有明显保护作用，抑制细胞外基质分泌[9]。

4. 抗疲劳作用 赶黄草总黄酮sk 延长负重小鼠游泳时间，其机制与促进PGC-1α蛋白表达和抗氧化作用有关[10]。

5. 抗衰老作用 赶黄草水提物能明显抑制D-半乳糖诱导衰老小鼠脑组织中p53/p21蛋白的高表达，提高衰老小鼠的清除氧自由基能力和免疫功能，进而延缓机体的衰老[11]。

【分子生药】

1. 遗传标记 不同来源赶黄草多态性较为丰富，可利用ISSR引物对不同居群的赶黄草进行遗传多态性进行分析[12]。

2. 功能基因 通过高通量测序技术对赶黄草进行转录组测序，现已对参与黄酮类生物合成、固醇类生物合成、萜类骨架生物合成和羧酸代谢的基因进行了筛选[13]。

主要参考文献

[1] 税丕先，罗力. 赶黄草规范化栽培技术[J]. 中国种业，2009(12)：78-79.

[2] 牛曼思，朱烨，罗力，等. 赶黄草的GAP种植技术[J]. 时珍国医国药，2018，29(1)：204-205.

[3] 张剑，伍淑明，杨肖，等. 赶黄草中化学成分研究进展[J]. 中草药，2017，48(21)：4571-4577.

[4] 覃俊媛，谢晓芳，杨雪，等. 2个产地赶黄草对四氯化碳致大鼠急性肝损伤的保护作用[J]. 中成药，2018，40(7)：1592-1594.

[5] 范玲，谢星星，陈立，等. 赶黄草3种提取物对小鼠内毒素性肝损伤的保护作用[J]. 中成药，2019，41(2)：291-297.

[6] 唐勇，张冲，李国春，等. 赶黄草乙醇提取物对大鼠酒精性脂肪肝的作用[J]. 中成药，2016，38(7)：1601-1605.

[7] 张中贤，黄剑臻. 赶黄草水提取物利胆退黄作用的研究[J]. 热带医学杂志，2008，8(2)：125-127.

[8] 石晓，卓菊. 赶黄草总黄酮抗大鼠酒精性肝纤维化作用的实验研究[J]. 中药材，2015，38(7)：1485-1487.

[9] 谢君. 肝苏颗粒对肝纤维化影响的实验研究[D]. 成都：成都中医药大学，2017.

[10] 杨彦哲，张红，张丹，等.赶黄草总黄酮缓解体力疲劳的作用研究[J].中国医院药学杂志，2017，37(5)：430-434.

[11] 刘中飞，刘明华，孙琴，等.赶黄草水提浓缩液抗衰老作用及其机制研究[J].中草药，2016，47(13)：2319-2323.

[12] 林淑芳，袁媛，邵爱娟，等.不同来源赶黄草的ISSR分析[J].现代中药研究与实践，2012，26(3)：18-21.

[13] 袁灿，彭芳，钟文娟，等.赶黄草的转录组测序及分析[J].中草药，2017，48(21)：146-153.

101. 鸭脚木皮

Yajiaomupi

SCHEFFLERAE CORTEX

【别名】西加皮、鸭脚皮、鸭脚木、鸭脚罗伞、九节牛。

【来源】为五加科植物鹅掌柴 *Schefflera octophylla*（Lour.）Harms的干燥根皮及茎皮。

【本草考证】本品始载于《生草药性备要》，《本草求原》《岭南采药录》等亦有相关记载，但均未见形态描述。《岭南草药志》详细记述了本品及其基原植物，与现今所用鸭脚木皮相一致。

【原植物】乔木或灌木，高2～15m。掌状复叶，小叶5～9，革质，椭圆形或长卵圆形，长7～17cm，宽3～6cm，几秃净，先端急尖，基部锐至钝，全缘；叶柄长8～25cm，小叶柄长约2～5cm；托叶半圆形。花小，白色，芳香，伞形花序；萼有毛，或无毛，边缘有5～6个细齿；花瓣5，肉质，长2～3mm；雄蕊5；雌蕊1，子房5室，花拄短，长不达1mm。核果球形，直径3～4mm。花、果期冬季。（图101-1）

生于常绿阔叶林中或向阳山坡。主要分布于广东、广西、云南、贵州、福建、浙江、台湾等地。

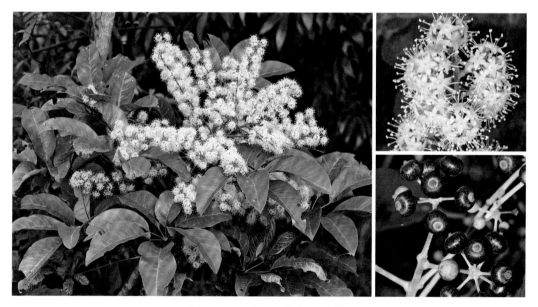

图101-1 鹅掌柴（徐晔春 摄）

【主产地】主产于广东、广西等地。

【栽培要点】

1. 生物学特性 喜温暖湿润及半阴环境，稍耐贫瘠，在阳坡亦能生长。对土壤要求不严格。

2. 栽培技术　用种子繁殖，苗高5～7cm时，移植1次，次年即可定植。

【采收与加工】全年可采剥，晒干。

【商品规格】统货。

【药材鉴别】

（一）性状特征

茎皮卷筒状或不规则板块状，长30～50cm，厚2～8mm。市售者多分割成较小的块状。外表面灰白色或暗灰色，粗糙，常有地衣斑，具类圆形或横向长圆形皮孔。内表面灰黄色或灰棕色，具细纵纹。质脆，易折断，断面不平坦，纤维性。气微香，味苦、涩。（图101-2）

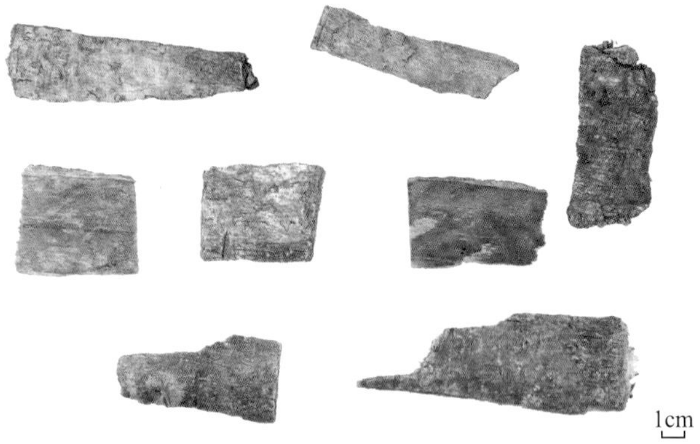

（二）显微鉴别

1. 根横切面　类圆形。木栓层较厚，由10余列细胞组成，扁长方形。皮层外侧石细胞1～4层，排列成环。韧皮部较窄，射线由1～3列细胞组成。形成层明显，成环。木质部宽广，约占横切面的3/4；射线由1～3列细胞组成。薄壁细胞中含有细小淀粉粒，可见草酸钙方晶[1]。

2. 茎横切面　类圆形。表皮细胞1例，扁平，细胞壁外侧增厚。皮层较宽，外侧有1～2列石细胞断续排列成环，下有数列厚角组织；树脂道类圆形或圆形，易见，多由7～9个较小的分泌细胞组成，常排列成1～3环[1]。

3. 粉末特征　粉末浅灰黄色。石细胞较多，类圆形、类长方形、类方形或类三角形，直径12～66μm，壁厚，孔沟明显。纤维成束或散离，直径17～45μm，长160～830μm。草酸钙方晶直径约16μm[2]。树脂道碎片易见，内含黄色块状或滴状分泌物。木栓细胞多角形，壁略增厚。（图101-3）

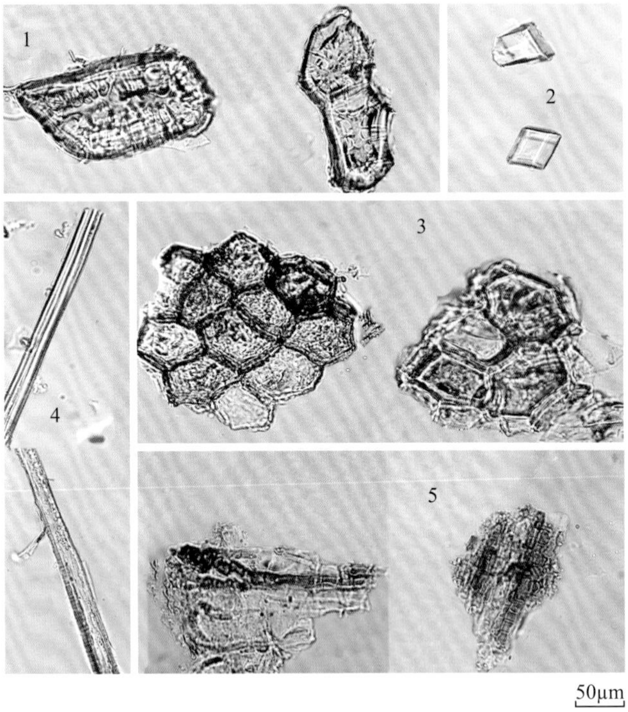

（三）理化鉴别

薄层色谱　取鸭脚木皮粉末1g，加乙醇10ml，超声处理30分钟，滤过，滤液水浴浓缩至1ml，作为供试品溶液。照薄层色谱法试验，吸取上述供试品溶液10μl，点于硅胶 G薄层板上，以环己烷–乙酸乙酯（7∶3）为展开剂，展开，取出，晾干，置紫外光灯（365nm）下检视，显一致的蓝色荧光斑点；喷以10%硫酸乙醇溶液，110℃加热至斑点显色清晰，供试品色谱中，显一蓝色斑点，放置，蓝色斑点逐渐加深[2]。

【质量评价】以皮薄、灰褐色、卷筒状者为佳。

【化学成分】主要含三萜类成分：齐墩果酸（oleanolic acid）[3]、齐墩果酮酸（oleanonic acid）[4]、葳岩仙皂苷D（caulodide D）、鹅掌柴熊果苷（scheffursoside）A，B，C，D，E，F、鹅掌柴齐墩果苷（scheffoleoside）B，C，D，E，F[5]等；其他化合物包括：积雪草苷、葵醇、十八醇、二十四酸、二十八酸、十六酸、异香草醛、香草醛[6]等。

【性味归经】辛、苦，凉。

【功能主治】发汗解表，祛风除湿，舒筋活络。用于感冒发热，咽喉肿痛，烫伤，无名肿毒，风湿痹痛，跌打损伤，骨折等。

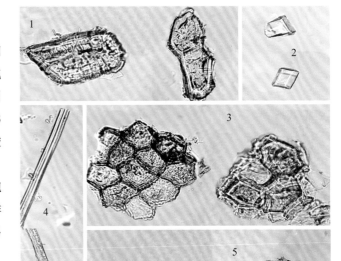

图101-2　鸭脚木皮药材图

1cm

图101-3　鸭脚木皮粉末图

1. 石细胞　2. 草酸钙方晶　3. 木栓细胞　4. 纤维　5. 树脂道

50μm

【药理作用】

1. 抗炎作用　鸭脚木根中所含的挥发油和水溶性生物碱能够明显抑制大鼠蛋清性足趾肿胀，提示其是发挥抗炎的主要成分，有抗急性炎症的作用[7]。

2. 抗氧化作用　鸭脚木茎叶提取物是一种抗氧化功能较强的活性物质，具有较好的抗氧化功能，既能够抑制自由基生成，又能够使有害物质对细胞造成伤害后起到修复再生作用[8]。

主要参考文献

[1] 陆海琳，王进声，苏晗，等.壮药鸭脚木的显微鉴别[J].中国民族民间医药杂志，2007(4)：240-242.

[2] 黎小伟，姜建萍，李军.鸭脚木皮的生药学研究[J].中药材，2008，31(4)：514-515.

[3] Schmidt J, Vu VN, Lischewski M, et al. Natural products from Vietnamese plants. Part 10. Long-chain fatty acid esters of 3-hydroxy-lup-20(29)-ene-23, 28-dioic acid and other triterpenoid constituents from the bark of Schefflera octophylla [J]. Phytochemistry, 1984, 23(9): 2081-2082.

[4] Sung TV, Adam G. A bidesmosidic triterpenoid saponin from Scheflerra octophylla [J]. Phytochemistry, 1991, 30(8): 2717-2720.

[5] Maeda C, Ohtani K, Kasai R, et al. Oleanane and ursane glycosides from Schefflera octophylla [J]. Phytochemistry, 1994, 37(4): 1131-1137.

[6] 陶曙红，曾凡林，陈艳芬，等.鸭脚木化学成分研究[J].中草药，2015，46(21)：3151-3154.

[7] 郭晓蓉，张晓吉.鸭脚木根有效成分的初步研究[J].赣南医学院学报，1998，18(4)：279-280.

[8] 郑亚军，陈良秋，龙翙岚.鹅掌柴提取物的抗氧化活性[J].热带作物学报，2009，30(4)：500-504.

102. 峨参

Eshen

ANTHRISCI RADIX

【别名】冷峨参、金山田七、土田七。

【来源】为伞形科植物峨参*Anthriscus sylvestris*（L.）Hoffm.的干燥根。

【本草考证】本品无本草记载。楼黎然在《峨眉游记》书中对峨参记述："外有峨参一种，形如沙参而大，色较黄白，山僧常馈送人，食者颇多，味略似参，性微凉，渍以米泔水，和肉煮服之，补肾。"经考证，此记载与现今使用的峨参*Anthriscus sylvestris*（L.）Hoffm.基本一致。

【原植物】二至多年生草本，根较粗大，黑褐色。茎高60～150cm，多分枝，近无毛或下部有细柔毛。基生叶有5～20cm的长柄，基部有长约4cm，宽约1cm的鞘，叶片轮廓呈卵形，2回羽状分裂，长10～30cm，一回羽片有4～12cm的长柄，宽2～8cm，2回羽片3～4对，轮廓卵状披针形，长2～6cm，宽1.5～4cm，羽状全裂或深裂，末回裂片卵形或椭圆状卵形，有粗锯齿，背面疏生柔毛；茎上部叶有短柄或无柄，基部呈鞘状，有时边缘有毛。复伞形花序直径2.5～8cm，伞辐4～15，不等长，小总苞片5～8，卵形至披针形，顶端尖锐，反折，边缘有睫毛或近无毛；花白色，通常带绿色或黄色，花柱较花柱基长2倍。果实长卵形至线状长圆形，长5～10mm，宽1～1.5mm，光滑或疏生小瘤点，顶端渐狭成喙状，合生面明显收缩，果柄顶端常有一环白色小刚毛，分生果横剖面近圆形，油管不明显，胚乳有深槽。花果期4～5月。（图102-1）

主要为栽培，野生者从低山丘陵到海拔4500m的高山有分布，生于山坡林下或路旁以及山谷溪边石缝中。主要分布于辽宁、河北、河南、山西、陕西、江苏、安徽、浙江、江西、湖北、四川、云南、内蒙古、甘肃、新疆等地[1, 2]。

【主产地】主产于四川、重庆、云南等地。四川以乐山、阿坝等地为主产区。

【栽培要点】

1. 生物学特性　喜高寒潮湿的环境，抗寒力强。宜选择中山或高山阴处和半阴处栽培，土壤以排水良好、富含腐殖质、肥沃疏松的夹沙土中生长最好。

2. 栽培技术　种子繁殖或分株繁殖。种子繁殖：8～9月采收成熟种子，阴干，直播，秋播，按行窝距各约27cm开穴，种子与人畜粪水、草木灰拌匀后点播，再盖火灰一把。分株繁殖：移栽时选小苗于未萌芽前栽植，每穴栽苗3～4株，栽后施土杂肥[1]。

3. 病虫害　虫害：食心虫、蚜虫。

【采收与加工】栽后2～3年采收。秋后采挖，剪去须尾，刮去粗皮，蒸透，干燥。

【商品规格】统货。

【药材鉴别】

（一）性状特征

根圆锥形，略弯曲，多分叉，下部渐细，半透明，长3～12cm，中部粗，外表黄棕色，有不规则的纵皱纹，上部有细密环纹，可见突起的横长皮孔，有的侧面有疔疤；质坚实，沉重，断面黄色或黄棕色，角质样。气微，味微辛，微麻。（图102-2）

（二）显微鉴别

粉末特征　粉末淡灰棕色。导管为网纹、梯纹或环纹，直径10～45μm，壁木质化；油管多已破碎，油管周围薄壁细胞呈扁长型，壁薄；木栓细胞多角形，壁淡棕色；薄壁细胞中有时可见块状物；纤维少见，多单个散在，呈长披针形或长条形，直径1.5～20μm，壁不甚厚，木化，油滴随处散在。（图102-3）

（三）理化鉴别

薄层色谱　取本品粉末1g，加60%乙醇20ml，加热回流30分钟，滤过，滤液蒸干，残渣加60%乙醇1ml使溶解，作为供试品溶液。另取峨参对照药材1g，同法制成对照药材溶液。照薄层色谱法试验，吸取上述两种溶液各3～5μl，分别点于同一硅胶G薄层板上，以苯–三氯甲烷–丙酮（5∶4∶1）为展开剂，展开8～10cm，取出，晾干，置紫外光灯（365nm）下检视。

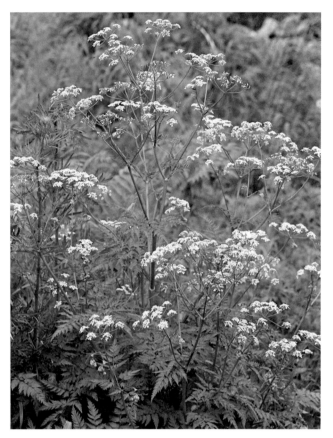

图102-1　峨参（周繇　摄）

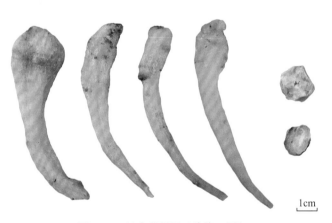

图102-2　峨参药材图（陈婷　摄）

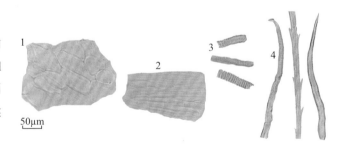

图102-3　峨参粉末图（陈佳　摄）

1. 木栓细胞　2. 薄壁细胞　3. 导管　4. 纤维

供试品色谱中，在与对照药材色谱相应位置上，显相同颜色斑点。

【质量评价】以质坚实、色白黄、根条粗及环纹细致者为佳。采用高效液相色谱法测定，本品按干燥品计算，峨参内酯的含量不得低于0.04%[1]。

【化学成分】主要成分为苯丙素类、木脂素类、黄酮类等。其中，苯丙素类和木脂素类为主要有效成分。

1. 苯丙素类　深黄水芹酮（crocatone）、咖啡酸（caffeic acid）、峨参树脂醇（anthriscinol）、蒽醌甲醚（anthriscinol methyl ether）、峨参新素（anthriscusin）、榄香素（elemicin）、绿原酸（chlorogenic acid）。苯丙素类成分为峨参活血化瘀功效的有效成分[2]。

2. 木脂素类　刺果峨参素（nemerosin）、峨参内酯（anthricin）、异峨参英（isoanthricin）、α-盾叶鬼臼素（α-peltatin）、β-盾叶鬼臼素（β-peltatin）、扁柏脂素（hinokinin）等[3]。木脂素类成分为峨参益气功效的有效成分。

3. 黄酮类　槲皮素（quercetin）、木犀草素（luteolin）、芹菜素（apigenin）、木犀草苷（cynaroside）、染料木素（genistein）、鹰嘴豆素A（biochanin A）、大豆苷元（daidzein）等[4]。

【性味归经】甘，辛，微温。归脾、胃、肺经。

【功能主治】补中益气，祛瘀生新。用于脾虚腹胀，四肢乏力，夜尿频多，水肿，跌打损伤，腰痛。

【药理作用】

1. 抗氧化、抗衰老作用　峨参水煎液能增加D-半乳糖致衰老小鼠的自主活动次数，提高学习和记忆能力，增加脏器指数，提高SOD活力和降低MDA含量[5]。峨参总黄酮能增加D-半乳糖致衰老模型小鼠的自由基清除能力[6]。

2. 免疫增强作用　峨参水煎液可提高脾虚证小鼠的脾脏指数、胸腺指数和巨噬细胞廓吞噬指数[7]。

3. 改善血流变作用　峨参水煎液对肾上腺素配合冰水浴致急性血瘀大鼠的全血黏度、血浆黏度及血浆压积均具有一定的改善作用[8]。峨参水煎液对肾上腺素致瘀血模型大鼠的血液流变性有改善作用，明显降低全血黏度、血浆黏度、红细胞压积、血浆压积和血沉方程K值[9]。

4. 抗肿瘤作用　峨参内酯能降低Balb/c小鼠CT26结肠癌移植后肿瘤发生率，减少血清中环氧酶2（COX2）、一氧化氮合酶（iNOS）的含量，降低NF-κB蛋白合成。峨参内酯可延长肝癌细胞株H22荷瘤小鼠的生存时间，通过上调bax的表达和降低bcl-2/bax的比值而诱导肝癌细胞H22凋亡。

5. 杀虫作用　峨参内酯（去氧鬼臼毒素）（deoxypodophyllotoxin）、峨参醇甲醚（苯丙素类）以及有机酸类（2-当归酰氧甲基-2-丁烯酸）等具有杀虫活性，对Blattelagerm-manica成虫和Cluexpipiens，Plutellaxylostella及Epilachnasparsaori-entalis幼虫具有杀灭作用[4]。

主要参考文献

[1] 王岳峰，刘苡菡，耿耘，等.HPLC法测定峨参中峨参内酯[J].中成药，2011，33(9):1565-1567.

[2] 杨超，唐静雯，涂显琴，等.峨参的药理作用研究概述[J].安徽农业科学，2010，38(17)：9377-9378.

[3] 李静，马超英.峨参化学成分提取研究进展[J].安徽农业科学，2011，39(15)：8924-8925.

[4] 张欢.峨参化学成分及其抗癌作用初步研究[D].成都：西南交通大学，2016.

[5] 耿耘，李莉，马超英.峨参对实验性衰老小鼠作用的实验研究[J].时珍国医国药，2011，22(1)：144-145.

[6] 王岳峰，马超英，熊雄，等.峨参总黄酮体内外抗氧化作用的研究[J].西部中医药，2014，27(10)：11-13.

[7] 李莉.峨参益气活血作用的实验研究[D].成都：西南交通大学，2007.

[8] 马超英，李莉.峨参对食醋所致小鼠脾虚模型的作用观察[J].四川中医，2008，26(9)：12-14.

[9] 李莉，高雅蓉，马超英.参对血瘀模型大鼠血液流变性的影响[J].江西中医药，2007，38(6)：78-79.

103. 倒扣草

Daokoucao

ACHYRANTHIS ASPERAE HERBA

【别名】土牛膝、倒钩草、倒梗草、倒挂草。

【来源】为苋科植物土牛膝*Achyranthes aspera* L.的干燥全草。

【本草考证】本品始载于《神农本草经》，列为上品。《名医别录》载："其茎有节，似牛膝，故以为名"。《本草纲目》载："牛膝处处有之，谓之土牛膝……秋月开花，作穗结子，状如小鼠负虫，有涩毛，皆贴茎倒生"。倒扣草一名始见于《岭南采药录》，《增订岭南采药录》载："倒扣草即本草纲目卷十六之牛膝，但其茎节皆不及四川产牛膝之粗大，属苋科植物，……"。以上记述与现今使用土牛膝品种基本一致。

【原植物】多年生草本，高20～120cm；根细长，直径3～5mm，土黄色；茎四棱形，有柔毛，节部稍膨大，分枝对生。叶纸质，倒卵形或长椭圆形，顶端锐尖或稍钝，基部楔形或圆形，全缘或波状缘，两面密生柔毛或近无毛。穗状花序顶生，直立长10～30cm，花期后反折；总花梗具棱角，粗壮，坚硬，有柔毛；花长3～4mm，疏生；苞片披针形；小苞片刺状，坚硬，基部有膜质翅；花被片5，披针形，花后变硬且锐尖，具1脉；雄蕊5，退化雄蕊顶端截平状或细圆齿状，具分枝流苏状长缘毛。胞果卵形，长2.5～3mm。种子卵形，长约2mm，棕色。花期6～8月，果期10月。（图103-1）

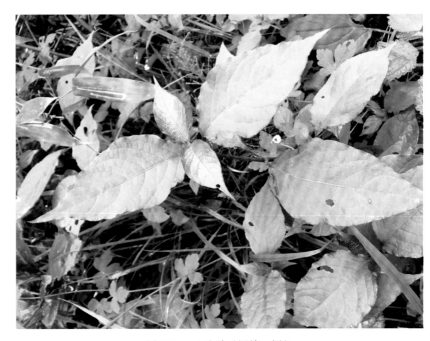

图103-1 土牛膝（闫婕 摄）

主要为野生，生于山坡疏林或村庄附近空旷地。主要分布于湖南、江西、四川、云南、贵州、福建、广东和广西。

【主产地】主产于四川、湖南、江西、贵州等地。

【采收与加工】夏、秋两季花果期采挖，除去杂质，晒干。

【商品规格】统货。

【药材鉴别】

（一）性状特征

根圆柱形，微弯曲，表面灰黄色，具细顺纹及侧根痕；质柔韧，不易折断，断面纤维性，小点状维管束排成数个轮环。茎类圆柱形，嫩枝略呈方柱形，有分枝，长40～100cm，直径5～8mm；表面紫褐色或褐绿色，有纵棱，嫩枝被柔毛，节膨大；质脆，易折断，断面黄绿色。叶对生，有柄；叶片多皱缩，展平后呈卵圆形或长椭圆形，长3～10cm，宽1.5～5cm；先端急尖或钝，基部狭，全缘，上表面深绿色，下表面灰绿色，两面均被柔毛。穗状花序细长，花反折如倒钩。胞果卵形，黑色。气微，味甘。（图103-2）

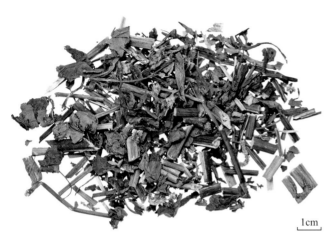

图103-2　倒扣草饮片图

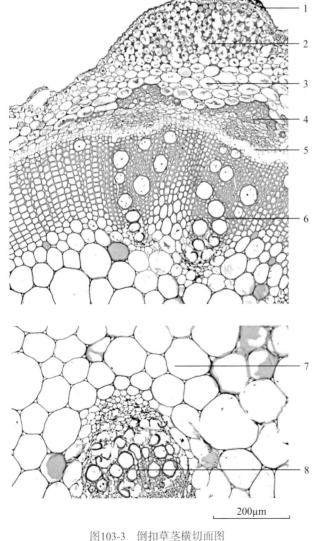

图103-3　倒扣草茎横切面图

1.表皮　2.厚角组织　3.皮层　4.中柱鞘纤维　5.韧皮部
6.木质部　7.髓部　8.髓部维管束

（二）显微鉴别

1. 茎横切面　呈方形。表皮细胞1列，类方形或椭圆形，外壁略有突起的角质增厚。皮层薄壁细胞3~5列，含黄棕色物质。棱角处有厚角组织。中柱鞘纤维成群，在茎角隅处较发达。韧皮部狭窄。木质部较宽，导管群集中在四棱角隅及两棱中部，导管群周围有木纤维。髓部宽广，近中心处有2个相对的髓部维管束，外韧型。茎基横切面木质部有木间韧皮部。（图103-3）

2. 叶横切面　上、下表皮均为1列类方形细胞，外被非腺毛，栅栏细胞3~4列，含草酸钙族晶或砂晶；海绵组织细胞较少，排列疏松。主脉上下均凸起，而上面凸起呈槽状；主脉维管束外韧型，4~5个排成不连续的环状，束间有大型薄壁细胞，束周薄壁细胞含棕色物质。主脉上下表皮内侧均为发达的厚角组织。

3. 叶粉末特征　粉末黄绿色。上表皮细胞表面观类多角形，下表皮细胞略小，壁稍弯曲，气孔不等式。非腺毛由2~4个细胞组成。草酸钙簇晶直径25~150μm。导管以螺纹为主。（图103-4）

（三）理化鉴别

薄层色谱　取本品粉末2g，加石油醚（60~90℃）20ml，超声处理15分钟，弃去石油醚液，药渣挥干，加乙酸乙酯30ml，超声处理30分钟，滤过，滤液蒸干，残渣加无水乙醇1ml使溶解，作为供试品溶液。另取齐墩果酸对照品，加乙酸乙酯制成每1ml含1mg的溶液，作为对照品溶液。照薄层色谱法试验，吸取上述两种溶

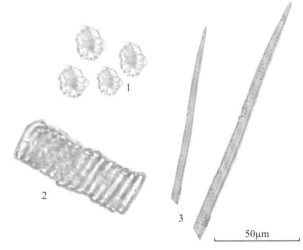

图103-4　倒扣草叶粉末图

1.草酸钙簇晶　2.导管　3.非腺毛

液，分别点于同一以羧甲基纤维素钠为黏合剂的硅胶G薄层板上，以环己烷–乙酸乙酯–冰醋酸（10∶3∶0.5）为展开剂，展开，取出，晾干，喷以10%硫酸乙醇溶液，在105℃加热至斑点显色清晰。供试品色谱中，在与对照品色谱相应的位置上，显相同颜色的斑点。

【质量评价】以根粗壮、叶多、带花或果序者为佳。

【化学成分】主要成分有倒扣草碱（achyranthine）、羟基促脱皮甾酮（ecdysterone）、甜菜碱（betaine）、倒扣草皂苷A（asperasaponin A）、倒扣草皂苷B（asperasaponin B）等。倒扣草碱具有抗菌、利尿作用。

【性味归经】甘、淡、凉。归肺、膀胱经。

【功能主治】解表清热，利尿通淋，活血化瘀。用于外感发热，暑热头痛，湿温病久热不退，疟疾寒热往来，疔疮痈肿，乳娥，热淋，小便不利；风湿关节痛。

【药理作用】

1. 抗菌作用　倒扣草水煎液对多重耐药大肠埃希菌具有一定的抑菌效果，与部分抗菌药（头孢噻肟、环丙沙星、氟苯尼考、克林沙星、利福平）联用可降低抗菌药对多重耐药大肠埃希菌的最小抑菌浓度（MIC）[1]。

2. 对肾功能保护作用　倒扣草煎液灌胃可显著降低TGF-β_1及其mRNA在糖尿病大鼠肾组织中的表达，起到一定的肾脏保护作用[2]。

主要参考文献

[1] 王莉贞，黄雅鑫，黄采算，等.倒扣草水煮液和抗菌药联用对3株多重耐药大肠埃希菌的体外抑菌效果研究[J].中国兽医杂志，2018，54(7)：39-43，124.

[2] 李英，史亚男，刘茂东，等.中药倒扣草对糖尿病大鼠肾组织nephrin、WT1表达的影响及其意义[C].第四届国际中西医结合肾脏病学术会议专题讲座汇编，河北医科大学第三医院/河北医科大学第三临床学院/河北骨科医院，2006：139-140.

104. 臭灵丹草

Choulingdancao

LAGGERAE HERBA

【别名】贝乃帕、狮子草、臭叶子、野辣烟、归经草。

【来源】为菊科植物翼齿六棱菊 *Laggera pterodonta*（DC.）Benth.的干燥地上部分。

【本草考证】本品始载于《滇南本草》，载："臭灵丹：味苦、辛，性寒，有毒……治风热积毒，脏腑不和。通行十二经络，发散疮痈……"，但未描述其形态特征。《植物名实图考》将其收入"飞廉"项下。《滇南本草图谱》载："《植物名实图考》以草之飞廉，疑非是。本种在国内产于滇省及西康，非若陶隐居所说处处有之。"以其状如飞廉而有臭气、分布于西南且具清热解毒之功效等记载，基本与现今所用臭灵丹相一致。

【原植物】多年生草本，高50～100cm。全株有强烈臭气。主根长柱形，有少数分枝，侧根多而细长。茎圆柱形，上部稍有分枝，茎枝均有羽状齿裂的翅，全株密被淡黄绿色腺毛和柔毛。叶互生，无柄；叶片椭圆状倒披针形或椭圆形，长7～10（～15）cm，宽2～3.5（～7）cm，先端短尖或钝，基部楔形下延成翅，边缘有细锯齿或不规则波状锯齿；上部叶片较窄小。头状花序多数，径约10mm，在茎枝顶端排列成总状或近伞房状的大型圆锥花序，花序梗长约2cm，无翅，密被腺状短柔毛；总苞近钟状，苞片长圆形或长圆状披针形，先端短尖，内层上部有时紫红色，干膜质，线形，最内层极狭，通常丝状；雌花多数，花冠丝状，长约7mm；两性花约与雌花等长，花管状，向上渐扩大，檐部通常5裂，背面有乳头状突起。瘦果近纺锤形，有10棱，长约10mm，被白色长柔毛，冠毛白色，易脱落，长约6mm。花期4～10月。（图104-1）

多野生，生于空旷草地上或山谷疏林中。主要分布于云南、四川、湖北西部、贵州及广西西南部。

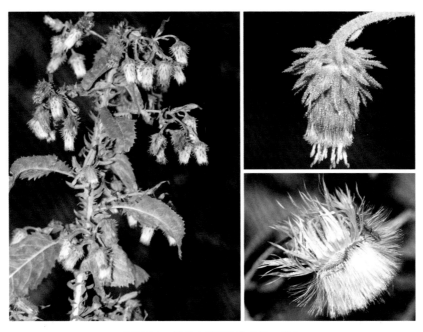

图104-1　翼齿六棱菊（朱鑫鑫　摄）

【主产地】主产于云南、四川、西藏。

【采收与加工】秋季茎叶茂盛时采割，干燥。

【药材鉴别】

（一）性状特征

本品长50～150cm，全体密被淡黄色腺毛和柔毛。茎圆柱形，具4～6纵翅，翅缘锯齿状，易折断。叶互生，有短柄；叶片椭圆形，暗绿色，先端短尖或渐尖，基部楔形，下延成翅，边缘有锯齿。头状花序着生于枝端。气特异，味苦。（图104-2）

（二）显微鉴别

1. **叶表面观**　上表面可见多数腺毛，腺柄由5～7个细胞排成2列组成，腺头由9～15个分泌细胞组成，内含淡

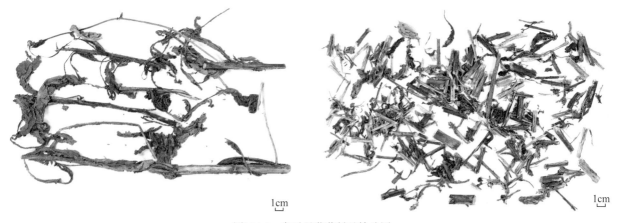

图104-2　臭灵丹草药材及饮片图

棕色分泌物；非腺毛少见，由4～9个细胞组成，末端2～3个细胞缢缩成尾状；气孔少数，不定式，椭圆形，长径约25μm，短径约19μm，副卫细胞3～4个，垂周壁波状弯曲。下表面的腺毛、非腺毛、气孔与上表面类同，唯气孔与非腺毛均较多[1]。

2. 粉末特征　粉末淡黄绿色。腺毛众多，腺头9～15个细胞，腺柄5～7个细胞，排成1～2列，内含淡棕色分泌物；多见非腺毛，4～9个细胞，有的细胞呈隘缩状，气孔为不等式或不定式，副细胞3～6个。纤维长梭形，直径约18～26μm，有的壁增厚，可见壁孔，木化。导管多为螺纹，少见孔纹，直径12～74μm。花粉粒类圆形、椭圆形，外壁有齿状突起，具3个萌发孔，直径约至36μm。（图104-3）

（三）理化鉴别

薄层色谱　取本品粉末3g，加甲醇50ml，加热回流30分钟，滤过，滤液蒸干，残渣加甲醇2ml使溶解，作为供试品溶液。另取洋艾素对照品，加甲醇制成每1ml含1mg的溶液，作为对照品溶液。照薄层色谱法试验，吸取上述两种溶液各5μl，分别点于同一硅胶GF$_{254}$薄层板上，以二氯甲烷–甲酸乙酯–丙酮（6∶0.5∶0.3）为展开剂，展开，取出，晾干，置紫外光灯（254nm）下检视。供试品色谱中，在与对照品色谱相应的位置上，显相同颜色的斑点。（图104-4）

【质量评价】采用高效液相色谱法测定，本品按干燥品计算，含洋艾素（$C_{20}H_{20}O_8$）不得少于0.10%。

【化学成分】本品主要含倍半萜类、黄酮类、三萜类、甾体类成分等。其中，倍半萜类为其特征性成分。

1. 倍半萜类　臭灵丹酸（pterodontic acid）、1β-羟基臭灵丹酸（1β-hydroxypterodontic acid）、翼齿六棱菊苷A（pterodontoside A）、臭灵丹二醇（pterodondiol）[2]、2α-羟基臭灵丹酸（2α-hydroxypterodontic acid）、翼齿六棱菊内酯（pterodolide）、3β-羟基臭灵丹酸（3β-hydroxypterodontic acid）[3]、臭灵丹三醇（pterodontriol）A，B，C，E，F，翼齿六棱菊酮A（laggerone A）[4]、翼齿六棱菊苷（pterodontoside）A，B，C，D，E，F，G，H[5]、翼齿六棱菊酮酸（pterodonoic acid）[6]等。

2. 黄酮类　槲皮素（quercetin）、洋艾素（artemetin）、5-羟基-3,4',6,7-四甲氧基黄酮（5-hydroxy-3,4',6,7-etramethoxyflavone）[2]、垂叶布氏菊素（penduletin）、金

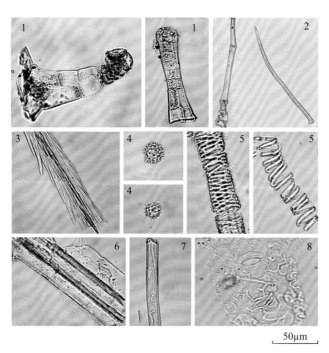

图104-3　臭灵丹草粉末图

1. 腺毛　2. 非腺毛　3. 冠毛　4. 花粉粒　5. 导管　6. 木纤维
7. 韧皮纤维　8. 叶表皮细胞及气孔

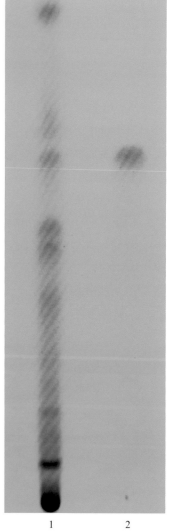

图104-4　臭灵丹草薄层色谱图

1. 臭灵丹草药材　2. 洋艾素对照品

腰素（chrysosplenetin）、金腰素B（chrysosplenetin B）[6]等。

3.三萜类 蒲公英赛醇（taraxerol）、蒲公英赛醇乙酸酯（taraxeryl acetate）、蒲公英赛酮（taraxerone）[7]。

4.甾体类 豆甾醇、β-谷甾醇[7]。

【性味归经】辛、苦，寒；有毒。归肺经。

【功能主治】清热解毒，止咳祛痰。用于风热感冒，咽喉肿痛，肺热咳嗽。

【药理作用】

1.抗炎作用 本品总黄酮灌胃，能抑制二甲苯所致的小鼠耳肿胀、卡拉胶所致的大鼠足肿胀和冰醋酸所致小鼠腹腔毛细血管渗透性增加[8]。

2.镇痛作用 本品水提取物明显抑制乙酸所致的小鼠扭体数，显著减少福尔马林致痛试验后期小鼠舔足行为，而对热板法所致疼痛无明显作用[9]。

3.抗菌作用 本品水煎液对金黄色葡萄球菌和幽门螺杆菌具有较好的体外抑制活性；本品所含冬青叶豚草酸对金黄色葡萄球菌、乙型链球菌与甲型链球菌具有一定抑制作用，臭灵丹酸和臭灵丹二醇对金黄色葡萄球菌、铜绿假单胞菌、枯草芽孢杆菌、草分枝杆菌和环状芽孢杆菌具有明显的抑制活性[8]。

4.抗病毒作用 本品水提取物对呼吸道合胞病毒、单纯疱疹病毒及甲型流感病毒均有一定的抑制作用，其大极性提取部位对流感病毒感染小鼠有较强的保护作用；本品70%乙醇提取物对甲Ⅰ型流感病毒FM1株感染小鼠的病毒性肺炎有一定的抑制作用，可显著降低病毒感染小鼠的肺指数；本品乙酸乙酯萃取物和石油醚萃取物在体外对甲型H1N1流感病毒有明显的中和作用及直接的抑制增殖作用[8]。

5.其他作用 本品还具有祛痰、保肝、抗氧化、抗肿瘤等多种药理作用[8]。

主要参考文献

[1] 湖南省食品药品监督管理局.湖南省中药材标准（2009年版）[S].长沙：湖南科学技术出版社，2009.

[2] 杨光忠，李芸芳，喻昕，等.臭灵丹萜类和黄酮化合物 [J].药学学报，2007，42(5)：511-515.

[3] Liu YB, Jia W, Yao Z, et al. Two eudesmane sesquiterpenes from Laggera pterodonta [J]. J Asian Nat Prod Res, 2007, 9(3): 233-237.

[4] Liu YB, Jia W, Gao WY, et al. Two eudesmane sesquiterpenes from Laggera pterodonta [J]. J Asian Nat Prod Res, 2006, 8(4): 303-307.

[5] Zhao Y, Yue JM, He YN, et al. Eleven New Eudesmane Derivatives from Laggera pterodonta [J]. J Nat Prod, 1997, 60(6): 545-549.

[6] 赵爱华，胡均娴.臭灵丹化学成分研究Ⅱ[J].化学学报，1994，52(5)：517-520.

[7] Kuljanabhagavad T, Suttisri R, Pengsuparp T, et al. Chemical Structure and Antiviral Activity of Aerial Part from Laggera pterodonta [J]. J Health Res, 2009, 23(4): 175-177.

[8] 谢维友，姜晓楠，程先睿，等.臭灵丹的药理作用及临床应用研究进展 [J].中国民族民间医药，2017，26(7)：55-58.

105. 臭梧桐

Chouwutong

CLERODENTRI TRICHOTOMI FOLIUM

【别名】臭桐、臭芙蓉、八角梧桐、臭牡丹。

【来源】为马鞭草科植物海州常山*Clerodendrum trichotomum* Thunb.的干燥叶。

【本草考证】本品始载于《图经本草》蜀漆（常山苗）名下，苏颂提及"海州出者，叶似楸叶，八月开花，红白色，子碧色，似山楝子而小"；《百草镜》载："一名臭芙蓉，其叶圆尖不甚大，搓之气臭，叶上有红筋，夏开花，外有红苞成簇，色白五瓣，结实青圆如豆，十一月熟，蓝色，花、叶、皮俱入药"；《群芳谱》载："臭梧桐生南海及雷州，近海州郡亦有之，叶大如手，作三花尖，长青不凋，皮若梓，白而坚韧，可作绳，入水不烂，花细白，如丁香而臭，味不甚美……"。以上本草记载基本与现今之臭梧桐相符[1]。

【原植物】落叶灌木或小乔木，高约3m，花和叶揉碎有臭气。幼枝和叶柄多少有褐色短柔毛，枝内白色髓有淡黄色薄片横隔。叶对生，广卵形或卵状心形，长9～15cm，宽6.5～12cm，全缘或微波状，两面密生短柔毛及黄色细点。聚伞圆锥花序疏大，集生于枝端；苞片叶状，卵形；花萼红色，卵状稍膨大，上部5深裂；花冠白色或带粉红色，细管状，管长约2cm，5深裂，裂片稍不整齐；雄蕊4，二强，伸出花冠之外；子房上位，不完全4室，花柱不超出雄蕊。浆果状核果近圆形，熟时蓝色。（图105-1）

生于海拔2400m以下的山坡灌丛中。主要分布于辽宁、甘肃、陕西以及华北、中南、西南各地。

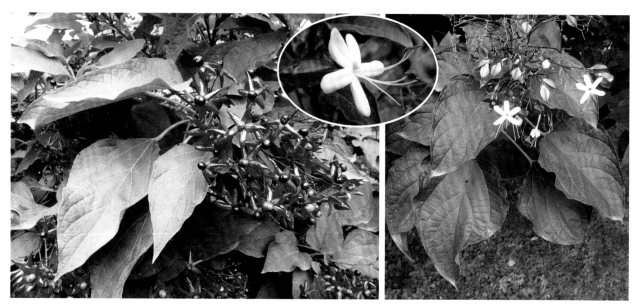

图105-1　海州常山

【主产地】主产于江苏、安徽等地。

【栽培要点】

1. 生物学特性　喜温暖湿润气候，也耐寒。除碱土和砂土，一般土壤均可种植。

2. 栽培技术　分根繁殖。植株枯萎后至翌年春季萌芽前分根，每年返青前施肥。

3. 病虫害防治　极少有病虫害。

【采收与加工】夏季结果前采摘，晒干。

【药材鉴别】

（一）性状特征

叶多皱缩卷曲，完整叶片展平后呈宽卵形或椭圆形，长5～16cm，宽3～13cm；灰绿色或黄棕色；两面均被茸毛，尤以下表面叶脉处为多；先端急尖，基部宽楔形或楔形，全缘或略有波状齿，叶柄长2～8cm，具纵沟，密被茸毛。气清香，味苦、涩[1]。（图105-2）

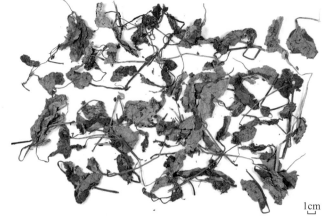

图105-2　臭梧桐药材图

（二）显微鉴别

粉末特征　粉末灰褐色。叶表皮细胞垂周壁波状弯曲，气孔不定式，副卫细胞4～6个。非腺毛由2～3个细胞组成，先端尖，表面有角质线纹。腺鳞头部6～8个细胞，柄单细胞，直径约50μm。纤维多单个散在，直径6～10μm，壁稍厚，可见纹孔。导管多为环纹和螺纹，直径20～40μm。（图105-3）

（三）理化鉴别

薄层色谱　取本品粉末1g，加甲醇15ml，超声处理15分钟，滤过，滤液蒸干，残渣加甲醇1ml使溶解，作为供试品溶液。照薄层色谱法试验，吸取上述供试品溶液4μl，点于以羧甲基纤维素钠为黏合剂的硅胶G薄层板上，以甲苯–乙酸乙酯–甲酸（5：2：1）为展开剂，展开，取出，晾干，喷以1%三氯化铝乙醇溶液，置紫外光灯（365nm）下检视。供试品色谱中，在Rf值约为0.53的位置上，显一明显的黄绿色荧光斑点[2]。

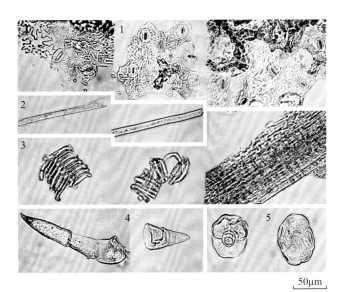

图105-3　臭梧桐粉末图

1.叶表皮细胞及气孔　2.纤维　3.导管　4.非腺毛　5.腺鳞

【质量评价】以叶完整、色灰绿者为佳。

【化学成分】本品主要含二萜类、黄酮类、苯乙醇苷类、苯丙素类等成分。其中，二萜类成分为其特征性成分。

1. **二萜类**　赪桐素（clerodendrin）A，B，D[3]，E，F，G，H[4]，I[5]等。

2. **黄酮类**　刺槐素（acacetin）、赪桐素（clerodendrin）、赪桐宁（clerodendronin）A，B、芹菜苷元-7-O-半乳糖醛酸苷（apigenin-7-O-galacturonide）、芹菜苷元-7-O-β-D-吡喃葡萄糖醛酸苷（apigenin-7-O-β-D-glucuronopyranoside）等[6]。

3. **苯乙醇苷类**　异洋丁香酚苷（isoacteoside）、去咖啡酰洋丁香酚苷（decaffeoylacteoside）、洋丁香酚苷（acteoside）[6]。

4. **苯丙素类**　咖啡酸（caffeic acid）、1-O-咖啡酰吡喃葡萄糖苷（1-O-caffeoyl glycopyranoside）[6]。

5. **其他类**　吲哚生物碱[7]、羽扇豆醇、无羁萜、白桦脂酸、蒲公英赛醇[8]、赪桐甾醇（clerosterol）、豆甾醇、β-谷甾醇等[8]、挥发油[6]。

【性味归经】甘、苦，平。归肝、脾经。

【功能主治】祛风湿，止痛，降血压。用于风湿痹痛，高血压症。

【药理作用】

1. **抗炎作用**　臭梧桐的60%～80%甲醇提取物在卡拉胶诱导的大鼠足跖肿胀模型中表现出明显的抗炎作用[9]。

2. **镇痛作用**　臭梧桐水煎剂在电刺激鼠尾模型中表现出明显的镇痛作用；从臭梧桐分离的赪桐素B在改良的小鼠热板实验中表现出明显的镇痛作用[9]。

3. **降血压作用**　臭梧桐碱溶盐沉提出物和热浸剂降压明显，煎剂较差，而有机溶剂浸出液没有降压作用，提示海州常山的降压作用与大极性成分有关，其降压机制与直接扩张体血管、内脏血管和阻断自主神经节有密切关系[8]。从臭梧桐中分离的赪桐素A、B可降低实验大鼠和麻醉狗的血压[10]。

4. **镇静作用**　给小鼠灌服和腹腔注射臭梧桐煎剂有轻度镇静作用；从臭梧桐中分离的赪桐素A可降低小鼠的活动次数，并可显著延长戊烷巴比妥钠的麻醉作用[9]。

5. **其他作用**　臭梧桐所含成分还具有抗氧化、抗肿瘤、抗艾滋病毒及杀虫作用[10]。

主要参考文献

[1] 北京市卫生局.北京市中药材标准（1998年版）[S].北京：首都师范大学出版社，1998：217.

[2] 湖南省食品药吕监督管理局.湖南省中药材标准（2009年版）[S].长沙：湖南科学技术出版社，2009：31.

[3] Nishida R, Fukami H, Miyata T, et al. Clerodendrins: Feeding Stimulants for the Adult Turnip Sawfly, Athalia rosae ruficornis, from *Clerodendron trichotomum* (Verbenaceae) [J]. Agric Biol Chem, 1989, 53(6): 1641-1645.

[4] Kawai K, Amano T, Nishida R, et al. Clerodendrins from *Clerodendron trichotomum* and their feeding stimulant activity for the turnip sawfly [J]. Phytochemistry, 1998, 49(7): 1975-1980.

[5] Kawai K, Nishida R, Fukami H. Clerodendrin I, a New Neoclerodane Diterpenoid from *Clerodendron trichotomum* [J]. Biosci Biotechnol Biochem, 1999, 63(10): 1795-1797.

[6] 程友斌，杨成俊，胡玉涛，等.海州常山的化学成分与药理作用研究 [J]. 中国实验方剂学杂志，2012，18(20)：325-328.

[7] Irikawa H, Toyoda Y, Kumagai H, et al. Isolation of four 2, 3, 5, 6, 11, 11-b-hexahydro3-oxo-1H-indolizino(8, 7-b)indole-5-carboxylic acids from *Clerodendron trichotomum* Thunb. and properties of their derivatives [J]. Bull Chem Soc Jpn, 1989, 62(3): 880-887.

[8] 胡海军，刘青，杨颖博，等.海州常山叶化学成分研究 [J]. 中药材，2014，37(9)：1590-1593.

[9] 程友斌，杨成俊，胡玉涛，等.海州常山的化学成分与药理作用研究 [J]. 中国实验方剂学杂志，2012，18(20)：325-328.

[10] 徐叔云，彭华民，顾雅珍，等. 臭梧桐的药理研究——第四部分 臭梧桐素甲的镇静与降压作用 [J]. 安医学报，1960，3(2-3)：8-13.

106. 粉萆薢

Fenbixie

DIOSCOREAE HYPOGLAUCAE RHIZOMA

【别名】黄草、黄山姜、黄姜。

【来源】为薯蓣科植物粉背薯蓣*Dioscorea hypoglauca* Palibin 的干燥根茎。

【本草考证】本品始载于《神农本草经》，列为中品。《名医别录》载："萆薢一名赤节，生真定山谷。"《博物志》载："菝葜与萆薢相似。"《本草经集注》载："今处处有，亦似菝葜而小异，根大，不甚有角，节色小浅。"由上述记载可见，最初所言萆薢很有可能为菝葜属植物。《新修本草》记载："此药有二种：茎有刺者，根白实；茎无刺者，根虚软，内软者为胜，叶似薯蓣，蔓生。"由此可见，在唐代已出现了菝葜类和薯蓣类两类萆薢并用的情形。《图经本草》所附兴元府萆薢图和《本草原始》所附两幅萆薢图均与粉背薯蓣或叉蕊薯蓣相似。《本草从新》首次提出："萆薢，有黄白二种。黄长硬，白虚软，名粉萆薢。白者良。"本草记载与现今所用粉萆薢基本一致。

【原植物】多年生缠绕藤本。根茎横生，竹节状，长短不一，直径约2cm，表面着生细长弯曲的须根，断面黄色。茎左旋，长圆柱形，无毛，有时密生黄色短毛。单叶互生，三角形或卵圆形，有些植株叶片边缘呈半透明干膜质，干后黑色，有时背面灰褐色有白色刺毛，沿叶脉较密。花单性，雌雄异株。雄花序单生或2～3个簇生于叶腋；雄花无梗，在花序基部由2～3朵簇生，至顶部常单生；苞片卵状披针形，顶端渐尖，小苞片卵形，顶端有时2浅裂；花被碟形，顶端6裂，裂片新鲜时黄色，干后黑色，有时少数不变黑；雄蕊3枚，着生于花被管上，花丝较短，花药卵圆形，开放后药隔宽约为花药的一半，呈短叉状，退化雄蕊有时只存有花丝，与3个发育雄蕊互生。雌花序穗状；雌花的退化雄蕊呈花丝状；子房长圆柱形，柱头3裂。蒴果两端平截，顶端与基部通常等宽，表面栗褐色，富有光泽，成熟后反曲下垂；种子2枚，着生于中轴中部，成熟时四周有薄膜状翅。花期5～8月，果期6～10月。（图106-1）

生于海拔200～1300m的山腰陡坡、山谷缓坡或水沟边阴处的混交林边缘或疏林下。主要分布于河南南部、安徽南部、浙江、福建、台湾北部、江西、湖北、湖南、广东北部、广西东北部。

【主产地】主产于河南商城县、光山县、新县，安徽祁门县、黟县、休宁县、绩溪县、浙江武义县、缙云县、仙居县、天台县，湖北的通山县等。

【采收与加工】秋、冬两季采挖，除去须根，洗净，切片，晒干。

【商品规格】统货。

【药材鉴别】

（一）性状特征

本品为不规则的薄片，边缘不整齐，大小不一，厚约0.5mm。有的有棕黑色或灰棕色的外皮。切面黄白色或淡灰棕色，维管束呈小点状散在。质松，略有弹性，易折断，新断面近外皮处显淡黄色。气微，味辛、微苦。（图106-2）

（二）显微鉴别

粉末特征　粉末黄白色。淀粉粒单粒圆形、卵圆形或长椭圆形，直径5～32μm，长至40μm，脐点点状、裂缝状或人字状；复粒少数，多由2分粒组成。厚壁细胞众多，壁木化，孔沟明显，有的类似石细胞，多角形、梭形或类长方形，直径40～80μm，长至224μm。具缘纹孔导管，纹孔明显；木栓细胞呈多角形。（图106-3）

（三）理化鉴别

薄层色谱　取本品粉末0.5g，加甲醇25ml，超声处理30分钟，滤过，滤液蒸干，残渣加甲醇2ml使溶解，作为供试品溶液。另取粉萆薢对照药材0.5g，同法制成对照药材溶液。照薄层色谱法试验，吸取上述两种溶液各1～2μl，分别点于同一硅胶G薄层板上，以三氯甲烷–甲醇–水（13：7：2）10℃以下放置的下层溶液为展开剂，展开，取出，晾干，喷以10%硫酸乙醇溶液，在105℃加热至斑点显色清晰，分别置日光灯和紫外光

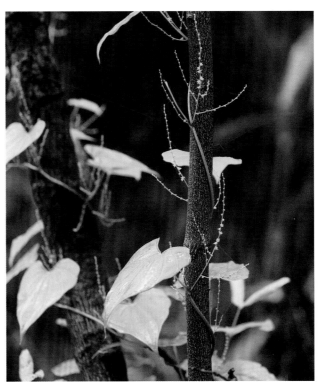

图106-1　粉背薯蓣

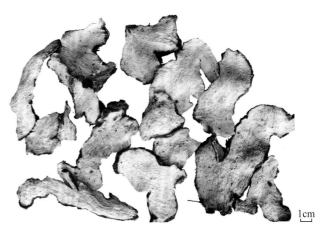

图106-2　粉萆薢药材图

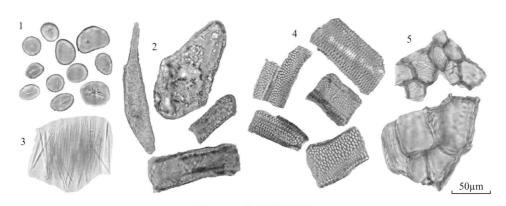

图106-3　粉萆薢粉末图

1.淀粉粒　2.厚壁细胞　3.草酸钙针晶　4.导管　5.木栓细胞

灯（365nm）下检视。供试品色谱中，在与对照药材色谱相应的位置上，显相同颜色的斑点或荧光斑点。（图106-4）

【质量评价】以色黄白、片大而薄，质松，略有弹性，易折断，新断面近外皮处显淡黄色者为佳。照醇溶性浸出物测定法的热浸法测定，用稀乙醇作溶剂，浸出物不得少于20.0%。

【化学成分】粉背薯蓣中的主要成分为甾体类、芳基庚烷类、黄酮类及香豆素类等。其中，甾体类成分是其主要成分和有效成分[1-4]。

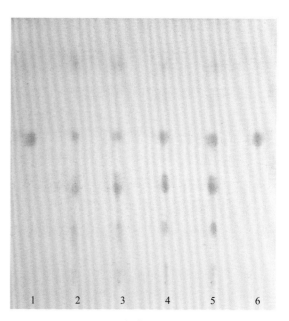

图106-4　粉萆薢薄层色谱图

1、6. 薯蓣皂苷对照品　　2、3. 绵萆薢药材
4、5. 粉萆薢对照药材

1. 甾体类　薯蓣皂苷元（diosgenin）、鲁可斯皂苷元（ruscogenin）、β-谷甾醇等。

2. 芳基庚烷类　7-（4-羟基-3-甲氧基苯基）-1-（4-羟基苯基）-4,6-庚烷-3-酮（tsaokoarylone）、1,7-双-（4-羟基苯基）-1,4,6-庚三烯-3-酮[1,7-bis（4-hydroxyphenyl）-1,4,6-heptabien-3-one]、1,7-双-（4-羟基苯基）-4,6-庚二烯-3-酮[1,7-bis（4-hydroxyphenyl）-4,6-heptatrien-3-one]。

3. 黄酮类　山奈酚（kaempferol）、大黄素等。

4. 香豆素类　（3S）-6,8-二羟基-3-苯基-3,4-二氢异香豆素等。

【性味归经】苦，平。归肾、胃经。

【功能主治】利湿去浊，祛风除痹。用于膏淋，白浊，白带过多，风湿痹痛，关节不利，腰膝疼痛。

【药理作用】

1. 降低尿酸作用　通过腹腔注射尿酸钠建立小鼠痛风性关节炎的模型，动物体内含有尿酸酶，能够分解尿酸，在给一定量的粉萆薢的水提液后，采集实验动物血清进行尿酸测定，结果实验动物体内的高尿酸明显减少，表明粉萆薢水提液对血清中的尿酸有一定的消除作用。

2. 抗炎镇痛作用　粉萆薢水提物能明显的降低小鼠和大鼠足肿胀程度，提高小鼠痛阈值，对尿酸钠所致的痛风性关节炎有一定的作用。

3. 抗癌作用　采用美国国立癌症研究所抗癌药筛选系统，对粉背薯蓣根茎中的甲基原新纤细薯蓣皂苷和纤细薯蓣皂苷进行体外细胞毒活性试验，纤细薯蓣皂苷所有癌细胞均具细胞毒活性；甲基原新纤细薯蓣皂苷对大多数癌细胞的GI_{50}、TGI和LG_{50}处于微摩尔水平，但对非小细胞肺癌EKVX、结肠癌HT29、卵巢癌OVCAR-5和肾癌SN12C细胞等无活性[5-7]。

【分子生药】采用RAPD分子标记技术对6个叉蕊薯蓣居群和5个粉背薯蓣居群的遗传多样性进行了分析，并基于遗传相似系数采用UPGMA法对11个居群进行了聚类分析。研究结果证明，叉蕊薯蓣和粉背薯蓣这2个类群之间为原变种和变种的关系，并存在着变种水平上的分化不完全[8]。

【附注】遗传多样性研究，显示粉背薯蓣与叉蕊薯蓣为原变种和变种关系，即其为叉蕊薯蓣的变种，拉丁名为 *Dioscorea collettii* Hook.f. var. *hypoglauca*（Palibin）Pei & C. T. Ting。

主要参考文献

[1] 姜哲，李雪征，李宁，等.绵萆薢的化学成分研究[J].中草药，2009，40(7)：1024-1026.

[2] 李雪征，金光洙.萆薢的研究进展[J].中国野生植物资源，2002，21(5)：8-10.

[3] 殷军，刘志惠，王勇.绵萆薢中两个新二芳基庚酮类化合物的分离和结构鉴定[J].中国现代中药，2006，8(2)：16-19.

[4] 唐世蓉，姜志东，庞自洁.粉背薯蓣甾体皂苷的分离鉴定[J].植物学报，1986，28(4)：453-456.

[5] 费洪荣，毛幼桦，朱玮，等.粉草薢降尿酸作用研究[J].医药导报，2007，26(11)：1270-1272.

[6] 费洪荣，高允生，毛幼桦，等.粉草薢水提物的抗炎镇痛作用[J].中国临床康复，2005，9(39)：110-111.

[7] 戴垚.粉背薯蓣根茎中2个甾体皂苷体外对人癌细胞的细胞毒作用[J].国外医药（植物药分册），2004，19(6)：259.

[8] 孙小芹，郭建林，周义锋，等.基于RAPD标记的叉蕊薯蓣和粉背薯蓣不同居群遗传多样性研究[J].植物资源与环境学报，2010，19(4)：12-17.

107. 粉葛

Fenge

PUERARIAE THOMSONII RADIX

【别名】干葛、葛麻藤。

【来源】为豆科植物甘葛藤 *Pueraria thomsonii* Benth.的干燥根。

【本草考证】本品始载于《神农本草经》，列为中品。《图经本草》载："葛根生汶山川谷，今处处有之，江浙尤多，春生苗，引藤蔓长一二丈，紫色，叶颇似楸叶而青，七月着花似豌豆花，不结实，根形如手臂，紫黑色。五月五日午时采根暴干，以入土深者为佳。今人多以作粉，食之甚益人。下品有葛粉条，即谓此也。"《本草纲目》载："葛有野生，有家种，其蔓延长，取治可作乡长绤。其根外紫内白，长者七八尺。其叶有三尖，如枫叶而长。面青背淡，其花成穗，累累相缀、红紫色。其荚如小黄豆荚，亦有毛。其子绿色，扁扁如盐梅子核，生嚼腥气，八九月采之。"明确指出葛有野生和家种之分，但并未进行区分。《植物名实图考》亦将甘葛（粉葛）、野葛均作为葛根的入药正品。历代本草将甘葛藤和野葛均作为葛用。《中国药典》（2005年版）首次将甘葛藤单独作为粉葛用，故本草记载与现今所用品种基本一致。

【原植物】粗壮藤本，长可达8m，全体被黄色长硬毛，茎基部木质，有粗厚的块状根。羽状复叶具3小叶；托叶背着，卵状长圆形，具线条；小托叶线状披针形，与小叶柄等长或较长；小叶三裂，偶尔全缘，顶生小叶菱状卵形或宽卵形，侧生小叶斜卵形，先端急尖或具长小尖头，基部截平或急尖，全缘或具2～3裂片，两面均被黄色粗伏毛。总状花序；苞片线状披针形至线形；小苞片卵形；花2～3朵聚生于花序轴的节上；花萼钟形，被黄褐色柔毛，裂片披针形，渐尖；花冠紫色，旗瓣近圆形，龙骨瓣镰状长圆形，基部有极小、急尖的耳；子房线形，被毛。荚果长椭圆形，扁平，被褐色长硬毛。花期9月，果期11月。（图107-1）

主要为栽培，野生于山野灌丛或疏林中。主要分布于云南、四川、西藏、江西、广西、广东、湖北、湖南、重庆等地。

【主产地】主产于广西平南县、

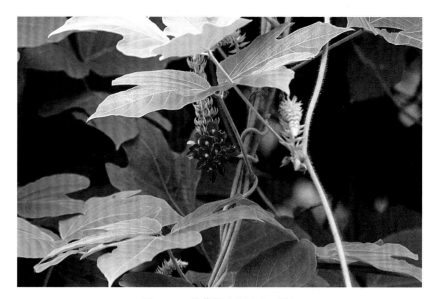

图107-1 甘葛藤（黎跃成 摄）

藤县、灌阳县，广东高明区、南沙区、高要区、新会县，江西宁都县、临川区，四川彭州市、都江堰市，重庆酉阳，湖南中方县，湖北利川市等地。

【栽培要点】

1. **生物学特性** 适应性强，在向阳湿润的荒坡、林边都可栽培。土壤以深厚、肥沃、疏松的夹沙土较好。

2. **栽培技术** 用扦插、根头、压条、种子等方法繁殖，但以扦插和根头繁殖为常用。扦插繁殖：在冬季采挖葛根时，把较粗大的藤子割下，剪去头尾，选取中间健壮部分，埋于湿润的细沙中，堆藏阴凉湿润处，清明前后发芽时，取出栽种，每窝栽插条2～3根。根头繁殖：在采挖时，把葛根头切下10～12cm作种，随挖随栽，每窝栽种1株。

3. **病虫害** 虫害：金龟子。

【采收与加工】 秋、冬两季采挖，除去外皮，稍干，截段或再纵切两半或斜切成厚片，干燥。

【商品规格】 粉葛选货常分为2个等级。一等：趁鲜去皮切去两端后，纵剖两瓣，长13～17cm，中部宽5cm以上，全体粉白色。纤维很少。气微，味甘。二等：鲜时剖去外皮，不剖瓣，中部直径1.5cm以上，表皮黄色。断面白色，有环纹，纤维多，有粉性。气微，味甘。间有断根、破碎、小块。

【药材鉴别】

（一）性状特征

根圆柱形、类纺锤形或半圆柱形，长12～15cm，直径4～8cm；有的为纵切或斜切的厚片，大小不一。表面黄白色或淡棕色，未去外皮的呈灰棕色。体重，质硬，富粉性，横切面可见由纤维形成的浅棕色同心性环纹，纵切面可见由纤维形成的数条纵纹。气微，味微甜。（图107-2）

（二）显微鉴别

1. **根横切面** 根皮层内侧石细胞偶见，类长方形、类方形，直径25～74μm，壁薄，纹孔清晰。异形维管束排列成3～5个同心环。韧皮部与木质部宽度之比为1：8～10。木质部大部为薄壁细胞，导管及纤维束较少。导管直径26～127μm。薄壁细胞充满淀粉粒。

2. **粉末特征** 粉末黄白色。淀粉粒甚多，单粒少见，圆球形，直径8～15μm，脐点隐约可见；复粒多，由2～20多个分粒组成。纤维多成束，壁厚，木化，周围细胞大多含草酸钙方晶，形成晶纤维，含晶细胞壁木化增厚。石细胞少见，类圆形或多角形，直径25～43μm。具缘纹孔导管较大，纹孔排列极为紧密。（图107-3）

（三）理化鉴别

薄层色谱 取本品粉末0.8g，加甲醇10ml，放置2小时，滤过，滤液蒸干，残渣加甲醇0.5ml使溶解，作为供试品溶液。另取葛根素对照品，加甲醇制成每1ml含1mg的溶液，作为对照品溶液。照薄层色谱法，吸取上述两种溶液各10μl，分别点于同一硅胶G薄层板上，使成条状，以二氯甲烷–甲醇–水（7：2.5：0.25）为展开剂，展开，取出，晾干，置紫外光灯（365nm）

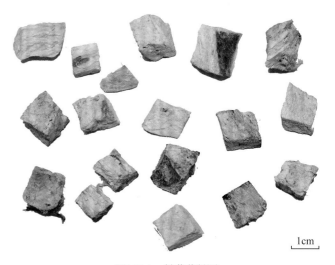

图107-2 粉葛药材图

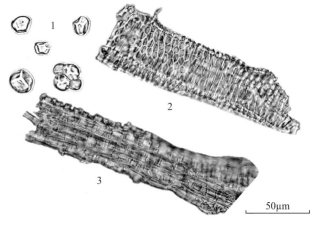

图107-3 粉葛粉末图（王升菊 金正男 摄）

1. 淀粉粒 2. 导管 3. 晶鞘纤维

下检视。供试品色谱中，在与对照品色谱相应的位置上，显相同颜色的荧光斑点。

【质量评价】以块大、质坚实、色白、粉性足、纤维少为佳。采用高效液相色谱法测定，本品按干燥品计算，含葛根素（$C_{21}H_{20}O_9$）不得少于0.30%。

【化学成分】主要成分有黄酮类、其他类等。其中，黄酮类为其主要的特征性成分和有效成分。

1. 黄酮类　葛根素（puerarin）、大豆苷元（isoflavouesaglycone）、大豆苷（daidzin）等。黄酮类化合物是其解热的主要药效物质基础[1]。

2. 其他类　淀粉（amylum）、纤维素（cellulose）及微量元素等[2]。

【性味归经】甘、辛、凉。归脾、胃经。

【功能主治】解肌退热，生津止渴，透疹，升阳止泻，通经活络，解酒毒。用于外感发热头痛，项背强痛，口渴，消渴，麻疹不透，热痢，泄泻，眩晕头痛，中风偏瘫，胸痹心痛，酒毒伤中。

【药理作用】

抗氧化作用　粉葛在体外有清除DPPH自由基的活性，不同溶剂提取物具有的清除作用由强到弱为：乙醇提取物＞丙酮提取物＞乙酸乙酯提取物＞三氯甲烷提取物＞石油醚提取物[3, 4]。粉葛中的异黄酮是抗氧化的主要有效物质之一。

【分子生药】

遗传标记　通过RAPD指纹图谱可对葛属植物种间进行鉴别[5]，SRAP技术进行遗传多样性标记研究，可以将野葛、苦葛和粉葛划分为三大类群[6]。使用ITS1、ITS2分子条形码进行序列差异分析，也可以将野葛、苦葛和粉葛分别聚类，可以有效鉴定出粉葛[7]。

主要参考文献

[1] 彭成，彭代银. 中药药理学[M]. 北京：中国医药科技出版社，2014：89.

[2] 张妍林，孟庆红，孙奕，等. 粉葛标准汤剂质量评价体系的建立[J]. 中国实验方剂学杂志，2019，25(3)：1-6.

[3] 刘琳，李生茂，袁斌，等. 野葛和粉葛不同溶剂提取物清除DPPH自由基活性的比较[J]. 中国民族民间医药，2016，25(17)：18-21.

[4] 李昕，潘俊娴，陈士国，等. 不同生长期野葛与粉葛的活性成分及体外抗氧化活性研究[J]. 中国食品学报，2017，17(10)：220-226.

[5] 陈大霞，彭锐，李隆云，等. 部分粉葛品种遗传关系的SRAP研究[J]. 中国中药杂志，2011，36(5)：538-541.

[6] 曾明，马雅军，郑水庆，等. 中药葛根及其近缘种的rDNA-ITS序列分析[J]. 中国药学杂志，2003，38(3)：173-175.

[7] 曾明，严继舟，张汉明，等. RAPD技术在葛属药用植物分类和鉴定中的应用[J]. 中草药，2000，31(8)：620-622.

108. 通关藤

Tongguanteng

MARSDENIAE TENACISSIMAE CAULIS

【别名】通光散、通光藤、奶浆藤、乌骨藤、大苦藤。

【来源】为萝藦科植物通关藤*Marsdenia tenacissima*（Roxb.）Wight et Arn.的干燥藤茎。

【本草考证】本品始载于《滇南本草》，载："奶浆藤又名通关藤，茎心有白奶浆流出，味苦、涩，性寒。主治通乳、利尿、……清火。"所述基本特征和功效与现今所用通关藤相符[1]。

【原植物】坚韧木质藤本，有乳汁。藤茎粗长，下部圆柱形，淡黄褐色，上部变圆筒形，绿色，有明显对生的两条纵沟，嫩枝密生淡黄色柔毛。叶宽卵形，长和宽15~18cm，基部深心形，两面均被茸毛或近无毛。复聚伞花序腋生，长5~15cm；花萼5裂，裂片长圆形，内有腺体；花冠黄紫色，钟状，裂片5，副花冠裂片5，短于花药，基部有距；花粉块长圆形，每室1个直立，着粉腺三角形；子房上位，2心皮，柱头圆锥状。蓇葖果长披针形，长约8cm，直径1cm，密被柔毛；种子顶端具白色绢质种毛。花期6月，果期11月。（图108-1）

野生，生于海拔2000m以下的疏林中。主要分布于云南和贵州的南部。

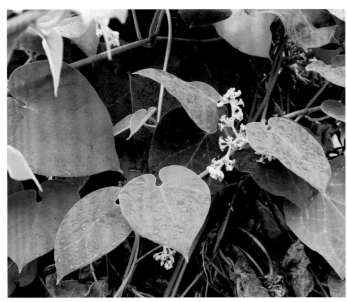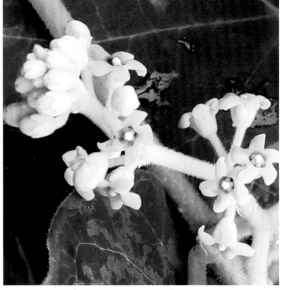

图108-1　通关藤

【主产地】主产于云南、贵州。

【采收与加工】秋、冬季采集。除去杂质，洗净，润透，刮去栓皮，切段或切片，晒干。

【药材鉴别】

（一）性状特征

藤茎扁圆柱形，略扭曲，直径2~5cm；节膨大，节间两侧各有1条明显纵沟，于节处交互对称。表面灰褐色，粗糙；栓皮松软，稍厚。质硬而韧，粗者难折断。断面不平整，常呈类"8"字形，皮部浅灰色，木部黄白色，密布针眼状细孔。髓部常中空。气微，味苦回甜。（图108-2）

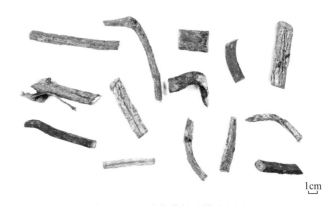

图108-2　通关藤药材（饮片）图

（二）显微鉴别

1. 横切面　木栓层较厚，由10余层至数十层木栓细胞构成，轻微木化。皮层宽大，外侧厚角组织细胞及部分薄壁细胞均富含淀粉；皮层纤维细胞呈团块状散布于薄壁组织中，木化程度较低；乳汁管众多，单个散在；大量石细胞团块状散布于皮层内侧，壁强烈木化。形成层带明显，波浪状；韧皮部细胞非木化，折曲排列。木质部占大部，导管孔径大，散布于木纤维间；维管射线单列，与木薄壁细胞均含淀粉；髓显著，薄壁组织大部含有淀粉。（图108-3）

2. 粉末特征　粉末淡黄色。石细胞黄色，多边形、类圆形、类方形或椭圆形，直径35~100μm，胞腔狭窄，孔沟明显。皮层纤维直径12~35μm，壁厚，胞腔狭窄。木纤维黄色，壁稍厚，木化纹孔明显。乳管内可见淡黄色乳汁

块。草酸钙簇晶众多，直径12～30μm。导管为具缘纹孔导管和网纹导管，直径30～200μm。（图108-4）

（三）理化鉴别

薄层色谱　取本品粉末1g，加甲醇10ml，超声处理30分钟，滤过，滤液蒸干，残渣加水10ml使溶解，加三氯甲烷10ml振摇提取，分取三氯甲烷液，浓缩至1ml，作为供试品溶液。另取通关藤苷H对照品，加三氯甲烷制成每1ml含0.5mg的溶液，作为对照品溶液。照薄层色谱法试验，吸取上述两种溶液各5μl，分别点于同一硅胶G薄层板上，以三氯甲烷-丙酮-甲醇（20∶1∶1）为展开剂，展开，取出，晾干，喷以香草醛硫酸试液，在105℃加热至斑点显色清晰。供试品色谱中，在对照品色谱相应的位置上，显相同的黄色斑点。（图108-5）

【质量评价】以条粗、味苦回甜者为佳。采用高效液相色谱法测定，本品按干燥品计算，含通关藤苷H（$C_{42}H_{66}O_{14}$）不得少于0.12%。

【化学成分】主要含甾体类：通关藤苷（tenacissoside）A，B，C，D，E，F，G，H，I[2, 3]，J，K，L，M[3, 4]，N[3]、通关藤次苷（marstenacisside）A，B，C，D，E，F，G，H，I[2, 3]、通关藤莫苷（tenacissimoside）A，B，C[3]，D，E，F，G，H，I，J[5]、通关藤苷元（tenacigenin）A，B，C，D[4]、通关藤精苷（tenacigenoside）A，B，C，D，E，F，G，H，I，J，K[3]、牛奶菜苷（marsdenoside）A，B，C，D，E，F，G，H，I，J，K[2-4]，L，M[6]等；还含有三萜，多元醇，多糖，有机酸，挥发油等[3, 4]。

【性味归经】苦，微寒。归肺经。

【功能主治】止咳平喘，祛痰，通乳，清热解毒。用于喘咳

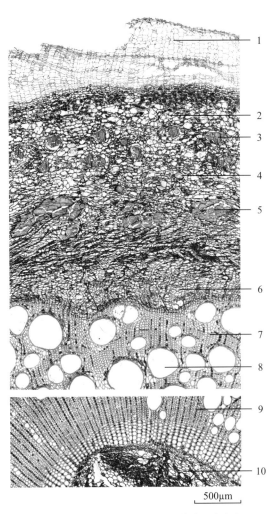

图108-3　通关藤横切面图（甲苯胺蓝染色）

1. 木栓层　2. 皮层　3. 皮层纤维　4. 乳汁管　5. 石细胞
6. 韧皮部　7. 木质部　8. 导管　9. 木射线　10. 髓

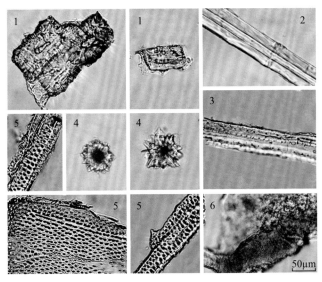

图108-4　通关藤粉末图

1. 石细胞　2. 皮层纤维　3. 木纤维　4. 草酸钙簇晶　5. 导管　6. 乳管

图108-5　通关藤薄层色谱图

1. 通关藤药材　2. 通关藤苷H

痰多，产后乳汁不通，风湿肿痛，疮痈。

【药理作用】

1. 平喘作用　本品提取物在豚鼠组胺恒压喷雾致喘模型中表现出一定平喘作用，离体豚鼠支气管灌流实验发现其对正常状态的支气管无松弛作用，而对组胺造成的痉挛有直接松弛作用[3, 7]。

2. 免疫调节作用　本品提取物体外对ConA诱导的人正常淋巴细胞和LPS诱导的正常淋巴细胞有促增殖作用且呈剂量依赖性，表明其有促进T-、B-细胞的增殖作用[4]。本品提取物口服给药能调节小鼠体内TNF-α与IL-1的水平；本品多糖提取物能提高环磷酰胺诱导的免疫低下小鼠血清的IL2、IL6水平与CD4+/CD8+的值[3]。

3. 抗肿瘤作用　本品对食管癌、胃癌、肺癌、肠癌、卵巢癌、白血病等多种恶性肿瘤细胞有抑制作用，并已经有相关制剂应用于临床。其主要抑癌成分为甾体皂苷类[3, 4, 7]。

4. 其他作用　本品所含成分还具有抗菌、抗炎、降血压等药理作用[3]。

【分子生药】RAPD等分子生物学技术可应用于通关藤及其混淆品的分子鉴别[8]。

主要参考文献

[1] 张贵君. 现代中药材商品通鉴 [M]. 北京：中国中医药出版社，2001：1200.

[2] Xia ZH, Xing WX, Mao SL, et al. Pregnane glycosides from the stems of *Marsdenia tenacissima* [J]. J Asian Nat Prod Res, 2004, 6(2): 79-85.

[3] 白爽，李奕诺，徐鑫，等. 通关藤化学成分及药理活性研究进展 [J]. 解放军药学学报，2015，31(3)：260-264.

[4] 于绍帅，陈明苍，李志雄，等. 通关藤的化学成分与药理活性研究进展 [J]. 中国实验方剂学杂志，2011，17(21)：279-283.

[5] Yao S, To KK, Wang YZ, et al. Polyoxypregnane steroids from the stems of *Marsdenia tenacissima* [J]. J Nat Prod, 2014, 77(9): 2044-2053.

[6] Huang XD, Liu T, Wang S. Two new polyoxypregnane glycosides from *Marsdenia tenacissima* [J]. Helv Chim Acta, 2009, 92: 2111-2117.

[7] 陈敏，李媛媛，李先荣. 通关藤化学、药理学和药代动力学研究进展 [J]. 现代中药研究与实践，2012，26(6)：77-81.

[8] 张慧，裴志东，倪冲，等. 通关藤及其混淆品的RAPD鉴别研究 [J]. 中药材，2011，34(9)：1355-1357.

109. 通草

Tongcao

TETRAPANACIS MEDULLA

【别名】大通草、通花根、方通、白通草、泡通。

【来源】为五加科植物通脱木*Tetrapanax papyrifer*（Hook.）K. Koch的干燥茎髓。

【本草考证】本品始载于《本草经集注》，载："通草，今出近道，绕树藤生，汁白，茎有细孔，两头皆通，含一头吹之，则气出彼头者良。或云即葍藤茎。"《新修本草》载："通草，大者径三寸，每节有二三枝，枝头有五叶，其子长三四寸，核黑瓤白，食之甘美。南人谓燕覆，或名乌覆，今言葍藤，葍覆声相近尔。"经考证，历代本草所记载的通草系木通科木通。而通脱木始载于《本草纲目拾遗》，载："通脱木，生山侧，叶似蓖麻，心中有瓤，轻白可爱，女工取以饰物....今俗亦名通草。"《图经本草》载："生江南，高丈许，大叶似荷而肥，茎中有瓤正白者是也。俗间所谓通草，乃通脱木也，今园圃间亦有种两者。古方所用通草，皆今之木通。"《品汇精要》已明确将通草（通脱木）与木通分作两条。《本草纲目》亦载："今之通草，乃古之通脱木也。"本草记载通脱木与现今所用通草基本一致。

【原植物】常绿灌木或小乔木。树皮深棕色，新枝淡棕色或淡黄棕色，叶痕和大形皮孔明显，幼时密生黄色星状厚绒毛。叶大，集生茎顶；叶片纸质或薄革质，掌状5～11裂，裂片通常为叶片全长的1/3或1/2，倒卵状长圆形或卵状长圆形，上面深绿色，无毛，下面密生白色厚绒毛，边缘全缘或疏生粗齿；叶柄粗壮，无毛；托叶和叶柄基部合生，锥形，密生淡棕色或白色厚绒毛。圆锥花序；分枝多；苞片披针形，密生白色或淡棕色星状绒毛；伞形花序，有花多数；总花梗密生白色星状绒毛；花淡黄白色；花瓣4，稀5，三角状卵形，外面密生星状厚绒毛；雄蕊和花瓣同数；子房2室；花柱2，离生，先端反曲。果实球形，紫黑色。花期10～12月，果期次年1～2月。（图109-1）

主要为野生，亦有栽培于庭院中，生于海拔2800m以下的向阳肥厚的土壤中。主要分布于陕西、广西、广东、云南、四川、贵州、湖南、湖北、江西、福建、台湾等地。

【主产地】主产于贵州都匀、黔东南，广西，陕西太白山，云南丽江，四川雷波、峨边、达州、广安、乐山，重庆合川等地。

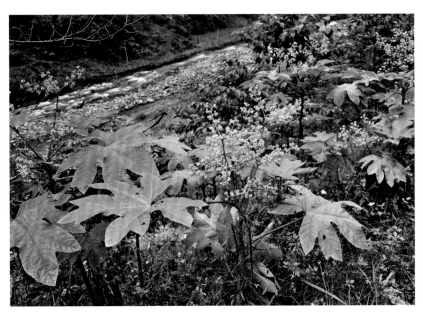

图109-1　通脱木（黎跃成　摄）

【栽培要点】

1.生物学特性　喜温暖湿润而又有阳光照射的环境，不甚耐寒，越冬温度在5℃以上。适于肥沃的砂质壤土栽培。

2.栽培技术　采用播种、扦插或早春根插，早春用种子育苗。通脱木的地下茎萌发力很强，冬季挖伤部分地下茎，刺激第2年生出新苗，到第3年早春萌芽前移栽新苗、定植。

3.病虫害　病害：炭疽病。

【采收与加工】秋季选择生长3年以上的植株，割取地上茎，切段，捅出髓心，理直，晒干成通草棍。将通草棍用特制的利刀切成薄片制成片通。将小的通草棍切成丝条制成丝通。

【商品规格】通草因加工方法不同，有通草棍、片通、丝通等规格。

1.通草棍　呈圆柱形，长短不等，直径0.3～2.5cm。色洁白，体轻泡，有弹性。

2.片通　多呈方形薄片，白色或黄白色，半透明，有光泽，状如白纸。

3.丝通　呈细条形，状如白色纸条。余者同片通。

【药材鉴别】

（一）性状特征

茎髓圆柱形，长20～40cm，直径1～2.5cm。表面白色或淡黄色，有浅纵沟纹。体轻，质松软，稍有弹性，易折断，断面平坦，显银白色光泽，中部有直径0.3～1.5cm的空心或半透明的薄膜，纵剖面呈梯状排列，实心者少见。气微，味淡。（图109-2）

（二）显微鉴别

1.茎髓横切面　全部为薄壁细胞，椭圆形、类圆形或近多角形，壁薄，偶见壁孔，外侧的细胞较小，有的细胞

含草酸钙簇晶，直径15～64μm。（图109-3）

2. 粉末特征　粉末类白色。草酸钙簇晶单个散在或存在于薄壁细胞中。（图109-4）

（三）理化鉴别

薄层色谱　取本品粉末3g，加60%甲醇30ml，于水浴上加热回流1小时，滤过，滤液蒸干，残渣加甲醇10ml溶解，滤过，滤液浓缩至约1ml，作为供试品溶液。另取通草对照药材3g，同法制成对照药材溶液。照薄层色谱法，分别吸取上述两种溶液各10μl，分别点于同一硅胶GF$_{254}$薄层板上，以石油醚-乙酸乙酯（7:3）为展开剂，展开，取出，晾干。供试品色谱中，在与对照药材色谱相应的位置上，显相同颜色的斑点[1]。

【质量评价】以条粗壮，色洁白，有弹性，空心有隔膜者为佳。

【化学成分】主要成分为三萜皂苷类、黄酮类、甾苷类、苯衍生物等。其中，三萜皂苷类为其特征性成分和有效成分[2]。

1. 三萜皂苷　papyrioside LA，papyrioside LB，papyrioside LC，papyrioside LD，papyrioside LE，papyrioside LF，papyrioside LG，papyrioside LH，papyriogenin A，papyriogenin C等。三萜皂苷为其解毒利尿的主要活性物质。

2. 黄酮　afzelin，astragalin，kaempferol，3,7,4'-tri-O-acetylkaempferol，7-O-（2-E-pcoumaroyl-α-rhamnoside）、kaempferol-7-O-（2,3-di-E-coumaroyl-α-rhamnoside）等。黄酮类是其清热的有效成分。

3. 甾苷类　β-sitosterol，daucosterol，7-oxostigmasterol-3-O-β-D-glucopyranoside，7-oxositosterol-3-O-β-D-glucopyranoside等。

4. 苯衍生物　香豆素（coumarin）、二氢香豆素（dihydrocoumarin）、cinnamyl alcohol，反式肉桂酸（trans-cinnamic acid）、5-formylbenzofuran，1,2,3-trimethoxybenzene，scopeletin，scoporone，松脂醇（pinoresinol）、conifernaldehyde，balanophonin等[3]。

【性味归经】甘、淡，微寒。归肺、胃经。

【功能主治】清热利尿，通气下乳。用于湿热淋证，水肿尿少，乳汁不下。

【药理作用】

1. 抗炎、解热作用　通草能抑制大鼠卡拉胶性足肿胀，对啤酒酵母或卡拉胶所致的大鼠发热模型有不同程度的解热作用[4]。

2. 抗氧化作用　通草总多糖提取物对正常小鼠可明显降低血清和肝脏LPO含量，降低脑组织和心肌中LF含量，

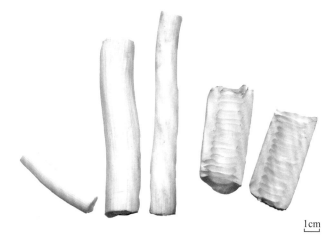

图109-2　通草药材图

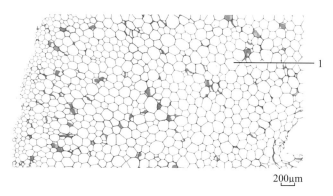

图109-3　通草茎髓细胞

1. 薄壁细胞

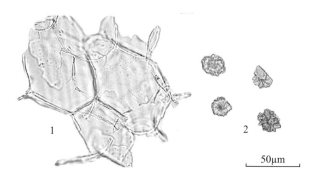

图109-4　通草粉末图（王升菊　金正男　摄）

1. 薄壁细胞　2. 草酸钙簇晶

提高血清SOD活性，显示良好的抗氧化效应[5]。

3. 促进泌乳作用　通草提取液灌胃产后母鼠，可以增加泌乳量和乳汁中乳蛋白含量，机制与增加乳腺上皮细胞STAT5蛋白的磷酸化水平有关[6]。

4. 抗凝血酶作用　通草二氯甲烷和甲醇提取物有明显的抗凝血酶活性[7]。

主要参考文献

[1] 刘靖岩，贾艾玲，邱智东.通草提取工艺及其鉴别的研究[J].中药研究，2013，44(369)：68-69.

[2] 王国平，王文炳.通草的真伪鉴别与最新研究进展[J].药学研究，2017，36(6)：360-362.

[3] 徐静兰，胡慧军，张虹，等.通草的化学成分及生物活性的研究进展[J].临床合理用药杂志，2016，9(11)：178-181.

[4] 沈映君，曾南，贾敏如，等.几种通草及小通草的抗炎、解热、利尿作用的实验研究[J].中国中药杂志，1998，23(11)：47，50，64-65.

[5] 曾南，沈映君，贾敏如，等.通草及小通草多糖抗氧化作用的实验研究[J].中国中药杂志，1999，24(1)：47-49，66.

[6] 郑涛，杨祖菁，钱林溪.通草增加哺乳期乳汁分泌的机制研究[J].上海交通大学学报（医学版），2012，32(6)：689-692.

[7] N. Chistokhodova, N. Chi, T. Calvino, I. Kachirskaia, et al. Antithrom-binactivity of medicinal plants from central Florida[J]. Journal of Ethnopharmacology, 2013, 81(2): 277-280.

110. 预知子

Yuzhizi

AKEBIAE FRUCTUS

【别名】八月扎、八月炸、八月瓜。

【来源】为木通科植物木通 *Akebia quinata*（Thunb.）Decne.、三叶木通 *Akebia trifoliata*（Thunb.）Koidz.或白木通 *Akebia trifoliata*（Thunb.）Koidz. var. *australis*（Diels）Rehd.的干燥近成熟果实。

【本草考证】本品始载于《开宝本草》。八月札即木通实附于《本草纲目》通草条的子项下，载："引孟诜平南人多食之，北人不知其功。"《本草纲目》蔓草类引预知子有皮壳，其实如皂荚子。《图经本草》载："旧不著所出州土，今怀、蜀、汉、黔、壁诸州皆有之。作蔓生，依大木上。叶绿，有三角，面深背浅。七月、八月有实作房，生青，熟深红色。"以上描述与现今所用预知子基本一致。

【原植物】

1. 木通　落叶木质藤本。茎纤细，圆柱形，缠绕，茎皮灰褐色，有圆形、小而凸起的皮孔枝；芽鳞片覆瓦状排列，淡红褐色。掌状复叶互生或在短枝上簇生，通常有小叶5枚；小叶纸质，倒卵形或卵状椭圆形，先端钝圆或凹入，基部圆或阔楔形，上面深绿色，下面青白色；中脉在上面凹入，下面凸起。总状花序腋生，长6～12cm，基部有雌花1～2对，以上4～10朵为雄花；花略芳香。雄花萼片通常3，淡紫色，偶有淡绿色或白色，兜状阔卵形，顶端圆形；雄蕊6（7），离生，初时直立，后内弯，花丝极短，花药长圆形，钝头；退化心皮3～6枚。雌花萼片暗紫色，偶有绿色或白色，阔椭圆形至近圆形，心皮3～6（～9）枚，离生，圆柱形，柱头盾状，顶生；退化雄蕊6～9枚。果孪生或单生，长圆形或椭圆形，蓇葖果状浆果，成熟时紫色，腹缝开裂；种子多数，卵状长圆形，略扁平，不规则的多行排列，着生于白色、多汁的果肉中，种皮褐色或黑色，有光泽。花期4～5月，果期6～8月。（图110-1）

主要为野生，亦有栽培，生于海拔300～1500m的山地灌丛、林缘和沟谷中。主要分布于长江流域各省区。

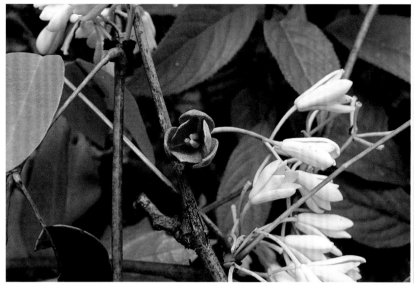
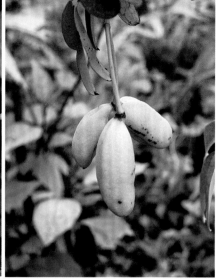

图110-1　木通（黎跃成　摄）

左：木通花序　右：木通果实

2. **三叶木通**　与木通植物特征相似。不同之处在于三叶木通的小叶3片，纸质或薄革质。总状花序自短枝中抽出，下部有1~2朵雌花，以上约有15~30朵雄花。果实长圆形，直或稍弯，成熟时灰白色略带淡紫色。种子极多数，扁卵形，种皮红褐色或黑褐色，稍有光泽。（图110-2）

主要为野生，生于海拔250~2000m的山地沟谷边、疏林或丘陵灌丛中。主要分布于河北、山西、山东、河南、山西、甘肃至长江流域各省。

3. **白木通**　为三叶木通的变种，植物特征相似。与三叶木通不同之处在于小叶革质，通常全缘，有时

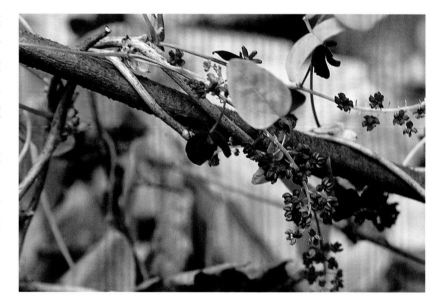

图110-2　三叶木通（黎跃成　摄）

略具少数不规则的浅缺刻。果成熟时黄褐色，种子黑褐色。

主要为野生，生于海拔300~2100m的山坡灌丛或沟谷疏林中。主要分布于长江流域各省区，向北分布至河南、山西和陕西。

【**主产地**】主产于四川、贵州、云南、河北、河南、陕西、甘肃、山东等地。

【**栽培要点**】

1. **生物学特性**　喜阴湿，较耐寒。在微酸，多腐殖质的黄壤中生长良好，也能适应中性土壤。茎蔓常匍地生长。

2. **栽培技术**　以种子繁殖，也可以扦插繁殖。选择坡度较小、朝东或朝南向阳缓坡，土质以沙质壤土为好。

3. **病虫害**　病害：主要有白粉锈病、短缩病、枯萎病、锈病和叶斑病。虫害：红体叶蝉、蚜虫、毛辣虫、尺蠖等。

【**采收与加工**】夏、秋两季果实绿黄时采收，晒干，或置沸水中略烫后晒干。

【商品规格】统货。

【药材鉴别】

（一）性状特征

果实肾形或长椭圆形，稍弯曲，长3～9cm，直径1.5～3.5cm。表面黄棕色或黑褐色，有不规则的深皱纹，顶端钝圆，基部有果梗痕。质硬，破开后，果瓤淡黄色或黄棕色；种子多数，扁长卵形，黄棕色或紫褐色，具光泽，有条状纹理。气微香，味苦。（图110-3）

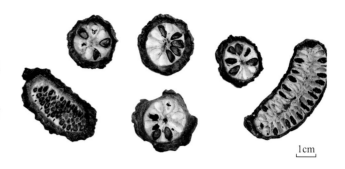

图110-3　预知子饮片图

（二）显微鉴别

粉末特征　粉末黄棕色。果皮石细胞较多，类多角形、类长圆形或不规则形，直径13～90μm，壁厚，纹孔及孔沟明显，可见层纹，有的胞腔内含草酸钙方晶。草酸钙方晶直径4～14μm。种皮表皮细胞黄棕色，类长方形，直径6～16μm。果皮表皮细胞表面观多角形，有的胞腔内含黄棕色物。（110-4）

（三）理化鉴别

薄层色谱　取本品粉末（过四号筛）约1g，精密称定，置具塞锥形瓶中，精密加入75%甲醇100ml，密塞，称定重量，超声处理（功率300W，频率50kHz）30分钟，放冷，再称定重量，用75%甲醇补足减失的重量，摇匀，滤过，取续滤液10ml，蒸干，残渣加甲醇1ml使

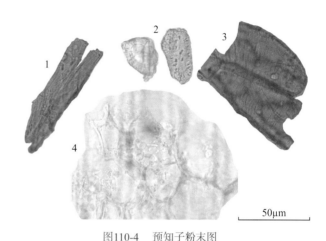

图110-4　预知子粉末图

1. 种皮表皮细胞　2. 石细胞　3. 草酸钙方晶　4. 果皮表皮细胞

溶解，作为供试品溶液。另取预知子对照药材1g，同法制成对照药材溶液。再取α-常春藤皂苷对照品，加甲醇制成每1ml含0.5mg的溶液，作为对照品溶液。照薄层色谱法试验，吸取上述三种溶液各5μl，分别点于同一硅胶G薄层板上，以三氯甲烷–甲醇–水（13：4：1）的下层溶液为展开剂，展开，取出，晾干，喷以10%硫酸乙醇溶液，在105℃加热至斑点显色清晰。供试品色谱中，在与对照药材色谱和对照品色谱相应的位置上，显相同颜色的斑点。

【质量评价】以个大、质坚实者为佳。采用高效液相色谱法测定，本品按干燥品计算，含α-常春藤皂苷（$C_{42}H_{66}O_{12}$）不得少于0.20%。

【化学成分】主要成分为三萜及其皂苷、氨基酸类物质等。其中，三萜皂苷为预知子疏肝理气的有效成分。

三萜及其皂苷类　有齐墩果酸皂苷（oleanolic saponin）、阿江榄仁酸皂苷（arjunolic acid saponin）、刺楸皂苷A～F（kalopanaxsaponin A～F）、常春藤皂苷元3-O-α-L-吡喃鼠李糖基-（1→2）-α-L-吡喃阿拉伯糖苷［hederagenin 3-O-α-L-rhamnopyranosyl-（1→2）-α-L-arabinopyranoside］、常春藤皂苷元3-O-β-D-吡喃葡萄糖基-（1→3）-α-L-吡喃鼠李糖基-（1→2）-α-L-吡喃阿拉伯糖苷［hederagenin 3-O-β-D-glucopyranosyl-（1→3）-α-L-rhamnopyranosyl-（1→2）-α-L-arabinopyranosid］、常春藤皂苷元3-O-β-D-吡喃木糖基-（1→2）-α-L-吡喃阿拉伯糖苷［hederagenin 3-O-β-D-xylopyranosyl-（1→2）-α-L-arabinopyranosid］、常春藤皂苷元3-O-α-L-吡喃阿拉伯糖苷（hederagenin 3-O-α-L-arabinopyranosid）等[1-5]。

【性味归经】苦，寒。归肝、胆、胃、膀胱经。

【功能主治】疏肝理气，活血止痛，散结，利尿。用于脘胁胀痛，痛经经闭，痰核痞块，小便不利。

【药理作用】

1. 抗抑郁作用　预知子乙醇提取物能够显著缩短小鼠悬尾和强迫游泳不动时间；增加多巴胺（DA）致小鼠死亡作用和阿扑吗啡致小鼠刻板运动作用；增加5-羟色胺酸（5-HTP）致甩头作用[6]。预知子提取物能显著改善行为绝

望模型小鼠的抑郁样行为，提高血清SOD活性和降低MDA含量[7]。

2.抗肿瘤作用　预知子籽乙醇提取物对SMMC7721、HEPG2、Hu H7肝癌细胞的增殖具有抑制作用[8]。

主要参考文献

[1] 高亚玲，张静，高秀玲，等.预知子的化学成分、药理作用与临床应用研究[J].河北化工，2011，34(5)：35-37，52.

[2] 宋永贵，张武岗，刘岩庭，等.一测多评法同时测定预知子中4种三萜皂苷[J].中草药，2012，43(7)：1418-1421.

[3] 孙振学.刺楸的化学成分及总皂苷的含量测定研究[D].长春：吉林大学，2008.

[4] 周丹.预知子提取物的制备及其抗抑郁药效学研究[D].广州：南方医科大学，2010.

[5] 蒋丹.预知子化学成分及其生物活性研究[D].长春：东北师范大学，2006.

[6] 毛峻琴，伊佳，李铁军.中药预知子乙醇提取物抗抑郁作用的实验研究[J].药学实践杂志，2009，27(02)：126-128.

[7] 梁宝方.预知子提取物活性成分常春藤皂苷元的抗抑郁药理作用机制研究[D].广州：南方医科大学，2013.

[8] 卢文丽，宋秋佳，潘志强，等.预知子籽提取物抑制HepG2肝癌细胞增殖作用及对SEPP1等分子表达的影响[J].中西医结合肝病杂志，2017，27(6)：356-359.

111. 黄山药

Huangshanyao

DIOSCOREA PANTHAICAE RHIZOMA

【别名】姜黄草、姜黄、老虎姜、猴节莲。

【来源】为薯蓣科植物黄山药 *Dioscorea panthaica* Prain et Burk.的干燥根茎。

【本草考证】以姜黄草之名始载于《植物名实图考》，载："姜黄草，生滇南。蔓、叶俱如牵牛，根如姜而黄，极硬，以形得名"，并附图；黄山药首次记载于《中国药用植物志·第七册》，此后《中国植物志》沿用此名。本草文献记载与现今所用黄山药基本一致。

【原植物】缠绕草质藤本。根茎横生，圆柱形，表面着生稀疏须根。茎左旋，光滑。单叶互生，叶片三角状心形，薄膜质，干后表面栗褐色或黑色，两面近于无毛。花单性，雌雄异株。雄花序穗状，多分枝延长成圆锥花序；雄蕊6，着生于花被筒的基部，花药背着；雌花序穗状，花稀疏排列。蒴果成熟后反曲下垂，三棱形，每棱翅状，近半月形，顶端截形或微凸，基部狭圆，表面密被紫褐色斑点。种子近半圆形，四周围有膜状的翅。花期5～7月，果期7～9月。（图111-1、图111-2）

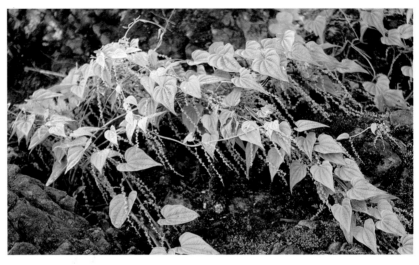

图111-1　黄山药（孙庆文　摄）

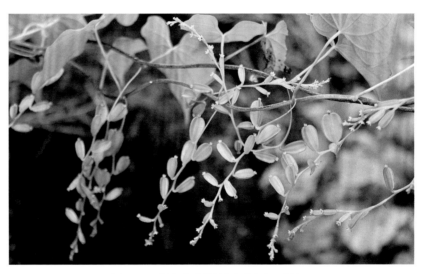

图111-2　黄山药（雌株）（孙庆文　摄）

常生于海拔1000～3500m的山坡灌木林下。主要分布于湖北恩施、湖南西北部、四川西部、贵州西部、云南。

【主产地】主产于四川省凉山州、攀枝花市各县以及石棉、汉源、马边、筠连等县，以及贵州西部、湖南西北部和湖北恩施等地。

【采收与加工】秋季采挖，除去须根，洗净，切片，晒干。

【药材鉴别】

（一）性状特征

根茎长圆形或不规则厚片，边缘不整齐，厚1～5mm。外表皮黄棕色，有纵皱纹，可见稀疏的须根残基。质硬。切面白色或黄白色，黄色点状维管束散在，断面纤维状。气微，味微苦。（图111-3）

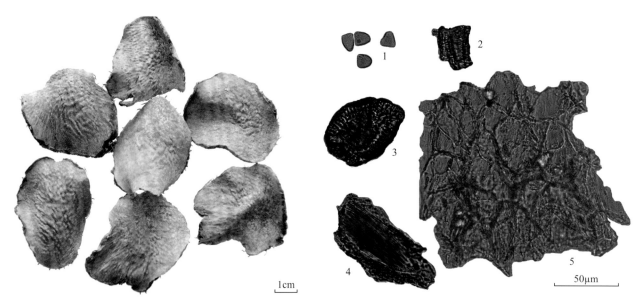

图111-3　黄山药药材图　　　　　　　　　图111-4　黄山药粉末图

1.淀粉粒　2.导管　3.石细胞　4.草酸钙针晶束　5.木栓细胞

（二）显微鉴别

粉末特征　粉末淡黄白色。木栓细胞淡棕色，类方形；淀粉粒众多，多为单粒，椭圆形或类圆形，直径15～60μm，脐点点状、"人"字状、长缝状或短缝状，脐点多偏向一端，层纹不明显；草酸钙针晶成束存在于黏液细胞中或散在，针晶长50～140μm；具缘纹孔导管直径25～80μm；石细胞少数，单个散在，壁稍厚，层纹明显。（图111-4）

（三）理化鉴别

薄层色谱　取本品粉末0.5g，加甲醇5ml，超声处理30分钟，滤过，滤液蒸干，残渣加甲醇0.5ml使溶解，作为供试品溶液。取伪原薯蓣皂苷，加甲醇制成每1ml含1mg的溶液，作为对照品溶液。照薄层色谱法试验，吸取上述两种溶液各6μl，分别点于同一硅胶G薄层板上，以三氯甲烷–甲醇–水（75∶35∶4）为展开剂，展开，取出，晾干，喷以10%硫酸乙醇溶液，105℃加热至斑点显色清晰。供试品色谱中，在与对照品色谱相应的位置上，显同颜色的斑点。

【质量评价】　以断面色白、无泥沙杂质、无虫蛀霉斑者为佳。采用高效液相色谱法试验，本品按干燥品计算，含伪原薯蓣皂苷（$C_{51}H_{82}O_{21}$）不得少于0.050%。

【化学成分】　主要成分为甾体皂苷类化合物，为黄山药的特征性成分和有效成分。这些甾体皂苷依据苷元结构主要分为异螺甾烷醇型皂苷和呋甾烷醇型皂苷。

异螺甾烷醇型皂苷有薯蓣皂苷元、延龄草次苷、薯蓣皂苷等成分；呋喃甾醇型皂苷有原薯蓣皂苷、原纤细皂苷、伪原薯蓣皂苷等成分[1]。

【功能主治】　理气止痛，解毒消肿。用于胃痛，吐泻腹痛，跌打损伤；外治疮痈肿毒，瘰疬痰核。

【药理作用】

1. 对心血管系统作用　黄山药原薯蓣皂苷等成分具有治疗心肌缺血作用，薯蓣皂苷元具有降血脂及抗血小板聚集作用[2, 3]。

2. 抗肿瘤作用　黄山药薯蓣皂苷可抑制白血病和实体肿瘤细胞增殖，可能通过线粒体损伤和其他途径使细胞凋亡[4]。

3. 抗病毒和真菌作用　黄山药薯蓣皂苷可抑制腺病毒、水疱性口炎病毒增殖，亦可抑制白色念珠菌增殖[5, 6]。

4. 其他作用　黄山药薯蓣皂苷对破骨细胞分化和骨质吸收具有抑制作用。黄山药薯蓣皂苷还具有祛痰作用[1]。

【分子生药】基于DNA条形码序列的分子鉴定：叶绿体中*psb*A-*trn*H序列可以准确鉴别黄山药、穿龙薯蓣和盾叶薯蓣[7]。

主要参考文献

[1] 赵叶，王维皓，荆文光，等. 黄山药化学成分、药理作用及临床应用研究进展[J]. 中国实验方剂学杂志，2014，20(18)：235-242.

[2] 任宏，陈建萍，龙启才. 地奥心血康保护心肌缺血再灌注损伤的研究现状[J]. 中国药房，2003，14(6)：373.

[3] 马海英，周秋丽，王本祥. 黄山药总皂苷和薯蓣皂苷元抗高脂血症及体外抗血小板聚集的比较[J]. 中国医院药学杂志，2002，22(6)：323.

[4] Shuli Mana, Wen-yuan Gao, Yan-jun Zhang, et al. Chemical study and medical application of saponins as anti-cancer agents[J]. Fitoterapia, 2010, 81(7): 703.

[5] Chao-hong Liu, Yun Wang, Chun-chen Wu, et al. Dioscin's antiviral effect in vitro[J]. Virus research, 2013, 172(1-2): 9-14.

[6] Jaeyong Cho, Hyemin Choi, Juneyoung Lee, et al. The antifungal activity and membrane-disruptive action of dioscin extracted from *Dioscorea nipponica* [J]. Biochim Biophys Acta, 2013, 1828(3): 1153.

[7] 孙华钦，罗科，邹文俊，等. 识别黄山药、穿龙薯蓣和盾叶薯蓣的分子标记建立[J]. 应用与环境生物学报，2007，13(2)：180-183.

112. 黄连

Huanglian

COPTIDIS RHIZOMA

【别名】王连、支连、灾连。

【来源】为毛茛科植物黄连*Coptis chinensis* Franch.、三角叶黄连*Coptis deltoidea* C. Y. Cheng et Hsiao 或云南黄连*Coptis teeta* Wall.的干燥根茎。分别称为"味连""雅连""云连"。

【本草考证】本品始载于《神农本草经》，列为上品。《新修本草》记载："蜀者粗大节平，味极浓苦"。《本草纲目》载："大抵有两种：一种根粗无毛有珠，如鹰鸡爪形如坚实，色深黄；一种无珠多毛而中虚，黄色稍淡。各有所宜"。据产地、药物形状可见，《本草纲目》所记载前一种即今之"味连"，原植物为黄连；后一种即今之"雅连"，原植物为三角叶黄连。而云连见于《滇南本草》："滇连，一名云连，人多不识，生禹山（今云南省昆明市境内），形似车前，小细子，黄色根，连成条状"，其描述的形状特征与《中国药典》现行版规定的云连性状一致。由此可知，古今药用品种基本一致。

【原植物】

1. 黄连　多年生草本。根茎黄色，常分枝，密生多数须根。叶有长柄；叶片稍带革质，卵状三角形，宽达10cm，三全裂，中央全裂片卵状菱形，长3～8cm，宽2～4cm，顶端急尖，具长0.8～1.8cm的细柄，3或5对羽状深裂，在下面分裂最深，深裂片彼此相距2～6mm，边缘生具细刺尖的锐锯齿，侧全裂片具长1.5～5mm的柄，斜卵形，比中央全裂片短，不等二深裂，两面的叶脉隆起，除表面沿脉被短柔毛外，其余无毛；叶柄长5～12cm，无毛。花葶1～2条，高12～25cm；二歧或多歧聚伞花序具有3～8朵花；苞片披针形，三或五羽状深裂；萼片黄绿色，长椭圆状卵形，长9～12.5mm，宽2～3mm；花瓣线形或线状披针形，长5～6.5mm，顶端渐尖，中央有蜜槽；雄蕊约20，花药长约

1mm，花丝长2～5mm；心皮8～12，花柱微外弯。蓇葖果长6～8mm，柄约与之等长；种子7～8粒，长椭圆形，长约2mm，宽约0.8mm，褐色。花期2～3月，果期4～6月。（图112-1）

野生或栽培，生于海拔500～2000m的山地林中或山谷阴处。主要分布于四川、贵州、湖南、湖北、陕西南部。

2. 三角叶黄连 根茎不分枝或少分枝，节间明显，密生多数细根，具横走的匍匐茎。叶3～11枚；叶片轮廓卵形，稍带革质，质地较硬，触之有刺手感；叶三全裂，裂片均具明显的柄；中央全裂片三角状卵形，顶端急尖或渐尖，4～6对羽状深裂，深裂片彼此多少邻接，边缘具极尖的锯齿；侧全裂片斜卵状三角形，长3～8cm，不等二裂，表面沿脉被短柔毛或近无毛，背面无毛，两面的叶脉均隆起。多歧聚伞花序，有花4～8朵；苞片线状披针形，三深裂或栉状羽状深裂；萼片黄绿色，狭卵形顶端渐尖；花瓣约10枚，近披针形，长3～6mm，宽0.7～1mm，顶端渐尖，中部微变宽，具蜜槽；雄蕊约20，长仅为花瓣长的1/2左右；花药黄色，花丝狭线形；心皮9～12，花柱微弯。蓇葖果长圆状卵形，长6～7mm，心皮柄长7～8mm，被微柔毛。花期3～4月，果期4～6月。（图112-2）

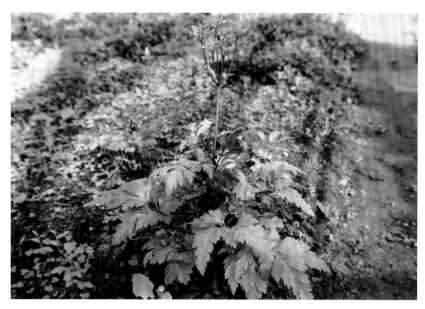

图112-1 黄连（钟芙蓉 摄）

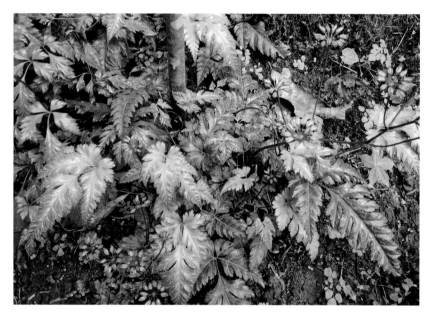

图112-2 三角叶黄连（钟芙蓉 摄）

主要栽培，生于海拔1600～2200m的山地林下。主要分布于四川峨眉及洪雅一带。

3. 云南黄连 根茎较细小，节间密，生多数须根。叶有长柄；叶片卵状三角形，三全裂，中央全裂片卵状菱形，基部有长达1.4cm的细柄，3～6对羽状深裂，深裂片斜长椭圆状卵形，顶端急尖，彼此的距离稀疏，边缘具带细刺尖的锐锯齿，两面的叶脉隆起，除表面沿脉被短柔毛外，其余均无毛；叶柄长8～19cm，无毛。花葶1～2条，在果期时高15～25cm；多歧聚伞花序具3～4（～5）朵花；苞片椭圆形，三深裂或羽状深裂；萼片黄绿色，椭圆形，顶端圆或钝，中部以下变狭成为细长的爪，中央有蜜槽；花药长约0.8mm，花丝长2～2.5mm；心皮11～14，花柱外弯。蓇葖果长7～9mm，宽3～4mm。花期1～2月，果期4～6月。（图112-3）

野生或栽培，生于海拔1500～2300m的高山寒湿的林荫下。主要分布于云南西北部及西藏东南部。

【主产地】味连主产于四川、湖北、陕西、甘肃等地；道地产区为重庆石柱、南川，湖北来凤、恩施等地。雅连主产于四川，以洪雅、峨眉等地为道地产区。云连主产于云南德钦、腾冲等地，以云南德钦为道地产区。

【栽培要点】

1. 生物学特性　黄连喜亚热带中高山的凉爽、潮湿、土壤肥沃、冬少严寒、夏少酷暑的环境。忌强光和高温，需荫蔽度在60%～80%，特别是苗期的耐光能力更弱，随苗龄的增长，其耐光能力逐渐增强。

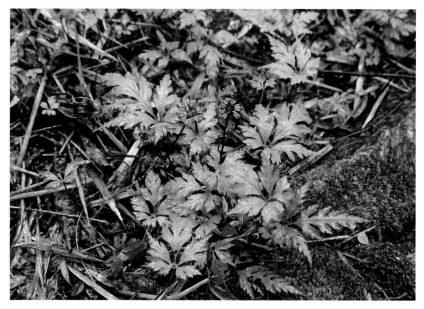

图112-3　云南黄连（钟芙蓉　摄）

2. 栽培技术　黄连以种子繁殖。三角叶黄连果实内无种子，人工栽培是拔取3～5年生植株的匍匐茎作插条，进行扦插繁殖。

3. 病虫害　病害：白粉病、炭疽病、白绢病等。虫害：蛴螬、蝼蛄、非洲蝼蛄、蛴螬等。

【采收与加工】味连栽5～6年后的10～11月间采挖，除去须根和泥沙，干燥，撞去残留须根。雅连一般栽培4～5年立冬前后采收。云连种第4年后即可收获，只挖根茎粗壮的植株。

【商品规格】

1. 味连　根据加工方法和外形特征不同，将黄连（味连）药材分为"单枝连""鸡爪连"二个规格。

（1）单枝连　一等：长度≥5.0cm，直径≥0.5cm；间有过桥，但过桥长度≤1.6cm；断面皮部和髓部较宽厚。二等：较一等品瘦小，直径≤5.0cm；有过桥，过桥长度≤3.0cm；断面皮部和髓部较窄，少数髓部有裂隙；较有碎节。

（2）鸡爪连　一等：肥壮。鸡爪中部平均直径≥24mm，单支数量≥7支，重量≥9.0g；间有长度不小于1.5cm的碎节和长度不超过2.0cm的过桥；断面髓部和皮部较宽厚；无焦枯。二等：较一等品瘦小，单支数量≥5支，重量≥5.0g；有过桥，间有碎节；断面髓部和皮部较窄，少数髓部有裂隙；间有焦枯。

2. 雅连　一等：单枝，过桥少，过桥长度≤2.5cm；无碎节、毛须、焦枯及杂质。二等：条较一等瘦，过桥较多；间有碎节、毛须、焦枯，余同一等品。

3. 云连　一等：单枝，直径≥0.3cm；无毛须、过桥及杂质。二等：条较瘦小，直径<0.3cm，间有过桥，余同一等品。

【药材鉴别】

（一）性状特征

1. 味连　多集聚成簇，常弯曲，形如鸡爪，习称"鸡爪黄连"；单枝根茎长3～6cm，直径0.3～0.8cm。表面灰黄色或黄褐色，粗糙，有不规则结节状隆起、须根及须根残基，有的节间表面平滑如茎秆，习称"过桥"。上部多残留褐色鳞叶，顶端常留有残余的茎或叶柄。质硬，断面不整齐，皮部橙红色或暗棕色，木部鲜黄色或橙黄色，呈放射状排列，髓部有的中空。气微，味极苦。（图112-4）

2. 雅连　多为单枝，略呈圆柱形，微弯曲，长4～8cm，直径0.5～1cm。"过桥"较长。顶端有少许残茎。（图112-4）

3. 云连　弯曲呈钩状，多为单枝，较细小，长2～5cm，直径2～4mm。（图112-4）

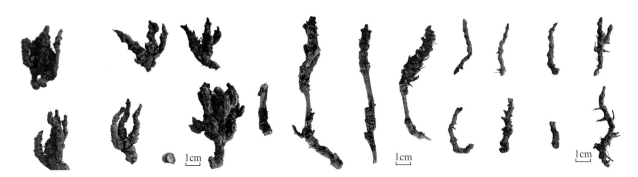

图112-4　黄连药材图（陈佳　摄）

左：味连　中：雅连　右：云连

（二）显微鉴别

1. 横切面

（1）味连　木栓层为数列细胞，其外有表皮，常脱落。皮层较宽，石细胞单个或成群散在。中柱鞘纤维成束或伴有少数石细胞，均显黄色。维管束外韧型，环列。木质部黄色，均木化，木纤维较发达。髓部均为薄壁细胞，无石细胞。（图112-5）

（2）雅连　髓部有石细胞。（图112-6）

（3）云连　皮层、中柱鞘及髓部均无石细胞。（图112-7）

2. 粉末特征

（1）味连　粉末黄棕色或黄色。石细胞鲜黄色，类圆形、类方形、类多角形或稍延长，直径25～64μm，长约

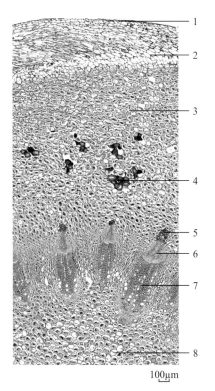

图112-5　味连横切面图（廖海浪　摄）

1. 表皮　2. 木栓层　3. 皮层　4. 皮层石细胞
5. 中柱鞘纤维束　6. 韧皮部
7. 木质部　8. 髓

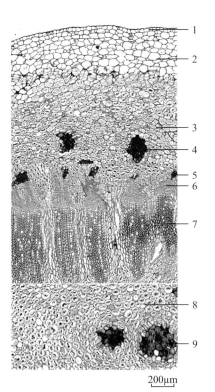

图112-6　雅连横切面图（廖海浪　摄）

1. 表皮　2. 木栓层　3. 皮层
4. 皮层石细胞　5. 中柱鞘纤维束
6. 韧皮部　7. 木质部　8. 髓　9. 髓部石细胞

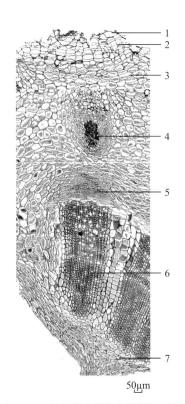

图112-7　云连横切面图（廖海浪　摄）

1. 表皮　2. 木栓层　3. 皮层
4. 中柱鞘纤维束　5. 韧皮部
6. 木质部　7. 髓

至102μm，壁厚9～28μm，纹孔明显，有的层纹明显。木纤维众多，细长，黄色；直径10～13cm，壁稍厚，木化，纹孔稀疏。韧皮纤维鲜黄色，纺锤形或长梭形，长136～185μm，直径25～40μm，纹孔稀疏，壁稍厚。导管主为孔纹和螺纹导管，直径8～20μm。淀粉粒多为单粒，长圆形、肾形、类球形或卵形，直径1～10μm；复粒少数，由2～4分粒组成。鳞叶表皮细胞绿黄色或黄棕色，略呈长方形，壁微波状弯曲。（图112-8A）

（2）雅连　与味连相似，石细胞较多，鲜黄色，长椭圆形、类方形、类长方形或不规则条形，长35～252μm，直径23～102μm，壁厚7～26μm，层纹细密而明显。（图112-8B）

（3）云连　无石细胞。（图112-8C）

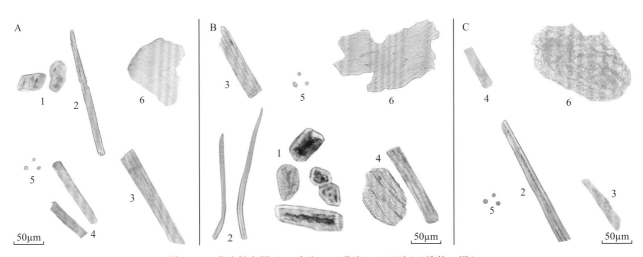

图112-8　黄连粉末图（A.味连；B.雅连；C.云连）（陈佳　摄）

1. 石细胞　2. 木纤维　3. 韧皮纤维　4. 导管　5. 淀粉粒　6. 鳞叶表皮细胞

（三）理化鉴别

薄层色谱　取本品粉末0.25g，加甲醇25ml，超声处理30分钟，滤过，取滤液，作为供试品溶液。另取黄连对照药材0.25g，同法制成对照药材溶液。再取盐酸小檗碱对照品，加甲醇制成每1ml含0.5mg的溶液，作为对照品溶液。照薄层色谱法试验，吸取上述三种溶液各1μl，分别点于同一高效硅胶G薄层板上，以环己烷-乙酸乙酯-异丙醇-甲醇-水-三乙胺（3:3.5:1:1.5:0.5:1）为展开剂，置用浓氨试液预饱和20分钟的展开缸内，展开，取出，晾干，置紫外光灯（365nm）下检视。供试品色谱中，在与对照药材色谱相应的位置上，显4个以上相同颜色的荧光斑点；与对照品色谱相应的位置上，显相同颜色的荧光斑点。

【质量评价】

1. 味连　以身干、粗壮、连珠形，无残茎毛须，体重质坚，断面红黄色者为佳。采用高效液相色谱法测定，本品按干燥品计算，以盐酸小檗碱（$C_{20}H_{18}ClNO_4$）计，含小檗碱（$C_{20}H_{17}NO_4$）不得少于5.5%，表小檗碱（$C_{20}H_{17}NO_4$）不得少于0.80%，黄连碱（$C_{19}H_{13}NO_4$）不得少于1.6%，巴马汀（$C_{21}H_{21}NO_4$）不得少于1.5%。

2. 雅连　以身干、粗壮、连珠形，无残茎毛须，体重质坚，断面红黄色者为佳。采用高效液相色谱法测定，本品按干燥品计算，以盐酸小檗碱（$C_{20}H_{18}ClNO_4$）计，含小檗碱（$C_{20}H_{17}NO_4$）不得少于4.5%。

3. 云连　以身干、条细坚实，曲节多，须根少，色黄绿者为佳。采用高效液相色谱法测定，本品按干燥品计算，以盐酸小檗碱（$C_{20}H_{18}ClNO_4$）计，含小檗碱（$C_{20}H_{17}NO_4$）不得少于7.0%。

【化学成分】主要成分为生物碱类、木脂素类、香豆素类、黄酮类、萜类、甾体类等。其中，生物碱为其有效成分[1]。

1. 生物碱类　小檗碱（berberine）、黄连碱（coptisine）、表小檗碱（epiberberine）、非洲防己碱（columbanine）等。其中，小檗碱为黄连清热和解毒的有效成分。

2. 木脂素类化合物 （±）-5,5′-二甲氧基落叶松酯醇[（±）-5,5′-dimethoxylariciresinol]、erythro-guaiacylglycerol8-O-4′-（coniferyl alcohol）ether，threo-guaiacylglycerol-8-O-4′-（coniferyl alcohol）ether，（±）-松脂醇[（±）pinoresinol]等。

3. 黄酮类 鼠李素（rhamnetin）、汉黄芩素（wogonin）、3,5,7-三羟基-6,8-二甲基黄酮（3,5,7-trihydroxy-6,8-dimethylflavone）等。

【性味归经】苦，寒。归心、脾、胃、肝、胆、大肠经。

【功能主治】清热燥湿，泻火解毒。用于湿热痞满，呕吐吞酸，泻痢，黄疸，高热神昏，心火亢盛，心烦不寐，心悸不宁，血热吐衄，目赤，牙痛，消渴，痈肿疔疮；外治湿疹，湿疮，耳道流脓。

【药理作用】

1. 抗病原微生物作用 黄连具有广谱抗菌作用，对革兰阳性菌、革兰阴性菌、结核分枝杆菌、真菌类均有抑制或杀灭作用，主要有效成分为盐酸小檗碱[2]。黄连水提物对猪流感病毒、新城疫病毒等有一定的抑制作用[4]。

2. 解热、抗炎作用 黄连碱能明显降低内毒素致发热大鼠的体温[3]。四氢黄连碱能对抗卡拉胶致大鼠足肿胀和二甲苯致小鼠耳肿胀[4]。

3. 降血糖、血脂作用 黄连水煎液灌胃，可明显降低四氧嘧啶致糖尿病小鼠血糖水平，降低TC、TG、LDL-C、ApoB水平，又能升高HDL-C、ApoA水平[5]。

4. 对消化系统的影响 黄连水提液灌胃可对抗番泻叶所致小鼠腹泻。黄连碱、小檗碱对无水乙醇致大鼠胃溃疡模型和幽门结扎法致大鼠胃溃疡模型均有抑制作用。小剂量黄连水提物和黄连总生物碱均能促进豚鼠离体胃窦环行肌的自发收缩活动，而大剂量则呈抑制作用[6]。

5. 其他作用 黄连具有抗动脉粥样硬化、抗脑缺血作用[7]。

【分子生药】

1. 遗传标记 基于DNA条形码序列的分子鉴定：ITS和ycf1序列组合可作为中药黄连（黄连、三角叶黄连和云南黄连）鉴定的标准条形码[8]。不同居群三角叶黄连遗传多态性较为丰富，采用ISSR分子标记技术可进行三角叶黄连遗传多样性分析[9]。

【附注】

1. 在民间作黄连入药的同属植物尚有：①短萼黄连（*Coptis chinensis* var. *brevisepala* W. T. Wang et Hsiao），分布于广西、广东、福建、浙江、安徽。生于海拔600～1600m的山地沟边林下或山谷阴湿处。②峨眉黄连［*Coptis omeiensis*（Chen）C. Y. Cheng］，野生于四川峨眉、峨边及洪雅一带。生于海拔1000～1700m的山地悬崖或石岩上，或生于潮湿处。③五裂黄连（*Coptis quinquesecta* W. T. Wang），分布于云南金平，生于海拔1700～2500m的密林下阴处。

2. 黄连药材野生资源稀缺，黄连、三角叶黄连、云南黄连、峨眉黄连、短萼黄连及五裂黄连均收录于《国家重点保护野生植物名录》，属国家二级保护植物[10]。

主要参考文献

[1] 盖晓红，刘素香，任涛，等.黄连的化学成分及药理作用研究进展[J]. 中草药，2018，49(20)：4919-4927.

[2] 朱翠霞，张洪利，康大力.不同炮制方法对黄连抗菌活性的影响[J]. 中药材，2009，32(6)：865-866.

[3] 王丽，胡樱凡，童东，等.黄连碱对内毒素发热大鼠解热作用的PK-PD研究[J]. 中国药理学通报，2017，33(4)：552-556.

[4] 黄慧敏，柯昌虎，陈琴华. 四氢黄连碱体内抗炎作用的研究[J]. 实用药物与临床，2016，19(7)：830-834.

[5] 林宇星，王凌.黄连水煎剂对糖尿病小鼠血糖及血脂水平的影响[J]. 福建医药杂志，2011，33(6)：90-92.

[6] 袁建业，张德高，于肖，等. 黄连提取物及其化学成分对豚鼠胃窦环行肌收缩功能的影响[J]. 中西医结合学报，2009，7(9)：831-835.

[7] 侯宏，孙胜亮，黄静，等.黄连生物碱抗高脂血症及动脉粥样硬化实验研究[J]. 时珍国医国药，2011，22(10)：2462-2464.

[8] 李波，刘俊，闵道长，等.黄连属植物DNA条形码研究[J].江西农业大学学报，2017，39(6)：1089-1095.

[9] 张春平，何平，胡世俊，等.药用三角叶黄连遗传多样性的ISSR分析[J].中国中药杂志，2009，34(24)：3176-3179.

[10] 熊飞宇，马云桐，严铸云，等.濒危植物三角叶黄连的资源调查与保护[J].中国中药杂志，2011，36(8)：968-971.

113. 黄柏

Huangbai

PHELLODENDRI CHINENSIS CORTEX

【别名】黄檗、元柏、檗木。

【来源】为芸香科植物黄皮树*Phellodendron chinense* Schneid.的干燥树皮。

【本草考证】本品始载于《神农本草经》，列为上品。《蜀本草》载："《图经本草》载：黄檗树高数丈，叶似吴茱萸，亦如紫椿，皮黄，其根如松下茯苓。今所在有，本出房、商、合等州山谷，皮紧，厚二三分，鲜黄者上。二月、五月采皮，日干"。《图经本草》载："今处处有之，以蜀中为佳"。《证类本草》绘有黄檗、商州黄檗。古本草记载的黄柏产地分布及《证类本草》所附黄檗、商州黄檗图，均可认为与芸香科黄皮树相符。

【原植物】乔木，高达15m。成年树木栓层厚、纵裂，内皮黄色。小枝粗壮，暗紫红色，无毛。叶轴及叶柄粗壮，常密被褐锈色或棕色柔毛。小叶7～15片，纸质，长圆状披针形或卵状椭圆形；叶面中脉有短毛或嫩叶被疏短毛，小叶柄被毛。花序顶生，花序轴粗壮，密被短柔毛，花密集。球形的浆果状核果，多密集成团，蓝黑色，有5～8个分核；种子5～8，稀10粒，一端微尖，有细网纹。花期5～6月，果期9～11月。（图113-1）

主要为栽培，也有野生，生于海拔900m以上的杂木林中。主要分布于湖北、湖南西北部、四川东部等地。

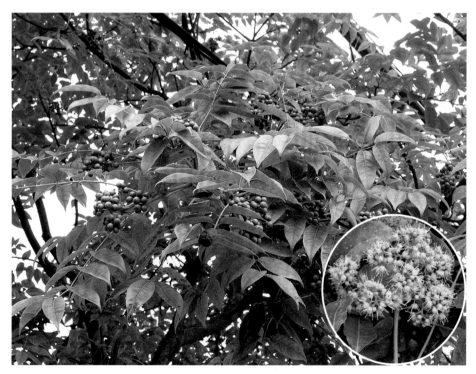

图113-1 黄皮树（裴瑾 摄）

【主产地】主产于四川、贵州、湖北、云南、陕西、江西、浙江等地。黄柏道地产区自五代时期即明确"以蜀中者为佳"，蜀中即今之四川荥经、洪雅等地。

【栽培要点】

1. 生物学特性　喜温暖湿润气候，以土层深厚、肥沃湿润，排水良好的土壤为宜，海拔2000m以下的丘陵、低丘陵均可栽培。

2. 栽培技术　用种子、根蘗繁殖，以种子繁殖为主。10～11月土壤封冻前采收种子，阴干或晒干。春播出苗，育苗间苗，松土除草，追施人畜粪尿。幼林管理精细，成林定植10年以上。

3. 病虫害　病害：根腐病、煤污病、锈病、轮纹病、褐斑病等。虫害：凤蝶、蚜虫、蚧壳虫等。

【采收与加工】定植15～20年采收。剥皮一般选择夏季5～6月高温高湿季节，以雨后阴天为佳。采用半环剥或环剥、砍树剥皮等方法剥皮。一般剥皮2～3年后再生皮可达原生皮厚度，正常生产4～5年后可剥皮1次。剥取树皮后，除去粗皮，晒干。

【商品规格】黄柏商品药材分为选货和统货。选货分为两等。一等：厚≥0.3cm，宽≥30cm。二等：厚0.1～0.3cm。统货厚≥0.1cm，宽度不限。

【药材鉴别】

（一）性状特征

树皮板片状或浅槽状，长宽不一，厚1～6mm。外表面黄褐色或黄棕色，平坦或具纵沟纹，有的可见皮孔痕及残存灰褐色粗皮；内表面暗黄色或淡棕色，具细密纵棱纹。体轻，质硬，断面纤维性，呈裂片状分层，深黄色。气微，味极苦，嚼之有黏性。（图113-2）

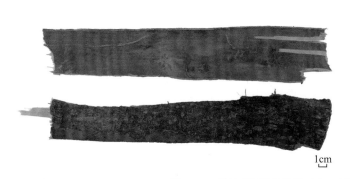
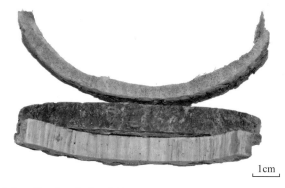

图113-2　黄柏药材及饮片图（左：刘晓芳　摄　右：何芳　摄）

（二）显微鉴别

粉末特征　粉末鲜黄色。纤维鲜黄色，直径16～38μm，常成束，周围细胞含草酸钙方晶，形成晶纤维；含晶细胞壁木化增厚；石细胞鲜黄色，类圆形或纺锤形，直径35～128μm，有的呈分枝状，枝端锐尖，壁厚，层纹明显；有的可见大型纤维状的石细胞，长可达900μm；草酸钙方晶较多。（图113-3）

（三）理化鉴别

薄层色谱　取本品粉末0.2g，加1%醋酸甲醇溶液40ml，于60℃超声处理20分钟，滤过，滤液浓缩至2ml，作为供试品溶液。另取黄柏对照药材0.1g，

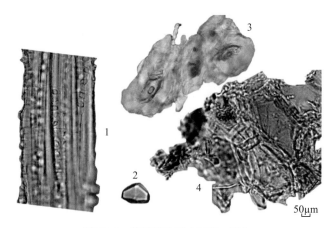

图113-3　黄柏粉末图（何芳　摄）

1.晶纤维　2.草酸钙方晶　3.石细胞　4.木栓细胞

加1%醋酸甲醇20ml，同法制成对照药材溶液。再取盐酸黄柏碱对照品，加甲醇制成每1ml含0.5mg的溶液，作为对照品溶液。照薄层色谱法试验，吸取上述三种溶液各3～5μl，分别点于同一硅胶G薄层板上，以三氯甲烷–甲醇–水（30：15：4）的下层溶液为展开剂，置氨蒸气饱和的展开缸内，展开，取出，晾干，喷以稀碘化铋钾试液。供试品色谱中，在与对照药材色谱和对照品色谱相应的位置上，显相同颜色的斑点。

【质量评价】 以色鲜黄、粗皮去净、皮厚、皮张均匀、纹细、体洁者为佳。采用高效液相色谱法测定，本品按干燥品计算，含小檗碱以盐酸小檗碱（$C_{20}H_{17}NO_4 \cdot HCl$）计，不得少于3.0%；含黄柏碱以盐酸黄柏碱（$C_{20}H_{23}NO_4 \cdot HCl$）计，不得少于0.34%。

【化学成分】 主要成分为生物碱类、酚酸类、三萜类、黄酮类、苯丙素类和酰胺类等化学成分等。其中，生物碱为黄柏清热燥湿、泻火除蒸、解毒疗疮的有效成分[1-3]。

1. 生物碱　有小檗碱（berberine）、药根碱（jatrorrhizine）、非洲防己碱（columbamine）、黄柏碱（phellodendrine）、异莲心碱（lsoliensinine）、木兰花碱（magnoflorine）、蝙蝠葛任碱（menisperine）、*N*-甲基紫堇定碱（*N*-methylcorydine）、吴茱萸次碱（rutaecarpine）、γ-崖椒碱（γ-fagarine）等。

2. 酚酸类　有对羟基苯甲酸（4-hydroxybenzoic acid）、1-甲氧基-2-羟基苯甲酸（1-methoxy-2-hydroxybenzonic acid）、2,4-二羟基-3,5-二甲基苯甲酸（2,4-dihydroxy-3,5-di-methylbenzonic acid）、绿原酸（chlorogenic acid）等。

3. 甾醇类　7-脱氢豆甾醇（7-dehydrostigmasterol）、β-谷甾醇（β-sitosterol）等。

【性味归经】 苦，寒。归肾、膀胱经。

【功能主治】 清热燥湿，泻火除蒸，解毒疗疮。用于湿热泻痢，黄疸尿赤，带下阴痒，热淋涩痛，脚气痿躄，骨蒸劳热，盗汗，遗精，疮疡肿毒，湿疹湿疮。

【药理作用】

1. 抗炎作用　黄柏煎剂对二甲苯致炎小鼠、肉芽肿致炎大鼠具有抗炎作用[1]。黄柏醇提物对乙酸致小鼠腹腔毛细血管通透性增加有抑制作用，对卡拉胶诱导大鼠胸膜炎具有抗炎作用，其抗炎机制与影响炎性介质的产生有关[2]。黄柏生物碱部分对二甲苯致小鼠耳廓肿胀、鸡蛋清致大鼠足跖肿胀和冰醋酸致小鼠腹腔毛细血管通透性增加，均有抑制作用[3]。

2. 抗菌作用　黄柏水煎液对金黄色葡萄球菌、表皮葡萄球菌有体外抑菌作用。黄柏水提物对产ESBLs大肠埃希菌的MIC为500mg/ml，且与青霉素类、第三代头孢菌素、痢菌净、氟苯尼考联用具有相加或协同作用[4]。

3. 抗氧化作用　黄柏生品、清炒品、盐炙品和酒炙品水提取物和醇提取物均有抗氧化作用，可清除次黄嘌呤-黄嘌呤氧化酶系统产生超氧阴离子和Fenton反应生成的羟自由基，并能抑制羟自由基诱导的小鼠肝匀浆上清液脂质过氧化物产生。

4. 降血压作用　黄柏生品及其炮制品对左旋硝基精氨酸所致大鼠高血压有降压作用[5]。

主要参考文献

[1] 杨磊，张延英，李卉，等.黄柏煎剂的抗炎、抗菌作用研究[J].实验动物科学，2014，31(4)：14-17.

[2] 欧丽兰，余昕，张椿，等.川黄柏醇提物的抗炎作用及机制的研究[J].华西药学杂志，2015，30(3)：308-309.

[3] 欧丽兰，余昕，朱烨，等.川黄柏抗炎活性部位的筛选研究[J].华西药学杂志，2015，30(1)：46-48.

[4] 徐素萍，刘增援，吴永继，等.黄柏水提物联合抗菌药对产ESBLs大肠埃希菌的抑菌效果[J].南方农业学报，2016，47(3)：500-505.

[5] 张凡.黄柏及其炮制品降压作用的实验研究[C].中华中医药学会，2010：4.

114. 萝芙木

Luofumu

RAUWOLFIAE RADIX ET CAULIS

【别名】鱼胆木、羊屎子、矮青木、野辣椒、万药归宗。

【来源】为夹竹桃科植物萝芙木 *Rauvolfia verticillata*（Lour.）Baill.或云南萝芙木*Rauvolfia yunnanensis* Tsiang 的干燥根和茎[1]。

【本草考证】本品始载于《中国药用植物志》，我国历代本草均无记载。

【原植物】

1. 萝芙木　灌木或亚灌木，含乳状汁液，树皮灰白色。叶膜质，3～4叶轮生，稀对生，椭圆形、长圆形或稀披针形，长2.5～16cm，宽0.3～3cm，全缘；叶柄长0.5～1cm。聚伞花序生于上部小枝腋间或顶生；花小白色；花萼5裂，裂片三角形；花冠白色，高脚碟状，花冠筒圆筒状，中部膨大，裂片5，长1～1.8cm；雄蕊5，着生于冠筒内面的中部；子房上位，心皮2，离生，花盘环状。核果卵圆形，长约1cm，直径0.5cm，初时绿色，成熟时紫黑色。花期2～10月，果期4月至翌年春季。（图114-1）

一般生于林边、丘陵地带的林中或溪边潮湿的灌木丛中。主要分布于我国西南、华南及台湾等地。

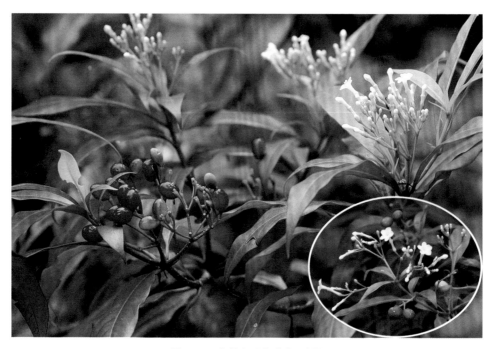

图114-1　萝芙木（徐晔春　摄）

2. 云南萝芙木　叶片较大，椭圆形或倒卵状椭圆形，长6～20cm，宽3～6cm，花序上的花较多较密，花冠筒内面密被长柔毛，核果成熟时红色。花期4～11月，果期6～12月。本种在《Flora of China》中已经并入萝芙木*R. verticillata*。

主要为栽培，生于林边、丘陵地带的林中或溪边较潮湿的灌木丛中。主要分布于华南、西南及台湾等地。

【主产地】主产于广西、广东、云南。

【栽培要点】

1. 生物学特性　喜温暖湿润环境，不耐寒。土壤以肥沃、疏松、湿润的砂壤土及壤土较好。

2. 栽培技术　用种子和扦插繁殖，以种子繁殖为主，育苗移栽。

3.**病虫害防治** 病害：立枯病。虫害：介壳虫。

【采收与加工】全年均可采收，除去枝、叶，干燥。除去杂质洗净润透，切片晒干。

【药材鉴别】

（一）性状特征

1.**萝芙木** 根圆锥形，略弯曲，长15～30m，直径1～3cm，常具3～5条支根。表面灰棕色或灰棕黄色，具浅纵沟，外皮易脱落，露出暗棕色皮部或黄色木部。切断面皮部很窄，灰棕色，木部占极大部分，淡黄色。茎圆柱形，下部直径0.5～2cm，向上渐细。表面灰褐色或灰绿色，散生多数灰白色类圆形凸起的皮孔。质坚硬。气弱，味苦。

2.**云南萝芙木** 根表面多为灰黄色，外皮较松软。茎的表面为灰白色或灰黄色[1]。（图114-2）

（二）显微鉴别

1.**根横切面** 木栓层由10余层木化的木栓细胞组成。次生皮层略厚于韧皮部，二者中均有散布的石细胞，且薄壁细胞中均富含淀粉，乳汁细胞单个或成团分布于次生皮层。木质部占大部，细胞几均木化，孔径较均匀，木纤维众多；导管分子直径约为木纤维的2～4倍，1～3个相连，径向散布于木纤维间；射线多为单列，少为2列，内含淀粉。（图114-3）

2.**茎横切面** 与根相似，皮层中草酸钙结晶和石细胞数量较根部为多，乳汁细胞成群分布，排列成断续环状。髓部的薄壁细胞仅有少数的胞壁增厚，有少量木化纤维分布于薄壁细胞间。

3.**粉末特征** 粉末淡黄绿色。草酸钙簇晶较多，直径10～40μm。石细胞淡黄色，类圆形、类方形、类长方形或不规则形，有的具分叉，直径22～69μm，长132～375μm，孔沟及层纹明显，少数壁极厚，胞腔线形，木化或微木化。导管多为具缘纹孔导管，直径12～63μm。纤维成束或单个散在，长条形或长菱形，直径18～38μm，壁较厚，可见纹孔。乳汁细胞多已破碎成乳汁块，完整者呈类圆形或椭圆形，直径15～62μm，内充满淡棕色至棕褐色颗粒状物质。木薄壁细胞类方形或类长方形，长35～65μm，宽20～38μm，壁不均匀增厚，具单纹孔。淀粉粒众多，单粒呈圆形、椭圆形或长卵形，直径2.5～15μm，脐点点状、短裂隙状、十字状或飞鸟状，层纹不明显；复粒较多，由2～4粒组成[2]。（图114-4）

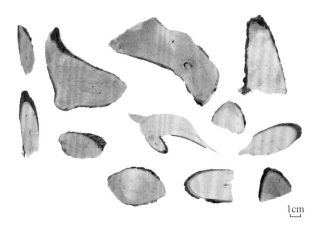

图114-2 萝芙木药材（饮片）图

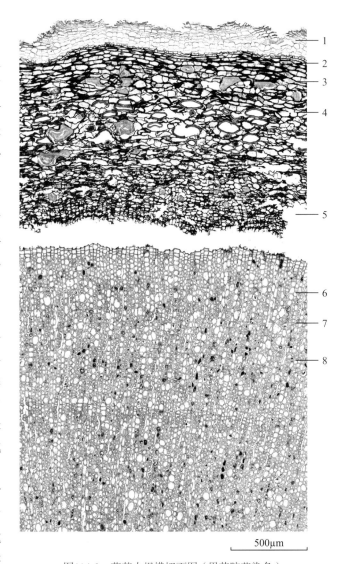

图114-3 萝芙木根横切面图（甲苯胺蓝染色）

1.木栓层 2.次生皮层 3.石细胞 4.乳汁细胞 5.韧皮部
6.木射线 7.木质部 8.导管

（三）理化鉴别

薄层色谱 取本品粉末约2g，加10%浓氨溶液1ml使湿润，放置约30分钟，加入三氯甲烷15ml，超声处理2次，每次20分钟，滤过，合并滤液，蒸干，残渣用10%乙酸溶液5ml溶解，滤过，滤液加浓氨溶液调节pH值至9，用三氯甲烷提取2次，每次5ml，合并三氯甲烷提取液，蒸干，残渣用三氯甲烷1ml溶解，作为供试品溶液。取萝芙木根对照药材2g，同法制成对照药材溶液。取利血平对照品，加三氯甲烷制成0.1mg/ml，作为对照品溶液。分别吸取供试品溶液10～15μl、对照药材溶液10μl和利血平对照品溶液5μl，照薄层色谱法试验，分别点于同一硅胶G薄层板上（以0.5%羧甲基纤维素钠为黏合剂），以三氯甲烷–丙酮（6：4）为展开剂，展开，取出，晾干，喷以稀碘化铋钾试液与碘化钾试液。供试品色谱中，在与对照药材色谱相应的位置上，显相同的黄棕色斑点（Rf约为0.2，0.4，0.65，0.75）[2]。

【化学成分】本品主要含生物碱类。此外，尚含木脂素类、香豆素类及其他成分[3-7]。其中，生物碱为其特征性成分，亦为有效成分。

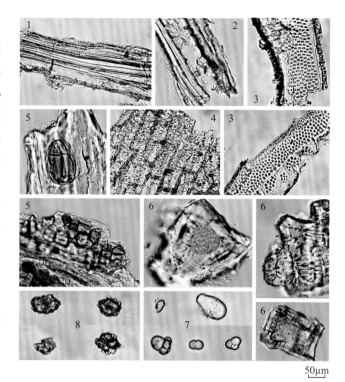

50μm

图114-4　萝芙木粉末图

1. 木纤维　2. 韧皮纤维　3. 导管　4. 木薄壁细胞　5. 乳汁细胞
6. 石细胞　7. 淀粉粒　8. 草酸钙簇晶

1. **根含生物碱类** 大斯白坚木春（macrospegatrine）[3]、萝芙木亭碱（verticillatine）[4]、阿吉马蛇根宁碱（ajmalicinine）[5]、阿吉马蛇根碱（ajmaline）[5, 6]、伪利血平（pseudoreserpine）[6]、阿吉马蛇根辛碱（ajmalicine）[5, 7]、利血平（reserpine）[6, 7]、育亨宾碱（yohimbine）[7]、阿吉马蛇根辛碱B（ajmalicine B）[8]等。

2. **茎含生物碱类** 利血平（reserpine）、萝芙木碱（rauvovertine）A, B, C、17-表萝芙木碱A（17-epi-rauvovertine A）、17-表萝芙木碱B（17-epi-rauvovertine B）、α-育亨宾碱（α-yohimbine）、β-育亨宾碱（β-yohimbine）等[9]。

【性味归经】苦，寒；有小毒。

【功能主治】清风热，降肝火，消肿毒。用于感冒发热，咽喉肿痛，高血压头痛眩晕，痧症腹痛吐泻，风痒疮疥，肝炎，肾炎腹水，跌打内伤，蛇伤。

【药理作用】

1. **降血压作用** 萝芙木总生物碱对麻醉犬与高血压犬均有明显的降压作用，降压效果明显而持久，并同时表现出中枢抑制作用[10]。萝芙木所含生物碱利血平及其他结构类似物为其降血压及中枢抑制作用的主要活性成分[11-13]。

2. **其他作用** 萝芙木所含生物碱育亨宾碱及其结构类似物可以扩张外周血管并增强脊髓性反射作用，可应用于男性性功能障碍的治疗。萝芙木所含阿吉马蛇根碱具有抗心律失常的作用[12, 13]。萝芙木生物碱成分还具有抗肿瘤、降血脂与降血糖作用[13]。

【用药警戒或禁忌】萝芙木根总生物碱的小鼠口服LD_{50}为0.69～1.30g/kg。给高血压犬口服高剂量的萝芙木总碱会导致其出现眼睑下垂、瞬膜松弛、瞳孔缩小、安静及行动迟缓等副作用，严重者出现腹泻、全身颤抖等症状[10]。

有胃病及气血虚寒者忌用。临床发现有病人因自行服用萝芙木煎剂7天（250ml相当于生药25g，每天3次）引发药物性肝炎而入院，患者出现恶心、呕吐、乏力、纳差、皮肤和巩膜黄染等症状，转氨酸明显升高[14]。

主要参考文献

[1] 广西壮族自治区卫生厅. 广西中药材标准第二册[M]. 南宁：广西科学技术出版社，1992：212-213.

[2] 周丽娜，戴斌，丘翠嫦. 萝芙木质量标准修订的研究 [J]. 广西中医药，2003，26(5)：37-39.

[3] 林茂，杨宝祺，于德泉，等. 海南萝芙木季胺碱——大斯配加春的结构 [J]. 药学学报，1987，22(11)：833-836.

[4] 林茂，林茂，杨宝祺，等. 海南萝芙木季胺碱化学成分的研究 [J]. 药学学报，1986，21(2)：114-118.

[5] 于德泉，林茂. 红果萝芙木弱碱部分的化学研究 [J]. 药学学报，1982，17(4)：309-311.

[6] 冯孝章，付丰永. 云南萝芙木生物碱的研究 [J]. 药学学报，1981，16(7)：510-518.

[7] 李文静，洪博，赵春杰. 萝芙木化学成分的分离与鉴定 [J]. 中国药房，2013，24(3)：256-258.

[8] 洪博，李文静，赵春杰. 萝芙木中化学成分的研究 [J]. 药学学报，2012，47(6)：764-768.

[9] Gao Y, Yu AL, Li GT, et al. Hexacyclic monoterpenoid indole alkaloids from *Rauvolfia verticillata* [J]. Fitoterapia, 2015, 107: 44-48.

[10] 曾贵云，徐丽娜，于澍仁，等. 中国萝芙木的药理研究 Ⅲ. 广东、广西和云南所产萝芙木根生物碱的降压作用和毒性的比较 [J]. 药学学报，1959，7(9)：370-376.

[11] 黄庆彰，戴克逊. 广西产中国萝芙木利血平的药理作用 [J]. 广西医学，1992，14(4)：221-222.

[12] 李雅娟，曹福祥，李萌. 萝芙木生物碱的药理作用与分离提取方法的研究进展 [J]. 生命的化学，2015，35(2)：258-263.

[13] 刘洋洋，许琼情，汪春牛，等. 南药萝芙木药理活性研究现状 [J]. 中国药学杂志，2010，45(20)：1596-1598.

[14] 何洁宝，何敬成，张碧青，等. 萝芙木致药物性肝炎 [J]. 药物不良反应杂志，2011，13(4)：262-263.

115. 雪上一支蒿

Xueshangyizhihao

ACONITI BRACHYPODI RADIX

【别名】一枝蒿、铁棒锤、三转半、铁牛七。

【来源】为毛茛科植物短柄乌头*Aconitum brachypodum* Diels的干燥块根[1]。

【本草考证】本品历代本草未见记载。本品由云南民间草药发展而来，始载于1974年版《云南省药品标准》及1977年版《中国药典》。

【原植物】多年生草本。块根纺锤状圆柱形。茎疏被反曲而紧贴的短柔毛，密生叶，不分枝或分枝。叶片卵形或三角状宽卵形，三全裂，中央全裂片宽菱形，基部突变狭成长柄，二回近羽状细裂，两面无毛或背面沿脉疏被短毛。总状花序有7至多朵密集的花；轴和花梗密被弯曲而紧贴的短柔毛；苞片叶状；花梗近直展；小苞片生花梗中部或上部，二或三浅裂，有时不分裂；萼片紫蓝色，外面被短柔毛，上萼片盔形或盔状船形，具爪，下缘向斜上方伸展，喙短；花瓣无毛，上部弯曲，距短，向后弯曲；花丝疏被短毛，全缘或有2小齿；心皮5，子房密被斜展的黄色长柔毛。蓇葖果长圆形。花期8～9月，果期9～10月。（图115-1）

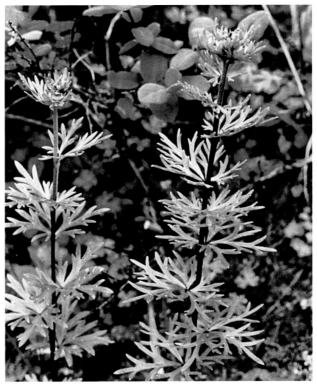

图115-1 短柄乌头（黎跃成 摄）

主要为野生，生于海拔2800～3700m的山地草坡，有时多生石砾处。主要分布于云南、四川等地。

【主产地】主产于于四川木里、盐源，云南丽江、宁蒗、云龙、鹤庆、剑川、会泽、东川，甘肃西部，青海东部祁连山等地[1]。

【栽培要点】

1. 生物学特性　喜冷凉环境、高山草地、疏林下或多石砾处。以肥沃疏松的黑色腐殖质土壤栽培为佳[2]。

2. 栽培技术　种子繁殖或根芽繁殖。种子繁殖：每年5月上旬播种，撒播，经常保持土壤湿润。育苗1年，即可移栽。根芽繁殖：截取根上部1/3，于11月或下雪前，将根芽埋入土中。生长期间应经常除草，为促使植株生长良好，每年可追施土粪或草木灰1次[1]。

3. 病虫害　病害：根腐病、茎腐病、白粉病。虫害：地老虎。

【采收与加工】秋末冬初采挖，除去须根及泥沙，晒干。

【药材鉴别】

（一）性状特征

块根长圆柱形或圆锥形，长3～8cm，直径0.5～2cm。表面黑褐色或黄褐色，有细纵皱纹及须根痕。质硬而脆，易折断，断面白色，粉性，有黑褐色环。气微，味苦、麻。（图115-2）

（二）显微鉴别

1. 横切面　后生皮层为棕色薄壁细胞，皮层窄，内皮层明显，韧皮部宽广。皮层及韧皮部外侧均有石细胞散在，壁厚，纹孔及孔沟大多明显。形成层环呈近圆形或五角形。木质部略弯曲，成对排列成八字形，位于五角形环的角隅处，中央有髓。（图115-3）

2. 粉末特征　粉末灰棕色。淀粉粒极多，单粒类圆形、卵圆形或半圆形，直径3～34µm，脐点点状、人字状或裂缝状，大粒层纹隐约可见；复粒由2～6粒组成。网纹导管直径17～48µm。（图115-4）

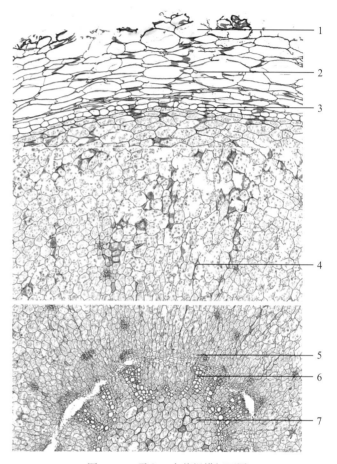

图115-3　雪上一支蒿根横切面图

1. 后生皮层　2. 皮层　3. 内皮层　4. 韧皮部　5. 形成层
6. 木质部　7. 髓部

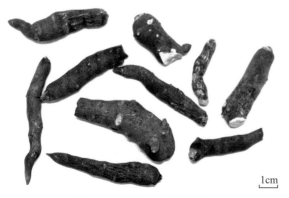

图115-2　雪上一支蒿药材图

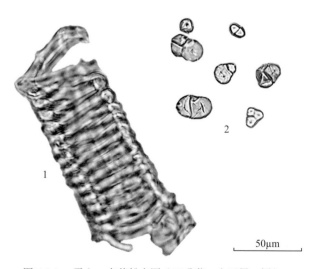

图115-4　雪上一支蒿粉末图（王升菊　金正男　摄）

1. 导管　2. 淀粉粒

【质量评价】以质硬脆、断面色白、粉性足者为佳。

【化学成分】主要成分为生物碱类。其中，二萜生物碱类为其主要特征性成分和有效成分[2]。

生物碱类　雪上一支蒿甲素（denudatine）、songoramine，brachyaconitine A，brachyaconitine B，松果灵（songorine）、15-乙酰松果灵（15-actylsongorine）、12-epinapelline等、乌头碱（aconitine）、次乌头碱（hypaconitine）、雪乌碱甲（penduline）等。

【性味归经】苦、辛，温；有大毒。归肝经。

【功能主治】消炎止痛，祛风除湿。用于跌打损伤，风湿骨痛，牙痛；外用治骨折，扭伤，疮疡肿毒。

【药理作用】

1.镇痛作用　雪上一枝蒿甲、乙、丙、丁素对电刺激尾部法和热板法所致疼痛小鼠模型均能明显提高痛阈值[3]。

2.抗炎作用　雪上一枝蒿醇提物对脂多诱导的小鼠腹腔巨噬细胞活化和细胞凋亡有显著抑制作用，可降低巨噬细胞内ROS水平和减少NO生成[4]。

【用药警戒或禁忌】雪上一支蒿白酒浸提液（50mg生药/kg）给家兔静脉给药，可致窦性停搏[5]。

主要参考文献

[1] 李娅琼，崔茂应.濒危药用植物短柄乌头居群生态特征的研究[J].时珍国医国药，2015，26(8)：2007-2010.

[2] 张新渐，王洪云，刘淑萍，等.雪上一支蒿的化学成分研究[J].中国民族民间医药，2018，27(13)：13-17.

[3] 唐希灿，王祖武，胥彬.雪上一枝蒿甲碱、紫草乌碱和异乌头碱的镇痛作用[J].药学学报，1966，13(3)：227-228.

[4] 黄先菊，任炜，潘乐，等.雪上一枝蒿醇提物体外抗炎作用的研究[J].中南民族大学学报（自然科学版），2012，31(4)：36-40.

[5] 张海松，况浩明，王秉孝，等.氢化可的松抢救兔雪上一支蒿中毒[J].中国药学杂志，1982，17(4)：56-57.

116. 雪胆

Xuedan

HEMSLEYAE RADIX

【别名】金龟莲、金盆、罗锅底。

【来源】为葫芦科植物巨花雪胆*Hemsleya gigantha* W. J. Chang、长果雪胆*Hemsleya dolichocarpa* W. J. Chang或峨眉雪胆*Hemsleya omeiensis* L. T. Shen et W. J. Chang的干燥块根。

【本草考证】本品历代本草均有记载，《本草便方》记载称金盆，《天宝本草》《四川中药志》称金龟莲。《四川省中药材标准》（1987年版）收载为葫芦科巨花雪胆*Hemsleya gigantha* W. J. Chang、峨眉雪胆*Hemsleya omeiensis* L. T. Shen et W. J. Chang或长果雪胆*Hemsleya dolichocarpa* W. J. Chang的干燥块根。

【原植物】

1.巨花雪胆　多年生攀援草质藤本。根具块茎膨大，外皮黄棕色，内面黄色，极苦。卷须线形，先端2歧。7～9趾状复叶，小叶片纸质，中央小叶片较长。聚伞圆锥花序，花雌雄异株。雄花：花萼裂片披针形，反折；花冠橙红色，径1.5～2（2.5）cm，裂片阔卵圆形，先端圆钝，具小尖突，花开放时向后反卷，花冠成松散的不规则圆球状；雄蕊5，花丝极短，长1mm。雌花：花冠裂片向后反卷，成松散圆球状。果实近圆球状或卵球状，顶端平截，果皮厚革质，具10条明显的纵棱；种子宽卵圆形，黑褐色，近平滑；周生木栓质狭翅，疏布齿状横纹；种子肿胀，中部极凸，两面密布小疣点。花期6～9月，果期8～11月。（图116-1）

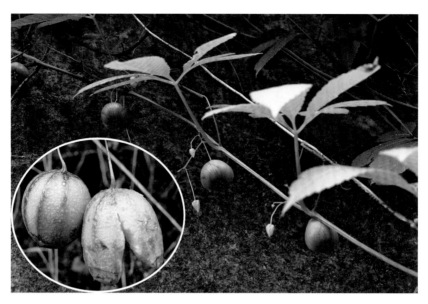

图116-1　巨花雪胆

2. 长果雪胆　与巨花雪胆的主要区别：花冠扁球形，浅棕红色，径8～10mm，长6～8mm，宽4～6mm，向后反折；雌花：子房圆柱状，长6mm，径3mm。果实圆筒状椭圆形，长5～8cm，径2～3.5cm。种子边缘密生细瘤突，中间疏布小瘤突。（图116-2）

3. 峨眉雪胆　与巨花雪胆的主要区别：小叶常5～7枚，部分超过7枚。花冠常外露。果实球形，直径约2.5cm。种子倒卵形至近圆形，肿胀，边缘疏生小瘤突，两面较平滑。（图116-3）

主为野生，生于海拔2000m左右的山谷灌丛中。主要分布于四川西南部、中部。

【主产地】主产于四川平武、乐山、绵竹、雅安等地[1]。

【栽培要点】

1. 生物学特性　喜温暖气候和阴湿环境。宜选土层深厚的砂质壤土或腐殖质壤土栽培。

2. 栽培技术　用种子和块茎繁殖。种子繁殖：条播，覆土3～4cm。一般培育2年后移栽。块茎繁殖：于春季挖出母株，将块茎切成长宽各5cm左右带有皮层的小块，开沟栽种。

【采收与加工】秋末春初采挖，除去杂质，趁鲜切片，干燥。

【商品规格】统货。

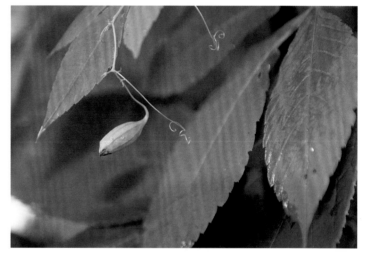

图116-2　长果雪胆

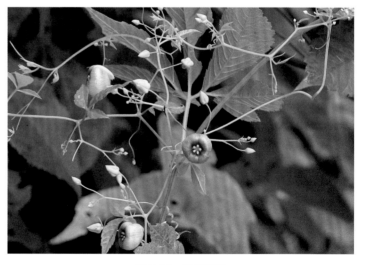

图116-3　峨眉雪胆

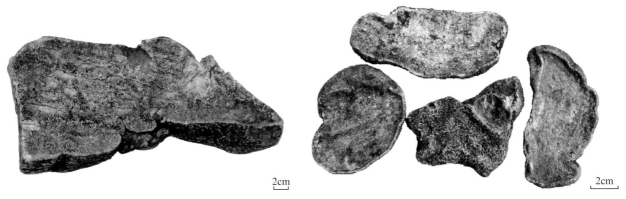

图116-4　雪胆药材图（何芳　摄）

【药材鉴别】

（一）性状特征

不规则片块，厚0.5～1cm，边缘稍卷曲，表面棕褐色或黄褐色，切面微粗糙。质坚实。折断面黄棕色至黄白色，微具蜡样光泽。气微，味极苦。（图116-4）

（二）显微鉴别

粉末特征　粉末淡黄色。淀粉粒众多，类圆形，多为单粒，直径2～10μm，少数复粒，由3～4分粒组成，脐点点状；石细胞较多，类圆形、方形、类三角形或长椭圆形，直径30～110μm，细胞壁增厚不等；导管多为网纹，偶见环纹，管胞梭形；木栓细胞淡黄棕色，多角形。（图116-5）

（三）理化鉴别

薄层色谱　取样品2g，加入20ml甲醇，超声30分钟，冷却至室温后滤过，挥干滤液，加2ml甲醇溶解残渣，作为供试品溶液。取雪胆素甲对照品适量，加乙

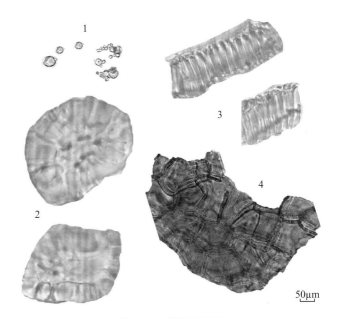

图116-5　雪胆粉末图

1. 淀粉粒　2. 石细胞　3. 导管　4. 木栓细胞

醇制成每1ml含2mg的对照品溶液。分别吸取供试品、雪胆素甲对照品溶液各5μl，分别点于同一硅胶G薄层板上，以三氯甲烷–丙酮–乙酸乙酯（4∶3∶1）为展开剂，展开，取出，晾干，后分别喷以10%硫酸乙醇溶液，于105℃加热后分别于日光、紫外光灯（365nm）下检视。供试品色谱中，在与对照品色谱相应的位置上，显相同颜色斑点，置紫外光（365mm）灯下检视，显相同颜色的荧光斑点。

【化学成分】主要成分为三萜及三萜皂苷类，为其抗肿瘤的有效成分[1]。主要有雪胆甲素（cucurbitacin）、雪胆乙素（dihydrocucurbitacin F）、齐墩果酸（oleanolic acid）、竹节参苷Ⅳa（chikusetsusaponin Ⅳa）、竹节参苷Ⅴ（chikusetsusaponin Ⅴ）、齐墩果酸-3-O-α-吡喃阿拉伯糖（1-3）-β-葡萄糖醛酸苷［oleanolic acid-3-O-α-pyranoarabinose（1-3）-β-glucuronide］、巨花雪胆皂苷B（ginsenoside B）等[2, 3]。

【性味归经】苦，寒。归肺、胃、大肠经。

【功能主治】清热解毒，消肿止痛。用于胃火牙痛，疮痈肿毒，咽喉肿痛，热毒泻痢。

【药理作用】

1. 抗胃溃疡作用　雪胆水提物灌胃可明显降低水浸拘束法致应激性胃溃疡小鼠和幽门结扎法致胃溃疡大鼠的胃溃疡指数[4]。

2. **抗炎、镇痛作用** 雪胆水煎液对二甲苯致小鼠耳廓肿胀和鸡蛋清致大鼠足跖肿胀的肿胀率均具有降低作用[5]；雪胆甲素和雪胆乙素混合物对卡拉胶致大鼠足跖肿胀和二甲苯致豚鼠耳肿胀度均具有明显的抑制作用[6]。雪胆水煎液对热板法致痛小鼠的痛阈值具有明显提高作用，对乙酸所致小鼠的扭体次数具有明显的降低作用[5]。

3. **镇咳作用** 雪胆甲素和雪胆乙素混合物可明显减少氨水诱导的咳嗽豚鼠的咳嗽次数[6]，对氨水诱导的小鼠咳嗽模型具有同样作用[7]。

4. **其他作用** 雪胆总皂苷对高脂饲料致动脉粥样硬化模型（AS）兔血脂水平和血液流变学具有明显的改善作用，对血管内皮细胞具有显著保护作用[8]。雪胆素对四氯化碳致急性肝损伤小鼠可明显降低血清ALT、AST水平[9]。

【分子生药】

功能基因 利用RACE技术成功在雪胆对鲨烯合酶SS基因克隆及分析。

主要参考文献

[1] 陶朝阳，易杨华，林厚文，等.雪胆根抗肿瘤活性成分研究[J].第二军医大学学报，1999，20(5)：337-339.

[2] 施亚琴，杨培全，聂瑞麟，等.长果雪胆化学成分的研究[J].中草药，1991，22(8)：102-105.

[3] 杨群芳，王贤英.中药雪胆及其制剂的研究进展[J].中国药业，2003，12(9)：76.

[4] 潘晓军，吕圭源，陈素红，等.浙江雪胆水提物抗实验性胃溃疡的研究[J].中国农村卫生事业管理，2013，33(4)：410-411.

[5] 李艺丹，张婷婷，熊瑞，等.雪胆炮制前后的抗炎镇痛作用研究[J].时珍国医国药，2017，28(8)：1888-1890.

[6] 陈夏静，伍怡颖，匡文娟，等.雪胆素抗炎镇咳作用的实验研究[J].四川生理科学杂志，2009，31(4)：153-154.

[7] 农斌生.雪胆素片抗炎镇咳作用的实验研究[J].中医学报，2013，28(8)：1173-1174.

[8] 杨雪，胡荣，黄文涛，等.雪胆总皂苷抗家兔动脉粥样硬化作用的实验研究[J].中草药，2016，47(5)：788-793.

[9] 柳爱华，石梅，宝福凯，等.雪胆素对实验性肝损伤的保护作用[J].昆明医科大学学报，2012，33(9)：8-10.

117. 常山

Changshan

DICHROAE RADIX

【别名】 黄常山、恒山、鸡骨常山。

【来源】 为虎耳草科植物常山*Dichroa febrifuga* Lour.的干燥根。

【本草考证】 本品始载于《神农本草经》，列为下品，又名蜀漆；历代本草均有收载。《名医别录》载："常山生益州川谷及汉中，二月、八月采根、阴干"；《新修本草》载："常山生山谷间，茎圆有节，高者不过三四尺。叶似茗而狭长，两两相当。三月生白花，青萼。五月结实青圆，三子为房。其草暴燥色青白，堪用。若阴干便黑烂郁坏矣。"并说"常山蜀漆有却痰截疟之功。"《本草经集注》载："出宜都建平，细实黄者，呼为鸡骨常山，用最胜。"本草记载与现今所用常山基本一致。

【原植物】 灌木，叶通常呈椭圆形、长圆形、倒卵状椭圆形，先端渐尖，基部楔形，边缘有锯齿或细锯齿。伞房状圆锥花序顶生；花蓝色或白色；花瓣4～6，长圆状椭圆形；雄蕊10～20，半数与花瓣对生；子房下位，花柱4（5～6），初时基部合生。浆果蓝色，有多数种子。花期2～4月，果期5～8月。（图117-1）

栽培或野生，生于海拔900～1200m的林边、沟边阴湿处。主要分布于贵州、云南、四川、广西、广东、甘肃、陕西、江西、福建等地[1]。

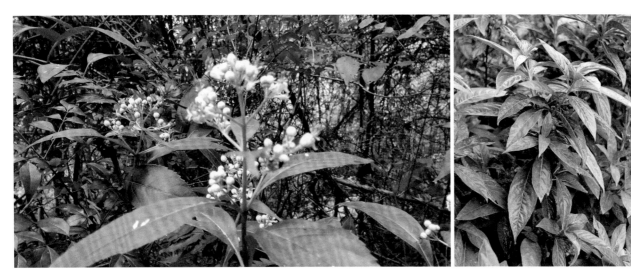

图117-1　常山（孙庆文　摄）

【**主产地**】主产于四川、湖南、贵州等地，以四川产量最大、质量最佳[2]。

【**栽培要点**】

1. **生物学特性**　喜阴凉湿润环境，要求土壤肥沃疏松，排水良好，在含腐殖质较多的细沙土、夹沙土中生长最好。土壤黏重、瘦薄、干燥则生长不良。

2. **栽培技术**　扦插繁殖、压条繁殖、分株繁殖或种子繁殖，生产多用扦插繁殖或种子繁殖。扦插繁殖：于11月至翌年3月选健壮枝条剪成长17～20cm插条，按行距33cm，深20cm挖穴，每穴用插条3根并在一起扦插。种子繁殖：选三年生以上植株的成熟果实，采收后将鲜果与湿沙混合贮藏，翌年种前搓烂果实，淘出种子，3月中、下旬播种，苗期搭透光度30%～40%的简易棚遮荫。

3. **病虫害**　有叶斑病和斑枯病。

【**采收与加工**】秋后齐地割去茎秆，挖出根，洗去泥土，砍去残余茎秆，再砍成7～10cm短节，晒或烘干。

【**商品规格**】统货。以质坚硬枯瘦且重、表面光滑、断面色淡黄者为佳[3]。其中四川产者形弯曲似鸡骨，又称"鸡骨常山"，质最优[4]。

【**药材鉴别**】

（一）性状特征

根圆柱形，常弯曲扭转，或有分枝，长9～15cm，直径0.5～2cm。表面棕黄色，具细纵纹，外皮易剥落，剥落处露出淡黄色木部。质坚硬，不易折断，折断时有粉尘飞扬；横切面黄白色，射线类白色，呈放射状。气微，味苦。（图117-2）

（二）显微鉴别

1. **根横切面**　木栓细胞数列。栓内层窄，少数细胞内含树脂块或草酸钙针晶束。韧皮部较窄，草酸钙针晶束较多。形成层显不规则波状环。木质部占主要部分，均木化；射线宽窄不一；导管多角形，单个散在或数个相聚，有的含黄色侵填体。薄壁细胞含淀粉粒。

2. **粉末特征**　粉末淡棕黄色。淀粉粒较多，单粒

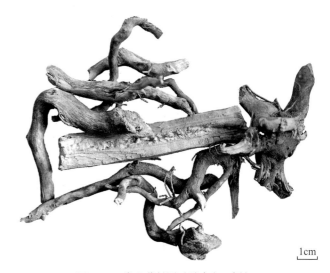

1cm

图117-2　常山药材图（孙庆文　摄）

类圆形或长椭圆形，直径3～18μm，复粒少，草酸钙针晶成束，存在于长圆形系细胞中，长10～50μm。导管多为梯状具缘纹孔导管，直径15～45μm。木纤维细长，直径10～43μm，壁稍厚。木薄壁细胞淡黄色，类多角形或类长多角形，壁略呈连珠状。（图117-3）

（三）理化鉴别

薄层色谱 取本品5g，加2%盐酸溶液50ml，超声处理30分钟，滤过，滤液加浓氨试液调节pH值至10，用三氯甲烷振摇提取3次，每次40ml，合并三氯甲烷液，回收溶剂至干，残渣加甲醇0.5ml使溶解，作为供试品溶液。另取常山对照药材5g，同法制成对照药材溶液。照薄层色谱法试验，吸取上述两种溶液各5μl，

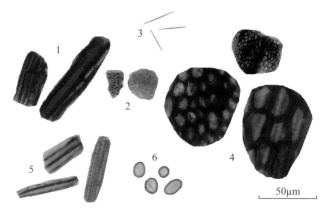

图117-3　常山粉末图

1. 纤维　2. 棕色块　3. 草酸钙针晶　4. 表皮细胞　5. 导管　6. 淀粉粒

分别点于同一硅胶GF$_{254}$薄层板上，以三氯甲烷–甲醇–浓氨试液（9：1：0.1）为展开剂，展开，取出，晾干，置紫外光灯（254nm）下检视。供试品色谱中，在与对照药材色谱相应的位置上，显相同颜色的主斑点。

【质量评价】以质坚硬而重，表面光滑、折断面裂片状、有粉尘飞出、断面黄白色、有菊花纹，气微，味苦者为佳。

【化学成分】主要成分为喹唑酮类生物碱、香豆素、甾体等化学成分。其中，喹唑酮类生物碱是其特征性成分和有效成分[5]。

1. 喹唑酮类生物碱　常山碱(α-dichroine)、异常山碱（α-dichroine）、4-喹唑酮、2-（δ-羟基丁基）-4-喹唑酮等[6, 7]。

2. 香豆素　喹唑酮7-羟基香豆素等[6, 7]。

3. 甾体　β-谷甾醇和豆甾醇的混合物等[6, 7]。

【性味归经】苦、辛，寒；有毒。归肺、肝、心经。

【功能主治】涌吐痰涎，截疟。用于痰饮停聚，胸膈痞塞，疟疾。

【药理作用】

1. 抗疟疾作用　常山碱会引起NO释放量增加，对常山碱抗疟原虫活性起着积极作用[8]。

2. 抗肿瘤作用　常山碱和异常山碱进行动物体外抗癌活性试验。发现常山碱对老鼠腹水癌细胞有较高杀死率[9]。

3. 抗炎作用　采用蛋白质标记法和免疫组织化学分析法测定蛋白质中核转录因子（NF-κBp65）的改变，从而研究常山水提取物对老鼠肝细胞炎症的治疗作用。发现常山的水提取物对老鼠肝细胞的炎症有很好的治疗作用[10]。

4. 其他作用　对受伤老鼠每天注射一定的剂量常山碱衍生物常山酮时，发现其有较好促进老鼠伤口的愈合能力，常山酮能明显缩小伤口的面积，并缩短伤口愈合的时间[11]。

主要参考文献

[1] 汪毅. 中国天然药物彩色图集[M]. 贵阳：贵州科技出版社，2010：314.

[2] 朱圣和. 现代中药商品学[M]. 北京：人民卫生出版社，2006：295.

[3] 詹若挺，徐鸿华. 41种根与根茎类药材加工[M]. 广州：广东科技出版社，2002：104.

[4] 刘克汉，刘玲. 常用中药材种植加工技术[M]. 贵阳：贵州科技出版社，2009：159.

[5] 张继远，刘梓晗，刘晓，等. 常山中常山碱和异常山碱的同步测定研究[J]. 中国中药杂志，2017，42(9)：1711-1716.

[6] 张雅，李春，雷国莲. 常山化学成分研究[J]. 中国实验方剂学杂志，2010，16(5)：40-42.

[7] 李燕，刘明川，金林红，等. 常山化学成分及生物活性研究进展[J]. 广州化工，2011，39(9)：7-9.

[8] Murata K, Takano F, Fushiya S, et al. Potentiation by Febrifugine of Host Defense in Mice against Plasmodium berghei NK65[J]. Biochem. Pharmacol, 1999, 58: 1593-1601.

[9] Vermel E. M., Kruglyak-Syrkina S. A. Anticancer activity of the alkaloid febrifugine in animal experiments[J]. Voprosy Onkologii, 1960, 6(7): 56-61.

[10] Choi B. T., Lee J. H., Shin K. W., et al. Anti-inflammatory effects of aqueous extract from Dichroafebrifuga root in rat liver[J]. Acta Pharmacol. Sinica, 2003, 24(2): 127-132.

[11] Zhang H. S., Huang C. B. Effcts of Halofuginone contained in traditional Chinese herb of antifebrile dichroa root on wound healing and cicatrisation[J]. Chin. J. Clin. Rehabil., 2003, 7(23): 3196-3197.

118. 常春藤

Changchunteng

HEDERAE SINENSIS HERBA

【别名】土鼓藤、三角风、钻天风、爬树龙、上树蜈蚣、追风藤。

【来源】为五加科植物常春藤 Hedera nepalensis K. Koch var. sinensis（Tobler）Rehder的干燥带叶藤茎。

【本草考证】本品始载于《本草纲目拾遗》，载："生林薄间，作蔓绕草木上。其叶头尖。结子正圆，熟时如珠，碧色。小儿取其藤，于地打作鼓声，故名土鼓。李邕改为常春藤。"本草所载与现今所用常春藤基本一致。

【原植物】常绿攀援灌木；茎圆柱形，黄褐色，有气生根；幼枝疏生锈色鳞片。单叶互生，革质，在不育枝上通常为三角状卵形或三角状长圆形，长5～12cm，宽3～10cm，先端短渐尖，基部截形；花枝上的叶片椭圆状卵形至椭圆状披针形，长5～16cm，宽1.5～10.5cm，先端渐尖或长渐尖，基部楔形或阔楔形，上面深绿色，有光泽，下面淡绿色或淡黄绿色，无毛或疏生鳞片。伞形花序单个顶生，或2～7个总状排列或伞房状排列成圆锥花序，直径1.5～2.5cm，有花5～40朵；花淡黄白色或淡绿白色，芳香；萼密生棕色鳞片，长2mm，边缘近全缘；花瓣5，黄绿色，三角状卵形，长3～3.5mm，外面有鳞片；雄蕊5，花丝长2～3mm，花药紫色；子房下位，5室；花柱合生成柱状。果实球形，红色或黄色，直径7～13mm；宿存花柱长1～1.5mm。花期9～11月，果期翌年3～5月。（图118-1）

攀生于岩石、山坡、墙壁及树上。分布于华北、华东、中南及西南地区。

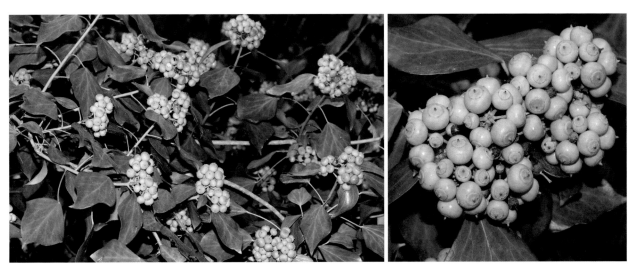

图118-1　常春藤（徐晔春　摄）

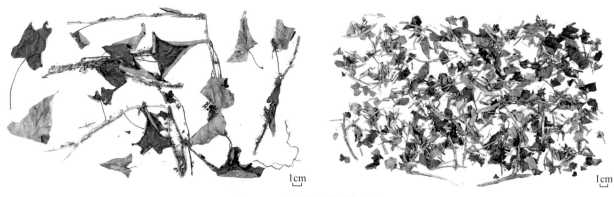

图118-2　常春藤药材及饮片图

【主产地】主产于浙江、江西、贵州、四川、西藏等地。

【栽培要点】

1. 生物学特性　喜半阴半阳环境，可利用边角隙地栽植。

2. 栽培技术　可采用扦插法、分株法和压条法进行繁殖。除冬季外，其余季节都可以进行，而温室栽培不受季节限制，全年可以繁殖[1]。

3. 病虫害防治　病害：灰霉病和叶斑病。虫害：介壳虫。

【采收与加工】春、秋两季采收，除去杂质，沈净，切段，干燥。

【药材鉴别】

（一）性状特征

藤茎长圆柱形，弯曲，有分枝，直径0.2～1.5cm，表面淡黄棕色或灰褐色，具纵皱纹和横长皮孔，一侧密生不定根。质坚硬，易折断，断面裂片状，皮部薄，灰绿色或棕色，木部宽，黄白色或淡棕色，髓明显。单叶互生，有长柄，长7～9cm，叶片革质，稍卷折，二型，三角状卵形，或长椭圆状卵形或披针形，全缘，少有3浅裂叶面常有灰白色花纹。偶见黄绿色小花或黄色圆球形果实。气微，味微苦[2]。（图118-2）

（二）显微鉴别

1. 茎横切面　周皮木栓层较薄，约5～10层木栓细胞。皮层较薄，外侧为3～5层厚角组织。韧皮部可见间断分布的韧皮纤维束，树脂道孔径小，散在。维管射线1至多列，有的在韧皮部显著扩展。木质部宽阔，导管分子与木纤维呈间断分布，导管分子众多，孔径与分布均较均匀。（图118-3）

2. 粉末特征　粉末灰棕色或灰绿色。木栓细胞多角形，壁无色或淡棕色至深棕色，多增厚，可见细密纹孔。树脂道碎片众多，含淡黄色至深棕色分泌物，直径6～125μm，有的呈分枝状。草酸钙簇晶众多，直径12～75μm。纤维成束或单个散在，长菱形，单斜

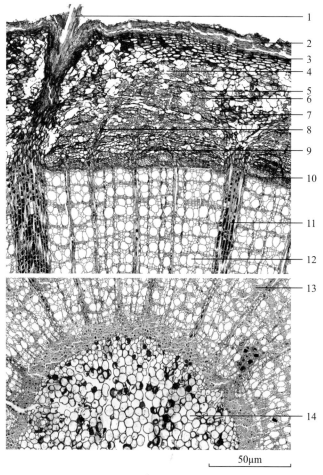

图118-3　常春藤茎横切面图（甲苯胺蓝染色）

1. 气生根维管束　2. 木栓层　3. 厚角组织　4. 皮层　5. 树脂道
6. 韧皮纤维　7. 扩展的韧皮射线　8. 韧皮射线　9. 韧皮部　10. 形成层
11. 木射线　12. 导管　13. 木质部　14. 髓

纹孔或纹孔十字形、人字形，直径约12μm。导管螺纹、环纹、梯纹、网纹和具缘纹孔，直径12～45μm。鳞毛无色或淡棕色，直径200～500μm，多呈碎片状。叶表皮细胞多见，下表皮细胞垂周壁平直、稍弯曲或呈波状弯曲，气孔众多，不定式；上表皮细胞多角形、长多角形或不规则形，垂周壁较平直、稍弯曲或弯曲，壁较厚，无气孔[2]。（图118-4）

（三）理化鉴别

薄层色谱 取齐墩果酸对照品、常春藤皂苷元对照品，分别用甲醇配制成2mg/ml的对照品溶液及两种对照品浓度均为1mg/ml的混合对照品溶液。取药材粉末1g，加甲醇提取，盐酸水解后制得供试品溶液。照薄层色谱法试验，吸取供试品溶液2～10μl、对照品溶液2μl，分别点于同一硅胶G薄层板上，以正己烷–乙酸乙酯–冰醋酸（6∶4∶0.25）为展开剂，展开，取出，晾干，喷以10%硫酸乙醇溶液，在105℃加热至斑点显色清晰。供试品色谱中，在与对照品色谱相应的位置上，显相同颜色的斑点。（图118-5）

【**化学成分**】主要含三萜皂苷类、黄酮苷类、苯丙素类、香豆素类、核苷类及挥发油等成分。其中，三萜皂苷类成分为其特征性成分。

1. **三萜皂苷类** 常春藤皂苷元（hederagenin）、α-常春藤素（α-hederin）、熊果酸（ursolic acid）、齐墩果酸（oleanolic acid）等[3]。

2. **黄酮苷类** 芦丁（rutin）、金丝桃苷（hyperoside）、烟花苷（nicotiflorin）等[3]。

3. **苯丙素类** 绿原酸（chlorogenic acid）、新绿原酸（neochlorogenic acid）、隐绿原酸（cryptochlorogenic acid）等[3]。

4. **香豆素类** 七叶树苷（esculin）、七叶树内酯（esculetin）等[3]。

5. **其他类** 核苷[3]、挥发油[4]等。

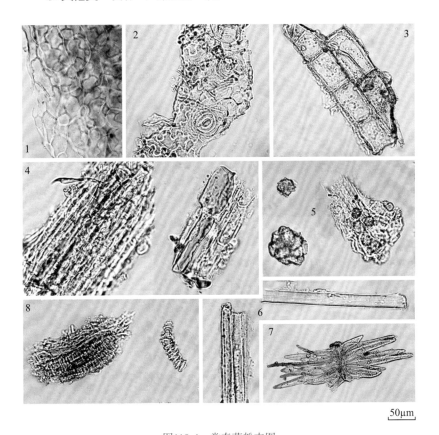

50μm

图118-4 常春藤粉末图

1.叶上表皮细胞 2.叶下表皮细胞 3.木栓细胞 4.树脂道
5.草酸钙簇晶 6.纤维 7.鳞毛 8.导管

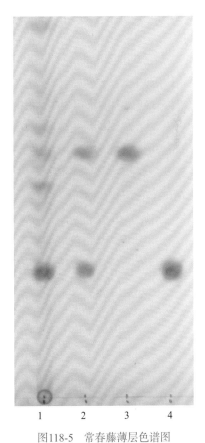

图118-5 常春藤薄层色谱图

1.常春藤药材样品
2.齐墩果酸、常春藤皂苷元混合对照品
3.齐墩果酸对照品 4.常春藤皂苷元对照品

【**性味归经**】苦、涩，平。归肾经。

【**功能主治**】祛风除湿，活血通络，消肿止痛。主治风湿痹痛，瘫痪麻木，吐血，咯血，衄血，湿疹等。

【**药理作用**】

抗菌作用　常春藤生物碱提取物对链球菌、金黄色葡萄球菌、巴氏杆菌、大肠埃希菌、沙门菌具有不同程度的体外抑制作用，其最小抑菌浓度MIC为2～8mg/ml[5]。

主要参考文献

[1] 杨俊杰，刘华锋，郭中顺.常春藤栽培管理技术 [J].农业工程技术，2011(2)：30.

[2] 湖北省食品药品监督管理局.湖北省中药材标准（2009年版）[M].武汉：湖北科学技术出版社，2009：119-120.

[3] 杨林军，谢彦云，李志锋，等.UPLC/Q-TOF-MS/MS分析中华常春藤中的化学成分 [J].中草药，2016，47(4)：566-572.

[4] 童星，陈晓青，蒋新宇，等.常春藤挥发油的提取及GC-MS分析 [J].精细化工，2007，24(6)：559-561，580.

[5] 唐宇龙，刘湘新，唐小武，等.三角风化学成分分析与抗菌效果研究 [J].中国兽医杂志，2007，43(2)：51-52.

119. 野扇花

Yeshanhua
SARCOCOCCAE HERBA

【**别名**】清香桂、胃友、野樱桃、万年青。

【**来源**】为黄杨科植物野扇花*Sarcococca ruscifolia* Stapf的干燥全株[1]。

【**本草考证**】本品历代本草无记载，以清香桂之名始载于1996年《全国中草药汇编》（第二版），野扇花始载于《贵州省中药材民族药材质量标准》（2003年版）。

【**原植物**】常绿灌木。根粗壮，多分枝，浅棕褐色。小枝绿色，幼时有短柔毛。单叶互生，革质，有短柄；叶片卵形、椭圆形或椭圆状披针形。春季开白色或带红色小花，芳香，花单性同株，4～12朵排成腋生短总状花序；雄花在花序上部，花萼4～6片，无花瓣，雄蕊与萼同数；雌花在花序基部，子房上位，2～3室。果近球形，核果状，成熟时橙红色或暗红色。种子1～2粒，椭圆形，紫黑色，有棱。花、果期10月至翌年2月。（图119-1）

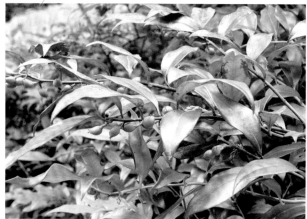
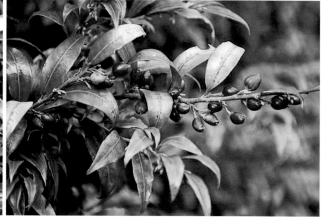

图119-1　野扇花（左：裴瑾　摄　右：徐永福　摄）

主要为野生，亦有栽培，生于海拔200~2600m的山坡、林下或沟谷中。主要分布于广西、湖北、四川、贵州、云南、陕西、湖南、甘肃等地。

【主产地】主产于贵州及云南昆明、大理、中甸、文山、红河、大姚、武定[2]。

【栽培要点】

1. **生物学特性** 适应性强，喜光、喜温暖湿润气候；耐阴、耐湿、耐干旱、耐瘠薄；对土壤要求不严，喜深厚、肥沃、疏松的石灰岩土壤[1]。

2. **栽培技术** 可采用播种、扦插、分株等方法繁殖。

3. **病虫害** 病害：煤病、锈病。虫害：蚜虫、蚧壳虫、红蜘蛛等[2]。

【采收与加工】春、秋季采根；夏、秋季采果，洗净，晒干或鲜用。

【商品规格】统货。

【药材鉴别】

（一）性状特征

根圆柱形，稍弯曲，有分支及纤维状细根。外皮灰褐色，栓皮脱落处呈棕红色。质坚硬，不易折断，断面黄色，略呈放射状纹理。茎圆柱形，多分枝，绿色，有纵皱纹，质硬，断面绿黄色，髓部白色。叶片多皱缩，互生，展平后呈椭圆状披针形或狭披针形，长2~7cm，全缘，光滑无毛，上表面绿色，下表面淡绿色，气微；叶柄长0.2~0.3cm。总状花序。核果球形。气微，味苦[1]。（图119-2）

（二）显微特征

1. **茎中段横切面** 表皮细胞由1列整齐的类圆形细胞组成，外被较厚角质层。可见众多单细胞毛。皮层由数列椭圆形薄壁细胞组成，细胞排列疏松，有裂隙，内含大量淀粉粒。靠近韧皮部处可见大量石细胞群，石细胞壁略木化，壁不甚厚。韧皮部狭窄，韧皮纤维断续成环。形成层成环，由5~10余列扁长方形细胞组成。木质部由导管、木纤维、木射线呈成环状排列。髓部较大，约占整个切面的1/2，薄壁细胞中有少量石细胞。

2. **叶中脉横切面** 上表皮细胞较大，类圆或类长圆形，外被角质层，可见1~2层厚角组织。下表皮细胞较小，类圆或类长圆形，外被角质层。叶肉组织部分可见栅栏细胞1列。海绵组织细胞排列疏松，形成气室。主脉向上突出，维管束成环，外韧性，导管多角形，呈放射状排列。

3. **粉末特征** 粉末灰绿色。叶表皮细胞成片，细胞不规则形，气孔平轴式，非腺毛较多，直径5~8μm。纤维成束，较细小，直径8~13μm。石细胞众多，成群，壁不甚厚，孔沟明显，直径23~57μm。淀粉粒众多，脐点裂缝状、人字形或十字形，层纹不明显，直径3~10μm。具缘纹孔导管直径8~13μm，网纹导管直径5~10μm。（图119-3）

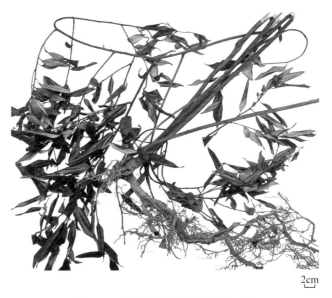

图119-2 野扇花药材图（陈翠平 摄）

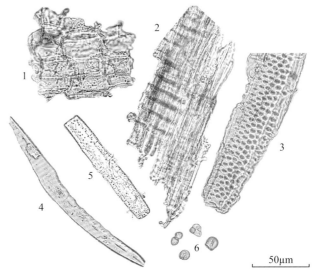

图119-3 野扇花粉末图（王升菊 金正男 摄）

1. 表皮细胞 2. 纤维 3. 导管 4. 非腺毛 5. 石细胞 6. 淀粉粒

【质量评价】以质坚硬、不易折断、叶多者为佳。

【化学成分】主要成分为生物碱类、酚类和木脂素类等[3]。其中，生物碱类为其特征性成分和有效成分。

生物碱类　清香桂碱A（sarcorucinine A）、清香桂碱B（sarcorucinine B）、清香桂碱D（sarcorucinine D）、富贵草碱A（pachysamine A）、富贵草碱G（pachysamine G）、富贵草碱H（pachysamine H）、海南野扇花碱D（sarcovagine D）、粉蕊黄杨醇碱（terminaline）等。

【性味归经】辛、苦，平。归脾、胃、肝经。

【功能主治】活血行气，祛风止痛。用于胃脘疼痛，风寒湿痹，跌打损伤。

【药理作用】

1. 抗胃溃疡作用　清香桂总生物碱对幽门结扎致大鼠胃溃疡模型和水浸致应激性小鼠胃溃疡模型均有抗溃疡作用，明显抑制胃液分泌[4]。

2. 解痉作用　清香桂总碱对大鼠、豚鼠离体肠肌和胃平滑肌条收缩均有明显抑制作用[4]。

3. 镇静作用　清香桂总碱可明显延长戊巴比妥钠所致小鼠睡眠时间[4]。

4. 抗缺氧作用　清香桂总碱能保护减压缺氧所致小鼠死亡[4]。

主要参考文献

[1] 桂镜生，李宏哲，尹子丽，等.民族药清香桂的生药学研究[J].云南中医学院学报，2010，33(5)：20-22.

[2] 白平，张学星，陈海云，等.地被植物清香桂温棚育苗技术[J].林业科技通讯，2015(3)：54-56.

[3] 邱宏聪，陈明生，梁冰，等.野扇花的研究进展[J].中医药导报，2019，25(8)：129-131.

[4] 陈泉生，明德珍，邓治文，陈古荣.清香桂总生物碱的抗胃溃疡等药理研究[J].中草药，1982，13(11)：27-29.

120. 野葡萄

Yeputao

CAULIS ET FOLIUM AMPELOPSIS GLANDULOSAE

【别名】酸藤、蛇葡萄、烟火藤、酸古藤。

【来源】为葡萄科植物锈毛蛇葡萄*Ampelopsis glandulosa*（Wallich）Momiyama的茎叶。

【本草考证】本品以"酸藤"之名载于《植物名实图考》："酸藤产建昌。蔓生，绿茎，赤节，参差生叶。叶圆有缺，末尖，锯齿深刻。对叶发短枝，开小白花如粟。结实大于龙葵，生青碧，熟深紫。"本草记载与现今所用野葡萄基本一致。

【原植物】藤本，茎具皮孔；幼枝被锈色短柔毛，卷须与叶对生，二叉状分枝，单叶互生；叶柄长1～4.5cm，有锈色短柔毛；叶片心形或心状卵形，长5～12cm，宽5～8cm，顶端不裂或具有不明显3浅裂，侧裂片小，先端钝，基部心形，上面绿色，下面淡绿色，两面均被锈色短柔毛，边缘有带小尖头的浅圆齿；基出脉5条，侧脉4对，网脉在背面稍明显。花两性，二歧聚伞花序与叶对生，长2～6cm，被锈色短柔毛，总花梗长1～3cm；花白绿色，基部有小苞片；花萼盘状，5浅裂，裂片有柔毛；花瓣5，分离，外被柔毛，雄蕊5，与花瓣对生；子房扁球形，被杯状花盘包围。浆果球形，幼时绿色，熟时蓝紫色，直径约8毫米。花期6月，果期7～10月。（图120-1）

生于海拔300～1200m的山谷疏林或灌丛中。主要分布于西南、中南及安徽、江苏、浙江、江西、福建、台湾等地。

【主产地】主产于湖北麻城，以及贵州等西南地区。

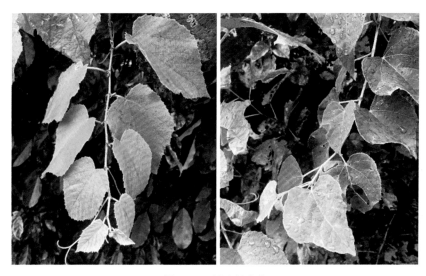

图120-1　锈毛蛇葡萄

【采收与加工】夏、秋季采收茎叶，洗净，鲜用或晒干。

【药材鉴别】

（一）性状特征

茎圆柱形，略弯曲，直径0.5～1cm，节处膨大，外表黄棕色至棕色，光滑，圆点状皮孔及数条显著突起的纵棱，皮薄，易剥落。质脆，易折断，断面不平整，髓部大，约占断面的1/2以上。叶与卷须皱缩卷曲，或多已破碎断落，上面暗黄绿色，下面色较淡，被毛。气微，味淡。

（二）显微鉴别

1. 茎横切面　木栓层7～10列细胞，细胞扁平，排列整齐。皮层狭窄，由4～8薄壁细胞组成。形成层明显。木质部由导管、木薄壁细胞、木纤维组成，导管单个或数个成群。（图120-2）

2. 粉末特征　茎粉末淡黄色。导管为梯纹或网纹，直径20～181μm。叶粉末淡黄棕色。薄壁细胞较多。导管为梯纹，直径20～90μm。（图120-3、图120-4）

（三）理化鉴别

薄层色谱　取蛇葡萄根干燥细粉2.5g，用丙酮（索氏提取器）提取12小时，过滤，滤液定容至5ml，作为供试品溶液。另取羽扇豆醇对照品，加三氯甲烷制成每1ml含1mg的溶液；取儿茶素对照品，加丙酮制成每1ml含0.8mg的溶液，作为对照品溶液。照薄层色谱法试验，吸取供试品溶液15μl，对照品溶液各4μl，分别点于同一硅胶GF$_{254}$薄层板上，以甲苯-丁酮-甲酸乙酯-甲醇-甲酸（7:1:1:1:0.5）为展开剂，展开，取出，晾干，喷以2%香草醛硫酸溶液，105℃加热至显色清晰。供试品色谱中，在与对照品色谱相应的位置上，显相同颜色的斑点[1]。

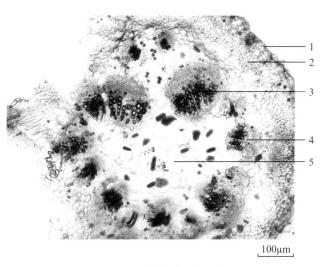

图120-2　野葡萄茎横切面图

1. 木栓层　2. 皮层　3. 木质层　4. 韧皮层　5. 髓部

【质量评价】以茎叶完整，茎黄棕色、叶暗黄绿色者为佳。

【化学成分】主要成分有黄酮类、苯甲酸类化合物。其中，黄酮类是特征性成分和有效成分。

1. 黄酮类　槲皮素、芹菜素、表儿茶素、山奈酚、5,7,3',4'-四羟基黄酮-3-O-6''-鼠李糖苷、芦丁等。

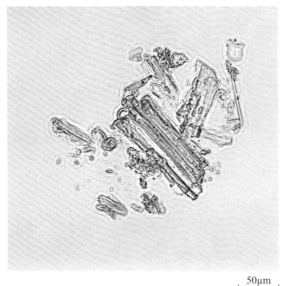

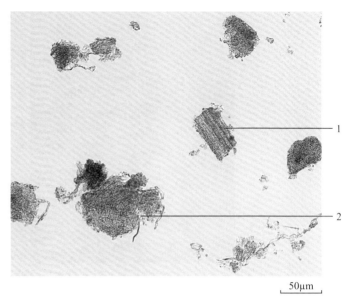

图120-3　野葡萄茎粉末图（木纤维）

图120-4　野葡萄叶粉末图

1. 导管　2. 薄壁细胞

2. 苯甲酸类　香草酸、(*R*)-(+)-2-羟基-3-苯丙酸、3,5-二甲氧基-4-羟基苯甲酸等[2]。

【性味归经】苦，凉。归心、肝、肾经。

【功能主治】清热利湿，散瘀止血，解毒。主治肾炎水肿、小便不利、风湿痹痛、跌打瘀肿、内伤出血、疮毒。

【药理作用】

1. 抗癌作用　蛇葡萄根的乙酸乙酯提取物具有抗肝癌作用[3]。

2. 抗血栓作用　蛇葡萄叶的水提液具有较强的抗血栓活性[2]。

主要参考文献

[1] 成清容，陈科力，叶丛进. 四种蛇葡萄根类化学成分比较研究[J]. 亚太传统医药，2007，3(10)：55-56.

[2] 汪俊. 蛇葡萄叶的化学成分研究[D]. 苏州：苏州大学，2009.

[3] Jiazhi Wang, Bisheng Huang, Yan Cao, et al. Anti-hepatoma activities of ethyl acetate extract from *Ampelopsis sinica* root [J]. Oncology Reports, 2017, 37(4): 2227-2236.

121. 蛇含

Shehan

POTENTILAE KLEINIANAE HERBA

【别名】蛇衔、五披风、五匹草、威蛇、紫背龙牙。

【来源】为蔷薇科植物蛇含委陵菜*Potentilla kleiniana* Wight et Arn.的带根全草。

【本草考证】本品始载于《神农本草经》。《名医别录》载："蛇含，生益州山谷。八月采，阴干。"《本草经集注》载："蛇衔有两种，并生石上，当用细叶黄花者，处处有之。亦生黄土地，不必皆生石上也。"《图经本草》载："生石上及下湿地。花黄白。人家亦种之，五月采苗，生用。"《本草纲目》载："此二种，细叶者名蛇衔，大叶者名龙衔，龙衔亦入疮膏用。"《植物名实图考》载："蛇包五披风，江西、湖南有之。柔茎丛生，一茎五叶，略似蛇莓而大，叶、茎具有毛如刺、抽葶生小叶，发杈开小绿花，尖瓣，多少不匀，中露黄蕊如栗。黑根粗须，似仙茅。"综上所述，并参考有关附图，认为此种植物因生长地区环境不同而有所差异，但主要特征与蔷薇科蛇含委陵菜基本相符。

【原植物】多年生草本，高20～40cm；根茎短。茎多分枝，细长，稍匍匐，有丝状柔毛。掌状复叶，基生叶小叶5，倒卵形或倒披针形，长1.5～5cm，宽0.6～1.5cm，先端圆形或钝尖，基部楔形，边缘有粗锯齿，基部全缘，下面沿叶脉有贴生柔毛；叶柄长，有柔毛；托叶近膜质，贴生于叶柄；茎生叶有1～3小叶，叶柄短。伞房状聚伞花序有多花，总花梗和花梗有丝状柔毛；花梗长5～20mm；花黄色，直径约8mm，副萼片条形。瘦果宽卵形，微纵皱，黄褐色。（图121-1）

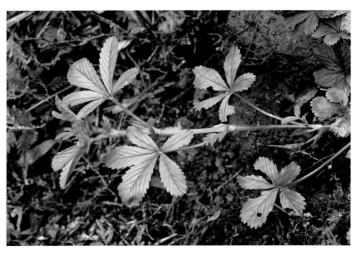

图121-1　蛇含委陵菜（黎跃成　摄）

主要为野生，生于海拔400～3000m的田边、水旁、草甸及山坡草地；广泛分布于我国南北各省。

【主产地】主产于浙江、江西、湖南、贵州、四川等地。

【采收与加工】夏秋挖取全草，鲜用或洗净晒干。

【商品规格】统货。

【药材鉴别】

（一）性状特征

全体长约40cm。主根短，侧根须状。茎细长，多分枝，被疏毛。叶掌状复叶；基生叶5小叶，茎生叶3-5小叶，椭圆形或狭倒卵形，长

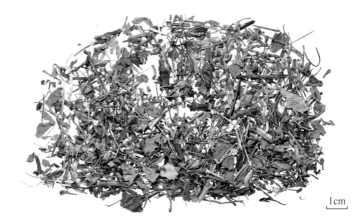

图121-2　蛇含药材（饮片）图

1～5cm，宽0.5～1.5cm，边缘有粗锯齿，上下表面均被毛。花多，黄色。果实表面微有皱纹。气微，味苦、微涩。（图121-2）

（二）显微鉴别

粉末特征　粉末棕黄色至棕褐色。非腺毛单细胞，微弯曲，长短不一，80～1000μm；草酸钙簇晶直径10～25μm；螺纹导管直径20～30μm。（图121-3）

【质量评价】本品以根茎叶齐全、色绿者为佳。

【化学成分】主要化学成分为有机酸类和其他类[1]。

1. 有机酸类　齐墩果酸（oleanolic acid）、熊果醇（uvaol）、3α,19,24-三羟基-12-烯-28-乌苏酸（3α,19,24-trihydroxy-12-ene-28-ursolic acid）、委陵菜酸（tormentic acid）、2α-羟基乌苏酸（2α-hydroxy ursolic acid）、2α,3α,19α-三羟基-12烯-28乌苏酸（2α,3α,19α-trihydroxy-12-ene-28-ursolic acid）等。

2. 其他类　槲皮素-3-O-α-L-鼠李糖苷（quercetin-3-O-α-L-rhamnoside）、槲皮素-3-O-β-D-葡萄糖苷（quercetin-3-

O-β-D-glucoside）、β-谷甾醇（β-sitosterol）、胡萝卜苷（daucosterol）。

【性味归经】苦，微寒。归肝、心、肺经。

【功能主治】清热解毒，清心定惊，活血通络。用于疮痈肿毒，咽喉肿痛，热毒泻痢，高热惊风，疟疾发热，跌打损伤，风湿痹症。

【药理作用】

1. 抗炎作用 蛇含乙醇提取物能上调高糖诱导的PC12神经细胞活性，抑制细胞内炎症因子生成，具有抗炎作用[2]。

2. 降血糖作用 蛇含总黄酮对链脲佐菌素诱导糖尿病小鼠模型具有降血糖作用，在体外对α-葡萄糖苷酶活性以及氧化自由基吸收能力有抑制作用[3]。

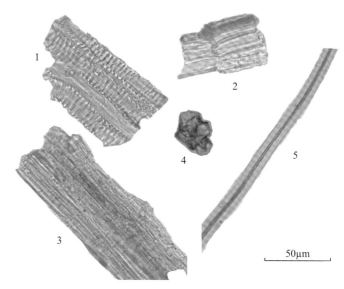

图121-3 蛇含粉末图

1. 导管 2. 木栓细胞 3. 木纤维 4. 草酸钙簇晶 5. 非腺毛

主要参考文献

[1] 李胜华，伍贤进，牛友芽，等.蛇含委陵菜化学成分研究[J].中草药，2011，42(11)：2200-2203.

[2] 张晨光，周晶，王珊，等.蛇含委陵菜乙醇提取物的抗炎及抑菌活性研究[J].中南药学，2018，16(11)：1547-1552.

[3] 李胜华，伍贤进，曾军英，等.蛇含委陵菜总黄酮的体外和体内降血糖效果研究[J].食品科学，2014，35(11)：246-250.

122. 假蒟

Jiaju

PIPERIS SARMENTOSI HERBA

【别名】哈蒟、假荖、蛤荖、假蒌、钻骨风。

【来源】为胡椒科植物假蒟 *Piper sarmentosum* Roxb.的干燥地上部分。

【本草考证】本品出自《生草药性备要》，《本草求原》《岭南采药录》亦有相关记载，但均未记述其原植物形态。《陆川本草》载："哈蒟，生阴湿处。草本绿色，有节，叶卵圆形；主脉明显，背面突起，叶纸质……根圆柱形，从各节生出。有芳香气味……"。本草所述及附图与现今所用假蒟相符。

【原植物】多年生匍匐草本，揉之有香气。茎节膨大，常生不定根。叶互生，近膜质，细腺点，下部的叶阔卵形或近圆形，长7~14cm，宽6~13cm，先端短尖，基部心形或近截形，叶脉7条；上部的叶小，卵形至卵状披针形；叶柄长1~5cm。花单性，雌雄异株，无花被；穗状花序；雄花序长1.5~2cm，直径2~3mm，苞片扁圆形，直径0.5~0.6mm，雄蕊2枚；雌花序长6~8mm，果期延长达2.5cm；苞片稍大，柱头3~5。浆果近球形，具角棱，直径2.5~3cm，下部嵌生于序轴中。花期夏季。（图122-1）

生于林下或村旁湿地上。主要分布于福建、广东、广西、云南、贵州及西藏（墨脱）等地。

【主产地】主产于广东、海南、广西、福建、云南等地。

【采收与加工】全年均可采收，除去杂质，洗净，稍润，切段，阴干。

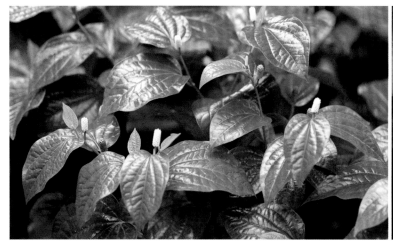

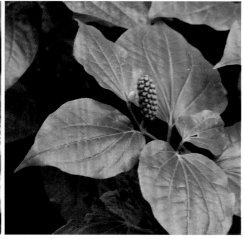

图122-1　假蒟（徐晔春　摄）

【药材鉴别】

（一）性状特征

茎圆柱形，稍弯曲，表面有细纵棱，节上有不定根。叶多皱缩，展开后呈阔卵形或近圆形，长6～14cm，宽5～13cm，基部浅心形，上面棕绿色，下面灰绿色，有细腺点，7条叶脉于叶背突出，脉上有极细小的粉状短柔毛，叶柄长2～5cm，叶鞘长为叶柄的一半，有时可见与叶对生的穗状花序。气香，味辛辣[1]。（图122-2）

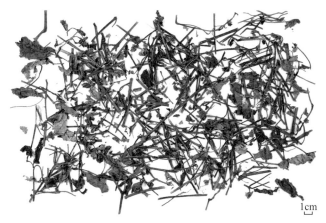

图122-2　假蒟药材（饮片）图

（二）显微鉴别

1. 茎横切面　表皮细胞1列，略呈类圆形，排列紧密，外被角质层；非腺毛由1～2个细胞组成。皮层较宽，靠表皮内侧有数列厚角组织断续成环，可见纤维单个或多个成群散在。中柱维管束20～25个，环列；韧皮部较窄，外侧有半月形纤维束；形成层不明显；木质部较宽，导管2～4列，径向排列；环髓纤维4～6层连成环状。髓部宽广，约占茎的3/4，髓中维管束5～7个，排成1环，内外两侧可见纤维群；石细胞偶见，壁较薄。髓中央有1分泌道，直径245～460μm，可见棕黄色油滴。皮层、髓部均有油细胞散在。薄壁细胞中含有细小淀粉粒[1]。

2. 粉末特征　粉末灰绿色。油细胞类圆形，内含油滴，直径23～38μm。非腺毛众多，由1～2个细胞组成，长42～87μm。纤维束多见，直径10～21μm。石细胞长方形、类圆形，直径45～60μm[1]。（图122-3）

（三）理化鉴别

薄层色谱　取本品粉末1g，加甲醇20ml，加热回

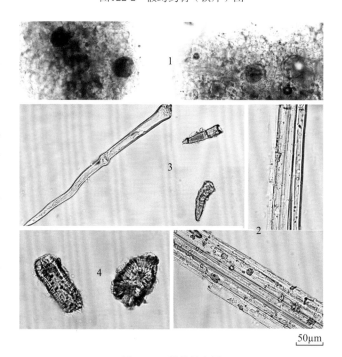

图122-3　假蒟粉末图

1. 油细胞　2. 纤维　3. 非腺毛　4. 石细胞

流1小时，滤过，滤液蒸干，残渣加甲醇5ml使溶解，作为供试品溶液。另取假蒟对照药材1g，同法制成对照药材溶液。照薄层色谱法试验，吸取上述两种溶液各10μl，分别点于同一硅胶G薄层板上，以环己烷-丙酮（10∶4）为展开剂，展开，取出，晾干，喷以10%磷钼酸乙醇溶液，在105℃加热至斑点显色清晰。供试品色谱中，在与对照药材色谱相应的位置上，显相同颜色的斑点[2]。

【化学成分】主要含酰胺类、木脂素类、苯丙素类、酚类、黄酮类、有机酸及挥发油等成分。其中，酰胺类生物碱为其特征性成分[3-6]。

1. 酰胺类　火热回环菊碱（pellitorine）、N-异丁基-2E,4E-十四碳二烯酰胺（N-isobutyl-2E,4E-tetradecadienamide）、N-异丁基-2E,4E-八碳二烯酰胺（N-isobutyl-2E,4E-octadienamide）、N-异丁基-2E,4E-十六碳-2,4-二烯酰胺（N-isobutyl-2E,4E-hexadeca-2,4-dienamide）[3]、2,4-十二碳二烯酰胺（2,4-dodecadienamide）、硬皮胡椒定（pipercallosidine）、硬皮胡椒碱（pipercallosine）[3]等。

2. 木脂素类　芝麻素（sesamin）[4]。

3. 苯丙素类　反式-桂皮酸（trans-cinnamic acid）[4]。

4. 酚类　假蒟酚（sarmentosumol）A、B、C、D、E、F[5]。

5. 黄酮类　假蒟素（sarmentosumin）A、B、C、D、异矮紫玉盘素（isochamanetin）、7-甲氧基矮紫玉盘素（7-methoxychamanetin）、二聚矮紫玉盘素（dichamanetin）、瑞士五针松素（pinocembrin）等[4]。

6. 有机酸类　苯甲酸（benzoic acid）[4]。

7. 挥发油类　顺式-丁香烯（cis-caryophylinene）、细辛醚（asarone）、δ-杜松烯（δ-cadinene）、β-蒎烯、δ-愈创木烯、反式-丁香烯、α-芹子烯、β-芹子烯、植醇、棕榈酸等[6]。

【性味归经】辛，温。归肺、脾经。

【功能主治】温中散寒，祛风利湿，消肿止痛。用于胃腹寒痛，风寒咳嗽，水肿，痢疾，牙痛，风湿骨痛，跌打损伤。

【药理作用】

1. 抗炎镇痛作用　本品甲醇提取物与水提物均可显著抑制卡拉胶诱导的大鼠足跖肿胀；假蒟叶水提物在大鼠热板法与醋酸扭体模型中均表现出显著镇痛作用，且能被纳洛酮拮抗，提示假蒟具有中枢镇痛作用[7]。

2. 抗菌作用　假蒟叶的石油醚、三氯甲烷、甲醇提取物能够抑制结核分枝杆菌生长，其最小抑菌浓度MICs值分别为：25μg/ml、25μg/ml、12.5μg/ml；假蒟提取物对大肠埃希菌、枯草芽孢杆菌、金黄色葡萄球菌、肺炎克雷伯菌、铜绿假单胞菌等致病菌具有体外抑制活性[7]。

3. 壮骨作用　本品水提物（125mg/kg）能够促进去卵巢雌性大鼠的骨折愈合，减少愈伤组织的体积和降低愈伤组织评估分数，并能抑制大鼠11β-羟基类固醇脱氢酶的表达；本品亦能够预防过量糖皮质激素诱导的大鼠骨质疏松症[7]。

4. 其他作用　本品还具有抗氧化、抗动脉粥样硬化、抗肿瘤、降血糖等多种药理作用[7]。

主要参考文献

[1] 广西壮族自治区食品药品监督管理局. 广西壮族自治区壮药质量标准（2011年版）（第二卷）[M]. 南宁：广西科学技术出版社，2011：270.

[2] 马雯芳，余娇，蔡毅，等. 壮药假的质量标准研究[J]. 广西中医药，2012，35(2)：59-61.

[3] Stoehr JR, Xiao PG, Bauer R. Isobutylamides and a new methylbutylamide from Piper sarmentosum [J]. Planta Med, 1999, 65(2): 175-177.

[4] Pan L, Matthew S, Lantvit DD, et al. Bioassay-guided isolation of constituents of Piper sarmentosum using a mitochondrial transmembrane potential assay [J]. J Nat Prod, 2011, 74(10): 2193-2199.

[5] Yang SX, Sun QY, Yang FM, et al. Sarmentosumols A to F, new mono-and dimeric alkenylphenols from Piper sarmentosum [J]. Planta Med, 2013, 79(8): 693-696.

[6] 宋艳平，徐明忠，梁勇.假蒟挥发油化学成分气质联用分析研究 [J]. 分析试验室，2006，25(1)：24-28.

[7] 周斯仪，袁颖雅，黄晓桦，等.假蒟植物化学成分及其生物活性的研究进展 [J]. 农产品加工，2015(1)：65-68.

123. 鹿衔草

Luxiancao

PYROLAE HERBA

【别名】鹿蹄草、小秦王草、破血丹、纸背金牛草、大肺筋草。

【来源】为鹿蹄草科植物鹿蹄草 *Pyrola calliantha* H. Andres、普通鹿蹄草 *Pyrola adecorate* H. Andres的干燥全草。

【本草考证】本品始载于《滇南本草》，载："鹿衔草，紫背者好。叶团，高尺余"，《植物名实图考》载："鹿衔草，九江建昌山中有之。铺地生绿叶，紫背，面有白缕。略似蕺菜而微长，根亦紫。土人用以浸酒，色如丹，治吐血，通经有效"。《轩辕述宝藏论》载："苗似堇菜，而叶颇大，背紫色。春生紫花，结青实，如天茄子。"本草记载与现今鹿蹄草基本一致。

【原植物】

1. 鹿蹄草　为多年生常绿草本状亚灌木，高10～30cm。根茎长而横生。叶基生，革质，椭圆形或圆卵形，长2.5～5.2cm，宽1.7～3.5cm，边缘近全缘或有疏齿，叶面深绿色，背面常有白霜或有时带紫色。总状花序；花倾斜，稍下垂；萼片舌形；花冠广开，倒卵状椭圆形或倒卵形，白色，有时稍带淡红色，长6～10mm，宽5～8mm；雄蕊10，花丝无毛，花药长圆柱形；花柱倾斜，近直立或上部稍向上弯曲，伸出或稍伸出花冠，顶端有不明显的环状突起，柱头5圆裂。蒴果扁球形。花期6～8月，果期8～9月。（图123-1）

野生，生于海拔700～4100m山地针叶林、针阔叶混交林或阔叶林下。主要分布于陕西、青海、甘肃、山西、山东、河北、河南、安徽、江苏、浙江、福建、湖北、湖南、江西、四川、贵州、云南、西藏等省区。

2. 普通鹿蹄草　叶近基生，薄革质，长圆形或倒卵状长圆形或匙形，长3～7cm，宽2.5～4cm，先端钝尖或圆钝尖，基部楔形或阔楔形，沿叶脉为淡绿白色或稍白色，下面色较淡，常带紫色，边缘有疏齿。萼片卵状长圆形，边缘色较浅；花冠淡绿色或黄绿色或近白色；花柱上部弯曲，伸出花冠。花期6～7月，果期7～8月。

野生，生于海拔600～3000m山地阔叶林或灌丛下。主要分布于河南、甘肃、陕西、浙江、安徽、江西、湖北、湖南、广西、广东、福建、贵州、四川、云南、西

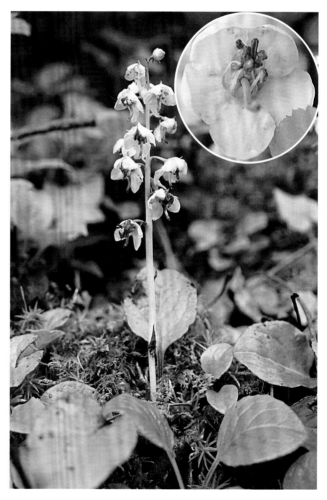

图123-1　鹿蹄草

藏等省区。

【**主产地**】主产于浙江、安徽、贵州、陕西、云南、四川等省区。

【**采收与加工**】全年均可采挖，除去杂质，晒至叶片发软略皱缩，堆置至叶片变紫褐色，晒干，切段。

【**药材鉴别**】

（一）性状特征

根茎细长。茎圆柱形或具纵棱，长10～30cm。叶基生，长卵圆形或近圆形，长2～8cm，暗绿色或紫褐色，先端圆或稍尖，全缘或有稀疏的小锯齿，边缘略反卷，上表面有时沿脉具白色的斑纹，下表面有时具白粉。（图123-2）

（二）显微鉴别

叶横切面　上、下表皮细胞类方形，外被角质层；下表皮可见气孔，内方具厚角细胞5～7列；上表皮内方有厚角细胞1～3列；栅栏细胞不明显，海绵细胞类圆形，含草酸钙簇晶；主脉维管束外韧型，木质部呈新月形，韧皮部窄；薄壁细胞内含红棕色或棕黄色物。（图123-3）

（三）理化鉴别

薄层色谱　取本品粉末1g，加乙醇20ml，超声处理30分钟，滤过，滤液蒸干，残渣加甲醇2ml使溶解，取上清液作为供试品溶液。另取鹿衔草对照药材1g，同法制成对照药材溶液。吸取上述两种液各5μl，分别点于同一硅胶H薄层板上，以甲苯-甲酸乙酯-甲酸（5∶4∶1）为展开剂，展开，取出，晾干，喷10%硫酸乙醇溶液，在105℃加热至点显色清晰。供试品色谱中，在与对照药材色谱相应的位置上，显相同颜色的斑点。

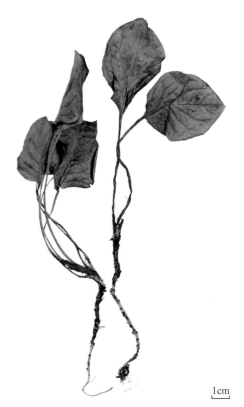

1cm

图123-2　鹿衔草药材图

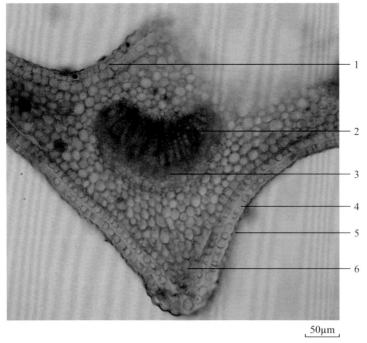

50μm　　　　　　　　　　　　　　50μm

图123-3　鹿衔草叶横切面图（唐波　摄）

1. 上表皮　2. 木质部　3. 韧皮部　4. 下表皮　5. 角质层　6. 厚角组织　7. 草酸钙簇晶

【质量评价】 以紫红色或紫褐色，无杂质为佳。采用高效液相色谱测定，本品按干燥品计算，含水晶兰苷（$C_{16}H_{22}O_{11}$）不得少于0.10%。

【化学成分】主要含有黄酮类、酚类、鞣质、醌类及其他成分。其中，黄酮类成分是其主要化学成分，也是有效成分。

1. 黄酮类　山奈酚-3-O-葡萄糖苷（kaempferol-3-O-glucoside）、槲皮素3-O-葡萄糖苷（quercetin-3-O-glucoside）、2,5-二羟基甲苯（2,5-dihydroxytoluene）、金丝桃苷（hyperin）、2'-O-没食子酰基金丝桃苷（2'-O-galloyhyperin）、槲皮素（quercetin）、异槲皮素（isoquercitrin）、槲皮苷（quercitrin）、木犀草素（luteolin）、苜蓿素（tricin）、山奈酚（kaempferol）等成分[1, 2]。

2. 酚类　鹿蹄草苷（pirolatin）、肾叶鹿蹄草苷（renifolin）、高熊果酚苷（homoarbutin）、羟基肾叶鹿蹄草苷（hydrolrenifolin）、没食子酸（gallic acid）、水杨酸（salicylicacid）等成分[1, 3]。

3. 醌类　鹿蹄草素（pyrnfin）、大黄素（emodin）、2-(1,4-二氢-2,6-二甲基-1,4-二氧代-3-萘基)-3,4,5-三羟基苯甲酸［2-(1,4-dihydro-2,6-dimethyl-1,4-dioxo-3-naphthalenyl)-3,4,5-tri-hydroxylbenzoic acid］、梅笠草素（chimaphilin）、邻甲基苯醌（O-methyl benzoquinone）等成分[4, 5]。

4. 萜类　熊果酸（ursolic acid）、2β,3β,23-三羟基-12-烯-28-乌苏酸（2β,3β,23-trihydroxyurs-12-en-28-oicacid）、熊果醇（uvaol）、水晶兰苷（monotropein）、齐墩果酸（3β-hydroxyolean-12-en-28-sure）、3-羟基-11-氧代齐墩果酸（3-hydroxyurs-11-oxo-olean-oicacid）、3,11-二氧代齐墩果酸（3,11-dioxo-olean-oicacid）等成分[4, 6]。

5. 其他成分　肉豆蔻酸（myristic acid）、植酮（phytone）、邻苯二甲酸二异丁酯（diisobutyl phthalate）、异植物醇（isophytol）、棕榈酸（palmitic acid）、十六酸乙酯（palmitic acid ethyl ester）、植物醇（3,7,11,15-tetramethylhexade）、油酸（cis-9-octadecenoic acid）、鞣质（tannic acid）等成分。

【性味归经】 甘、苦，温。归肝、肾经。

【功能主治】 祛风湿，强筋骨，止血，止咳。用于风湿痹痛，肾虚腰痛，腰膝无力，月经过多，久咳劳嗽。

【药理作用】

1. 抗炎作用　鹿蹄草水煎剂对二甲苯所致小鼠耳部炎症、乙酸诱发的小鼠腹腔毛细血管通透性的增高、大鼠卡拉胶性关节炎及棉球肉芽肿具有抑制作用[7]。

2. 抗菌作用　鹿蹄草素抑菌谱广，对革兰阳性菌和革兰阴性菌的体外抑菌效果均超过青霉素[8]。鹿蹄草中的梅笠草素、熊果酸、2β,3β,23-三羟基-12-烯-28-乌苏酸、没食子酸对新生隐球菌、白色假丝酵母菌、红色毛癣菌等真菌生长有不同程度的抑制作用，其中梅笠草素的抗真菌活性较强[4]。萘醌类化合物对金黄色葡萄球菌、溶血性链球菌、铜绿假单胞菌和肺炎克雷伯菌均有一定的抑制作用。

3. 对心脑血管系统的作用　鹿衔草水提液可明显增加血管灌注液流量，其总黄酮可降低垂体后叶素诱发的缺血性心律失常的发生率，减少冠脉结扎后心肌梗死面积，抑制病理性动脉内膜增生和管腔狭窄[9, 10]。2'-O-没食子酰基金丝桃苷对心肌缺血再灌注损伤具有保护作用，可使大鼠心肌线粒体损伤得到明显改善。

4. 其他作用　鹿衔草内2'-O-没食子酰基金丝桃苷具有很强的单宁活性，具有抗氧化、清除过氧自由基和抑制脂质过氧化的活性[1]。鹿衔草还具有降血脂、抗肿瘤、促进成骨细胞增殖、促进免疫功能等作用。

【附注】 红花鹿蹄草Pyrola incarnata Fisch. ex DC.、日本鹿蹄草Pyrola japonica Klenze ex Alef.、肾叶鹿蹄草Pyrola renifolia Maxim.等同属多种植物在民间作为鹿衔草使用。

主要参考文献

[1] 王军宪，陈新民，李宏，等. 鹿衔草化学成分的研究（第1）[J]. 天然产物研究与开发，1991，3(3)：1-6.

[2] 王西发，张建民，曹爱兰，等. 鹿衔草的化学成分[J]. 中草药，1988，19(1)：8-9.

[3] 王军宪，张莉，吕修梅，等. 普通鹿蹄草化学成分的研究[J]. 中草药，2003，34(4)：307-308.

[4] 刘蕾，陈玉平，万喆，等. 鹿蹄草化学成分研究[J]. 中国中药杂志，2007，32(17)：1712-1765.

[5] 张园园，陈晓辉，金哲史，等.普通鹿蹄草的化学成分Ⅰ[J].中国实验方剂学杂志，2011，17(20)：114-117.

[6] 石娟，王军宪.鹿衔草化学成分的再研究[J].天然产物研究与开发，2002，14(1)：37-68.

[7] 段径云，蔺文瑰，刘小勇.鹿蹄草的抗炎作用[J].陕西中医，1992，13(9)：424-425.

[8] 徐文芳，李孝常，董杰德，等.鹿蹄草素的体内外药效学研究用[J].山东医科大学学报，1996，34(3)：252-254.

[9] 王树梓，边全禄.鹿蹄草对血管扩张作用的实验研究[J].陕西中医，1989，10(10)：473.

[10] 丁存晶，刘俊田，王军宪，等.鹿蹄草总黄酮对大鼠急性心肌缺血的保护作用[J].中药材2007，30(9)：1105-1109.

124. 喜树果

Xishuguo

CAMPTOTHECA FRUIT

【别名】旱莲、野芭蕉、千丈树、水栗子、天梓树。

【来源】为珙桐科植物喜树*Camptotheca acuminata* Decne.的干燥成熟果实。

【本草考证】本品始载于《植物名实图考》木类，载："旱莲生南昌西山。赭干绿枝，叶如楮叶之无花杈者，秋结实作齐头笛子，百十攒聚如毯；大如莲实"。本草记载与现今所用喜树基本一致。

【原植物】落叶乔木，树皮灰色。叶互生，纸质，长卵形，全缘或微呈波状。花单性同株，多数排列成球形头状花序，雌花顶生；雄花腋生；苞片3，两面被短柔毛；花萼5裂，边缘有纤毛；花瓣5，淡绿色，外面密被短柔毛；花盘微裂；雄花有雄蕊10，两轮，外轮较长；雌花子房下位，花柱2～3裂。瘦果窄长圆形，先端有宿存花柱，有窄翅。花期4～7月，果期10～11月。（图125-1）

主要为野生，亦有栽培，生于海拔1000m以下的山坡谷地较潮湿处或栽培于庭院、道旁。主要分布于长江流域及南方各省区。

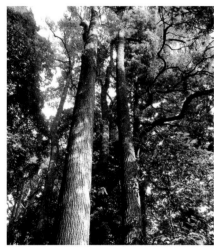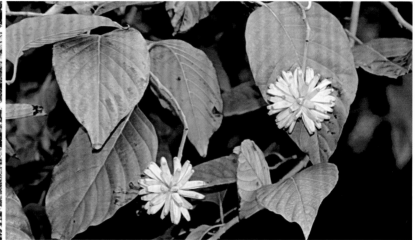

图124-1　喜树（黎跃成　摄）

【主产地】主产于云南西双版纳、文山，贵州安顺，广西，四川等地。

【栽培要点】

1. 生物学特性　喜温暖湿润，不耐严寒干燥，根深，萌芽力强，生长迅速。宜在肥沃湿润之石灰岩风化后的土壤，冲积土及河滩沙地、江湖堤岸等地种植。

2. 栽培技术　主要用种子繁殖。多用条播，盖草保湿。育苗期适时中耕除草。在冬季落叶后至春季萌芽前定植。田间管理一般在幼林期或雨季前后[1]。

3. 病虫害　虫害：角胸叶蝉、大青叶蝉、小绿叶蝉、喜树枣叶蝉、浅色缘脊叶蝉和喜树毒蛾[1]。

【采收与加工】秋季果实成熟尚未脱落时采收，晒干。

【商品规格】统货。

【药材鉴别】

（一）性状特征

果实披针形，长2～2.5cm，宽5～7mm，具三棱，先端尖，有柱头残基，基部变窄，可见着生在花盘上的椭圆形凹点痕，两边有翅。表面黄棕色，微有光泽，有纵皱纹。质韧，不易折断，断面纤维性。内有种子一枚，干缩成细条状。气微，味苦。（图124-2）

（二）显微特征

1. **果实横切面** 外果皮为一列扁平细胞；中果皮为多列薄壁细胞，含红棕色物，维管束十数个，散列，外侧具纤维群，纤维壁厚，木化；内果皮为数列厚壁纤维。种皮细胞由棕色扁平细胞组成；鲜品的胚乳细胞和子叶细胞内充满内含物，干后萎缩。

2. **粉末特征** 粉末淡棕色。石细胞成群，类方形、类长方形或不规则形，交错排列，直径20～40μm，壁略增厚，孔沟明显。纤维多成束，长条形或长梭形，直径13～30μm。草酸钙簇晶单个或成行存在中果皮薄壁细胞中，直径8～34μm。螺纹导管直径7～18μm。胚乳细胞类方形或类多角形，直径22～30μm，胞腔充满颗粒状物。子叶薄壁细胞含有脂肪油滴。（图124-3）

（三）理化鉴别

薄层色谱 取本品粉末2g，加80%乙醇30ml，加热回流30分钟，放冷，滤过，滤液蒸干，残渣加三氯甲烷-乙醇（10∶1）10ml使溶解，滤过。滤液浓缩至2ml，作为供试品溶液。另取喜树碱对照品，加三氯甲烷制成每1ml含0.2mg的溶液，作为对照品溶液。照薄层色谱法试验，吸取上述两种溶液各5μl，分别点于同一硅胶G薄层板上，以三氯甲烷-丙酮（7∶8）为展开剂，展开，取出，晾干，置紫外光灯（365nm）下检视。供试品色谱中，在与对照品色谱相应的位置上，显相同颜色的荧光斑点。

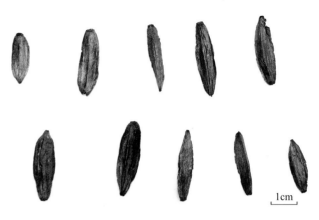

图124-2 喜树果药材图

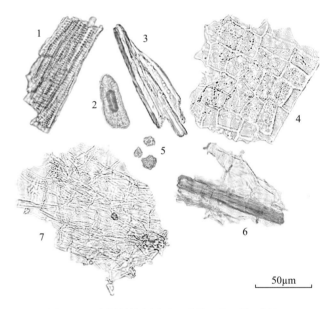

图124-3 喜树果粉末图（王升菊 金正男 摄）

1.导管 2.石细胞 3.纤维 4.胚乳细胞 5.淀粉粒
6.分泌管 7.薄壁细胞

【质量评价】以果实饱满、质韧，不易折断者为佳。

【化学成分】主要成分为生物碱、鞣花酸、脂肪酸类等。其中，生物碱类为其特征性成分和有效成分。

1. **生物碱类** 喜树碱（camptothecin）、10-羟基喜树碱（10-hydroxycamptothecin）、10-甲氧基喜树碱（10-methoxycamptothecin）、11-甲氧基喜树碱（11-methoxycamptothecin）、脱氧喜树碱（deoxycamptothecine）、喜树次碱（camptothecin）等。喜树碱及其衍生物有较强的抗癌活性和较明显的免疫活性作用。

2. **鞣花酸类** 3,4-二甲基鞣花酸（3,4-dimethyl ellagic acid）、3,3',4-三甲基鞣花酸（3,3',4-trimethyl ellagic acid）、3,4-次甲基-3'-甲基鞣花酸（3,4-methylene-3'-methyl ellagic acid）、3,4-次甲基鞣花酸（3,4-methylene ellagic acid）、3,4-次甲基-3',4'-二甲基鞣花酸（3,4-methylene-3',4'-dimethyl ellagic acid）、3,4-次甲基-3',4'-二甲基-5'-甲氧基鞣花酸（3,4-methylene-3',4'-dimethyl-5'-methoxy ellagic acid）、3,3',4,4'-四甲基-5'-甲氧基鞣花酸（3,3',4,4'-tetramethyl-5'-methoxy ellagic acid）、3,4-次甲基-3',4'-二甲基-5'-羟基鞣花酸（3,4-methylene-3',4'-dimethyl-5'-hydroxy ellagic acid）和丁香酸（syringic acid）等。

3. **脂肪酸类** 月桂酸甲酯（methyl laurate）、喜果苷（hippocarpin）、白桦脂酸（betulinic acid）等。

【性味归经】苦、辛，寒；有毒。归脾、胃、肝经。

【功能主治】清热解毒，散结消癥。用于食管癌，贲门癌，胃癌，肠癌，肝癌，白血病，牛皮癣，疮肿。

【药理作用】

1. 抗肿瘤作用 喜树果苷类成分可抑制S180荷瘤小鼠肉瘤生长[2]。

2. 抗病毒作用 喜树果提取液对单纯疱疹病毒Ⅱ型（HSV-2）有较强的抗病毒作用[3]。

主要参考文献

[1] 李星.喜树的分布现状、药用价值及发展前景[J].陕西师范大学学报（自然科学版），2004(S2)：169-173.

[2] 万军梅，郭群.喜树果苷类成分体内抗肿瘤作用的初步研究[J].武汉职业技术学院学报，2011，10(3)：90-91.

[3] 李闻文，阎祖炜，施凯.喜树果粗提液抗单纯疱疹病毒实验研究[J].湖南医科大学学报，2002，27(2)：121-122.

125. 紫茉莉根

Zimoligen

MIRABILIS JALAPAE RADIX

【别名】入地老鼠、花粉头、水粉头、粉子头、胭脂花头。

【来源】为紫茉莉科植物紫茉莉*Mirabilis jalapa* L. 的块根。

【本草考证】本品始载于《滇南本草》，载："苦丁香，即野丁香，花开无色，用根。"《本草纲目拾遗》载："二三月发苗，茎逢节则粗如骨节状；叶长尖光绿，前锐后大；小暑后开花，有紫、白、黄三色，又有一本五色者，花朝开暮合；结实外有苞，内含青子成簇，大如豌豆，久则黑，子内有白粉；宿根三年不取，大如牛蒡，味微甘，类山药。"《植物名实图考》载："处处有之，极易繁衍，高二三尺……花如茉莉而长大，其色多种易变，子如豆，深黑有细纹中有瓤，白色，可做粉，故又名粉豆花，根大者如掌，黑硬"。以上本草记载与现今所用紫茉莉根相符。

【原植物】一年生或多年生草本，高50～100cm。根壮，圆锥形或纺锤形，肉质，表面棕褐色，里面白色，粉质。茎直立，多分枝，圆柱形，节膨大。叶对生；有长柄，下部叶柄超过叶片的一半，上部叶近无柄；叶片纸质，卵形或卵状三角形，长3～10cm，宽3～5cm，先端锐尖，基部截形或稍心形，全缘。花1至数朵，顶生，集成聚伞花序；每花基部有一萼状总苞，绿色，5裂；花两性，单被，红色、粉红色、白色或黄色，花被筒圆柱状，长4～5cm，上部扩大呈喇叭形，5浅裂，平展；雄蕊5～6，花丝细长，与花被等长或稍长；雌蕊1，子房上位，卵圆形，花柱单一，细长线形，柱头头状，微裂。瘦果，近球形，长约5mm，熟时黑色，有细棱，为宿存苞片所包。花期7～9月，果期9～10月。（图125-1）

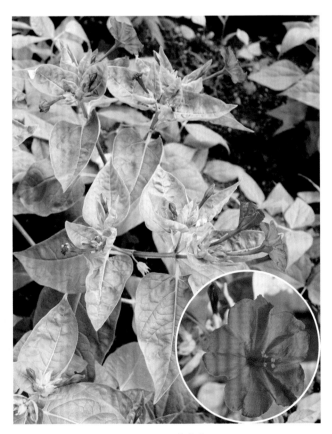

图125-1 紫茉莉

生于水沟边、房前屋后墙脚下或庭园中，常为栽培。原产热带美洲，我国南北各地广泛栽培。

【主产地】主产于全国各地。

【栽培要点】

1. 生物学特性　喜温暖湿润环境，在略有荫蔽处生长更好，不耐寒。不择土壤，但以肥沃、深厚的夹沙土或油沙土为好。

2. 栽培技术　用种子繁殖。

3. 病虫害　蚜虫。

【采收与加工】在播种当年10～11月收获。挖起全根，洗净泥沙，鲜用，或去尽芦头及须根，刮去粗皮，去尽黑色斑点，切片，立即晒干或炕干，以免变黑，影响品质。

【药材鉴别】

（一）性状特征

块根呈很长圆锥形或圆柱形，有的压扁，有的可见支根，长5～10cm，直径1.5～5cm。表面灰黄色，有纵皱纹及须根痕。顶端有茎基痕。质坚硬，不易折断，断面不整齐，可见环纹。经蒸煮者断面角质样。无臭，味淡，有刺喉感。（图125-2）

（二）显微鉴别

1. 根横切面　主要由大量富含淀粉的薄壁组织构成。木栓层细胞达数十列，或多已除去。次生皮层较窄。异常维管束多轮间断排列成环，分布于径向排列的储藏薄壁组织，维管束外韧型，木质部导管1至数个。薄壁细胞径向伸长，壁波状扭曲，内含大量糊化淀粉，其间夹杂不含淀粉的薄壁细胞数列，因干燥失水而显著收缩，常可见较大的裂隙。靠近中央区域的薄壁组织常含未糊化的淀粉粒。（图125-3）

2. 粉末特征　粉末灰白色。草酸钙针晶束长55～210μm。淀粉粒较多，单粒球形、长圆形或肾形，直径5～14μm，脐点大多不明显；复粒由2～8分粒组成。木栓细胞红棕色，呈多边形，壁增厚。纤维多成束，直径8～12μm。导管为网纹，直径40～100μm。（图125-4）

（三）理化鉴别

薄层色谱　取本品粉末1g，加甲醇10ml，超声处理30分钟，滤过，滤液作为供试品溶液。另取紫茉莉根对照药材1g，同法制成对照药材溶液。照薄层色谱法试验，吸取上述两种溶液各5μl，分别点于同一硅胶G薄层板上，以甲苯-乙酸乙酯（5∶1）为展开剂，展

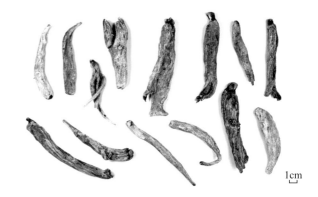

图125-2　紫茉莉药材图

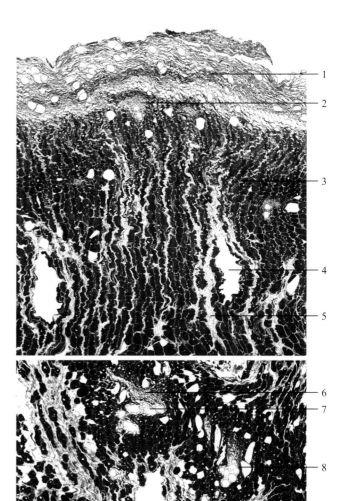

图125-3　紫茉莉根横切面图（甲苯胺蓝染色）

1. 次生皮层　2. 外韧维管束　3. 含糊化淀粉的薄壁细胞
4. 裂隙　5. 不含淀粉的薄壁细胞　6. 韧皮部　7. 木质部（导管）
8. 异常维管束

开，取出，喷以25%磷钼酸乙醇溶液，在105℃加热至斑点显色清晰。供试品色谱中，在与对照药材色谱相应的位置上，显相同颜色的斑点。

【化学成分】本品含鱼藤酮类、生物碱类、甾体类、皂苷类、蒽醌类、糖酯类、酚类、香豆素类、油脂类、活性蛋白、氨基酸等多种成分[1-3]。其中，鱼藤酮类成分为其特征性成分。

1. 鱼藤酮类　紫茉莉酮（mirabijalone）A，B，C，D，黄细心酮（boeravinone）C，F、9-O-甲基-4-羟基黄细心酮B（9-O-methyl-4-hydroxyboeravinone B）[1]等。

2. 生物碱类　胡卢巴碱（trigonelline）[2]、酒粕黄嗪（flazine）、1,2,3,4-四氢-1-甲基异喹啉-7,8-二醇（1,2,3,4-tetrahydro-1-methylisoquinoline-7,8-diol）[1]。

3. 甾体类　β-谷甾醇、胡萝卜苷、豆甾醇[3]等。

4. 皂苷类　黄芪苷（astragaloside）Ⅱ，Ⅲ，Ⅳ，Ⅵ[3]。

【性味归经】甘、淡，微寒。归肝、胃、膀胱经。

【功能主治】清热利湿，解毒活血。主热淋，白浊，水肿，赤白带下，关节肿痛，痈疮肿毒，乳痈，跌打损伤。

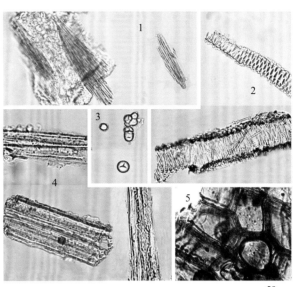

图125-4　紫茉莉根粉末显微图

1. 草酸钙针晶束　2. 导管　3. 淀粉粒　4. 纤维　5. 木栓细胞

【药理作用】

1. 降糖、降脂作用　本品水提物可降低糖尿病小鼠的血糖值，对葡萄糖、四氧嘧啶及肾上腺素诱导的糖尿病小鼠均有降血糖作用；本品醇提物在链脲佐菌素与高糖高脂饲料联合诱导的2型糖尿病大鼠模型中可以降低其HbA₁C、TG、FBG、TC、FINS水平，证明其具有降糖与降脂作用[3]。本品醇提物在链脲佐菌素诱导的糖尿病大鼠模型中表现出显著的降糖降脂作用，能够降低其血清TC、TG与肝脏、肌肉组织中的甘油三酯水平，同时提高其组织糖原的含量，并进而改善模型大鼠的胰岛素敏感性[4]。

2. 抗肿瘤作用　本品中鱼藤酮类化合物对人肝癌细胞和白血病细胞株增殖均有抑制作用[3]；紫茉莉酮B对K562、HL-60、A549、Bel-7402、SGC-7901等5种肿瘤细胞系具有体外细胞毒活性，其IC_{50}分别为8.73mg/L、1.26mg/L、4.44mg/L、1.94mg/L、3.55mg/L[5]。

3. 抗菌作用　本品醇提取物对金黄色葡萄球菌和大肠埃希菌均有抑制作用，对后者的抑制作用更强。本品提取物对西瓜炭疽病菌和梨黑斑病菌的菌丝生长和孢子萌发有抑制作用[3]。

4. 抗过敏作用　本品的乙醇-丙酮（1∶1）提取物可显著抑制组胺诱导的豚鼠离体气管条收缩以及可乐定诱导的大鼠离体肥大细胞脱颗粒，并能够显著抑制牛奶诱导的大鼠嗜酸粒细胞增多与卵清蛋白诱导的大鼠足跖肿胀效应，证明其具有体内外抗过敏活性[6]。

5. 其他作用　本品还具有抗病毒、杀虫、保肝等药理作用[3]。

【用药警戒或禁忌】脾胃虚寒者慎服，孕妇禁服。

主要参考文献

[1] Wang YF, Chen JJ, Yang Y, et al. New Rotenoids from Roots of Mirabilis jalapa [J]. Helv Chim Acta, 2002, 85(8): 2342-2348.

[2] 宋粉云，张德志，钟运香，等. HPLC法测定紫茉莉根中葫芦巴碱的含量 [J]. 中药新药与临床药理，2005，16(3)：189-191.

[3] 吉哈利，赛曼，邓莉清，等. 国产紫茉莉属药用植物研究进展 [J]. 现代中药研究与实践，2018，32(2)：82-86.

[4] Zhou JY, Zhou SW, Zeng SY, et al. Hypoglycemic and Hypolipidemic Effects of Ethanolic Extract of Mirabilis jalapa L. Root on Normal and Diabetic Mice [J]. Evid Based Complement Alternat Med, 2012, 257374: 9.

[5] Yang YD, Chen YG, Wu H, et al. Antitumor activity of compound Mirabijalone B and its effect on DNA topoisomerases [J]. Chin Pharm Bull, 2009, 25(10): 1345-1349.

[6] Maxia A, Sanna C, Salve B, et al. Inhibition of histamine mediated responses by Mirabilis jalapa: confirming traditional claims made about antiallergic and antiasthmatic activity [J]. Natural Product Research, 2010, 24(18): 1681-1686.

126. 景天三七

Jingtiansanqi

SEDI AIZOON HERBA

【别名】费菜、土三七、墙头三七、见血散、六月淋。

【来源】为景天科植物景天三七 Sedum aizoon L.的干燥全草。

【本草考证】本品始载于《植物名实图考》山草类，载："广信、衡州山中有之。嫩茎亦如景天，叶似千年艾叶，无歧有齿，深绿柔脆，惟有淡白纹一缕，秋时梢头开尖细小黄花。"本草记载与现今所用景天三七基本一致[1]。

【原植物】多年生草本。根茎短，有1～3条茎，直立，无毛，不分枝。叶互生，狭披针形、椭圆状披针形至卵状倒披针形，边缘有不整齐的锯齿；叶坚实，近革质。聚伞花序有多花，水平分枝，平展，下托以苞叶。萼片5，线形，肉质，不等长；花瓣5，黄色，长圆形至椭圆状披针形；雄蕊10，较花瓣短；鳞片5，近正方形，心皮5，卵状长圆形，基部合生，腹面凸出，花柱长钻形。蓇葖果星芒状排列；种子椭圆形。花期6～7月，果期8～9月。（图126-1）

主要为野生，多生于山地林缘、灌木丛中，河岸草丛。分布于四川、湖北、江西、安徽、浙江、江苏、青海、宁夏、甘肃、内蒙古、河南等地。

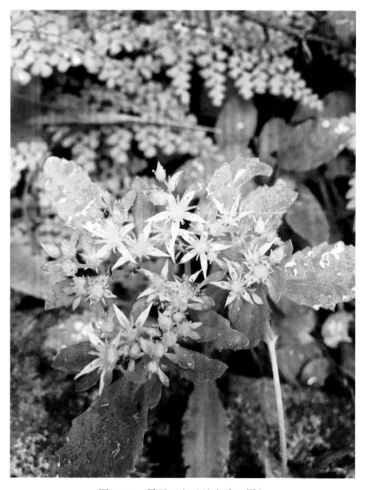

图126-1　景天三七（兰志琼　摄）

【主产地】主产于江苏南通、镇江，浙江安吉县，安徽滁州等地。

【栽培要点】

1. 生物学特性　喜温暖湿润气候，耐旱而又耐寒，对土壤要求不严格，以砂质壤土和腐殖质壤土生长较好。

2. 栽培技术　分株繁殖或扦插繁殖。分株繁殖：适宜于春季和秋季进行，分株后栽种，每穴1株。扦插繁殖：北方可在7～8月，截取地上茎，插于扦插床中，扦插过程中要保持土壤润湿，温度在20～30℃，4～5天生根，生根后可移于大田。生长期注意松土除草，雨季注意排水。

3. **病虫害** 病害：根腐病。虫害：蚜虫、小红珠绢碟等[1]。

【采收与加工】夏、秋两季采挖，除去泥沙，晒干。

【商品规格】统货。

【药材鉴别】

（一）性状特征

根茎短小，略呈块状，表面灰棕色，根数条，粗细不等，质硬，断面呈暗棕色或类灰白色。茎圆柱形，长15～40cm，直径2～5mm；表面暗棕色或紫棕色，有纵棱；质脆，易折断，断面常中空。叶互生或近对生，几无柄；叶片皱缩，完整者展平后呈长披针形至倒披针形，长3～8cm，宽1～2cm；灰绿色或棕褐色，先端渐尖，基部楔形，边缘上部有锯齿，下部全缘。聚伞花序顶生，花黄色。气微，味微涩。（图126-2）

（二）显微特征

1. **根横切面** 木栓层2～3列细胞，长方形。皮层约10列细胞，细胞切向延长。韧皮部狭窄，细胞多皱缩，扁平。形成层不明显。导管群断续环状排列。薄壁细胞内含草酸钙砂晶和淀粉粒。

2. **茎横切面** 表皮细胞1列，壁较厚，多含棕黄色物。皮层较宽广，皮层外侧和内侧的细胞明显较扁小。维管束外韧型，韧皮部窄，形成层成环。木质部大型导管多分布于木质部内侧和外侧，髓较大，中央为大型裂隙。（图126-3）

3. **粉末特征** 粉末绿褐色。导管多为螺纹导管，偶见梯纹或网纹导管，直径10～50μm。纤维细长，多成束，壁薄；有的纤维呈长梭形，壁较厚。叶表皮细胞碎片可见，具不定式气孔，副卫细胞3个。木栓细胞黄棕色，多角形。淀粉粒单粒类圆形、椭圆形或卵形，直径5～28μm，脐点点状或裂隙状；复粒少见，由2～4个分粒组成。（图126-4）

（三）理化鉴别

薄层色谱 取本品粉末2g，加乙醇20ml，超声提取30分钟，滤过，滤液蒸干，残渣加乙醇1ml使溶解，作为供试品溶液。另取没食子酸对照品，加甲醇制成每1ml含0.5mg的溶液，作为对照品溶液。照薄层色谱法试验，吸取上述两种溶液各5μl，分别点于同一硅胶G薄层板上，以三氯甲烷–甲酸乙酯–甲酸（5：5：1）为展开剂，展开，取出，晾干，置紫外光灯（254nm）下检视。供试品色谱中，在与对照品色谱相应的位置上，显相同颜色的斑点。（图126-5）

【质量评价】以色绿、身干、无杂质者为佳。

【化学成分】主要化学成分有酚酸类、生物碱类、黄酮类、糖类和其他类等[2, 3]。

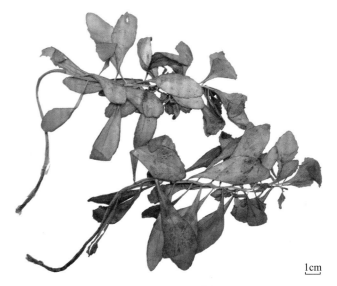

1cm

图126-2 景天三七药材图

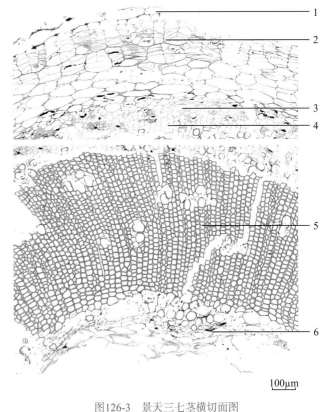

100μm

图126-3 景天三七茎横切面图

1. 表皮 2. 皮层 3. 韧皮部 4. 形成层 5. 木质部 6. 髓部

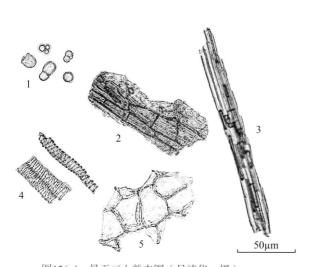

图126-4 景天三七粉末图（吴清华 摄）

1.淀粉粒 2.木栓细胞 3.纤维 4.导管 5.表皮细胞

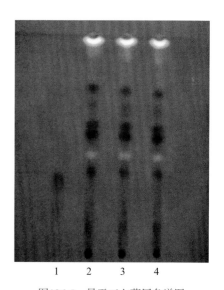

图126-5 景天三七薄层色谱图

1.没食子酸对照品 2~4.景天三七药材样品

1. 酚酸类 没食子酸（gallic acid）、没食子酸甲酯（methyl gallate）、对羟基苯甲酸（4-hydroxybenzoic acid）等。其中，没食子酸是其特征性成分。

2. 生物碱类 甲基异石榴皮碱［1-（1-methyl-2-piperidinyl）acetone］等。

3. 黄酮类 木犀草素（luteolin）、山奈酚（kaempferol）、槲皮素（quercetin）、异鼠李糖（isorhamnose）、杨梅素（myricetin）、鸢尾酚酮（iriflophene）等。

4. 糖类 葡萄糖（glucose）、果糖（β-D-fructopyranose）、蔗糖（α-D-lactose monohydrate）、景天庚糖（sedumheptane）等。

5. 其他类 齐墩果酸（oleanolic acid）、β-谷甾醇（β-sitosterol）、熊果酸（ursolic acid）、熊果苷（arbutin）等。

【性味归经】甘、微酸，平。归心、肝经。

【功能主治】散瘀，止血，宁心安神，解毒。用于吐血，衄血，咯血，便血，尿血，崩漏，紫斑，外伤出血，跌打损伤，心悸，失眠，疮疖痈肿，烫火伤，毒虫蜇伤。

【药理作用】

1. 止血作用 景天三七可对抗阿司匹林所致大鼠血小板数量和聚集功能降低，延长凝血酶时间（TT）和活化部分凝血酶时间（APTT）[4]。

2. 镇静作用 景天三七醇提液和水提液灌胃，均可减少正常小鼠自主活动数和增加戊巴比妥钠阈下剂量诱导的小鼠入睡只数，醇提液还可延长小鼠睡眠时间[5]。

3. 抗菌作用 景天三七醇提取物体外对表皮葡萄球菌、金黄色葡萄球菌、志贺菌、铜绿假单胞菌、乙型副伤寒沙门菌、大肠埃希菌和奇异变形杆菌均有抑制作用[6]。

4. 抗氧化作用 景天三七可清除DPPH、PUFA系统氧自由基[7]。

5. 其他作用 景天三七还具有抗肿瘤、降血脂、保护胃黏膜等作用[8-10]。

【用药警戒或禁忌】景天三七总生物碱灌胃小鼠的LD_{50}为（84.74 ± 7.35）mg/kg，50mg/kg灌胃后15分钟可致小鼠精神萎靡，俯卧不动，收腹，腹式呼吸等症状，20分钟至数小时内跳跃、死亡；隔日1次连续4周灌胃，可致小鼠明显肝毒性，肝细胞水样变性，坏死、萎缩和肝小静脉闭塞病（VOD）[11]。

主要参考文献

[1] 杨晓娟. 景天三七的生物学特性及人工栽培技术[J]. 林业实用技术，2011(10)：46.

[2] 谭波，何席呈，李婷，等.景天三七化学成分及药理作用研究进展[J].中国民族民间医药，2018，27(17)：49-52.

[3] 刘艳杰，陈曦，张晶.景天三七的化学成分和药理作用研究进展[J].内蒙古中医药，2016，35(4)：114.

[4] 刘克芹，尹卫东，郑文芝，等.景天三七对阿司匹林大鼠血小板及凝血功能影响的实验研究[J].标记免疫分析与临床，2011，18(6)：407-410.

[5] 郭素华，黄华花，许飞，等.养心草水提液和醇提液宁心安神药效比较的实验研究[J].福建中医学院学报，2009，19(4)：28-29.

[6] 张彦霞，乔海霞，单永强，等.景天三七醇提取物体外抗菌作用的研究[J].河北北方学院学报，2011，27(5)：78-80.

[7] 陈慧卿，杨安平，任吉君，等.土三七总酚酸抗氧化活性的研究[J].中医药导报，2013，19(11)：79-82.

[8] 付煜荣，薄爱华，孙犁，等.土三七对食管癌细胞超微结构的影响[J].时珍国医国药，2008，19(2)：368-369.

[9] 王鸿飞，刘飞，徐超，等.费菜总黄酮调节血脂及对肝癌细胞增殖的作用[J].中国食品学报，2013，13(4)：23-26.

[10] 钟露霞，夏新华，姜德建，等.景天三七药材不同提取部位对小鼠胃黏膜保护作用的研究[J].中国临床药理学杂志，2014，30(3)：208-211.

[11] 高新生，肖绍树，贺降福.土三七生物碱成分分析及肝小静脉闭塞病小鼠模型建立[J].中国中西医结合消化杂志，2006，14(5)：311-313.

127. 筋骨草

Jingucao

AJUGAE HERBA

【别名】白毛夏枯草、散血草、金疮小草、青鱼胆草、苦草。

【来源】为唇形科植物筋骨草 *Ajuga decumbens* Thunb.的干燥全草。

【本草考证】本品始载于《本草纲目拾遗》，名为金疮小草，载："味甘平，无毒，主金疮止血，长肌，鼻中衄血。取叶接碎敷之，又预知、石灰杵为丸，日乾临时刮敷，亦煮服断血瘀及卒下血。生江南，落田野间下湿地，高一二寸许，如芥，叶短，春夏间开紫花，长一粳米也。"所述特征与今之筋骨草相符合[1]。

【原植物】一或二年生草本，具匍匐茎，茎长10～20cm，被白色长柔毛或绵状长柔毛。叶对生，匙形或倒卵状披针形，长3～6cm，宽1.5～2.5cm，先端钝至圆形，基部渐狭，两面被疏糙伏毛或疏柔毛，尤以脉上为密。轮伞花序多花，排列成间断长7～12cm的穗状花序，花梗短。花萼漏斗状，长5～8mm，萼齿5，狭三角形或短三角形，长约为花萼1/2。花冠唇形，淡蓝色或淡红紫色，稀白色，筒状，挺直，基部略膨大，长8～10mm，上唇短，直立圆形，下唇宽大伸长，3裂，中裂片狭扇形或倒心形，侧裂片长圆形或近椭圆形。雄蕊4，二强。子房上位，浅4裂，花柱超出雄蕊，先端2浅裂，裂片细尖。小坚果倒卵状三棱形，背部具网状皱纹，腹部有果脐，果脐约占腹面2/3。花期3～7月，果期5～11月。（图127-1）

生于海拔360～1400m的溪边、路旁及湿润的草坡上。主要分布于长江以南各省区，最西可达云南西畴及蒙自。

【主产地】主产于江苏、安徽、浙江、四川、福建、湖北、湖南、广东、广西、贵州、云南等地。

【采收与加工】春季花开时采收，除去泥沙，晒干。

【药材鉴别】

（一）性状特征

长10～35cm。根细小，暗黄色。地上部分灰黄色或黄绿色，密被白色柔毛。细茎丛生，质软柔韧，不易折断。

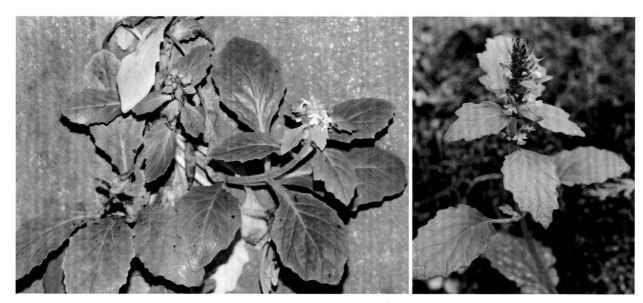

图127-1　筋骨草（朱鑫鑫　摄）

叶对生，多皱缩、破碎，完整叶片展平后呈匙形或倒卵状披针形，长3～6cm，宽1.5～2.5cm，绿褐色，边缘有波状粗齿，叶柄具狭翅。轮伞花序腋生，小花二唇形，黄棕色。气微，味苦。（图127-2）

（二）显微鉴别

粉末特征　粉末为淡棕色。手感粗糙。表皮细胞垂周壁较平直，气孔直轴式。分节非腺毛众多，多细胞，壁表面可见疣状突起，有的细胞缢缩。木纤维多成束，平直，直径15～30μm。具腺鳞，头部为多细胞；导管多为螺纹导管，少数为具缘纹孔导管。石细胞黄棕色，壁不甚厚，纹孔可见[2]。（图127-3）

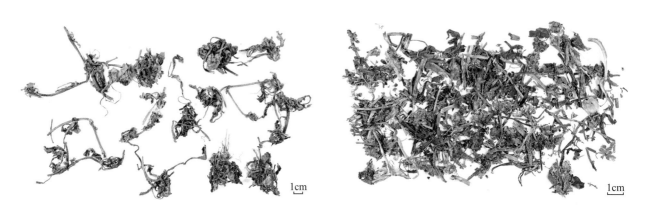

图127-2　筋骨草药材及饮片图

（三）理化鉴别

薄层色谱　取本品粉末1g，加甲醇10ml，超声处理30分钟，滤过，取滤液作为供试品溶液。另取乙酰哈巴苷对照品、哈巴苷对照品，分别加甲醇制成每1ml含1mg的溶液，作为对照品溶液。照薄层色谱法试验，吸取上述三种溶液各2μl，分别点于同一硅胶G薄层板上，以乙酸乙酯-丙酮-甲酸-水（15∶5∶1∶1）为展开剂，预平衡30分钟，展开，取出，晾干，喷以香草醛硫酸试液。供试品色谱中，在与对照品色谱相应的位置上，显相同颜色的斑点。

【质量评价】采用高效液相色谱法测定，本品按干燥品计算，含8-乙酰哈巴苷（$C_{17}H_{26}O_{11}$）不得少于0.40%。

【化学成分】本品含二萜类、环烯醚萜类、单萜类、黄酮类、香豆素类、苯丙素类、酚酸类、苯乙醇苷类、甾体类、酰胺类、脂肪酸类等多类型成分。其中，二萜、环烯醚萜类成分为其特征性成分，并与黄酮类成分构成其主要有效成分。

1. **二萜类** 金疮小草素（ajugacumbin）A，B，C，D，E，F，G，H[3]，J[4]，K，L，M，N[5]、筋骨草马灵（ajugamarin）A₁，A₂，B₁，B2，G₁，H₁，F₄、筋骨草塔卡素（ajugatakasin）A，B、筋骨草灵（ajugarin）Ⅰ，Ⅱ、金疮小草宁素（ajugadecumbenin）A，B[3]等。

2. **环烯醚萜类** 金疮小草苷（decumbeside）A，B，C，D、匍匐筋骨草苷（reptoside）[6]、8-乙酰哈巴苷（8-acetylharpagide）[7]。

3. **单萜类** 黑麦草内酯（loliolide）[8]。

4. **黄酮类** 刺槐素（acacetin）、芹菜苷元（apigenin）、木犀草素（luteolin）[8]等。

5. **香豆素类** 6,7-二羟基香豆素（6,7-dihydroxycoumarin）[9]。

6. **苯丙素类** 咖啡酸甲酯（methyl caffeate）[8]。

7. **酚酸类** 香荚兰酸（vanillic acid）[8]。

8. **苯乙醇苷类** 半乳糖基角胡麻苷（galactosylmartynoside）、角胡麻苷（martynoside）、去乙酰角胡麻苷（deacetyl-martynoside）[7]。

9. **甾体类** β-蜕皮甾酮（β-ecdysterone）、筋骨草甾酮B（ajugasterone B）、金疮小草甾酮A（decumbesterone A）[10]、筋骨草内酯（ajugalactone）[9]等。

10. **酰胺类** 橙黄胡椒酰胺乙酸酯（aurantiamide acetate）[4]。

【性味归经】苦，寒。归肺经。

【功能主治】清热解毒，凉血消肿。用于咽喉肿痛，肺热咯血，跌打肿痛。

【药理作用】

1. **抗炎作用** 筋骨草乙醇提取物在二甲苯诱导的小鼠耳廓肿胀模型与琼脂皮下注射诱导的小鼠肉芽肿模型中表现出明显的抗炎作用[11, 12]。筋骨草提取物可减轻佐剂性关节炎大鼠的踝关节肿胀，通过抑制iNOS的表达抑制NO的产生，具有抗关节炎作用[13]。

2. **抗骨质疏松作用** 筋骨草提取物可上调老年大鼠胶原合成，改善骨吸收和骨形成的平衡，对切除卵巢小鼠的骨质疏松具有抑制作用[13]。

3. **镇咳祛痰作用** 筋骨草乙酸乙酯提取物，在小鼠气管酚红排出模型中表现出明显的祛痰作用，在浓氨水引咳模型中表现出镇咳作用[12]。

4. **保肝作用** 筋骨草总黄酮可明显降低CCl_4致肝损伤小鼠血清谷丙转氨酶（ALT）的活性[13]。

5. **抗肿瘤作用** 筋骨草提取物对A549、SMMC7721、HepG2等肿瘤细胞系具有体外抑制活性，其水提液对小鼠S180肉瘤及小鼠癌性腹水有明显的体内抑制活性[11, 12]。

6. **抗肺纤维化作用** 筋骨草醇提物对博来霉素诱导的小鼠肺纤维化具有抑制作用，其主要作用机制包括抑制炎性因子的释放、调节免疫、影响胶原代谢、抗自由基损伤等[14]。

7. **其他作用** 筋骨草所含二萜类成分具有降血压与抗肿瘤作用，总黄酮具有降血脂、抗氧化、防止肾损伤的作用[12]。

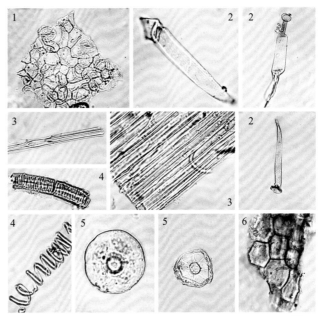

50μm

图127-3　筋骨草粉末图

1. 表皮细胞及气孔　2. 非腺毛　3. 木纤维　4. 导管
5. 腺鳞　6. 石细胞

主要参考文献

[1] 褚小兰，王汉章，陈有根.筋骨草的本草考证 [J]. 中药材，1997，20(11)：586-587.

[2] 廖珊，杜勤.金疮小草与广藿香的比较鉴别研究 [J]. 广州中医药大学学报，2016，33(5)：720-726.

[3] 陈昊，梁敬钰，孙建博，等.筋骨草属植物中二萜类成分的化学及药理活性研究进展 [J]. 海峡药学，2017(3)：1-10.

[4] Lv H, Luo J, Kong L. A new neo-clerodane diterpene from Ajuga decumbens [J]. Nat Prod Res, 2014, 28(3): 196-200.

[5] Chen H, Tang BQ, Chen L, et al. Neo-clerodane diterpenes and phytoecdysteroids from Ajuga decumbens Thunb. and evaluation of their effects on cytotoxic, superoxide anion generation and elastase release in vitro [J]. Fitoterapia, 2018, 129: 7-12.

[6] Takeda Y, Tsuchida S, Fujita T. Four new iridoid glucoside p-coumaroyl esters from Ajuga decumbens [J]. Phytochemistry, 1987, 26(8): 2303-2306.

[7] Takasaki M, Yamauchi I, Haruna M, et al. New glycosides from Ajuga decumbens [J]. J Nat Prod, 1998, 61(9): 1105-1109.

[8] 孙占平，桂丽萍，郭远强，等.金疮小草化学成分的分离与鉴定 [J].沈阳药科大学学报，2012，29(10)：758-764.

[9] 郭新东，黄志纾，鲍雅丹，等.筋骨草的化学成分研究 [J].中草药，2005，36(5)：646-648.

[10] Takasaki M, Tokuda H, Nishino H, et al. Cancer Chemopreventive Agents(Antitumor-promoters)from Ajuga decumbens [J]. J Nat Prod, 1999, 62(7): 972-975.

[11] 龚明，刘志华，杨宏建，等.筋骨草属筋骨草、金疮小草、紫背金盘近缘品种的研究进展 [J].中医药导报，2015，21(19)：92-95.

[12] 李明，彭卫华.白毛夏枯草化学成分与药理作用研究进展 [J].实用中医药杂志，2012，28(4)：322-323.

[13] Ono Y, Fukaya Y, Imai S, et al. Beneficial effects of Ajuga decumbens on osteoporosis and arthritis [J]. Biol Pharm Bull, 2008, 31: 1199-1204.

[14] 谭娥玉.金疮小草醇提物对小鼠肺纤维化的影响及其机制研究 [D].南宁：广西中医药大学，2013.

128. 番泻叶

Fanxieye

SENNAE FOLIUM

【别名】旃那叶、泻叶、泡竹叶。

【来源】为豆科植物狭叶番泻*Cassia angustifolia* Vahl或尖叶番泻*Cassia acutifolia* Delile的干燥小叶。

【本草考证】本品原产印度、埃及等地，在元明时期记载外来医学经验为主的医书《回回药方》中有相关内容，药材记载最早见于《饮片新参》，载："色青黄，形如小竹叶……泻热利肠腑，通大便"。与现今所用之番泻叶相符。

【原植物】

1. 狭叶番泻　草本状小灌木，高达1m。偶数羽状复叶，小叶5～8对；托叶卵状披针形，长2～4mm；小叶片卵状披针形至线状披针形，先端急尖，基部稍不对称，无毛或几无毛。总状花序腋生，有花6～14朵；花梗基部有一卵形苞片，易落；萼片5，长卵形；花瓣5，倒卵形，黄色；雄蕊10，上部3枚小形，不育，中央4枚等长，最下面3枚向下弯曲，花药稍呈四方形，基部箭形，4室；雌蕊弯曲如镰，子房具柄，被疏毛。荚果扁平长方形，长4～6cm，宽1～1.7cm，背缝顶端有明显尖突，果皮栗棕色，边缘带绿色，幼时有白毛。种子4～7枚，略呈长方形而扁，顶端平截而微凹，有疣点状皱纹，棕绿色，有线状种柄。花期9～12月。果期翌年3月。（图128-1）

2. 尖叶番泻　形态与前种大致相似，本种叶多为长卵形，先端急尖或有棘尖，基部不对称，叶背灰绿色；花较

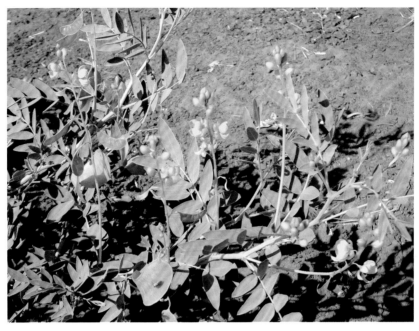

图128-1 狭叶番泻（高贤明 摄）

小；荚果较宽，宽2～2.5cm，先端尖突微小、不显。

台湾、广西、海南、云南有引种栽培。自然分布于热带非洲尼罗河流域。

【主产地】主产于印度、埃及；我国广东、海南及云南西双版纳等地有引种栽培。

【栽培要点】

1. 生物学特性 原产于干热地带，从播种至开花结实只需3～5个月。疏松、排水良好的砂质土或冲积土，土壤微酸性或中性者为宜。

2. 栽培技术 种子繁殖。

3. 病虫害 病害：立枯病、叶斑病。虫害：粉蝶幼虫。

【采收与加工】生长盛期选晴天采下叶片，晒干或40～50℃烘干。

【药材鉴别】

（一）性状特征

1. 狭叶番泻 呈长卵形或卵状披针形，长1.5～5cm，宽0.4～2cm，叶端急尖，叶基稍不对称，全缘。上表面黄绿色，下表面浅黄绿色，无毛或近无毛，叶脉稍隆起。革质。气微弱而特异，味微苦，稍有黏性。

2. 尖叶番泻 呈披针形或长卵形，略卷曲，叶端短尖或微突，叶基不对称，两面均有细短毛茸。（图128-2）

（二）显微鉴别

粉末特征 粉末淡绿色或黄绿色。晶纤维多，草酸钙方晶直径12～15μm。非腺毛单细胞，长100～350μm，直径12～25μm，壁厚，有疣状突起。草酸钙簇晶存在于叶肉薄壁细胞中，直径9～20μm。上下表皮细胞表面观呈多角形，垂周壁平直；上下表皮均有气孔，主为平轴式，副卫细胞大多为2个，也有3个。（图128-3）

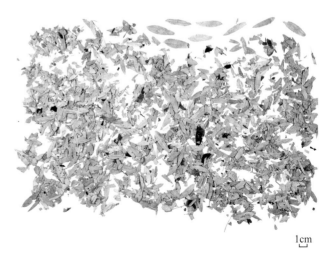

1cm

图128-2 番泻叶药材（饮片）图

（三）理化鉴别

1. 取本品粉末25mg，加水50ml和盐酸2ml，置水浴中加热15分钟，放冷，加乙醚40ml，振摇提取，分取醚层，通过无水硫酸钠层脱水，滤过，取滤液5ml，蒸干，放冷，加氨试液5ml，溶液显黄色或橙色，置水浴中加热2分钟后，变为紫红色。

2. 薄层色谱　取本品粉末1g，加稀乙醇10ml，超声处理30分钟，离心，取上清液，蒸干，残渣加水10ml使溶解，用石油醚（60～90℃）振摇提取3次，每次15ml，弃去石油醚液，取水液蒸干，残渣加稀乙醇5ml使溶解，作为供试品溶液。另取番泻叶对照药材1g，同法制成对照药材溶液。照薄层色谱法试验，吸取上述两种溶液各3μl，分别点于同一硅胶G薄层板上，使成条状，以乙酸乙酯–正丙醇–水（4∶4∶3）为展开剂，展开缸预平衡15分钟，展开，取出，晾干，置紫外光灯（365nm）下检视。供试品色谱中，在与对照药材色谱相应的位置上，显相同颜色的荧光斑点；喷以20%硝酸溶液，在120℃加热约10分钟，放冷，再喷以5%氢氧化钾的稀乙醇溶液，供试品色谱中，在与对照药材色谱相应的位置上，显相同颜色的斑点。（图128-4）

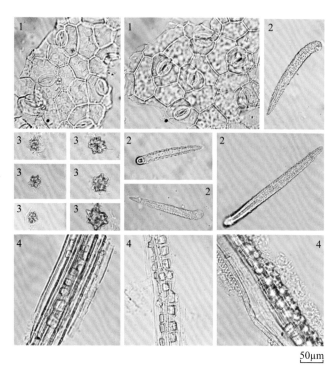

图128-3　番泻叶粉末图

1. 表皮细胞及气孔　2. 非腺毛　3. 草酸钙簇晶　4. 晶鞘纤维

【质量评价】以色青黄、气微弱特异、味微苦者为佳。采用高效液相色谱法测定，本品按干燥品计算，含番泻苷A（$C_{42}H_{38}O_{20}$）和番泻苷B（$C_{42}H_{38}O_{20}$）的总量，不得少于1.1%。

【化学成分】本品主要含蒽醌类、黄酮类、叫酮类、木脂素类、酚酸类、萘类及挥发油等成分。其中，蒽醌类成分为其特征性成分，亦为有效成分。

1. 蒽醌类　番泻苷（sennoside）A，B，C，D，A₁，C₁，D₁[2]、番泻素（sennidin）A，B、大黄素（emodin）、大黄酸（rhein）、芦荟大黄素（aloe-emodin）、大黄酸-8-O-β-D-吡喃葡萄糖苷（rhein-8-O-β-D-glucopyranoside）、芦荟大黄素-8-O-β-D-吡喃葡萄糖苷（aloe-emodin-8-O-β-D-glucopyranoside）等[2]。

2. 黄酮类　山奈酚[3]等。

3. 挥发油　主要由单萜、倍半萜、苯丙素、脂肪酸等组成[4]。

狭叶番泻叶尚含蒽醌类：大黄素-8-O-槐糖苷（emodin-8-O-soph-oroside）[5]、大黄素-8-O-β-D-吡喃葡萄糖苷（emodin-8-O-β-D-glucopyra-noside）[6]等；萘类：决明酮-8-O-β-D-吡喃葡萄糖苷（torachrysone-8-O-β-D-glucopyranoside）[7]、狭叶番泻林素葡萄糖苷（tinnevellin glucoside）[6, 7]；黄酮类：槲皮素-3-O-龙胆二糖苷（quercetin-3-O-gentiobioside）、山奈酚-3-O-龙胆二糖苷（kaempferol-3-O-gentiobioside）、异鼠李素-3-O-龙胆二糖苷（isorhamnetin-3-O-gentiobioside）[5, 6]、芹菜苷元-6,8-二-C-吡喃葡

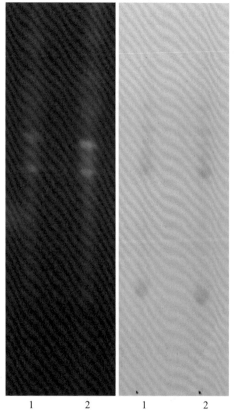

图128-4　番泻叶薄层色谱图

（左：紫外光365nm；右：日光）

1. 番泻叶对照药材　2. 番泻叶药材

萄糖苷（apigenin-6,8-di-*C*-glucopyranoside）[6]等；𠮿酮类：毛果翼核果𠮿酮（calyxanthone）[8]；木脂素类：（-）-丁香树脂酚-4″-*O*-β-D-吡喃葡萄糖苷［（-）-syringaresinol-4″-*O*-β-D-monoglucopyranoside］[5]；酚酸类：3-甲氧基-4-羟基苯甲酸（3-methoxy-4-hydorxy-benzoic acid）、对二甲氨基苯甲醛（*p*-dimethylaminobenzaldehyde）、3,4-二羟基苯甲酸（3,4-dihydroxybenzoic acid）[8]。尖叶番泻叶尚含萘类：6-羟基类杜茎鼠李木素葡萄糖苷（6-hydroxymusizin glucoside）[7]等。

【性味归经】甘、苦，寒。归大肠经。

【功能主治】泻热行滞，通便，利水。用于热结积滞，便秘腹痛，水肿胀满。

【药理作用】

1. 泻下作用　本品对小鼠、大鼠、家兔等多种动物及人均有显著的泻下作用，小鼠和兔于给药后2～4小时致泻，人口服后约6小时引起泻下，其致泻有效成分主要为番泻苷A、B等蒽醌类成分。番泻苷类成分可抑制肠道对葡萄糖、钠和水的吸收，增加肠腔内容积继而刺激肠壁反射性地使小肠和结肠蠕动增强，可能是其致泻机制之一，且小肠也是其泻下成分的作用部位。此外，本品能刺激结肠黏膜释放前列腺素，而且可使胃体、胃窦部的前列腺素水平明显增加，亦可能为其致泻机制之一[9]。

2. 抗菌作用　本品水浸液对大肠埃希菌、变形杆菌、志贺菌、甲型链球菌等多种细菌有抑制作用，对白色念珠菌、奥杜益小芽孢癣菌、星形奴卡菌等致病性皮肤真菌也有抑制作用[9]。

3. 止血作用　本品对胃、十二指肠出血有效，其中所含晶纤维和草酸钙簇晶则有局部止血作用。急性出血患者口服番泻叶粉1g后即作胃镜观察，发现番泻叶粉均匀布满在出血病灶表面而起到良好止血作用。本品口服可使血小板数及纤维蛋白原含量增加，缩短凝血时间、凝血活酶时间、血浆复钙时间和血块收缩时间。用本品水浸液于胃镜下喷洒于胃出血处，直视可见有即刻止血作用。番泻叶总苷腹腔注射亦可明显缩短小鼠出血时间。此外，本品对盐酸和吲哚美辛所致大鼠胃黏膜损伤也具有保护作用[9]。

4. 其他作用　本品还具有肌肉松弛与解痉作用[9]。

【用药警戒或禁忌】番泻叶服后有时可致腹痛，呕吐或使原有的肠部炎症加重（尤其在用量较大时）。有报道，服用番泻叶后有面部麻木、头晕、大小便时无感觉或痒感、三叉神经分布区内有程度不等的痛觉减退、服用大剂量番泻叶可出现尿潴留、恶性血压变化等。

【分子生药】RAPD技术可应用于狭叶番泻、尖叶番泻及其近缘种叶片的DNA分子鉴别[10]。

主要参考文献

[1] 靳宇智，于越，付璐，等. 番泻叶在我国用药史初探——兼谈近代"外来药本土化"现象 [J]. 中国中药杂志，2016，41(12)：2371-2375.

[2] Metzger W, Reif K. Determination of 1, 8-dihydroxyanthranoids in senna [J]. J Chromatogr A, 1996, 740(1): 133-138.

[3] Wassel GM, Baghdadi HH. On flavonoids of Cassia acutifolia Del. and C. angustifolia Vahl [J]. Plantes Medicinales et Phytotherapie, 1979, 13(1): 34-36.

[4] Schultze W, Jahn K, Richter R. Volatile constituents of the dried leaves of Cassia angustifolia and C. acutifolia [J]. Planta Med, 1996, 62(6): 540-543.

[5] Kinjo J, Ikeda T, Watanabe K, et al. An anthraquinone glycoside from Cassia angustifolia leaves [J]. Phytochemistry, 1994, 37(6): 1685-1687.

[6] 邬秋萍，王祝举，付梅红，等. 番泻叶的化学成分研究 [J]. 中药材，2007，30(10)：1250-1252.

[7] Lemli J, Toppet S, Cuveele J, et al. Naphthalene glycosides in Cassia senna and Cassia angustifolia [J]. Planta Med, 1981, 43(9): 11-17.

[8] 何文斐，路金才，于晓敏，等. 国产狭叶番泻叶的化学成分研究 [J]. 中药材，2007，30(9)：1082-1084.

[9] 杨建平，刘晓燕，曾正. 番泻叶的临床药理作用以及化学成分的研究进展 [J]. 药物与人，2014，27(3)：22-22.

[10] Khan S, Mirza KJ , Al-Qurainy F, et al. Authentication of the medicinal plant Senna angustifolia by RAPD profiling [J]. Saudi J Biol Sci, 2011, 18(3): 287-292.

129. 隔山撬

Geshanqiao

Cynanchi Auriculati Radix

【别名】牛皮消、隔山消、白首乌。

【来源】为萝藦科植物牛皮消*Cynanchum auriculatum* Royle. ex Wight.的干燥块根。

【本草考证】白首乌，异名：隔山消（《本草纲目》）、白何首乌（《东医寿世元》）、隔山撬（《分类草药性》）、飞来鹤（《植物名实图考》）。历代本草对首乌的记载一直有赤白之说，首乌始载于《开宝本草》，载："首乌有赤白二种，赤者雄，白者雌……春夏秋采其根，雌雄并用"。《本草纲目》载：何首乌"白者入气分，赤者入血分。赤白合用，气血交培"。《本草纲目》收载的以何首乌为主药的补益方，均按赤白首乌各半的原则炮制和配伍；《图经本草》载："春生苗，蔓延竹木墙壁之间，茎紫色，叶叶相对，如薯蓣而不泽。夏秋开黄花……雌者苗色黄白，雄者黄赤"。

《中国植物志》第63卷将*Cynanchum auriculatum* Royle. ex Wight.考定为《救荒本草》之牛皮消，即耳叶牛皮消，并认为《植物名实图考》所载"飞来鹤"即为此种。

【原植物】蔓性半灌木。块根肥厚。茎圆形，被微柔毛。叶对生，宽卵形至卵状长圆形，基部心形。聚伞花序伞房状，花30朵；花冠白色，辐状；副花冠浅杯状，裂片椭圆形，在每裂片内面的中部有1个三角形的舌状鳞片；柱头圆锥状，顶端2裂。披针形双生蓇葖果。种子为卵圆形，具白色绢质种毛。花期6～9月，果期7～11月。（图129-1）

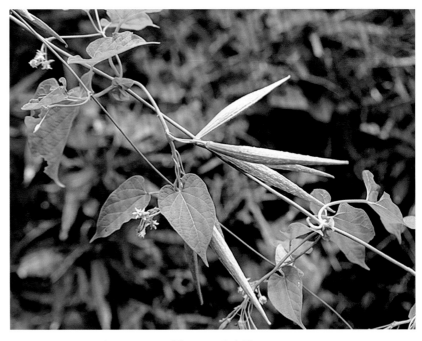

图129-1 牛皮消

主要为野生，生于山坡林缘、路旁灌木丛中或河流、水沟边潮湿地。分布区域较广，四川、贵州、云南、山东、河北、河南、陕西、甘肃、西藏、安徽、江苏、浙江、福建、台湾、江西、湖南、湖北、广东、广西等均有分布。

【主产地】我国大部分地区均产，四川省主产于成都、乐山、汶川、茂县等地。

【采收与加工】栽培3年后于早春幼苗未萌发前或秋末地上部分枯萎时采收块根，洗净，除去残茎和须根，干燥，或趁鲜切成顺片或斜片，干燥。

【商品规格】统货。

【药材鉴别】

（一）性状特征

块根长椭圆形、纺锤形或结节状圆柱形，外表黄褐色或淡黄色。具明显纵皱纹及横长皮孔，有的残留棕褐色或棕色栓皮。切面白色或黄白色，有粉质。顺切片可见突起的棱线，斜切面中央略薄。周边较厚，显放射状突起的线纹。质脆。气微，味甘、微苦。（图129-2）

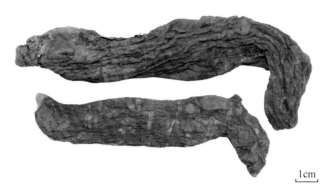

图129-2　隔山撬药材图（李倩　摄）

（二）显微鉴别

粉末特征　粉末棕黄色或黄白色。石细胞散在，长方形、类圆形或纺锤形；草酸钙簇晶可见，单个散在，形状不规则，棱角稍钝；淀粉粒多见，单粒圆球形、盔帽形，脐点明显，裂缝状、人字状、星状、点状，复粒由2～3分粒组成；导管易见，多为具缘纹孔导管。（图129-3）

（三）理化鉴别

取本品1g，加甲醇10ml，超声处理30分钟，滤过，滤液浓缩至1ml，作为供试品溶液。另取隔山撬对照药材粉末1g，同法制成对照药材溶液。照薄层色谱法试验，吸取上述两种溶液各5～10μl，分别点于同一硅胶G薄层板上，以石油醚（60～90℃）–乙酸乙酯（1:3）为展开剂，展开，取出，晾干，喷10%硫酸乙醇溶液，105℃加热至斑点显色清晰。供试品色谱中，在与对照药材色谱相应的位置上，显相同颜色的斑点。

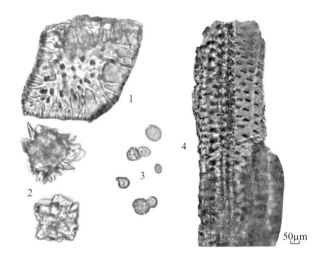

图129-3　隔山撬粉末图（何芳　摄）

1. 石细胞　2. 草酸钙簇晶　3. 淀粉粒　4. 导管

【质量评价】本品以个大，质重者为佳。

【化学成分】主要含有C_{21}-甾体苷元类，有告达亭（caudatin）、青阳参苷元（qingyangshengenin）、开德苷元（kidjolanin）、加加米宁（gagamine）、去乙酰萝藦苷元（deacy-metaplexigenin）等。C_{21}-甾体苷类为隔山撬消食、健胃的有效成分[1, 2]。

【性味归经】甘、微苦，微温。归脾、胃、肾经。

【功能主治】补肝肾，强筋骨，健脾胃，解毒。用于肝肾两虚，脾虚不运，鱼口疮毒等。

【药理作用】

1. 调节胃肠功能　隔山消水煎液对硫酸阿托品致消化不良小鼠、夹尾刺激致功能性消化不良大鼠和苦寒泻下致脾虚泄泻模型大鼠的胃肠功能均具有明显的改善和促进作用，通过显著降低胃黏膜NO含量，升高胃动素（MTL）、胃泌素（GAS）的含量，提高胆碱酯酶（AchE）活性[3-5]；隔山消乙醇提取物对乙醇或吲哚美辛致胃损伤大鼠的胃黏膜损伤有明显的保护作用[6]；隔山消乙酸乙酯提取物对豚鼠离体回肠平滑肌收缩具有明显的兴奋作用[7]。

2. 调节免疫功能　耳叶牛皮消中总苷可明显提高小鼠巨噬细胞的吞噬能力[8]；可改善化疗后荷瘤小鼠细胞免疫和体液免疫的功能[9]。

3. 保肝作用　耳叶牛皮消中甾体酯苷对CCl_4所致急性肝损伤小鼠的肝组织氧化活性具有明显的提升作用[10]；白首乌多糖对酒精致急性肝损伤小鼠肝功能具有明显的保护作用[11]。

【**用药警戒或禁忌**】耳叶牛皮消水煎剂灌胃给药小鼠（10g/kg、15g/kg、30g/kg），白首乌粉末悬液灌胃给药小鼠（10g/kg、15g/kg、24g/kg），无急性毒性反应，给药后观察14天，各剂量组动物均生长良好，体重增加，毛被光泽。耳叶牛皮消总甾体酯苷水溶液灌胃给药小鼠（2.6g/kg、4.1g/kg、8.0g/kg）、耳叶牛皮消总甾体酯苷元水溶液灌胃给药小鼠（2.0g/kg、3.4g/kg、7.6g/kg），均有明显的急性毒性反应，表现出步态不稳、震颤、转圈及运动失调等[12]。

主要参考文献

[1] 陈艳. 民族药隔山消的化学成分的研究[D]. 贵阳：贵州大学，2008.

[2] 李艳，黎开燕. 隔山消的药理作用研究进展[J]. 现代中西医结合杂志，2015，24(2)：213-215.

[3] 刘亭，杨淑婷，黎娜，等. 隔山消水溶性部位对阿托品抑制小鼠胃肠功能的影响[J]. 贵州医科大学学报，2018，43(11)：1252-1255.

[4] 李文胜，彭定国，屈万红，等. 耳叶牛皮消对胃肠运动的作用及其机制研究[J]. 中国药房，2007，18(33)：2575-2577.

[5] 耿玲，李洪文，陈俊雅，等. 隔山消对小鼠小肠推进作用的研究[J]. 大理学院学报，2015，14(4)：5-7.

[6] Shan L, Liu RH, Shen YH, et al. Gastroprotective effect of a traditional Chinese herbal drug "Baishouwu" on experimental gastric lesions in rats[J]. J Ethnopharmacol, 2006, 107(3): 389-394.

[7] 耿玲，李洪文，陈俊雅. 隔山消对豚鼠离体回肠收缩的促进作用及机制探讨[J]. 大理大学学报，2017，2(8)：10-12.

[8] 宋俊梅，王增兰，丁霄霖. 白首乌总甙对小鼠免疫功能的影响[J]. 无锡轻工大学学报，2001，20(6)：588-593.

[9] 曾郁敏，邱泽计，潘爱群，等. 白首乌总苷与环磷酰胺合用对荷瘤小鼠免疫功能的影响[J]. 北京中医药大学学报，2009，32(3)：167-169.

[10] 尹家乐，李心，张士侠，等. 白首乌C(21)甾体酯苷对小鼠急性四氯化碳肝损伤的保护作用[J]. 安徽医药，2007，11(3)：198-200.

[11] 杨小红，袁江，周远明，等. 白首乌粗多糖对酒精性肝损伤的保护作用研究[J]. 时珍国医国药，2009，20(11)：2704-2705.

[12] 吴秉芹，傅聪远，高慧珍，等. 白首乌及其成分的毒性研究[J]. 中国医药学报，1989，4(1)：23-25.

130. 蓝布正

Lanbuzheng

GEI HERBA

【**别名**】头晕药、水杨梅、追风七、红心草、路边黄。

【**来源**】为蔷薇科植物路边青 *Geum aleppicum* Jacq.或柔毛路边青 *Geum japonicum* Thunb. var. *chinense* F. Bolle的干燥全草。

【**本草考证**】本品始载于《本草纲目》，称"水杨梅"，载："条叶甚多，生子如杨梅状"。《庚辛玉册》载："丛生，苗叶似菊，茎端开黄花，实类椒而不赤"。本草记载与现今所用蓝布正基本一致。在《中华本草》苗药卷、《贵州草药》《云南中草药》《中国药典》等记载与贵州、云南、湖南等地民间应用中增加蓝布正药材的基原植物柔毛路边青 *Geum japonicum* Thunb. var. *chinense* F.Bolle。

【**原植物**】

1. 路边青 多年生草本。高达1m，被粗硬毛，稀几无毛。基生叶为大头羽状复叶，小叶2～6对，连叶柄长10～25cm，叶柄被粗硬毛，顶生小叶菱状宽卵形或宽扁圆形，长4～8cm，先端急尖或圆钝，基部宽心形或宽楔形，常浅裂，有不规则粗大锯齿，两面绿色，疏生粗硬毛；茎生叶羽状复叶，有时重复分裂，顶生小叶披针形或倒卵披针形，先端常渐尖或短渐尖，基部楔形；托叶绿色，叶状，卵形，有不规则粗大锯齿。花序顶生，疏散排列。聚合果倒卵状球形；瘦果被长硬毛，宿存花柱无毛，顶端有小钩；果托被短柔毛，长约1mm。花、果期7～10月。（图130-1）

2. 柔毛路边青 植株被黄色短柔毛及粗硬毛。基生叶小叶1～2对，其余侧生小叶呈附片状，叶柄被粗硬毛及短柔毛，顶生小叶最大，卵形或广卵形，浅裂或不裂，顶端圆钝，两面被稀疏糙伏毛，下部茎生叶3小叶，上部茎生叶单叶。花梗密被粗硬毛及短柔毛；萼片外面被短柔毛；花柱顶生，在上部1/4处扭曲，成熟后自扭曲处脱落，脱落部分下部被疏柔毛。果托被长硬毛，长约2～3mm。（图130-2）

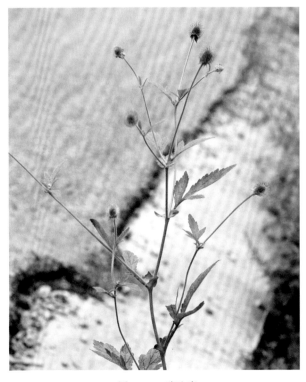

图130-1 路边青

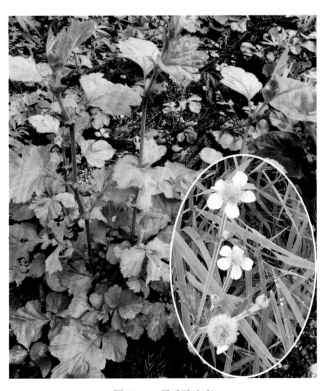

图130-2 柔毛路边青

路边青与柔毛路边青生长于海拔200～3500m的山坡草地、沟边、地边、河滩、林间隙地及林缘。在我国南北各地均有分布。

【主产地】以贵州、四川、云南、广西等西南地区分布较为丰富，资源量大、产量大。蓝布正药材目前在全国范围未发现有人工引种栽培及相关报道。

【采收与加工】夏、秋两季采收，除去杂质，洗净，晒干。

【药材鉴别】

（一）性状特征

全草长20～100cm。主根短，有多数细根，褐棕色。茎圆柱形，被毛或近无毛。基生叶有长柄，羽状全裂或近羽状复叶，顶裂片较大，卵形或宽卵形，边缘有大锯齿，两面被毛或几无毛；侧生裂片小，边缘有不规则的粗齿；茎生叶互生，卵形，3浅裂或羽状分裂。花顶生，常脱落。聚合瘦果近球形。气微，味辛、微苦。（图130-3）

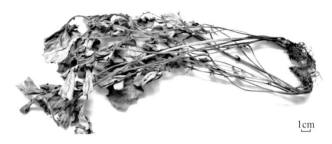

图130-3　蓝布正（柔毛路边青）药材图

（二）显微鉴别

粉末特征　粉末灰绿色至灰棕色。非腺毛单细胞，有两种：一种细胞壁厚、胞腔窄，表面具交叉螺旋状纹理或表面光滑；另一种细胞壁薄、胞腔大，表面光滑。腺毛淡黄色或黄色，头部单细胞，椭圆形，直径17～29μm，完整者柄2～4细胞。花粉粒淡黄色至黄色，呈类圆形，直径14～26μm，表面具颗粒状雕纹，具3个萌发孔。草酸钙簇晶或方晶存在于薄壁细胞中。（图130-4）

（三）理化鉴别

薄层色谱　取本品粉末1g，加稀乙醇20ml，超声处理30分钟，滤过，滤液蒸干，残渣加水10ml使溶解，用三氯甲烷洗涤2次，每次10ml，弃去三氯甲烷液，水液加乙酸乙酯振摇提取2次，每次10ml，合并乙酸乙酯液，蒸干，残渣加丙酮2ml使溶解，作为供试品溶液。

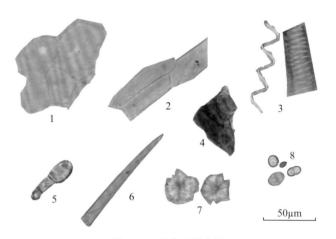

图130-4　蓝布正粉末图

1. 表皮细胞　2. 木栓组织　3. 导管　4. 棕色快　5. 腺毛
6. 非腺毛　7. 簇晶　8. 淀粉粒

另取蓝布正对照药材1g，同法制成对照药材溶液。再取没食子酸对照品，加丙酮制成每1ml含1mg的溶液，作为对照品溶液。照薄层色谱法试验，吸取上述三种溶液各2～3μl，分别点于同一硅胶GF$_{254}$薄层板上，以三氯甲烷-甲酸乙酯-甲酸（5：5：1）为展开剂，展开，取出，晾干，置紫外光灯（254nm）下检视。供试品色谱中，在与对照药材色谱和对照品色谱相应的位置上，显相同颜色的斑点。

【质量评价】以粗壮、完整、色泽黄绿鲜艳者为佳。采用高效液相色谱法测定，本品按干燥品计算，没食子酸（C$_7$H$_6$O$_5$）含量不得少于0.30%。

【化学成分】主要成分为黄酮类、苯丙素类、萜类化合物、木脂素类、鞣质类、挥发油类、氨基酸类等。其中，萜类、黄酮类、鞣质类是其特征性成分和有效成分[1, 2]。

1. 萜类　2α，19β-dihydroxy-3-oxo-12-ursen-28-oicacid, geumonoid（Ⅰ），ursolic acid, epipomolic acid, maslinicacid, 2α,3β,19α,23-tetrahydroxyurs-12-en-28-oiccid28-O-β-D-glucopyranoside（nigaichigoside F1）等。

2. 黄酮类　kaempferol-3-O-glucopyranoside, kaempferol, kaempferol-3-O-arabinoside等。

3. 苯丙素类　绿原酸、丁子香酚、逆没食子酸、七叶内酯（6,7-二羟香豆素，esculetin）和莨菪亭（7-羟基-6-

甲氧基香豆素，scopoletin）等。

4. **鞣质类** 二聚鞣花鞣质A、二聚鞣花鞣质G、大麻黄鞣宁、花梗鞣素、蛇含鞣质、特里马素Ⅱ和鞣花酸丁子香宁、gemini D，gemini E，gemini F等。

【功能主治】 益气健脾，补血养阴，润肺化痰。用于气血不足，虚痨咳嗽，脾虚带下。

【药理作用】

1. **抗凝血作用** 蓝布正中的三萜类化合物苦梅苷F1具有较强的抗凝活性。4-O-没食子酰葡萄糖、花梗鞣素、特里马素Ⅱ等均能明显延长兔血浆的凝血时间[3]。

2. **保肝作用** 水杨梅水提物可通过抗氧化活性、清除自由基，从而对CCl₄引起的小鼠急性肝损伤具有保护作用[4]。

3. **抗病毒作用** 蓝布正中提取出的五倍子醛、丁子香宁等均具有较好的体内抗HSV的活性。

4. **抗微生物作用** 蓝布正水煎剂及水溶性成分对8种细菌具有一定的抑制作用，尤其对卡塔球菌的抑制作用最强。三萜类和黄酮类化合物为其主要的抗菌成分。

5. **其他作用** 蓝布正水提液对小鼠非特异免疫功能和体液免疫功能有促进作用。蓝布正具有明确的抗炎作用，可用于炎症性疾病的治疗。蓝布正还具有提高脑组织抗缺血损伤、抑制神经细胞凋亡、改善缺血造成的血管性痴呆大、小鼠的学习记忆能力作用，以及抗癌、抗氧化、抗粥样硬化、抗突变等多种生物活性[5, 6]。

主要参考文献

[1] 张飞.蓝布正的化学成分及质量控制研究[D].上海：上海交通大学，2012.

[2] 陶薇、王凯、王金凤，等.民族药蓝布正化学成分及药理作用研究进展[J].中草药，2018，49(1)：233-238.

[3] 赵茹茹.蓝布正水提物对血虚小鼠的肝脏保护作用研究[D].遵义：遵义医学院，2018.

[4] 刘明，刘杨，徐姗姗，等.蓝布正提取物对血管性痴呆小鼠海马NF-κB、IL-6表达的影响[J].中药药理与临床，2017，33(3)：108-111.

[5] 刘明，刘杨，邓颖，等.蓝布正提取物对血管性痴呆大鼠学习记忆能力及海马NT-3，BDNF蛋白表达的影响[J].中国实验方剂学杂志，2017，23(17)：154-158.

[6] 刘安，杨晓虹，董雷，等.草本水杨梅的研究进展[J].特产研究，2012，34(3)：67-72.

131. 雷丸

Leiwan

OMPHALIA LAPIDESCENS

【别名】 雷矢、雷实、竹苓、雷公丸、木连子。

【来源】 为白蘑科真菌雷丸*Omphalia lapidescens* Schroet.的干燥菌核。

【本草考证】 本品始载于《神农本草经》。《本草经集注》载："今出建平、宜都间，累累相连如丸"。《新修本草》载："雷丸，竹之苓也。无有苗蔓，皆零，无相连者。今出房州、金州"。《本草纲目》载："雷丸大小如栗，状如猪苓而圆，皮黑肉白，甚坚实"。本草记载与现今所用雷丸基本一致。

【原植物】 腐生真菌，子实体罕见。菌核通常为不规则球形、卵状或块状，直径0.8～3.5cm，表面褐色、黑褐色以至黑色，具细密皱纹，内部白色至蜡白色，略带黏性。（图131-1）

多生于竹林中的竹根上或老竹兜下。主要分布于河南、陕西、甘肃、江苏、安徽、浙江、福建、湖北、湖南、广东、广西、四川、贵州、云南等地。

【主产地】主产于甘肃、江苏、浙江、河南、湖北、湖南、广西、广东、四川、云南、贵州等地。

【栽培要点】

1. 生物学特性 以腐生为主的兼性弱寄生菌，喜透气良好的砂砾性土中生长，常生于竹林、桐、枫香、胡颓子等植物的腐根旁。

2. 栽培技术 把栽培菌种分层接种到各种基质上进行培养，室内室外均可栽培[1]。

【采收与加工】次年春末夏初采挖。小块留种，大块入药，去杂去泥去沙，晒干或炕干即可。一般种500g可收2500～4500g。

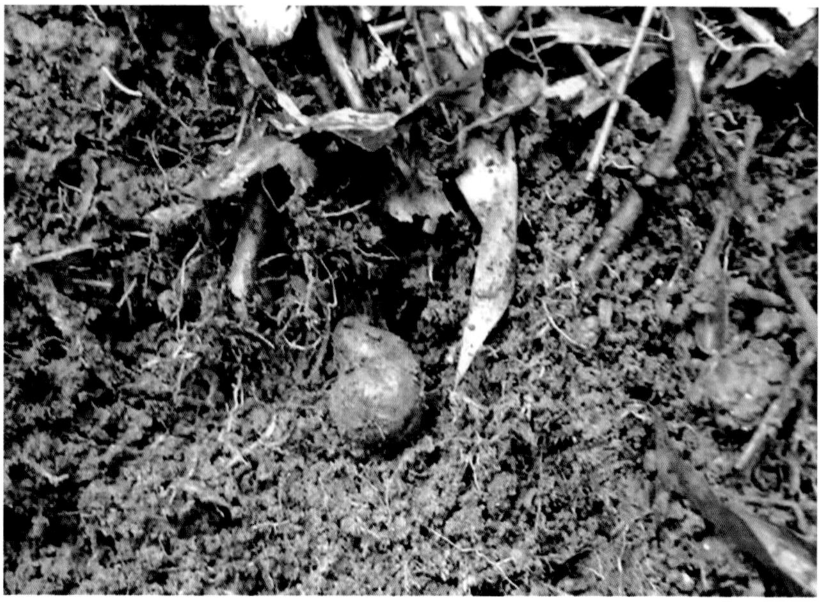

【药材鉴别】

（一）性状特征

干燥菌核呈类球形或不规则团块状，直径1～3cm。表面黑褐色或灰褐色，有略隆起的网状细纹。质坚实，不易破裂，断面不平坦，白色或浅灰黄色，粉状或颗粒状。无臭，嚼有颗粒感，微带黏性，久嚼无渣[2]。（图131-2）

（二）显微鉴别

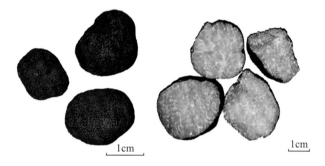

图131-1 雷丸

图131-2 雷丸药材图

粉末特征 粉末灰黄色、棕色或黑褐色。菌丝粘结成大小不一的不规则团块，无色，少数黄棕色或棕红色。散在的菌丝较短，有分支，直径约4μm。草酸钙方晶较少，直径约8～20μm。加硫酸后可见多数针状结晶[2]。（图131-3）

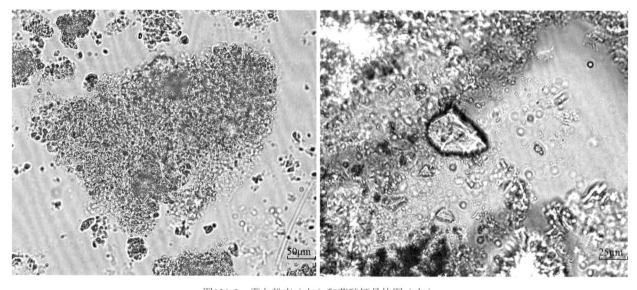

图131-3 雷丸粉末（左）和草酸钙晶体图（右）

（三）理化鉴别

薄层色谱　取本品粉末6g，加乙醇30ml，超声处理30分钟，滤过，滤液蒸干，残渣加甲醇0.5ml使溶解，作为供试品溶液。取麦角甾醇加甲醇制成每1ml含2mg的溶液作为对照品溶液。照薄层色谱法试验，吸取上述两种溶液各10μl，分别点在同一硅胶G薄层板上，以石油醚（60～90℃）–乙酸乙酯–甲酸（7：4：0.3）为展开剂，展开，取出，晾干，喷以10%磷钼酸乙醇溶液，在140℃加热至斑点显色清晰。供试品色谱中，在与对照品色谱相应的位置上，显相同颜色斑点。

【质量评价】以个大、断面色白、粉状者为佳。断面色褐呈角质样，不可供药用。采用紫外-可见分光光度法测定，按干燥品计算，含雷丸素以牛血清白蛋白计，不得少于0.60%。

【化学成分】含蛋白酶[3]及雷丸多糖（S-4001）。雷丸多糖是以β（1→3）葡萄糖为主链，带有（1→6）支链的葡聚糖，相对分子质量为1 183 000[4]。

【性味归经】微苦，寒；小毒。归胃、大肠经。

【功能主治】杀虫消积。用于绦虫病、钩虫病、蛔虫病、虫积腹痛、小儿疳积。

【药理作用】

1. 驱绦虫、滴虫作用　雷丸蛋白酶具有较强的分解蛋白质的作用，能破坏绦虫头节，对牛肉绦虫、猪肉绦虫和犬绦虫均有作用。单味雷丸粉对肠道滴虫也有效。

2. 对蛔虫和钩虫作用　乙醇提取物能明显的抑制猪蛔虫生长，内服对钩虫病有明显疗效。

3. 增强免疫作用　雷丸多糖（S-4001）对多种动物实验模型具有明显的抗炎症作用[4]。

4. 抗癌作用　雷丸蛋白酶对小鼠肉瘤S180具有一定的抑制作用。

【用药警戒或禁忌】有小毒，但副作用很小。服雷丸粉每次20g，每日3次，连服3天，只少数人发生恶心，但无呕吐、腹痛或腹泻。

【附注】

1. 雷丸的主要活性成分雷丸素是一种蛋白酶，所以不得蒸煮或高温烘烤。

2. 有些记载雷丸属于多孔菌科多孔菌属真菌雷丸*Polyporus mylittae* Cooke et Mass.的干燥菌核[5]，对中药雷丸的分类地位存在较大的争议，需要对其进行更深入的考证研究。

主要参考文献

[1] 李娜，罗敏，谭秋生，等. 不同栽培条件对雷丸菌核生物转化率及主要活性成分的影响[J]. 时珍国医国药，2017，28(6)：1457-1459.

[2] 邓雪华，吴红菱. 雷丸的鉴定及药用经验[J]. 时珍国医国药，2006，17(9)：1746-1746.

[3] 邱秀宝，姚永华，马惠芳. 雷丸蛋白酶的研究[J]. 微生物学通报，1986，13(2)：22-23.

[4] 王文杰，朱秀媛. 雷丸多糖的抗炎及免疫刺激作用[J]. 药学学报，1989，24(2)：151-154.

[5] 陈慧芝，包海鹰. 菌物药雷丸的本草学考证[J]. 菌物研究，2012，10(1)：57-62.

132. 蜀漆

Shuqi

DICHROAE FOLIUM ET CACUMEN

【别名】七叶、鸡尿草、鸭尿草。

【来源】为虎耳草科植物常山*Dichroa febrifuga* Lour. 的干燥嫩枝叶。

【本草考证】本品始载于《神农本草经》，列为下品，载："主疟及咳逆寒热，腹中症坚痞结，积聚邪气蛊毒"。《名医别录》载："生江林山川谷及蜀汉中，常山苗也。五月采叶，阴干"。经考证，本草所载与现今药用蜀漆一致。

【原植物】灌木，高1～2m。叶椭圆形至披针形，先端渐尖，基部楔形，具锯齿，两面绿色或紫色，叶脉稀疏。伞房状圆锥花序顶生，偶有侧生，直径3～20cm，花蕾白色或蓝色，盛开时直径6～10mm；花萼倒圆锥形，4～6裂，裂片阔三角形，急尖；花瓣长圆状椭圆形，稍肉质，花后反折；雄蕊10～20枚，一半与花瓣对生，花丝线形，扁平，初与花瓣合生，后分离，花药椭圆形；花柱4（5～6），棒状，柱头长圆形，子房3/4下位；浆果蓝色，干后黑色，直径3～7mm；种子极多数，约1mm，具网纹。（图132-1）

野生，生于林缘、沟边、润湿的山地。主要分布于陕西、甘肃、江苏、安徽、浙江、江西、福建、台湾、湖北、湖南、广东、广西、四川、贵州、云南和西藏等地。

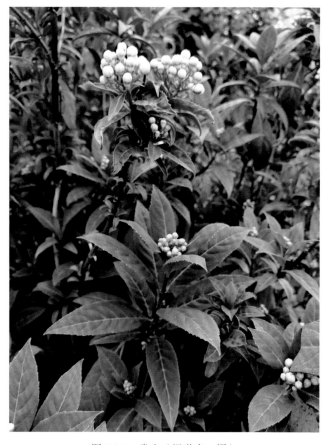

图132-1 常山（祝世杰 摄）

【主产地】主产于四川、贵州、湖南。此外，湖北、广西亦产。

【栽培要点】

1. 生物学特性 喜阴凉湿润气候，忌高温。以肥沃疏松、排水良好、腐殖质多的砂质壤土为宜。

2. 栽培技术 可扦插繁殖和种子繁殖。扦插繁殖需剪取15cm长，带有三个健全芽的插条，若开穴扦插，则每穴插入3根插条，插后覆土压紧；种子繁殖：3月中、下旬播种。播前将种子拌和细土或细沙，均匀地撒播于苗床，稍加镇压后覆盖稻草一薄层，以保持土壤温度和湿度。幼苗生长培育至第二年秋季，按行株距30cm×30cm移栽。

3. 病虫害 病害：主要为叶斑病。虫害：象鼻虫、花面天蛾幼虫、金花虫、猿叶虫。

【采收与加工】6～8月采收，晒干。

【商品规格】统货。

【药材鉴别】

（一）性状特征

茎圆柱形或微具不规则的棱，直径0.3～1cm，灰绿色至淡灰棕色，可见交互对生的叶和叶痕；体轻，质硬脆，折断面纤维状，木质部淡黄色或淡黄绿色，中空，嫩茎髓心大。叶皱缩，多破碎或脱落，灰绿色至灰棕绿色、完整叶展平后呈长椭圆形，长7～17cm，宽3～5cm；叶缘除基部外具细锯齿，上表面被疏短毛，下表面仅脉上具短毛。气微，味淡，微涩[2]。（图132-2）

（二）显微鉴别

1. 叶横切面 上、下表皮细胞各1列，栅栏组织细胞较短，海绵组织细胞尖圆形或不规则形，草酸钙针晶成束或散在；主脉维管束外韧形。（图132-3）

2. 粉末特征 粉末浅绿色。上表皮细胞表面观多边形，下表皮细胞表面观不规则形，气孔不定式；非腺毛单细胞，稍弯曲，壁有疣状突起；偶见螺纹导管；草酸钙针晶成束或散在[2]。（图132-4）

（三）理化鉴别

薄层色谱 取本品粗粉5g，加无水乙醇25ml，超声提取2小时，滤过，滤液蒸干，加稀盐酸10ml使溶解，滤过。滤液加三氯甲烷10ml振摇提取，弃去三氯甲烷液。酸液用碳酸钠溶液调节pH值至11，用三氯甲烷提取2次，每次10ml。合并三氯甲烷液，浓缩至约1ml，作为供试品溶液。另取蜀漆对照药材5g，同法制成对照药材溶液。照薄层色谱法试验，吸取上述两种溶液

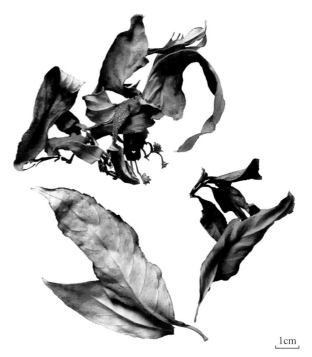

图132-2　蜀漆药材图（陈佳　摄）

各10μl，分别点于同一硅胶G薄层板上，以三氯甲烷-甲醇（9∶1）为展开剂（每15ml混合溶剂中滴加1滴氨水），展开，取出，晾干，于紫外光灯（365nm）下检视。供试品色谱中，在与对照药材色谱相应的位置上，显相同颜色的荧光斑点。

【质量评价】以无老梗、叶大不破碎、味浓者为佳。本品浸出物不得少于7.0%[1]。

【化学成分】主要成分为生物碱类。其中，常山甲素和常山乙素是其抗疟的主要成分[2, 3]。

生物碱类 常山甲素（α-dichrorine）、常山乙素（β-dichrorine）、新常山碱（neodichrorine）、异香草素（isovanillic）、异香草酸（isovanillic acid）、常山次碱（dichroidine）、香草醛（vanillin）、伞形花内酯（umbelliferone）、常山素A（dichrin A）和常山素B（dichrinB）等。

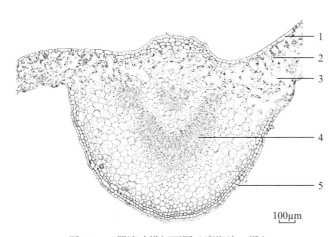

图132-3　蜀漆叶横切面图（廖海浪　摄）

1. 上表皮细胞　2. 栅栏组织　3. 海绵组织
4. 主脉维管束　5. 下表皮细胞

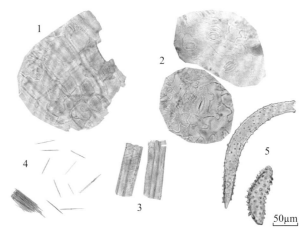

图132-4　蜀漆粉末图（李懿柔　摄）

1. 上表皮细胞　2. 下表皮细胞　3. 导管　4. 针晶　5. 非腺毛

【性味归经】辛，平；有毒。归肺、肝经。

【功能主治】截疟，祛痰。用于疟疾，老痰积饮。

【药理作用】

1. 抗疟疾作用　蜀漆具有抗疟疾作用，其主要成分为常山碱甲、乙、丙，其中常山碱丙作用最强，相当于奎宁的148倍[3]。

2. 镇痛作用　蜀漆粉末煎剂对电刺激鼠尾法致痛大鼠能明显增强其痛阈值，且开花前的镇痛作用较开花后的效果好[4]。

3. 抗肿瘤作用　蜀漆甲醇提取物对胃腺癌细胞株MK-1、人子宫癌细胞株HeLa和小鼠黑色素瘤细胞株B16F10的增殖活性均具有明显的抑制作用[5]。

4. 松弛平滑肌作用　蜀漆正己烷和甲醇部位中的常山宁和加锡果灵均对大鼠离体空肠平滑肌具有明显的松弛作用，且二者作用相似[6]。

主要参考文献

[1] 熊飞宇，马云桐，吴清华，等. 蜀漆质量标准研究[J]. 中药与临床，2011，2(2)：13-15.

[2] 李燕，刘明川，金林红，等. 常山化学成分及生物活性研究进展[J]. 广州化工，2011，39(9)：7-9.

[3] 赵承嘏，谢毓元. 常山叶中之抗疟质素[J]. 中国科学，1951，2(4)：455-457.

[4] 王玉润，沈家麒. 臭梧桐的镇痛作用[J]. 上海中医药杂志，1957(4)：11-13.

[5] 赵钟祥. 臭牡丹叶和海州常山叶及茎皮中的抗细胞增殖成分[J]. 国外医药（植物药分册），2002，17(6)：253-254.

[6] 宋丽明. 日本常山叶中具松弛大鼠小肠平滑肌作用的生物碱[J]. 国外医学（中医中药分册），2002，24(1)：46-47.

133. 矮地茶

Aidicha

ARDISIAE JAPONICAE HERBA

【别名】平地木、老勿大、不出林、叶底珠。

【来源】为紫金牛科植物紫金牛*Ardisia japonica*（Thunb.）Blume的干燥全草。

【本草考证】本品始载于《图经本草》，载："紫金牛，生福州，味辛，叶如茶，上绿下紫，实圆，红如丹朱，根微紫色，八月采，去心暴干"。《李氏草秘》载："叶下红，一名平地木，长五、六寸，茎圆，叶下生红子，生山显等处"。《本草纲目拾遗》载："叶底红，俗呼矮脚樟，又名叶下红"。以上描述的植株高度、叶片形态和颜色、产地和生境和紫金牛*Ardisia japonica*（Thunb.）Blume较为相符。本草记载与现今所用矮地茶基本一致。

【原植物】小灌木或亚灌木，近蔓生，根茎具匍匐根；直立茎长可达30cm，不分枝。叶为对生或近轮生，叶片为坚纸质或近革质，椭圆形至椭圆状倒卵形，顶端急尖，基部楔形，长4～7cm，宽1.5～4cm，边缘具细锯齿，侧脉5～8对，细脉网状；叶柄长6～10cm。亚伞形花序，腋生，花3～5朵；花长4～5mm，有时6数，花萼在基部连合，萼片卵形，长约1.5mm；花瓣粉红色或为白色，长4～5mm，广卵形；雄蕊比花瓣稍短；雌蕊和花瓣等长，子房卵珠形；胚珠15枚，3轮。果球形，直径5～6mm，鲜红色转黑色。花期5～6月，果期11～12月[1]。

（图133-1）

野生，生于海拔约1200m以下的山间林下或竹林下阴湿的地方。主要分布于陕西及长江流域以南各省区。

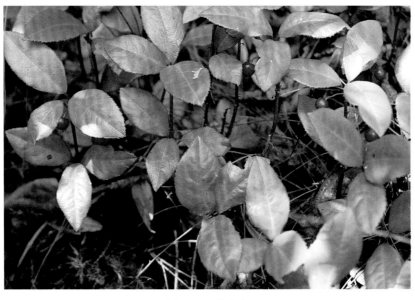

图133-1　紫金牛

【主产地】主产于四川、湖北、贵州、江西、浙江、福建、云南。

【采收与加工】夏、秋两季茎叶茂盛时采挖，除去泥沙，干燥[1]。

【药材鉴别】

（一）性状特征

根茎圆柱形，疏生须根。茎稍扭曲，略呈扁圆柱形，直径0.2～0.5cm，长10～30cm；有细纵纹、叶痕及节，表面红棕色；易折断，质硬。叶集生于茎梢，互生；叶灰绿色、棕褐色或浅红棕色，先端尖，基部楔形，边缘具细锯齿；近革质；略卷曲或破碎，完整者展平后呈椭圆形，长3～7cm，宽1.5～3cm；茎顶偶有红色球形核果。气微，味微涩[1]。（图133-2）

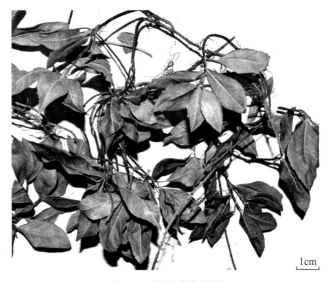

1cm

图133-2　矮地茶药材图

（二）显微鉴别

1. **茎横切面**　茎圆柱形。表皮由1～2列细胞组成，细胞壁厚，有腺毛，老茎外层表皮细胞常木栓化。皮层明显，较宽，由6～10列薄壁细胞构成；皮层外侧为数列厚角细胞；有分泌腔。薄壁细胞含草酸钙方晶，并含淀粉粒，有的含棕色物质。中柱鞘纤维不完全连续成环。形成层成环，由1～2列细胞构成。韧皮部明显，由无明显细胞形态的颓废组织构成。形成层由3～5列细胞构成。木质部细胞木质化，壁加厚。髓部较宽，常由薄壁细胞组成。（图133-3）

2. **粉末特征**　粉末灰绿色。导管为具缘纹孔导管和网纹导管，直径15～40μm；纤维木化或非木化，单个散在或成束存在；淀粉粒为单粒淀粉和复粒淀粉，直径6～12μm，脐点点状，层纹不明显；草酸钙方晶，棱形，直径10～15μm；可见腺毛，直径20～30μm，长40～60μm。（图133-4）

（三）理化鉴别

取本品粉末1g，加甲醇5ml，加热回流10分钟，滤过，滤液加少量活性炭脱色，滤过，取滤液1ml，加亚硝酸钠少许与硫酸1ml，温热，放置后显红色[1]。

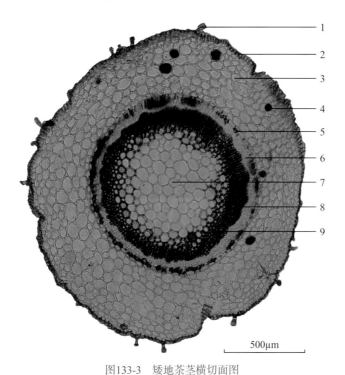

图133-3　矮地茶茎横切面图

1. 腺毛　2. 表皮　3. 皮层　4. 分泌腔
5. 中柱鞘纤维　6. 韧皮部　7. 髓部　8. 形成层　9. 木质部

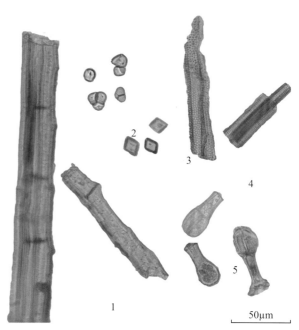

图133-4　矮地茶粉末图

1. 纤维　2. 淀粉粒　3. 草酸钙方晶　4. 导管　5. 腺毛

【质量评价】 以色泽鲜艳、色绿者为佳[1, 4]。 采用高效液相色谱法测定， 本品按干燥品计算， 含岩白菜素（$C_{14}H_{16}O_9$）不得少于0.5%。

【化学成分】 主要成分为异香豆素类、黄酮与多酚类、三萜类、挥发油类化合物。

1. 异香豆素类　岩白菜素， 为矮地茶所含最为重要的成分之一[1, 2]。

2. 黄酮与多酚类　紫金牛素、2-甲基腰果酚、1,2,3-三甲氧基苯、2-甲基-5-异丙基苯酚、2-2-甲氧基苯、2-甲氧基-4-异烯丙基苯酚、2-甲基-5-[8′（顺）-十三烯基]-间苯二 酚、5-[8′（顺）-十三烯基]-间苯二酚[3, 4]。

3. 三萜类　矮地茶中的三萜皂苷元的基本骨架都鉴定为齐墩果烷型三萜， 大多化合物为28位—OH和13位—H成醚键， 16位和28位有—OH或—CO取代。 糖链一般由3~4个糖组成， 糖链主要包含4种单糖， 即为Glu、Xyl、Ara、Rha[3]。

4. 挥发油类　芳樟醇、石竹烯、苯乙醇、水杨酸甲酯、兰桉醇、α-石竹烯、己酸、3,7,11-三甲基-1,6,10-十二碳三烯-3-醇[5]。

【性味归经】 辛、微苦， 平。 归肺、肝经。

【功能主治】 化痰止咳， 清利湿热， 活血化瘀。 用于新旧咳嗽， 喘满痰多， 湿热黄疸， 经闭瘀阻， 风湿痹痛， 跌打损伤。

【药理作用】

1. 对呼吸系统的作用　矮地茶煎剂对对猫和小鼠具有止咳、祛痰作用； 矮地茶可减少气管炎杯状细胞的增生程度， 使痰液减少， 加速炎症细胞浸润的恢复， 减轻肺萎陷的程度[4]。

2. 对肝脏的作用　用处方焦栀子12g、矮地茶30g可降低患者的ALT， 使黄疸指数接近正常[3]； 矮地茶还具有较好的抗乙肝病毒的药理作用[4]。

3. 抗菌、抗病毒和驱虫作用　矮地茶对结核分枝杆菌、金黄色葡萄球菌、肺炎链球菌、流感病毒HIV、肠寄生虫、痢疾阿米巴和阴道滴虫有一定的抑制作用[4]。

主要参考文献

[1] 艾一祥，冯毅凡，郭晓玲.不同产地矮地茶中岩白菜素含量的差异[J].广东药学院学报，2006，22(5)：510-512.

[2] 谢娟.矮地茶种质资源与主要止咳-抗炎组分的研究[D].成都：西南交通大学，2008：54-66.

[3] 陈晓文，宋良科，谢娟.矮地茶的研究进展[J].贵州农业科学，2009，37(11)：79-82.

[4] 胡燕，陈文森，黄步汉，等.紫金牛抗结核成分的化学结构[J].化学学报，1981，39(2)：153-158.

[5] 倪士峰，黄静，潘远江，等.紫金牛地上和地下部位挥发性成分比较研究[J].药物分析杂志，2004，24(3)：257-261.

134. 滇鸡血藤

Dianjixueteng

KADSURAE CAULIS

【别名】凤庆鸡血藤、鸡血藤、须宁鸡血藤、云南鸡血藤。

【来源】为木兰科植物内南五味子 *Kadsura interior* A. C. Smith 的干燥藤茎。

【本草考证】本品始载于《本草纲目拾遗》"鸡血藤胶"项下，记载："云南志：顺宁府出鸡血藤，熬膏可治血症。"《顺宁府志》载："鸡血藤，枝干年久者周围阔四五寸，小者亦二三寸，叶类桂叶而大，缠附树间，伐其枝，津液滴出，入水煮至色微红……滇南惟顺宁有之，产阿度吾里尤佳。"根据上述植物形态、产地、药效和《植物名实图考》所绘鸡血藤之图形考证，与内南五味子及其近缘植物基本相符。

【原植物】常绿木质藤本。茎暗紫绿色，有灰白色皮孔。叶纸质，椭圆形或卵状椭圆形，长6～13cm，宽3～6cm，先端骤狭短急尖或渐尖，基部阔楔形或圆钝，全缘或有细齿，下面具密被极细的白腺点。花单性同株，雄花花被片乳黄色，14～18片，具透明细腺点及缘毛，中轮最大1片，卵形或椭圆形，长10～17mm，宽8～10mm；花托椭圆体形，顶端伸长圆柱形，圆锥状凸出于雄蕊群外；雄蕊群椭圆体形或近球形，直径6～8mm，具雄蕊约60枚；雄蕊长0.8～1.5mm。雌花花被片与雄花相似而较大；雌蕊群卵圆形或近球形，直径8～10mm，具雌蕊60～70枚。聚合果近球形，直径5～10cm，顶端厚革质，具4～5角。花期5～6月，果熟期9月。（图134-1）

野生，生于海拔1800m以下的林中。主要分布于云南西南部。

【主产地】主产于云南保山、凤庆、临沧、耿马等地。

【采收与加工】秋季采收，除去枝叶，切片，晒干。

【药材鉴别】

（一）性状特征

藤茎圆柱形，表面灰棕色，栓皮剥落处呈暗红紫色，栓皮较厚，粗者具多数裂隙，呈龟裂状；细者具纵沟，常附有苔类和地衣。质坚

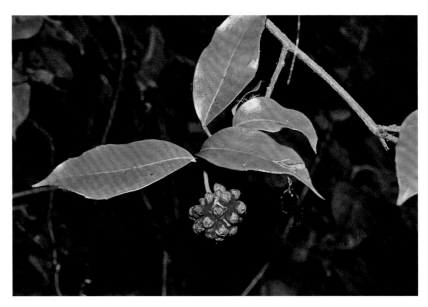

图134-1　内南五味子（徐永福　摄）

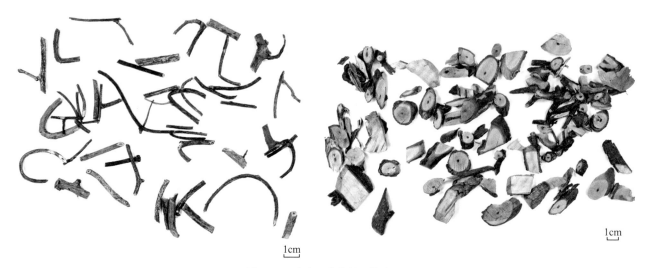

图134-2 滇鸡血藤药材及饮片图

硬，不易折断。横切面皮部窄，红棕色，纤维性强。木部宽，浅棕色，有多数细孔状导管。髓部小，黑褐色，呈空洞状。具特异香气，味苦而涩。（图134-2）

（二）显微鉴别

1. **茎横切面** 周皮木栓层为10余层木栓细胞。皮层较薄，韧皮部较宽厚。皮层厚角组织细胞、薄壁细胞及韧皮射线细胞大部均充满棕色树脂。皮层可见大量分散或成团的石细胞。韧皮部具明显间断分布的嵌晶纤维，壁极厚。木质部发达，导管分子大部单个散在，孔径及分布均较为均匀，木射线多为单列。髓薄壁组织完整，主要由大的含淀粉细胞组成，其间散布小的树脂细胞。（图134-3）

2. **粉末特征** 粉末棕褐色。木栓细胞黄棕色，顶面观多角形、类方形、壁略增厚；侧面观长方形。嵌晶纤维成束或散在，末端渐尖，直径20~25μm，壁极厚，胞腔不明显，壁中嵌有众多细小草酸钙方晶，有的方晶突出于胞壁表面。嵌晶石细胞不规则形、长椭圆形、类方形、类长方形，直径28~62μm，壁厚，壁中嵌有众多细小草酸钙方晶。纤维管胞成束或散在，壁略增厚，胞腔明显，可见纹孔。分泌细胞椭圆形，胞腔大，内含红棕色分泌物，连有薄壁细胞碎片。导管多为具缘纹孔导管，多破碎，少见螺纹。棕色块散在，棕红色或棕色。（图134-4）

（三）理化鉴别

薄层色谱 取本品粉末0.5g，加环己烷10ml，超声处理30分钟，滤过，滤液蒸干，残渣加环己烷0.5ml使溶解，作为供试品溶液。另取异型南五味子丁素对照品，加环己烷制成每1ml含1mg的溶液，作为对照品溶液。照薄层色

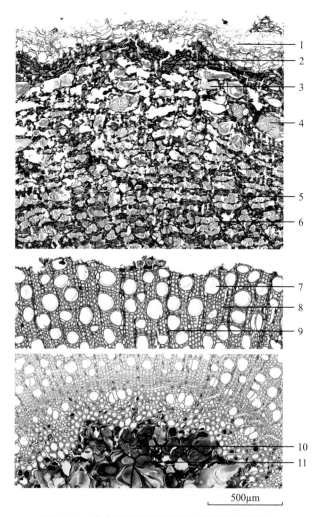

图134-3 滇鸡血藤茎横切面图（甲苯胺蓝染色）

1. 木栓层 2. 皮层厚角组织 3. 皮层薄壁细胞
4. 皮层石细胞群 5. 韧皮射线 6. 韧皮纤维
7. 木质部导管 8. 木纤维 9. 木射线 10. 树脂
11. 髓薄壁细胞

谱法试验，吸取上述两种溶液各5μl，分别点于同一硅胶GF$_{254}$薄层板上，以石油醚（60～90℃）-乙酸乙酯（2：1）为展开剂，展开，取出，晾干，置紫外光灯（254nm）下检视。供试品色谱中，在与对照品色谱相应的位置上，显相同颜色的斑点。

【质量评价】采用高效液相色谱法测定，本品按干燥品计算，含异形南五味子素D（heteroclitin D，$C_{27}H_{30}O_8$）不得少于0.050%。

【化学成分】本品主要含木脂素类、黄酮类、三萜类、甾醇类等成分。其中，木脂素类为其特征性成分，亦为主要活性成分[1, 2]。

木脂素类 五味子酯（schisantherin）A、D、云南南五味子素（yunnankadsurin）A、B、内南五味子酯（interiotherin）A、B、C、D、异形南五味子素（heteroclitin）D、F、南五味子素（kadsurin）、北五味子素（gomisin）A、C、G、J、五味子素C（schisandrin C）、当归酰北五味子素R（angeloylgomisin R）、新南五味子宁（neokadsuranin）、五味子酯D（schisantherin D）、南五味子宁（kadsuranin）、五味子素（schizandrin）、内南五味子素（interiorin）A、B、C、D、异内南五味子素（isointeriorin）、南五味子酯（kadsutherin）A、B、C等[1, 2]。

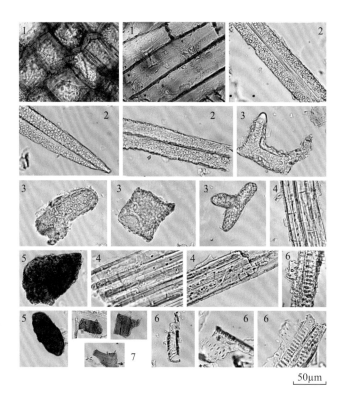

图131-4 滇鸡血藤粉末图
1. 木栓细胞 2. 嵌晶纤维 3. 嵌晶石细胞 4. 纤维管胞
5. 分泌细胞 6. 导管 7. 棕色块

【性味归经】苦、甘，温。归肝、肾经。

【功能主治】活血补血，调经止痛，舒筋通络。用于月经不调，痛经，麻木瘫痪，风湿痹痛，气血虚弱。

【药理作用】滇鸡血藤所含木脂素类成分具有较好的抗氧化、抗HIV、抑制血小板聚集、抗肿瘤等生物活性。此外，其挥发油还具有较好的镇痛作用[1]。

【分子生药】RAPD、ITS2、*psb*A-*trn*H等分子标记均可应用于滇鸡血藤及其混淆品的分子鉴别[3]。

主要参考文献

[1] 张进，高石曼，贾晓光，等.内南五味子化学成分和药理活性的研究进展 [J]. 中国现代中药，2017，19(7)：1045-1050.

[2] 高石曼，郭豪杰，齐耀东，等.滇鸡血藤药材基原植物的探讨 [J]. 中药材，2015，38(12)：2644-2650.

[3] 周红，马双姣，陈贝贝，等.鸡血藤、滇鸡血藤、大血藤等血藤类药材的psbA-trnH条形码分子鉴定 [J]. 世界科学技术-中医药现代化，2016，18(1)：40-45.

135. 楒藤子

Ketengzi

ENTADAE SEMEN

【别名】象豆、合子、楒子、眼镜豆。

【来源】为豆科植物楒藤 *Entada phaseoloides*（Linn.）Merr.的干燥成熟种子。本品系民族习用药材。

【本草考证】本品始载于《南方草木状》，载："楒藤，依树蔓生，如通草藤也。其子紫黑色，一名象豆，三年方熟，其壳贮药，历年不坏，生南海，解诸药毒。"《本草纲目拾遗》载："象豆……生岭南山林，作藤著树，如通草藤，三年一熟，角如弓袋，子若鸡卵，皮紫色，剖中仁用之。一名楒子，一名合子。"以上描述与现今所用之楒藤子相一致。

【原植物】常绿木质大藤本。茎扭旋，枝无毛。二回羽状复叶，长10～25cm，羽片通常2对，顶生一对变为卷须；小叶2～4对，革质，长椭圆形，长3～9cm，宽1.5～4.5cm，先端钝，微凹，基部略偏斜。穗状花序单生或排列成圆锥状，长12～25cm；花白色细小，有香气；花萼阔钟状，萼齿5；花瓣5，基部稍连合；雄蕊10，分离，略突出花冠；子房无毛，花柱丝状。荚果木质，长达1m，宽8～12cm，弯曲，扁平，成熟时逐节脱落，每节内有1颗种子。种子近圆形，直径4～6cm，扁平，暗褐色，成熟后种皮木质，有光泽，具网纹。花期3～4月，果熟期8月下旬。（图135-1）

野生，生于山涧或山坡混交林中，攀援于大乔木上。主要分布于台湾、福建、广东、广西、云南、西藏等省区。

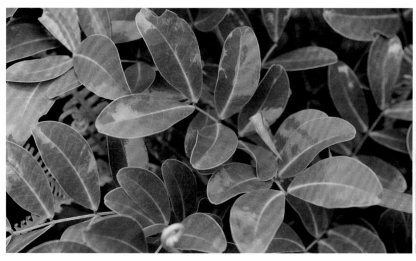
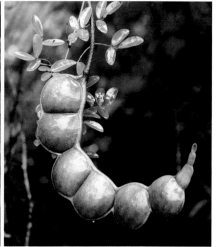

图135-1 楒藤（朱鑫鑫 摄）

【主产地】主产于广东、广西、云南等地。

【采收与加工】秋、冬两季采收成熟果实，取出种子，干燥。

【药材鉴别】

（一）性状特征

种子扁圆形或扁椭圆形，直径4～6cm，厚1cm。表面棕红色至紫褐色，具光泽，有细密的网纹，有的被棕黄色细粉。一端有略凸出的种脐。质坚硬。种皮厚约1.5mm，种仁乳白色，子叶2。气微，味淡，嚼之有豆腥味。（图135-2）

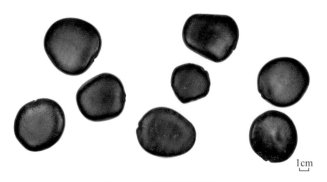

图135-2 楒藤子药材图

（二）显微鉴别

1. **种子横切面** 外层为1列栅状组织，光辉明显，带的外侧无色，内侧为黄色，栅状细胞外被较厚的角质层，其下为1~3列支持细胞，胞腔明显；其下为众多的大型厚壁细胞组织，排列疏松，胞间隙大。其内侧有的具颓废层。最内方由多层排列紧密切向长梭形细胞组成。子叶外层为小长方形细胞，内部为大型、类方形薄壁细胞。

2. **粉末特征** 粉末类白色。子叶细胞类多角形或不规则形，含众多脂肪油滴。胚乳细胞充满油滴及糊粉粒。种皮下皮细胞类多角形，部分细胞含黄棕色色素。淀粉粒众多，较小，多为单粒，类圆形，脐点点状、裂缝状，直径2~10μm；复粒由2~4分粒组成。（图135-3）

（三）理化鉴别

薄层色谱 取本品种仁粉末1g，加甲醇15ml，超声处理30分钟，滤过，滤液蒸干，残渣加甲醇1ml使溶解，作为供试品溶液。另取榼藤子仁对照药材1g，同法制成对照药材溶液。照薄层色谱法试验，吸取上述两种溶液各5~10μl，分别点于同一硅胶G薄层板上，以正丁醇-乙酸乙酯-水（4∶1∶5）的上层溶液为展开剂，预饱和15分钟，展开，取出，晾干，喷以5%香草醛硫酸溶液，在105℃加热至斑点显色清晰。供试品色谱中，在与对照药材色谱相应的位置上，显相同颜色的斑点。（图135-4）

【**质量评价**】采用高效液相色谱法测定，本品按干燥品计算，种仁含榼藤子苷（$C_{14}H_{18}O_8$）不得少于4.0%，含榼藤酰胺A-β-D-吡喃葡萄糖苷（$C_{12}H_{21}NO_7S$）不得少于0.60%。

【**化学成分**】主要含三萜类、酰胺类、苯乙酸衍生物以及其他类型的糖苷化合物[1-3]。其中，三萜类成分为其特征性成分及主要有效成分。

1. **三萜类** 榼藤苷（phaseoloideside）A，B，C，D[1]、榼藤多苷（entadoside）A，B，C，D、齐墩果酸（oleanolic acid）、榼藤甘元酸（entagenic acid）、榼藤甘元酸甲酯（methyl entagenic acid ester）、甲基榼藤甘元三酮（methylentagentrione）[2]等。

2. **酰胺类** 榼藤酰胺（entadamide）A，B、榼藤酰胺A-β-D-吡喃葡萄糖苷（entadamide A-β-D-glucopyranoside）等[2]。

3. **苯乙酸衍生物** 榼藤子苷（phaseoloidin）、2,5-二羟基苯乙酸甲酯（methyl-2,5-dihydroxyphenyl acetate）、乙基-2,5-二羟基苯乙酸酯（ethyl-2,5-dihydroxyphenyl acetate）等[2]。

【**性味归经**】微苦，凉；有小毒。归肝、脾、胃、肾经。

【**功能主治**】补气血，健胃消食，除风止痛，强筋硬骨。用于气血不足，面色苍白，四肢无力，脘腹疼痛，纳呆食少，风湿肢体关节痿软疼痛，性冷淡。

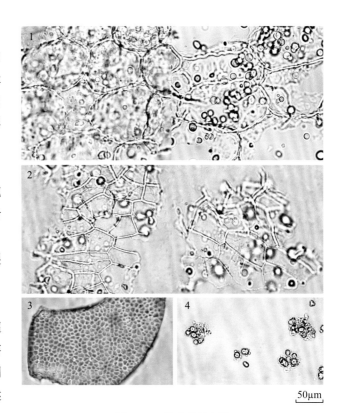

图135-3 榼藤子粉末图

1.子叶细胞 2.胚乳细胞 3.种皮下皮细胞 4.淀粉粒

图135-4 榼藤子薄层色谱图

1.榼藤子药材样品 2.榼藤子对照药材

【药理作用】

1. 抗肿瘤作用　榼藤子水溶性提取物对HL60、K562、U937癌细胞株的体外增殖均有较强的抑制作用，其IC_{50}均小于20μg/ml[4]；并且在S180荷瘤小鼠模型中同样表现出显著的肿瘤抑制活性，口服剂量50～200mg/kg时其抑瘤率为32.43%～47.75%[5]。榼藤多苷B、D对A549癌细胞株的增值具有较强的体外抑制活性[6]。

2. 抗炎作用　榼藤子种仁提取液对卡拉胶所致大鼠足趾肿胀具有显著抑制作用[7]。

3. 促进胃肠动力作用　经口给以榼藤子种仁提取液能显著逆转阿托品所致昆明小鼠的胃肠动力障碍[7]。榼藤子炒制前后对正常和抑制状态的小鼠小肠运动均有促进作用，对正常小鼠的胃排空有抑制作用[8]。

4. 降血糖作用　榼藤子总皂苷在高脂饮食与低剂量链脲佐菌素诱导的二型糖尿病大鼠模型中表现出显著的降血糖与降血脂作用，该作用可能与调控AMPK信号通路抑制肝糖原异生效应有关[9]。

【用药警戒或禁忌】榼藤子生品的小鼠急性毒性实验测得的LD_{50}为27.17g生药/kg，小鼠中毒症状表现为眯眼、伏地、全身发抖、四肢抽搐等。炒制可使其毒性降低。

主要参考文献

[1] Xiong H, Mei Z, Yang G, et al. Triterpene Saponins from Entada phaseoloides [J]. Helvetica Chimica Acta, 2013, 96(8): 1579-1589.

[2] Sugimoto S, Matsunami K, Otsuka H. Biological activity of Entada phaseoloides and Entada rheedei [J]. J Nat Med, 2018, 72(1): 12-19.

[3] 熊慧，王龙，姜海琴，等.榼藤种仁的化学成分研究 [J].中草药，2017，48(19)：3910-3914.

[4] 许腾，薛存宽，何学斌，等.榼藤子水溶性提取物的体外抗肿瘤作用 [J].华西药学杂志，2005，20(6)：22-24.

[5] 许腾，薛存宽，何学斌，等.榼藤子水溶性提取物对小鼠移植瘤S-80的抑制作用 [J].中国药师，2006，9(5)：397-399.

[6] Sugimoto S, Matsunami K, Otsuka H. Biological activity of Entada phaseoloides and Entada rheedei [J]. J Nat Med, 2018, 72(1): 12-19.

[7] 肖二，熊慧，赵应红，等.榼藤子及其炮制品的急性毒性及对胃肠运动的影响 [J].中药材，2010，33(11)：1704-1707.

[8] 张胜男，秦思，万青，等.榼藤不同用药部位的药理活性及化学成分的对比研究 [J].时珍国医国药，2016，27(6)：1327-1329.

[9] Zheng T, Hao X, Wang Q, et al. Entada phaseoloides extract suppresses hepatic gluconeogenesis via activation of the AMPK signaling pathway [J]. J Ethnopharmacol, 2016, 193: 691-699.

136. 酸角

Suanjiao

Tamarindi Fructus

【别名】酸饺、酸梅、曼姆、通血香、罗望子。

【来源】为豆科植物酸豆*Tamarindus indica* L.的干燥果实。

【本草考证】本品始载于《滇南本草》，有"酸饺味甘、酸，性平。治酒化为痰，隔于胃中……"等记述，但未记载其形态特征。《本草纲目》载："酸角，云南、临安诸处有之，状如猪牙皂荚，浸水和羹，酸美如醋。"以上记载与现今所用酸角基本一致。

【原植物】常绿乔木，高10～25m；树皮暗灰色，不规则纵裂。偶数羽状复叶，小叶长圆形，长1.3～2.8cm，宽

5～9mm，先端圆钝或微凹，基部圆而偏斜，无毛。圆锥花序顶生或总状花序腋生。萼管长约7mm，檐部裂片披针状长圆形，长约1.2cm，花后反折；花瓣5，后方3片发育，黄色有紫红色条纹；能育雄蕊3枚，中部以下合生，近基部被柔毛；子房有柄，圆柱形，长约8mm，微弯，被毛。荚果圆柱状长圆形，肿胀，棕褐色，长5～14cm，常不规则地缢缩；种子3～14颗，褐色，有光泽。花期5～8月，果期12月至翌年5月。（图136-1）

主要为栽培。主要分布于台湾、福建、广东、广西及云南等地。

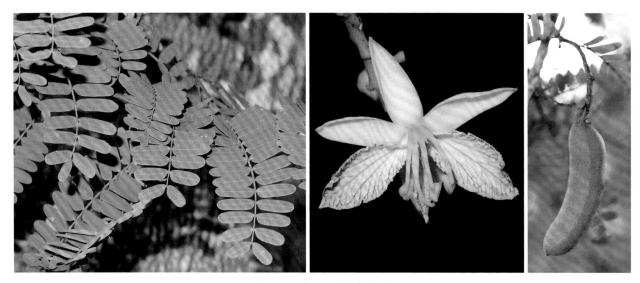

图136-1 酸豆（徐晔春 摄）

【主产地】主产于云南金沙江、怒江、元江干热河谷及西双版纳等地。

【栽培要点】

1. 生物学特性 原产热带，为阳生树种，喜光喜热，适应干旱炎热气候。对土壤条件要求不严，适合在山坡地种植[1]。

2. 栽培技术 可由压条、枝接与芽接及种子繁殖。种皮坚硬，种植前需用硫酸预处理以促进发芽，幼苗期应避免阳光直接暴晒，两月后可移入大田。可用多菌灵防治病害，出现白粉病可加粉锈宁[1]。

【采收与加工】春季采摘，晒干。

【药材鉴别】

性状特征 果实长圆形，长3～6cm，直径约1.5cm。表面深褐色，果皮较厚，外果皮薄而脆，中果皮肉质，内含种子3～10枚。种子条圆形或近圆形，表面红褐色，平滑有光泽。气微，味酸。（图136-2）

【化学成分】果肉含丰富的有机酸类：酒石酸、乙酸、柠檬酸、甲酸、苹果酸、琥珀酸等；此外还含有甾醇、黄酮、原花青素、多糖、挥发油等；并富含葡萄糖、果糖、氨基酸、脂肪、维生素以及矿物质等多种营养物质。种子含多糖、多酚、三萜、甾醇、强心苷等，并含丰富的蛋白质、脂肪酸等[2]。

【性味归经】甘酸，凉。归心、胃经。

【功能主治】清热解暑，和胃消积。用于中暑、食欲不振、小儿疳积、妊娠呕吐、便秘等。

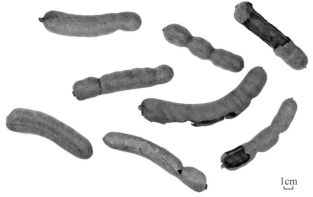

1cm

图136-2 酸角药材图

【药理作用】

1. 抗氧化作用　酸角果肉、种皮及子叶提取物在体外对DPPH自由基和超氧自由基均具有明显的清除作用；并能够通过上调GSH、GPx、SOD、CAT等酶的水平提高体内抗氧化系统的活力[2]。

2. 降血脂与降血糖作用　给予四氧嘧啶致糖尿病大鼠300mg/kg或500mg/kg的酸角果肉90%乙醇提取物能显著降低其血清血糖值，并降低TC、TG、LDL和VLDL水平，升高HDL水平。酸角种子提取物能有效改善高果糖饮食大鼠的胰岛素抵抗，提高胰岛素作用，降低血糖水平。酸角种子提取物对STZ诱导的糖尿病大鼠有较好的降血糖和改善氧化应激的作用。经口给以200mg/kg的酸角果肉或种子提取物均能在一定程度上提高葡萄糖诱导实验小鼠的口服葡萄糖清除速率，且种子提取物的作用优于果肉提取物。酸角果肉提取物在高脂饮食诱导的高脂血症小鼠模型中表现出显著的降血脂作用，其降脂机制可能与降低FAS水平、抑制脂肪合成、进而降低瘦素和胰岛素水平有关。酸角果肉提取物同样能够降低人血浆胆固醇和LDL的水平。酸角种子提取物对于血红蛋白糖基化和对α-淀粉酶均具有显著的抑制活性[2]。

3. 其他作用　酸角果肉和种子还具有抗炎、镇痛、保肝、抗蛇毒、缓泻、解痉、抗惊厥等药理作用[2]。

主要参考文献

[1] 马天晓，姚顺阳，刘震，等.酸角研究进展[J].中国野生植物资源，2012，31(6)：6-11.

[2] 李维熙，王葳，杨柏荣，等.酸角的化学成分及生物活性研究现状 [J].国际药学研究杂志，2016，43(4)：697-704.

137. 蜘蛛果

Zhizhuguo

CYCLOCODON RADIX

【别名】红果参、山荸荠、算盘果、轮钟花。

【来源】为桔梗科植物长叶轮钟草 *Campanumoea lancifolia*（Roxb.）Merr.的新鲜或干燥根。

【本草考证】本品始载于《贵州草药》[1]，载："根入药，理气，补虚，祛瘀止痛"。《中华本草》记载，根入药益气补虚，祛瘀止血，散结止痛，主治肺痨咳嗽，吐血，崩漏，瘰疬，疝气。除此，《土家族药物志》[2]《贵州中草药资源研究》[3]《浙江药用植物志》[4]等著作均有记载。

【原植物】多年生草本，有乳汁，全株无毛。茎高可达3m，中空，分枝多而长，平展或下垂。叶对生，偶有3枚轮生，具短柄，叶片卵形，卵状披针形至披针形，长6～15cm，宽1～5cm，顶端渐尖，边缘具细尖齿，锯齿或圆齿。花通常单朵顶生兼腋生，有时3朵组成聚伞花序，花梗中上部或在花基部有一对丝状小苞片。花萼仅贴子房下部，裂片通常5枚，丝状或条形，边缘有分枝状细长齿；花冠白色或淡红色，管状钟形，长约1cm，5～6裂至中部，裂片卵形至卵状三角形；雄蕊5～6枚，花丝与花药等长，花丝基部宽而成片状，其边缘具长毛，柱头5～6裂；子房5～6室。浆果球状，熟时紫黑色，直径5～10mm。种子极多数。（图137-1、图137-2）

常生于海拔1500m以下的路边、林下、灌丛及沟谷。主要分布于贵州、云南、四川、湖北、湖南、广西、广东、福建、台湾等地[1]。

【主产地】主产于贵州、四川、云南、广西、广东、湖北、湖南、福建、台湾等地。

【采收与加工】秋、冬季地上部分枯萎时采挖，洗净，晒干。

【药材鉴别】

（一）性状特征

根圆柱形，多分枝，稍弯曲，侧根较多；主根直径0.3～1.7cm，长可达30cm，茎端较粗，下端渐细；表面浅黄棕色或黄白色，具有众多扭曲细纵皱纹，支根断落处常有黑褐色胶状物。质硬脆，易折断，断面稍平坦，有裂隙或放射状纹理，皮部黄白色间有红棕色，形成层明显，木质部淡黄白色。气微，味甘，微苦。（图137-3、图137-4）

（二）显微鉴别

1. **根横切面** 呈类圆形；木栓细胞3～5列，有时可见"V"形裂开的皮孔；皮层宽广，由多列切向延长的薄壁细胞组成；韧皮部较皮层狭窄，细胞细小，乳管群散在；韧皮部与木质部界限明显，木质部射线多数可达中心。导管多个相聚或单个散在，呈放射状排列；薄壁细胞含有菊糖，髓部小或无。（图137-5）

2. **粉末特征** 粉末黄白色或黄棕色。导管易见，主要为梯纹、孔纹、网纹或螺纹；纤维成束或单个散在，呈梭形或长条形，末端常斜尖，直径5～109μm；石细胞单个散

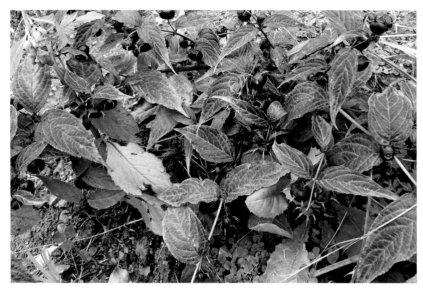

图137-1 长叶轮钟草（果枝）

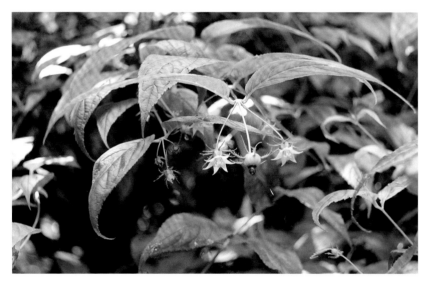

图137-2 长叶轮钟草（花枝）

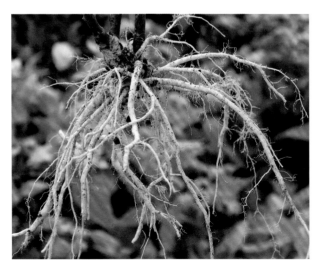

图137-3 蜘蛛果新鲜药材图

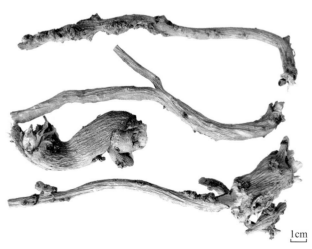

1cm

图137-4 蜘蛛果干药材图

在或成群，长26～128μm，直径16～267μm，多数石细胞呈方形、椭圆形或长梭形，少数呈类三角形、纺锤形或不规则形，有的分叉或近末端有短分枝；乳汁管为有节乳汁管，较长，内含黄绿色油滴状物质；菊糖单个散在，呈类圆形，长与宽相近，直径22～95μm，有的菊糖中间放射状明显。木栓细胞呈类方形或多角形，壁厚。（图137-6）

（三）理化鉴别

薄层色谱　取蜘蛛果药材粉末约2.0g，置50ml具塞锥形瓶中，加入75%甲醇30ml，超声提取30分钟，滤过，取续滤液挥干，用水分散后，用乙酸乙酯萃取，合并乙酸乙酯层，挥干，用1ml甲醇溶解作为供试品溶液。另取党参炔苷对照品，加甲醇制成每1ml含1.0mg溶液，作为对照品溶液。照薄层色谱法试验，吸取供试品溶液3～10μl、对照品溶液2μl，分别点于同一硅胶G薄层板上，以乙酸乙酯–乙醇–水–甲酸（4∶2∶1∶1）为展开剂，展开，取出，晾干，喷以10%硫酸乙醇溶液，在100℃加热至斑点显色清晰，置日光下检视。供试品色谱中，在与对照品色谱相应的位置上，显相同颜色的斑点。（图137-7）

【质量评价】以条长、粗壮、分支少、味甜者为佳。

【化学成分】现代研究表明，长叶轮钟草根含有木犀草素、芹菜素等黄酮类，有机酸类及多糖；果实含花青素，多糖，维生素，生物碱，有机酸，以及肉桂酸、亚麻酸、亚油酸等多种挥发油[6-8]。

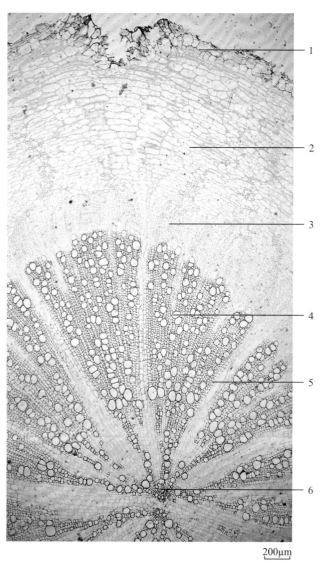

200μm

图137-5　蜘蛛果根横切面图

1.木栓层　2.皮层　3.韧皮部　4.次生木质部　5.射线　6.初生木质部

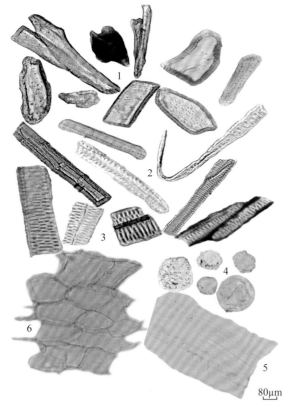

80μm

图137-6　蜘蛛果粉末图

1.石细胞　2.纤维　3.导管　4.菊糖　5.乳汁管　6.木栓组织

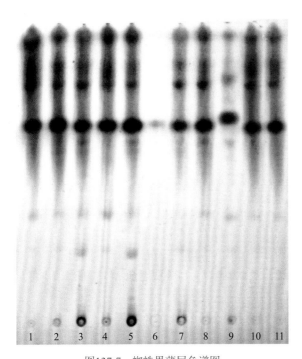

图137-7 蜘蛛果薄层色谱图

1～5、7～11为蜘蛛果药材样品 6.党参炔苷对照品

【性味归经】甘、微苦，平。归肺经。

【功能主治】补虚益气，祛瘀止痛。主治气虚乏力，跌打损伤，肠绞痛，肺痨咳嗽等。

【药理作用】长叶轮钟草果实对羟基自由基、超氧阴离子自由基及亚硝酸盐具有很好地清除能力，对油脂氧化有较好的抑制作用[9，10]。

主要参考文献

[1] 贵州省中医研究所. 贵州草药：第二集[M]. 贵阳：贵州人民出版社，1970：1047.

[2] 方志先，赵晖，赵敬华. 土家族药物志下册[M]. 北京：中国医药科技出版社，2007：1166.

[3] 何顺志，徐文芬. 贵州中草药资源研究[M]. 贵阳：贵州科技出版社，2007：655.

[4] 浙江药用植物志编写组. 浙江药用植物志（上）[M]. 杭州：浙江科学技术出版社，1980：1227.

[5] 刘梦鸽，孙庆文，徐文芬，等. 轮钟花的生药学鉴别研究[J]. 中药材，2019，42(4)：754-758.

[6] 刘梦鸽，徐文芬，孙庆文，等. 一测多评法同时测定蜘蛛果中3种成分[J]. 中成药，2019，41(7)：1612-1617.

[7] 李贵，张永康，李辉，等. 湘西民族药用植物红果参果实化学成分初步分析[C]. 第十届中国药用植物及植物药学术研讨会论文摘要集，2011：114.

[8] 蒋寒林，黄衡宇，王元忠. 三种方法提取长叶轮钟草果实挥发油成分GC-MS分析[J]. 中药材，2019，42(2)：334-338.

[9] 陈莉华，贺诚志，谭林艳，等. 红果参提取物的抗氧化活性研究[J]. 天然产物研究与开发，2014(2)：174-177.

[10] 陈莉华，龙进国，谭林艳，等. 红果参多糖的提取纯化及抗氧化活性研究[J]. 天然产物研究与开发，2013，25(2)：170-173.

138. 辣蓼

Laliao

POLYGONI HYDROPIPERIS HERBA

【别名】水蓼、蓼子草、斑蕉草、梨同草。

【来源】为蓼科植物水蓼 *Polygonum hydropiper* L.的全草。

【本草考证】本品始载于《新修本草》，载："叶似蓼，茎赤，味辛，生下湿水旁"。《本草衍义》载："水蓼，大率与水红相似，但枝低尔"[1]。本草考证结果与现代对辣蓼的描述基本一致。

【原植物】一年生草本，高40～70cm。茎直立，多分枝，无毛，节部膨大。叶披针形或椭圆状披针形，全缘，具缘毛，有时沿中脉具短硬伏毛，长4～8cm，宽0.5～2.5cm，顶端渐尖，基部楔形，具辛辣味，叶腋具闭花受精花。总状花序呈穗状，顶生或腋生，长3～8cm，花稀疏，下部间断；苞片漏斗状，长2～3mm，绿色，边缘膜质，疏生短缘毛；花梗比苞片长；花被5深裂，稀4裂，绿色，上部白色或淡红色，被黄褐色透明腺点，花被片椭圆形；雄蕊6，稀8，比花被短；花柱2～3，柱头头状。瘦果卵形，长2～3mm，双凸镜状或具3棱，密被小点，黑褐色，无光泽，包于宿存花被内。（图138-1）

主要为野生，生于海拔50～3500m的河滩、水沟边、山谷湿地。分布于我国南北各省区。

【主产地】主产于广东、广西、贵州等省。少有栽培。

【栽培要点】

1. 生物学特性　喜阴、潮湿。在肥沃的沙土和黏土里生长较好。

2. 栽培技术　用种子繁殖，8～10月采割成熟果序，晒干脱粒。

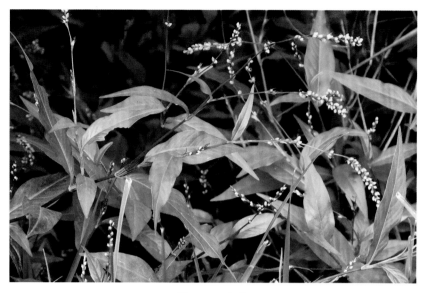

图138-1　水蓼

3～4月播种，开宽1.3m畦，按行窝距各约25cm开窝，每1m²用种子3.5g左右。

【采收与加工】在播种当年7～8月花期，割起地上部分，铺地晒干或鲜用。

【药材鉴别】

（一）性状特征

茎圆柱形，有分枝，表面灰绿色或棕红色，有细棱线，结膨大，质脆，易折断，断面浅黄色中空。叶互生，有柄，质脆。叶片皱缩或破碎，完整者展平后呈长披针形，先端渐尖，基部楔形，全缘，上表面棕褐色，下表面褐绿色，两面有棕黑色斑点及细小腺点；托叶鞘筒状。具缘毛。穗状花序花花簇稀疏间断。果实常掉落。（图138-2）

（二）显微鉴别

1. 茎横切面　表皮为1列扁平近长方形细胞，排列紧密，外被角质层。皮层窄，由4～5列细胞组成，多呈厚角组织状，厚角组织内侧为薄壁细胞，细胞体积较大、壁薄，有细胞间隙。维管束20～30个，断续排列成环；韧皮纤维束弯月形，位于维管束上方呈环状，相邻维管束之间可见韧皮纤维束，韧皮部狭窄，形成层

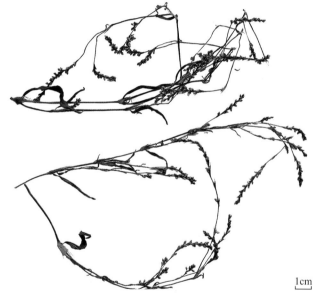

图138-2　辣蓼药材图

不明显；木质部导管2～5个相聚，呈放射状，壁微木化；木薄壁细胞和木纤维壁较薄，微木化；髓周细胞膨大，类圆形，壁薄，髓中细胞萎缩呈空洞。（图138-3）

2. 粉末特征　粉末薄壁细胞一种为长方形，垂周壁薄且平直；另一种类圆形，细胞直径较大，壁薄。非腺毛由1～3个细胞组成，平直或弯曲，多为碎片，长600～1200μm，直径28～52μm。草酸钙簇晶众多，直径14～46μm，棱角大多短钝，偶见棱角尖长者，多见于导管周边薄壁细胞内。导管多为螺纹，偶见孔纹，直径17～24μm。韧皮纤维成束，壁较厚，直径13～22μm。花粉粒类球形，边缘不平，表面具网状雕纹，直径约45μm。（图138-4）

（三）理化鉴别

薄层色谱　取本品粉末1g，加乙醇15ml，水浴回流2小时，滤过，滤液蒸干，残渣加甲醇1ml使溶解，作为供

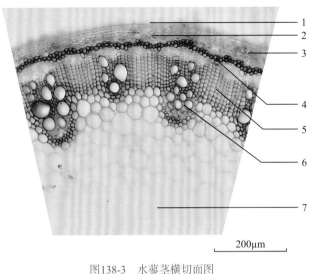

图138-3　水蓼茎横切面图
1. 表皮　2. 皮层　3. 草酸钙簇晶　4. 韧皮纤维　5. 韧皮部
6. 木质部　7. 髓部

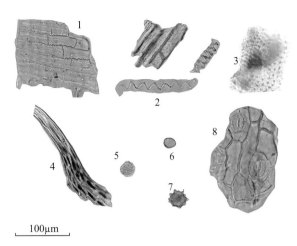

图138-4　辣蓼粉末图
1. 薄壁细胞　2. 导管　3. 有色块状物　4. 纤维　5. 花粉粒
6. 淀粉粒　7. 草酸钙簇晶　8. 气孔

试品溶液。另取槲皮素对照品适量，加甲醇制成每1ml含1mg的溶液，作为对照品溶液。照薄层色谱法试验，吸取上述两种溶液各1～3μl，分别点于聚酰胺薄膜上，以乙醇–水（7:3）为展开剂，展开，取出，晾干，喷以5%三氯化铝乙醇溶液，置紫外光灯（365nm）下检视。供试品色谱中，在与对照品色谱相应的位置上，显相同颜色的荧光斑点。

【化学成分】主要含有黄酮类、挥发油类、脂肪酸等。其中，黄酮为其特征性成分和有效成分。

1. 黄酮类　主要有蒲公英萜酮（taraxerone）、水蓼酮（Polygonone）、3,5,7,3′,4′-五羟基黄酮（3,5,7,3′,4′-pentahy-droxyflavone）、芦丁、槲皮素、槲皮素-3-O-β-D-葡萄糖苷、山柰酚-3-O-β-D-葡萄糖苷、槲皮素-3-O-β-半乳糖苷、山柰酚-3-O-β-半乳糖苷、槲皮素-7-O-葡萄糖苷（quercetin-7-O-glucoside）、β-谷甾醇葡萄糖苷（β-sitosterol-D-glucoside）等为主要有效成分[2-6]。

2. 脂肪酸类　含有顺/反阿魏酸（cis/trans-ferulic acid）、顺/反芥子酸（cis/trans-sinapic acid）、香草酸（vanillic acid）、丁香酸（syringic acid）、草木犀酸（melilotic acid）、顺/反对香豆酸（cis/trans-p-coumaricacid）、对羟基苯甲酸（p-hydroxybenzoic acid）、龙胆酸（gentisicacid）、顺/反咖啡酸（cis/trans-caffeic acid）、原儿茶酸（protocatechuic acid）、没食子酸（gallic acid），对羟基苯乙酸（p-hydroxyphenylacetic acid）等[3-6]。

3. 挥发油类　含有香薷酮、植酮、β-桉叶醇、氧化石竹烯等成分[7]。

【功能主治】行滞化湿，散瘀止血，祛风止痒，解毒。用于湿滞内阻，脘闷腹痛，泄泻，痢疾，小儿疳积，崩漏、血滞经闭，痛经，跌打损伤，风湿痹痛，便血，外伤出血，皮肤瘙痒，湿疹，风疹，足癣，痈肿，虫蛇咬伤。

【药理作用】

1. 止血作用　辣蓼叶具较弱的止血作用，其所含苷类成分能加速血液凝固，并能加强子宫收缩，有利于子宫止血[8]。

2. 抗炎作用　其对巴豆油所致大鼠肉芽肿急性炎症有与泼尼松相似的抗炎作用，能降低毛细血管和细胞的通透性，减少炎症渗出及抑制结缔组织增生[9]。

3. 抗癌作用　其粗提取物对非洲淋巴细胞瘤病毒（EB病毒）活性有轻度抑制作用，其有效成分倍半萜二醛类化合物水蓼二醛和八氢三甲基萘醇二醛对EB病毒活化有显著抑制作用，在体外对EB病毒活化及小鼠体内二甲基苯并蒽诱发乳头瘤也均有抑制作用[2, 8]。

4. 抗菌作用　其叶、茎中所含鞣质对志贺菌有轻度抑制作用，其中所含水蓼二醛和八氢三甲基萘醇二醛有抗真菌作用，后者尚有较强的细胞毒作用和灭螺作用[8, 10]。

主要参考文献

[1] 陈静，陈铭阳，孙宇峰，等.六神曲中辣蓼的本草考证[J].中国现代中药，2017，19(1)：116-119.

[2] 巩忠福，杨国林，严作廷，等.蓼属植物的化学成分与药理学活性研究进展[J].中草药，2002，33(1)：84-86.

[3] 李梦云，马养民，乔珂，等.水蓼化学成分的研究[J].中成药，2017，39(4)：769-773.

[4] 徐冉，熊伟，龙正标，汤磊.水蓼化学成分的研究[J].广东化工，2017，44(5)：22-23.

[5] 黄健，侯朋艺，吴立军，等.水蓼化学成分的分离与鉴定[J].沈阳药科大学学报，2012，29(1)：22-25.

[6] 肖燕，周鹏军，李小琴，等.水蓼地上部分的乙酸乙酯部位化学成分研究[J].中药材，2018，41(7)：1630-1633.

[7] 王悦，于天颖，王知斌，等.辣蓼挥发油GC-MS分析及抗菌效果考察[J].化学工程师，2017，31(12)：26-29.

[8] 李梦云.水蓼化学成分及其生物活性研究[D].西安：陕西科技大学，2017.

[9] 马养民，李梦云，郭林新，等.水蓼化学成分抑菌和抗氧化活性研究[J].陕西科技大学学报（自然科学版），2017，35(1)：120-123，138.

[10] 黄红泓，甄汉深.中草药辣蓼近年来的研究进展[J].中国民族民间医药，2013，22(1)：38-40.

139. 蕨麻

Juema

POTENTILLAE RADIX

【别名】延寿果、人参果、莲菜花、鹿跑草。

【来源】为蔷薇科植物蕨麻*Potentilla anserina* L.的块根。

【本草考证】本品在藏医经典著作《月王药诊》《四部医典》中即有记载。《度母本草》载："卓尔玛生长在山沟。叶表面淡蓝色，背面白色，茎匍匐地面，叶柄红色，网状，花黄色，有光泽，块根状如羊粪。"《本草纲目拾遗》转引《仁恕堂笔记》："张掖河西地有草根，一种形如黄连，盘根屈曲，有若缺然，边人取之，实笾豆用之，共馈遗，名曰延寿果，俗又称鹿跑草，其味甚甜。"上述描述与蔷薇科植物蕨麻*Potentilla anserina* L.相符[1]。

【原植物】多年生草本，根有时下部长成纺锤形或椭圆形块根。茎斜升、匍匐，在节处生根，常着地长出新植株。基生叶为间断羽状复叶，小叶6～11对，下面密生银白色绢毛；茎生叶与基生叶相似，但小叶对数较少。基生叶和下部茎生叶均具褐色的膜质托叶，和叶柄连成鞘状。单花腋生；花梗长2.5～8cm，被疏柔毛；花直径1.5～2cm；萼片三角卵形，花瓣黄色，倒卵形，顶端圆形，比萼片长1倍，花柱侧生。瘦果卵形，背部有槽。（图139-1）

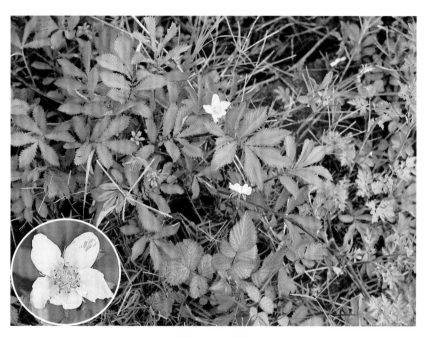

图139-1 蕨麻

野生，生于海拔500～4100m的河岸、路边、山坡草地及草甸。主要分布于黑龙江、吉林、辽宁、内蒙古、河北、山西、陕西、甘肃、宁夏、青海、新疆、四川、云南、西藏等地。

【主产地】主产于四川、青海、甘肃、西藏四省区交界处。

【采收与加工】6～9月采挖，洗净，晒干。

【商品规格】统货。

【药材鉴别】

（一）性状特征

块根纺锤形、圆球形、圆柱形或不规则形。长1～5cm，直径0.3～1cm。表面黄褐色至红棕色，具细纵皱纹及黑褐色点状皮孔，有不规则的横环纹，有的根茎局部膨大呈结节状。质硬脆。断面平坦，黄白色，粉性，略显角质样，可见棕黄色同心环纹。气微，味微甘。（图139-2）

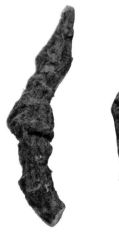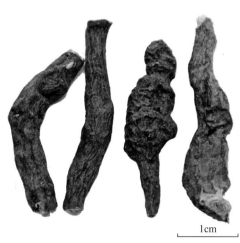

1cm

图139-2 蕨麻药材图

（二）显微鉴别

1. 横切面　木栓层为3～5列棕黄色细胞。栓内层明显，为2～3列类长方形细胞。皮层宽广，约占横切面的4/5；皮层细胞呈同心环状，内含小颗粒物，淡棕色。韧皮射线宽广。形成层环明显。木质部导管多角形，内侧的较大，呈星状排列。木薄壁细胞含黄棕色物，充满淀粉粒。

2. 粉末特征　粉末灰白色。淀粉粒众多，多为单粒，卵圆形或类圆形，直径10～25μm，脐点裂缝状、叉状或点状；复粒少，多由2～4分粒组成。多为环纹、螺纹导管，直径15～40μm，木化；木栓细胞类方形或长方形。淡黄色或黄棕色。草酸钙晶体稀少。（图139-3）

（三）理化鉴别

薄层色谱　取本品粉末5g，加无水乙醇50ml，加热回流1小时，滤过，滤液蒸干。残渣加水20ml使溶解，加乙酸乙酯振摇提取2次，每次20ml。合并乙酸乙酯液，蒸干。残渣加甲醇1ml使溶解，作为供试品溶液。取熊果酸对照品，加甲醇制成每1ml含0.1mg的溶液，作为对照品溶液。照薄层色谱法试验，吸取上述2种溶液各10μl，分别点于同一硅胶G薄层板上，以环己烷-三氯甲烷-乙酸乙酯-甲酸（20∶5∶4∶0.2）为展开剂，展开，取出，晾干，喷以10%硫酸乙醇溶液，在105℃加热至斑点显色清晰。供试品色谱中，在与对照品色谱相应的位置上，显相同的紫红色斑点；置紫外光灯（365nm）下检视，显相同颜色荧光斑点。（图139-4）

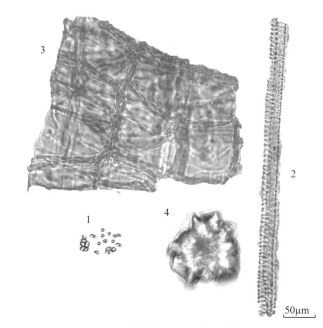

图139-3　蕨麻粉末图（何芳　摄）

1. 淀粉粒　2. 导管　3. 木栓细胞　4. 草酸钙簇晶

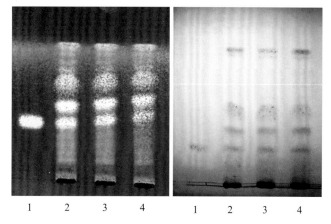

图139-4　蕨麻薄层色谱图（左：紫外光　右：日光）

1. 熊果酸对照品　2～4. 三批样品

【质量评价】以个大、均匀、质硬脆者为佳。

【化学成分】主要成分为三萜类、黄酮类、酚酸类等。其中，三萜类化合物是其主要有效成分。

1. 三萜类　有熊果酸（ursolic acid）、齐墩果酸（oleanolic acid）、胡萝卜苷（daucosterol）、野蔷薇苷（rosamuhin）、刺梨苷（kajiichigoside F1）、野椿酸（euscaphic acid）等。蕨麻素（刺梨苷、野椿酸）是蕨麻保肝的有效成分[2, 3]。

2. 黄酮类　槲皮素（quercetin）、儿茶素（catechin）、山奈酚（kaempferol）、木犀草素（luteolin）、杨梅黄酮（myricetin）和异鼠李素（isorhamnetin）等[2-4]。

3. 酚酸类　异阿魏酸（isoferulic acid）、丁香酸（syringic acid）、乌索酸（ursolic acid）、野椿酸（euscaphic acid）[2-4]等。

【性味归经】甘，平。归肝、脾经。

【功能主治】健脾益胃，生津止渴，益气补血。用于脾虚腹泻，病后气血亏虚，营养不良。

【药理作用】

1. 抗寒冷作用　蕨麻水煎液对脾气虚证小鼠的耐寒能力有明显提高，显著降低小鼠冻死率，明显增加游泳耐力时间[5]。

2. **抗缺氧作用** 蕨麻多糖和正丁醇部位对脑缺血再灌注损伤模型大鼠具有明显改善作用[6]；蕨麻正丁醇部位对高原缺氧损伤模型小鼠的脑组织损伤具有明显的保护作用[7]；蕨麻乙醇提取物对急性低压缺氧所致大鼠耐氧性有明显的增强作用[8]。

3. **增强免疫作用** 蕨麻多糖对镉致急性免疫毒性小鼠淋巴细胞的增殖有促进作用[9]。

主要参考文献

[1] 罗文蓉，杨扶德.藏药蕨麻（卓尔玛）本草考证与商品特征[J].甘肃中医，2007，20(3)：15-16.

[2] 张新全，赵艳玲，山丽梅，等.蕨麻素对化学性肝损伤保护作用机制的研究[J].解放军药学学报，2004，20(4)：259-261.

[3] 刘志军，白瑶，郭丽霞，等.蕨麻的化学成分及药理活性研究进展[J].食品安全质量检测学报，2015，6(9)：3569-3574.

[4] 刘意，成亮，延在昊，等.鹅绒委陵菜化学成分及药理作用研究进展[J].中草药，2015，46(8)：1251-1258.

[5] 贾守宁.蕨麻对脾气虚证小鼠防治作用的实验研究[J].中成药，2006，28(7)：1044-1046.

[6] 彭定伟，董化江，单娜娜，等.脑缺血再灌注损伤大鼠降钙素基因相关肽水平的变化及蕨麻正丁醇提取物对其保护作用[J].新乡医学院学报，2014，31(1)：5-7.

[7] 张永慧，李月春，王宝军，等.蕨麻多糖对大鼠脑缺血再灌注损伤的保护作用及其机制[J].内蒙古医学杂志，2014，46(4)：385-388.

[8] 王鲁君，张岭，李灵芝，等.蕨麻正丁醇部位对急性低压缺氧小鼠的保护作用[J].武警医学院学报，2011，20(3)：169-172，164.

[9] 杨虎，张永亮，李灵芝.蕨麻对急性低压缺氧大鼠的保护作用及对血清ET-1、CGRP水平的影响[J].武警后勤学院学报，2012，21(4)：229-231，247，224.

140. 醉鱼草

Zuiyucao

BUDDLEJA HERBA

【**别名**】鱼尾草、醉鱼儿草、闹鱼花、痒见消、铁线尾。

【**来源**】为醉鱼草科植物醉鱼草*Buddleja lindleyana* Fort.的干燥茎叶。

【**本草考证**】本品以醉鱼儿草之名始载于《履巉岩本草》。《本草纲目》载："醉鱼草，南方处处有之，多在堑岸边作小株生，高者三四尺。根状如枸杞。茎似黄荆，有微棱，外有薄黄皮，枝易繁衍。叶似水杨，对节而生，经冬不凋。七八月开花成穗，红紫色，俨如芫花一样，结细子。"本草记载与现今所用醉鱼草基本一致。

【**原植物**】落叶灌木。树皮茶褐色，多分枝，小枝四棱形，有窄翅。棱的两面被短白柔毛，老则脱落。单叶对生；具密生绒毛的柄；叶片纸质，卵圆形至长圆状披针形，全缘或具稀疏锯齿；穗状花序顶生，花倾向一侧；花萼管状，4或5浅裂，有鳞片密生；花冠细长管状，微弯曲，紫色，外面具有白色光亮细鳞片，内面具有白色细柔毛，先端4裂，裂片卵圆形；雄蕊4，花丝短，贴生；雌蕊1，花柱线形，柱头2裂，子房上位。蒴果长圆形，有鳞，熟后2裂，基部有宿萼。种子细小，褐色。花期4～7月，果期10～11月。（图140-1）

主要为野生，生于海拔200～2700m的山坡、林缘或河边土坎上。主要分布于西南及江苏、安徽、浙江、江西、福建、湖北、湖南、广东、广西、四川、贵州和云南等地。

【**主产地**】主产于四川、贵州和云南等地。

【**栽培要点**】

1. 生物学特性　喜温暖气候，耐寒。对土壤要求不严，生于山坡林缘或河岸边土坎上。

2. 栽培技术　种子繁殖或扦插繁殖。种子繁殖，春季播种，条播或穴播。苗期应注意松土、除草和浇水。苗高1～2寸时，应行间苗。7～8月可追施粪肥1～2次。

3. 病虫害　病害：软腐病、叶斑病。虫害：粉虱、蚜虫等。

【**采收与加工**】夏、秋季采收，切碎，晒干。

【**商品规格**】统货。

【**药材鉴别**】

（一）性状特征

茎棕黄色，树皮茶褐色，多分枝，茎方，有纵棱，棱的两面被短白柔毛，老则脱落。质轻而韧，断面中心有白色髓部。单叶对生；具密生绒毛的柄多皱缩破碎，质薄而脆。（图140-2）

（二）显微特征

1. 茎横切面　表皮细胞1列。韧皮部外侧具纤维束，断续排列成环状，可见草酸钙簇晶堆积成簇状。韧皮部窄。形成层较明显。木质部宽广，细胞壁木化，导管2～3个聚集或排列成行，射线明显，有1～2列细胞组成。髓部宽广，可见草酸钙簇晶和柱晶散在。（图140-3）

2. 叶横切面　上下表皮细胞均1列，类方形，外被角质层，上表皮细胞比下表皮细胞大，偶见非腺毛。中脉维管束上方，表皮内侧具厚角组织。栅栏组织细胞1～2列。海绵组织细胞4～6列。中脉维管束呈"V"形。（图140-4）

3. 粉末特征　粉末黄绿色。可见大量8个分枝的星状毛；纤维众多，直径11～30μm；草酸钙簇晶细小，长约5μm；梯纹导管较多，直径25～30μm。（图140-5）

【**质量评价**】以叶多、茎质轻而韧，断面中心有白色髓者为佳。

【**化学成分**】主要成分为黄酮类、苯丙素类、萜类和皂苷类、甾体类等化合物[1-6]。

1. 黄酮类　洋芹素（carotene）、芦丁（rutin）、木樨草素（luteolin）、大豆异黄酮（soybean isoflavone）、槲皮素（quercetin）、陈皮素（citrinin）、7-O（2′,6′-di-O-alpha-L-rhamnopyranosyl）-beta-D-glucopyr anosides、小麦黄素（wheat flavin）、金合欢素（acacin）、金合欢素-7-

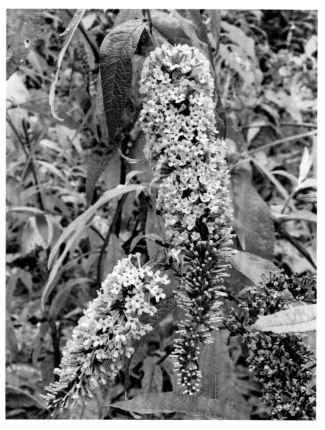

图140-1　醉鱼草（吴清华　摄）

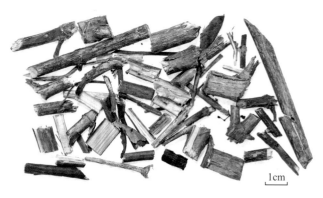

图140-2　醉鱼草药材图

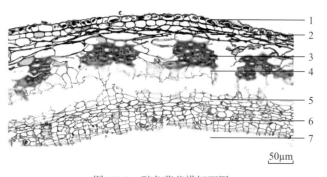

图140-3　醉鱼草茎横切面图

1. 表皮　2. 皮层　3. 韧皮纤维　4. 韧皮部　5. 形成层
6. 木质部　7. 髓部

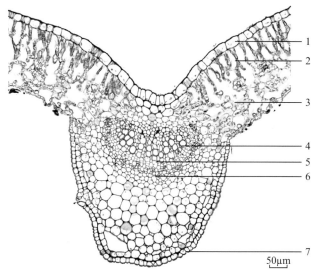

图140-4 醉鱼草叶横切面图

1.上表皮 2.栅栏组织 3.海绵组织 4.木质部 5.形成层
6.韧皮部 7.下表皮

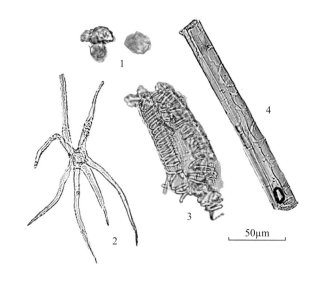

图140-5 醉鱼草粉末图（王升菊 金正男 摄）

1.草酸钙簇晶 2.星状毛 3.导管 4.纤维

*O-β-D-*葡萄糖苷（leucaenan-7-*O*-beta-*D*-glucoside）、蒙花苷（mongoin）、刺槐素（acacetin）等。具有消炎、抗菌的作用。

2.苯丙素类 洋丁香酚苷（eugenol glycoside）、异洋丁香酚苷（isoeugenol glycoside）等。

3.萜类和皂苷 buddledins A，buddledins B，buddledones A，buddledones B，deoxyanalogue，deoxyanalogue，11-dihydroxy-8,11,13-abietatriene-7-one等。

4.甾体类 α-菠甾醇（α-spinosterol）、β-谷甾醇葡萄糖苷（β-sitosterol glucoside）、豆甾醇葡萄糖苷（stigmasteryl glucoside）、α-菠甾醇葡萄糖苷（α-spinosterol glucoside）、豆甾醇（stigmasterol）、β-谷甾醇（β-sitosterol）、熊果酸（ursolic acid）、齐墩果酸（oleanolic acid）、胡萝卜苷（carotene）等。

5.其他类 密蒙花苷C（mimonanthin C）、异毛蕊花糖苷（isoacteoside）、毛蕊花糖苷（acteoside）、4'-hydroxyphenyl ethyl vanillate，6-*O*-香草酰筋骨草苷（6-*O*-vanillin glucoside）、syringaresinol-4'-*O*-β-*D*-glucopyranoside，刺五加苷B（syringin）、松柏苷（pine cypress glycoside）、醉鱼草皂苷Ⅳb（saponin Ⅳb）等化合物。

【性味归经】辛、苦，温；有毒。归心、大肠经。

【功能主治】祛风解毒，驱虫，化骨鲠。用于疟腮，痈肿，瘰疬，蛔虫病，钩虫病，诸鱼骨鲠。

【药理作用】

1.促创面愈合作用 醉鱼草茎的水提物和醇提物对家兔Ⅱ°烧伤模型皮肤无刺激性，能提高烧伤家兔皮肤创面结痂率、愈合率，缩短结痂时间、愈合时间，具有促进创面愈合的作用[7]。

2.抗氧化作用 醉鱼草总黄酮能在体外清除部分的DPPH、·O2-、·OH，具有抗氧化作用[8]。

主要参考文献

[1] 杨犇，陶靓，李冲.醉鱼草属植物化学成分及药理作用研究新进展[J]. 中国中医药现代远程教育，2009，7(10)：144-145.

[2] 蔡鲁，李彬，肖艳华，等.醉鱼草茎叶的化学成分研究[J]. 国际药学研究杂志，2015，42(5)：634-636.

[3] 俞浩，任亚硕，吴德玲，等.醉鱼草果实黄酮类化学成分研究[J]. 中药材，2015，38(4)：758-760.

[4] 王笑成，卢静华.高效液相色谱法同时测定醉鱼草中五种黄酮成分[J]. 中国医院药学杂志，2018，38(10)：1056-1058.

[5] 高燕，李冲，张承忠，等.甘肃醉鱼草化学成分研究[J]. 中药材，2004，24(5)：339-341.

[6] 张伟，许双旺，吴德玲，等.醉鱼草果实水部位化学成分及神经保护活性研究[J]. 天然产物研究与开发，2019，31(8)：

1397-1401.

[7] 侯小涛，周丽霞，吴燕华. 醉鱼草不同部位提取物对实验性创面愈合作用的实验研究[J]. 时珍国医国药，2010，21(9)：2379-2380.

[8] 王笑成. 中药醉鱼草中五种黄酮成分含量测定及指纹图谱和抗氧化活性研究[D]. 锦州：锦州医科大学，2018.

141. 颠茄草

Dianqiecao

BELLADONNAE HERBA

【别名】颠茄、美女草、别拉多娜草。

【来源】 为茄科植物颠茄*Atropa belladonna* L.的干燥全草。

【本草考证】本品历代本草没有记载，始载于1953年版《中国药典》。

【原植物】多年生草本，栽培品多为一年生。根粗壮，圆柱形。茎下部单一，上部叉状分枝。叶互生或在枝上部大小不等2叶双生；叶片卵形、卵状椭圆形或椭圆形，顶端渐尖或急尖，基部楔形并下延到叶柄，两面沿叶脉有柔毛。花俯垂，密生白色腺毛；花萼长约为花冠之半，裂片三角形，顶端渐尖，生腺毛，花后稍增大，果时成星芒状向外开展；花冠筒状钟形，筒中部稍膨大，5浅裂，裂片顶端钝，外面纵脉隆起，被腺毛，内面筒基部有毛；花丝下端生柔毛，上端向下弓曲，花药椭圆形，黄色；花盘绕生于子房基部；浆果球状，成熟后紫黑色，光滑，汁液紫色。种子扁肾脏形，褐色。花、果期6～9月。（图141-1）

为引进的栽培品种。原产欧洲中部、西部和南部。我国南北均有引种栽培。

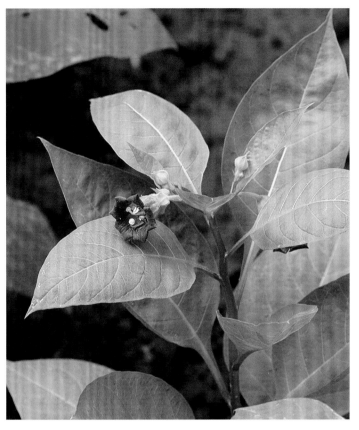

图141-1 颠茄（刘军 摄）

【主产地】主产于山东烟台、湖南永州、湖北襄阳、河北保定、河南平顶山等地。

【栽培要点】

1. 生物学特性 喜温暖湿润气候，怕高温、严寒，在20～25℃气温下生长良好，气温超过30℃或雨水过多，易患根腐病。在阳光充足、适宜土壤湿度环境下生长的植株生物碱含量高。从播种到种子成熟约需140天，花期植株生长最快，从开花至种子成熟是全草干物质积累的高峰时期。宜选肥沃、疏松、排水良好、土层深厚的砂壤土栽培。忌连作及以茄科植物为前茬。

2. 栽培技术 用种子繁殖，直播或育苗移栽。种子发芽前需催芽，春播、秋播均可。直播，春秋季皆可。育苗移栽，北方为延长生长期，多用阳畦育苗。当苗高3cm～4cm时，按行距7cm，移植1次，4月底或5月初，按50cm左右株距在垄上定植，带土移苏容易存活。移植后及时浇水、松土，除草、追肥，雨季注意排涝防病。

3. 病虫害 病害：疫病、根腐病等。虫害：枸杞负泥虫、星瓢虫、瘤缘蝽等。

【采收与加工】在开花至结果期内采挖，除去粗茎和泥沙，切断干燥。

【商品规格】统货。

【药材鉴别】

（一）性状特征

根圆柱形，直径5～15mm，表面浅灰棕色，具纵皱纹；老根木质，细根易折断，断面平坦，皮部狭，灰白色，

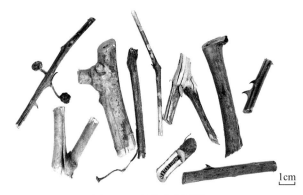

图141-2　颠茄草药材图

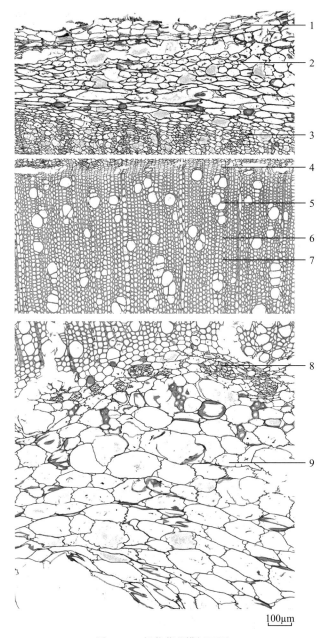

图141-3　颠茄草茎横切面图

1.表皮　2.皮层　3.韧皮部　4.形成层　5.导管　6.木射线
7.木质部　8.内生韧皮部　9.髓部

木部宽广，棕黄色，形成层环纹明显；髓部白色。茎扁圆柱形，直径3～6mm，表面黄绿色，有细纵皱纹和稀疏的细点皮状孔，中空，幼茎有毛。叶多皱缩破碎，完整叶片卵状椭圆形，黄绿色至深棕色。花萼5裂，花冠钟状。果实球形，直径5～8mm，具长梗，种子多数。气微，味微苦、辛。（图141-2）

（二）显微特征

1.茎横切面　表皮为1列切向延长的类方形细胞，皮层较宽，薄壁组织中散有草酸钙砂晶。双韧型维管束，韧皮部狭窄，外侧有纤维，壁厚，排列成环。形成层明显。木质部导管单一或2～4个相聚径向排列，导管直径20～50μm，木纤维壁增厚，直径10～25μm，木射线细胞1～3列。可见内生韧皮部，髓部宽广，髓细胞类圆形。（图141-3）

2.粉末特征　粉末浅绿色或浅棕绿色。草酸钙砂晶甚多，直径3～10μm，含砂晶细胞中有的可见簇晶，直径15～28μm。叶表皮细胞垂周壁波状弯曲，具角质条纹；气孔不等式。腺毛头部单细胞、柄2～4细胞或头部5～6细胞、柄单细胞。淀粉粒稀少，直径8～26μm。具缘纹孔导管和网纹导管，直径24～40μm。亦可见木纤维、波状弯曲的种皮石细胞与花粉粒等[1]。（图141-4）

（三）理化鉴别

薄层色谱　取本品粉末2g，加浓氨试液2ml，混匀，再加三氯甲烷25ml，摇匀，放置过夜，滤过，滤液蒸干，残渣加三氯甲烷0.5ml使溶解，作为供试品溶

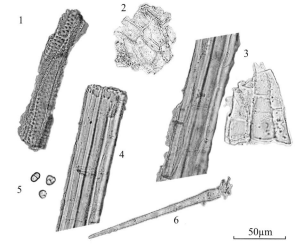

图141-4　颠茄草粉末图（王升菊　金正男　摄）

1.导管　2.叶表皮细胞　3.含砂晶细胞　4.纤维
5.淀粉粒　6.腺毛

液。另取硫酸阿托品对照品、氢溴酸东莨菪碱对照品，加甲醇制成每1ml各含4mg的混合溶液，作为对照品溶液。照薄层色谱法试验，吸取上述两种溶液各10μl，分别点于同一硅胶G薄层板上，以乙酸乙酯–甲醇–浓氨试液（17：2：1）为展开剂，展开，取出，晾干，喷以稀碘化铋钾试液。供试品色谱中，在与对照品色谱相应的位置上，显相同颜色的斑点[2]。

【质量评价】以叶完整、嫩茎多者为佳。采用高效液相色谱法测定，本品按干燥品计算，含生物碱以莨菪碱（$C_{17}H_{23}NO_3$）计，不得少于0.30%。

【化学成分】主要成分为生物碱类，也为其特征性成分和有效成分。

生物碱类 硫酸阿托品（atropinesulphate）、东莨菪碱（hyoscine）、莨菪碱（scopolamine）等，具有平喘、镇痛、解痉等作用[2, 3]。

【功能主治】解痉止痛，抑制分泌。用于胃及十二指肠溃疡，胃肠道、肾、胆绞痛；呕恶，盗汗，流涎。

【药理作用】

类阿托品作用 颠茄草的药理作用主要为其所含莨菪碱类生物碱的药理作用，即表现为阻断M受体所产生一系列效应，包括抑制腺体分泌、解痉、调节麻痹、影响心血管系统、兴奋中枢等[4]。

主要参考文献

[1] 刘灿黄，张继，康帅，等.颠茄草的生药学研究[J].中国中药杂志，2014，39(9)：1589-1593.

[2] 张文婷，张春阳，黄伟，等.湖南产颠茄草不同生长期8个成分的动态变化及不同部位分布特征[J].中草药，2016，47(22)：4072-4075

[3] 庄果，王宇卿，熊伟，等.RP-HPLC法同时测定颠茄草5个部位中2种成分[J].中成药，2017，39(12)：2560-2563.

[4] Gunnar F. Kwakye, Jennifer Jiménez, Jessica A. Jiménez, et al. Atropa belladonna neurotoxicity: Implications to neurological disorders[J]. Food and Chemical Toxicology, 2018, 116: 346-353.

142. 藏菖蒲

Zangchangpu

ACORI CALAMI RHIZOMA

【别名】水昌、昌蒲、白昌、蒲剑、许达。

【来源】为天南星科植物藏菖蒲*Acorus calamus* L.的干燥根茎。

【本草考证】本品始载于《名医别录》。《本草经集注》载："在下湿地，大根者名昌阳。真昌蒲，叶有脊，一如剑刃，四月、五月亦作小厘花也。"《本草拾遗》载："昌阳生水畔，人亦呼为昌蒲，与石上昌蒲有别，根大而臭，一名水昌蒲。"《图经本草》载："昌蒲，春生青叶，长一二尺许，其叶中心有脊，状如剑，无花实，今以五月五日收之。"《本草纲目》载："生于池泽，蒲叶肥根，高二三尺者，泥菖蒲，白昌也。"《度母本草》载："许达是水生植物，叶像稻苗，根有水波状环纹，分黑白两种。"《晶珠本草》载："许达生于水中，叶状如禾苗，根部皱纹较多，每寸具九条环纹者。"西藏藏医多用菖蒲为本药，中药名之为水菖蒲，藏医处方名"藏菖蒲"。本草记载与现今所用藏菖蒲基本一致。

【原植物】多年生草本。根茎横走，分枝，细胞含芳香油。叶二列，基生，形如鸢尾，无柄，箭形，具叶鞘。佛焰苞大部分与花序柄合生，叶状，箭形，直立，宿存。花序生于当年生叶腋，柄长，全部贴生于佛焰苞鞘上，常为三棱形。肉穗花序指状圆锥形或纤细几成鼠尾状；花密，自下而上开放。花两性，花被片6，外轮3片；雄蕊6，花丝长线形，与花被片等长；药室长圆状椭圆形，近对生，超出药隔，室缝纵长，全裂；子房倒圆锥状长圆形，与花被片等长，先端近截平，2~3室；每室胚珠多数，直立；花柱极短；柱头小，无柄。浆果长圆形，红色。种子长圆形，外种皮肉质，内种皮薄，具小尖头。花期2~9月。（图142-1）

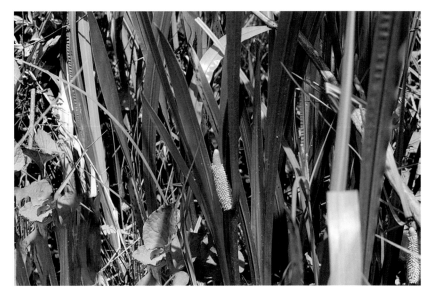

图142-1　藏菖蒲（黎跃成　摄）

主要为野生，生于海拔2600m以下的水边、沼泽湿地或湖泊浮岛上。全国各省区均有分布。

【主产地】主产于西藏的拉萨、林芝、波密，云南昭通，四川绵阳、广安，湖北襄阳、黄冈，陕西汉中，山东日照、河南驻马店等地。

【栽培要点】

1. 生物学特性　喜温暖湿润气候，喜阳光，耐严寒。宜选择潮湿并富含腐殖质的黑土栽培，沼泽、溪沟、池塘等低湿地方均可栽种。

2. 栽培技术　根茎繁殖：早春挖出根茎，选有芽根茎作种，每段有芽2~3个。在低洼湿地或浅水地栽种。栽种出苗后经常清除杂草，注意灌水，使土壤保持足够的水分。

3. 病虫害　病害：疫病、根腐病等。虫害：枸杞负泥虫、星瓢虫、瘤缘蝽等。

【采收与加工】9~10月挖取根茎部，除去泥土及毛发状细根，切断、晒干。

【**商品规格**】统货。

【**药材鉴别**】

（一）性状特征

根茎扁圆柱形，略弯曲，长4～20cm，直径0.8～2cm。表面灰棕色至棕褐色，节明显，节间长0.5～1.5cm，具纵皱纹，一面具密集圆点状根痕；叶痕呈斜三角形，左右交互排列，侧面茎基痕周围常残留有鳞片状叶基和毛发状须根。质硬，断面淡棕色，内皮层环明显，可见众多棕色油细胞小点。气浓烈而特异，味辛。（图142-2）

（二）显微特征

1. 根茎横切面 表皮细胞类方形，外壁增厚，棕褐色。皮层宽广，可见薄壁细胞构成的通气组织，排列成网状，有大型腔隙；散有纤维束和外韧型叶迹维管束，内皮层明显。中柱散生多数维管束，周木型和外韧型。薄壁组织中散有棕色油细胞和含淀粉粒。（图142-3）

2. 粉末特征 粉末呈淡棕色至淡黄棕色。单粒淀粉粒球形、椭圆形或长卵形；薄壁细胞呈波状或连珠状弯曲；常见梯纹导管，偶见螺纹导管；晶鞘纤维较多，草酸钙方晶排列整齐[1]。（图142-4）

（三）理化鉴别

薄层色谱 取本品粉末2g，加乙醇5ml，加热回流20分钟，放冷，取上清液作为供试品溶液。另取藏菖蒲对照药材2g，同法制成对照药材溶液。照薄层色谱法试验，吸取上述两种溶液各5μl，分别点于同一硅胶G薄层板上，以三氯甲烷为展开剂，展开，取出，晾干，喷以10%硫酸乙醇溶液，在105℃加热至斑点显色清晰。供试品色谱中，在与对照药材色谱相应的位置上，显相同颜色的主斑点。

【**质量评价**】以条粗大、断面色类白、香气浓者为佳。本品按挥发油测定法，含挥发油不得少于2.0%（ml/g）。

【**化学成分**】主要成分有单萜、倍半萜、木质素类、苯丙素类等[2]。其中，苯丙素类为其特征性成分和有效成分。

1. 苯丙素类 β-细辛醚（β-asarone）、α-细辛醚（α-asarone）、赤式-1',2'-二羟基细辛醚（rythro-1',2'-dihydroxyasarone）、苏式-1',2'-二羟基细辛醚（threo-1',2'-dihydroxyasarone）、细辛酮（acoramone）、丁香酚（eugenol）[3]等。其中，细辛醚、细辛脑具有驱虫、利胆、抑菌、抗炎及抗癌等药理活性[4]，为其消炎止痛的有效成分。

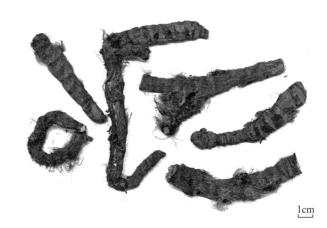

图142-2 藏菖蒲药材图

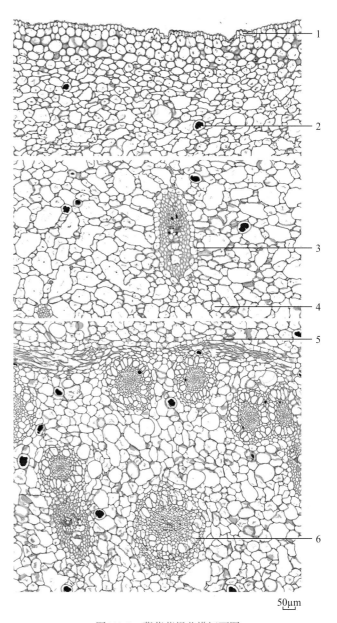

图142-3 藏菖蒲根茎横切面图

1. 表皮 2. 油细胞 3. 叶迹维管束 4. 皮层 5. 内皮层 6. 维管束

2. 倍半萜类　1β,4β,7α-三羟基桉烷（1β,4β,7α-trihydroxyeudesmane）、bullatantriol、teuclatriol、acorone、β-elenmene、guaiazulene等[3]。

3. 单萜类　myrcene、linalool、terpinolene、limonene、dihydroterpineol、camphor、camphene等[3]。

4. 木质素类　（+）-去-4'-氧-甲基桉素 [（+）-de-4'-O-methyleudesmin]、（+）-去-4'-氧-甲基木兰脂素 [（+）-de-4'-O-methylmagnolin]、（+）-桉素 [（+）eudesmin]、（+）-木兰脂素 [（+）-magnolin] 等[3]。

【性味归经】苦、辛，温、燥、锐。归心、肝、胃经。

【功能主治】温胃，消炎止痛。用于补胃阳，消化不良，食物积滞，白喉，炭疽等。

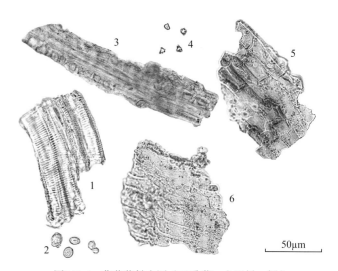

图142-4　藏菖蒲粉末图（王升菊　金正男　摄）

1. 薄壁细胞　2. 导管　3. 淀粉粒　4. 晶鞘纤维
5. 分泌细胞　6. 鳞叶表皮细胞

【药理作用】

1. 抗炎作用　藏菖蒲丁醇部位可抑制环氧合酶所介导的血栓素B$_2$（TXB$_2$）和脂氧合酶介导的类二十烷酸的产生，并且可抑制花生四烯酸诱导的血小板聚集[5]。

2. 抗病毒作用　藏菖蒲水煎液可显著抑制鸡新城疫病毒体外感染鸡胚成纤维细胞损伤[6]。其有效成分tatanan A可减轻登革热病毒所诱导的细胞病变效应及细胞毒性作用，其作用机制主要是抑制病毒RNA复制的早期阶段[7]。

3. 改善记忆障碍作用　藏菖蒲水相部位及乙酸乙酯部位对脂多糖所致记忆障碍大鼠预防性灌胃，可提高其高架十字迷宫、被动回避测试及穿梭箱测试评分，降低模型大鼠海马丙二醛（MDA）水平[8]。

4. 免疫抑制作用　藏菖蒲乙醇提取物在体外可抑制一氧化氮（NO）、白细胞介素-2（IL-2）和肿瘤坏死因子-α（TNF-α）的产生，并且下调人脐静脉内皮细胞CD25的表达[9]。

5. 胰岛素增敏作用　藏菖蒲乙酸乙酯部位灌胃给药，可减少db/db小鼠食物和水的摄入量，降低其血清葡萄糖、甘油三酯、游离脂肪酸水平，并且对罗格列酮的降总胆固醇作用有协同作用，提高其脂联素水平；在体外可增加胰岛素介导的L6大鼠骨骼肌细胞的葡萄糖消耗[10]。

主要参考文献

[1] 李晓强，张樱山，李波，等.藏菖蒲栽培品与野生品质比较研究[J].方药·质量分析，2013，26(2)：34-35.

[2] 欧小群，罗晓红，江吉村，等.藏药藏菖蒲挥发油成分GC-MS分析[J].成都中医药大学学报，2014，37(3)：13-15.

[3] 乔迪.藏菖蒲化学成分的研究[D].杭州：浙江大学，2012.

[4] 王玉璘，王少侠，郭虹，等.α-细辛醚药理学研究进展[J].辽宁中医药大学学报，2011，13(12)：53-55.

[5] Ahmed Sagheer, Gul Saima, Zia-Ul-Haq Muhammad, et al. Pharmacological basis of the use of Acorus calamus L. in inflammatory diseases and underlying signal transduction pathways [J]. Boletin latinoamericano y del caribe de plantas medicinales y aromaticas, 2014, 13(1): 38-46.

[6] 牛家强，徐业芬，王君敏，等.藏药材抗新城疫病毒的体外试验研究[J].中国兽药杂志，2008，42(6)：16-20.

[7] Xingang Yao, Yun Ling, Songxin Guo, et al. Tatanan A from the Acorus calamus L . root inhibited dengue virus proliferation and infections[J]. Phytomedicine, 2018, 42: 258-267.

[8] Esfandiari Ebrahim, Ghanadian Mustafa, Rashidi Bahman, et al. The Effects of Acorus calamus L. in Preventing Memory Loss, Anxiety, and Oxidative Stress on Lipopolysaccharide-induced Neuroinflammation Rat Models [J]. International journal of preventive medicine, 2018(9): 85-92.

[9] S Mehrotra, K. P Mishra, R Maurya, et al. Anticellular and immunosuppressive properties of ethanolic extract of Acorus calamus rhizome[J]. International Immunopharmacology, 2003, 3(1): 53-61.

[10] Hao-Shu Wu, Di-Feng Zhu, Chang-Xin Zhou, et al. Insulin sensitizing activity of ethyl acetate fraction of Acorus calamus L. in vitro and in vivo[J]. Journal of Ethnopharmacology, 2009, 123(2): 288-292.

143. 翼首草

Yishoucao

PTEROCEPHALI HERBA

【别名】棒子头、狮子草。

【来源】为川续断科植物匙叶翼首草Pterocephalus hookeri（C. B. Clarke）Hoeck的干燥全草。

【本草考证】本品始载于藏医药名著《四部医典》，列为上品。在多部藏药本草中亦有记载，如《度母本草》载："翼首草生长在丘陵地。叶缘浅裂，茎长；花白色。老后状如老人头。"《宇妥本草》载："多生于草甸，叶基生，叶片浅裂；花紫褐色，状如老人头，茎长约一卡，根表皮黑色。"《医学千万舍利》载："本品生于高山、草甸；根色如红玛瑙，茎或花柄色如贝壳。"《蓝琉璃》载："本品分为三种（即翼首草三兄）：榜孜多乌（翼首草）、鲁孜多乌（唐古特雪莲）和榜孜加巴（裂叶翼首花）；除叶缘的全与裂、花色、茎的长短、有无黏液外，其生境与功效上没有大的区别"。上述本草记载与现今所用匙叶翼首草基本一致。

【原植物】多年生无茎草本，高30～50cm，全株被白色柔毛；根粗壮，木质化，近圆柱形。叶全部基生，成莲座丛状，叶片轮廓倒披针形，长5～18cm，宽1～2.5cm，先端钝或急尖，基部渐狭成翅状柄，全缘或一回羽状深裂，裂片3～5对；背面中脉明显，白色，侧脉不显，上表面绿色，疏被白色糙伏毛，背面苍绿色，密被糙硬毛，在中脉两侧更密，边缘具长缘毛。花葶由叶丛抽出，高10～40cm，无叶，径2～4mm，疏或密被白色贴伏或伸展长柔毛，具沟；头状花序单生茎顶，直立或微下垂，径3～4cm，球形；总苞片2～3层；苞片线状倒披针形，长10～12mm，基部有细爪，中脉显著，边缘被柔毛；总苞外面被白色糙硬毛；花萼全裂，成20条柔软羽毛状毛；花冠筒状漏斗形，黄白色至淡紫色，长10～12mm，外面被长柔毛，先端5浅裂，裂片钝，近等长，长约3.5mm；雄蕊4，稍伸出花冠管外，花药黑紫色；子房下位，包于小总苞内，花柱长约15mm，伸出花冠管外，淡褐色。瘦果长3～5mm，倒卵形，淡棕色，具8条纵棱，疏生贴伏毛，具棕褐色宿存萼刺20条，刺长约10mm，被白色羽毛状毛。花、果期7～10月。（图143-1）

主要为野生，生于海拔1800～4800m的山野草地、高山草甸及耕地

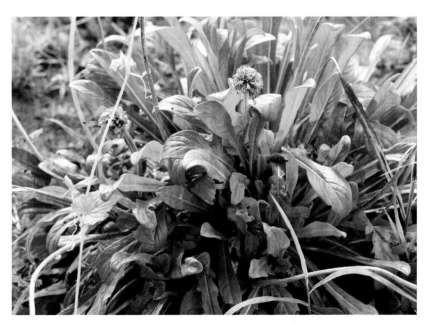

图143-1　匙叶翼首草（兰小中　摄）

附近。主要分布于云南、四川、西藏东部和青海南部。

【**主产地**】主产于云南、四川、甘肃、青海及西藏东部。

【**栽培要点**】

1. 生物学特性　深根植物，应选择土层深厚、土质疏松、土壤肥沃、排水性好的夹沙土或冲积土种植。

2. 栽培技术　采用条播或撒播。播种地要深翻（25～30cm）2次，撒施腐熟农家肥。4月中、下旬土表解冻后选择无风晴天播种。播种后一般经40～50天即可出苗，齐苗后应及时间苗，一般留苗密度为每50cm²1株。幼苗生长缓慢，易受杂草危害，要及时松土锄草，促进根系生长。生长期内除一次性施足底肥外，还要适时追肥，追肥时间一般在播种后第2年或第3年[1]。

3. 病虫害　虫害：鼹鼠。

【**采收与加工**】夏末秋初采挖，除去杂质，阴干。

【**药材鉴别**】

（一）性状特征

根类圆柱形，长5～20cm，直径0.8～2.5cm；表面棕褐色或黑褐色，具扭曲的纵皱纹和黄白色点状根痕，外皮易脱落；顶端常有数个麻花状扭曲的根茎丛生，有的上部密被褐色叶柄残基。体轻，质脆，易折断，断面不平坦，木部白色。叶基生，灰绿色，多破碎，完整叶片长披针形至长椭圆形，全缘，基部常羽状浅裂至中裂，两面均被粗毛。花茎被毛，头状花序近球形，直径0.8～2.5cm；花白色至淡黄色，萼片为羽毛状，多数。气微，味苦。（图143-2）

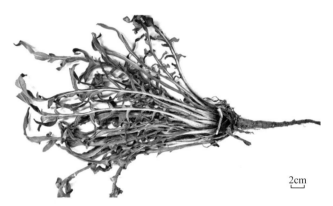

图143-2　翼首草药材图（陈婷　摄）

（二）显微鉴别

粉末特征　粉末灰棕色或灰绿色。非腺毛单细胞，长240～980μm，壁较光滑，有的壁上有细小的疣状突起。草酸钙簇晶直径12～56μm，单个散在或存在于薄壁细胞中，有的2～5个排列成行。导管多为网纹导管、螺纹导管，直径16～68μm。花粉粒淡黄色，类圆球形或长圆形，直径89～125μm，外壁具刺状突起，有3个萌发孔[2]。（图143-3）

（三）理化鉴别

薄层色谱　取本品粉末1g，加乙醚30ml，超声处理30分钟，滤过，滤液蒸干，残渣加甲醇2ml使溶解，作为供试品溶液。另取熊果酸对照品，加甲醇制成每1ml含1mg的溶液，作为对照品溶液。照薄层色谱法试验，吸取上述两种溶液各2～8μl，分别点于同一硅胶G薄层板上，以三氯甲烷-丙酮（12∶1）为展开剂，薄层板置展开缸中预饱和10分钟，展开，取出，晾干，喷以10%硫酸乙醇溶液，在105℃加热至斑点显色清晰，分别置日光和紫外光灯（365nm）下检视。供试品色谱中，在与对照品色谱相应的位置上，显相同颜色的斑点或荧光斑点。

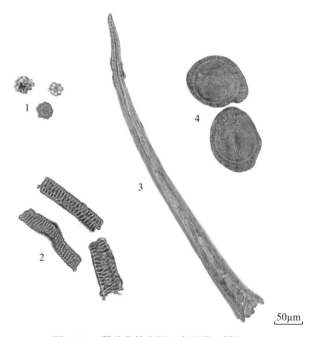

图143-3　翼首草粉末图（李懿柔　摄）

1. 草酸钙簇晶　2. 导管　3. 非腺毛单细胞　4. 花粉粒

【质量评价】本品以叶完整、杂质少者为佳。采用高效液相色谱法测定，本品按干燥品计算，含齐墩果酸（$C_{30}H_{48}O_3$）和熊果酸（$C_{30}H_{48}O_3$）的总量不得少于0.20%[3]。

【化学成分】主要成分有齐墩果烷和乌苏烷型五环三萜皂苷类、环烯醚萜类等，为其有效成分。

1. 三萜皂苷类　有熊果苷酸（ursolicacid）、齐墩果酸（oleanolic）等，其对肿瘤、炎症、细菌感染等疾病均有疗效[7]，为翼首草清热解毒的有效成分。

2. 环烯醚萜类　主要含有马钱苷（loganin）、canfleyoside、番木鳖酸（loganic acid）、candeyoside、大花双参苷A（bisphenoside A）、林生续断苷Ⅰ（alpine radix dipsaci glycosides Ⅰ）、林生续断苷Ⅲ（alpine radix dipsaci glycosides Ⅲ）、laciniatoside Ⅰ，laciniatoside Ⅱ，林生续断苷Ⅳ（alpine radix dipsaci glycosides Ⅳ）等，具有抗肿瘤、抗炎镇痛、保肝利胆及神经保护等活性[4, 5]。

【性味归经】苦，寒；有小毒。

【功能主治】解毒除瘟，清热止痢，祛风通痹。

【药理作用】

1. 抗炎作用　翼首草正丁醇提取物可明显减轻蛋清致大鼠急性足肿胀度和棉球诱导的大鼠慢性肉芽肿重量，明显对抗二甲苯所致小鼠耳廓肿胀和减少乙酸腹腔注射后引起的小鼠腹腔毛细血管炎性液渗出，对急性和慢性炎症均有抗炎作用[1]。

2. 抗肿瘤作用　翼首草总皂苷对体外培养的肿瘤细胞株SGC7901、HepG2、AGS、MBA-MD-231均有抑制增殖作用[6]。

【附注】在四川凉山用匙叶翼首花等同裂叶翼首花使用[2]。

主要参考文献

[1] 丁宝峰，尚永芳，李风庆. 藏药材翼首草人工栽培技术[J]. 甘肃农业科技，2004(1)：46-46.

[2] 张雪梅. 藏药翼首草化学成分及质量评价方法研究[D]. 重庆：重庆大学，2013.

[3] 卢先明著. 中药商品学[M]. 北京：中国中医药出版社，2014：318.

[4] 郭晨旭，朱国福. 藏药翼首草化学成分及药理作用研究进展[J]. 世界中医药，2015(9)：1440-1443.

[5] 李公权，盛东来. 翼首草化学成分及其神经保护活性[J]. 中成药，2018，40(6)：1329-1335.

[6] 雷旭东，朱国福，崔文霞，等. 翼首草总皂苷对体外培养的肿瘤细胞增殖的影响[J]. 时珍国医国药，2011，22(6)：1518-1519.

[7] 关昕璐，阎玉凝，魏太明，等. 翼首草的抗炎作用与急毒实验研究[J]. 北京中医药大学学报，2004，27(2)：71-73.

[8] 甘玉伟，陈灼，旦智草，等. 藏药翼首草的人工栽培实验研究[J]. 甘肃科技纵横，2006，35(3)：12，225.

144. 魔芋

Moyu

AMORPHOPHALLI RIVIERI RHIZOMA

【别名】蒟蒻、花杆南星、花杆莲、麻芋子、花伞把。

【来源】为天南星科植物魔芋 *Amorphophallus rivieri* Durieu 的干燥块茎。

【本草考证】本品以蒟蒻之名始载于《开宝本草》，载："生吴、蜀。叶似由跋、半夏，根大如碗。生阴地，雨（露）滴叶下生子。"《图经本草》载："江南吴中出白蒟蒻亦曰鬼芋，根都似天南星，生下平泽极多。皆难采。人采以为天南星，了不可辨，市中所收往往是此。但天南星肌细腻，而对前茎斑花紫，南星茎无斑，花黄，为异尔。"《本草纲目》载："蒟蒻出蜀中，施州亦有之，呼为鬼头，闽中人亦种之……春时生苗，至五月移之。长一二尺，与南星相似，但多斑点，宿根亦自生苗……经两年者，根大如碗及芋魁，其外理白。"本草记载与现今所用魔芋基本一致。

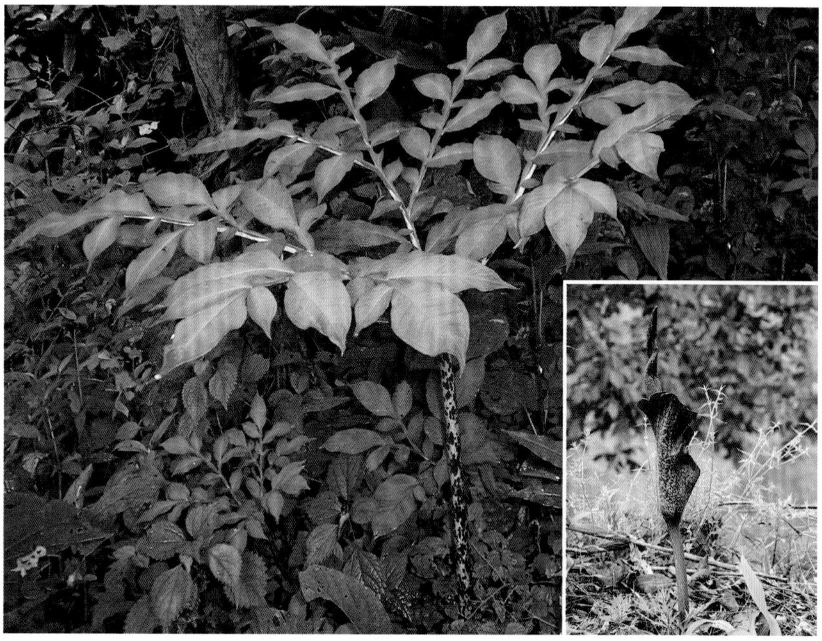

【原植物】多年生草本。块茎扁圆球形，先花后叶。叶1枚，具3小叶，小叶2歧分叉，裂片再羽状深裂，小裂片椭圆形，基部下延与叶轴联成翼状；叶柄青绿色，有紫褐色或白色斑纹。佛焰苞长20～30cm，外面绿色，具暗绿色斑块，边缘及内面紫红色；肉穗花序长近2倍于佛焰苞，上部密生雄花，下部密生雌花；附属体圆柱形，花柱与子房等长。浆果近球形，成熟时黄绿色。花期4～6月，果期6～8月。（图144-1）

图144-1　魔芋（黎跃成　摄）

主要为栽培，亦野生于半阴山坡、沟边和林下。分布于四川、湖南、湖北、陕西、甘肃、宁夏至长江流域以南各省区。

【主产地】主产于四川、陕西、甘肃、宁夏至长江流域以南地区。

【栽培要点】

1. 生物学特性　喜温暖湿润气候，不耐低寒，忌直射阳光，耐荫，宜选择土层深厚、疏松、通气排水良好，富含有机质的轻砂壤土、林下地栽培。

2. 栽培技术　种子和球茎繁殖。种子播种，育小球茎移栽：夏季采收成熟种子，沙藏越冬春播；或当年11月份播种，于苗圃地撒播或条播。培育1年，发育的地下球茎，于来年春季挖起，定植。球茎繁殖：3～4月，将较大的球茎切成芋块，每块有1芽头，较小的球茎则不用分切，如上法开穴定植。

3. 病虫害　病害：软腐病、白绢病。虫害：豆天蛾、芋双线雀天蛾、蛴螬。

【采收与加工】秋、冬两季茎叶枯萎时采挖，除去地上部分和须根，洗净，干燥，或切厚片、干燥。

【商品规格】统货。

【药材鉴别】

（一）性状特征

未切者呈扁球形，直径7.5～25cm，顶部中央有凹陷的茎痕或残留的茎基，颈部周围散在须根痕、小瘤状芽痕和瘤状肉质根痕，底部光滑。质脆，易折断，断面白色，粉性，气微苦涩。切片呈类圆形、椭圆形或不规则厚片，外皮薄黄白色或淡棕色，弯曲不平，边缘皱缩；切面浅黄棕色或黄白色，凹凸不平。气微，味微苦涩。（图144-2）

（二）显微特征

1. 横切面　皮层棕色，由10余列木栓化的细胞组成。基本组织由类圆形的薄壁细胞组成，其中分布许多类圆形大型分泌腔，直径130～550μm。草酸钙簇晶、针晶较多，多分布于皮层内层及维管束周围的薄壁细胞中。薄壁细胞中含淀粉粒。

2. 粉末特征　粉末类白色至灰白色。草酸钙簇晶散在或存在于薄壁细胞中，草酸钙针晶散在或成束存在于椭圆形的黏液细胞中，针晶长30～144μm。导管多为螺纹或环纹导管。木栓细胞类长方形。淀粉粒众多，单粒球形、半球形或圆多角形，直径2～15μm，脐点短缝状、点状、飞鸟状、星状、弧形；复粒较多，由2～11分粒组成。（图144-3）

【质量评价】以个大或片大，粉性足，断面灰白色为佳。

【化学成分】主要成分为多糖类、有机酸类和苷类等。其中，多糖类是其特征性成分和有效成分。

1. 多糖类　葡萄糖（glucose）、甘露聚糖（glucomannan）等。甘露聚糖有抗癌和通便的功效。

2. 有机酸类　枸橼酸（citricacid）、阿魏酸（ferulic acid）、桂皮酸（cinnamic acid）、甲基棕榈酸（methyl palmiticacid）、二十一碳烯（heneicosene）等。

3. 苷类　3,4-二羟基苯甲酸葡萄糖苷（3,4-dihydroxybenzaldehyde D-glucoside）。

【性味归经】辛，寒；有毒。归肺、胃经。

【功能主治】化痰消积，解毒散结，行瘀止痛。用于痰嗽，积滞；疟疾，瘰疬，癥瘕，跌打损伤，痈肿疔疮，丹毒，烫火伤，蛇咬伤。

【药理作用】

1. 排便作用　魔芋葡甘聚糖与芦荟合用可提高小鼠小肠炭末推进率和增加小肠含水量，缩短首次排便时间，增加排便量和粪便含水量[1]。

2. 抗脑损伤作用　魔芋粉对急性酒精中毒小鼠中枢神经系统损伤具有保护作用，可减轻脑组织氧化损伤，降低血和脑中乙醛浓度，调节脑组织中神经递质分泌[2]。

3. 降血糖作用　魔芋精粉可升高四氧嘧啶致糖尿病大鼠血清胰岛素含量，降低血清NO、iNOS含量，改善胰岛

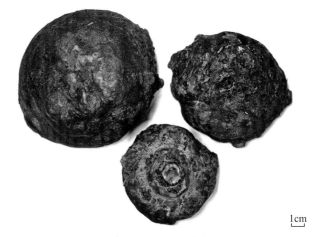

1cm

图144-2　魔芋药材图（刘倩倩　摄）

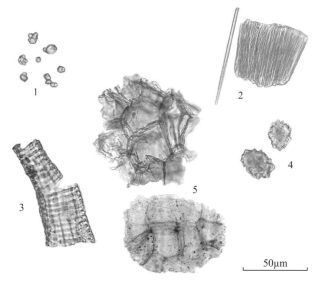

50μm

图144-3　魔芋粉末图（王升菊　金正男　摄）
1. 淀粉粒　2. 针晶　3. 导管　4. 簇晶　5. 木栓细胞

组织形态[3]。

4.降血脂作用　魔芋发酵液可明显降低高脂饲料所致高脂血症小鼠血清TG、TC、HDL-C水平[4, 5]。

5.其他作用　魔芋及其主要成分魔芋葡甘聚糖还具有抗氧化、降尿酸等作用[6, 7]。

主要参考文献

[1] 帅天罡，王敏，钟耕.魔芋粉对急性酒精中毒小鼠脑损伤的保护作用[J].食品科学，2018，39(11)：207-213.

[2] 舒琴.魔芋精粉对高血糖大鼠影响的实验研究[J].湖北中医药大学学报，2012，14(4)：13-15.

[3] 哈建利，白梦清，夏涛.魔芋发酵液对实验性高脂血症小鼠血脂的影响[J].咸宁学院学报（医学版），2012，26(1)：8-9.

[4] 刘伟，陈云侠.魔芋提取物对动物试验型高血脂的作用[J].现代中医药，2003(5)：76-77.

[5] 黄蕊.魔芋葡甘聚糖提取工艺及其通便功效的研究[D].成都：四川师范大学，2010.

[6] 梁山泉，李博睿，张媛，等.魔芋葡甘聚糖对高尿酸血症大鼠的改善效应[J].营养学报，2017，39(3)：247-253.

[7] 马素换，郭萍梅，黄凤洪.魔芋葡甘聚糖及其油酸酯化物的体外抗氧化初步研究[J].中国油脂，2017，42(9)：55-59.

145. 糯米藤根

Nuomitenggen

GONOSTEGIAE RADIX

【别名】糯米团、糯米草、生扯拢。

【来源】为荨麻科植物糯米团 Gonostegia hirta（Bl.）Miq. 的干燥根。

【本草考证】历代本草均无记载。《四川省中药材标准》（1987年版）收载：为荨麻科植物糯米团 Memorialis hirta（Bl.）Wedd.的干燥根。

【原植物】多年生草本。茎蔓生、铺地或渐升，长1m左右，常分枝，有短柔毛。叶对生；叶片草质或纸质，全缘，上面稍粗糙，基出脉3～5条。团伞花序腋生，两性或单性，雌雄异株。雄花有花梗；花蕾直径约2mm，内折线上有稀疏长柔毛；花被片5，长约2mm；雄蕊5；退化雌蕊呈圆锥状。雌花几无柄，顶端有2小齿，具毛；柱头上有密集的毛。瘦果卵球形，白色或黑色，具10条纵肋，有光泽。花期5～9月。（图145-1）

野生，生于海拔100～1000m的丘陵或低山林中、灌丛中、沟边草地（在云贵高原一带可达1500～2700m）。主要分布于自西藏东南部、云南、华南至陕西南部及河南南部等地。

【主产地】主产于青海、四川、

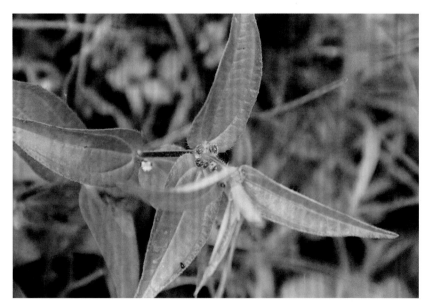

图145-1　糯米团

云南、西藏等地。

【采收与加工】秋季采挖，除去杂质，干燥。

【商品规格】统货。

【药材鉴别】

（一）性状特征

根长圆锥形或圆柱形，稍弯曲，顶端具残茎。长8～20cm，上部直径0.5～1.5cm，下部具分枝。表面棕褐色或黄褐色，具纵皱纹，可见横长皮孔。质较硬，折断面可见较多纤维，皮部与木质部易剥离，皮部较厚，木质部呈棕黄色，略具粉性。气微，味淡，嚼之有黏性且成团。（图145-2）

（二）显微鉴别

1. 根横切面　木栓层细胞扁平，栓内层较明显。韧皮部筛管群略呈放射状排列。形成层明显呈波状。木质部占根的1/2；导管较细小，2～3个或7～8个排列成单行。薄壁细胞可见微透的棕色块状物及淀粉粒。淀粉粒近圆形、椭圆形或不规则圆形，直径10～40μm，脐点点状。

2. 粉末特征　粉末黄白色。导管多见，直径20～51μm。淀粉粒多为单粒，类球形、长圆形、卵圆形或不规则形，直径10～40μm，脐点裂缝状或点状，层纹不明显，复粒较少，多为2分粒组成；纤维长棱形，多不完整，淡黄色，直径约35μm，壁厚，胞腔狭窄；不规则块状物棕黄色或红棕色，大小不一。（图145-3）

（三）理化鉴别

薄层色谱　取本品粉末3g，加乙醇30ml，加热回流1小时，滤过，滤液蒸干，残渣加水20ml使溶解，用乙酸乙酯提取2次，每次10ml，合并乙酸乙酯液，蒸干，残渣加甲醇1ml使溶解，作为供试品溶液。另取糯米藤根对照药材3g，同法制成对照药材溶液。照薄层色谱法试验，吸取上述两种溶液各2～4μl，分别点于同一硅胶G薄层板上，以甲苯–乙酸乙酯–甲酸（7：2：1）为展开剂，展开，取出，晾干，置紫外光灯（365nm）下检视。供试品色谱中，在与对照药材色谱相应的位置上，显相同颜色的斑点。

【化学成分】主要成分为黄酮类、三萜、甾体类。

1. 黄酮类　异鼠李素（isorhamnetin）、山奈酚（kaempferol）、槲皮素（quercetin）、异鼠李素-3-O-α-L-鼠李糖苷（rhamnosine-3-O-α-L-rhamnoside）、山奈酚-3-O-α-L-鼠李糖苷（kaempferol-3-O-α-L-rhamnoside）、异鼠李素-3-O-β-D-葡萄糖苷（rhamnosine-3-O-β-D-glucoside）、山奈酚-3-O-β-D-葡萄糖苷（kaempferol-3-O-β-D-glucoside）、槲皮素-3-O-α-L-鼠李糖苷（quercetin-3-O-α-L-rhamnoside）等[1, 2]。

2. 三萜类　木栓酮（friedelin）、表木栓醇（epifriedelanol）、β-香树素（β-amyrin）、α-香树素（α-amyrin）、羽扇豆醇（lupeol）、齐墩果酸（oleanolicacid）、坡模酸（pomolic acid）等[1, 2]。

3. 甾体　β-谷甾醇（β-sitosterol）、豆甾醇（stigmasterol）、熊果酸（ursolic acid）、β-谷甾醇-3-O-β-D-葡萄糖苷（β-sitosterol-3-O-β-D-glucoside）、豆甾醇-3-O-β-D-葡萄糖苷（stigmasterol-3-O-D-glucoside）等[2, 3]。

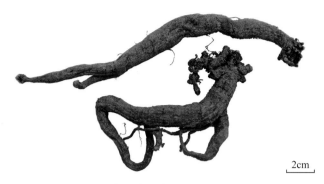

图145-2　糯米藤根药材图（李倩　摄）

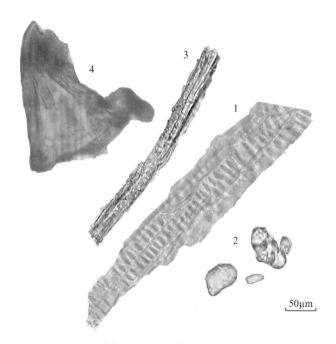

图145-3　糯米藤根粉末图

1. 导管　2. 淀粉粒　3. 纤维　4. 不规则团块状物

【**性味归经**】甘、微苦，凉。归脾、胃经。

【**功能主治**】健脾消食，清热利湿。用于食积胀满，带下病，疮疖。

主要参考文献

[1] 雷军，肖云川，王文静，等.糯米藤中黄酮类化学成分研究[J].中国中药杂志，2012，37(4)：478-482.

[2] 王坚.中药糯米藤的研究概况[J].中国民族民间医药，2011，20(9)：37.

[3] 雷军，肖云川，刘淼，等.糯米藤化学成分研究[J].中成药，2013，35(7)：1489-1493.

主要参考书目

（一）本草文献

神农本草经. 北京：人民卫生出版社，1984年

唐·苏敬. 新修本草. 上海：上海古籍出版社，1985年

唐·陈藏器. 本草拾遗. 合肥：安徽科学技术出版社，2004年

宋·苏颂. 图经本草. 福州：福建科学技术出版社，1988年

宋·唐慎微. 大观本草. 北京：中国书店出版社，2015年

宋·卢多逊等. 开宝本草. 合肥：安徽科学技术出版社，1998年

宋·唐慎微. 证类本草. 北京：华夏出版社，1993年

明·李时珍. 本草纲目. 北京：人民卫生出版社，1975年

明·倪朱谟. 本草汇言. 北京：中医古籍出版社，2005年

明·陈嘉谟. 本草蒙筌. 北京：中医古籍出版社，2009年

明·刘文泰. 本草品汇精要. 北京：中国中医药出版社，2013年

明·兰茂. 滇南本草. 昆明：云南科学技术出版社，2004年

清·吴其濬. 植物名实图考. 上海：中华书局，1963年

清·赵学敏. 本草纲目拾遗. 北京：中国中医药出版社，1998年

清·赵其光. 本草求原. 北京：中国中医药出版社，2016年

清·吴仪洛. 本草从新. 北京：中国中医药出版社，2013年

清·何谏. 生草药性备要. 北京：中国中医药出版社，2015年

清·汪昂. 本草备要. 北京：人民卫生出版社，1963年

（二）现代著作及标准

国家药典委员会. 中华人民共和国药典（2020年版一部）. 北京：中国医药科技出版社，2020年

王国强主编. 全国中草药汇编. 第3版. 北京：人民卫生出版社，2014年

国家中医药管理局《中华本草》编委会. 中华本草. 上海：上海科学技术出版社，1999年

徐国钧等. 中国药材学. 北京：中国医药科技出版社，2003年

南京中医药大学. 中药大辞典. 上海：上海科学技术出版社，2006年

裴鉴，周太炎. 中国药用植物志. 第1-9册. 北京：科学出版社，1985年

中国科学院中国植物志编辑委员会. 中国植物志. 第1-80卷，北京：科学出版社，2004年

中华人民共和国卫生部药典委员会. 中华人民共和国卫生部药品标准（中药材 第一部）. 北京，1992年

四川省食品药品监督管理局. 四川省中药材标准. 2011年版. 成都：四川科学技术出版社，2011年

贵州省药品监督管理局. 贵州省中药材民族药材质量标准. 2003版. 贵阳：贵州科技出版社，2003年

云南省卫生厅主编. 云南省药品标准. 1996版. 昆明：云南大学出版社，1996年

云南省食品药品监督管理局. 云南省中药材标准. 2005年版. 昆明：云南科学技术出版社，2005年

本卷中文名索引

本卷拉丁学名索引

中文名总索引

拉丁学名总索引